"十四五"国家重点研发计划项目（2021YFC2501500）

 科学出版社"十四五"普通高等教育研究生规划教材

睡 眠 医 学

主 审　王　辰　陆　林　段树民　赵忠新　韩　芳

主 编　张　斌　黄志力

科学出版社

北　京

内 容 简 介

　　《睡眠医学》精准涵盖了睡眠医学的理论与实践,内容分为基础部分和临床部分,共分 18 章。本教材详细介绍了睡眠医学的基础理论、研究方法、生物节律及睡眠的生理学;系统呈现了失眠、睡眠呼吸障碍、中枢性嗜睡、异态睡眠等睡眠障碍的发病机制、评估方法、诊断及治疗方法;借助最新成果和案例分析,探索领域前沿、挑战与发展方向。

　　本教材取材科学、内容丰富,为睡眠医学及相关学科的研究生和医护技人员提供了全面的知识体系,是睡眠研究人员的必备参考书和临床医师的案头指南。

图书在版编目(CIP)数据

睡眠医学 / 张斌, 黄志力主编. -- 北京:科学出版社, 2025.3. -- (科学出版社"十四五"普通高等教育研究生规划教材). -- ISBN 978-7-03-081391-6

Ⅰ. R749.7

中国国家版本馆 CIP 数据核字第 2025A5G261 号

责任编辑:胡治国 / 责任校对:宁辉彩
责任印制:赵　博 / 封面设计:陈　敬

科学出版社 出版

北京东黄城根北街 16 号
邮政编码:100717
http://www.sciencep.com

保定市中画美凯印刷有限公司印刷
科学出版社发行　各地新华书店经销

*

2025 年 3 月第 一 版　开本:787×1092　1/16
2025 年 5 月第二次印刷　印张:31 1/4
字数:924 000

定价:188.00 元

(如有印装质量问题,我社负责调换)

《睡眠医学》编写委员会

张　斌　南方医科大学南方医院

张珞颖　华中科技大学

张继辉　广州医科大学附属脑科医院

欧　琼　广东省人民医院

周俊英　四川大学华西医院

赵　华　吉林大学

胡　克　武汉大学人民医院

贾福军　广东省人民医院

徐　建　上海市中医医院

徐　敏　中国科学院脑科学与智能技术卓越创新中心

徐　璎　苏州大学

高雪梅　北京大学口腔医院

唐吉友　山东第一医科大学第一附属医院

唐向东　四川大学华西医院

黄志力　复旦大学

宿长军　空军军医大学唐都医院

詹淑琴　首都医科大学宣武医院

潘集阳　暨南大学附属第一医院

编　者（按姓氏笔画排序）

丁凤菲　复旦大学

于雯雯　上海交通大学医学院附属第九人民医院

弓　煦　北京大学口腔医院

王　露　复旦大学

王广海　上海交通大学医学院附属上海儿童医学中心

王育梅　山东第一医科大学附属省立医院

王毅群　复旦大学

尹国平　清华大学附属北京清华长庚医院

艾思志　广州医科大学附属脑科医院

冯　媛　南方医科大学南方医院

师　乐　北京大学第六医院

吕云辉　云南省第一人民医院

吕志红　南方医科大学南方医院

任　蓉　四川大学华西医院

刘　帅　南方医科大学南方医院

刘小民　山东第一医科大学第一附属医院

刘丹倩　中国科学院脑科学与智能技术卓越创新中心

刘向欣　广东省人民医院

闫　雪　中国中医科学院广安门医院

许　艳　南方医科大学南方医院

李　宁　上海交通大学医学院附属瑞金医院

李　祺　北京生命科学研究所/清华大学生物医学交叉研究院

李毓龙　北京大学

杨素荣　复旦大学

张　勇　苏州大学

张　哲　中国科学院脑科学与智能技术卓越创新中心

张力三　浙江大学医学院附属邵逸夫医院

陈云飞　上海中医药大学附属岳阳中西医结合医院

封红亮　广州医科大学附属脑科医院

赵显超　空军军医大学唐都医院

胡　华　苏州大学附属第二医院

胡　波　陆军军医大学

胡　霁　上海科技大学

袁　芳　河北医科大学

袁向山　复旦大学

袁海波　吉林大学第一医院

高晓玲　山西医科大学第二医院

黄金莎　华中科技大学同济医学院附属协和医院

梅俊华　武汉市第一医院

梁　丽　上海交通大学医学院附属第一人民医院

梁智锋　中国科学院脑科学与智能技术卓越创新中心

董霄松　北京大学人民医院

阙建宇　厦门市仙岳医院

熊康平　苏州大学附属第二医院

戴永萍　苏州大学附属第二医院

学术秘书　冯　媛　吕志红

前　言

　　睡眠是一个广泛而多元化的研究领域，涉及神经生物学、药理学、临床医学、心理学、医学工程学等多个学科。睡眠不仅是躯体和精神健康的基石，更是维持我们日常工作动力和生命活力的关键。在快节奏、高压力的现代生活中，睡眠问题日益得到大众和科学界的广泛关注。

　　党的二十大报告提出，增进民生福祉，提高人民生活品质。要推进健康中国建设，把保障人民健康放在优先发展的战略位置，完善人民健康促进政策。《健康中国行动（2019—2030 年）》特别指出要重视睡眠健康，了解睡眠不足和睡眠问题带来的不良心理影响，要在专业指导下用科学的方法改善睡眠，减缓失眠现患率的上升趋势。每天保证充足的睡眠时间，工作、学习、娱乐、休息都要按作息规律进行，注意起居有常。

　　为了深入理解睡眠的本质，解决睡眠障碍带来的种种挑战，《睡眠医学》一书应运而生。本书旨在集结当代睡眠医学领域的最新研究成果和临床实践经验，以提升医疗卫生工作者对睡眠障碍的诊断与治疗能力，同时为广大读者提供科学、健康的睡眠指导。我们以系统性、科学性和实用性为编撰原则，力求内容既有深度又具有广泛的适用性。

　　本书的主要内容和特点如下：

　　（1）系统性：本书包括了基础部分（第一章至第六章）和临床部分（第七章至第十八章），系统介绍了睡眠医学的基础理论和临床体系，旨在帮助读者将理论知识与实践相结合，提高对睡眠医学的认识和完善睡眠障碍的诊治能力。

　　（2）科学性：本书整合了最新的科学研究成果和临床循证依据，包括最新的科研进展、诊断标准、治疗方法及其疗效评估，为专业人员提供了全面和更新的知识体系。

　　（3）实用性：通过系统化的结构和科学严谨的内容，本书为读者呈现了一个完整的睡眠医学知识体系，包括基础研究和临床诊疗，可作为专业人士系统学习睡眠医学的教材和工具书。

　　本书面向睡眠医学及相关专业的医、护、技人员和研究生，旨在以系统和连贯的方式，从基础理论到临床实践，为医学界、学术界以及广大对健康生活有追求的读者提供一个关于睡眠科学的全面视角。

　　我们衷心地感谢所有参与本书编写的专家学者，他们的辛勤工作和宝贵经验为本书的成稿提供了坚实的基础。同时，我们也意识到，尽管我们竭尽所能地使内容全面严谨，但鉴于医学领域的不断进步和知识的更新迭代，本书难免有疏漏之处，我们真诚期待读者的宝贵意见和建议，以便我们在未来的工作中不断改进和完善。在睡眠医学的探索之路上，我们还面临着众多未知和挑战。我们有理由相信，未来的睡眠医学将不断突破现有的边界，为人类的健康和福祉开辟新的篇章。

张　斌　黄志力

2024 年 12 月

言 前

目　　录

第一篇　基础部分

第二篇 临 床 部 分

第一篇 基础部分

第一章 睡眠医学总论

第一节 绪 论

本节介绍了睡眠的基本概念、睡眠医学的定义和重要性,回顾了该领域的发展历程,并探讨其主要研究领域与多样化的研究及治疗方法,从常规治疗到中医中药方案,再到创新的物理辅助方法,同时,讨论了睡眠医学面临的挑战与未来发展的可能方向。本书意在启发专业人士和研究生们对睡眠医学的深刻理解与持续探索,为临床诊疗提供重要参考。

一、睡眠医学的定义及重要性

(一)睡眠的定义

睡眠是动物界普遍存在的生理过程或本能行为,人生 1/3 时间是在睡眠中度过的。睡眠是指在一定时间内机体进入的一种有规律的、可逆的、自发的、有特定脑电活动特征的生理状态。在睡眠状态中,新陈代谢减少,机体意识降低,肌肉放松,大脑和身体得到休息和恢复,有助于人们清醒后日常的工作和学习。昼行性动物睡眠在夜间发生,夜行性动物睡眠在白天发生。睡眠、休眠和冬眠都是机体活动和新陈代谢减少的状态,但它们在持续时间、目的和生理变化方面有所不同。

休眠是动物在面临恶劣条件(如极寒、食物匮乏或干旱)时进入的一种短期活动和新陈代谢减少的状态,以节省能量。休眠期间,动物的体温、心率和代谢率会降低,从而显著减少能量消耗。休眠的持续时间可以从几小时到几天不等,具体取决于物种和环境条件。如蜂鸟在食物匮乏时每天进入休眠状态以节约能量。

冬眠是动物在冬季进入的一种长时间活动和新陈代谢减少的状态。冬眠的动物将体温、心率和代谢率降低到极低水平,以节约能量,持续几周或几个月。冬眠有助于动物在食物匮乏的恶劣冬季条件下生存,但在冬眠期间,动物可能会间歇性醒来,进食、饮水和排泄,但很快会返回到降低的代谢状态。冬眠的动物有熊、蝙蝠和地松鼠等。

(二)睡眠医学的定义

睡眠医学是一门跨学科的科学,研究的是睡眠发生机制、睡眠障碍以及相关异常的诊断和治疗。它涵盖了生物学、医学、心理学、神经科学、人工智能、生物物理等多个领域,旨在理解睡眠的机制、功能以及睡眠障碍对健康的影响。

(三)睡眠医学的重要性

人类健康的基础是优质睡眠,其次是良好心态、均衡膳食和适度运动。良好睡眠是维持人体生命活动最重要的生理过程,睡眠不足可能导致各种躯体和精神疾病。在此基础上,我们可以进一步理解睡眠医学的重要性。

1. 健康和生活质量 睡眠质量直接影响着人们的身心健康、生活质量和日常表现。睡眠障碍,如失眠、睡眠呼吸暂停、睡眠行为障碍等可以导致一系列的身心问题,包括心脏病、糖尿病、慢性疼痛、免疫力下降、肿瘤的发生率增加,以及焦虑症、抑郁症、注意力不集中等。

2. 社会经济影响 睡眠问题的广泛存在对社会经济造成了显著负担，包括但不限于医疗支出的增加、工作效率的降低以及因疲劳引发的事故风险上升，睡眠障碍带来的经济损失巨大。

3. 公共卫生问题 睡眠障碍已成为一个重要的公共卫生问题，需要引起高度关注和深入研究。世界卫生组织已经将睡眠障碍列为全球首要的公共卫生问题之一，其预防和治疗已成为全球关注的焦点。有效管理睡眠障碍不仅能够提升公众的健康水平，还能优化社会资源配置，减少医疗和社会成本。

二、睡眠医学的发展史

（一）睡眠医学的古代追溯

睡眠医学作为一个独立的学科领域相对较新，但人类对睡眠的研究和理解却有着悠久的历史。在古代，人们对睡眠的研究主要基于观察、神话和哲学思考。

古埃及人将睡眠视为进入另一个现实的门户，即一种与死后世界相连的神秘状态。古希腊人则从哲学角度探讨睡眠，试图通过自然元素，如地、水、火、风的平衡与不平衡来解释人类睡眠与觉醒状态，特别是古希腊时期的医学名家希波克拉底认为睡眠是由体内寒冷和湿气增加导致的。这些古代理论虽远未触及现代睡眠医学的深度与广度，但体现了人类对睡眠现象持续不断的好奇和探索精神，是人类理解睡眠历史长河中不可或缺的一部分。

（二）睡眠医学的建立和发展

睡眠医学的现代发展始于 20 世纪初，科技进步推动了人类更深入地探索睡眠的奥秘。

1924 年，德国精神病学家汉斯·伯杰（Hans Berger）发明了脑电图（electroencephalogram，EEG），首次提供了客观测量和记录大脑电活动的方法，至今仍是判断睡眠-觉醒的金指标。EEG 的发明标志着睡眠医学从纯粹的观察和描述，转向了更加精确测量和科学分析，开启了现代睡眠研究的新纪元。

1929 年，美国心理学家纳撒尼尔·克莱特曼（Nathaniel Kleitman）引入了多导睡眠图技术，首次系统地记录了人类睡眠的电生理活动，为睡眠研究开辟了新纪元。

1953 年，美国研究员尤金·阿泽林斯基（Eugene Aserinsky）和他的同事首次识别出快速眼动（rapid eye movement，REM）睡眠，发现睡眠不再是单一状态，并揭示了 REM 睡眠与梦境的密切联系。

1957 年，法国学者米歇尔·乔永（Michel Jouvet）提出了睡眠呼吸暂停综合征的概念，标志着对睡眠障碍具体类型的研究开始得到重视。

1968 年，美国医生克里斯蒂安·吉梅诺（Christian Guilleminault）首次详细描述了阻塞性睡眠呼吸暂停综合征，引发了医学界对这一常见睡眠障碍的广泛关注。

1970 年，睡眠医学作为一个独立研究领域开始形成，多项关键研究揭示了睡眠障碍对健康的广泛影响，其中包括威廉·德默尔（William C. Dement）在睡眠呼吸暂停方面的开创性工作。

1980 年，随着国际睡眠社团的成立，为睡眠医学的国际合作与知识交流提供了平台，推动了该领域的快速发展。

1994 年，经中华人民共和国民政部批准，我国正式成立了中国睡眠研究会，极大地推动了睡眠医学的学科建设、科学普及和产业服务。

2007 年，睡眠医学被美国医学会正式认定为独立的医学专科，这标志着睡眠医学在医学领域的地位得到了正式确认。

在睡眠-觉醒调控机制研究中，中国科学家作出了重要贡献。胡志安课题组发现丘脑室旁核谷氨酸能神经元在觉醒调控中的关键作用。徐敏课题组报道基底前脑区谷氨酸能神经元参与调控胞外腺苷积累过程，对睡眠压力起到重要调控作用。黄志力课题组在尾壳核、伏隔核、腹侧苍白球、吻内侧背盖核、下丘脑室旁核、嗅结节、脑干深部中脑核团背侧部、丘脑下旁核等区域，发现了 5 个觉醒、4 个非快速眼动（non-rapid eye movement，NREM）睡眠和 2 个快速眼动（REM）睡眠调控核团，并鉴定出神经元类型和神经环路。在临床医学方面，韩德民团队发现了"腭帆间隙"，并创建了 Han-UPPP 新术式和鼻腔扩容术。韩芳课题组针对发作性睡病下丘脑分泌素细胞凋亡的遗传免疫机制开展了系列研究，发现了我国发作性睡病的人类白细胞抗原（HLA）易感和保护基因，揭示了发作性睡病的季节性特征，并指出 2009 年甲型 H1N1 流感后发病率升高，与 H1N1 病毒感染诱发的免疫反应有关。

尽管我们对睡眠的理解已取得显著的进步，但睡眠仍是未解之谜。睡眠医学的发展历程突显了从初步观察到深入科学研究的转变，同时也展示了该领域未来发展的巨大潜力。近年来，科学家们通过基因研究、神经影像学和生物信息学等技术，揭示了更多关于睡眠的秘密。睡眠医学已从单纯的观察睡眠行为转变为深入研究睡眠的基因、神经生物学和生理学机制，但许多未知的领域仍待探索。

三、睡眠医学的主要研究领域

睡眠医学涵盖了从基础科学研究到临床应用的广泛领域，旨在全面理解睡眠-觉醒机制及其对人体健康的影响。睡眠医学的几个关键研究领域如下：

1. 睡眠生理学 研究睡眠的生理过程，包括睡眠的不同阶段（如 REM 睡眠和 NREM 睡眠）、睡眠周期、睡眠调节和睡眠节律等，重点揭示睡眠的功能及睡眠-觉醒发生、切换和调控机制。

2. 睡眠障碍 研究各种类型的睡眠障碍，如失眠、阻塞性睡眠呼吸暂停综合征、不定型睡眠-觉醒障碍等，探索其病因、病理生理学机制、诊断和治疗方法。

3. 睡眠与心理健康 研究睡眠与心理健康之间的相互关系，包括睡眠对情绪、认知和精神疾病的影响，以及心理健康问题对睡眠的影响。

4. 睡眠与身体健康 研究睡眠与身体健康之间的相互关系，包括睡眠对心血管健康、代谢健康、免疫系统和神经系统的影响，以及慢性病对睡眠的影响。

5. 睡眠评估和监测技术 研究睡眠评估和监测的方法和技术，包括睡眠记录、多导睡眠图、EEG 和生理参数的测量等，并融合前沿交叉学科进展，以提高对睡眠的准确评估。

6. 睡眠药物和治疗方法 研究开发和改进睡眠药物和治疗方法，包括药物治疗、认知行为治疗、光治疗等，以提高睡眠质量和缓解睡眠障碍。

7. 中医中药治疗睡眠障碍 研究基于中医理论体系的治疗方法，通过调和人体的阴阳平衡、气血运行和脏腑功能来改善睡眠质量，治疗睡眠障碍，包括辨证施治、中药治疗、针灸、推拿按摩、生活方式调整及其他治疗方法，如太极、五禽戏、冥想等。

这些研究为人们提供了更好地了解和管理睡眠问题的方法和工具，有利于促进睡眠健康和保持全面的健康状况。

四、睡眠医学的研究和治疗方法

（一）睡眠医学的研究方法

1. 多导睡眠监测（polysomnography，PSG） 是研究睡眠最常用的标准化测试方法，能在整个睡眠周期内同步记录多项生理数据，包括脑电波、眼动、肌肉活动、心率、呼吸模式和血氧水平等。PSG 是诊断睡眠障碍，如阻塞性睡眠呼吸暂停综合征和周期性肢体运动障碍的金标准。

2. 脑电图（EEG） 专注于监测和记录大脑电活动，是分析睡眠阶段和周期的重要工具，也是判别 REM 和 NREM 睡眠的金指标。

3. 行为观察和睡眠日记 参与者记录他们的睡眠习惯、入睡时间、觉醒次数、睡眠质量和日间过度思睡程度等信息。有助于理解个体的睡眠模式和潜在的睡眠问题。

4. 问卷调查 使用标准化的睡眠问卷，如匹兹堡睡眠质量指数（Pittsburgh sleep quality index，PSQI）、斯坦福嗜睡量表（Stanford sleepiness scale，SSS）等，主观评估睡眠质量、睡眠障碍的严重程度和日间功能影响。

5. 心理、生理研究 结合心理测量工具和生理监测，研究睡眠与心理状态（如压力、焦虑、抑郁）之间的关系。

6. 基因和分子生物学方法 研究睡眠调控的遗传基础和分子机制，包括基因表达分析和关联研究，寻找影响睡眠的基因变异。

7. 影像学研究 使用功能磁共振成像（functional magnetic resonance imaging，fMRI）、正电子发射断层成像（positron emission tomography，PET）等技术研究睡眠期间的大脑活动，揭示与睡眠相关的大脑结构和功能的变化。

8. 药理学研究 评估不同药物对睡眠结构、睡眠质量和日间警觉性的影响，并探索潜在的药物治疗方法。

9. 实验室研究的前沿技术 包括动物模型、光遗传学和化学遗传学操纵神经元活性、神经环路示踪、多组学、药理学研究等，用于揭示睡眠的基础生物过程和睡眠障碍的机制。

10. 人工智能（artificial intelligence，AI）和前沿技术 提供了新的视角和工具来理解和管理睡眠障碍，包括数据分析与模式识别、可穿戴设备和智能家居技术、基于 AI 的个性化睡眠治疗方案、预测性分析、仿真与建模等。随着技术的不断进步，AI 和前沿技术将在睡眠医学领域的应用变得更加广泛和深入，帮助研究人员和医师更好地诊断和治疗睡眠障碍。

（二）睡眠障碍的治疗方法

睡眠障碍有很多种，包括失眠、睡眠呼吸暂停、嗜睡症、睡眠节律障碍、睡眠相关运动障碍、"鬼压床"（睡眠瘫痪）、快速眼动睡眠行为障碍等。针对不同的睡眠障碍，治疗方法也会有所不同，常见的睡眠障碍治疗方法有以下几种。

1. 常用治疗方法

（1）认知行为治疗：对于失眠，认知行为治疗是一种有效的治疗方法，旨在通过改变导致失眠的思考模式和行为来改善睡眠质量，包括睡眠卫生教育、放松训练、认知疗法、刺激控制、睡眠限制等。

（2）正压呼吸治疗：对于睡眠呼吸暂停，最常见的治疗方法是持续气道正压通气（continuous positive airway pressure，CPAP）。这种设备通过面罩向气道提供持续的空气流，防止气道在睡眠时塌陷。

（3）药物治疗：根据不同的睡眠障碍，医生可能会选择不同的药物来改善睡眠质量。例如，辅助睡眠的药物可用于治疗失眠，而某些抗抑郁药物或抗癫痫药物则可用于治疗睡眠相关的运动障碍或睡眠瘫痪。

（4）器械和手术治疗：对于某些类型的睡眠呼吸暂停，如由肥胖或面部结构问题引起的阻塞性睡眠呼吸暂停，可能需要使用口腔器械或进行手术以改变气道结构。

（5）睡眠卫生教育：对于所有类型的睡眠障碍，医师通常会教育患者改进睡眠习惯，如定时上床睡觉和起床、避免咖啡因和酒精、营建一个舒适的睡眠环境等。

2. 中医中药治疗 中医中药对睡眠医学有着重要的贡献，主要包括以下几方面。

（1）中药治疗：中医中药在睡眠障碍治疗中有着悠久的历史，许多中药被广泛应用于改善睡眠质量和缓解失眠等睡眠问题。

（2）针灸治疗：通过刺激身体上特定穴位，针灸可以调整体内的能量流动，从而帮助改善睡眠质量和缓解失眠等问题。

（3）饮食调理：通过调理饮食，中医可以帮助改善睡眠问题。例如，避免刺激性食物和饮料，如咖啡、茶叶、辛辣食物等，以减少对睡眠的干扰。

（4）调整生活习惯：中医注重平衡身心，提倡养生之道。通过调整生活习惯，如规律作息、适度运动、放松身心等帮助改善睡眠质量和缓解睡眠障碍。中医中药也可以与现代睡眠医学相结合，为人们提供更全面和个性化的睡眠健康管理。

3. 物理辅助方法

（1）光治疗：利用特定波长的光源，尤其在早晨暴露于光照下，帮助调整生物钟，治疗季节性情绪障碍（seasonal affective disorder，SAD）和昼夜节律性睡眠障碍。

（2）体位治疗：使用特制的枕头、睡衣或小装置，防止患者在睡眠时翻身。

（3）温度治疗：调节睡眠环境的温度或使用温度调节床垫和毯子，以改善睡眠质量。

（4）声音治疗：使用白噪声机或其他舒缓声音的设备，帮助屏蔽环境噪声，减少睡眠中断，尤其对失眠和轻度睡眠障碍患者有效。

（5）振动治疗：某些设备通过产生轻微振动，帮助人们放松和入睡。

（6）经颅直流电刺激（transcranial direct current stimulation，tDCS）：通过施加恒定的、低强度的直流电，刺激大脑皮质下神经元的兴奋性，从而调节睡眠。

（7）经颅磁刺激（transcranial magnetic stimulation，TMS）：使用短暂的磁脉冲刺激大脑特定区域的神经活动。TMS 通常用于治疗抑郁症，但有研究表明其对改善睡眠障碍也有潜在效果。

五、睡眠医学当前的挑战和未来的方向

睡眠医学是一个不断发展和进步的领域，但是它也面临着一些重要的挑战，如睡眠障碍的识别和诊断的困难、公众对睡眠重要性的认识不足、睡眠障碍治疗方法的限制等。睡眠医学的未来发展方向包括以下几方面。

1. 个性化医疗　每个人的睡眠模式、生物钟和睡眠需求都是独一无二的。因此，未来的睡眠医学将更加重视个性化的治疗方法，包括基于个体基因、生活方式、健康状况等因素，量身定制治疗方案。

2. 睡眠科技的发展　随着科技的发展，如可穿戴设备、智能床垫等，我们可以在家中监测睡眠质量。未来，这类设备可能会更加智能化，能够提供更多有用的数据，从而帮助医师更加准确地诊断和治疗睡眠障碍。

3. 神经生物学的研究　深入探究大脑和神经系统在睡眠过程中的作用，有助于我们更好地理解睡眠障碍的原因，以及开发新的治疗方法。

4. 精神健康和睡眠　越来越多的证据表明，睡眠与精神健康密切相关。未来，睡眠医学可能更加关注睡眠障碍与精神疾病（如抑郁症、焦虑症等）之间的关系，以及如何通过改善睡眠来改善精神健康。

5. 药物治疗的研究　通过 AI 和大数据的应用，可帮助我们更好地理解睡眠和睡眠障碍，从而为开发有效的药物治疗提供基础。此外，分子生物学和基因学的研究也正在揭示睡眠的复杂机制，为开发新的治疗药物提供可能。

6. 跨学科研究　睡眠医学的未来发展需要不同学科之间的合作，包括神经科学、心理学、遗传学、计算科学等。跨学科的研究方法将有助于我们从不同角度理解睡眠及其障碍，促进创新治疗方法的发展。

7. 公众教育和意识提升　提高公众对睡眠重要性的认识是睡眠医学面临的一个重要挑战。通过教育和宣传活动，可以提升公众对健康睡眠习惯的认识，早期识别和处理睡眠障碍，减少其对个人健康和社会的负面影响。

8. 政策和健康体系的支持　有效地应对睡眠障碍带来的挑战，需要政策制定者和健康保健体系的积极参与和支持，包括制定针对睡眠障碍的国家策略、提供足够的研究资源，以及在医疗保健体系内整合睡眠健康服务。

9. 全球协作和信息共享 睡眠障碍是全球性问题，不同国家和地区在研究和治疗上的进展和挑战各不相同，通过国际合作和信息共享，可以加速知识的传播和技术的推广，促进全球睡眠健康的改善。

10. 环境因素的考量 环境因素，如光污染、噪声污染和生活节奏的加快，对睡眠质量有着显著影响，未来的研究需要更多关注这些因素对睡眠的影响，探索减少它们负面效应的方法。

综上所述，睡眠医学的未来发展需要综合考虑个体化医疗、科技进步、基础研究、精神健康、教育和政策支持等多方面的因素。通过理工医交叉融合，未来在预防、诊断和治疗睡眠障碍方面有望取得更大的突破，随着这些领域的不断创新和合作，全球人口的睡眠质量和整体健康水平有望得到显著提升。

六、医学研究生学习睡眠医学的方法

医学研究生学习睡眠医学课程，需要掌握睡眠的生理过程、睡眠障碍的诊断和治疗，以下方法可帮助其更高效地学习。

1. 加强跨学科学习 鉴于睡眠医学是一个多学科交叉的领域，除了学习生物学、生理学和神经科学外，还应加强心理学、精神医学、计算机科学（特别是数据分析和 AI）等领域的学习，为将来的研究或临床实践提供更多视角。

2. 培养批判性思维和研究伦理 在学习和研究过程中，培养批判性思维，学会如何评估研究设计的质量、结果的可靠性和结论的有效性；同时，遵守研究伦理，确保在参与睡眠研究时，对参与者的权益给予充分的尊重和保护。

3. 开展跨学科研究项目 鼓励医学研究生参与或发起跨学科的研究项目，结合睡眠医学与其他学科的知识和技术，如使用 AI 进行睡眠数据分析，或探究睡眠与慢性病之间的关系。

4. 临床观察与手术技能培训 尽可能地参与到睡眠障碍的临床观察中，对于有兴趣深入了解睡眠呼吸障碍（如睡眠呼吸暂停）治疗的研究生，可以考虑参与到相关的手术技能培训中，了解和学习如何通过外科手段治疗睡眠障碍。

5. 参与在线课程和远程教育 利用在线资源和远程教育平台，如中国睡眠科学大讲堂等，参与学会、顶尖大学和研究机构提供的睡眠医学课程，克服地理位置限制，接触到国际上的睡眠医学专家和前沿知识。

6. 建立专业网络 通过参与研讨会、会议和专业社群，主动建立与睡眠医学领域专家和同行的联系。加入专业组织，如中国睡眠研究会、亚洲睡眠医学会、国际睡眠医学会等，可以获取资源、交流机会和专业发展的支持。

7. 专业认证与持续教育 为在睡眠医学领域内进一步专业化，可以考虑获得专业认证，如成为认证的睡眠医学医师。此外，积极参与继续医学教育活动，确保知识和技能与该领域的最新发展保持同步。

通过上述方法，医学研究生不仅能够获得睡眠医学的基础知识和临床经验，还能够培养跨学科合作的能力，为将来在该领域的研究和临床实践打下坚实的基础。

睡眠医学旨在通过阐明睡眠的本质、睡眠障碍的治疗方法以及睡眠医学的最新研究成果，激发医学工作者和学生对睡眠科学的兴趣和好奇心，面对睡眠医学当前的挑战和未来的发展方向，我们意识到，这是一个需要持续学习和探索的领域。作为绪论的结束语，我们鼓励每一位读者不但要将本书的知识应用于实践中，以改善自己和他人的睡眠质量，还希望大家能成为睡眠医学发展的一分子，无论是研究、教育，还是提高公众对健康睡眠重要性的认识。让我们共同期待睡眠医学在未来能够揭开更多未知的面纱，为人类带来更健康、更充满活力的生活。

第二节　睡眠与睡眠障碍的概述

一、不同物种的睡眠特征、睡眠调控的种系发生学

睡眠是哺乳动物普遍存在的现象，但类似睡眠的也出现在所有脊椎动物和一些无脊椎动物中，包括脊索动物门、节肢动物门、线虫门、软体动物门、扁形动物门和刺胞动物门中都存在类似睡眠的现象。研究人员通常使用以下行为标准来定义睡眠：睡眠回到觉醒状态是快速、可逆的；对刺激的反应性降低；受内稳态调节，即睡眠剥夺之后出现更多的睡眠；受昼夜节律系统的调节。基于这些行为标准，科学家们将睡眠的概念扩展到了其他生物，如斑马鱼和果蝇等。果蝇可表现出间歇性的静止状态，通常发生在夜间，在这种状态下，对机械刺激的反应性降低，不容易被唤醒，然而在夜间如给予强烈的刺激导致果蝇睡眠剥夺会引起第二天强烈的睡眠反弹（增加睡眠时间）。这一现象表明睡眠是动物界共有的生理现象。动物在睡眠期间不进食、不繁殖、不觅食，且睡眠中的动物很容易被捕食。但是在进化过程中睡眠的保留以及睡眠剥夺对健康的有害影响，表明睡眠具有不可替代的重要功能。

（一）不同种系生物的睡眠研究

哺乳动物和鸟类的睡眠状态可以用脑电图（EEG）信号来标记，其中清醒的特征是低波幅混合频率信号，NREM 睡眠的特征是低频高幅脑电振荡。然而，从本质上讲，睡眠是由行为定义的：睡眠是一种静止的行为状态，对弱刺激的反应性降低，但在强刺激下，可作出快速、可逆性的反应。根据这一点，可将睡眠与其他生理和病理静止状态（如麻木、冬眠、强直性静止和昏迷）区分开来。睡眠减少后，一些动物睡得更深，而另一些动物则延长睡眠时间或在不适当的时间进入睡眠。这种对睡眠剥夺的行为反应，是通过睡眠稳态来调节的，睡眠稳态是睡眠的另一个核心要素。

第一个被认为表现出行为睡眠状态的无脊椎动物是蟑螂，当它在休息期间被迫持续运动后可导致静止不动的时间增加，表明在其休息状态下有稳态保护功能。一项后续研究表明，不活动期间的静止与觉醒水平的降低有关，这与睡眠状态的预期一致。在蜜蜂中，类似的静止行为状态表明其在休息期间对唤醒的反应性降低，这与视觉中间神经元的反应性降低有关。

现代对睡眠机制的研究始于 21 世纪初对黑腹果蝇睡眠的描述。果蝇在夜间可表现出长时间的静止不动，在静止期间对刺激的反应较弱。如果在睡眠期间被迫运动，则在之后的早晨它们会表现出更多的静止不动，尽管此时通常是它们的活动时段。这些特征让人联想到哺乳动物的睡眠行为和对睡眠不足的反应。与哺乳动物类似，果蝇的大脑有一个明确的中枢神经系统，由大约 10 万个神经元组成，果蝇的睡眠以大约 24h 的昼夜周期发生。线虫只有 302 个神经元，这些动物在大约 3 天内从受精卵发育成熟。线虫在幼虫阶段存在一段持续约 2h 的嗜睡期，其间停止进食，减少活动，对弱刺激的反应较弱，但对强刺激仍有反应。如果在这段时期剥夺其身体运动使其静止，这些线虫随后会表现出更深或更长时间的静止，从而表明这种行为有稳态调节。考虑到它与幼虫发育的关系，嗜睡期间的睡眠被称为发育期睡眠。因此，睡眠可以在只有 302 个神经元且缺乏明显昼夜行为节律的动物上找到。

虽然线虫没有一个明确的大脑，但大多数神经元都在动物的前部，从而形成了某种类型的中枢神经系统。水母属于刺胞动物门，其身体是由神经网络控制的，缺乏中枢神经系统。水母搏动的频率在白天比晚上高。水母在夜间的反应能力下降，若在夜间被迫移动，会导致第二天的活动能力和反应能力降低，这与体内稳态反应一致。因此，水母也表现出睡眠行为。

（二）不同种系生物睡眠的特征

1. 睡眠时间　目前研究发现，睡眠在系统发育过程中普遍存在，但其表现形式在不同物种间存在差异。即使在哺乳动物中，这种差异也非常显著，动物每天的睡眠时间从大型食草动物的 2～

3h 到棕色蝙蝠、树袋熊的 20h 不等。哺乳动物每日的睡眠时间与体重和单位体重代谢率相关，能量储备低的物种需要更多睡眠。大型哺乳动物由于体型大，体表面积与体重比值下降，能量储备较多，且由于毛皮厚度增加等因素，减少了产热和维持体温的需求，因此睡眠时间较少。

此外，某些动物，如鲸目动物和鸟类，在特定的发育时期或季节会大大缩短睡眠时间。例如，在迁徙过程中，麻雀的睡眠时间是非迁徙时的 1/3，而军舰鸟在海洋上空飞行时的睡眠时间不到在陆地上的 1/10。新生虎鲸和宽吻海豚被认为在出生后的第一个月几乎持续活跃。一些鸟类（候鸟）和海洋哺乳动物（如鲸类）已经发展出了半脑睡眠，在这种睡眠状态下，大脑的一半进入睡眠状态，而另一半则保持清醒，以便躲避捕食者或保持飞行或游动。

2. 睡眠形式　哺乳动物的睡眠有两种电生理和代谢方式。REM 睡眠与脑代谢高需求以及高频率的脑电活动有关，几乎与清醒时观察到的需求和活动没有区别。相比之下，NREM 睡眠比清醒和 REM 睡眠时脑代谢需求低。NREM 睡眠时的脑电活动因睡眠深度而异，但通常比清醒期或 REM 期的脑电活动更慢，振幅更高。REM 和 NREM 睡眠可出现在哺乳动物和鸟类中。最近，人们发现在蜥蜴等爬行动物和斑马鱼中也出现了 REM 睡眠。

蛔虫、果蝇和小龙虾神经活动较低且较慢，表明它们的睡眠状态与古老的 NREM 睡眠状态相似。然而，在蛔虫中，睡眠的行为学表现是由不同的机制控制的，这取决于睡眠的环境；在果蝇中，单次睡眠的不同阶段之间存在电生理差异。此外，主要在幼年哺乳动物 REM 期间观察到的肌肉抽搐，在幼蝇中也比在成年蝇中发生得更频繁。因此，低等动物的睡眠是更像 NREM 还是更像 REM 仍然是一个悬而未决的问题。

（三）不同种系动物睡眠的调控

1. 睡眠的神经调控　目前，睡眠研究主要集中在有大脑的动物，认为神经元是动物睡眠的基础。脊椎动物、果蝇和线虫的睡眠调节以自上而下的方式进行的，即在特定的神经系统作用下，通过传递睡眠信息调控整个神经系统，最终导致动物进入睡眠状态。脊椎动物、节肢动物、线虫和刺胞动物都在行为层面上表现出什么现象，尽管它们的神经系统不同，但神经化学物质对睡眠的调节作用却是保守的。例如，神经递质多巴胺（dopamine，DA）能够抑制小鼠、果蝇和线虫的睡眠；由氨基化精氨酸-苯丙氨酸羧基端定义的神经肽（neuropeptide）在线虫、果蝇和斑马鱼中调节睡眠；褪黑素（melatonin）能促进鸟类、鱼类、水母和扁虫的睡眠；咖啡因和莫达非尼能促进果蝇以及脊椎动物保持清醒；表皮生长因子可促进果蝇、哺乳动物和线虫的睡眠。尽管睡眠剥夺在研究睡眠功能方面存在局限性，但在所有被研究的物种中都显示出其能诱导细胞应激，哺乳动物、鸟类和昆虫的内质网应激反应通路以及线虫中代谢敏感转录因子 DAF-16（FOXO）的激活都证明了这一点。

2. 睡眠的非神经调控　有证据表明，睡眠不仅适用于有神经元的生物，非神经元细胞也可以组织睡眠行为。最近的实验表明，身体中来自非神经元组织的信号有助于睡眠调节。缺乏编码大脑和肌肉核心生物钟基因 ARNT 样因子 1（BMAL1）的小鼠不仅表现出异常的睡眠节律，而且睡眠时间也增加了。脑神经元中 BMAL1 的恢复不能挽救 BMAL1 缺陷动物的过度睡眠。令人惊讶的是，骨骼肌中 BMAL1 的恢复逆转了突变体的过度睡眠。类似地，在果蝇中的 NF-κB 同源物 Relish 可作用于脂肪体（类似脊椎动物的肝脏）而促进睡眠。在线虫中，肌肉中表达 FOXO 对于某些基因突变体的睡眠量增加和机械刺激睡眠剥夺后睡眠深度的增加是必需的。

大多数神经元发出的信号是毫秒到秒级别，用以快速感知并对变化的环境作出反应。然而，睡眠和觉醒是在几分钟到几小时的时间尺度上发生的行为。因此，这些行为状态可能受内分泌信号的调控。例如，鸟类、鱼类、水母和扁形虫体内的促眠物质褪黑素是由神经元释放的，它通过内分泌机制发出信号，而不是通过快速突触传递。在线虫中，RFamide 神经肽从一个称为 ALA 的神经元中释放出来，并以内分泌方式发出信号来调节睡眠。因此，我们可以推测，产生内分泌信号的非神经元细胞也可能影响运动行为，降低对外部刺激的敏感性，从而导致睡眠行为。

事实上，完全缺乏神经元的动物，如海绵动物和扁平动物也有睡眠行为。丝盘虫有包含和分泌神经肽的腺细胞，其通过纤毛的协调行动来感知、对环境作出反应、移动和进食。海绵动物也没有肌肉和神经元，但其有携带编码突触支架蛋白的基因，能按照昼夜节律协调收缩并对环境作出反应。这些发现表明睡眠调节不仅依赖于神经元，也涉及非神经元细胞和内分泌机制，共同作用以控制动物的睡眠行为。

二、不同年龄段的睡眠特征、衰老与睡眠

人在不同的年龄段，其睡眠时长是有差别的，如新生儿，除了进食外，大部分时间都在睡眠中度过，其每日睡眠时长最多可达20h。随着年龄的增长，到了婴幼儿时期，睡眠时长会进一步降低，可能睡10多个小时。到了老年之后，有些老年人每日的睡眠时长不足6h。总体来说，随着年龄的增长，睡眠时长会相应降低。其实，无论是睡眠的宏观结构，如睡眠时长和睡眠阶段，还是睡眠的微观结构，包括睡眠振荡的数量和质量，都随着年龄的增长而变化。

（一）睡眠的宏观变化

人的睡眠在 NREM 睡眠和 REM 睡眠之间循环交替，但其结构和组成在不同的生命阶段是有差异的。在夜晚，成年人首先经历较浅的 NREM 睡眠阶段（阶段一和阶段二），之后进入较深的慢波睡眠阶段（阶段三和阶段四，slow wave sleep，SWS），然后进入 REM 睡眠。然而，婴儿通常会在 NREM 睡眠之前进入 REM 睡眠。NREM 睡眠和 REM 睡眠之间的循环交替在成年人中通常需要大约90min。相比之下，婴儿的睡眠循环交替时间则为50~60min。此外，新生儿不存在纺锤波（频率在12~15Hz 的振荡活动，是 NREM 睡眠第二阶段的特征），也不存在 SWS。

新生儿没有与24h昼夜周期一致的睡眠-觉醒周期，昼夜节律在出生后2~3个月才开始与昼夜周期同步，并在6个月左右完全表达。新生儿白天和晚上的睡眠时间可能一样多，2~3个月时睡眠时间主要集中在晚上，白天睡眠时间缩短。规律的睡眠周期在2岁时形成，午睡的次数和时间在儿童早期逐渐减少。不同睡眠阶段在夜间的相对比例差异很大。新生儿每天的睡眠时间为17~19h，其中 REM 睡眠占总睡眠时间的50%~80%，出生后6个月时减少到1/3左右，到2岁时则减少到1/4左右。虽然婴儿很少包括第二阶段睡眠，但在儿童时期，第二阶段睡眠逐渐增加，REM 睡眠和SWS 的时间逐渐减少，而 REM 睡眠的减少一直持续到青春期。尽管不同睡眠阶段的功能仍存在争议，但婴儿时期大量的 REM 睡眠对于婴儿在生命早期阶段获得和巩固大量信息是非常重要的。此外，NREM 和 REM 睡眠对大脑的成熟也很重要，这使得新生儿一天中的大部分时间都在睡觉也就不足为奇了。类似于 SWS 的大脑活动在生命的最初几个月开始出现，而 SWS 的比例在童年时期最大，到青春期减少了约40%，提示睡眠在成熟过程中的潜在重要性。

人类在50岁之后睡眠结构会发生一系列变化：①睡眠时间提前（即早睡早起）；②睡眠潜伏期延长；③较短的睡眠时间；④睡眠碎片化；⑤更脆弱的睡眠（即容易被唤醒）；⑥深度 NREM 睡眠减少；⑦NREM 睡眠的浅睡眠阶段增加；⑧NREM-REM 睡眠周期缩短和减少；⑨夜间清醒时间增加。

（二）睡眠的微观变化

随着年龄的增长，除了睡眠结构出现很大变化外，EEG 也有很大的改变。NREM 睡眠期间0.5~4.5Hz 范围内的频谱功率称为慢波活动（slow wave activity，SWA）。相对于年轻人，中年人的 SWA 显著降低，老年人的 SWA 下降得更加明显。老年人在长时间清醒（即睡眠剥夺）或选择性减少慢波睡眠时，慢波睡眠时间和 SWA 的稳态增加在老年人中减弱，提示老年人 SWA 的稳态调节受损。

NREM 睡眠中的纺锤波在成年后期也发生了显著变化。睡眠纺锤波反映了12~15Hz 范围内活动的短暂爆发，是由皮质丘脑网络和丘脑网状核之间的相互作用产生的。相对于年轻人，中老年人睡眠纺锤波频率范围内的频谱功率降低。同时，老年人睡眠纺锤波的持续时间以及峰值和平均振幅都有所下降。通常，第二阶段 NREM 睡眠时间不会随着年龄的增长而发生明显变化，在老年人中，

第二阶段 NREM 睡眠中的纺锤波显著减少。

（三）睡眠与衰老

与年龄相关的睡眠结构和睡眠阶段的变化与睡眠-觉醒调节系统异常有关。年轻人夜间的睡眠和白天的清醒状态来自脑干、中脑和下丘脑之间的平衡。下丘脑视前区表达抑制性神经肽甘丙肽的神经元能促进睡眠启动和维持，该类神经元数量随着年龄的增长而显著下降，其损失的严重程度与睡眠碎片化的严重程度相关。在神经细胞损失更严重的病理情况下，如阿尔茨海默病，这些关联性变得更强。另外，促进觉醒的脑干觉醒系统和下丘脑外侧区的食欲素神经元也经历了与年龄相关的退化。在啮齿类动物模型中，与年轻成年大鼠相比，老年大鼠食欲素神经元减少了 40%。在老年人中食欲素神经元也有约 10%的减少。

三、认识睡眠的艰辛历程及睡眠研究技术、方法的发展史

（一）认识睡眠的艰辛历程

睡眠研究始于 19 世纪。1845 年英国医生约翰·戴维（John Davy）开始研究睡眠与体温的关系。其后，罗马尼亚神经学家冯·埃科诺莫（von Economo）推测下丘脑是负责调控睡眠-觉醒的重要脑区。1875 年英国生理学家理查德·卡顿（Richard Caton）用简易的电压感受器记录到了动物的脑电活动。1924 年德国精神病学家汉斯·伯格首次对人的 EEG 进行了记录，并于 1929 年发表论文描述了人脑电的 α 波和 β 波，为睡眠医学研究奠定了基础。1953 年，美国芝加哥大学的纳撒尼尔·克莱特曼和尤金·阿泽林斯基、威廉·德默尔一起较为完整地描述了 REM 睡眠的特征，同时还发现在整夜的睡眠中 NREM 睡眠与 REM 睡眠循环交替的周期性过程。1957 年，纳撒尼尔·克莱特曼和威廉·德默尔进一步将 NREM 睡眠分为 I～IV 期，分别代表睡眠由浅入深过程的不同阶段。这些研究不仅是睡眠医学发展的里程碑事件，也奠定了睡眠分期研究工作的基础。

从实践中逐步发现，通过同时记录 EEG、肌电图（electromyogram，EMG）、眼电图（electrooculogram，EOG）、口鼻气流、鼾声、呼吸运动、脉搏、氧饱和度和体位等，必要时还可以监测音频以及食管压力、食管 pH、经皮或呼气末二氧化碳分压、勃起功能等多项指标，可以更好地进行睡眠生理、睡眠分期与睡眠障碍的诊断与研究。1974 年，霍兰（Holland）将其命名为"多导睡眠图"。EEG、EMG 和 EOG 3 种核心信号的采集是 PSG 最基本的组合配置。自此之后，PSG 逐步成为睡眠医学临床和科研的重要工具，是睡眠呼吸障碍、发作性睡病与异态睡眠等睡眠障碍诊断的金标准。目前，PSG 已经成为睡眠障碍评估、诊断、鉴别诊断和疗效评估的重要手段。

1960 年，美国睡眠精神生理研究协会召开成立大会，并提出了制定睡眠分期标准判定系统。在 1967 年的第 7 届年会上，制定了《人睡眠期标准术语、方法与判定系统手册》。2007 年美国睡眠医学会（the American Academy of Sleep Medicine，AASM）将睡眠过程修改为清醒期（W）、浅睡眠期（N1、N2）、深睡眠期（N3）和快速眼球运动（REM）睡眠期。同时，制定并发布了《AASM 睡眠及其相关事件判读手册：规则、术语和技术规范》，为使其内容与时俱进，目前已修订更新至 3.0 版。该书系统、全面地阐述了睡眠监测仪器设备的技术规范，以及睡眠及其相关事件的监测方法、操作规范和判读规则，并对专业术语进行明确定义，已成为睡眠及其相关事件监测信息的国际通用判读标准。2008 年至今，张斌团队连续举办"注册多导睡眠监测技师"（registered polysomnographic technologist，RPSGT）认证课程，系统引进了 AASM 睡眠分期标准判定系统及其考核标准，并于 2012 年引进了"失眠认知行为治疗（cognitive behavioral therapy for insomnia，CBTI）"，通过中国睡眠研究会国家继续教育项目进行全国推广和本土化研究。2018 年，中国医师协会神经内科医师分会睡眠障碍专业委员会等学术组织共同制定了《中国成人多导睡眠监测技术操作规范及临床应用专家共识》，进一步明确了我国 PSG 技术临床适应证范围，并规范了操作流程、统一诊断术语和报告形式，有利于促进我国临床睡眠医学检测技术的交流与发展。

（二）睡眠研究技术、方法的发展史

从 1924 年第一次 EEG 记录开始，睡眠研究已经成为一个使用许多不同方法和技术进行研究的领域，包括细胞信号和遗传学。尤其是近年来，随着研究手段的不断革新，如分子遗传学技术、神经细胞分型技术、以钙成像为代表的光学记录技术、大规模电生理记录技术、基于光遗传或化学遗传的时空特异性的神经操控技术等，可以实现对大脑活动进行更精细、更准确的操控，也大大促进了睡眠研究领域的发展。如今，科学家们正在从分子、细胞、环路等方面对睡眠-觉醒进行多维度的探究。

1. 脑电图和大脑成像　现代睡眠研究始于对睡眠进行电生理监测的技术发展。德国精神病学家汉斯·伯杰是公认的 EEG "发现者"。1924 年，他开发了第一台记录人脑所产生电活动的仪器。随后 EEG、肌肉活动（肌电图）和眼球运动（眼球电图）的记录在 PSG 中被结合起来，以区分睡眠状态和进行诊断。现代睡眠研究中 EEG 仍然是睡眠研究的支柱。

低分辨率电磁断层扫描是基于多通道的 EEG 记录，是在 20 世纪 90 年代初开发的，它可以直接计算出全脑的电流分布，但空间分辨率相对较低。而 PET 和 fMRI 这两项新技术的发展为填补这一空白提供了可能。这两种技术都依赖于神经元水平的代谢变化，表现为葡萄糖和氧气消耗的变化及血流动力学的变化，并且两者都以毫米级的分辨率显示大脑结构和大脑功能的各个方面。目前 PET 和 fMRI 已成功应用于人类睡眠研究，但由于不能实时测量，且扫描过程存在高噪声，因而在睡眠研究中的应用有待进一步突破。

2. 睡眠剥夺　通过睡眠剥夺的方式探究其对机体的影响，是研究睡眠的主要技术手段。睡眠剥夺可以分为急性睡眠剥夺、慢性睡眠剥夺；也可以分为总睡眠剥夺、部分睡眠剥夺和选择性睡眠剥夺（REM 睡眠剥夺或 NREM 睡眠剥夺）。传统的睡眠剥夺模型由 Rechtschaffen 于 1983 年首次提出：将大鼠置于一个简单的圆形平台，通过计算机持续监测大鼠的 EEG，每当实验鼠的 EEG 显示其即将入睡时，圆盘就会旋转，当圆盘旋转时，大鼠必须移动，如果大鼠进入睡眠，则将落入圆盘下面的水中，从而实现动物睡眠剥夺。

3. 体温和脑温　睡眠研究的另一个标准是记录体温，这在 20 世纪之前就已经开始了。在某些情况下，同时记录身体或体内不同位置的温度，可以确定睡眠和清醒过程中的热损失变化，从而深入了解睡眠和体温调节之间的关系。在动物研究中，通过体温记录，可以探究睡眠状态和脑温之间的关系，以及睡眠和低代谢状态之间的关系，如冬眠和日常倦怠，或研究脑温变化对 EEG 的影响。在多数情况下，脑温是用一个感温电阻来记录的，它被置于头骨和硬脑膜之间。

4. 微透析　通过使用立体定位仪将微透析探头准确地放置在大脑深处，可以监测活体组织中细胞外空间的化学成分。在睡眠研究中使用微透析的优势是可以探究睡眠剥夺期间和之后基底前脑中的腺苷水平。微透析与 EEG 和脑温测量相结合，可用于分析下丘脑外侧的食欲素水平。

5. 睡眠研究中的神经科学　化学遗传、光遗传技术结合转基因动物及脑定位注射技术已被广泛应用于睡眠研究领域，能够实现对特定脑区特定类型神经元的精准调控，从而研究其在睡眠-觉醒调控中的作用。涉及自由活动小动物的电生理研究技术包括用于电生理和电刺激的商业化无线系统（如 Neuropixels）、用于神经活动成像的光纤荧光显微镜（如 Inscopix）和用于神经调控的完全可植入的微型发光二极管（如 Neurolux）。Neuropixels 技术可研究清醒，以及自由活动和头部固定的小鼠在感觉刺激、任务规划和执行过程中全脑神经元的感知决策活动。神经网格技术可同时记录麻醉大鼠体感皮质 64 个电极的局部场电位；光学透明 Au-PEDOT：PSS 微电极阵列可被应用于研究清醒、头部固定小鼠的觉醒状态；双光子成像可实时捕获 Ca^{2+} 动态，同时记录神经元的电生理特性。神经递质探针灵敏度高，可以实时监测自由活动动物体内神经递质的浓度。这些新兴技术都已经应用于睡眠研究领域，促进了睡眠学科的发展。

四、睡眠功能的概述

机体为什么需要睡眠？迄今人们对这一问题尚无最终结论。目前多数观点认为，睡眠在记忆处理、维持免疫、调节代谢和情绪反应及促进发育方面发挥着至关重要的作用。

（一）睡眠与记忆

睡眠对记忆的影响十分广泛。对短期记忆而言，一方面，印迹细胞（engram cell）在睡眠阶段激活从而巩固觉醒阶段获得的新记忆；另一方面，睡眠过程中突触稳态的改变促使突触间连接强度减弱，进而遗忘部分记忆信息。对长期记忆来说，短期记忆从临时储存信息的大脑区域（尤其是海马）转移至长期储存信息的大脑区域（通常情况下指皮质）同样发生在睡眠期间。

1885 年，实验记忆研究之父艾宾浩斯借助一系列对无义单词对的记忆遗忘实验，建立了著名的"遗忘曲线"理论，提出遗忘会在学习记忆后的几个小时内迅速发生，并在数天后趋于平稳。令人惊讶的是，在记忆保留时期发生的睡眠会减少遗忘的发生。这个有趣的发现在后续的研究中被双向证明：睡眠剥夺会损伤参与者的记忆能力，而晚上睡前学习会比日间持续觉醒中学习更晚发生遗忘。往后的数十年，学者们针对遗忘的原因进行了探索，并提出了两种假说解释了遗忘的发生。第一种解释称为"衰减"（attenuation），认为记忆不断衰减是时间依赖的遗忘所致。第二种解释称为"干扰"（interference），认为遗忘是新记忆对旧记忆的干扰和覆盖。有趣的是，两种观点均表明睡眠对记忆具有巩固、促进作用。往后的临床和动物研究表明，在神经元水平上，记忆与遗忘可以表现为代表记忆的神经网络中突触连接强度的变化，这种突触可塑性的变化主要由长时程增强（long-term potentiation，LTP）和长时程抑制（long-term depression，LTD）介导。

值得注意的是，不同的睡眠时相在记忆中发挥着不同的作用。NREM 睡眠对海马依赖的外显记忆的调控更重要，而 REM 睡眠则对非海马依赖的内隐记忆的调控更重要。这与两种睡眠阶段中大脑神经系统的活跃程度相关。尽管目前新的理论尝试更深入地解析睡眠与记忆的关系（如 Buzsaki 提出的"海马-新皮质对话"和 McClelland 提出的"中枢神经网络模型"），但睡眠的异质性和记忆类型的多样化，往往因为其可能部分重叠但不尽相同的编码模式，总是迸发出新的拼图碎片。在新兴的记录技术、调控技术和分析技术的推动下，睡眠与记忆的研究正迈向更高的时空精度和更广的技术角度。睡眠中微觉醒对记忆的塑造至关重要，去甲肾上腺素振荡对睡眠微觉醒具有调控作用，同时对记忆也有重要的调节作用。海马通过与皮质下结构的广泛连接，介导了不同的记忆类型。下丘脑黑素浓集激素（melanin concentrating hormone，MCH）神经元通过支配背侧海马参与 REM 睡眠期间海马依赖性的主动记忆信息的缺失。不断涌现出新的研究在对传统理论进行冲击的同时，也丰富了我们对睡眠和记忆的认识。

（二）睡眠与免疫

睡眠-觉醒与免疫功能存在紧密的联系，这种紧密的联系最早可以追溯到亚里士多德的著作中，他记录了人类发热期间出现的嗜睡和疲劳感。近数十年的诸多研究发现，免疫因子白细胞介素-1β（IL-1β）、IL-2、IL-15、肿瘤坏死因子 α（TNF-α）等免疫蛋白或相关基因均能改变睡眠的时长或深度，提示睡眠能增强机体的免疫防御能力。在睡眠受到干扰时，免疫系统调节功能会发生改变，可能会引起炎症反应异常，并导致抗病毒反应减弱，增加感染的风险。

交感神经系统（sympathetic nervous system，SNS）和下丘脑-垂体-肾上腺（hypothalamic pituitary adrenal，HPA）轴是睡眠和免疫力相关的关键效应系统。HPA 轴的活动，如促肾上腺皮质激素释放激素（corticotropin releasing hormone，CRH）、垂体促肾上腺皮质激素（adrenocorticotropic hormone，ACTH）和肾上腺糖皮质激素（如皮质醇）的释放均受到昼夜节律的影响。慢波睡眠期间低水平的皮质醇在抗病毒免疫反应方面有独特的作用，通过体外把皮质醇添加到血液样本中可使干扰素 γ（IFN-γ）、IL-2 和 TNF 减少。SNS 在慢波睡眠期间的活动明显减少，而在 REM 期间活动增加，这种活动的改变影响了去甲肾上腺素和肾上腺素水平的改变，进而影响炎症生物标志物（包括 NF-κB 和炎症基因）的水平变化，而这种变化与生物老化、认知、神经精神疾病（如抑郁等）均有密切的关系。

中枢神经系统通过 SNS 和 HPA 轴影响外周免疫系统的变化，炎症和抗病毒信号也能够通过直接的神经支配或血脑屏障影响中枢神经系统。病毒感染会改变睡眠结构，促炎性细胞因子也具有调节生物体睡眠稳态的作用，但其具体的效应系统及机制仍存在较多未知。近来的许多研究开始关注外周与中枢神经系统的相互作用，而免疫是其中重要的一环，对中枢神经系统与外周的联系亟待更多的研究。

（三）睡眠与代谢

睡眠的重要特性之一是昼夜节律，睡眠的破坏会导致昼夜节律紊乱。从原核生物到人类，几乎所有生物的代谢需求都随温度、光照等环境的不断变化而改变，也就是说生物体的新陈代谢是存在昼夜节律的。因此，睡眠在维持正常的新陈代谢中发挥着重要作用。自然睡眠在发生过程中，脑脊液与细胞间质液的对流交换显著增加，增强了对觉醒期间中枢神经系统产生的潜在神经毒性废物的清除（如 β 淀粉样蛋白等）。病理性的睡眠会对代谢造成严重的影响，进而危害机体的正常生存。睡眠持续时间习惯性地超出正常范围与肥胖的产生关系密切，而习惯性短睡者（≤6h）的肥胖率高于 7~8h 睡眠者，这可能与睡眠不足或睡眠过度引起的胰岛素和葡萄糖稳态被破坏有关。其他代谢激素，如瘦素（leptin）和生长激素紊乱会改变脂肪组织功能，并导致 2 型糖尿病的发病率上升。

睡眠的功能之一是能量代谢守恒。1983 年 Rechtschaffen 和合作者的开创性研究探索了睡眠剥夺对动物能量代谢的影响。研究显示，睡眠剥夺组总能量消耗显著增加。在人类中，睡眠期间的能量消耗通常低于觉醒期间。在完全睡眠剥夺后，静息代谢率和进食的热效应（进食后消化和储存食物所消耗的能量）均降低，同时剥夺后睡眠恢复期间的能量消耗明显少于剥夺前基线睡眠期间的能量消耗。当然，机体中有很多生理过程需要消耗能量，在睡眠与觉醒中，能量被重新分配给不同的生理过程，其中哪些生理过程参与睡眠剥夺引起能量消耗的改变，仍是一个值得研究的领域。

（四）睡眠与情绪

睡眠对整个生命周期的心理健康起到了至关重要的作用，睡眠不足会导致一系列精神疾病，最常见的是焦虑、抑郁以及情感障碍。情绪调节涉及边缘系统的皮质下大脑结构与情绪反应行为控制中心的相互作用。参与情绪调控的大脑神经环路和神经化学物质基础在睡眠调控中发挥着重要作用，而在睡眠期间激活的脑区中有一部分也参与了情绪的调控。REM 睡眠的一个重要标志是情绪相关核团（如杏仁核、海马）的激活以及对情绪调节重要的单胺能神经递质（如去甲肾上腺素和 5-羟色胺）的抑制。

睡眠剥夺会导致情绪反应的改变，其特征是积极情绪减少和消极情绪增加。情绪反应的产生和调节包括情境选择、情境修正、注意力和认知变化，因此睡眠剥夺会引起多种情绪改变，如从消极情绪中摆脱的能力受损和注意力不集中。消极情绪也会对睡眠造成负面影响，导致失眠等睡眠问题，并加重睡眠紊乱对日间行为的影响。

情绪的调节十分复杂，并与记忆和认知密切相关。大多数关于睡眠和情绪关系的发现都来自相关设计和自我报告的情绪评估，这与限制睡眠或剥夺睡眠实验的研究结果有相似和相悖之处，这可能与不同的睡眠范式、NREM/REM 睡眠阶段的剥夺、纳入评价的图像和样本的性别组成相关。

（五）睡眠与发育

睡眠是大脑在早期发育过程中的主要活动之一，在机体早期认知和心理健康发展中起到了重要的作用。睡眠期间广泛发生的神经网络可塑性改变是发育的基础，突触形成、神经元分化、迁移等生理过程在此期间广泛发生，这也是处于发育早期的婴幼儿睡眠时长远多于成年个体的原因。早期睡眠障碍会导致儿童大脑结构发育异常，引起前额叶、颞叶皮质灰质体积缺陷，背外侧前额叶区皮质较薄以及双侧海马功能损伤。

睡眠模式和结构会随着年龄的增长而变化。在出生后的前 3 个月，新生儿的入睡是由活性睡眠

（REM 睡眠的前兆）开始的，并接近总睡眠时间的 50%，到幼儿期急剧降低至 25%。深度睡眠的比例在儿童早期达到峰值。此外，睡眠周期在婴儿期约为 50min，随年龄增长到学龄时达到 90～110min 的成人水平。体温、褪黑素和皮质醇等激素的水平在发育期间也存在着生理性的变化。褪黑素在生长阶段不断上升，直至出生后 6 周才达到可检测的程度，到出生后 6 个月时成为睡眠-觉醒周期调控的稳定因素。

激素水平也影响着身高、体重的变化，睡眠减少会使交感神经激活、儿茶酚胺增加、HPA 轴激活、皮质醇升高以及通过激活炎症级联反应增加白细胞介素和 TNF，显著增加青少年肥胖的可能性。同时，生长激素水平升高和瘦素水平降低可通过调节食欲使体重增加。此外，身高也是生长发育的重要指标，睡眠干预会影响身高的增长。

五、睡眠-觉醒调控机制的概述

觉醒和睡眠受脑内觉醒发生系统与睡眠发生系统的控制，在生物节律和内稳态因素的调控下，这两大神经系统相互独立又相互作用，共同维持着觉醒与睡眠的周期性变化。

（一）觉醒的发生系统

通过损伤和电刺激研究确定了从脑干到前脑的上行唤醒系统（也称为网状激活系统），这对保持清醒至关重要。上行唤醒系统由几个平行的神经环路组成，每个神经环路使用不同的神经递质。一种是由投射到丘脑被盖核中的胆碱能神经元和基底前脑的胆碱能神经元组成。这些被盖和基底前脑的胆碱能神经元在清醒和 REM 睡眠期间最活跃，这些神经元的活动改变了丘脑和皮质神经元的阈值。上行唤醒系统中的额外信息流来自以单胺作为神经递质的神经元群，并直接投射到大脑皮质、海马和基底前脑，这些神经元包括蓝斑的去甲肾上腺素神经元、中缝核的 5-羟色胺神经元、中缝背核附近导水管周围灰质的多巴胺神经元和下丘脑结节乳头核（tuberomammillary nucleus，TMN）的组胺神经元。这些神经元在动物清醒时活跃，但在 NREM 睡眠和 REM 睡眠期间活动减少。

（二）睡眠的发生系统

睡眠活动神经元在动物睡眠时最活跃，其中研究比较多的是位于下丘脑视前区（preoptic area，POA）的 γ-氨基丁酸（GABA）能神经元。POA 神经元损伤可导致 NREM 睡眠和 REM 睡眠显著减少。光遗传学实验研究显示，激活投射到结节乳头核的 POA GABA 能神经元增加了 NREM 和 REM 睡眠。因此，POA GABA 能神经元除了是睡眠活动神经元外，还是促进睡眠的神经元。大量研究表明，REM 睡眠启动的关键部位在脑干，尤其是背外侧被盖核下部（sublaterodorsal tegmental nucleus，SLD），是 REM 睡眠发生的核心脑区，而 SLD 神经元活动的高与低最终由脑内多个核团共同调控。

（三）觉醒和睡眠发生系统的相互作用

POA GABA 能神经元通过轴突末梢释放 GABA 而抑制被盖胆碱能神经元和上行唤醒系统中单胺神经元的活动；同时，POA 神经元接收来自唤醒系统中许多神经元的输入，并受到乙酰胆碱、去甲肾上腺素、多巴胺和 5-羟色胺（5-HT）的抑制。因此，唤醒系统和促眠系统形成了一个相互抑制的回路，以维持每个状态的稳定，并促进状态之间的快速转换。虽然时间尺度不同，但这些系统的逻辑是相似的：动物交替激活前屈肌和伸肌，但通常不是同时激活；同样，动物要么醒着，要么睡着，但不能同时处于两种状态。

关于睡眠调节的一个重要发现来自对发作性睡病睡眠障碍的研究。发作性睡病患者很难保持清醒，尤其是在兴奋的时候，他们也可以直接从清醒状态切换到 REM 睡眠而不通过 NREM 睡眠阶段。下丘脑泌素[hypocretin，又称食欲素（orexin）]，将其注射到脑室时可以刺激大鼠摄入食物。下丘脑泌素敲除小鼠也出现类似嗜睡症的表型。因此，下丘脑泌素在调节睡眠和食物摄入方面具有双重作用。已有研究表明，下丘脑泌素神经元的缺失，以及极少数情况下编码下丘脑泌素的基因突变，是人类发作性睡病的原因。产生下丘脑泌素的神经元仅位于外侧下丘脑，但它们的轴突在大脑中广泛投射，包括在上行唤醒通路中产生乙酰胆碱、去甲肾上腺素、5-HT 和组胺的神经元。体内记录表明，下丘脑泌素神经元在动物清醒探索环境时最活跃，而在睡眠时停止活动。此外，光遗传激活小鼠下丘脑泌素神经元也增加了动物从 NREM 或 REM 睡眠中醒来的概率。因此，下丘脑泌素系统促进觉醒可能是通过激活上行唤醒系统和直接作用于整个大脑的目标神经元实现的。

（四）睡眠-觉醒的调控

如上讨论，觉醒和睡眠系统构成的周期性变化实际上是脑内相关系统协调的结果。当大脑处于觉醒状态时，大脑皮质处于活跃状态；当大脑处于睡眠状态时，大脑皮质放电减弱，进入睡眠状态。睡眠-觉醒的周期转换同时接受两个系统的调节，分别是生物钟（C 过程）和睡眠稳态过程（S 过程），这就是传统的睡眠-觉醒相位调节双过程模型理论。

1. 昼夜节律调节 大量研究显示，从低等生物到人类都存在着昼夜节律的起搏器。昼夜节律起搏器的节律性具有内源性的特点，能够独立于外界环境周期而自身维持，其周期接近 24h，有生物钟（biological clock）之称，其相位受环境信号调节或者重新设定。哺乳动物昼夜节律系统主要是集中在中枢神经系统内的某一特定脑区。通过许多睡眠-觉醒周期紊乱的病例研究及一些动物的损毁和移植实验，现已明确，昼夜节律过程主要发生于下丘脑前区的视交叉上核（suprachiasmatic nucleus，SCN）及其邻近结构，如下丘脑室旁核（paraventricular hypothalamic nucleus，PVN）、下室旁带（subparaventricular zone，SPZ）和下丘脑内侧核，这些核团的传入和传出通路构成了哺乳动物最主要的昼夜节律中枢。SCN 是哺乳动物最重要的昼夜节律中枢，参与控制睡眠-觉醒周期等多种节律性活动。昼夜节律信号可从 SCN 传递到多个睡眠-觉醒脑区，进而调控睡眠阶段的相位转换及睡眠-觉醒的转换。

（1）内源性昼夜节律中枢的神经元组成：SCN 是位于视交叉上方、下丘脑前部、第三脑室底壁两侧的神经核团。SCN 神经元主要包括血管活性肠肽、精氨酸-血管升压素、生长抑素及促胃液素释放肽等神经元。生理和免疫细胞化学研究发现，SCN 内的主要神经递质是 GABA。许多 SCN 神经元的轴突末梢都终止于 SCN 内，这提示 SCN 内神经元之间存在大量局部联系。完整的 SCN 中每个神经元保持一致性 24h 的节律，这可能是通过细胞间通信来实现同步化的。

（2）昼夜节律机制的分子学基础：对昼夜节律产生和调控的核心基因称为时钟基因（CLOCK）。SCN 活动节律的自我发生和维持能力依赖于少数时钟基因所形成的自发转录反馈环路，这些基因主要包括 PER1、PER2、PER3、CLOCK、BMAL1、CRY1、CRY2。上述任何一个时钟基因的突变或缺失将会导致机体的自由运转周期延长或缩短。基本的时钟元件包括负调控元件、正调控元件和其他时钟元件。

（3）影响昼夜节律的中枢因素：SCN 的自身节律来自外界环境和机体内源性的双重影响。外界环境因素包括光线和非光线因素，如温度、身体运动、社会因素等。环境因素中最为重要的是来自明-暗周期的光信号，而内源性影响最大的是褪黑素和年龄因素。通常把上述影响因素称为机体生物钟的授时因子（zeitgeber）。授时因子使机体的昼夜节律活动与外界环境保持同步化运动，称为揽引作用（entrainment）。光线在导引机体昼夜节律中起到了重要作用。人类昼夜节律能够被普通室内明-暗周期所导引，光强的改变能够有效地诱导昼夜节律的重新设定。哺乳动物的昼夜光感受器来源于视网膜节细胞，其特殊感光色素视黑蛋白（melanopsin）可能参与昼夜感光。具有感光能力的视网膜神经节细胞首先接收环境的光信号，随后通过视网膜-下丘脑束传输到 SCN，完成对机体昼夜节律的揽引作用，其中作用的神经递质为谷氨酸和促垂体腺苷酸环化酶多肽。

2. 睡眠稳态调节 哺乳动物睡眠的另一个特征是稳态调节。睡眠稳态过程是指，在觉醒期，睡眠压力会逐渐增加，为了调节睡眠压力状态，机体会主动进入睡眠状态。睡眠稳态是机体所必需的，它依赖于之前的睡眠-觉醒时间，这种调节保持着睡眠的时间和深度同之前觉醒之间的平衡。之前的睡眠缺失可以通过延长以后的睡眠来部分补偿，也可通过慢波活动的强化来补偿。此外，睡眠稳态对 NREM 睡眠和 REM 睡眠的影响是不同的，睡眠剥夺后增加的主要是睡眠时间而非睡眠深度，而且主要集中在 NREM 睡眠，而 REM 睡眠时间的延长主要发生在睡眠时间总体延长的情况下。

目前的观点认为，睡眠稳态调节机制主要涉及内源性睡眠相关物质及睡眠稳态的局部调节。

（1）内源性睡眠相关物质：睡眠发生除受上述神经环路控制外，还受内源性睡眠物质的影响。法国生理学家 Pieron 和日本生理学家石森国臣曾经做了一个实验：将剥夺睡眠 150~293h 的犬的脑脊液注射到其他正常犬的脑室，结果接受注射的犬都沉睡了几小时，因而首次提出了催眠素（hypnotoxin）的概念，肯定了睡眠物质的存在，但当时无法对催眠物质进行定性。随着近代检测技术的进步，到目前为止，内源性睡眠相关物质至少有 23 种，较为公认的包括腺苷（adenosine）、褐黑素、前列腺素 D_2（prostaglandin D_2，PGD_2）等。

腺苷是广泛存在于中枢神经系统细胞内、外的一种小分子物质。哺乳动物脑中存在四种腺苷受体亚型，A_1、A_{2A}、A_{2B} 和 A_3。目前已知 A_1 和 A_{2A} 受体与腺苷的睡眠调节相关。研究发现，咖啡因促进觉醒的作用是通过阻断 A_{2A} 受体所介导的。在长时间觉醒过程中，腺苷在脑内的聚集是睡眠稳态发生的生理基础。譬如觉醒期间，基底前脑中谷氨酸能神经元活动水平高，引起 ATP 能量代谢产物腺苷大量集聚于此，兴奋腹外侧视前区（ventrolateral preoptic area，VLPO）睡眠神经元，通过其释放 GABA 和甘丙肽，对 TMN、蓝斑核（locus coeruleus，LC）、中缝核以及被盖核等上行觉醒系统产生抑制，启动 NREM 睡眠。此外，腺苷还能介导其他睡眠因子的催眠作用，如具有强烈嗜睡趋向的细胞因子 IL-1、TNF 和 PGD_2 等。

褐黑素（melatonin）是由松果体分泌的一种吲哚类激素，作为一种重要的内源性授时因子，其生物合成及自身节律本身也受光周期的控制。因此，褐黑素在光和生物钟之间发挥中介作用，将内源性生物节律的周期和相位调整到与环境周期同步，即具有调节睡眠-觉醒周期、改善时差反应综合征的作用。外源性给予褐黑素可重新调定人体的许多生理、生化过程。褐黑素的应用可显著缩短动物的觉醒时间，延长睡眠时长。

PGD_2 是迄今为止报道的最有效的内源性睡眠诱导物质之一。PGD_2 由前列腺素 D 合成酶催化 PGH_2 而成，该酶主要分布在大脑蛛网膜和脉络丛，生成的 PGD_2 在脑室系统、蛛网膜下腔中循环，与基底前脑腹内侧面的 PGD_2 受体（DPR）结合，增加 DPR 密集区局部细胞外腺苷水平，通过活化腺苷 A_{2A} 受体，将催眠信号传入并激活 VLPO，抑制 TMN 中的组胺能神经元，从而诱导睡眠。相反，PGD_2 的同分异构体 PGE_2 具有觉醒作用。组胺能神经元表达 PGE_2 受体亚型 EP_4，激动 EP_4 受体可以增加脑内组胺的释放，促进觉醒。

（2）睡眠稳态的局部调节：睡眠是全脑的协调现象。然而最近的研究表明，慢波活动和睡眠纺锤波能够在大脑皮质局部被诱导和调节。局部睡眠最典型的例子是鲸类的一侧半球睡眠。在啮齿类动物中，成群的大脑皮质神经元表现出协调的关闭状态，这与在觉醒期间增加的局部慢波相关，甚至与常规头皮 EEG 记录到的觉醒期间典型高频低幅波相关。不同睡眠或觉醒状态的分离是一些睡眠疾病的特征。许多皮质产生的神经活性物质也能局部调节睡眠强度，包括腺苷和一氧化氮、肿瘤坏死因子、脑源性神经营养因子（brain derived neurotrophic factor，BDNF）、皮质抑素、生长激素释放激素（growth hormone releasing hormone，GHRH）等。例如，肿瘤坏死因子既能调节睡眠和睡眠密度，也能调节突触稳态。皮质注射 BDNF 能局部增强 NREM 睡眠慢波活动，而注射 BDNF 抗体或抑制性的原肌球蛋白相关激酶 B（trkB）受体则产生相反的结果。此外，脑室内注射皮质抑素能增加皮质的慢波活动。这些神经递质的释放可造成局部皮质突触权重的改变和 NREM 睡眠期的 δ 脑电活动皮质依赖性的改变，可能与睡眠的基本调节过程相关。

本章由黄志力教授（主编）负责

编委 徐 建 李善群

编者 陈云飞 杨素荣

思　考　题

1. 请简述睡眠医学的研究内容，为什么睡眠障碍的发病率会不断升高？

2. 结合《专科医师规范化培训专科目录（2019 年版）》，探讨"睡眠医学"成为独立学科的意义以及它与心血管、内分泌等重大慢性病和肿瘤的关联。

3. 目前睡眠医学中心或者睡眠实验室不能满足患者日益增长的需要，需要采取哪些新策略来解决这个问题？

4. 睡眠医学发展的制约因素有哪些？推进睡眠医学快速进步的核心技术和方法有哪些？

5. 睡眠医学的前沿问题和重大需求有哪些？请举例说明。

6. 中国睡眠医学研究特色实验室或睡眠医学中心有哪些？

7. 睡眠的主要功能有哪些？

8. 老年人的睡眠特征有哪些？

9. 睡眠研究技术的发展与神经科学领域发展的关联有哪些？

10. 昼夜节律如何调节睡眠-觉醒？

参　考　文　献

张斌. 2012. 失眠的认知行为治疗-逐次访谈指南. 北京: 人民卫生出版社.

张斌, Jennifa Cheung. 2011. 睡眠检查技术指南(光盘). 北京: 人民卫生出版社.

赵忠新, 叶京英. 2022. 睡眠医学. 2 版. 北京: 人民卫生出版社.

Anafi RC, Kayser MS, Raizen DM. 2019. Exploring phylogeny to find the function of sleep. Nat Rev Neurosci, 20: 109-116.

Bao WW, Jiang S, Qu WM, et al. 2023. Understanding the neural mechanisms of general anesthesia from interaction with sleep-wake state: a decade of discovery. Pharmacological Reviews, 75(3):532-553.

Deboer T. 2007. Technologies of sleep research. Cell Mol Life Sci, 64(2007):1227-1235.

Drager LF, McEvoy RD, Barbe F, et al. 2017. Sleep apnea and cardiovascular disease: lessons from recent trials and need for team science. Circulation, 136(19):1840-1850.

Hunt NJ, Rodriguez ML, Waters KA, et al. 2015. Changes in orexin(hypocretin)neuronal expression with normal aging in the human hypothalamus. Neurobiol Aging, 36(1): 292-300.

Kryger MH, Roth T, Goldstein CA, et al. 2021. Principles and Practice of Sleep Medicine. 7th ed. Philadelphia, PA: Elsevier/Saunders.

Luo Liqun. 2020. Principles of Neurobiology. 2nd ed. New York: Garland Science.

Mander BA, Winer JR, Walker MP. 2017. Sleep and human aging. Neuron, 94(1): 19-36.

Mander BA, Winer JR, Walker MP. 2020. Sleep and human aging. Neuron, 108(2):250-266.

Ong JC, Crawford MR. 2021. Insomnia and obstructive sleep apnea. Sleep Medicine Clinics, 16(2):297-310.

Rechtschaffen A, Gilliland MA, Bergmann BM, et al. 1983. Physiological correlates of prolonged sleep deprivation in rats. Science, 221(4606):182-184.

Ruan W, Yuan X, Eltzschig HK. 2021. Circadian rhythm as a therapeutic target. Nature Reviews Drug Discovery, 20(4):287-307.

Siegel JM. 2005. Clues to the functions of mammalian sleep. Nature, 437(7063):1264-1271.

Spiegel K, Tasali E, Penev P, et al. 2004. Brief communication: sleep curtailment in healthy young men is associated with decreased leptin levels, elevated ghrelin levels, and increased hunger and appetite. Annals of Internal Medicine, 141(11): 846-850.

van Someren EJW. 2021. Brain mechanisms of insomnia: new perspectives on causes and consequences. Physiological Reviews, 101(3):995-1046.

Walker MP, Stickgold R. 2006. Sleep, memory, and plasticity. Annual Review of Psychology, 57:139-166.

Xie L, Kang H, Xu Q, et al. 2013. Sleep drives metabolite clearance from the adult brain. Science, 342(6156):373-377.

第二章 睡眠基础研究的技术和方法

第一节 睡眠-觉醒行为的评估

一、脑电记录和睡眠分期

哺乳动物是睡眠生理及机制研究的常用对象，尤其是小鼠和大鼠等模式动物。在大多数睡眠基础研究中，通过植入电极记录模式动物的脑电图和肌电图，并对采集的数据进行离线频谱和模式分析。

（一）小鼠脑电图和肌电图记录

小鼠脑电肌电记录通常需要在实验前进行外科手术，将电极植入小鼠的头颈部。该过程需在麻醉下进行，以确保动物的安全与无痛感。脑电电极一般植入额叶和顶叶区域，以便有效记录小鼠的脑电活动。植入的电极通常由电极丝和不锈钢螺钉组成，其中不锈钢螺钉被植入额叶皮质和顶叶区域的硬脑膜外。电极丝一般选用细且柔软的导线材料，如铜线、银线或不锈钢线，这些导线用于连接不锈钢螺钉。为了监测肌电活动，电极丝通常会植入在小鼠的斜方肌两侧。

记录过程中，电极与数据采集系统相连，将电生理信号转化为数字信号并进行记录与存储。通过分析这些电信号，研究人员可以确定小鼠的睡眠和觉醒状态，包括快速眼动（REM）睡眠、非快速眼动（NREM）睡眠和觉醒。记录 EEG 时，一般将电极固定在头部标准位置，选择合适的电极对，通过放大器与记录装置可以测量相应电极对之间的电压变化。EEG 信号通过离散傅里叶变换（discrete Fourier transform，DFT）或快速傅里叶变换（fast Fourier transform，FFT）等算法转换成频谱信号。随后根据其频谱范围将脑电分为 δ、θ、α、β 和 γ 共 5 个波段（图 2-1-1）。

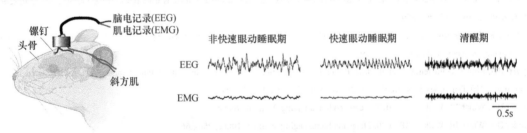

图 2-1-1 小鼠睡眠记录及示例数据

图 2-1-1 展示了小鼠的 NREM 睡眠、REM 睡眠和觉醒期脑电肌电信号的典型示例：NREM 睡眠期脑电信号以 δ 频率（0.5～4Hz）占主导，振幅大（左侧）；REM 睡眠期脑电信号以 θ 波段（4～8Hz）为主导频率，振幅较小（中间）；觉醒状态脑电振幅进一步降低（右）。NREM 和 REM 睡眠期的肌电信号均显著低于觉醒期。

（二）睡眠分期

区分哺乳动物不同睡眠状态的核心指标是脑电图和肌电图。睡眠主要分为 NREM 和 REM 睡眠。从觉醒到 NREM 睡眠，脑电活动逐渐同步化，高振幅 δ 频率活动逐渐占主导。人的 NREM 时长持续 40min 至 1h 或更长时间，可以被细分为 N1、N2、N3 期，而在啮齿类动物中，这一过程要短得多，在进入 NREM 睡眠的几秒钟内就会产生慢波，单个 NREM 睡眠通常持续 3～5min，尽管可能也会持续 20min 或更长。与人的长时间睡眠不同，大鼠和小鼠的 NREM 睡眠通常不再细分，这主要是因为它们睡眠的碎片化。

在 REM 睡眠期间，骨骼肌几乎完全失去张力，并伴随着快速的眼球运动，因此这一状态被称为快速眼动睡眠。REM 睡眠期脑电活动具有高频低幅、去同步化的特征。在啮齿类动物中，REM 睡眠期在皮质表面记录到的 5～8Hz 的 θ 波主要由海马体产生，而人类 REM 睡眠期的 θ 波则主要来源于皮质。

小鼠的睡眠表现出明显的昼夜节律特征（图 2-1-2）。小鼠在白天的睡眠时间明显长于夜晚。在 12h 的光照期间，平均 NREM 睡眠时长约为 7h，REM 睡眠约为 1h；而在 12h 的黑暗期，觉醒约占 70%。在睡眠期间，动物可以从 NREM 睡眠过渡到 REM 睡眠或觉醒。小鼠的睡眠具有碎片化特征，不同睡眠-觉醒状态的切换通常只需要几秒或更短时间，但在人类可能需要 10s 到 1min。尽管 NREM、REM 睡眠和觉醒的持续时间随个体的种类、年龄和健康状况而变化，但与状态持续时间相比，状态之间转换的时间相对较短。另外，根据睡眠时长和 EEG 频谱分析可以评估睡眠质量。通常，单次睡眠状态的持续时间、睡眠期间 EEG 信号中 δ 频率的能量占比、睡眠-觉醒转换的频率都可以作为睡眠质量的评价指标。

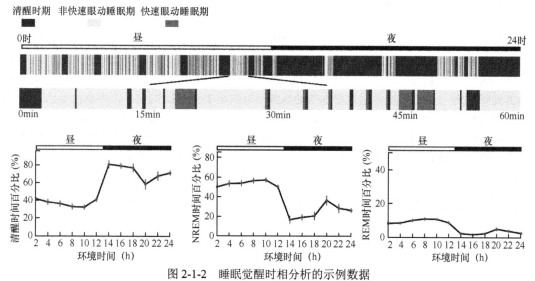

图 2-1-2 睡眠觉醒时相分析的示例数据

连续 24h 记录小鼠的睡眠-觉醒状态。小鼠的睡眠呈现出高度碎片化特征，单次 NREM 睡眠的时间通常小于 10min。成年 C57 小鼠的睡眠-觉醒状态具有显著的节律性变化（下）

二、睡眠-觉醒行为评估的其他方法

尽管脑电图-肌电图记录（EEG/EMG）被视为睡眠-觉醒状态评估的金标准，但该方法需要在小鼠头部创伤性地植入电极，并且手术完成后需要 1 周的恢复时间。1 周后，将电极连到信号收集器上，适应 1 周后收集数据。因此，从手术到数据采集中间有 2 周的间隔，较为耗时。其次，手术和后续的数据分析校正都需要人工操作，并且涉及大量耗材，因此整个实验过程相对烦琐且耗力。所以，EEG/EMG 记录并不是大规模睡眠-觉醒突变体筛选的最佳实验方法。开发非创伤性、全自动分析的睡眠-觉醒状态评估方法，对于高通量筛选睡眠-觉醒突变体、探索睡眠-觉醒调控的分子和神经机制，以及评估睡眠-觉醒调控药物有重要意义。目前，小鼠主要有三种不依赖脑电图的睡眠-觉醒行为评估方法，即基于视频分析、呼吸监测及压电传感器的评估方法。

（一）基于视频分析的睡眠-觉醒行为评估方法

2007 年，基于视频分析的睡眠-觉醒评估方法被开发，该系统由红外摄像头、录像机及光周期控制器等组成。该系统操作简单，只需要将实验鼠单只放到鼠笼中进行录像，生成视频，然后用运动追踪软件对每帧图像中小鼠质心的坐标位置进行追踪，通过比较 t 和 $t+1$ 时刻小鼠质心坐标位置的变化，得到小鼠的运动信息。最后，通过分析小鼠的运动信息，并定义≥40s 不动为睡眠，就得到了小鼠的睡眠信息。与 EEG/EMG 同步记录的统计结果表明，该系统的准确率为92%。2012 年，该方法被重新测试，并把追踪软件代码开源化，准确率提高到了 94%。近年来，随着计算机和人工智能技术的发展，深度学习方法被广泛应用于智能监控、目标检测和识别等任务。2022 年，基于人工智能的视频分析睡眠监测系统被开发，该系统整合了多个参数，包括质心坐标、灰度颜色、小鼠轮廓以及神经网络预测结果变化幅度等，综合判断小鼠是否处于运动状态，同时过滤掉睡眠过程中微小的运动状态，进一步将准确率提升至 96%。基于视频分析的睡眠-觉醒行为评估方法是依赖小鼠运动来判定睡眠的，因此无法区分 NREM 睡眠和 REM 睡眠，且对于有运动异常的突变体会出现判断失误。2020 年，有研究基于这一方法，进行了大规模突变体筛选，发现 Vamp2 突变体觉醒时间延长了 2.6h，且主要表现为向 REM 睡眠转化次数下降。

（二）基于呼吸的睡眠-觉醒行为评估方法

睡眠-觉醒过程中伴随着呼吸模式的显著变化：在 NREM 睡眠期，呼吸频率缓慢，且其周期是稳定的；在觉醒期，呼吸频率更快，且其周期和幅度波动较大。因此，记录小鼠的呼吸模式可以有效表征其睡眠-觉醒状态。2012 年，全身体积描记系统（whole body plethysmography）被开发，用于监测小鼠呼吸和睡眠的相关性。2016 年，有研究人员对该系统进行了优化改进，用于记录小鼠的睡眠-觉醒状态：首先，增大了记录盒体积，让小鼠在记录盒中自由活动，避免因记录盒过小而影响其睡眠-觉醒行为；其次，通过增加带通滤波器只收集 1~10Hz 的信号，提高信噪比，使得该系统能够长时间、无创地记录小鼠的呼吸。随后，通过计算机自动化分析呼吸模式，从而确定小鼠的睡眠-觉醒状态。与 EEG/EMG 同步记录的统计数据显示，该系统的准确率为95%。然而该系统无法区分 NREM 睡眠和 REM 睡眠，且对于有呼吸异常的突变体会出现判断失误。利用该系统对 N-甲基-D-天冬氨酸受体（NMDAR）家族成员进行筛选，发现 NR3A 缺失可造成小鼠睡眠时长下降。

（三）基于压电传感器（piezo-electric sensor）的睡眠-觉醒行为评估方法

2007 年，基于压电传感器的睡眠-觉醒行为评估方法被开发，该系统的核心传感器件是压电聚合物薄膜，可灵敏地将机械压力转化为电信号。将压电聚合物薄膜铺于鼠笼的底部：在觉醒期，小鼠运动产生的压力会造成压电聚合物薄膜较大的形变，进而被转化成幅度较大的电信号；在睡眠期，与呼吸相关的运动为主，造成压电聚合物薄膜形变较小，被转化成的电信号的幅度也较小。与 EEG/EMG 同步记录的统计数据显示，该系统的准确率为95%。与前面两个系统类似，该系统也无法区分 NREM 睡眠和 REM 睡眠，且对于有运动异常的突变体会出现判断失误。2019 年，Jackson Laboratory 利用该系统对国际基因敲除小鼠联盟（IKMC）的 6000 只小鼠，343 个基因敲除品系进行了睡眠-觉醒记录，发现有 122 个基因可影响小鼠睡眠。

第二节　睡眠-觉醒相关脑区神经活动的测量

一、在体多通道电生理记录技术

在体多通道记录技术（in vivo multi-channel recording）是一种采用在体细胞外记录方法，用于监测群体神经元的放电活动。利用这一技术可以记录一个或者多个脑区中大量神经元的同步放电活动，解析它们在睡眠-觉醒周期及大脑状态转换时的活动特征，进而为明确相关脑区在睡眠和（或）觉醒状态调控中的作用奠定基础。

（一）基本技术原理

大脑特定区域在参与睡眠和（或）觉醒状态调控时，其神经元活动必然发生相应的兴奋变化，当该脑区神经元因兴奋而发放动作电位时，会导致大量的正电荷（如 Na^+）从神经元周围径向流入其胞体内。此时，将一组微电极（通道数≥4）放置在神经元胞体附近（≤140μm）。由于神经元胞体周围的正电荷减少，可使其邻近微电极阵列处的电位低于参考电极处（定义为 0 电位）。这种电势差信号首先经过前置放大器放大，再将采集到的模拟信号转换成数字信号，最终输入计算机进行存储和显示。这样，实验者就可在微电极阵列处观察到与群体神经元动作电位相似、持续时间相同的群体峰电位（population peak potential）。在体多通道记录技术的优势在于：①可在清醒、自由活动的动物中，以毫秒级时间精度观察到特定脑区单个神经元的放电活动；②可以在单一脑区或者多个脑区同步观察几十乃至上百个神经元的群体放电活动。

（二）基本技术流程

在体多通道记录技术实验的开展主要包括以下 5 个步骤。

1. 制备微电极阵列和微推进装置　微电极阵列由微电极丝或微电极记录点阵所组成。微电极丝在材质上通常使用钨丝、铂铱合金丝、镍铬合金丝来制作。直径 0.0008 英寸（裸径 20μm，特氟龙绝缘后直径为 25μm）的钨丝因质地柔软、记录稳定性较好、价格便宜且不需要额外的尖端镀金工序而在实验中被广泛使用，其尖端电阻可达 100～300kΩ。4 根微电极丝可以相互交织制备成四极管状（tetrode）电极，而多组四极管状电极则可进一步排列成 m 行×n 列的电极阵列（图 2-2-1）。微电极记录点阵则通常使用金属硅来制作，每个记录位点通常呈 50μm×50μm 的正方形，电阻常为 200～400kΩ，其余部分的金属硅材料被覆以绝缘层。通常，多个记录位点放置在一根记录电极杆上，4～8 根记录杆组合成硅电极阵列。记录位点在记录电极杆上的分布可以根据实验者的需求定制。微电极阵列由不同数量（通常为 4～8 个）的电极记录杆所组成。

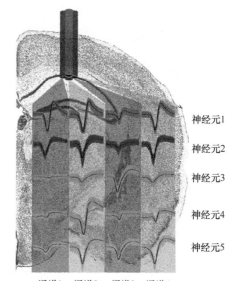

神经元1
神经元2
神经元3
神经元4
神经元5

通道1　通道2　通道3　通道4
图 2-2-1　采用四极管电极记录的神经元放电

在使用前，微电极丝常需要根据实验要求或脑区细胞分布的特点进行适当的集成，以便能尽可能多地记录到目标脑区的神经元放电活动。例如，在背侧海马等神经元胞体排列规则、平整且较密集的脑区，使用四极管状电极就能够更准确地记录并区分出单个神经元的放电活动；而在神经元弥散分布或分布深浅不一的新皮质区，则可使用不同集合形状的硅电极阵列用于神经元放电活动的监测；而对大脑皮质表面或浅层神经元的记录，可以使用特制的贴附电极阵列进行记录。

在微电极阵列植入脑内后，尖端记录位点的位置通常需要进行纵向调整。微推进器质量轻、体积小，特别适用于这种调节操作（步进每次 35～70μm）。因此，微电极阵列经常安装在微推进器上进行使用，以调节微电极阵列尖端记录位点在脑内垂直方向的位置（图 2-2-2）。这样，即使记录位点附近的神经元失活或记录信号丢失后，还可以通过推进微电极阵列到同一脑区更深一些（通常≤500μm）的位置，从而记录到更多的神经元放电活动。

2. 手术植入微电极阵列　使用异氟烷麻醉动物，并在麻醉状态下固定好动物的颅骨。暴露前囟和后囟，调平颅骨顶部。在目标脑区上方的颅顶部磨开一个 1mm×1mm 的骨窗，并在小脑上方的颅骨植入参考电极和地线电极。参考电极通常要求具有较大的横截面积，这样可使通过其尖端的电流更大，从而具有更好的参考价值。因此常将金属螺丝植入动物颅骨作为参考电极。调配 metabond 黏合剂，包裹参考电极和地线螺丝，并将螺丝之间连接起来，形成一个环形基座。挑开硬脑膜后，在脑立体定位臂协助下缓慢植入微电极阵列。微电极阵列尖端深度到达预定位置上方约 500μm 时停止。使用牙科水泥，将与微电极阵列相连的微推进器底部固定在颅骨表面。

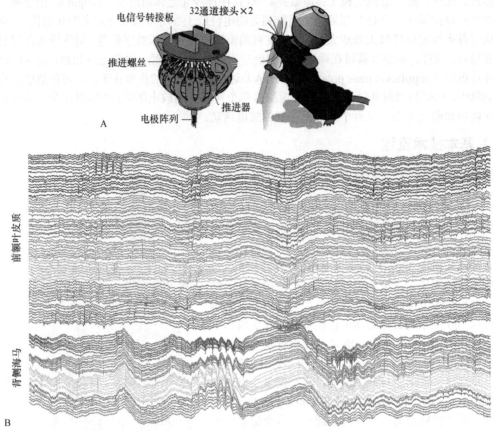

图 2-2-2　运用可推进的微电极阵列记录睡眠期海马-内侧前额叶皮质的神经活动
A. 可推进微电极系统；B. 自由活动小鼠脑内的神经信号

使用骨蜡或硅胶封闭骨窗，避免脑组织与外界环境直接接触。再使用铜网包裹在微电极阵列和微推进器四周。焊住铜网开口，并将地线也焊在铜网上。四周铜网可起到电学屏蔽、保护电极免受碰撞和动物抓挠的作用。

3. 术后恢复生理功能和调整微电极阵列尖端深度　微电极阵列、微推进器、牙科水泥以及铜网屏蔽罩的总重量可达数克，加之手术过程中参考和地线电极的安放（通常在小脑上方的颅顶部）会损害动物的颈部肌肉。这些因素的共同作用，会使得动物在术后难以抬起头部并限制其自由活动，进而影响其进食和饮水，导致其生理功能恢复时间延长。针对此问题，可以通过基于定滑轮原理的术后动物头部悬吊系统予以解决。该系统利用定滑轮保持头部悬吊始终与动物头部新增负重相等的原理，保证头部所受牵引力始终保持恒定，不随运动距离的变化而变化，从而既能确保术后动物的自由活动不受限制，又能保证微电极阵列记录的高稳定性。结合恒温垫的使用，可以较好地促进手术动物功能的快速恢复。术后恢复时间一般为 5～7 天。

在手术 48h 后，可通过微推进器对微电极阵列尖端的深度进行调整，推进距离控制在 35～70μm/d，直至深入到目标区域并记录到特征的神经活动信号。在此期间，动物开始适应前置放大器在其头部上的拔插操作以及实验环境。

4. 采集电生理信号　微电极阵列尖端记录的神经元电位变化信号极其微弱（常为 100μV 级）。这样微弱的信号在数米距离的数据传输时会极大衰减，并淹没在电噪声中。为此，需要微电极阵列直接与前置放大器连接，将信号放大后再进行数据传输。每根电极丝记录到的电信号可分为两路，一路用来记录神经元发放的峰电位（采样频率为 20～40kHz），另一路则用来记录局部脑区的场电位（采样频率为 1～1.25kHz）。传统上，前置放大器在进行信号放大时需与每个记录通道一一对应，再通过相应数据线进行传输。这使得多通道记录时的数据传输线数量过多（如 32、64 或 128 根传输线），会限制动物的自由活动能力。近年来，利用 Multiplex 技术的前置放大器已可以实现在信号放大的同时对信号进行数字化和堆叠算法。这样，无论前置放大器放大的是 32、64 还是 128 通道，均使用固定数量（如 12 导）的数据传输线进行传输，从而增加了动物自由活动的方便性。目前，通常采用商业化的多导电生理信号采集系统进行数据采集。此外，在多通道记录实验结束后，需麻醉动物并通过直流电（强度：30～50μA，时长：10s）损毁记录位点。通过经心脏灌注固定脑组织和组织化学显色等流程，鉴定记录位置的准确性。

5. 分析电生理信号　在体多通道记录信号分析的关键步骤之一是准确甄选神经元的峰电位。利用主成分分析等技术，可以基于峰电位的波形对神经元发放活动进行初步自动甄选。但由于微电极尖端处于立体空间中，来自同一记录位点、空间距离相等的同类神经元常常会在记录电极上产生形状非常相似的峰电位波形，导致两个或更多个神经元的峰电位无法被准确区分。为提高神经元峰电位甄选的准确性，目前常使用 tetrode 电极记录分析技术。在 tetrode 电极中，四根记录电极丝被绞合在一起，当其中任一根记录电极上有超过阈值的峰电位信号时，其余三根记录电极会同步采样。这样，对应记录电极周围空间中任意一个神经元的任意一次峰电位，会通过四根记录电极丝的联动采样记录到 4 个峰电位波形（图 2-2-1）。因此，与 tetrode 空间距离一致，但空间位置不同的神经元，会在 tetrode 电极的每根电极上留下幅度不同的峰电位波形，从而被准确区分。理论上，同一组电极上记录位点的数量越多，就能够越准确地区分和甄选不同神经元的峰电位。在自动甄选完峰电位后，实验者还需要根据峰电位发放的自相关特性以及峰电位的波形进行手动检查，进一步去除可能的噪声或区分混合的多神经元峰电位信号。

在获得准确的单个神经元峰电位发放时间序列之后，即可对其发放特征进行分析。常用的分析指标：①峰电位时间间隔分布；②峰电位发放相位；③峰电位发放序列的互相关特性；④刺激前、后峰电位发放时间图等。

（三）多通道电生理记录技术的应用

在体多通道记录技术可用于睡眠和觉醒调控相关脑区神经元群体活动的监测。例如，利用该技术检测丘脑室旁核（PVT）神经元活动的特征发现，PVT 神经元在觉醒状态下的放电频率显著高于慢波睡眠和 REM 睡眠，且在慢波睡眠向觉醒状态转换时放电活动显著增强，提示其活动可能与觉醒调控相关。这为进一步利用光遗传刺激技术揭示 PVT 是否具有促觉醒作用提供了重要依据。此外，通过联合运用光遗传学技术，还可进一步于在体条件下标记和记录特定递质类型神经元的放电活动，明确特定类型神经元活动与行为学之间的因果联系。

二、光学记录技术

神经元通过电活动实现信息传导。近 90 年来，电生理学技术的发展推动了对神经元基本性质、电活动规律及离子通道机制的深入研究。特别是多通道记录技术的应用，使研究者能够在清醒动物中同步记录大量神经元的电活动。与此同时，光学技术的进步也极大地拓展了对神经系统结构和功能的认知。作为神经系统的基本单位，神经元的结构是理解其功能的基础。早在 19 世纪末至 20 世纪初，卡哈尔（Cajal）等神经科学家通过高尔基染色法和光学显微镜，详细研究了神经元的形态和相互连接。过去几十年间，荧光显微镜的发展以及荧光蛋白的广泛应用，使科学家能够实时观察和记录在体神经活动。这一技术进步显著提升了我们对神经元动态特性的理解。光学技术的不断发展也深化了我们对大脑功能的认识。大脑功能的实现依赖于神经元活动，而神经活动指示剂能够将神经元的电信号转化为光信号。结合光学成像方法，这种技术为研究神经元活动提供了直观、实时的手段，从而促进了对神经元群体功能的全面理解。

光学技术的发展主要包括荧光探针、神经活动指示剂与光学成像系统三部分。我们将分别对这三部分进行介绍。

（一）荧光探针

荧光分子可以吸收能量较高、波长较短的光，跃迁至激发态，在几纳秒内发射出能量较低、波长较长的荧光。雅布隆斯基（Jablonski）图表解释了这一过程（图 2-2-3）。基于这一原理，研究人员开发了多种有机荧光分子和荧光蛋白，为标记神经系统中的细胞、分子及神经元的活动作出了重要贡献。

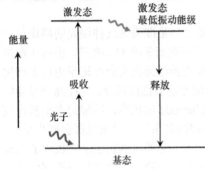

图 2-2-3　雅布隆斯基（Jablonski）图表

有机荧光染料与特定的神经结构结合后可对其进行标记，如利用荧光抗体，结合其他神经科学研究技术，可以确定细胞形态或细胞内特定分子的表达水平。异硫氰酸荧光素（fluorescein isothiocyanate，FITC）是免疫荧光中常用到的荧光染料之一，它可以被蓝光激发，最大激发光波长为 495nm，最大发射光波长为 517nm。经常与异硫氰酸荧光素联合使用的染料是四甲基罗丹明-5（6）-异硫氰酸（tetramethylrhodamine-5-（and 6）-isothiocyanate，TRITC）。除此之外，香豆素、花青等也是常用的荧光染料。

荧光蛋白质的开发是揭秘神经活动的重要发明，实现了活体标记，长时间成像。绿色荧光蛋白（green fluorescent protein，GFP）是当今生命科学研究中被广泛使用的示踪剂。1962 年，下村修（Shimomura）等在维多利亚多管发光水母中发现了 GFP，后普拉修（Prasher）克隆出了 GFP 基因，查尔菲（Chalfie）将 GFP 表达在大肠埃希菌和线虫中并观察到了荧光，钱永健（Tsien）进一步开发出了其蓝色、青色、黄色和橙色的变体。因其在 GFP 的发现在改造方面的贡献，下村修、查尔菲和钱永健于 2008 年共同获得了诺贝尔化学奖

（二）神经活动指示剂

大脑的各种功能，如感觉、运动、学习、记忆等，均由神经元的活动所承载，想要认识大脑的功能，就必须了解神经元的活动。相比于电生理学技术，光学技术的一大优势是可以实现大范围且高时空分辨率的神经信号记录。这种记录方式依赖于神经活动指示剂的发展。神经活动指示剂可以将神经元的电信号转变为光信号，并通过荧光的变化来反映神经活动。目前，应用较为广泛的指示剂包括电压敏感染料（voltage sensitive dyes）和钙离子指示剂。

1. 电压敏感染料　神经元膜电位的改变反映了神经元的活动，因此，最理想的神经活动指示剂应能够直接反映电压变化的指示剂。电压敏感染料就是这样一种指示剂，它们的荧光强度随着膜电位改变而改变，可以指示所有类型神经元的电活动，包括阈下电位。电压敏感染料的时间分辨率高，甚至可达到电生理水平，空间分辨率也很高，可以记录树突和棘突的电活动。电压敏感染料通常由两部分组成：疏水端可以锚定在细胞膜上，亲水端连接发光基团且垂直于细胞表面。尽管电压敏感染料有着诸多优点，但它们也存在一定的局限性：在体实验时会受到心跳节律、呼吸的影响，有较大的噪声干扰；信号小，信号强度只有基线的几千分之一；染料没有细胞选择性，无法区分神经元类型；染料本身具有较大的光毒性，限制了在体实验的长期进行。

新型电压敏感染料 mermaid 的信噪比得到了显著提高，其原理是基于荧光共振能量转移（fluorescence resonance energy transfer，FRET），即供体和受体荧光基团之间的能量转移。在此过程中，处于激发态的供体基团通过偶极-偶极耦合将能量传递给受体分子。基因编码电压指示剂（genetically encoded voltage indicator，GEVI）的开发更是解决了电压敏感指示剂细胞选择性的问题，经历了第一代指示剂 Flash 的低细胞膜靶向性，第二代 VSP2 等指示剂的慢反应速率，第三代指示剂 ASAP1 等已经可以快速、准确地分辨神经活动信号。

2. 钙离子指示剂 钙离子是重要的细胞内信使，是生物体内产生细胞信号的基础。神经元活动时，细胞内钙离子浓度大幅度上升；突触前膜钙离子内流可引起含神经递质的突触小泡胞吐；突触后膜树突棘钙离子浓度升高可诱导活动依赖的突触可塑性。可见，钙离子浓度与神经元活动有着密不可分的关系，监测神经元的钙离子活动对理解大脑的功能至关重要。钙离子指示剂是将细胞内钙离子浓度改变转化为荧光信号强度的变化，从而反映神经活性。

目前广泛使用的钙离子指示剂包括化学钙离子指示剂和基因编码的钙离子指示剂。

化学钙离子指示剂是将一个钙离子螯合基团与荧光基团相连，当钙离子与其结合时引起构象变化，导致发射荧光的变化。早期广泛使用的化学指示剂是 fura-2，同样由钱永健实验室在 1985 年开发。游离 fura-2 的最大激发光波长是 380nm，结合钙离子后的最大激发波长是 340nm，因此计算两种激发光下荧光强度比值即可确定钙离子浓度（图 2-2-4A）。随后还发展出了 Oregon Green BAPTA 和 fluo-4 等化学指示剂。化学指示剂的优点在于获得容易，且无须耗时在神经元中表达，可快速进行实验，并且化学指示剂还具有高信噪比和快速的动力学特征。不过，化学指示剂会被细胞排出，不能做到在细胞中进行长时间的重复记录，并且也无法进行细胞类型特异性的记录，而基因编码的钙离子指示剂则可以解决这些问题。

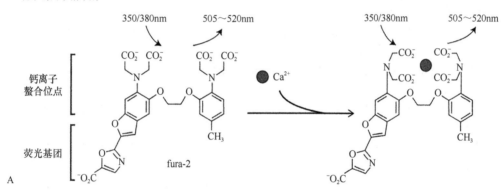

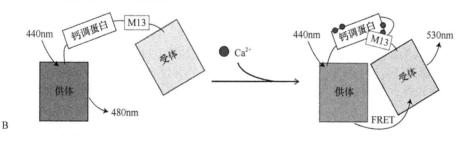

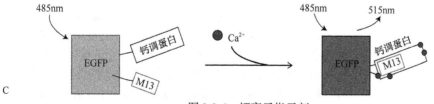

图 2-2-4 钙离子指示剂

A. 化学钙离子指示剂原理；B. 基于 FRET 的基因编码钙离子指示剂原理；C. 单荧光基团基因编码钙离子指示剂原理

基因编码的钙离子指示剂可以作为转基因在特定的细胞类型中表达，包括两种类型：一种是基于 FRET 的方式，另一种则是通过单个荧光基团报告钙离子浓度的变化。基于 FRET 方式的指示剂在电压敏感染料中已经介绍过，以 Yellow Cameleon（YC）3.60 为例：钙离子与 YC 3.60 结合后，两种荧光蛋白 ECFP（供体）和 Venus（受体）靠近，发生能量转移，480nm 的蓝色荧光减少，而 530nm 的荧光增加，以两个荧光强度的比值表示钙离子水平（图 2-2-4B）。单荧光基团指示剂的主要代表是 GCaMP 蛋白，绿色荧光蛋白（GFP）分别与钙调蛋白（CaM）和肌球蛋白轻链激酶 M13 域相连。钙离子激活钙调蛋白与 M13 的结合，重建完整的 GFP 构象，从而增强荧光强度（图 2-2-4C）。经过反复地诱变和筛选，GCaMP 已经发展出 GCaMP2～8、G-GECO、jGCaMP7 和 XCaMP-G 等形式，解决了指示剂灵敏度、动力学和多色可用性等问题。

通过病毒转导、子宫内电穿孔和转基因小鼠等手段，基因编码的钙离子指示剂在特定类型神经元中长时间地稳定表达，使研究人员可以重复记录。

除反应神经活动的指示剂外，近年来，随着可遗传编码的光学成像神经递质探针（genetically encoded neurotransmitter/neuromodulator indicator，GENI）的开发和利用，研究人员对神经递质/调质的功能也有了更深入的认识。这一部分将在后面的章节详细阐述。

（三）光学成像系统

神经活动指示剂可以将神经元的电活动转变为光信号，而为了对神经活动进行成像，实现不同的研究目的，光学成像系统也经历了几代的发展。最基本的宽场荧光显微镜可以对透明样本，如斑马鱼或啮齿类动物的皮质进行成像；共聚焦显微镜主要用于固定样本的成像；双光子显微镜可以对较深脑区进行成像；荧光内视镜则可以对更深的脑区成像。为了能对自由活动的动物进行成像，研究人员还开发出了可移动的头戴式显微镜。因此，根据不同的实验目的，结合神经活动指示剂，我们可以选择不同的成像方式研究科学问题。

1. 荧光显微镜　如前面所述，荧光分子在吸收能量较高、波长较短的光后进入激发态，在几纳秒内即发射出能量较低、波长较长的荧光。如蓝色激发光源可用于绿色荧光蛋白的激发。荧光显微镜便是利用荧光来产生图像的。最基本的宽场荧光显微镜是落射荧光显微镜（epi-fluorescence microscope），其 z 方向上的分辨率不高，且不能做到单细胞分辨率，因此只适用于较薄的组织，或对小鼠的整个皮质进行成像。而共聚焦显微镜（confocal microscope）则具有较好的 z 方向分辨率，如激光扫描共聚焦显微镜（confocal laser scanning microscope）可扫描样品的激光焦点，并在探测器前设有一个小孔以保证只有这个点发出的荧光会被收集，以此来排除失焦荧光，但是，成像平面上、下的组织仍然在扫描中暴露在激光的辐射下，会造成组织过热或荧光指示剂猝灭等光损伤，因此，共聚焦显微镜只适用于固定的样本。共聚焦显微镜的有效成像距离只在 100μm 以内。

为了降低光毒性，实现在体的功能性成像，需要更合理地使用激发光，光片照明显微镜（light-sheet microscope）就是这样一种显微镜，它在光路中引入了一个圆柱形透镜，使光从侧面投射到样品中，只激发样品的二维部分，从而减少了成像区域外组织的光损伤，适用于透明样品的成像，如斑马鱼。

在体光成像中最常用的荧光显微镜是激光扫描双光子显微镜（two photon laser scanning microscope）。上述显微镜均是通过单光子的吸收成像（每吸收一个光子就会释放一个能量较低的光子），双光子显微镜则是指组织同时吸收来自多个光子的能量但只发射一个光子（图 2-2-5）。两个被吸收的光子能量都小于发射光子的能量（如红光也可以用来产生绿光）。两个长波长的光子必须同时到达焦平面，这需要高功率的脉冲激光器来实现。使用红光代替蓝光作为激发光源有很多优点，如波长较长的光减少了光散射的影响，更能穿透组织深

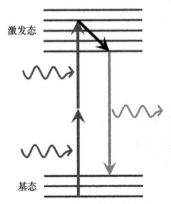

图 2-2-5　双光子激发荧光原理

激发态

基态

处，但吸收能量更高的蓝光更容易损伤细胞。双光子显微镜已经可以观察到较深脑区的神经元，通常可以观察到距表层 1mm 以内的组织。双光子显微镜可以对头部固定的动物进行成像。近年来发展的头戴式双光子显微镜（miniature two-photon microscope）使得对自由移动动物的研究成为可能。

但是，即便是双光子显微镜，也只能使我们观察到表层的组织，大多数神经系统都无法被观察。因此，开发深层组织成像的技术非常重要。荧光内视镜的开发使得深层组织可以被成像。

2. 荧光内视镜　梯度折射率（gradient-index，GRIN）透镜可用来对深层组织成像。与传统的透镜不同，GRIN 透镜通过改变透镜本身的折射率来影响光路。由于 GRIN 透镜的折射率随径向而改变，透镜中所有的光程（距离乘以折射率）都是相同的，这一点与球面或非球面透镜不同。将 GRIN 透镜埋置于目标脑区（可以记录深部脑区），搭配头戴式显微镜，可以对自由移动的小鼠进行成像，并进行单细胞分辨率的分析。

GRIN 透镜的缺点在于其直径可达 500～1000μm，埋置于脑内会引起成像脑区上方区域大范围的脑损伤，而直径较细的光纤记录则可以相对减少这种损伤。

3. 光纤记录　光纤记录（fiber photometry）可以在群体水平上记录神经元的活动。在目标神经元表达 GCaMP，将直径为 100～200μm 的光纤插入目标脑区上方后，可以记录该脑区神经元群体的活动。光纤记录适用于深、浅脑区，甚至可以进行多脑区的同时记录。光纤记录的优点在于对脑组织的损伤较小，可以对自由活动的动物进行记录；缺点在于不能做到单细胞分辨率的记录，只能在群体水平上反映特定类型神经元的活动。

光学技术的发展为神经科学领域作出了巨大的贡献，睡眠领域也不例外。利用神经活动指示剂和不断发展的成像技术，科学家们已记录到了不同脑区的不同类型的神经元，以及在不同睡眠时相中的活动特点。例如，研究人员通过 GRIN 透镜记录小鼠下丘脑背内侧核（dorsomedial hypothalamic nucleus，DMH）的甘丙肽（galanin）能神经元的活动，发现该类型神经元可以分成两类，一类在快速眼动睡眠时活跃，一类则不活跃（图 2-2-6）。为我们理解 DMH 脑区甘丙肽能神经元在快速眼动睡眠中的作用提供了启发。

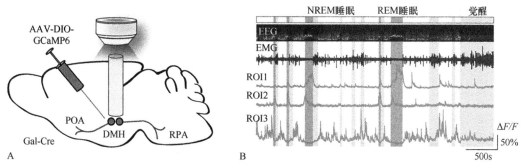

图 2-2-6　利用梯度折射透镜记录 DMH 脑区甘丙肽能神经元在睡眠-觉醒周期中的活动
A. 实验示意图；B. DMH 脑区神经活动示例

随着神经活动指示剂和记录系统的不断升级，我们可以根据研究目的，选择合适的手段与策略，研究并理解大脑的活动与功能。

三、磁共振成像

（一）磁共振信号

磁共振成像（MRI）是基于核磁共振（NMR）这一物理现象的成像技术。NMR 现象基本可以概括为处于静磁场（B_0）中的由大量原子核组成的体系由于受到外部特定频率 ω 的交变电磁场的扰动后，会向外释放频率为 ω 的电磁波信号，该特定频率 ω 称为共振频率。

由大量氢核组成的系统处于静磁场中时，总磁矩在宏观上就会形成（B_0）场方向的磁化，其宏观物理量表示为磁化矢量（M_0）。当外部存在频率为 ω 的交变电磁场并且只有当 ω 也为共振频率时，电磁波能量被吸收，低能级原子核转变至高能级；同时原子核体系中氢核也会由高能级跃迁至低能级，会向外辐射频率为 ω 的电磁波，直至达到新的热力学平衡。其中 ω 被称为拉莫尔频率或共振频率。从宏观角度上看，磁化矢量（M_0）在电磁波 B_1 扰动下会进动倒向横向平面，形成横向分量 M_{xy}，并绕静磁场（B_0）方向做旋转进动。如果这时周围有固定的线圈，进动旋转的磁矢分量 M_{xy} 就会在线圈中产生交变感应电流，这就是观测到的磁共振信号（图 2-2-7）。

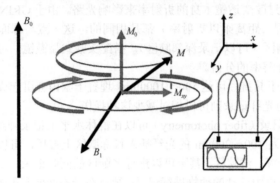

图 2-2-7　磁共振信号示意图

在射频场 B_1 作用下，磁化矢量由 M_0 倒向横向 xy 平面并绕 B_0 方向做旋转进动，M_{xy} 在进动过程中被附近线圈接收形成感应电流信号

（二）弛豫现象

当宏观磁化矢量 M 在外部射频场 B_1 由纵向 z 完全倒向横向 xy 平面时，观测到的磁共振信号会达到最大，我们把这时翻转磁化矢量的射频磁场称为 90°射频。之后磁化矢量会逐渐由横向恢复到纵向（图 2-2-8A），这个恢复过程称为晶格-晶格弛豫，也称 T_1 弛豫或者纵向弛豫。

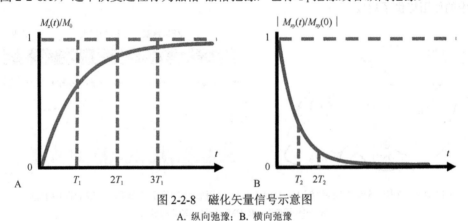

图 2-2-8　磁化矢量信号示意图

A. 纵向弛豫；B. 横向弛豫

除纵向弛豫外，被射频翻转到横向的磁化矢量信号会随时间衰减，我们把这个横向衰减过程称为 T_2 弛豫或者横向弛豫（图 2-2-8B）。T_2 同样是由组织特性决定的。然而，考虑到原子核群体中磁化率分布以及 B_0 背景场不均匀的因素，实际的横向弛豫（T_2）衰减过程会更快一些，记作 T_2^*。

（三）磁共振成像

尽管 NMR 早在 20 世纪 40 年代早期就被发现了，但直到 30 多年以后梯度磁场引入到核磁领域，才诞生了 MRI 技术。梯度磁场引入核磁技术后，磁场强度随空间会产生线性的分布，而氢核的共振频率依赖于磁场强度的大小，最终氢核的共振频率与梯度磁场下的空间位置形成线性关系。傅里叶变换后谱图上的信号频率分布实际上就体现了信号的空间位置分布，这就是 MRI 的最基本原理。图 2-2-9 展示了 MRI 的原理，即对比梯度磁场引入前后，NMR 向 MRI 的技术转变。

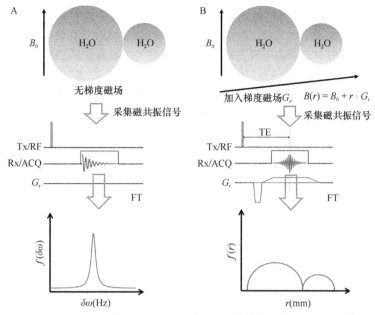

图 2-2-9　NMR 和 MRI 的对比

A. 在无梯度磁场的 NMR 技术中，采集水模的自由感应衰减（FID）信号，做傅里叶变换后得到水模信号的化学位移频谱；B. 在引入梯度磁场后，采集水模的回波信号，做傅里叶变换后得到水模信号在梯度方向上的一维空间位置投影，NMR 转变为 MRI

（四）功能磁共振成像

磁共振成像因其脉冲序列和参数选择的多样性，不同类型或参数 MRI 的图像对比度可以反映生物组织的不同性质。在其中，功能磁共振成像（functional magnetic resonance imaging，fMRI）是一类能对脑功能活动进行测量的 MRI 方法的总称。现有常用的 fMRI 方法均为基于血流动力学监测（hemodynamic response）的功能造影机制。按照血流动力学参数来区分，fMRI 方法可以分为血氧水平依赖（blood oxygenation level dependent，BOLD）、脑血容积（cerebral blood volume，CBV）和脑血流量（cerebral blood flow，CBF）3 种主要类型，其中以 BOLD fMRI 为最常见的方法。在 20 世纪 80 年代末 BOLD 造影机制发现后，90 年代初随即很快出现了在人体上的 BOLD fMRI 的应用。随后，BOLD fMRI 被广泛应用到脑科学研究中。

以上 fMRI 方法所直接测量的均为血流动力学相关信号，那么 fMRI 信号是如何反映神经活动的？这些血流动力学信号是通过神经血管耦合（neurovascular coupling）这一过程与神经活动联系起来的，进而为 fMRI 所测量。当局部神经活动增加时，很显然脑氧代谢率（cerebral metabolic rate of oxygen，$CMRO_2$）会有上升，但是氧气的供给（由 CBF 决定）上升的幅度更高，因此总体的净效应体现为血液中氧含量上升，即血氧水平上升。从生理角度来看，BOLD 信号取决于 $CMRO_2$、CBF、CBV 的综合作用，而在脑激活状态下，由 CBF 的大幅增加起主要作用（图 2-2-10）。在神经血管耦合的过程中，神经活动的增强通过诸多具有血管活性的信号分子（如一氧化氮等）来介导小动脉的平滑肌舒展，其具体的分子机制限于篇幅此处从略。值得注意的是，很多与睡眠相关的神经调制类神经递质也具有血管活性，如去甲肾上腺素具有收缩血管的效应。这为我们在睡眠研究中应用 fMRI 方法提供了机遇和挑战。

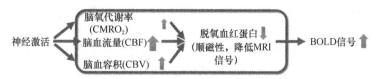

图 2-2-10　神经血管耦合过程的简要概述

那么，血氧水平的变化又是怎样被功能磁共振所检测到的呢？这有赖于生物体中自带的造影剂分子：血红蛋白。化学家很早就发现，血红蛋白磁化率的性质依赖于其氧合状态：血红蛋白在氧合时具有弱顺磁性，而在非氧合状态下具有顺磁性。顺磁性的脱氧血红蛋白改变了血管内部和周围的局部微观磁场，降低了水的横向弛豫时间（T_2）。因此，在 T_2 或者 T_2* 权重的序列[fMRI 中常用的为平面回波成像（EPI）序列]中，脱氧血红蛋白含量越高，水的 T_2 和 T_2* 值也越低，在给定的回波时间（TE）下，磁共振信号也越低。因此，在有局部神经活动增强、血氧水平上升时，脱氧血红蛋白含量下降，功能磁共振信号升高。

在脑科学的应用中，fMRI 的范式主要分为任务态（task-based fMRI）和静息态（resting-state fMRI）两大类。任务态 fMRI 主要的思路为比较某种任务或刺激下（与另一种刺激或者基线相比）fMRI 信号的相对变化，即找出对这些任务或刺激具有激活（或抑制）响应的脑区。与此相对，静息态 fMRI 是指没有外加的任务或刺激，受试者在成像时处于静息状态下。静息态下的 fMRI 信号具有显著的自发低频（通常认为低于 0.1Hz）波动，可用来计算不同脑区之间信号的相关性，而这个相关性也被称为静息态功能连接（resting-state functional connectivity）。静息态 fMRI 数据的分析方法较为多样，常用的有基于种子点的功能连接、独立成分分析（independent component analysis，ICA）、隐马可夫模型（hidden Markov model，HMM）等。

（五）功能磁共振成像在睡眠研究中的应用

近年来，fMRI 已经成功应用于睡眠神经生理的研究中。在早期应用中，人们通常依靠行为学特征判断受试者的入睡情况，根据受试者入睡状态进行全脑成像。这些研究发现了睡眠状态下特征性的大脑区域，但是单纯依赖行为学特征只能完成单个睡眠时相的研究。近年来，同步脑电和 fMRI 技术的发展为 MRI 在睡眠研究中的发展提供了便利。同步脑电信号的记录使得研究人员在 MRI 中可以精确区分睡眠时相。利用同步 EEG-fMRI 记录，人类各睡眠时相下的大脑活动已经被广泛研究。从 fMRI 局部信号变化出发，发现了 NREM 睡眠期的特征性变化：①NREM 睡眠期呈现低频、高振幅的 BOLD 信号，同时该信号与 CSF、EEG 信号变化具有相关性；②深 NREM 睡眠状态（即 N3 阶段下），BOLD 信号由高频振荡（约 0.17Hz）主导，而在浅 NREM 睡眠状态（即 N1、N2 阶段下），BOLD 信号由低频振荡（约 0.05Hz）主导。除了局部信号特征之外，各睡眠时相相关的全脑网络变化也有许多发现。在睡眠初期（即浅 NREM 睡眠阶段），皮质-丘脑和皮质-下丘脑的功能连接减少，而在深 NREM 睡眠阶段（即 N3 阶段），默认模式网络和注意力网络涉及脑区之间的功能连接会急剧减弱或消失。这些特征的发现为人类睡眠研究提供了新信息。

为了进一步探究睡眠的相关机制，研究人员在动物上也建立了同步电生理 fMRI 记录装置。在清醒动物 fMRI 的基础上进一步应用同步 ECoG/LFP-fMRI 记录，一方面侵入式电极可以提供更多电生理活动信息，另一方面清醒动物的睡眠特征也可以为研究人类睡眠提供基础。最近，研究人员已经实现了在清醒小鼠上建立同步 ECoG/LFP-fMRI 记录的技术。利用该技术，可以揭示小鼠各睡眠状态（NREM 和 REM 睡眠阶段）下的全脑特征以及各睡眠状态转换过程中的全脑信号动态变化过程。另外，研究人员进一步发现 BOLD 信号可以提前预测觉醒状态的转换，相比于电生理定义的状态转换点，全脑 BOLD 信号最早可以达到提前 17.8s 进行预测，同时在预测过程中发现了许多状态转换过程中的关键脑区。这些发现为进一步研究睡眠-觉醒调控提供了新的方向。

同步脑电记录 fMRI 除了为我们提供睡眠时相信息外，也为我们提供了睡眠过程中特征性电生理活动（包括睡眠纺锤波、尖波涟漪、K 复合波、慢波等）的时空动态信息。利用 neural-event-triggered（NET）fMRI 方法，猕猴脑中尖波涟漪诱发的全脑反应特征被揭示，这个特征主要表现为脑干和皮质下活动被抑制而新皮质区域被激活。同样地，在小鼠上尖波涟漪所诱发的反应与猕猴类似。研究人员发现，小鼠 NREM 睡眠状态下尖波涟漪诱发的全脑 BOLD 响应幅度显著大于安静清醒状态，而这个效应可能与 NREM 睡眠状态下尖波涟漪与睡眠纺锤波的共同发生有关。也就是说，NREM 状态下与睡眠纺锤波共同发生的尖波涟漪诱发了幅度更大的 BOLD 响应。除了尖波涟漪，也有许多研究探究了慢波和睡眠纺锤波所诱发的全脑 BOLD 反应特征，但由于数据采集方法以及数据分析方法的差异，其最终结果一致性较低。因此，对于这些特征性电生理活动诱发的全脑响应仍需要进一步探索。除各特征性电生理活动各自的响应特征外，在 NREM 睡眠阶段，这些特征性电生理活动之间耦合的状态也在一定程度上影响了睡眠的功能。这些睡眠过程中耦合的大脑活动诱发的全脑差异性反应也可以为睡眠研究提供新的方向，但目前这个方向相关的研究仍较少。

上述研究主要关注的是在自然睡眠状态下不同睡眠时相相关的全脑或局部特征。近年来，fMRI 也被广泛应用于睡眠相关疾病。目前研究较多的睡眠相关疾病有失眠症和阻塞性睡眠呼吸暂停低通气综合征。研究人员通常利用独立主成分分析或基于种子点的功能连接分析来推断睡眠相关疾病的功能网络异常情况。对于上述两种疾病，许多特征性的结果被揭示。例如，原发性失眠患者的前额叶和顶叶皮质之间的功能连接增加，失眠患者的杏仁核与前运动皮质和感觉运动皮质的功能连接增加，而阻塞性睡眠呼吸暂停低通气综合征患者的前部默认模式网络、双侧额顶网络、感知运动网络功能连接显著减弱，同时右侧额顶网络功能连接的改变与阻塞性睡眠呼吸暂停严重程度之间呈显著相关。这些研究的结果大部分与默认模式网络和额顶网络有关。除了上述两种疾病的其他疾病，如 REM 睡眠行为障碍、肌痛性脑脊髓炎或慢性疲劳综合征等都有相关的功能影像学研究。fMRI 的无创性为疾病的研究提供了便捷，同时为理解疾病相关的病理生理学和潜在代偿机制提供了新的角度。综上，fMRI 可以为睡眠机制的探索带来新的视角。

四、神经递质测量技术

大脑是人类最复杂的器官，由近千亿个神经元组成。神经元之间通过电突触和化学突触建立通信联系，从而组成了复杂的神经网络。化学突触是最主要的突触形式，神经递质（neurotransmitter）和神经调质（neuromodulator）是化学突触间通信的媒介。通常情况下，神经递质或神经调质在突触前神经元中合成，被装载到囊泡中，并被运输到特定的释放位点。突触前神经元被激活后，包裹神经递质或神经调质的囊泡与突触前膜发生膜融合，其中的神经递质或神经调质被释放到突触间隙，并迅速扩散到突触后膜，作用于突触后膜上的受体，包括配体门控离子通道型受体和 G 蛋白偶联受体（G protein-coupled receptor，GPCR）。受体的激活进一步诱发突触后神经元内离子浓度的变化或者胞内信号的级联反应，从而完成了一次神经元之间信息的传递。神经递质或神经调质主要包含两大类，包括小分子神经递质或神经调质和神经肽，其中小分子神经递质或神经调质包括谷氨酸、γ-氨基丁酸、乙酰胆碱、单胺类、嘌呤类和神经脂类等，它们参与众多生理功能，包括体温调节和睡眠与觉醒等。神经递质或神经调质系统的紊乱也会导致多种疾病，如发作性睡病、失眠、焦虑和抑郁症等精神和神经疾病。因此，理解包括神经递质或神经调质在内的神经化学分子的动态变化，有助于我们理解大脑的工作原理。

经典的检测神经递质或神经调质的方法包括微透析和电化学方法。微透析自 20 世纪 60 年代被发明之后已被广泛应用于神经递质或神经调质的检测。微透析的主要原理是利用半透膜将大脑内细胞间隙的物质交换到透析液中，收集脑内的神经化学分子，然后经过高效液相或气相色谱联合精细的化学分析方法进一步分析收集到的透析液各个组分的含量。微透析技术可以相对准确地定量目标神经递质或神经调质的含量，且具有较高的灵敏度和特异度。微透析技术的该特性得益于高效液相色谱技术和分析化学的发展，尤其是近年来发展迅速的质谱技术，使得分析分离纳摩尔乃至皮摩尔级别的神经化学分子成为可能。相比之前检测大脑匀浆中神经化学分子的方法，微透析技术可以做到在同一只动物同一位点连续动态采样。联合摩擦力较小的液体转环，可以允许实验动物相对自由地活动。因此微透析可以在多种行为学过程中长时间地检测神经递质或神经调质的动态变化。利用微透析技术可以实现在小鼠或大鼠的睡眠-觉醒相关核团或脑区中检测睡眠相关的神经化学分子在睡眠-觉醒周期中的动态变化。例如，利用微透析技术科学家发现基底前脑内腺苷是睡眠稳态重要的调控物质。微透析可以一次检测多种神经递质或神经调质，透析膜的孔径大小决定了穿过透析膜的分子大小。以上这些优点使得微透析技术可用于检测活体动物在不同状态下神经递质或神经调质的释放。

除了以上优点之外，微透析技术也存在一些局限。第一，由于透析探头直径（约 100μm）相对较大，因此空间分辨率较差，且很难被应用到体积较小的模式动物，如线虫和果蝇。第二，透析需要较长的平衡过程，一般每次采样间隔需要 5～10min，因此微透析的时间分辨率也较差。啮齿类实验动物的睡眠-觉醒状态转换过程往往都要短于一次采样的间隔。第三，微透析需要将透析膜植入特定脑区，具有一定的侵入性，也会诱发大脑内局部的炎症和胶质增生。

除了微透析技术之外，基于氧化还原原理的安培法和快速扫描循环伏安法的电化学检测方法，也已经被广泛用于检测易于发生氧化还原反应的单胺类神经递质，如多巴胺。此种检测手段具有较高的时间分辨率和灵敏度，但是由于碳纤电极的直径（5～25μm）导致损失了一定的空间分辨率，且记录的通量较低。电化学方法能够通过氧化还原电位区分不同的神经递质，但是难以区分结构类似、氧化还原电位相近的物质，如多巴胺和去甲肾上腺素。另外，很多睡眠-觉醒相关的神经化学分子不容易发生氧化还原反应，不能用该方法检测。

除了经典的微透析技术和电化学方法外，近年来随着技术的不断革新，人们发展出了一系列可遗传编码的光学成像神经递质探针（GENI）。它们大多由识别元件（recognition element）和报告元件（reporter element）两个部分组成。常用的探针识别元件主要有两大类，包括细菌周质结合蛋白（bacterial periplasmic-binding protein，PBP）和 G 蛋白偶联受体。由于具有可遗传编码的特性，此类神经递质探针能够与特异的基因表达系统结合，可以达到较高的细胞特异性，因此可用来检测不同细胞类型周围的神经递质浓度变化。常用的探针报告元件是荧光蛋白或荧光染料，检测的是荧光亮度或荧光寿命。可遗传编码的神经递质探针结合力光学和遗传学的优点，使其具有较高的时空分辨率。

可遗传编码神经递质探针的识别元件是决定探针灵敏度和特异度的主要部分。细菌周质结合蛋白是一类常用的识别元件。当结合配体后，细菌周质结合蛋白会发生类似"捕蝇草"样的构象变化。因此开发者利用这种保守的构象变化，筛选到合适的细菌周质结合蛋白，再连接一个对构象敏感的荧光蛋白，从而开发出特定的探针（图 2-2-11A）。例如，谷氨酸探针 iGluSnFR 是将报告元件 cpGFP 插入到大肠埃希菌谷氨酸转运蛋白 Gltl 的域间铰链区域，Gltl 具有和真核生物谷氨酸离子通道同源的谷氨酸结合结构域。经过不断优化，cpGFP 的插入位点和铰链的氨基酸序列，可以优化探针的荧光反应动态、大小范围。与谷氨酸探针开发过程类似，基于细菌周质结合蛋白已经开发出了多种探针，包括 γ-氨基丁酸探针（iGABASnFR）、乙酰胆碱探针（iAChSnFR）、5-羟色胺探针（iSeroSnFR）和 ATP 探针（iATPSnFR）等。基于细菌周质结合蛋白的探针具有多个优点。第一，基于细菌周质结合蛋白的探针具有较高的空间分辨率和细胞特异度。通过特定亚细胞结构定位的序列，甚至可以将探针表达在亚细胞结构中，检测特定细胞器中神经化学分子的动态变化。第二，基于细菌周质结合蛋白的探针具有较快的反应动力学。例如，谷氨酸探针（iGluSnFR）具有亚秒级的反应动力学，可以检测生理和病理条件下谷氨酸的快速变化。基于细菌周质结合蛋白的探针也存在一些缺点，例

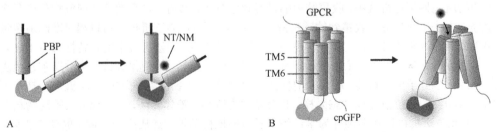

图 2-2-11　可遗传编码的神经递质探针模式图

A. 细菌周质结合蛋白的神经递质探针；B. 基于 G 蛋白偶联受体的神经递质探针

如，基于细菌周质结合蛋白探针的亲和力一般较低，因此只适用于检测浓度较高的递质。例如，谷氨酸探针（iGluSnFR）的检测范围在 $1\sim10$mm，对于释放量较低的情况不适用。另外，由于并非所有神经化学分子都有与之对应的细菌周质结合蛋白，因此无法利用该策略设计所有的神经递质或神经调质探针。

如上文所述，大多数经典的神经化学分子均具有相应的 GPCR 作为其受体。GPCR 是保守的七次跨膜蛋白，经过自然演化可表现出对相应神经化学分子高度的选择性。因此 GPCR 可以作为神经化学分子的识别结构域来开发一系列探针。对比 GPCR 激活与非激活的多种平衡态，结构生物学研究发现 GPCR 在结合配体后会发生一系列构象变化，其中变化最明显的为第五和第六跨膜区的胞内部分会向外伸展，这一变化在多种 GPCR 中是保守的。结合循环重排荧光蛋白的荧光强度对构象变化敏感的特点，可选择合适的肽段替换荧光蛋白 GPCR 第五和第六跨膜区的胞内环，并选择合适的连接肽段将两者相连。当神经递质或神经调质结合到其特异性的 GPCR 时，其引发的构象变化会改变荧光蛋白生色团的微环境，进而导致荧光蛋白亮度的变化。因此我们可以通过检测荧光的亮度变化来反映神经递质或神经调质的浓度变化（图 2-2-11B）。基于 GPCR 构建的神经递质或神经调质探针具有多种优势。第一，基于 GPCR 的策略具有很强的拓展性。理论上，通过更换不同的 GPCR 就可以开发出不同的神经递质或神经调质探针，更换不同的荧光蛋白就可以实现不同颜色的成像。利用该策略已经开发出了多种神经化学分子探针，包括多巴胺（GRAB$_{DA}$，dLight）、去甲肾上腺素（GRAB$_{NE}$，nLight）、5-羟色胺（GRAB$_{5-HT}$，PsychLight）、乙酰胆碱（GRAB$_{ACh}$）、内源大麻素（GRAB$_{eCB}$）、腺苷（GRAB$_{Ado}$）、ATP（GRAB$_{ATP}$）、食欲肽（OxLight）和催产素（GRAB$_{OT}$）等。第二，基于 GPCR 构建的探针具有较高的亲和力，且基本不偶联下游信号通路。相比于基于细菌周质结合蛋白的探针，基于 GPCR 的探针亲和力一般会更高，更接近生理状态下体内的神经递质或神经调质浓度。如果检测物的浓度波动范围较广，还可以利用不同亲和力的 GPCR 开发适合不同检测范围的探针，或者是针对影响探针亲和力的位点优化，开发不同亲和力的探针，从而拓展检测范围。由于荧光模块替换了 GPCR 第三个胞内环，形成的空间位阻有效地阻挡了下游蛋白的结合，因此探针很少或几乎不偶联下游信号通路，只反映胞外神经化学分子的浓度变化。第三，基于 GPCR 构建的探针具有较高的时间分辨率，反应动力学通常在亚秒到秒级，足以反映生理和病理状态下神经递质或神经调质的快速变化。第四，基于 GPCR 构建的探针保留了其识别单元的药理学特性。我们可以利用探针的拮抗剂或激动剂验证记录信号的特异性；可以利用不同亚型受体开发同一种神经化学分子的不同药理学特性的探针，从而进行相关药理学研究；我们也可以开发一系列人源受体的 GPCR 探针用于新药筛选。

孔子早在两千多年前就提出，"工欲善其事，必先利其器"。神经生物学家诺贝尔奖得主 Sydney Brenner 提出，"新技术推动新的科学发现，从而建立新的科学理论"。随着越来越多优质神经递质或神经调质探针的开发，更多领域的科学家已开始使用探针来研究相关的科学问题，带来了新的科学发现和理论，包括睡眠-觉醒领域。值得注意的是，任何一款探针都难以在所有方面都达到完美，如反应动力学与亲和力间的选择通常需要权衡。在使用神经化学分子探针开展实验时，需要参考探针的亲和力、选择性、反应动态范围、亮度和动力学，从而选择一款合适的探针。探针信号的信噪比由亲和力、反应动态范围和亮度决定。信噪比决定了检测信号的难易程度和可靠性，高信噪比探针可以降低仪器灵敏度要求和使用者的操作难度，提高数据的可靠性，通过优化探针的亮度以及对配体的反应强度可以提高信噪比。对于一个荧光亮度随检测物浓度升高而增加的探针，亮度低会造成检测信号更容易受到背景噪声的干扰，通过调节探针的表达量可以控制探针总体的亮度，同时也需要考虑过高表达对细胞内源信号的影响，包括对内源受体的表达以及与配体结合的竞争。探针的表达可以选择在哺乳动物中常用的腺相关病毒作为载体，也可以选择制备表达探针的转基因动物，包括转基因果蝇、斑马鱼和大、小鼠。需要注意的是，由于遗传编码的探针需要过表达一段外源基因，因此目前还很难在人体中应用。高亲和力的探针可以检测较低释放浓度核团或脑区的神经递质或神经调质，同时使用的时候也需要避免在释放较高浓度的状态下引起探针的饱和现象。另外，在使用多巴胺探针时还需要考虑探针的选择性，由于多巴胺和去甲肾上腺素在结构上类似，内源受体对两者的选择性也不高，因此基于 GPCR 的多巴胺探针也存在类似的问题。低亲和力的多巴胺探针对多巴胺的选择性高，但是难以检测低浓度的多巴胺；高亲和力的多巴胺探针可以检测低浓度的多巴胺，但是对多巴胺的选择性较差。需要注意的是，基于荧光亮度的探针由于受到探针表达量、背景荧光、噪声的干扰等，因此比较难对检测物浓度进行定量。由于在实际应用过程中，荧光亮度的探针信号常采用 $\Delta F/F_0 = (F-F_0)/F_0$ 来计算信号变化。基线 F_0 的相对变化，会造成不同状态下信号大小难以比较。因此，未来可以开发受探针表达量和背景噪声影响小的荧光亮度比率探针或荧光寿命探针，来做到用荧光探针定量神经化学分子的浓度。受荧光模块荧光范围的影响，目前基于荧光的神经化学分子探针通量还较低，以后可以开发出更多光谱的探针，从而拓展神经化学分子的检测通量。

除了新型探针之外，配套的检测仪器也是需要关注的方面。目前用来活体检测单荧光蛋白探针的仪器和方法主要包括光纤光密度法、头戴式微型化显微镜、双光子显微镜和宽场显微镜等。仪器使用方法详见光学成像系统章节。

利用光纤光密度法和基于 GPCR 的绿色腺苷探针 GRAB$_{Ado}$，科学家发现基底前脑中睡眠压力分子腺苷在觉醒期浓度升高，慢波睡眠时下降，快速眼动睡眠时最高。结合光遗传学方法进一步发现基底前脑区的谷氨酸能而非乙酰胆碱能神经元在睡眠的稳态调控中发挥了重要作用。利用去甲肾上腺素探针 GRAB$_{NE}$，科学家发现在前额叶皮质中的去甲肾上腺素在慢波睡眠期间存在周期性的波动。随着更多神经递质或神经调质探针的开发和更多睡眠研究者的应用，我们会逐步了解脑内各种神经递质或神经调质在睡眠-觉醒过程中的动态变化模式。

五、基于即刻早期基因的神经活动测量

睡眠基础研究中很重要的一部分是了解特定神经元群体如何感知睡眠压力，并调控睡眠-觉醒行为的。之前所提到的方法包括药理学、物理损伤及生理学记录，让人们对神经活动是如何影响睡眠-觉醒的过程产生了初步的理解。然而，功能异质的神经元可以表达相同的分子标记，并且通常在空间上是混杂的。通过活动依赖的基因表达标记神经元，提供了一种与经典的靶标基因操作所不同的解析神经环路组成和功能的方法，并具有单细胞水平的精度。

当神经元兴奋时，细胞内 Ca^{2+} 和下游第二信使通路的瞬时升高会在神经元激活的几分钟内瞬时使即刻早期基因（immediate early gene，IEG）激活并表达。即刻早期基因的作用众说纷纭。有的假说认为，即刻早期基因可以帮助细胞在受到刺激后维持其内稳态；而有的假说则认为，即刻早期基因参与神经元兴奋依赖的可塑性以及信息整合。

已有 100 多个基因被归为 IEG，如 c-fos、Egr1、Nr4a3 等。目前，大多数基于活动的遗传策略均依赖于最具特征的 IEG，如 Fos 和 Arc 基因。Fos 由生长因子刺激和各种神经活动模式所快速诱导，并作为转录因子调节许多基因的表达。Arc 也会被神经活动和生长因子快速诱导，但其 mRNA 和蛋白质在树突中富集，在突触可塑性中可能发挥重要作用。

IEG 的发现实现了对整个中枢神经系统单细胞分辨率功能的映射。早期研究主要聚焦于绘制 IEG 表达模式，如对小鼠、大鼠进行睡眠剥夺，以及恢复性睡眠或麻醉后立即取脑，固定脑片，比较不同状态下的 Fos 表达模式。虽然这些研究有助于探究睡眠-觉醒行为的全脑各脑区的活动模式，但在固定组织中标记 IEG 影响了对神经元在体功能与生理特征的探究。使用 IEG 启动子驱动荧光报告子的转基因动物（图 2-2-12）使研究人员能够表征该行为激活神经元的生理特性。例如，Fos-GFP 转基因小鼠（其中 Fos 启动子驱动 Fos-EGFP 融合蛋白）能够在经历数小时后靶向 GFP+神经元进行电生理记录。但是本方法的局限性是不能永久地标记活跃的神经元，不利于长期研究其生理特性与功能。

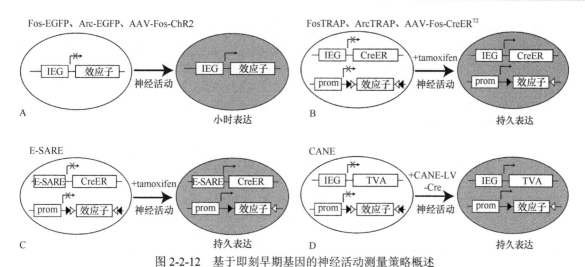

图 2-2-12　基于即刻早期基因的神经活动测量策略概述

A. Fos 和 Arc 启动子驱动转基因动物和病毒中的荧光蛋白或光遗传学工具。通常，峰值标记发生在经历几小时后，效应蛋白持续不到 1d。B. 在 TRAP 和 ArcCreERT2 转基因小鼠中，Fos 和 Arc 启动子驱动 CreERT2 在先前激活的神经元中实现 Cre 依赖效应蛋白的永久表达。C. 在 E-SARE 病毒中，合成启动子驱动效应子或 CreERT2，以实现 Cre 依赖性效应蛋白在具有高特异性的瞬时激活神经元中的永久表达。D. 在 CANE，Fos 驱动 TVA。注射 EnvA 甲型慢病毒将 Cre 传递给最近激活的神经元，导致 Cre 依赖效应基因的永久表达

随后研究人员进一步研发了目标偶联神经元靶向（targeted recombination in active populations，TRAP）技术系列。研究人员将 CreERT2 敲入 Fos 或 Arc 翻译起始位点，产生 FosTRAP 和 ArcTRAP。当神经元在他莫昔芬存在下被激活时，CreERT2 转移到细胞核以重组游离的等位基因，导致永久效应表达（图 2-2-12）。使用快速代谢的他莫昔芬（4-羟基他莫昔酚）可以将药物活性限制在较短时间内。FosTRAP 已用于标记大脑中睡眠活跃的神经元，并通过测序识别此类神经元的分子特征。有相关研究利用这一技术，发现了位于中脑的动眼神经核附近存在兴奋性的睡眠神经元。概念上类似的另一种方法是捕获被激活神经元集群（capturing activated neural ensembles，CANE）。该方法是使用 Fos-TVA 小鼠以及一种改造的慢病毒 CANE-LV-Cre，只有被激活的神经元可以表达 TVA 受体，而 CANE-LV-Cre 只会感染 TVA 受体阳性神经元以表达 Cre 重组酶，进而实现了激活神经元的标记。利用该方法，研究人员发现了视上核及其附近的下丘脑神经元被多种全身麻醉药物持续激活，并可能参与睡眠-觉醒的调控。

虽然上述策略可以永久标记先前激活的神经元，但基于该方法在大脑的不同区域具有不同的重组效率。此外，由于内源性 IEG 固有的细胞类型特异性，用 Fos 或 Arc 作为启动子的策略可能不允许获得所有细胞类型。为了提高标记活跃神经元的敏感性与特异性，研究人员合成了新的启动子 E-SARE，其是 Arc 最小启动子和其诱导的突触活动响应元件的 5 个重复序列的融合。在体内，利用腺相关病毒（adeno-associated virus，AAV）-E-SARE-GFP 可以比 AAV-Fos-GFP 更高效地诱导报告基因的表达。E-SARE 驱动 CreERT2 可提供激活神经元的时间控制和永久标记（图 2-2-12）。稳健神经活动标记（robust activity marking，RAM）是另一个基于合成的增强子模块，主要是包含了 AP1 的位点和 Npas4 的结合位点。RAM 启动子（pRAM）由最小 Fos 启动子和合成增强子组成。研究报道发现 pRAM 的诱导效率高于 Fos 和 Arc 启动子的诱导效率。Cre 依赖型 RAM（CRAM）可有效标记不同类型的神经元，如兴奋性神经元、抑制性神经元等。由于增强子序列高度保守，RAM 也可能适用于其他物种，如果蝇和大鼠。这些病毒策略绕过了对转基因动物的需要，因此可以在其他物种中使用，以探究激活的神经元，并且可以更方便地在小鼠中使用（如与其他基因操作相结合）。然而,病毒方法的局限性使病毒传导的空间范围有限,只有如 TRAP 这样的转基因策略，当与报告转基因小鼠相结合时，才能识别整个大脑中激活的神经元，因此可用于无偏见地绘制全脑活动模式。

通过将新的成像技术与标记激活神经元的遗传策略相结合，可以绘制激活神经元的全脑图谱。结合组织透明化，如 CLARITY、iDISCO 与 TRAP 的使用，可以绘制由睡眠剥夺、恢复性睡眠、不同麻醉状态下的全脑中激活的神经元。类似地，Fos-GFP 与连续双光子断层扫描结合使用，可以筛选不同脑状态下的特异性激活模式。未来这些强大技术的组合将有助于更好地探究睡眠-觉醒的全脑调控机制，探究神经元活动是如何影响不同的睡眠状态，以及活动空间模式中的哪些异常可能与相关的睡眠病理状况有关。

第三节　睡眠-觉醒周期神经活动的操控

一、神经活动经典操控技术

越来越多的研究表明，睡眠-觉醒行为的调控是由大脑中不同的神经核团或神经元的不同活动状态所介导的。熟悉研究操纵神经元的工具或技术手段，对于揭示睡眠-觉醒行为调控的神经机制具有重要的指导意义。针对神经活动的经典操控技术主要包括电刺激和局部药理学技术。

（一）电刺激

电刺激（electrical stimulation）是一种经典的神经操控技术，主要用于直接激活或抑制特定的脑区，以验证该脑区是否参与特定的行为和神经生理功能。电刺激最早可追溯至公元 15 年，古罗马人利用电鳐放电治疗慢性疼痛，但由于对电的认识不足，以致这种原始的电刺疗法延续了千余年。直至 18 世纪末到 19 世纪初，电被学者们逐渐认识，便开始尝试用电对动物和人类的神经系统进行刺激，从而研究神经系统。电刺激是目前人类用于临床治疗的唯一方法，如帕金森病和其他神经性疾病的深部脑刺激。

在神经环路研究中，电刺激方法包括使用立体定位将电极植入目标脑区，信号发生器通过导线或无线设备连接到电极。当电流通过电极时，神经电刺激发生。电流影响附近神经元的膜电位，导致神经兴奋或抑制。电极类型（单极或双极）、电流波形、极性、振幅、频率和持续时间决定了该刺激是导致神经元兴奋还是抑制。通过增加电流的强度，可以增加目标区域中受影响神经元的数量，从而产生不同的神经刺激强度。为了证明电刺激产生的效应具有区域特异性，研究人员必须通过采用适当的对照实验来验证其结果，包括在对照组动物中刺激附近的非目标区域，使用相同的刺激参数不会产生与目标区域相同的效果。在完成电刺激实验后，须进行组织学分析来验证刺激电极的位置是否准确，并确认受刺激的脑组织没有热损伤。

电刺激的优点是不需要进行药物或病毒的颅内注射，此外，刺激强度可以精确掌控，以控制影响神经元的数量。但是，电刺激也同时存在以下缺点。第一，长时间传导的电流会导致电极周围组织的热损伤。可以通过减少刺激的持续时间和降低刺激的强度来预防。第二，电刺激是非特异性的神经元调控手段，它会影响电极附近的所有类型神经元，包括通过刺激区域的神经元轴突。为了避免非目标区域被刺激，必须严格检查目标区域的神经解剖学，以寻找通过它的潜在轴突束，并且刺激参数应在实验中保持一致，以尽量减少所受影响组织体积的变异性。第三，来自刺激的电信号会干扰同时进行的神经生理记录，特别是当刺激和记录电极非常接近时，很难判断电刺激对受刺激神经元膜电位和放电模式的确切影响。即使已知输入信号是去极化的，但如果输入强度大且连续时间长会导致去极化阻滞，也可能产生神经元抑制。尽管有以上局限性，电刺激仍然是一种具有实用价值的方法，在临床上具有巨大的转化应用潜力。

（二）局部药理学

电刺激有助于确定不同脑区在睡眠-觉醒行为调控中的作用，有关局部脑区内特定神经元及其特定神经递质和受体的信息同样至关重要，但无法用电刺激的方法阐明。因此，局部药理学（local pharmacology）技术是用于操控特定脑区中分子水平的关键技术，包括微量注射和微透析。

微量注射（microinjection）是借助立体定位仪对目标脑区插管，经由微量进样器将干预药物注射到特定脑区的方法。在使用微量注射技术的研究中，需在动物的目标脑区植入套管。通过套管插入一个内部导管，直到尖端处于目标区域。使用可准确输送微量（通常小于 1μl）溶液的专用注射泵，将含药物的溶液直接注射到目标脑区，同时控制给药速度以确保来自微量注射的压力不会损伤目标脑区，注射溶液缓慢扩散，0.5μl 通常扩散约 1mm 远。微量注射技术通常将神经元受体的特异性激动剂和拮抗剂注射于相关的脑区，在微量注射后，评估各种行为和神经生理功能。

微透析（microdialysis）是将灌流和透析技术结合起来的一种微量生物采样技术，该方法可在麻醉和清醒的动物上使用，尤其适合于深部组织和重要器官的活体研究。首先在目标脑区植入导管，将微透析探针插入目标脑区，微透析探针是同心管，通过探针中心流入，外圈流出。探头的内侧和外侧在尖端汇合，尖端的外缘由半透膜组成。这种配置不仅可以输注药物，还能收集神经递质和其他小分子。人工脑脊髓液或林格液通常以 0.3～3μl/min 的速度输注。扩散的物质及方向取决于物质浓度梯度和半渗透膜的孔径大小。由于灌注液是等渗的，在整个过程中，大脑中的液体量保持不变。与微量注射相比，微透析不仅能检测、提取物质的浓度，还能精确预测输注物质的浓度。此外，微透析还能以固定浓度进行药物输送并维持数小时。

微量注射和微透析是通过影响特定脑区中特定分子靶点，从而操纵神经元活性的技术，因此可以非常高效地研究特定脑区、特定神经元的活性与睡眠-觉醒行为之间的关系。使用这些方法，可以将药物的全身给药效果与特异性脑区效果进行比较。此外，微量注射和微透析技术可通过拮抗剂阻断和浓度反应试验来识别受体亚型和效应。

然而，与电刺激一样，微量注射和微透析技术也有其局限性。在微透析中，大脑中的提取物通常按分钟顺序进行，限制了这种技术的时间分辨率。微量注射的药物从输注点扩散，导致其在目标脑区的浓度难以恒定输注。此外，需要组织学确认导管位置的准确性。尽管有这些注意事项，微量注射和微透析技术仍是将分子药理学与特定神经环路联系起来的有效工具。

二、光遗传学和药理遗传学操控技术

（一）光遗传学（optogenetics）

光遗传学是一项整合了光学和遗传学方法控制神经元活性的生物学技术。该技术通过基因编辑和病毒转染将外源光敏感蛋白表达于特定神经元的细胞膜上，再通过特定波长的光照激活光敏感蛋白，进而兴奋或抑制神经元。

目前常用的光敏感蛋白属于视紫红质（rhodopsin），是细胞膜上能够感受某一波长光照刺激而产生特定效应的一类膜蛋白。早在 20 世纪 70 年代，科学家们就发现了微生物可以产生和利用视紫红质样蛋白，并相继发现了细菌视紫红质（bacteriorhodopsin）和嗜盐菌视紫红质（halorhodopsin，NpHR）。2003 年，黑格曼（Hegemann）等在莱茵衣藻中发现了光遗传学技术的关键元件——视紫红质通道蛋白 2（channel rhodopsin 2，ChR2）。2005 年，戴瑟罗斯（Deisseros）等创建了光触发系统并首次成功利用 ChR2 实时操控神经元活性，自此提出光遗传学。

光敏感蛋白分为激活型和抑制型，能够引起神经元兴奋或抑制。激活型光敏感蛋白主要包括 ChR2 和它的各种突变体，如 ChR2（H134R）、ChETA 等。ChR2 是由 470nm 左右蓝光激活的阳离子选择性通道，允许阳离子（如 Na⁺）大量内流，产生动作电位，使神经元处于兴奋状态（图 2-3-1）；ChR2（H134R）是将 ChR2 的第 134 个氨基酸由组氨酸突变为精氨酸，可以产生 2 倍的光电流，但通道开关速度是 ChR2 的 50%，是目前运用最广的一种类型；ChETA 可使神经元在蓝光刺激下产生 200Hz 的动作电位发放，而其他的 ChR2 突变体只能达到 40Hz。抑制型光敏感蛋白主要包括 NpHR 和 Arch 等。NpHR 是第一个有效抑制神经元活性的光敏感蛋白，在 590nm 左右黄光照射下会将 Cl⁻转入神经元内，使细胞膜超极化而抑制神经元活动（图 2-3-1）；NpHR 经修改后产生 eNpHR2.0 和 eNpHR3.0，可减少 NpHR 在内质网上的聚集，增加细胞内表达，并实现在细胞膜上富集。Arch 是一种由 570nm 左右黄绿光激活的外向整流质子泵，能够将带正电的 H^+ 从细胞内转运到细胞外环境中，使细胞膜处于超极化状态，从而抑制神经元活动（图 2-3-1）。

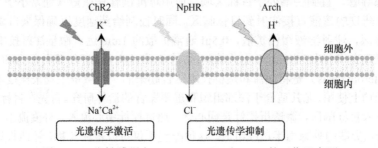

图 2-3-1 光敏感蛋白 ChR2、NpHR 和 Arch 的工作示意图

近年来，研究人员开发出了更多可用于光遗传学操控的光敏感蛋白，这些光敏感蛋白的特性（激发光光谱、光敏感性、光电流大小、开关动力学、细胞定位等）各有不同，使得我们在光敏感蛋白的使用上有了更多选择（表 2-3-1）。在这些光敏感蛋白中，ReaChR、ChRmine、Jaws 等能透过皮毛、头骨等被红光甚至近红外光激活，可实现非侵入性操控深层脑细胞活性，具有很大的临床应用潜力；Chronos 等开关动力学时间精度达到 1ms 以内，可实现对单个细胞的操控。

表 2-3-1 常用光敏感蛋白及其特性

光敏感蛋白	类型	特性
ChR2（H134R）	激活型	470nm 左右蓝光激发。阳离子通道。ChR2 的突变体，将第 134 个氨基酸由组氨酸突变为精氨酸，可产生 2 倍的光电流，但通道开关速度是野生型 ChR2 的 50%
ChETA	激活型	470nm 左右蓝光激发。ChR2 的突变体，引入 E123T 点突变，具有更快的动力学变化，在激光刺激下可使神经元发放 200Hz 的动作电位，而一般 ChR2 通道蛋白只能达到 40Hz
ChR2（E123T/T159C）	激活型	470nm 左右蓝光激发。ChR2 的突变体，ChETA 的升级版之一，又称为 ChETATC。在 E123T 突变的基础上，引进 T159C 的点突变，显著改进 ChETA 内向电流弱的缺点，同时保持 ChETA 关闭迅速的特点，适合高频激活
ChR2（C128S/D156A）	激活型	470nm 左右蓝光激发。ChR2 的突变体，激活状态稳定性显著增加。470nm 蓝光激活后用 590nm 黄光关闭通道，可以打开其离子通道长达 30min
oChIEF	激活型	450~470nm 蓝光激发。ChR1 和 ChR2 的杂合体，可使神经元响应高频（100Hz）刺激
Chronos	激活型	500~530nm 激发。一种天然存在的阳离子光敏感蛋白，具有高光敏度及快速开关动力学（< 1ms）
C1V1	激活型	540~560nm 激发。由 ChR1 和团藻中发现的 VChR1 组成的杂合体，该蛋白质更利于双光子激发
ChrimsonR	激活型	590~600nm 激发。在天然存在的阳离子光敏感蛋白 Chrimson 上引入 K176R 的点突变，增加通道的关闭速度，适用于刺激频率较高的场合
ReaChR	激活型	590~630nm 激发。能在大脑深处或透过颅盖骨实现神经元的非侵入性激活
ChRmine	激活型	长波长（红光）激发。一种天然存在的类似于泵的阳离子光敏感蛋白，具有强光电流、红移光谱和极端光灵敏度的特性，其突变体 rsChRmine、hsChRmine、frChRmine 可分别实现进一步的红移、快速动力学、结合更快和更红移的性能。可用于非侵入性深脑光遗传操控
NpHR/eNpHR2.0/eNpHR3.0	抑制型	590nm 黄光激发。氯离子泵。NpHR 通过将 Cl^- 转运进神经元内而抑制神经元活动。eNpHR2.0 通过引入内质网输出元件，使得 NpHR 在细胞内高表达，而不在内质网上聚集。eNpHR3.0 通过进一步引入高尔基体输出元件和来自钾通道 Kir2.1 的上膜元件，实现在神经元细胞膜上的高量聚集

光敏感蛋白	类型	特性
Arch/ArchT	抑制型	570nm 左右黄绿光激发。外向整流质子泵。可将带正电的 H^+ 从神经元内转运至细胞外，使神经元处于超极化状态。ArchT 的光敏感性强于 Arch。Arch3.0 和 ArchT3.0 改善了细胞膜定位精度和分布均匀性
Mac	抑制型	540nm 蓝光激发。质子泵。能够将带正电的 H^+ 从神经元内转运至细胞外
GtACR1/ST-eGtACR1	抑制型	515nm 蓝光激发。氯通道。可实现快速抑制。ST-eGtACR1 为胞体定位版本
Jaws	抑制型	632nm 激发。氯泵。可用于实现非侵入性神经元控制

　　光遗传学已被广泛应用于神经科学的研究，研究物种涉及线虫、果蝇、斑马鱼、啮齿类动物、灵长类动物等。运用光遗传技术，首先需根据研究目的，选用合适的光敏感蛋白，导入目标神经元，而后可采用导入光纤或控制激光的方式将光导入研究区域，选择不同的参数（波长、光强、频率等）进行光刺激，从而达到对神经元活性的时间调控，也可通过选择性照射细胞局部的方法来实现对神经元活性的空间调控。相比于传统的药物注射和电刺激等手段，光遗传学技术特异性更强、灵敏性更好，其时间精确度可达到毫秒级别，在空间上可实现对单一细胞甚至亚细胞范围的精确控制。

（二）化学遗传学操控技术

　　化学遗传学（chemogenetics）是与光遗传学类似的神经元活性操控技术，主要通过遗传学手段对 G 蛋白偶联受体（G protein-coupled receptor，GPCR）进行改造，使其能与特异性小分子化学药物结合而对内源性配体不敏感，当小分子化学药物与改造后的 GPCR 结合后会激活其下游信号通路，进而导致神经元兴奋或抑制。

　　化学遗传学技术的发生、发展早于光遗传学技术。1991 年研究人员设计出了一个突变的 β_2-肾上腺素受体，其不能被内源肾上腺素识别但可以被小分子化合物 L-185870 激活。该研究证实了化学遗传学技术的可行性，但由于 L-185870 的效力太低，无法用于体内研究。后续研究通过改造阿片受体开发出了一系列只能被配体激活的受体（receptors activated solely by synthetic ligands，RASSLs），然而由于 RASSLs 及其配体单独存在时仍具有一定的生物学活性，因此限制了其应用。2007 年阿姆布鲁斯特（Armbruster）和罗斯（Rus）通过改造人源毒蕈碱受体开发出了适用于神经科学研究的设计特定惰性小分子激活的受体（designer receptor exclusively activated by designer drug，DREADD）技术平台。

　　毒蕈碱型受体是神经递质乙酰胆碱的内源受体，广泛存在于动物体内。当乙酰胆碱与该受体结合时，受体被激活，构象改变，可进一步激活与之偶联的 G 蛋白，G 蛋白再引发下游反应，最终兴奋或者抑制神经元。如毒蕈碱型受体偶联的是 Gi 蛋白，其后续反应最终会抑制神经元；如偶联的是 Gq 蛋白，其下游反应最终是兴奋神经元。人源毒蕈碱型受体改造后的 DREADD 包括 hM1Dq、hM2Di、hM3Dq、hM4Di、hM5Dq 等受体，其中 hM2Di 和 hM4Di 为抑制性受体，hM1Dq、hM3Dq、hM5Dq 为兴奋性受体。目前神经科学研究中最常用的是 hM3Dq 和 hM4Di，其不再结合内源乙酰胆碱，而专一被人工设计的药物氧化氯氮平（clozapine N-oxide，CNO）激活，激活后可分别兴奋和抑制神经元（图 2-3-2）。

　　长久以来，科学家们认为 CNO 可穿过血脑屏障直接作用于神经元，但近期，研究者发现 CNO 并不能穿过血脑屏障，而需要在外周转化成氯氮平（clozapine），然后氯氮平穿过血脑屏障进入大脑，再与 hM3Dq 和 hM4Di 结合，从而兴奋或抑制神经元。此外，研究者还发现高浓度的 CNO 和氯氮平除了跟 hM3Dq 和 hM4Di 结合外，还会跟内源性配体竞争结合内源性受体，包括多巴胺 D1、D2 受体及乙酰胆碱毒蕈碱型 M1、M3、M4 受体，以及 5-羟色胺 2A 受体等，从而产生副作用，

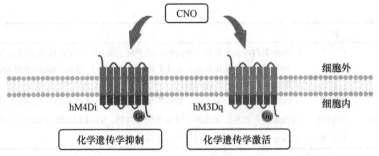

图 2-3-2　化学遗传学受体 hM3Dq 和 hM4Di 结构和作用示意图

在行为上通常表现为动物精神不振、活动减少。2019 年,研究人员发现去氯氯氮平(deschloroclozapine,DCZ)与 hM3Dq 和 hM4Di 有更高的亲和力,且跟内源性多巴胺受体、乙酰胆碱受体和 5-羟色胺受体亲和力较弱。因此,去氯氯氮平的选择性更高,副作用也小。

总之,化学遗传学对动物损伤极小。化学遗传学受体在脑内表达后,每次实验只需腹腔、肌肉或静脉注射其配体药物即可抑制或兴奋表达化学遗传学受体的神经元,非常适合进行人体医学的转化。但化学遗传学的时间精度差,药物会连续几个小时起作用,在此期间,神经元一直处于非生理状态。因此,当需要快速且可逆地调控神经元活性时,可采用光遗传学技术。

三、睡眠-觉醒周期神经活动操控的新进展

(一)离子通道操纵:Kir 和 NaChBac

神经元的兴奋性即神经元触发动作电位的可能性,依赖于离子通道的表达和功能,如在相同的刺激下,兴奋性更强的神经元会比兴奋性较弱的神经元更频繁地放电。研究人员可以通过操纵神经元质膜上表达的离子通道类型和数量来改变神经元的兴奋性,从而影响神经元的放电,由于这些方法不需要给药或光刺激,它们是研究神经功能侵入性较小的措施,然而,与光遗传学或化学遗传学相比,这些方法缺乏精确的开/关控制。

通过表达外源性离子通道用于增加细胞兴奋性,类似的设计有电压门控钠离子细菌通道(the voltage-gated sodium bacterial channel,NaChBac)。由于低于阈值的刺激就可以打开这些通道,从而更容易去极化,因此可增加神经元兴奋的可能性;同时在打开时,它们能够产生相对持久的去极化刺激,维持神经元兴奋。

一种用于长期降低神经活动的离子通道是 Kir2.1,这是一种内向整流的钾通道,可以使细胞超极化,从而使动作电位的产生更加困难。为了增加该技术的时间灵活性,研究人员设计了使用配体或光或两者同时来控制通道表达时间的方法。例如,研究人员构建了合成光异构偶氮调节 K^+ 通道(synthetic photoisomerizable azobene regulation K^+ channel,SPARK),使其对外源递送的光敏感。特点:在缺少配体的情况下,通道保持开放并使细胞超极化;在配体存在但没有紫外线的情况下,K^+ 通道关闭;在配体和紫外线同时存在下,通道再次打开。这提供了超极化细胞的时间选择性。

(二)基因编辑技术 CRISPR/Cas9 系统

正向和反向遗传学方法的进步扩展了我们对睡眠调节分子机制的了解。目前可使用最近开发的基于 CRISPR/Cas9 系统的基因编辑技术,来研究特定细胞群体中的基因在睡眠-觉醒调控中的作用。

清醒和睡眠之间的转换是由大脑的众多神经元活动所调控的。然而,敲除大脑中特定细胞类型的基因一直是一项挑战。最广泛使用的方法之一是 Cre/loxP 系统,其中 Cre 重组酶通过重组两侧有两个 loxP 位点的靶序列来敲除特定基因。由独特基因启动子驱动的 Cre 重组酶表达使研究

人员能够敲除特定细胞类型的靶向基因。然而，重组酶依赖的条件基因敲除需要至少两个小鼠品系，且需要耗时育种。尽管目前也可以通过表达 Cre 重组酶的重组腺相关病毒（recombinant adeno-associated virus，rAAV）立体定向注射到相关脑区，但只有少数细胞特异性启动子与 AAV 的包装相兼容。与病毒载体结合的 CRISPR/Cas9 系统可以在体内实现基因组编辑，并以可调节的方式激活或抑制内源性基因的活性。目前已有数百种基因特异性启动子驱动的 Cre 小鼠系，研究人员可以通过将 Cre 小鼠与 Cas9 敲除小鼠杂交，在大脑中的多种细胞类型中特异性表达 Cas9，并可以通过立体定向注射编码 sgRNA 的 AAV 来靶向基因。例如，研究人员使用 Aldh1L1-Cre 小鼠与 Cas9 敲除小鼠杂交，靶向视交叉上核（SCN）中的星形胶质细胞，随后将靶向 BMAL1 的 AAV-sgRNA 注射到 SCN，从而敲除了该区域的星形胶质细胞中的 BMAL1 基因，小鼠表现出昼夜周期显著延长，运动行为异常。也有相关研究采用该系统来探究蓝斑核的去甲肾上腺素（norepinephrine，NE）在调节睡眠-觉醒周期中的作用。研究人员将酪氨酸羟化酶（Th-Cre）小鼠与 Cas9 敲除小鼠杂交，得以在其 N1 后代（Th/Cas9）的蓝斑 NE 神经元中表达 Cas9，然后将靶向多巴胺 β 羟化酶（dopamine beta-hydroxylase，DBH）基因的 AAV-sgRNA 注射到 Th/Cas9 小鼠的蓝斑核中，研究发现小鼠表现出觉醒程度降低，这表明来自蓝斑核的 NE 参与了觉醒的维持。细胞类型特异性 Cas9 表达与 AAV 介导的 sgRNA 递送相结合，为探究大脑中特定细胞亚型的基因功能提供了技术基础。

CRISPR/Cas9 的基因编辑正在迅速扩展，如最近开发了使用与 DNA 甲基转移酶催化结构域融合的核酸酶缺陷型 Cas9（dCas9）或基于组蛋白修饰酶的表观基因组编辑工具，它允许研究人员控制目标基因座的表观遗传修饰。此外，改造的 CRISPR/Cas9 系统能够在啮齿类动物以外的动物中进行基因改造。因此，研究人员可以使用睡眠模式和特征与人类相似的动物（如猕猴、猴猴）来研究基因在睡眠调节中的作用。我们预计未来扩展 CRISPR/Cas9 技术的应用将为睡眠研究开辟一条新的途径。

（三）基于细胞活性的调控

除上述介绍的操控特定基因表达的神经元亚型，目前研究人员还开发了基于神经元活动标记，结合光遗传学和药理遗传学精准控制神经元活动的方法。之前介绍的 TRAP 技术，研究人员将 CreERT2 敲入 Fos 或 Arc 翻译起始位点，产生 FosTRAP 和 ArcTRAP。当神经元在他莫昔芬存在下被激活时，CreERT2 转移到细胞核以重组游离的等位基因，导致永久效应表达。当等位基因是光遗传学蛋白或药理遗传学蛋白时，随后可通过光或者 CNO 来操控该类神经元的活性。

为了更精确地调控神经元活性，如控制一个亚型中的许多单个神经元，研究人员进一步结合了双光子技术与光遗传学，在空间上仅将光限制在选定的神经元上或仅将光遗传蛋白表达在这些神经元上，即可实现更为精确的调控（图 2-3-3）。结合钙成像技术观察单细胞精度的神经活动，该类技术可实现根据神经活动模式的特征，特异性地调控特定亚群神经元的活性，更为细致地解析控制睡眠的神经机制。相比基于即刻早期基因的标记方法，该技术最大的优势主要体现在两个方面：更为精确的活动时间窗，以及更为自由活动模式的选择。即刻早期基因的标记方法受限于使用的启动子和他莫昔芬药物的动力学特征，标记结果可能是对于注射药物后 4～5h 高活动神经元的整合，而这类新技术则可以选定对于某项生理过程特异性瞬时激活的细胞群，如对于觉醒到 NREM 睡眠转换过程中特异性激活的细胞类群。结合对于复杂神经活动的动态过程分析，可能会发现动力学上的关键节点并进行控制，而不仅是选定活动度较高的细胞，从而使得发现睡眠不同状态中重要的神经活动模式规律成为可能。目前这类技术尚处在开发和优化阶段，在深部脑区的应用还存在诸多限制，该方向的发展可能为理解大脑活动在睡眠-觉醒转换中的作用提供重要的线索。

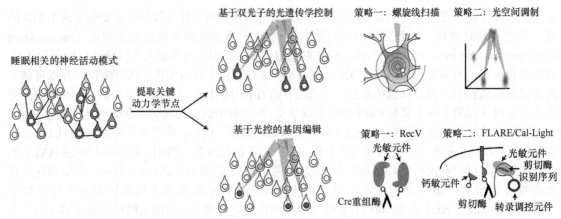

图 2-3-3　基于神经活动模式的调控策略

通过高通量的神经活动成像实验，可以精确地观测在睡眠-觉醒状态转换时瞬时激活的神经元集群，并通过分析，提取对于其活动动力学关键的活动节点神经元。为实现这些特定神经活动模式的控制，可通过基于双光子高空间精度的优势，进行光遗传学的定点调控，这类技术可通过螺旋线扫描或使用光空间调制两项策略实现。另一类技术则可通过启动特定靶点神经元中的基因表达以实现单细胞精度的控制，这类技术现可通过双光子激光直接激发光敏的重组酶（RecV），或通过区域照射下钙活动升高的神经元释放转录调控元件（FLARE/Cal-Light）实现

第四节　睡眠-觉醒调控神经环路解析

对于睡眠-觉醒行为神经调控的探索，主要是依靠神经环路的解析。神经环路示踪（neuroanatomical circuit tracing）技术为这一领域铺平了道路。西班牙神经学家卡哈尔在高尔基神经镀银染色的基础上，创建了卡哈尔镀银染色技术并奠定了镀银法示踪神经环路。20 世纪 70 年代，基于轴突运输原理的神经环路示踪技术的开发，使得神经示踪产生了颠覆性变化。在之后的几十年内，大量的神经解剖学示踪剂被使用，以及病毒载体的改造和应用，以满足神经环路解析的需求，促进了神经环路研究的大发展。按照示踪剂类型和目的的不同，将睡眠-觉醒调控神经环路解析技术分为神经环路经典示踪技术、病毒介导的神经环路示踪技术和睡眠-觉醒功能神经环路研究技术。

一、神经环路经典示踪技术

神经元轴突内的细胞质在胞体和轴突末梢之间流动，发挥物质转运和交换的作用，这种现象称为轴质运输（axoplasmic transport）。轴质运输具有双向性，根据转运方向的不同，分为顺行运输和逆行运输。顺行运输（anterograde transport）是从神经元胞体将各种合成的成分运输至轴突及其终末，而逆行运输（retrograde transport）是从轴突及其终末将代谢物质向胞体的运输过程。利用轴质运输的特性，在活体状态下通过示踪剂的轴质运输以及相应组织化学方法对示踪剂的显示，以解析神经元之间或神经核团之间的联系，即神经环路经典示踪技术。示踪剂由神经元胞体和树突吸收，沿着轴突向外周离心运输，称为顺行示踪（anterograde tracing）。示踪剂在神经元轴突末梢被吸收，由轴突末梢向胞体的向心运输，称为逆行示踪（retrograde tracing）。本部分主要介绍几种常用的神经元示踪技术和相应的示踪剂。

（一）辣根过氧化物酶示踪技术

辣根过氧化物酶（horseradish peroxidase，HRP）是从辣根中提取的一种糖蛋白。HRP 可以作为逆行和顺行示踪剂使用，同时也具有一定的跨突触传递的作用。通常将 HRP 与其他示踪剂结合后使用，如麦芽凝集素 HRP、霍乱毒素 HRP，从而提高其敏感性，降低其清除速率。HRP 示踪技术多使用过氧化物酶组织化学染色来显示，而麦芽凝集素 HRP、霍乱毒素 HRP 的示踪结果，还可

以利用抗麦芽凝集素、抗霍乱毒素的抗体，借助免疫组织化学染色法进行显示。HRP 示踪技术可用于光镜和电镜水平的逆行示踪和顺行示踪的神经环路研究。

（二）葡聚糖胺示踪技术

葡聚糖（dextran）是一类亲水性多糖，其分子量为 3～2000kDa，最常应用于神经环路示踪研究的是分子量为 3kDa 和 10kDa 的葡聚糖。为了使其在组织中更加稳定，将其与赖氨酸残基结合，形成葡聚糖胺（dextran amine，DA）。1986 年首次将葡聚糖胺引入了神经元追踪，葡聚糖胺已成功应用于成年和胚胎脊椎动物的研究中。通常使用葡聚糖胺与不同荧光团或生物素的结合物，如生物素化葡聚糖胺（biopinylated dextan amine，BDA）、快蓝葡聚糖胺、荧光黄葡聚糖胺、罗丹明葡聚糖胺等。葡聚糖胺及其偶联物通过一种未知的机制被神经元胞体、树突或轴突末梢吸收，根据不同分子量和 pH，便可以被顺行运输或逆行运输，以达到顺行神经示踪和逆行神经示踪的目的。低分子量的葡聚糖胺（3kDa）在酸性载体环境下，优先被逆行运输，适用于标记胞体的逆行神经示踪；而高分子量的 BDA（10kDa）优先顺行运输，可显示轴突的分支和末梢，更适用于光镜和电镜水平的顺行神经示踪。需要注意的是，BDA（10kDa）和 BDA（3kDa）并非绝对顺行示踪剂和逆行示踪剂，有时它们也会分别出现少量的逆行示踪和顺行示踪的表现。DA（3kDa）相较于 DA（10kDa），具有更快的扩散速率，DA（3kDa）在神经元内的扩散速率为 2mm/h，而 DA（10kDa）为 1mm/h。DA 在神经系统内，状态较稳定，并能够长时间存在；此外，DA 还可以耐受多种不同性质的固定剂，便于使用冰冻切片机、振动切片机进行样品制备。其中 BDA 示踪法，由于 BDA 中的生物素检测不需要抗体，便可以使用结合 HRP 或者荧光集团的亲和素或者链霉亲和素孵育，通过明场显微镜或荧光显微镜进行观察，也便于与其他示踪方法、免疫组织化学染色结合，以达到多重标记的目的。因此，BDA 示踪法的通用性、易用性和可靠性，使其成为广泛应用的神经解剖学示踪剂。

（三）植物凝集素示踪技术

植物凝集素是从植物种子中提取的具有特异糖结合活性的蛋白质，可通过神经元细胞膜上特异性受体介导的内吞作用进入神经元内，并通过轴突运输，被转运至轴突末梢。用于示踪的植物凝集素主要有菜豆凝集素（*Phaseolus vulgaris* agglutinin，PHA）和麦芽凝集素（wheat germ agglutinin，WGA），均是良好的神经示踪剂，已被广泛使用。菜豆白细胞凝集素（*Phaseolus vulgaris* leucoagglutinin，PHA-L）是菜豆中含有的可使白细胞凝集或红细胞凝集的植物凝集素，为由 4 个 L 亚单位的 PHA 组成的糖蛋白。PHA-L 在中枢神经系统局部沉积后，可以被神经元胞体上的特定受体识别并摄取进入神经元，其后通过顺行轴突运输被送至轴突末梢。PHA-L 在脑内可以维持 4 周以上，可以有效地标记较长的神经通路。PHA-L 的检测需要用抗凝集素抗体进行免疫组织化学染色来实现。WGA 可用于顺行及逆行示踪，也同 PHA-L 一样，需要用抗体进行标记，灵敏度较高。此外，还可将 WGA 与 HRP 结合为 WGA-HRP，以增强 HRP 示踪技术的敏感性。

（四）神经生物素和生物胞素示踪技术

神经生物素（neurobiotin）、生物胞素（biocytin）是与生物素（biotin）属于同一家族的示踪剂，主要用于顺行示踪。生物胞素是生物素与赖氨酸偶联后形成的化合物，在胞内分解速度较快，不引起细胞内的生理变化，是细胞内标记的高效工具，特别适用于脑片的细胞内标记，可显示神经元胞体、树突、树突棘和轴突。神经生物素是生物素的氨基酸衍生物，可用于细胞外和细胞内的标记，其分解速率较生物胞素慢，但其标记效果较 PHA-L 和生物胞素更好。注射生物素或神经生物素后的存活时间均相对较短，因此，这两种物质主要用于短距离示踪和通过细胞内注射进行单个神经元的可视化标记。神经生物素的一个特殊应用是在死后人脑中进行的神经环路示踪。

（五）霍乱毒素示踪技术

霍乱毒素（cholera toxin，CT）是由 A 和 B 两个亚单位组成的蛋白质。A 亚单位是 CT 的毒性单位，B 亚单位是 CT 与细胞受体结合的部分，无毒性，因此常用霍乱毒素 B 亚单位（cholera toxin subunit B，CTB）作为示踪剂进行逆行示踪和跨神经节示踪标记。CTB 在神经元内的分解较慢而运输速度较快，通常选择 3～7 天的运输时间，适用于长距离神经投射环路的研究。CTB 标记结果的显示需要使用抗 CTB 抗体进行免疫组织化学染色来实现。此外，CTB 也可以与 HRP 结合或者与不同荧光素结合形成 CTB-HRP 及 CTB-荧光素复合物，从而实现更为快速和便捷的方法达到 CTB 标记的显示。需注意，CTB 受体在不同物种或不同神经元的分布不同，从而导致 CTB 标记效果也不同。

（六）荧光素示踪技术

荧光素示踪技术是指将特定荧光素示踪剂注射在神经末梢，这些荧光示踪剂可以被神经末梢吸收，并逆行运输到相应神经元的胞体，标记细胞质、细胞核或特定细胞器的方法。用于逆行标记的荧光示踪剂包括：标记细胞核的荧光素，如核黄、碘化丙啶、双脒基黄等；标记胞体的荧光素，如荧光金（fluorogold，FG）、快蓝（fast blue，FB）等。荧光素示踪技术主要应用于逆行示踪，其优点是在荧光显微镜下可以直接看到示踪剂的标志物，而不需要任何组织化学处理。FG 是 1986 年推出的逆行荧光示踪剂，已被广泛使用。FG 可聚集在神经元胞质的小点状结构中，在紫外线照射下，高浓度的 FG 可使神经元完全充满强烈的白色/黄色荧光，且耐受光漂白。在活体动物中，FG 在注射后可抵抗代谢分解长达一年。由于 FG 的发射波谱较宽，使其与其他荧光素联用时，容易出现串色的现象。

（七）变性示踪技术

变性示踪（degeneration tracing）技术是利用神经元胞体受损或轴突离断后，远侧轴突的变性，或轴突切断后胞体的反应，研究神经纤维联系的方法。变性示踪技术是神经环路示踪研究中历史最久远的方法。根据不同的神经元变性方法，可以分为物理变性和化学变性；物理变性包括切割毁损法、电毁损法、超声毁损法；化学变性包括兴奋性氨基酸类神经毒剂、单胺类神经毒剂和胆碱类神经毒剂。海人酸和鹅膏蕈氨酸是常用的兴奋性氨基酸神经毒剂，仅损毁神经元胞体，不会破坏注射部位的轴突。6-羟多巴胺是常见的儿茶酚胺神经递质的神经毒剂。192-IgG-皂草毒蛋白（saporin）可以特异性毁损胆碱能神经元。目前，化学性变性技术仍然在神经科学的研究中被广泛使用。

二、病毒介导的神经环路示踪技术

经典神经示踪剂被广泛地用于研究不同脑区之间神经元的联系，但存在无细胞特异性、跨突触效率不稳定、无法标记多级神经环路等劣势，然而，基于重组病毒介导的神经环路示踪技术能够有效地解决以上问题。基于神经病毒可以与神经元的特异性受体结合，在外周被神经末梢摄取后逆行转运至中枢神经系统，或者从中枢神经系统的一个核团运输至另一个核团，从而显示神经环路的方法，即病毒介导的神经环路示踪。利用分子生物学工具，重组神经病毒作为神经环路示踪工具，病毒载体本身具有不同特点从而适用于不同的标记策略，如顺行或逆行，不跨突触或跨突触；病毒载体携带不同报告基因或者功能元件，从而实现神经元或神经网络的可视化标记、特定功能研究等；病毒载体也可以结合 Cre 等重组酶系统或特异性启动子，实现对特定神经元类型或胶质细胞的标记。

（一）重组腺相关病毒（rAAV）

rAAV 是在非致死的野生型 AAV 基础上改造的新型病毒载体，具有安全性高、表达外源基因时效长等特点。AAV 病毒颗粒大小为 20~25nm。AAV 为单链 DNA 病毒，基因组结构简单，全长约 4.7kb。根据 AAV 衣壳蛋白的不同抗血清类型，将 AAV 分为不同的血清型，目前已发现了数十种 AAV 血清型，不同的 AAV 具有不同的衣壳蛋白空间结构、序列和组织特异性，因而其识别与结合的细胞表面受体也有很大差异，在实际应用过程中，不同的血清型具有不同的功能用途，不同血清型对不同部位及细胞的感染效率和扩散能力也各不相同。

1. AAV 的分类　AAV 载体包括真型和假型两类。真型 AAV 包括 AAV1、AAV2、AAV3、AAV5、AAV6 等，以各自的末端反向重复序列（inverted terminal repeat，ITR）和调控基因 rep 蛋白及衣壳蛋白均源自同血清型的野生型病毒而命名。由于不同血清型 AAV 衣壳蛋白氨基酸组成的不同，导致它们同靶细胞表面不同的受体结合，从而对宿主各种细胞的嗜性产生明显差异。假型 rAAV 载体的 ITR 及 rep 蛋白来自一种血清型的病毒，而衣壳蛋白来自另一种血清型的病毒，所以又称嵌合型病毒，如 AAV2/9 是指含有 AAV2 的 ITR 和 rep 蛋白，同时含有 AAV9 型的衣壳蛋白的病毒。而不同的假型 rAAV 对神经组织具有不同的细胞嗜性、扩散差异和转导效率等，可以根据实际需要选择不同 rAAV 血清型组合。

2. rAAV 可携带的功能元件　rAAV 作为一种新兴的神经环路研究工具，其中一个重要的特点是可携带不同的功能基因，以实现对特定类型神经元及神经环路结构性和功能性的研究。

第一，携带可视化的功能基因。rAAV 可携带半乳糖苷酶、绿色荧光蛋白（green fluorescent protein，GFP）、红色荧光蛋白（red fluorescent protein，RFP）等多种可视化功能基因，以实现对神经元形态或神经环路结构的标记；也可结合胞核、胞体、树突或轴突的定位元件，以实现对不同亚细胞结构的选择性标记；另外，将荧光蛋白拆分后，分别定位表达于突触前和突触后，便可以实现对突触结构的精确标记。

第二，携带神经活动检测的功能基因。由钙调蛋白（calmodulin，CaM）、增强型绿色荧光蛋白（enhanced green fluorescent protein，EGFP）和 M13 多肽序列融合而成的 GCaMP 是目前最常用的钙离子浓度探针，这种基于钙离子浓度变化的荧光成像技术，已经用于神经活动的实时检测。近年来，国内外学者开发了多种基因编码的神经递质探针，如检测多巴胺的 dLight 1.0、$GRAB_{DA}$，以及检测乙酰胆碱的 GACh2.0、检测去甲肾上腺素的 $GRAB_{NE}$ 等，同时还开发出了用于检测神经肽和神经调质的多种荧光探针。这些神经探针均是利用天然的神经递质 G 蛋白偶联受体，用对结构变化敏感的荧光蛋白 EGFP，当神经递质、神经调质与经过改造的受体结合时，受体构象变化，引起 EGFP 构象的变化，使荧光信号明显增强；当神经递质浓度降低时，此过程逆向变化，荧光信号可迅速减弱。通过记录荧光信号强度变化，可实现检测神经递质、神经调质的浓度变化。

第三，可携带操纵神经元活性的功能元件。常用的操纵神经元活性的功能元件包括光遗传学和化学遗传学元件。光遗传学是利用不同波长的光对神经元活性进行精确控制的技术。2 型离子通道视紫质（channel rhodopsin-2，ChR2）是最早在神经元中实现高效光遗传学操纵研究的光敏感阳离子通道蛋白，在 470nm 蓝光作用下，ChR2 开放，细胞外阳离子内流，引起神经元激活。相对而言，盐细菌视紫红质（halorhodopsin，NpHR）和古紫质（archaerhodopsin，Arch）分别是基于氯通道和氢泵的神经元抑制性光遗传学元件，分别在 593nm 黄光作用下，引起神经元抑制。光遗传学控制元件可以实现高时间精度对神经元的操纵。化学遗传学是通过设计特定惰性小分子激活的受体（designer receptors exclusively activated by designer drug，DREADD）蛋白，并使其分别偶联 Gq、Gi、Gs 等介导细胞内不同信号转导通路的 G 蛋白偶联受体，利用该惰性小分子药物激活相应的 G 蛋白偶联受体信号通路，从而引起神经元活性改变。现有的 DREADD 系统多采用 N-氧化氯氮平（clozapine-N-oxide，CNO）作为激活配体，可以实现对动物的多次、无创性的神经元活性操纵。

（二）伪狂犬病毒

伪狂犬病毒（pseudorabies virus，PRV）属于疱疹病毒科，是有囊膜的球形双链 DNA 病毒，直径为 200~250nm，基因组长约 150kb。野生 PRV 的分离毒株（Becker 毒株）毒性较大，既可以沿正向轴突运输方向跨突触传播（顺向），也可以沿逆向轴突运输方向跨突触传播（逆向），而疫苗株 Bartha 毒株的毒性较低，只能特异性逆向跨突触传播。利用 Bartha-PRV 的病毒特性，构建了携带各类荧光蛋白、半乳糖苷酶等功能基因的重组 PRV 病毒，并且已经被广泛用于外周及中枢神经系统非特异性神经环路的研究。因为这种重组 PRV 病毒不具备神经元感染的特异性，因此无法实现细胞特异性的神经环路示踪。将 Bartha-PRV 病毒再次改造，敲除 PRV 复制所必需的内源性胸苷激酶（thymidine kinase，TK）基因，并结合 Cre-LoxP 系统，使得 PRV 只能在特定类型神经元内获得 TK 从而产生跨突触感染的能力，以便能够在某种特定类型神经元中启动复制，因此达到只标记这一种类型神经元的特异性输入环路。

（三）单纯疱疹病毒

单纯疱疹病毒（herpes simplex virus，HSV）属于疱疹病毒科，是有囊膜的球形双链 DNA 病毒，直径为 200~250nm，基因组长约 152kb。目前常用的 HSV 毒株为 HSV-1-129，它具有严格的顺向跨突触的特性，适合标记多级神经输出神经环路的研究，可直接用于中枢和外周感觉神经环路的标记工作。后来，对 HSV-1-129 毒株进行了类似于 PRV 毒株的改造策略，使得 HSV-1-129 毒株获得了被 Cre 重组酶控制荧光基因表达及跨突触的重组病毒——H129DTK-TT 毒株。H129DTK-TT 毒株可以实现特定类型神经元的顺向跨一级神经环路的标记。目前 HSV 主要用于顺向跨多级突触神经环路的标记和顺向跨一次突触神经环路的标记。

（四）狂犬病毒

狂犬病毒（rabies virus，RV）属于弹状病毒科，直径约为 80nm，长约 180nm，是有囊膜的负链 RNA 病毒，基因组长约 12kb。野生型 RV 具有逆向跨突触传播的特性，可用于灵长类及啮齿类动物神经解剖学的研究，并且其具有逆向跨多级突触，仅感染神经元，不标记胶质细胞的特点，同时对于没有突触连接的神经纤维不感染。其后，研究者又构建出了缺陷型 RV，其具有较低毒性和严格跨单级突触逆向传播的特性。该减毒版 RV 是基于 RV 疫苗株 Sad B-19，将其狂犬病毒 G 蛋白基因敲除，并携带 EGFP 或 mCherry 等荧光蛋白基因，可使外源性蛋白质在神经元中高丰度表达，从而清晰地标记神经元形态。另外，将禽类肉瘤病毒囊膜糖蛋白（envelope glycoprotein of avian sarcoma and leukosis virus，EnvA）的膜外区与 RV 囊膜糖蛋白的跨膜区及胞内区融合，可形成重组的囊膜蛋白。EnvA 特异性识别的受体蛋白（avian tumor virus receptor A，TVA）仅分布于禽类细胞表面，使得重组的 EnvA-RV 不能直接感染哺乳动物，因此需利用 AAV 或慢病毒将 TVA 表达在哺乳动物的细胞膜，这种 EnvA-RV 便可特异性识别并感染表达了 TVA 的神经元。此外，这种 EnvA-RV 的 G 蛋白基因被敲除，进入神经元后，可以复制并表达外源性基因，但不能感染上一级的神经元，产生逆向传播的标记。此时，外源性补充 G 蛋白，便可以使神经元中产生的假病毒粒子逆向跨突触感染上一级神经元，并在上一级神经元内表达外源性的荧光蛋白，而进入上一级神经元后，G 蛋白再次缺失，从而使得 RV 不能继续跨突触传播感染。因此，整个过程 RV 可控地逆向跨一级突触标记特定类型神经元的输入神经投射，实现了严格意义上的特定神经元一级输入神经环路的标记工作。目前该减毒版 RV 毒株是应用最广泛的跨一级突触逆行示踪病毒。

（五）水疱性口炎病毒

水疱性口炎病毒（vesicular stomatitis virus，VSV）属于弹状病毒科，是有囊膜的负链 RNA 病毒，基因组长约 12kb。VSV 对中枢神经系统具有高度的神经元特异性，且在感染神经元后能够快速、高丰度地表达外源性功能基因，因此 VSV 具有较强的细胞毒性。VSV 利用其自身的囊膜糖蛋白（VSV-G）包装可实现顺向跨突触感染神经元，顺向标记输出神经环路；也可以被其他病毒的囊膜糖蛋白（RV-G）包装而获得逆向跨突触传播感染的能力，实现逆向标记输入神经环路。此外，有研究人员利用 VSV 快速、高丰度表达外源性功能基因的特性，制作了 VSV-dG-NR7A-EGFP 重组病毒，可以感染注射原位的神经元，在 3 天时可以实现原位神经元胞体、树突、轴突的高亮度标记，以便研究神经元的形态特点，因此，VSV 也适用于短时间内神经元结构的快速高亮度标记。

神经环路的揭示是理解睡眠-觉醒行为神经调控的前提和基础，而利用病毒的标记策略，是目前揭示神经环路结构的最有效手段之一。现有的神经工具病毒仍然有其局限性，因此要充分发挥神经病毒在研究神经网络结构中的优势，避免不同病毒的局限性，为睡眠-觉醒调控的神经环路解析提供更好的支持。

三、睡眠-觉醒功能神经环路研究技术

采用示踪技术揭示神经环路的解剖连接是了解神经系统功能的基础，然而解剖连接只能呈现神经系统的静态结构，阐明神经系统的功能还需要进一步研究神经环路在行为中的活动模式，以及改变这些神经环路的活动是如何影响动物行为的。

神经系统在细胞组成上的异质性是深入解析其功能的一大难点。前述章节中，我们已经介绍如何利用转基因小鼠和病毒工具解析细胞类型特异的解剖连接，以及神经活动记录和操控。然而，神经系统的复杂性不仅限于细胞组成的异质性，还表现在神经元纤维投射的多样性上。例如，表达相同分子标记的神经元可通过支配不同下游脑区以实现不同的生理功能。以下，我们将通过几个实例，介绍如何综合利用神经示踪技术和神经活动记录及操控技术，以实现功能神经环路的精细研究。

在最近的一项工作中，研究人员通过钙成像技术发现了小鼠下丘脑背内侧核（dorsomedial hypothalamic nucleus，DMH）甘丙肽（galanin，GAL）能神经元在睡眠-觉醒周期中呈现出特异的活动模式：一部分 GAL 能神经元选择性地在 REM 期活跃（REM-On 神经元），另一部分则在 REM 期停止活动（REM-Off 神经元）。为进一步探究这两群 GAL 能神经元的功能，需要使用特定的病毒研究工具将它们分别标记。通过病毒介导的示踪技术，研究人员发现 DMH GAL 能神经元投射至多个下游脑区，包括下丘脑视前区（preoptic area，POA）和延髓中缝苍白球（raphe pallidus，RPA）等，并且支配 POA 和 RPA 的纤维来自重合度较低的两群神经元。

为探究支配 POA 和 RPA 的这两群 GAL 能神经元是否分别对应了 REM-On 和 REM-Off 神经元，研究人员在 GAL-Cre 小鼠的 POA 和 RPA 脑区分别注射了携带 DIO-GCaMP6s 的逆向标记腺病毒（AAV-retro），以选择性地在支配这两个脑区的 DMH GAL 能神经元中表达 GCaMP6s（图 2-4-1）。进一步的成像实验表明，支配 POA 的神经元主要对应了 REM-Off 组，而支配 RPA 的则主要为 REM-On 神经元。

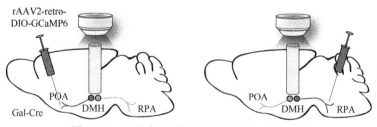

图 2-4-1　记录支配不同下游脑区神经元的活动

最后，研究人员探究了这两群神经元对睡眠-觉醒周期的调控。通过在 GAL-Cre 小鼠的 POA 和 RPA 脑区分别注射携带 DIO-ChR2 或者 DIO-iC++（蓝光激活的氯通道，可抑制神经活动）的 AAV-retro 病毒，并在 DMH 脑区埋置光纤，选择性地控制这两群 GAL 能神经元的活动（图 2-4-2），研究人员发现 DMH GAL 能神经元通过不同下游投射调控了 NREM 和 REM 睡眠之间的转换：激活支配 POA 的 GAL 能神经元可抑制 NREM 睡眠向 REM 睡眠的转换，增加 NREM 睡眠、减少 REM 睡眠，抑制这群神经元则可增加 NREM 睡眠向 REM 睡眠的转换；支配 RPA 的 GAL 能神经元具有

相反的调控作用。

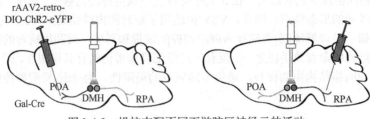

图 2-4-2　操控支配不同下游脑区神经元的活动

在以上实例中，我们介绍了通过结合神经示踪技术、神经活动记录和操控技术实现功能神经环路的精细研究。以上工作的完成，主要依赖于具有较高逆向标记效率的 AAV-retro 病毒的发现。采用相似的思路，我们还可以通过其他具有顺向或逆向标记病毒的组合实现功能神经环路的解析。值得注意的是，某些病毒同时具有顺向和逆向两种标记能力，这些病毒在很多神经环路研究中并不适用，因为中枢神经系统中大部分的投射都是双向的，这就导致难以区分被标记的神经元是病毒注射脑区的输入神经元还是受其支配的神经元。另外，逆行或顺行标记的病毒通常效率较低，因此在实验设计时通常用这些病毒携带到 Cre 等调控元件而不是 ChR2 或 GCaMP 等功能元件，以提高实验成功率。

此外，类似功能神经环路的解析也可以采用不依赖于逆向标记病毒的方法。例如，在以上研究中，研究人员通过分别激活支配 POA 和 RPA 脑区的 GAL 能神经元的纤维末梢，来实现对这两个投射通路的调控。同样，我们也可以在 DMH GAL 能神经元中表达具有轴突富集特性的 GCaMP（Axon-GCaMP），并通过光纤记录分别在 POA 和 RPA 测量这两群神经元纤维末梢的活动。

本节中，我们通过一个实例介绍了结合神经示踪技术、神经活动记录和操控技术的精细功能神经环路研究。这些研究手段本质上是利用病毒工具，依据神经元下游支配脑区或者上游输入脑区的差别将其分类，以分别研究这些不同神经元亚群在动物行为中的活动模式以及其活动模式的改变对动物行为的影响。

第五节　睡眠-觉醒调控的基因筛选

一、人类睡眠行为的遗传学研究技术

20 世纪 30 年代的研究首次报道了遗传因素对睡眠的影响。研究人员发现相较于异卵双生的同卵双生的双生子，睡眠的多个参数在同卵双生的双胞胎中呈现出了更高的一致性。60 年后，第一个与人类睡眠障碍相关的基因——PRNP 基因被报道：该基因编码的朊蛋白的一个突变被认为是导致致死性家族性失眠（fatal familial insomnia）的原因。在此之后，数个基因的突变和变异被报道与睡眠相关，其中部分遗传变异已被证实确实能对睡眠产生影响。本节将着重介绍发现和验证这些遗传变异所采用的研究技术和手段。

研究人类睡眠调控的遗传学机制不能采用模式动物常用的人为诱导大量突变体随后进行睡眠表型筛选的策略。一个常用的替代策略是寻找携带天然突变并且睡眠呈现出异常的个体。这类个体往往聚集于一个或几个家系中，并且在这些家系中睡眠表型与基因型具有较好的对应关系，即所有或绝大多数突变的携带者呈现出异常的睡眠表型（指睡眠时长的异常或者作息时间的异常），而所有或绝大多数不携带突变的个体不呈现异常睡眠表型。从理论上来说，当无异常睡眠表型与有异常睡眠表型的个体呈现出 1∶1 或 3∶1 的遗传比例时则意味着该睡眠表型由单个基因突变导致，因而呈现出单基因遗传模式，又称为孟德尔遗传模式。但事实上，相较于其他一些遗传学研究的对象，人类往往子女数目较少，单个家系的子代样本量过少，无法观察到 1∶1 或 3∶1 的遗传比例。只有合并多个同类型家系时才有可能观察到这样的遗传比例。

当获得具有异常睡眠表型的家系后，首先应确定其遗传模式，主要分为4类：常染色体隐性遗传、常染色体显性遗传、X连锁遗传及Y连锁遗传。常染色体隐性遗传的主要判断标准为家系中亲代无异常睡眠表型，而男性与女性后代皆有异常睡眠表型。常染色体显性遗传的家系中，每一代的男性和女性均有异常睡眠表型，并且具有此表型的男性和女性将此表型遗传给儿子和女儿的比例相等。X连锁遗传又分为X连锁隐性遗传以及X连锁显性遗传，其中后者较少见。X连锁隐性遗传的主要特征为：家系中具有异常睡眠表型的男性远多于女性；家系中具有异常睡眠表型的男性的后代睡眠表型正常，但他的女儿为突变携带者，因此他女儿的儿子有一半具有异常睡眠表型；家系中具有异常睡眠表型的男性的儿子均无异常睡眠表型，其后代也无异常睡眠表型。X连锁显性遗传的主要特征为：家系中具有异常睡眠表型的男性将该表型遗传给他所有的女儿但不遗传给儿子；家系中具有异常睡眠表型且所携带突变为杂合状态的女性与无异常睡眠表型的男性的子女中有一半具有异常睡眠表型。Y连锁遗传的特征为异常睡眠表型仅存在于家系中的男性，由父亲传给儿子。

确定遗传模式后则需进一步对突变进行定位。若确定为伴性遗传，突变位于X或Y染色体上，定位时仅需关注X或Y染色体。传统的手段对突变进行定位主要是使用分子标记（molecular marker）。分子标记指的是在一对染色体之间呈现差异（即处于杂合状态）的DNA序列。这些序列的差异通常不导致表型的改变，也不位于基因内，或即便位于基因内也不对其编码的蛋白质产生影响。通过检测突变与某些分子标记的连锁情况，可以判断突变所在的位置，其核心原理是当突变与某个分子标记位于同一条染色体上且位置靠近时，突变与该分子标记在后代中不能独立分离（即不遵循孟德尔的独立分离定律，不呈现出1:1:1:1的分离比例），两者的重组频率低于50%，也就是说，当突变与某分子标记在后代中发生重组的频率低于50%，则意味着突变与该分子标记连锁。

主要的分子标记分为两类，即单核苷酸多态性（single nucleotide polymorphism，SNP）和简单序列长度多态性（simple sequence length polymorphism，SSLP）。基因组测序结果显示，不同个体间DNA序列有99.9%是相同的，剩下0.1%的差异几乎都是由SNP所致。例如，在某个位点上某些个体为G/C，而其他个体为A/T，这种差异即为SNP。目前认为人的基因组中有约300万个大体上呈现随机分布的SNP，每300~1000个碱基就有一个SNP。SNP有下述两种方法进行检测。第一种方法是通过对一对同源染色体上同一区段的DNA进行测序并比较序列差异找出SNP。第二种方法是当SNP位于限制性内切酶的靶点时，这个SNP就成为限制性片段长度多态性（restriction fragment length polymorphism，RFLP）。这时就有一对RFLP等位基因，其中一个等位基因的序列是某个限制性内切酶的靶点而另一个不是，因此该酶可以在一个SNP处剪切DNA而不对另一个SNP产生影响。这样的一对SNP在凝胶电泳上会呈现为两个不同的条带，从而得以检测分辨。基因组测序还发现了大量重复序列，其中有一类短并且简单的重复序列在不同个体中重复的次数不同，被称为简单序列长度多态性（SSLP）。SSLP通常存在多个等位基因，因此在一个家系中有时针对某个SSLP可以追踪到4个等位基因（2个来自父亲，2个来自母亲）。SSLP的不同等位基因长度不同，通常通过PCR扩增相关DNA片段，然后根据凝胶电泳上条带的迁移率进行检测分辨。

分子标记在基因组中可发挥重要的"路标"作用，能够帮助研究人员确定某个遗传突变所在的位置。这些"路标"与我们生活中见到的路标一样，它们自身没有实际功能，但是能告诉你离目的地还有多远。对于我们拟定位的与异常睡眠表型相关的突变，可首先确定父母和子女的分子标记，然后再通过分子标记与突变之间重组情况的分析明确突变是否与某些分子标记存在连锁，继而确定突变所在染色体的大致位置，随后可以针对这个区段的DNA测序结果找出突变。

第一个报道的导致人类睡眠相位改变的突变就是通过这种方式鉴定的。在一个针对41人大家系的遗传分析中，研究人员发现有28人表现出睡眠时相提前。每一代男性和女性都有睡眠时相提前的表型，呈现出常染色体显性遗传模式的特征。研究人员随后利用分子标记将突变定位到2号染色体长臂末端的一段区间。由于生物钟基因 PERIOD2（PER2）也位于这段区间内，导致睡眠相位改变的突变极有可能影响了此基因。通过对该基因的外显子进行测序，研究人员在 PER2 的 17 号外显子发现了 4 个碱基序列的改变，但是其中只有 2106 位点 A 到 G 的改变造成氨基酸序列的变化，使得 662 号氨基酸残基由丝氨酸变为甘氨酸（PER2-S662A）。此外该突变在与家系无关的另外 92 个对照个体中也未检测到。丝氨酸位点往往会发生磷酸化修饰，而突变为甘氨酸以后无法磷酸化。为了验证该突变确实能对蛋白质功能产生影响，研究人员开展了离体试验，发现该突变影响了酪蛋白激酶 1ε 对 PER2 的磷酸化修饰。但是以上的研究总的来说只能表明 PER2-S662 突变与睡眠时相提前相关，还不能说明 PER2-S662 突变能导致睡眠时相提前。直到 6 年后，研究人员利用细菌人工染色体（bacterial artificial chromosome）分别构建了携带人的野生型 PER2 和突变型 PER2 的转基因小鼠，并通过监测这些小鼠的跑轮节律发现 PER2-S662 转基因小鼠的节律周期显著缩短且相位显著提前，这才证实了该突变能导致人的睡眠时相提前。

随着近年测序技术的发展，基因组测序的费用大幅降低。由于很多导致疾病的突变都发生在基因的编码区，因此发展出了针对所有外显子进行测序的全外显子组测序。全外显子组测序策略的核心是构建一个富集外显子序列的基因组 DNA 文库，主要包括以下几个步骤：①将基因组 DNA 剪切为单链的短片段；②制备与外显子区域的 DNA 序列互补并且带有生物素标记的探针，将①中的单链 DNA 片段与这些探针杂交，随后纯化带有生物素标记的双链 DNA；③扩增这些富集了外显子序列的双链 DNA；④对这些扩增的双链 DNA 进行测序。目前家系研究可以直接通过全外显子组测序鉴定与异常睡眠表型共分离的变异，从而省略利用连锁分析来对突变进行定位的步骤。所鉴定到的变异进一步与人类基因组数据库 1000Genome、dbSNP、ExAC、gnomAD 等进行比对，优先选择等位基因频率较低（如低于 1‰）的突变；此外还可以采用 PolyPhen-2、PROVEAN、SIFT、Mutation Taster 等工具进行预测，优先选择可能对基因产物的功能或 RNA 剪接产生较大影响的突变。要验证该突变确实导致睡眠异常的表型，则需要结合体内试验，构建相关动物模型并进行睡眠检测。近年报道的数个导致天然睡眠时长缩短的突变均通过此手段鉴定。

二、模式动物睡眠行为的遗传学研究技术

睡眠研究在很大程度上依赖于模式动物的应用，而果蝇、小鼠等睡眠研究模式动物的遗传学筛选极大地推动了睡眠调控的机制研究。遗传筛选按照研究思路的不同，主要可以分为正向遗传学和反向遗传学两种。经典遗传学，又称作正向遗传学（forward genetics），是由一个感兴趣的表型入手，通过化学诱变、DNA 插入诱变、辐射诱变等方式产生大量随机突变体，高通量筛选出感兴趣表型的突变体，进而鉴定与表型相关的 DNA 突变，是从表型到基因的研究策略。正向遗传学应用到睡眠研究上，则是指利用不同诱变方法等产生可遗传的睡眠突变体表型，寻找并克隆相应的睡眠基因，最后通过对睡眠相关基因的功能研究，揭示其调控模式动物睡眠的分子机制。反向遗传学（reverse genetics）是自大规模基因组测序之后近 20 年来兴起的分子遗传学分支，与正向遗传学的思路相反，反向遗传学则是从一个感兴趣的、已知序列信息的基因入手，寻找其对特定表型的调控，开展遗传学研究，是从基因到表型的研究策略。具体而言，反向遗传学研究睡眠行为，是利用已知基因的突变、重组、缺失或改变其表达量（上调或下调）等，研究其对模式动物睡眠的影响，从而推断其在睡眠调控中的功能并研究其调控机制。本节将分别从正向遗传学和反向遗传学两个方面，以果蝇和小鼠两种主要的睡眠研究模式生物为例，介绍睡眠行为的遗传学筛选。

（一）睡眠行为的正向遗传学筛选

随着 20 世纪分子遗传学的发展以及 DNA 双螺旋的发现，科学家们逐渐认识到基因作为基本遗传物质可调控发育在内的很多生物学过程，但对于单个基因是否能够调控复杂行为，多数科学家持保守态度。20 世纪 60 年代以来，以美国加州理工学院西摩-本泽实验室为代表的遗传学家们，

利用果蝇为模式生物，针对求偶、生物节律、学习与记忆等行为，开展了一系列开创性的正向遗传学筛选，发现了 period、dunce 等著名的果蝇突变体，通过克隆相关基因，最终奠定了节律、学习与记忆等领域的研究基础。

2000 年前后动物睡眠的行为标准被正式引入，随之针对睡眠行为的正向遗传学筛选也于果蝇发轫。截至目前，果蝇睡眠正向遗传研究常用的工具主要有两种：一种是利用化学诱变剂，如甲基磺酸乙酯（ethyl methanesulfonate，EMS）导致鸟嘌呤烷基化后与胸腺嘧啶错配而主要引起单碱基突变；另外一种方法是用果蝇中的转座子 P 因子，当 P 因子插入到基因编码区或关键调控区时，便会影响相关区域的基因表达（多为下调）。第一个果蝇睡眠的正向遗传学筛选由威斯康星大学的西雷利（Cirelli）等于 2005 年完成，他们筛选了 9000 多个果蝇突变体（包括 6000 多个 EMS 以及 3000 多个 P 因子插入突变体），最终发现一个睡眠量只有野生型果蝇 1/3 的突变体 minisleep（mns），并将其定位到了一个编码电压门控钾通道 α 亚基的 Shaker 基因。mns 突变靠近 Shaker 的电压感受元件区，研究人员推测 mns 突变可能因此影响 Shaker 编码蛋白的钾通道敏感性，但对 Shaker 基因的表达量并无影响。有趣的是最初通过正向遗传学发现的几个果蝇睡眠突变体均与 Shaker 通道有关，其中包括 Hyperkinetic 突变（编码 Shaker 通道 β 亚基）以及著名的 sleepless 突变体。美国宾州大学的塞加尔（Sehgal）实验室是果蝇睡眠研究的先驱实验室之一，她们通过筛选 3500 多个转座子突变体，发现了一个睡眠减少超过 80% 的极短睡眠的突变体，并命名为 sleepless（sss），进一步研究发现，sss 编码果蝇中一个可能与糖基磷脂酰肌醇（GPI）结合的膜蛋白，随后的研究证实 sss 蛋白主要通过调控 Shaker 的表达量及其离子通道功能而调控睡眠。利用 EMS 诱导突变，洛克菲勒大学的杨（Young）实验室从 3500 多个果蝇品系中筛选到了一个睡眠严重减少的果蝇突变体 insomniac，并将其克隆定位到一个新基因 insomniac（用其突变表型命名该基因）。进一步的机制研究发现，insomniac 基因编码一个属于含 BTB/POZ 结构域的家族蛋白，通过与泛素连接酶 Cullin-3（Cul3）相互作用而调节睡眠，但截至目前其特异性参与睡眠调控的底物尚未鉴定。除了以上所列研究外，还有其他一些正向遗传学筛选鉴定出了影响果蝇睡眠的其他基因，如 redeye、taranis、nemuri 等。

相较果蝇，小鼠节律和睡眠行为的遗传学筛选要相对滞后。小鼠中最常用的产生大量随机突变体的方法是化学诱变。1979 年发现 N-乙基-N-亚硝基脲（N-ethyl-N-nitrosourea，ENU）是最有效的引起小鼠 DNA 突变的诱变剂。一般用 ENU 注射雄鼠，ENU 作用于雄鼠的精原细胞，通过烷基化反应，将其乙基转移到 DNA 碱基的亲核氮原子或氧原子上，造成生殖细胞 DNA 碱基的颠换或转换。ENU 可诱变产生两种类型的基因突变：功能获得的显性突变、功能缺失的隐性突变。需要根据筛选等位基因突变的类型制订小鼠交配策略：ENU 处理的雄鼠（G0）与野生型雌鼠交配产生的后代个体 G1，即可用于筛选显性突变（dominant screen）；而对于隐性突变（recessive screen），需要筛选由 G2 个体之间交配，或 G2 与 G1 回交产生的 G3 纯合突变体。1994 年，高桥（Takahashi）实验室首次在哺乳动物中，通过 ENU 诱变结合小鼠转轮行为学分析，从 304 只 G1 小鼠中筛选到了一个周期延长的突变体 CLOCK，有力地推动了昼夜节律转录翻译负反馈回路（transcription translation feedback loop，TTFL）分子机制的理解。2016 年，柳泽（Yanagisawa）实验室首次通过 ENU 诱变结合 EEG/EMG 记录分析，从 8000 只随机突变小鼠中筛选到了蛋白激酶 SIK3 剪切突变的"嗜睡型"（Sleepy）和离子通道 NALCN 错义突变的"无梦型"（Dreamless）小鼠品系，这也是首次在小鼠中进行的大规模睡眠行为的正向遗传学筛选。

（二）睡眠行为的反向遗传学筛选

果蝇是第一个完成全基因组测序的有核生物，而随着果蝇基因组信息的注释，尤其是覆盖几乎全基因组的 RNA 干扰品系的建立，使得果蝇中针对特定基因，利用组织或细胞特异性的 GAL4/UAS 系统进行遗传操作（多为下调），并且研究其睡眠表型的反向遗传学也应运而生。由于成本和通量所限，睡眠的反向遗传学筛选一般相对规模较小，往往针对某一通路或家族的数个成员进行筛查，发现鉴定影响睡眠-觉醒的相关机制。

为发现新的睡眠调控基因，研究人员在 2012 年进行了一次较大规模的反向遗传学筛选，主要针对 2203 个睡眠-觉醒阶段差异表达的、节律表达的生物钟蛋白 CLK 的靶基因、离子通道等可能的果蝇缺失突变体，最后鉴定出有 6 个基因可影响果蝇睡眠，其中表型最显著的是上文中提到的 Young 实验室用正向遗传学筛选到的 insomniac 基因。

睡眠紊乱是很多神经发育疾病共有的症状之一。果蝇中存在与人类神经发育疾病的致病基因保守的同源基因，研究人员在发育的不同阶段特异性地在神经系统中下调 218 个相关基因，以研究其对睡眠的影响。该研究发现了与染色质重塑有关的 ISWI 复合物调控果蝇睡眠，而且相应人类基因的转基因果蝇也能挽救 ISWI 复合物的果蝇睡眠缺陷，证明了该通路的功能保守性。

随着 CRISPR/Cas9 技术的开发及应用，小鼠中睡眠反向遗传学研究的进展非常迅速。CRISPR/Cas9 系统由两部分组成，包括序列特异性的向导 RNA（guide RNA，gRNA）和 Cas9 蛋白，二者形成核糖核蛋白复合物，该复合物在 gRNA 的引导下，Cas9 蛋白对目标 DNA 序列进行特异性切割。利用 CRISPR/Cas9 系统构建基因敲除小鼠非常简便、高效：只需针对目的基因设计 gRNA，将体外转录好的 gRNA 和 Cas9 mRNA 混合，显微注射小鼠受精卵，造成基因组的双链 DNA 断裂（double strand break，DSB），从而诱发 DSB 损伤修复机制；通过非同源末端连接（non-homologous end joining，NHEJ），引起碱基的插入或删除，造成基因的移码突变，达到敲除基因的目的；或通过同源重组修复（homology-directed repair，HDR），在同源模板中加入点突变、loxP、GFP 等，将其引入目的基因，从而达到目的基因的点突变、条件性敲除、荧光蛋白融合标记等。将注射后的小鼠受精卵移植入代孕母鼠，F0 代小鼠出生，鉴定其基因编辑情况是否符合预期，阳性 F0 代小鼠与野生型交配得到 F1 代小鼠，再次进行基因型鉴定，从而建立稳定遗传的基因修饰小鼠品系，即可进行睡眠表型分析。

2016 年，研究人员开发了不依赖小鼠交配的 triple-target CRISPR 反向遗传学系统，针对目的基因设计了 3 个 gRNA，同时注射入小鼠受精卵，F0 代小鼠出现双等位基因突变的效率为 96%~100%，F0 代小鼠可直接进行表型分析，避开了传统反向遗传学中小鼠交配繁殖的步骤，缩短了研究周期。将 triple-target CRISPR 和基于呼吸的 sss 系统结合，研究人员对调控神经元钙离子依赖的超极化过程的基因进行了系统筛选，发现敲除 Kcnn2/3、Cacna1g/h、Camk2a/b 可减少睡眠时长，敲除 Atp2b3 可增加睡眠时长，揭示了神经元钙离子依赖的超极化过程调控睡眠时长。

2022 年，研究人员开发了 AAV 介导的成年鼠脑嵌合体（adult brain chimeric，ABC）细胞遗传筛选平台，该平台依赖能高效穿过血脑屏障、感染鼠脑神经细胞的 AAV-PHP.eB 载体，在成年鼠脑进行快速、高效的基因操纵并进行睡眠表型分析，包括 ABC-expression 过表达、基于 Cre-loxP 的 ABC-KO 敲除、基于 CRISPR/Cas9 的 ABC-CRISPR 敲除。ABC 系统有效绕开小鼠发育，对必需基因或冗余基因进行快速、高效的睡眠功能分析，并可进行大规模体细胞遗传筛选，鉴定全新的睡眠-觉醒调控基因。利用该体细胞遗传筛选平台，研究人员发现了首个在小鼠中调控睡眠时长的信号通路——LKB1-SIK3-HDAC4/5-CREB，揭示了转录调控睡眠时长的全新分子机制。

（三）小结与展望

过去 30 年来，以果蝇领衔的睡眠正向遗传学筛选，拉开了系统研究睡眠分子调控机制的帷幕，而随着全基因 RNAi、过表达，以及 CRISPR 等品系和资源的开发及利用，针对果蝇中具体信号通路/基因等的睡眠反向遗传学研究也在逐步开展。虽然果蝇和哺乳动物在睡眠行为和分子机制上有很强的保守性，但真正理解睡眠的调控机制还需要在模式动物小鼠上开展，包括利用全基因组层面的小鼠睡眠正向遗传学筛选、第一个睡眠相关重要突变 Sleepy 的发现与鉴定，并围绕 Sik3 基因及其相关通路展开了一系列机制探究，而近几年利用小鼠中 CRISPR 的延伸应用，小鼠睡眠的反向遗传学研究也正在如火如荼地进行。未来随着反向遗传学与神经环路调控结合等技术与方法的应用，我们有理由相信未来科学家们会对睡眠的分子及神经环路调控机制产生更深刻的理解，为人类最终破解睡眠之谜奠定坚实的基础。

第六节　展　望

睡眠研究的发展历来依赖于研究手段的进步。未来更多新兴技术的广泛应用必将对睡眠科学研究起到重大推动作用。

睡眠调控机制的复杂性决定了需要更加全面的研究手段。首先，研发可将基因、分子、神经环路和系统等不同层面的新技术相结合，能更加全面地解析睡眠的调控机制。其次，睡眠是大脑和身体的总体状态，因此需要从全脑尺度和中枢-外周相结合的新方法进行研究，这也将为我们理解睡眠调控的整体机制和睡眠功能提供新的思路。此外，睡眠研究离不开多学科的交叉协作。心理学、神经科学、生物医学等领域新技术手段的引入，必将产生更多令人振奋的创新成果。

总的来说，睡眠科学研究正处于一个激动人心的时期。新兴技术的不断涌现必将推动睡眠研究取得更多突破性进展，为改善人类睡眠健康提供坚实支撑。

本章由徐敏教授（副主编）负责

编委　张珞颖

编　者　李毓龙　袁向山　李　祺　张　哲　梁智锋　胡　波　王　露　张　勇

思　考　题

1. 请简述不同睡眠-觉醒行为评估方法的优缺点。
2. 试比较在体多通道记录和光纤记录在监测睡眠-觉醒周期中神经元活动的优缺点。
3. 请思考神经环路经典示踪技术与病毒介导的神经环路示踪技术的优缺点。
4. 如何使用病毒实现特定神经元细胞亚群的神经示踪？
5. 请思考将光遗传学和化学遗传学技术应用于临床还存在哪些困难和阻碍？
6. 请思考磁共振技术用于睡眠相关研究有哪些优缺点？
7. 请思考正向和反向遗传学筛选睡眠突变体的优势和劣势？
8. 除了光和化学遗传学神经活性操控工具外，你觉得还可能开发出哪些神经活性操控工具？

参　考　文　献

杜久林, 毕国强, 骆清铭, 等. 2016. 脑科学研究新技术. 中国科学院院刊, 31(7): 783-792.

韩济生. 2022. 神经科学. 北京: 北京大学医学出版社.

李和, 周莉. 2014. 组织化学与细胞化学技术. 北京: 人民卫生出版社.

Chen KS, Xu M, Zhang Z, et al. 2018. A hypothalamic switch for REM and non-REM sleep. Neuron, 97(5): 1168-1176.

Cirelli C, Bushey D, Hill S, et al. 2005. Reduced sleep in drosophila shaker mutants. Nature, 434: 1087-1092.

Deisseroth K. 2015. Optogenetics: 10 years of microbial opsins in neuroscience. Nature Neuroscience, 18(9): 1213-1225.

DeNardo L, Luo LQ. 2017. Genetic strategies to access activated neurons. Curr Opin Neurobiol. (45): 121-129.

Dong C, Zheng Y, Long-Iyer K, et al. 2022. Fluorescence imaging of neural activity, neurochemical dynamics, and drug-specific receptor conformation with genetically encoded sensors. Annual Review of Neuroscience, 45: 273-294.

Dong H, Li M, Yan Y, et al. 2023. Genetically encoded sensors for measuring histamine release both in vitro and in vivo. Neuron, 111(10): 1564-1576.

Flores AE, Flores JE, Deshpande H, et al. 2007. Pattern recognition of sleep in rodents using piezoelectric signals generated by gross body movements. IEEE Transactions on Bio-medical Engineering, 54: 225-233.

Funato H, Miyoshi C, Fujiyama T, et al. 2016. Forward-genetics analysis of sleep in randomly mutagenized mice. Nature, 539: 378-383.

Hernandez AB, Kirkness JP, Smith PL, et al. 2012. Novel whole body plethysmography system for the continuous characterization of sleep and breathing in a mouse. Journal of Applied Physiology, 112: 671-680.

Hong G, Lieber CM. 2019. Novel electrode technologies for neural recordings. Nature Reviews in Neuroscience, 20: 330-345.

Jing M, Li YX, Zeng JZ, et al. 2020. An optimized acetylcholine sensor for monitoring in vivo cholinergic activity. Nature Methods, 17(11): 1139-1146.

Melonakos ED, Moody OA, Nikolaeva K, et al. 2020. Manipulating neural circuits in anesthesia research. Anesthesiology, 133(1): 19-30.

Pack AI, Galante RJ, Maislin G, et al. 2007. Novel method for high-throughput phenotyping of sleep in mice. Physiological Genomics, 28: 232-238.

Peng W, Wu Z, Song K, et al. 2020. Regulation of sleep homeostasis mediator adenosine by basal forebrain glutamatergic neurons. Science(New York), 369(6508): eabb0556.

Prakash R, Yizhar O, Grewe B, et al. 2012. Two-photon optogenetic toolbox for fast inhibition, excitation and bistable modulation. Nat Methods, 9(12): 1171-1179.

Ren S, Wang Y, Yue F, et al. 2018. The paraventricular thalamus is a critical thalamic area for wakefulness. Science(New York), 362(6413): 429-434.

Roth B L. 2016. DREADDs for neuroscientists. Neuron, 89(4): 683-694.

Shemesh OA, Tanese D, Valeria Zampini V, et al. 2017. Temporally precise single-cell-resolution optogenetics. Nat Neurosci, 20(12):1796-1806.

Sun F, Zhou JH, Dai B, et al. 2020. Next-generation GRAB sensors for monitoring dopaminergic activity in vivo. Nature Methods, 17(11): 1156-1166.

Sunagawa GA, Sumiyama K, Ukai-Tadenuma M, et al. 2016. Mammalian reverse genetics without crossing reveals Nr3a as a short-sleeper gene. Cell Reports, 14: 662-677.

Wang G, Li Q, Xu J, et al. 2022. Somatic genetics analysis of sleep in adult mice. Journal of Neuroscience, 42(28): 5617-5640.

Wang WJ, Wildes CP, Pattarabanjird T, et al. 2017. A light- and calcium-gated transcription factor for imaging and manipulating activated neurons. Nat Biotechnol, 35(9): 864-871.

Xu Y, Toh K L, Jones C R, et al. 2007. Modeling of a human circadian mutation yields insights into clock regulation by PER2. Cell, 128(1): 59-70.

Yamaguchi H, Hopf FW, Li SB, et al. 2018. In vivo cell type-specific CRISPR knockdown of dopamine beta hydroxylase reduces locus coeruleus evoked wakefulness. Nat Commun, 9(1): 5211.

Yao SQ, Yuan P, Ouellette B, et al. 2020. RecV recombinase system for in vivo targeted optogenomic modifications of single cells or cell populations. Nat Methods, 17(4): 422-429.

Yu Y, Qiu Y, Li G, et al. 2023. Sleep fMRI with simultaneous electrophysiology at 9.4 T in male mice. Nat Commun, 14(1): 1651.

第三章　睡眠-觉醒分期和生理调控

　　睡眠是动物界普遍存在的生理现象。目前，我们对睡眠行为的认识主要基于对哺乳动物睡眠的研究。哺乳动物的睡眠可根据脑电活动进一步细分为不同的睡眠时相。睡眠与觉醒，以及不同睡眠时相的发生受到了多种因素的综合调控。在本章中，我们将首先介绍睡眠-觉醒周期不同时相的特征，然后从神经环路、睡眠稳态、生物节律和基因调控等方面讲解睡眠-觉醒周期的调控机制。

第一节　觉醒与睡眠各期的脑电特征和睡眠分期

　　觉醒和睡眠都是大脑的重要功能活动。除了行为上的区别，我们还可以通过分析脑电特征来客观判定觉醒、睡眠及不同的睡眠时相。

一、脑　　电

　　脑电是由大脑皮质神经元群体电活动产生的。神经元的电活动会在头皮上形成微弱的电信号，可以通过脑电记录仪进行测量。1875 年，英国生理学家理查德·卡顿（Richard Caton）第一次从家兔和猴的大脑皮质上记录到了脑电活动。1929 年，德国精神病学家汉斯·伯杰（Hans Berger）首次记录到了人的脑电活动，并发现人的脑电在睡眠和觉醒状态下存在显著差异。脑电活动的发现和脑电图（electroencephalogram，EEG）记录技术的应用使得人们开始客观认识睡眠的过程。

　　根据 EEG 频率和幅度的不同，通常可将脑电活动分为 δ、θ、α、β 和 γ 共 5 种波（图 3-1-1，表 3-1-1）。

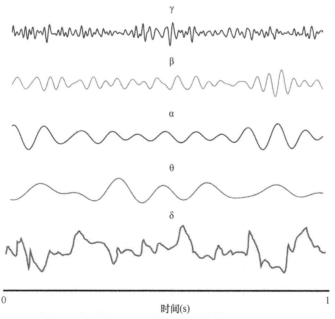

图 3-1-1　脑电波形示意图

表 3-1-1　正常成年人脑电活动的波形特征、常见部位和出现条件

频段	频率（Hz）	波幅（μV）	常见部位	出现条件
δ	0.5～4.0	100～200	颞叶、枕叶	深睡眠、麻醉或昏迷期
θ	4～8	50～100	颞叶、顶叶	浅睡眠期
α	8～13	30～50	枕叶	成人闭眼、放松的觉醒状态
β	13～30	≤30	额叶、顶叶	觉醒并处于脑活动活跃状态
γ	>30	无特定范围	大脑皮质	觉醒并专注于某件事时

　　睡眠时还会出现一些波形较为特殊的正常脑电波，如 σ 波[11～16Hz，即梭形波或纺锤波（spindle），起源于丘脑网状核]、κ 复合波（先负相后正相的高幅慢波，与＜1Hz 的慢波有关）等。

二、睡　眠　时　相

　　根据睡眠时的脑电和生理活动（如眼动、肌肉活动、呼吸、心率等），睡眠周期可分为非快速眼动（non-rapid eye movement，NREM）睡眠和快速眼动（rapid eye movement，REM）睡眠。NREM 睡眠早期被分为Ⅰ、Ⅱ、Ⅲ、Ⅳ 4个阶段。2007 年美国睡眠医学会更新了睡眠判读指南，将Ⅲ、Ⅳ期合并为 N3 期。因此，现在通常将 NREM 睡眠分为 N1、N2、N3 三个阶段。

　　1. NREM 睡眠 N1 期　清醒转入睡眠的过渡阶段，有缓慢的眼球运动。脑电 α 波逐渐减少，出现低波幅的 θ 波和 β 波，但以 θ 波为主；该阶段的脑电频率比觉醒期稍低，波幅趋于平坦。N1 期会很快过渡到 N2 期。

　　2. NREM 睡眠 N2 期　N2 期紧接在短暂的 N1 期后。脑电特征是在 θ 波的背景上出现 σ 波（持续 0.5～1.0s、周期 100～300ms、波幅 100～300μV）和 κ 复合波（时程≥0.5s，波幅≥220μV）。

　　3. NREM 睡眠 N3 期　即深度睡眠期，通常无眼球运动，EEG 出现中高波幅 δ 波。δ 波的比例反映睡眠深度，随着睡眠深度加深，δ 波逐渐成为主导波形，故这一阶段又称为慢波睡眠（slow wave sleep，SWS）。

　　在 NREM 睡眠中，大脑皮质神经元活动趋向步调一致，脑电频率逐渐减慢、波幅逐渐增高、δ 波所占比例逐渐增多，表现出同步化趋势（图 3-1-2），因此 NREM 睡眠又称同步化睡眠。在 NREM 睡眠阶段，视、听、嗅和触等感觉输入及骨骼肌反射，以及循环、呼吸和交感神经活动等均随睡眠

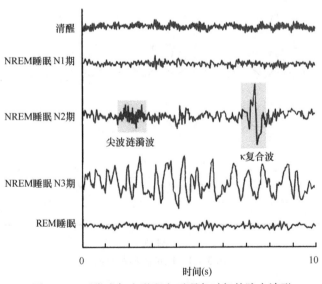

图 3-1-2　正常成年人觉醒和睡眠各时相的脑电波形

的加深而降低，且比较稳定。人类 NREM 睡眠 N1、N2 期为浅睡期，N3 期为深睡期。实验小鼠等动物的 NREM 睡眠各阶段不能被明确区分，整个 NREM 睡眠基本等同于人的慢波睡眠。

4. REM 睡眠　脑电特征与觉醒期类似，呈现低波幅混合频率波，并间断出现 θ 波，但在行为上却表现为睡眠状态，因此 REM 睡眠也称快波睡眠（fast wave sleep）或异相睡眠（paradoxical sleep，PS）。REM 睡眠时伴有阵发性快速眼球运动，因而这一阶段又被称为快速眼动睡眠期。REM 睡眠的定义和特性详见本章第二节"快速眼动睡眠和梦境"。

三、夜间睡眠结构

正常成年人整夜睡眠中 NREM 睡眠和 REM 睡眠周期性交替发生。入睡后先进入 NREM 睡眠，从 N1 期开始，持续 3～7min，然后进入 N2 期，持续 10～25min，接着进入 N3 期，此期从几分钟到 1h 不等。N3 期结束后，又回到 N2 期或 N1 期，然后转入第一次 REM 睡眠。第一次 REM 睡眠通常持续时间较短，为 5～10min。从 NREM 睡眠开始到第一次 REM 睡眠结束为第一个睡眠周期。REM 睡眠后又转入 NREM 睡眠，顺序为浅（N1、N2 期）－深（N3 期）－浅（N1、N2 期），再进入第二次 REM 睡眠（图 3-1-3）。一般成年人每晚有 4～6 个 NREM-REM 睡眠周期，从一个 REM 睡眠到下一个 REM 睡眠平均间隔为 90min。在整夜睡眠的后半程，深度睡眠逐渐减少甚至消失，REM 睡眠时间逐渐增加。

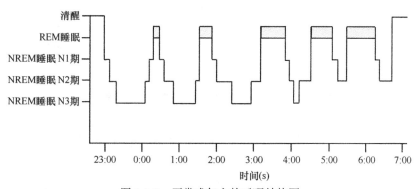

图 3-1-3　正常成年人的睡眠结构图

值得注意的是，虽然 NREM 睡眠的各个阶段与 REM 睡眠均可直接转变为觉醒状态，但健康成年人不会直接由觉醒状态进入 REM 睡眠，而是先进入 NREM 睡眠再进入 REM 睡眠，而发作性睡病（narcolepsy）的特征之一就是可以直接由觉醒状态进入 REM 睡眠。

四、睡眠时相的发育与种属特征

（一）睡眠时相的发育特征

人的睡眠时相与年龄密切相关。新生儿多数时间处于睡眠状态，脑电活动主要是交替型脑电图，表现为交替出现的不成熟脑电活动和高波幅混合频率波，缺乏 σ 波和 α 波。出生 2～3 个月后交替型脑电活动逐渐消失，6 个月开始出现自发 K 复合波，1 岁以后 σ 波和 α 波分化良好，NREM 睡眠的 3 个阶段可以被区分，此时可正式使用成年人的睡眠分期标准。

幼儿在 3～5 岁时，慢波睡眠时间最长，NREM 睡眠以 N3 期为主。从儿童到青春期，慢波睡眠和 REM 睡眠逐渐减少，N1 和 N2 期比例逐渐增大。成年人的深度睡眠一般不超过睡眠总时间的 15%～20%。从中年起 δ 波开始减少，60 岁后 N3 期睡眠显著减少，δ 波幅度减低，75 岁以后 N3 期睡眠基本消失，老年男性的睡眠变化早于同龄女性。有研究推测，这种变化与大脑皮质神经元突触密度减少、突触活动下降有关，是中枢神经系统早期老化的指标。

REM 睡眠在生命早期占有重要地位。在个体发生学上，REM 睡眠被认为是原始的睡眠状态，当 NREM 睡眠与觉醒随着个体成熟而出现时，REM 睡眠时间逐渐减少。新生儿入睡时通常先进入 REM 睡眠，直到出生 3～4 个月后这种现象才逐渐消失。婴儿 REM 睡眠占总睡眠时间的 50%～60%，随年龄增长 REM 睡眠比例逐渐减少，2 岁以后稳定于 20%～25%。老年人 REM 睡眠的比例稍有下降，80 岁以上占 18%左右。

从一个 REM 睡眠到下一个 REM 睡眠的间隔时间也随年龄发生变化。新生儿 REM 睡眠平均间隔为 45～50min，1 岁幼儿为 50～60min，6 岁左右进一步延长至 60～75min，青春期和青年期为 85～110min，此后无明显变化。

（二）睡眠时相的种属特征

睡眠是广泛存在于动物界的生理现象。昆虫、鱼类、两栖类等低等动物也具有类似于睡眠的行为，表现为活动静止，但当受到强烈刺激时可迅速恢复为活动状态。爬行动物（如龟、蛇、蜥蜴）也表现出原始的脑电活动迹象；在鳄目类宽吻鳄的行为静止期，人们可以记录到慢波睡眠和高振幅尖波脑电。鸟类具有与哺乳动物相似的 NREM-REM 睡眠周期，但缺乏 NREM 睡眠分期和 σ 波。哺乳动物的 NREM 睡眠可以进一步细分为不同的睡眠时相，这可能与它们新皮质的进一步演化有关。值得一提的是，常用实验动物的 NREM 睡眠通常没有阶段划分（小鼠）或分为两个阶段（大鼠）。

哺乳动物的睡眠时长存在显著的种属差异。例如，考拉每天的睡眠时间长达 22h，狮子每天睡 20h，蝙蝠每天睡 19h，大象和长颈鹿每天睡 3～4h，而兔子一天只睡几分钟。这种差异可能与天敌威胁或食物获取方式有关，也可能与动物的体重或代谢率相关。能量储备较低的物种可能需要更多的睡眠以减少能量消耗。

第二节　快速眼动睡眠和梦境

一、快速眼动睡眠的定义及不同种属的特征

1953 年，美国科学家尤金·阿泽林斯基（Eugene Aserinsky）和纳撒尼尔·克莱特曼（Nathaniel Kleitman）发现婴儿在安静睡眠后可出现周期性快速眼球运动，并将这一阶段命名为快速眼动（REM）睡眠。临床上，可以根据多导睡眠监测（polysomnography，PSG）记录的脑电图（EEG）、眼动图（EOG）和肌电图（EMG）来区分 NREM 睡眠与 REM 睡眠。REM 睡眠的脑电活动与觉醒期类似，表现为低波幅混合频率波并间断出现 θ 波。REM 睡眠期的典型行为特征包括：眼电活动显著增强（50～60Hz），出现阵发性快速眼球运动；肌电活动显著下降甚至消失，尤其是颈后及四肢肌肉的抑制更为显著，呈姿势性肌张力松弛状态。此外，REM 睡眠期被唤醒的人中有 90%～95% 报告正在做梦，且往往梦境清晰生动。在 REM 睡眠期间，常出现相位性中耳肌活动、呼吸频率和心率增加、冠状动脉血流突然增加等特征性变化。在整夜睡眠中，通常有 4～5 个 REM 睡眠周期，前半夜 REM 睡眠较短，后半夜则较长。每晚 REM 睡眠的总时长为 90～120min。

REM 睡眠主要存在于陆生哺乳动物和鸟类。最新研究表明，低等动物也具有哺乳动物 REM 睡眠的一些特征，这提示 REM 睡眠可能是睡眠过程的一个保守特征。虽然陆生哺乳动物似乎都具有典型的 REM 睡眠，但海洋哺乳动物却有不同的表现。例如，海豚和鲸几乎没有或根本没有 REM 睡眠的迹象，但鲸在静止期会出现肌肉痉挛，这可能是 REM 睡眠的一种行为表现。这些海洋哺乳动物没有表现出典型的 REM 睡眠行为特征，但在脑干中仍可能表现出"类 REM"的细胞活动模式。另外，海象、海豹等某些海洋哺乳动物具有典型的 REM 睡眠。

不同物种每天的 REM 睡眠量差异较大。例如，马、长颈鹿和大象的 REM 睡眠时间很短（< 1h），而雪貂、鸭嘴兽和家猫的 REM 睡眠时长为 3～8h。REM 睡眠的模式也具有物种差异。例如，小鼠 REM 睡眠每 10～15min 发生 1 次，而人的 REM 睡眠每 90～120min 发生 1 次。有研究表明，

REM 睡眠周期的长度（从一个 REM 睡眠期开始到下一个 REM 睡眠期开始的时间）与大脑或身体质量有关，小动物比大动物 REM 睡眠发生的频率更高。

同一个物种每天的 REM 睡眠量也是不稳定的。REM 睡眠量与动物的发育年龄有关，并且可以随环境和生态压力而改变。例如，新生哺乳动物，尤其是发育不成熟的个体，大部分时间都处于 REM 睡眠状态，随后 REM 睡眠量逐渐下降，最终在发育成熟期达到稳定状态。北方海豹在陆地上睡觉时表现出 REM 睡眠，但在海上睡觉时却很少出现。

二、梦

梦是睡眠过程中常见而有趣的一种生理现象。梦境研究有两个最基本的科学问题：梦是如何产生的？梦的生物学功能是什么？或者说，梦境到底是有重要功能的主动过程还是睡眠行为的副产物？这些问题尚无明确答案，主要原因是缺乏可用的动物模型。值得注意的是，梦不仅发生在 REM 睡眠期，也发生在 NREM 睡眠期。

梦境内容较为复杂，有的是过去经历的类似重复，有的则是对未来的预测。有时梦境较有理性，具有一定的逻辑性，甚至具有创造性，而有时梦境则缺乏理性，甚至荒诞离奇。梦境究竟意味着什么呢？19 世纪晚期，弗洛伊德（Freud）对梦境进行了解析。他认为梦是由无意识的欲望所驱动的，将梦境分为显性和隐性梦境，隐性梦境被解释为是与潜意识相关的幻想。弗洛伊德在梦的研究上开启了独特篇章，但是这些观点更多的是对梦表象的推演，没有客观生物学证据支撑。

自 20 世纪 50 年代，人们对梦的研究渐渐有了更多客观的研究手段。在此基础上，多个新的理论进一步被提出，以试图揭示梦的意义。"威胁模拟理论"认为，梦是一种古老的防御机制，它能反复模拟潜在的威胁事件，提供进化上的优势。"连续论"则认为脑的精神活动有连续性，梦境可反映目前的大脑活动。

梦境又是怎样起源的呢？1977 年，霍布森（Hobson）等提出"激活-合成"理论，该理论认为脑桥产生了内源性激活信号，该信号激活了记忆相关脑区，并被视皮质合成为有意义的片段，这样的片段成为梦境的本体。"AIM 模型"是解释梦境起源的另一经典模型。"A"表示激活，是指在脑干激活信号下，梦境期大脑皮质高度激活，类似于觉醒状态；"I"表示输入与门控，内部的神经活动与外部的感觉输入被隔离；"M"表示调制，梦境发生与胆碱能和单胺能神经调质的调控相关。然而，"激活-合成"理论和"AIM 模型"均面临着挑战，在脑干受损的患者中，即使脑干激活信号减弱或消失，其仍然会有梦境。

梦境的本质是什么呢？笔者认为，从觉醒期进入 NREM 睡眠时，脑认知中枢功能网络包括思维、情感价值判断和记忆等逐渐全面降低。进入 REM 睡眠相关的梦境时，记忆网络包括海马、内嗅皮质等脑区则会激活，记忆回放的信息输入至前额叶和后扣带回等联络皮质构成的思维网络，从而产生了梦境。因此，梦境的本质可能为，在模糊的自我意识下，大脑联合皮质思维网络所进行的自发活动。脑功能成像的研究结果也支持这一观点（图 3-2-1）。

研究发现，当人处于梦境时自我意识水平可能会出现动态波动。梦境中如果自我意识非常清晰，容易导致清醒梦的发生，其特点是受试者能够明确地觉知自己的状态，知晓自己在做梦，甚至能主动控制梦境的部分内容。清醒梦中前额叶皮质的活动水平介于觉醒和正常梦境之间（图 3-2-2），会出现类似于觉醒状态的 40Hz 高频脑电活动。

正常梦境由于肌张力降低，思维活动不会表现出运动行为。若不能有效地降低肌张力，梦境中思维活动将触发行为反应，引起 REM 睡眠行为障碍（REM sleep behavior disorder，RBD）。RBD 患者会将梦中的动作不由自主地表现出来，出现肢体的舞动、蹬踢，有时会伴有惊恐地喊叫。

梦境究竟有什么功能意义呢？近年来的一些研究提示，梦境本身可能并无特殊意义，它可能仅是 REM 睡眠进行信息处理的副产品。在 REM 睡眠期，一方面记忆信息重演，导致思维网络激活，其主要目的是塑造思维网络处理信息的方式；另一方面，REM 睡眠对已获得的记忆需进

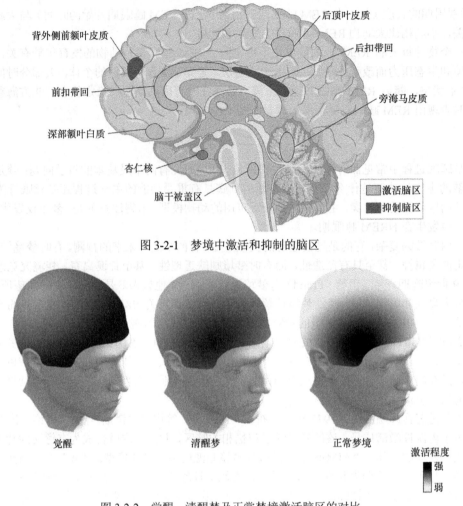

图 3-2-1 梦境中激活和抑制的脑区

图 3-2-2 觉醒、清醒梦及正常梦境激活脑区的对比

行再处理,包括重要记忆信息的巩固和非必要信息的删除等。无论是思维网络处理信息方式的塑造,还是具体记忆信息的巩固,都需要思维和记忆网络的重新激活,当记忆和思维被重新激活时,梦境也随之产生。

第三节　睡眠-觉醒发生的神经环路

睡眠-觉醒周期中不同的脑功能状态受脑内睡眠-觉醒发生的神经环路所控制,睡眠-觉醒的周期性变化是脑内觉醒和睡眠发生神经环路相互作用动态平衡的结果。本部分拟先介绍觉醒发生的神经环路机制,然后探讨 NREM 和 REM 睡眠发生的神经环路机制。

一、觉醒发生的神经环路

20 世纪初,奥地利神经学家冯·埃科诺莫(von Economo)在对病毒性脑炎患者进行尸检时发现,下丘脑后侧核团的病变可导致严重嗜睡,引起觉醒维持障碍。比利时神经生理学家布雷默(Bremer)在猫身上进行了系统的脑横断研究,进一步确定了调控觉醒的脑区。当延髓尾端与脊髓之间横断时,上位离断脑仍表现出正常的睡眠-觉醒周期,而当在上、下丘脑之间横断中脑时,上位离断前脑则呈现出类似长期昏睡无法觉醒的状态,这提示中脑区域对于维持觉醒较为重要。

1949 年，意大利神经生理学家莫鲁齐（Moruzzi）和美国神经科学家马古恩（Magoun）共同发现，激活脑干的"网状结构"可以引起脑电去同步化，使动物从麻醉状态快速转变为类似觉醒的状态，而损毁"网状结构"则使猫处于昏睡状态，由此提出"上行网状激活系统"（ascending reticular activating system，ARAS）的概念。ARAS 接受躯体和内脏的感觉输入，形成网状纤维束并支配中枢神经系统各个区域，对于维持觉醒至关重要。近几十年来，觉醒发生的多个核团/脑区及其细胞亚型已被鉴定，其主要位于脑干、间脑、皮质下核团等多个大脑区域（图 3-3-1）。

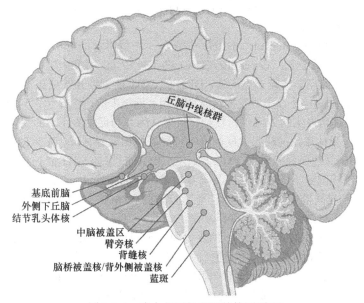

图 3-3-1 脑内主要促觉醒的核团/脑区

（一）脑干内促觉醒核团/脑区及其环路联系

脑干内促觉醒神经元主要包括脑桥被盖核/背外侧被盖核乙酰胆碱能、蓝斑核去甲肾上腺素能、背侧中缝核 5-羟色胺能、腹侧被盖区多巴胺能、臂旁核谷氨酸能等神经元等。这些脑干促觉醒神经元发出上行投射纤维相伴而行，一部分沿背侧延伸至丘脑，另外一部分沿腹侧延伸至下丘脑和基底前脑，由背侧和腹侧两条途径引起皮质广泛兴奋，从而促进觉醒发生。

脚桥被盖核（pedunculopontine tegmental nucleus，PPT）/背外侧被盖核（laterodorsal tegmental nucleus，LDT）位于脑桥和中脑交界处，是脑干中乙酰胆碱（acetylcholine，ACh）能神经元分布的主要部位。LDT 和 PPT 的 ACh 能神经元在觉醒时活跃，NREM 睡眠时活动减弱，REM 睡眠又重新活跃。ACh 通过作用于烟碱型 N 受体和毒蕈碱型 M_1 受体直接兴奋丘脑皮质中继核，并通过作用于毒蕈碱型 M_2 受体抑制丘脑网状核而间接兴奋丘脑皮质中继核，进而促进大脑皮质兴奋。近年来的研究显示，应用化学遗传学手段选择性激活 PPT 内 ACh 能神经元，可强烈抑制 NREM 睡眠期脑电的慢波活动，减少 NREM 睡眠发生；相反，应用光遗传学方法激活 PPT 或 LDT 区域的 ACh 能神经元则可引起觉醒时长增加。

此外，PPT 内谷氨酸能神经元在觉醒的发生中亦起着一定的作用，激活 PPT 中谷氨酸能神经元可导致 NREM 睡眠时间显著减少，而损毁 PPT 内谷氨酸能神经元可导致觉醒维持障碍。

蓝斑（locus coeruleus，LC）位于脑桥前背部第四脑室底，是脑内去甲肾上腺素（noradrenaline，NA）能神经元分布最多、最集中的部位。与 PPT/LDT 的胆碱能神经元不同，LC 内 NA 能神经元可以整合外界刺激，并广泛投射至大脑各个脑区，对维持觉醒状态起到了重要作用。LC 内 NA 能神经元的放电活动在觉醒期活跃，NREM 睡眠时减弱，REM 睡眠时几乎停止。光遗传激活 LC 的 NA 能神经元可将小鼠从睡眠中迅速唤醒，光遗传抑制该群神经元则减少觉醒时长，促进 NREM 睡眠，损毁 LC 导致动物觉醒时间显著降低。NA 对神经元的效应依赖于其不同受体类型。α_1 受体通过关闭 K^+ 通道使基底前脑 ACh 能神经元去极化，促进觉醒发生；α_2 受体通过开放 K^+ 通道使腹外侧视前区（ventrolateral preoptic area，VLPO）促睡眠的神经元超极化，也可抑制睡眠发生，但全脑范围 α_2 受体激活能抑制觉醒水平。临床上，通过激活 α_2 受体发挥作用的药物，如可乐定、右美托咪定等，均可以减少觉醒，具有催眠和镇静作用。应激刺激可激活 LC 神经元，使其合成并分泌 NA，调控前额叶（prefrontal cortex，PFC）的功能，进而提高注意力和警戒水平。此外，LC 的 NA 能神经元也可使得下丘脑-垂体-肾上腺轴激活，兴奋交感神经并抑制副交感神经，进一步调动机体潜能，以更好地应对外界刺激。

　　背侧中缝核（dorsal raphe nucleus，DRN）位于脑干中缝附近，主要包括 5-羟色胺（又名血清素，serotonin，5-HT）和多巴胺（dopamine，DA）两类神经元。背侧中缝核投射至大脑多个区域，包括丘脑、杏仁核和 PFC 等。传统观点认为，DRN 的 5-HT 能神经元放电在觉醒期最活跃，NREM 睡眠时减弱，REM 睡眠时停止，主要发挥促觉醒作用。近年来的研究显示，5-HT 受体亚型种类繁多，作用于不同的受体所产生的效应较为复杂。目前认为参与促觉醒作用的受体主要有 $5-HT_{1A}$ 和 $5-HT_3$。选择性 $5-HT_3$ 受体激动剂注入大鼠侧脑室可显著增加觉醒时长，减少 REM 和 NREM 睡眠。但 5-HT 还可通过抑制其他促觉醒系统，降低大脑皮质的兴奋性，如 5-HT 能神经元可能通过 $5-HT_{1A}$ 受体直接抑制外侧下丘脑区下丘脑泌素（又名食欲素，hypocretin/orexin）肽能神经元，也可能通过调控 GABA 能神经元间接抑制食欲素神经元，进而抑制觉醒状态；应用选择性 5-HT 再摄取抑制药氟西汀，机体也表现出白天嗜睡、夜晚活动增加、肌张力提高等复杂生理活动。5-HT 能神经元的作用还可能与其在睡眠-觉醒不同状态下的放电模式不同有关。采用不同模式的光遗传刺激激活 DRN 的 5-HT 能神经元可双向调节睡眠-觉醒行为，紧张性光遗传刺激（tonic optogenetic stimulation）可促进小鼠睡眠的发生；相反，簇状光遗传刺激（burst optogenetic stimulation）可显著增加觉醒时长。大部分 5-HT 能神经元还可释放谷氨酸，其促觉醒功能还可能部分由其释放的谷氨酸所介导。此外，DRN 内 DA 能神经元在觉醒期可显著激活，在觉醒维持中起着重要作用。光遗传激活这些 DA 能神经元可促进觉醒发生；相反，化学遗传学抑制 DA 神经元则促进睡眠发生。

　　臂旁核（parabrachial nucleus，PB）位于脑桥，主要接受体温、内脏、疼痛、瘙痒等多种感觉信息输入。PB 被小脑的输出纤维束分割成内侧（PBil）和外侧（PBel）两个部分，其中 PBil 的谷氨酸能神经元主要投射到基底前脑，而 PBel 的谷氨酸能神经元则广泛投射到外侧下丘脑、基底前脑和杏仁核等脑区。PB 对睡眠-觉醒的调节至关重要，PBel 区域谷氨酸能神经元损伤后使觉醒水平降低，EEG 表现出 δ 波增加，甚至导致动物出现昏迷或持续植物状态。此外，近年研究发现小鼠 PBel 的谷氨酸能神经元可被高浓度二氧化碳激活，光遗传抑制则能阻止高浓度二氧化碳引起的睡眠向觉醒转换。因此，PBel 被认为可能与睡眠呼吸障碍患者夜间间歇性高碳酸血症引起的睡眠片段化症状有关。

　　中脑腹侧被盖区（ventral tegmental area，VTA）位于中脑靠近黑质（substantia nigra，SN）和红核（red nucleus）的区域。VTA 主要的投射靶区有伏隔核、PFC、海马（hippocampus）等多个核团/脑区。VTA 主要有 DA 能、谷氨酸能以及 GABA 能 3 种类型的神经元。VTA 的 DA 能神经元对奖赏、社交等一系列行为具有重要的调控作用，但早期其促觉醒功能一直备受争议。与 NA 能等单胺类神经元特有的觉醒期高频放电不同，在觉醒和 REM 睡眠期均可见 DA 能神经元的放电增加，觉醒时细胞外 DA 递质水平也仅小幅升高。近年来的研究发现，光遗传激活 VTA 的 DA 能神经元可以迅速诱发睡眠向觉醒转换，而抑制这类神经元，即使动物面对食物或潜在伴侣等高动机条件时，仍可显著抑制觉醒，还可促进动物产生睡眠相关的筑巢行为。

　　外源性影响 DA 递质释放的药物可能影响睡眠-觉醒周期，如苯丙胺（安非他明）可刺激 DA 的释放，进而增加觉醒，减少 NREM 睡眠，因此，苯丙胺可用于治疗猝倒症和 DA 功能低下相关的嗜睡症状。VTA 内 DA 能神经元还介导了急性黑暗暴露导致的觉醒增加。将夜行动物急性暴露在黑暗环境中，视网膜对中脑上丘（superior colliculus，SC）的 GABA 能神经元的兴奋作用减弱，进而解除 SC 对 VTA 内 DA 能神经元的抑制，VTA 中 DA 能神经元兴奋，产生促觉醒效应。

VTA 区域含有表达一氧化氮合酶-1（nitric oxide synthase-1，NOS1）的谷氨酸能神经元，这些神经元通过兴奋伏隔核与外侧下丘脑的神经元促进觉醒。化学遗传激活 VTA 谷氨酸能神经元也可引起觉醒时间显著增长，损毁该类神经元的动物虽仍能觉醒，但对新异刺激不再表现出探究行为。VTA 谷氨酸能神经元的促觉醒作用可能通过兴奋 VTA 内部的 DA 能神经元而实现。此外，VTA 的 GABA 能神经元也可能通过抑制 VTA 内的 DA 能与谷氨酸能神经元参与睡眠-觉醒调控。

LC 腹内侧区位于脑桥中部，其包含神经肽 S（neuropeptide S，NPS）阳性神经元，NPS 阳性神经元亦被发现具有较强的促觉醒作用。NPS 由 20 个氨基酸组成，是脑内含量较少的神经肽之一。大鼠侧脑室注射低剂量 NPS 即可促进觉醒时间显著增加，伴随睡眠各期时间减少。一些研究显示，NPS 可能作用于下丘脑组胺能神经元等，NPS 可使这些神经元的 c-Fos 蛋白表达增加，但其是否为直接作用仍不清楚。

（二）间脑促觉醒核团/脑区及其环路联系

间脑促觉醒系统包括下丘脑结节乳头体核（tuberomammillary nucleus，TMN）组胺能神经元、外侧下丘脑区的食欲素肽能神经元、丘脑中线核群谷氨酸能以及外侧下丘脑 GABA 能神经元。

TMN 位于下丘脑后部，是脑内组胺能神经元唯一分布的脑区。TMN 神经元的自发性放电活动随觉醒-睡眠周期而发生变化，觉醒时放电频率最高，NREM 睡眠期减缓，REM 睡眠期中止。脑内组胺的水平也呈明显的睡眠-觉醒时相依赖性，觉醒期组胺的释放量是睡眠期的 4 倍。在脑内，组胺受体主要包括 H_1、H_2 和 H_3 三种 G 蛋白偶联受体，发挥促觉醒作用的主要为 H_1 和 H_2 受体。阻断 H_1 受体或抑制组胺合成酶降低脑内组胺均可诱发嗜睡、觉醒片段化。第一代 H_1 受体阻断药有明显的嗜睡作用。H_3 受体表达于组胺能神经元轴突末梢，是一种抑制组胺释放的自受体，H_3 受体拮抗剂等可促进组胺释放而促进觉醒发生。化学遗传激活 TMN 的组胺能神经元可导致觉醒水平和运动能力增加。TMN 组胺能神经元还能释放 GABA 抑制性神经递质。特异性敲除 TMN 组胺能神经元内合成 GABA 递质的基因，抑制组胺能神经元 GABA 递质的释放，可导致小鼠觉醒时间延长，入睡潜伏期显著延长，表明 TMN 组胺能神经元调控睡眠-觉醒状态依赖于其释放的组胺和 GABA 神经递质相互作用。此外，TMN 核团中的谷氨酸能神经元直接投射至皮质，化学遗传学方法激活该类神经元后，能显著诱发觉醒；相反，选择性抑制此类谷氨酸能神经元，将减少觉醒，降低脑电中 θ 和 γ 波的强度。

外侧下丘脑区有一类分泌食欲素的特殊神经肽能神经元，该群神经元具有极强的促觉醒作用，这是继经典 ACh 能、单胺能促觉醒神经元确立后新发现的神经肽类促觉醒神经元。食欲素的合成仅存在于外侧下丘脑的神经元中，包括食欲素 A（含 33 个氨基酸残基）和食欲素 B（含 28 氨基酸残基），通过两个 G 蛋白偶联受体，即 1 型和 2 型受体发挥效应。食欲素能神经元可向全脑发出广泛性投射，尤其向包括基底前脑、TMN、LC 和 VTA 在内的经典促觉醒核团发出较密集的投射，并具有显著的细胞兴奋效应。无论是早期的在体单细胞放电记录、c-Fos 蛋白表达检测，还是近期的在体光纤成像实验均证实，食欲素能神经元活动水平与觉醒水平高度相关。食欲素能神经元在觉醒期放电频率最高，c-Fos 蛋白表达强，而在睡眠期放电活动显著降低。从 NREM 睡眠向觉醒期转换时，食欲素能神经元活动逐渐增强并维持在较高的活动水平。在基底前脑和下丘脑部分脑区，食欲素神经末梢的递质释放量也呈现觉醒高、睡眠低的变化趋势。选择性地使食欲素能神经元发生凋亡，或敲除食欲素基因或敲除食欲素受体，小鼠可出现肌张力突然丧失（猝倒症）、嗜睡等症状，与人发作性睡病有极为相似的症状和脑电表现。近来发现外侧下丘脑区的 GABA 能神经元对觉醒亦有重要作用，光遗传激活这类细胞可抑制丘脑网状核群的 GABA 能神经元，进而快速使小鼠从 NREM 睡眠向觉醒转换。

下丘脑视前区中的谷氨酸能神经元和表达速激肽 1（tachykinin 1，Tac1）的神经元对觉醒调控亦有重要作用，化学遗传学激活外侧和内侧视前区一类 Ⅱ 型囊泡谷氨酸转运体阳性的谷氨酸能神经元可显著促进觉醒发生。Tac1 是位于下丘脑视前区的一类特殊神经元，激活此类神经元也可促进觉醒，刺激这群神经元还能促使动物从异氟烷和七氟烷气体麻醉中迅速苏醒，这种促觉醒作用可能与其投射到其他促觉醒核团，如外侧下丘脑区食欲素能神经元、中脑腹外侧导水管周围灰质（ventrolateral periaqueductal gray，vlPAG）、VTA 内 DA 能神经元以及 LC 内 NA 能神经元等有关。

下丘脑室旁核（paraventricular hypothalamic nucleus，PVN）与觉醒维持高度相关，其受损可引起重度嗜睡。PVN 是重要的神经内分泌核团，主要由谷氨酸能神经元构成，分泌催产素、促肾上腺激素释放激素、强啡肽原等。PVN 谷氨酸能神经元在觉醒期间持续维持高水平活动。激活 PVN 谷氨酸能神经元可引起长达 9h 的持续觉醒；相反，在小鼠活动期特异性地抑制或损毁 PVN 谷氨酸能神经元，可显著增加睡眠时间。PVN 的谷氨酸能神经元促觉醒作用主要依赖于下游的 PB 和外侧隔核。

丘脑是间脑促觉醒系统背侧通路的重要组成部分，对于维持觉醒状态是必不可少的。其中，隶属于丘脑非特异性核团的丘脑室旁核、丘脑中央内侧核、丘脑腹内侧核和背内侧丘脑可投射至皮质广泛区域，直接调节睡眠-觉醒期皮质神经元的活动，介导睡眠向觉醒的转换。丘脑室旁核（thalamic paraventricular nucleus）中的谷氨酸能神经元在觉醒期间保持高兴奋性活动，睡眠向觉醒转换过程中兴奋性急剧增高，通过单突触投射引起皮质下伏隔核兴奋，诱发睡眠向觉醒转换。丘脑中央内侧核中谷氨酸能神经元的紧张性激活，也能够诱发 NREM 睡眠向觉醒的转换。临床上，丘脑与觉醒维持密切相关，卒中所致的丘脑受损可引起患者出现严重的嗜睡，甚至昏睡。

（三）皮质下促觉醒核团/脑区及其环路联系

皮质下促觉醒核团/脑区主要包括基底前脑和基底节等。基底前脑是大脑半球前端内侧和腹侧的一组结构。基底前脑区域包含 ACh 能、GABA 能、谷氨酸能等不同类型的神经元，这些神经元均可直接支配大脑皮质，它们之间也存在复杂的相互投射，通过局部微环路彼此影响，从而实现对睡眠-觉醒的调控。ACh 能神经元对维持大脑皮质的兴奋具有很重要的作用，它们接受来自脑干及下丘脑觉醒系统的纤维投射，进而广泛地投射到大脑皮质。基底前脑的 ACh 能神经元在觉醒期活跃，放电频率与脑电 θ 波及 γ 波的强度呈正相关，与 δ 波的强度呈负相关。除了 ACh 能神经元之外，位于基底前脑的谷氨酸能神经元可直接投射至皮质，发挥促觉醒作用，光遗传选择性激活谷氨酸能神经元可显著促进睡眠向觉醒转换。在基底前脑 GABA 能神经元中，一类表达小清蛋白（parvalbumin，PV）的 GABA 能神经元兴奋后，能降低皮质 GABA 能神经元的活动，发挥促觉醒作用。机体能量分子 ATP 嘌呤系统也可通过影响基底前脑，参与促觉醒调控。激活基底前脑的嘌呤 P_2 受体，增加基底前脑兴奋性递质谷氨酸水平，进而使促觉醒作用的 ACh 能神经元和 GABA 能神经元发生去极化，促进觉醒发生；相反，若阻断该受体则将促进睡眠发生。

此外，内侧隔核内谷氨酸能神经元也参与觉醒调控。觉醒期内侧隔核谷氨酸能神经元最活跃，选择性激活这些谷氨酸能神经元可显著增加觉醒时间，这与其投射并兴奋外侧下丘脑谷氨酸能神经元有关。伏隔核内存在 D_1 受体（dopamine D_1 receptor，D_1R）阳性神经元，该类神经元活动与觉醒高度相关，光遗传学激活此类神经元，可快速诱导 NREM 睡眠向觉醒的转换；相反，抑制伏隔核内 D_1R 阳性神经元，则减少觉醒时长。D_1R 阳性神经元调控觉醒的环路机制可能与减弱中脑 DA 能神经元和外侧下丘脑食欲素能神经元的抑制性输入有关。

基底节由纹状体（corpus striatum）、苍白球（globus pallidus，GP）、丘脑底核（subthalamic nucleus，STN）和 SN 等核团组成，被认为在睡眠-觉醒过程中起到一定的调控作用。在基底节中，腹侧苍白球的 GABA 能神经元在觉醒期激活，NREM 睡眠期活动水平降低，抑制此类神经元可显著降低觉醒水平。腹侧苍白球中的 GABA 能神经元发挥促觉醒效应的神经环路机制主要依赖于上游伏隔核的输入，并通过作用于中脑 VTA 发挥效应。此外，纹状体多巴胺 D_1R 阳性神经元整合上游 PFC、背内侧丘脑和黑质致密部（substantia nigra pars compacta，SNpc）输入，通过释放 GABA 抑制下游核团苍白球和黑质网状部（substantia nigra pars reticulata，SNr），发挥促觉醒作用。

二、NREM 睡眠发生的神经环路

奥地利神经学家冯·埃科诺莫于 1930 年观察到失眠的病毒性脑炎患者普遍存在下丘脑视前区和基底前脑病变，提示这些脑区可能与睡眠发生高度相关。目前认为，NREM 睡眠发生系统主要通过释放抑制性神经递质，如 GABA 或甘丙肽，抑制上述促觉醒神经元活动，进而促进大脑进入 NREM 睡眠状态。近年来的研究发现，脑内还存在促 NREM 睡眠的谷氨酸能神经元，这些谷氨酸能神经元能够兴奋促 NREM 睡眠的 GABA 能神经元，促进觉醒向睡眠的转换。目前认为参与 NREM 睡眠发生的核团/脑区主要位于延髓面旁区、中脑动眼神经核周围区、VLPO、视前正中核、丘脑网状核以及基底前脑等脑区（图 3-3-2）。

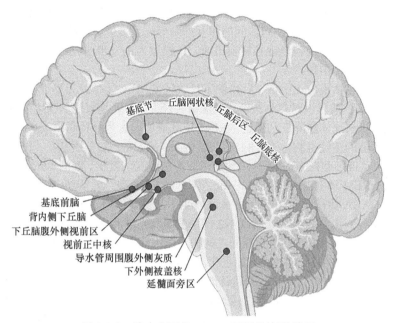

图 3-3-2　脑内主要促 NREM 睡眠的核团/脑区

（一）脑干促 NREM 睡眠的核团/脑区及其环路联系

早期研究提示脑干可能参与 NREM 睡眠的控制。近年来通过一系列神经细胞特异标记和操控技术，进一步确定了参与 NREM 睡眠调节的脑干神经元的分布和功能特性。延髓头部面神经外侧和背侧脑区即面旁区，存在大量睡眠期活跃的 GABA/甘氨酸能神经元，这些神经元在 NREM 睡眠期活跃，特异性损伤这些神经元可导致觉醒增多。脑干腹侧巨细胞网状核（gigantocellular reticular ventral nucleus，GiV）GABA 能神经元也参与 NREM 睡眠的发生，应用光和化学遗传技术激活 GiV 的 GABA 能神经元，可促进觉醒向 NREM 睡眠转换，GiV 的 GABA 能神经元通过抑制 LC、DRN 和 VTA 等单胺能促觉醒系统，促进 NREM 睡眠发生。

脑干吻内侧被盖核（rostromedial tegmental nucleus，RMTg）也具有促进 NREM 睡眠的作用。RMTg 主要由 GABA 能神经元组成，化学遗传学方法激活 RMTg 内 GABA 能神经元后，睡眠总量明显增加。毁损 RMTg 神经元或抑制其活性，动物睡眠量及睡眠深度降低。RMTg 毁损动物在延长觉醒后的睡眠反弹期，睡眠深度变浅，提示 RMTg 是睡眠内稳态调控的重要结构。RMTg 主要通过抑制中脑 DA 能神经元来促进睡眠发生。中脑动眼神经核周围区还存在一群谷氨酸能神经元，激活该亚群神经元能强烈促进 NREM 睡眠，反之亦然，这些谷氨酸能神经元通过激活下丘脑视前区中 GABA 能促睡眠系统来发挥效应。

（二）间脑促 NREM 睡眠的核团/脑区及其环路联系

VLPO 位于下丘脑前部视前区附近，主要包含抑制性 GABA 能和甘丙肽（galanin）阳性神经元，其中 GABA 能神经元在 NREM 睡眠发生中占有主导地位。在觉醒转向 NREM 睡眠过程中，VLPO 神经元放电频率增加，VLPO 的兴奋性水平和睡眠量呈正相关，损伤 VLPO 可显著减少睡眠达数月。毁损 VLPO 使脑电 δ 波减少 60%～70%，NREM 睡眠时间减少 50%～60%。VLPO 神经元接受来自 TMN、LDT/PPT、LC、DRN 和 LH 等觉醒发生核团的输入，同时也投射到这些脑区，直接抑制促觉醒神经元活动，促进睡眠。在睡眠-觉醒周期中，VLPO 神经元的活动可以抑制 TMN、DRN、LC 等神经元从而促进睡眠；相反，TMN、DRN、LC 等脑区神经元的活动也可抑制 VLPO 神经元从而促进觉醒。2005 年，美国神经学家萨伯尔（Saper）等提出了睡眠-觉醒状态的"跷跷板"转换模型，认为 VLPO 与其他觉醒核团间的相互抑制形成了类似"跷跷板"的双稳态反馈环路，从而使睡眠和觉醒两种状态交替出现且转换迅速，该模型为进一步研究维持睡眠-觉醒状态稳定的神经机制提供了重要理论指导。

下丘脑其他核团包括视前正中核、背内侧下丘脑区 GABA 能神经元等也被证明可特异性地促进 NREM 睡眠。内侧视前区内对热刺激敏感的温敏神经元，主要是表达 NOS1 的谷氨酸能神经元，激活此类神经元可以诱导体温降低和促进 NREM 睡眠增加，这为解释睡眠发生与核心体温降低之间的联系提供了可能的神经机制。下丘脑未定带（zona incerta，ZI）还存在一群表达 *Lhx6* 基因的 GABA 能神经元，该群细胞在 NREM 睡眠期激活并参与睡眠的发生。激活 *Lhx6* 神经元会明显缩短觉醒时间，增加 NREM 和 REM 睡眠时长；反之，抑制 *Lhx6* 神经元活动会增加睡眠时长。

丘脑网状核 GABA 能神经元在 NREM 睡眠发生中起重要作用。1990 年，斯泰里亚德（Steriade）和麦卡利（McCarley）认为，NREM 睡眠 N2 期中的睡眠纺锤波（频率为 11～15Hz）是丘脑网状核中 GABA 神经元与丘脑-皮质投射神经元之间相互作用而产生的。从脑干投射到丘脑的 ACh 能神经纤维，可使网状核 GABA 能神经元超极化，并随即阻断睡眠纺锤波的产生。近年来，采用光遗传技术激活 TRN 后新皮质会产生睡眠纺锤波，并可延长 NREM 睡眠时长。外侧下丘脑 GABA 能神经元对 TRN 的 GABA 能神经元有较强的抑制性作用。光遗传学兴奋 LH^{GABA}-TRN^{GABA} 通路后，可在 NREM 睡眠时诱导快速觉醒，在全身麻醉状态下也可加速复苏。此外，丘脑后区存在促 NREM 睡眠的谷氨酸能神经元，这些神经元通过兴奋中央杏仁核内的 GABA 促睡眠神经元，产生促 NREM 睡眠效应。

（三）皮质下促 NREM 睡眠的核团/脑区及其环路联系

基底前脑和基底节也与 NREM 睡眠发生有关，基底前脑中表达生长抑素（somatostatin，SOM）的 GABA 能神经元在 NREM 睡眠期放电频率显著高于觉醒期，促进觉醒向 NREM 睡眠转换。伏隔核腺苷 A_{2A} 受体阳性神经元在调控 NREM 中具有一定的作用。当小鼠出现行为动机时，伏隔核内腺苷 A_{2A} 受体阳性神经元活性可明显被抑制，小鼠觉醒量增加，激活伏隔核内腺苷 A_{2A} 受体阳性神经元可使睡眠量增加。伏隔核内腺苷 A_{2A} 受体阳性神经元直接调节行为动机缺乏而导致的睡眠，这可能解释了为何从事单一性、重复性操作时，容易困倦甚至进入睡眠状态。此外，中央杏仁核内 GABA 能神经元也具有促进 NREM 睡眠、抑制觉醒的作用。

近年来的研究发现，背侧纹状体 A_{2A} 受体阳性神经元可投射至苍白球外侧部（external globus pallidus，GPe）。免疫电镜技术、电生理和光遗传学技术证实，背侧纹状体头端 A_{2A} 受体阳性神经元主要与 GPe 中 PV 阳性神经元形成抑制性突触联系。GPe 中 PV 阳性神经元特异性毁损后，可以抵消激活背侧纹状体 A_{2A} 受体阳性神经元引起的 NREM 睡眠量增加，表明背侧纹状体 A_{2A} 受体阳性神经元通过投射至 GPe 的 PV 阳性神经元通路，促进睡眠的发生。

SNr 谷氨酸脱羧酶 2（glutamic acid decarboxylase 2，GAD_2）神经元是睡眠与运动环路控制的共同中枢。通过单细胞基因表达分析发现，在 SNr 中存在两种 GABA 能神经元群，即 PV 阳性神经元和 GAD₂ 阳性神经元。GAD₂ 阳性神经元的失活会增加运动状态并且会大大降低睡眠状态，光遗传激活 GAD₂ 阳性神经元会造成运动状态的终止，并启动睡眠状态。PV 阳性神经元虽然也会降低小鼠的运动状态，但却不影响小鼠的睡眠状态。此外，STN 的部分谷氨酸神经元也可以促进 NREM 睡眠发生。

近年来，大脑皮质特定区域也被报道可参与睡眠的发生。通过构建条件性敲除 SNAP25 小鼠，诱导新皮质 V 层锥体神经元和海马体齿状回区的神经元失能。选择性敲除小鼠 SNAP25 后睡眠结构可表现出明显的差异，觉醒时间较野生型小鼠增长，这提示大脑皮质是睡眠调节系统的一部分。

三、REM 睡眠发生的神经环路

自 20 世纪 50 年代 REM 睡眠被发现后，其产生和调节机制就成为睡眠科学领域的研究重点。20 世纪 60 年代，法国神经生物学家乔维特（Jouvet）在猫身上进行了一系列脑干横切研究。在脑桥尾侧端横断后，REM 期脑电相对正常，但肌张力未见降低。在前脑和中脑之间横断后，REM 期肌张力正常消失，但脑电活动表现出异常。在中脑和脑桥之间横断后，REM 睡眠期脑电异常，同时肌张力降低现象不再出现，大脑无法进入 REM 睡眠。这些研究提示，REM 睡眠的关键调控脑区可能位于脑干中脑与脑桥交界处。1975 年，美国霍布森和麦卡利提出，REM 睡眠的起始与维持是由 PPT/LDT 的 ACh 能 REM 睡眠活跃（REM-on）神经元和单胺能 REM 睡眠抑制（REM-off）神经元相互作用所调控的。大量研究表明，REM 睡眠启动的关键部位在脑干，尤其是蓝斑下核，被认为是 REM 睡眠发生的核心脑区。与此同时，REM 睡眠发生还受到其他多个核团/脑区的调控（图 3-3-3）。

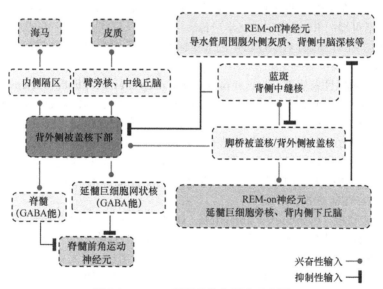

图 3-3-3　REM 睡眠发生和调节示意图

脑干蓝斑底核（sublaterodorsal nucleus，SLD）位于背外侧被盖区和 LC 尾部的腹侧，在 REM 睡眠期间对特征性脑电的发生和肌张力的减退起着至关重要的作用。损伤 SLD 后，REM 睡眠片段化和 REM 数量显著减少。一方面，SLD 通过上行投射至内侧隔区影响海马神经元活动，以及投射至脑桥网状结构、中线丘脑、下丘脑等引起皮质兴奋，参与 REM 睡眠期间皮质和海马的激活；另一方面，SLD 的腹侧部分含有大量的下行投射至延髓和脊髓的谷氨酸能神经元，在 REM 睡眠发生前放电频率增加，并在 REM 睡眠期间放电频率达到最高，这些神经元直接兴奋脊髓的抑制性中间神经元，并通过刺激 GiV 的 GABA 能神经元，最终抑制脊髓运动神经元，使得肌张力下降，产生运动抑制。

REM 睡眠的发生取决于 SLD 神经元活动水平，而 SLD 神经元活动的高与低则最终由脑内多个核团共同调控。对 SLD 神经元活动起抑制作用的核团主要包括 vlPAG、背侧中脑深核、外侧脑桥被盖区（lateral pontine tegmentum，LPT）等部位，这些脑区的 GABA 能神经元在 NREM 睡眠期活动水平高，而在 REM 睡眠期活动水平最低，被称为 REM-off 神经元。同时，DRN、LC 等促觉醒脑区的单胺能神经元对 SLD 亦有显著的抑制效应，通过抑制 SLD 神经元活动，抑制 REM 睡眠，避免觉醒期间 REM 睡眠异常侵入，从而确保觉醒的正常维持。

脑内还存在增加 SLD 活动的神经元，包括脑干巨细胞核和背内侧下丘脑 GABA 能、下丘脑黑素浓集激素等神经元，这些神经元在 REM 睡眠期放电频率显著增加，在 NREM 睡眠期和觉醒期放电停止，称为 REM-on 神经元。REM 睡眠期，REM-on 神经元活跃，通过抑制 REM-off 神经元，可增加 SLD 神经元的兴奋性，启动和维持 REM 睡眠。如此反复循环，NREM-REM 睡眠周期得以形成。

1. PPT/LDT　具促觉醒作用的 PPT/LDT 内的 ACh 能神经元，也参与 REM 睡眠发生，这些神经元在 REM 睡眠同样放电活跃，直接兴奋 SLD 神经元，并引起大脑皮质兴奋性升高使脑电波呈现快波状态。在猫和啮齿类动物脑桥背侧给予 ACh 受体激动剂可增加 REM 睡眠，而损毁 PPT/LDT 则显著减少 REM 睡眠。光遗传激活 PPT/LDT 的 ACh 能神经元可促进 NREM 睡眠到 REM 睡眠的转换。激活 PPT/LDT 内 ACh 能神经元到 SLD 神经元的投射也可增加 REM 睡眠时长。PPT/LDT 的 ACh 能神经元不仅对 REM 睡眠有促进作用，还可以引起脑电去同步化快波出现，诱发脑桥-膝状体-枕叶波（ponto-geniculo-occipital wave，PGO）和快速眼球运动。

2. vlPAG/LPT　位于连接第三脑室与第四脑室的中脑导水管的外周，其中存在一群 REM-off 神经元，这些神经元在 REM 睡眠期静息，而在觉醒和 NREM 睡眠期活跃。vlPAG/LPT 区的病变或药物导致的失活可增加 REM 睡眠。化学遗传激活或抑制 vlPAG/LPT 区的 GABA 能神经元也会相应地减少或增加 REM 睡眠。vlPAG/LPT 的 REM-off 神经元通过 GABA 能抑制性投射支配 SLD，抑制 REM 睡眠。

3. 脑干深部中脑核团背侧部（dorsal part of the deep mesencephalic nucleus，dDpMe）　激活 dDpMe 内的 GABA 能神经元可快速终止 REM 睡眠，并促进 REM 睡眠向 NREM 睡眠的转换。抑制此类神经元，可诱发 REM 睡眠的发生。运用多通道在体记录技术，按神经元电生理发放特征可将 dDpMe 中的 GABA 能神经元分为 1 型和 2 型两类细胞群，其中 1 型神经元在 REM 睡眠期放电活性最低。通过神经示踪与光遗传学方法，发现了 dDpMe 中的 GABA 能神经元通过投射到 SLD 和外侧下丘脑，进而调控 REM 睡眠。这些结果表明，dDpMe 内的 GABA 能神经元可控制 REM 睡眠终止和 REM/NREM 转换。

4. 基底外侧杏仁核（basolateral amygdala，BLA）　最新研究报道发现，在 NREM 和 REM 睡眠周期转换中，BLA 内的 DA 信号发挥着重要作用。BLA 接收来自 VTA 的 DA 输入信号，在 NREM 睡眠向 REM 睡眠转换前，BLA 内的 DA 释放会短暂增加，进而启动 REM 睡眠。抑制 VTA 投射至 BLA 的 DA 通路后，REM 睡眠时间减少。DA 主要作用于 BLA 中表达多巴胺 D2 受体阳性神经元，以诱导 NREM 睡眠到 REM 睡眠的转换。在发作性睡病模型小鼠中，喂食巧克力后可诱导猝倒发作，这些小鼠在猝倒发作之前，BLA 的 DA 水平有明显增加，提示 BLA 内 DA 信号异常可能是发作性睡病发生的重要机制。

第四节　睡眠的稳态调控

睡眠具有稳态调节能力，能够维持睡眠和觉醒的平衡。睡眠稳态主要由睡眠压力进行调控。随着清醒时间的延长，睡眠压力逐渐增加，形成睡眠债，为了清除睡眠债，机体会主动进入睡眠状态；随着睡眠的进行，睡眠债被逐渐清除。睡眠压力在觉醒期间的主要标志是脑电 θ 活动，在睡眠期的主要标志为脑电慢波活动的强度，可以随觉醒时间而升高，随 NREM 睡眠的进行而逐渐消散。睡眠缺失可以通过延长随后的睡眠以及强化慢波活动来部分补偿。睡眠剥夺是研究睡眠稳态调节的一种有效方法。睡眠剥夺可增加睡眠压力并引起睡眠反弹，表现为睡眠时长的增加和慢波活动及睡眠纺锤波的增多。

一、促睡眠物质

目前认为，内源性促睡眠物质介导了睡眠的稳态调节，其在清醒状态下的积累导致了睡眠压力的升高。在 20 世纪初，法国生理学家皮罗恩（Piéron）和日本生理学家石森（Ishimori）几乎同时进行了类似的实验，将睡眠剥夺 150～293h 犬的脑脊液注射到正常犬的脑室中，结果这些接受注射的动物都发生了睡眠，从而首次提出了催眠素（hypnotoxin）的概念，肯定了促睡眠物质存在的观点。参与睡眠稳态调节的内源性促睡眠物质应该满足以下 3 个条件：①具有促睡眠作用；②脑内浓度随着睡眠压力升高而增加；③能够作用于调控睡眠-觉醒的脑区和神经元。目前已鉴定出的内源性促睡眠物质有腺苷、前列腺素 D_2（prostaglandin D_2，PGD_2）、细胞因子、一氧化氮等。其中较为公认且促睡眠作用强的内源性促睡眠物质是腺苷和 PGD_2。

腺苷是一种广泛存在于中枢神经系统的小分子，主要来自核苷酸的分解。细胞外腺苷的增加主要有两种机制：细胞内腺苷浓度增加后，通过核苷转运体转运到细胞外；细胞外的腺苷三磷酸（ATP）分解生成腺苷。细胞外腺苷的清除主要通过核苷转运体转运，以及通过腺苷脱氨酶（ADA）生成肌苷，而细胞内腺苷主要通过腺苷激酶（ADK）合成腺苷酸（AMP），以及由 ADA 分解腺苷。神经元中富含 ADK，而 ADA 更多地存在于星形胶质细胞中。

腺苷在中枢神经系统中发挥着重要的调节作用，特别是对睡眠的调节。腺苷可以促进清醒向 NREM 睡眠的转变，并具有维持和增强 NREM 睡眠的作用。长时间觉醒过程中，腺苷在脑内的积累是睡眠稳态调控的重要生理基础之一。研究表明，睡眠剥夺会显著增加基底前脑、皮质和海马等脑区的腺苷水平，且随着觉醒时间的延长腺苷水平持续升高，而在睡眠剥夺后的睡眠期，腺苷水平逐渐下降。腺苷水平在基底前脑的变化比在其他脑区更为显著。早在 1954 年，费尔德伯格（Feldberg）和舍伍德（Sherwood）发现在猫的侧脑室内注射微摩尔量的腺苷可以引起 30min 的生理性睡眠增加。后续研究表明，通过药理学或基因操作等手段提高脑内细胞外腺苷水平，均可显著增加生理性 NREM 睡眠和 REM 睡眠。

脑内细胞外腺苷的来源可以是神经元和胶质细胞。长期以来，腺苷的具体来源一直不清楚。早期研究提示，星形胶质细胞可通过释放 ATP 而增加细胞外腺苷的水平，表明胶质细胞依赖的腺苷积聚在睡眠稳态调控中扮演了重要角色。最新研究显示，在基底前脑中，细胞外腺苷的积聚主要与谷氨酸能神经元有关，仅有一小部分是由星形胶质细胞释放 ATP 转化而来的。谷氨酸能神经元活动水平的升高可引起细胞外腺苷的大量积聚，而其缺失则会导致睡眠压力显著降低，睡眠剥夺后的睡眠反弹也显著减少。这些发现说明基底前脑谷氨酸能神经元在睡眠压力的积累和睡眠调节中扮演着重要角色。

哺乳动物脑内腺苷受体包括 A_1、A_{2A}、A_{2B} 和 A_3 4 种亚型，均为 G 蛋白偶联受体。A_1 受体广泛分布于大脑皮质、丘脑、海马、基底节及基底前脑中，在下丘脑的食欲素和组胺能神经元中也有一定的表达；A_{2A} 受体主要分布于前脑区，尤其在纹状体、伏隔核、嗅结节和嗅球中高密度表达；A_{2B} 受体在脑中表达水平很低；A_3 受体仅在海马和小脑中有中等水平的表达。目前已知 A_1 和 A_{2A} 受体均与腺苷的睡眠调节作用有关，而咖啡因的促觉醒作用主要是通过阻断 A_{2A} 受体产生的。

前列腺素 D_2（PGD_2）是一种二十碳不饱和脂肪酸，是目前已知最有效的内源性睡眠诱导物质之一。PGD_2 主要由分布在大脑蛛网膜和脉络丛的前列腺素 D 合成酶催化 PGH_2 生成。PGD_2 合成后被释放至蛛网膜下腔，并随脑脊液循环至基底前脑。在基底前脑中，PGD_2 与基底前脑腹内侧的 PGD_2 受体结合，引起局部细胞外腺苷水平的增加，从而诱导睡眠。值得注意的是，PGD_2 在睡眠调节中的作用机制仍存在一些争议，需要进一步研究来明确确切的作用机制。

免疫系统中很多细胞因子具有促睡眠效应，被认为与细菌/病毒感染时的嗜睡反应有关。在生理情况下，一些细胞因子也参与睡眠的稳态调节，最先被明确与睡眠调节有关的是白介素-1（IL-1）和肿瘤坏死因子α（TNF-α）。脑中 IL-1 和 TNF-α 浓度呈现明显的昼夜节律变化，且随睡眠压力升高而增加。静脉或脑内注射 IL-1 和 TNF-α 可以增加 NREM 睡眠，而阻断或敲除 IL-1 和 TNF-α 受体可减少睡眠，并且可以抑制睡眠剥夺后的睡眠反弹。目前研究认为，小胶质细胞是脑内 IL-1 和 TNF-α 释放的重要来源。在觉醒期，由星形胶质细胞和神经元释放的 ATP 可通过作用于小胶质细胞上的嘌呤 2 型（P2X7）受体促进 IL-1 和 TNF-α 的释放，然后通过作用于下丘脑、蓝斑核、中缝背核等睡眠-觉醒核团中的 IL-1 和 TNF-α 受体发挥促睡眠作用。

二、睡眠稳态调控的最新进展

2018 年，研究者运用蛋白组学与磷酸化组学方法，在 *Sik3* 基因敲除的嗜睡小鼠模型和睡眠剥夺小鼠中发现了 80 个睡眠相关磷酸化蛋白质（sleep-need-index-phosphoproteins，SNIPPs），其中 69 个与神经突触功能相关，这些蛋白质的磷酸化水平与睡眠压力的积累呈正相关，并且降低 SNIPPs 的磷酸化水平，慢波睡眠减少，因此，研究者从"磷酸化/去磷酸化循环调控"角度提出了睡眠稳态调控的新理论。根据此理论，在清醒状态时，睡眠相关磷酸化、蛋白磷酸化水平升高，并随时间增加而不断积累，而随着磷酸化水平的积累，睡眠压力会相应增加，并决定了睡眠的时长和深度；睡眠时，睡眠相关磷酸化蛋白质会发生去磷酸化，避免因过度磷酸化对大脑产生伤害，并为接下来的清醒活动提供准备。在后续研究中，研究人员分析了小鼠前脑突触蛋白磷酸化水平在睡眠-觉醒周期中的变化，发现超过一半突触蛋白的磷酸化水平呈现周期性变化规律，并且睡眠剥夺可消除突触蛋白磷酸化水平的节律性变化。以上结果提示睡眠-觉醒周期是调控突触蛋白磷酸化水平的关键因素，并且突触蛋白磷酸化水平的改变可能是介导睡眠稳态的重要机制。在最新的研究中，研究人员进一步揭示了 *Sik3* 下游信号通路，发现组蛋白去乙酰化酶-4（histone deacetylase 4，HDAC4）等是调控睡眠时长和慢波睡眠的重要分子。

此外，果蝇上的研究提示线粒体代谢也参与了睡眠稳态的调控。睡眠缺乏时，促睡眠神经元中线粒体电子传递副产物活性氧水平逐渐增加，引起电压门控钾通道 Shaker 的失活减慢，导致促睡眠神经元的活性增加从而引起睡眠。

三、睡眠稳态的局部调控

睡眠稳态调节机制涉及局部调节。在长时间清醒状态下，脑电慢波活动可以在皮质局部区域率先产生，这一现象被称为局部睡眠。局部睡眠的发生与神经元的活动状态有关：神经元在觉醒状态下的活性越高，随后产生的局部慢波活动也越强；执行学习任务的皮质局部神经元更容易产生局部慢波活动。随着清醒时间的延长，慢波活动可随机在皮质局部产生，表明局部睡眠压力是随着觉醒时间的增加而不断积累的。觉醒时产生的局部睡眠压力最终会引起整体睡眠。

局部睡眠的产生与皮质局部神经元进入低活性的"关闭"状态有关。长时间清醒导致的 $GABA_A$ 受体平衡电位的改变在局部睡眠的产生中发挥了重要作用。此外，皮质产生的多种神经活性物质，包括腺苷、NO、TNF、BDNF 和 GHRH 等，也能调节局部睡眠强度。其中，TNF 既能调节睡眠和睡眠密度，也能调节突触稳态。皮质注射 BDNF 能局部增强 NREM 慢波活动，而注射 BDNF 抗体则产生相反的结果。在躯体感觉皮质局部使用 GHRH 拮抗剂会增加 NREM 睡眠期间的 δ 脑电波。这些物质释放造成局部皮质突触权重的改变和 NREM 期 δ 脑电波的皮质区域依赖性改变，可能与睡眠稳态的局部调节过程相关。

四、快速眼动睡眠的稳态

REM 睡眠也具有稳态特征。研究人员可通过在受试者进入 REM 睡眠时进行干扰以实现选择性剥夺 REM 睡眠。随着剥夺时间延长，受试者每夜进入 REM 睡眠的次数呈递增性趋势，并在随后的正常睡眠中表现为 REM 睡眠次数增多、持续时间延长，也就是 REM 睡眠的反弹。REM 睡眠反弹的强度与 REM 睡眠被剥夺的数量成正比，这一方面反映了 REM 睡眠的稳态特征，也提示了 REM 睡眠的重要性。

在正常睡眠-觉醒过程中，REM 睡眠压力的积累与 NREM 睡眠和觉醒的时长均有关联。目前认为，NREM 睡眠中积累的短期 REM 睡眠压力可影响单个 REM 睡眠的发生；而长时间觉醒或 NREM 睡眠中积累的长期 REM 睡眠压力则决定一天内 REM 睡眠的总量。

关于 REM 睡眠稳态调控的机制目前知之甚少，但最新研究表明，BDNF 可能在其中发挥着重要作用。REM 睡眠剥夺可导致脑桥脚被盖核（PPT）和蓝斑底核（SLD）中 BDNF 的浓度增加，并通过 BDNF-TrkB 信号通路引起 REM 睡眠反弹。BDNF-TrkB 信号通路的激活可增加 ERK1/2 的磷酸化水平，从而促进 BDNF 的表达。上述信号通路之间的交互可能对 REM 睡眠的稳态调控具有重要作用。

第五节　睡眠的节律调控

大多数动物的睡眠-觉醒行为呈现出与昼夜交替同步的规律性。人类等昼行性动物的睡眠发生在夜间，而小鼠等夜行性动物则在白天睡觉。睡眠-觉醒行为的这种节律性主要由体内的生物钟控制。生物钟是在漫长演化过程中形成的一套适应地球 24h 昼夜光照周期的系统，它协调了包括睡眠-觉醒行为在内的机体众多生理活动，使之呈现出特定的规律性。

生物钟是由核心钟基因主导的一套计时系统。简而言之，节律基因的翻译产物可通过负反馈抑制节律基因自身的转录，从而形成一个转录翻译负反馈环（transcription-translation feedback loop，TTFL），实现计时功能。节律基因在全身几乎所有组织、器官的细胞中均有表达，其中，下丘脑视交叉上核（suprachiasmatic nucleus，SCN）是哺乳动物生物节律的主时钟，SCN 协调了体内其他组织生物钟的振荡周期。环境、光照变化和进食等授时因子可强烈地改变 SCN 的节律振荡周期并影响生物节律，从而调控睡眠-觉醒等众多生理行为。另一方面，生物钟也可以脱离外部周期性授时因子而独立运行，使生物体能够预测外部环境的变化。

有关节律基因和 SCN 调控睡眠-觉醒周期的具体机制，我们将在第五章详细介绍。

第六节　睡眠-觉醒调控的双过程模型

睡眠-觉醒周期调控是一个复杂的过程，受到多种因素的共同影响。瑞士科学家博尔贝利（Borbély）在总结相关发现的基础上，于 1982 年提出了睡眠-觉醒调控的双过程调控模型（图3-6-1），以描述稳态机制和生物节律如何共同作用影响睡眠的时间及深度。

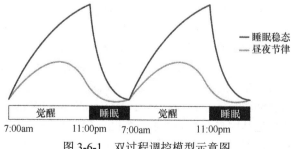

图 3-6-1　双过程调控模型示意图

双过程调控模型的稳态过程（过程 S）和节律过程（过程 C）分别代表了睡眠压力和生物节律

对睡眠-觉醒周期的调控。稳态过程代表了睡眠压力，它在觉醒时增加，在睡眠时下降，过高或过低的睡眠压力会分别促进睡眠或觉醒。睡眠压力在觉醒期间的主要标志是脑电 θ 活动，在睡眠期的主要标志是 NREM 睡眠脑电慢波（slow wave）活动的强度。节律过程代表了生物钟对睡眠-觉醒行为的节律性调控，其主要表征是核心体温（core body temperature）和褪黑素（melatonin）的周期性变化。核心体温在一天中呈现出周期性变化，通常在早上达到最低值，在晚上达到最高值；褪黑素则在晚上分泌较多，在白天分泌较少。这些周期性变化与昼夜交替相同步，对于调节睡眠-觉醒行为具有重要作用。

稳态过程和节律过程在一定程度上是相互独立的。例如，当节律中枢 SCN 受到损伤时，动物的生物节律会出现紊乱，但睡眠稳态调控相对完整。另外，即使在长时间的睡眠剥夺条件下，受试者的主观困倦程度仍然具有较强的节律性。这表明，节律过程和稳态过程在一定程度上可以独立运行，但它们之间仍然存在着相互影响和调节。

双过程调控模型可以比较好地解释和预测实验动物或受试者在多种条件下睡眠时间和质量的改变情况，也能够解释多种睡眠障碍的发生机制。因此，该模型对于研究睡眠-觉醒的调控机制以及相关疾病的治疗具有重要的理论和实践意义。然而，后续的研究也指出了该模型的局限性。

近年来的研究表明睡眠稳态调控可在局部脑区独立发生，并且与相关脑区的神经活动历史密切相关。例如，运动学习可显著增强顶叶皮质在睡眠期的慢波活动，而双过程调控模型对于睡眠稳态的主要标志脑电慢波活动的测量并未考虑该因素。此外，双过程调控模型中的稳态调控和节律调控被认为是相对独立的过程，但越来越多的研究表明，这两个过程在多个层面上相互影响，睡眠压力可改变生物节律对行为和生理活动的影响。在啮齿类动物实验中，睡眠剥夺会削弱环境光导致的节律时相位移。生物节律也可以影响睡眠压力的变化。不同节律时相下，睡眠剥夺导致的脑电慢波活动上升的幅度存在差异。分子水平的研究也表明，节律基因的突变可以改变睡眠稳态调控。综上所述，睡眠稳态和生物节律之间存在着复杂的相互作用，新的模型需要更多地考虑二者相互作用对睡眠-觉醒周期的影响。

第七节 睡眠调控相关的基因

一、人类睡眠遗传学研究

几乎所有的行为都受到基因的调控，睡眠也不例外。睡眠遗传流行病学研究表明，同卵双胞胎比异卵双胞胎在特定睡眠表型上有更高的一致性，提示睡眠行为具有较强的遗传基础。此外，家族性自然短睡眠（familial natural short sleep，FNSS）的个体每日睡眠时长仅为 4～6h，这进一步支持了睡眠行为受基因调控的假说。人类的睡眠遗传学可以分为两大类：正常睡眠的遗传学和异常睡眠的遗传学。囿于篇幅限制，本节仅讨论正常睡眠的遗传学。

相较于其他模式动物，如后文介绍的果蝇和小鼠，人类的睡眠遗传学研究进展相对缓慢。这主要受到以下因素的制约：首先，睡眠并不是一个单一特征的行为，而是由睡眠时长、睡眠质量、入睡时间等多个特征组成的复杂行为；其次，人类的睡眠在很大程度上受到环境和生活方式等因素的影响；此外，相较于其他用于睡眠研究的模式动物，研究人员无法在人类上开展侵入式研究，只能进行观察性和关联性研究，这使得人类正常睡眠的遗传学机制研究尤为困难。

目前解析人类正常睡眠的基因机制主要有以下两种方法：候选基因分析（candidate gene analyses）和全基因组关联分析（genome-wide association studies，GWAS）。

候选基因分析是分析候选基因与人类睡眠各个性状的相关性研究，候选基因的获得受限于科学家对其他物种的睡眠遗传学研究。目前已经发现了许多与睡眠相关的基因，这些基因涉及多个途径和生物学过程，如昼夜节律、神经传递、代谢调节等。以下是一些与特定睡眠性状相关的候选基因：①节律控制基因，包括 CLOCK、PER2、CK1ε、DEC2 和 PER3 等；②腺苷信号通路基因，包括腺苷脱氨酶基因和腺苷受体基因；③谷氨酸能信号通路和多巴胺能信号通路基因，如离子型谷氨酸受体基因和儿茶酚氧位甲基转移酶基因等。

GWAS 是一种无假设研究，可以相对无差别地鉴定睡眠调控基因。GWAS 研究通常包含两个阶段：发现阶段和重复阶段。在发现阶段，研究人员通常会对大规模的样本进行基因组分析，以寻找与特定性状或疾病相关的位点。在重复阶段，研究人员会对发现阶段中被发现的位点进行进一步的验证和复制。通过这两个阶段的分析，研究人员可以确定与特定性状或疾病相关的位点，并更深入地了解这些位点的功能和机制。

利用 GWAS 研究睡眠最早始于 2007 年的一项工作，这项研究包含 749 人，有 10 万个单核苷酸多态性（single nucleotide polymorphism，SNP）位点及睡眠时长、困倦程度、入睡时间等多个睡眠特征。该研究通过家族和群体两个角度分别锁定了若干个与特定睡眠性状相关的 SNP，其中，唯一在两类测试中都高度相关的 SNP 位于 NPSR1 基因上，与习惯性入睡时间相关。这项研究的发现为睡眠遗传学提供了新的线索，有助于深入理解睡眠调节的机制。然而，这项研究也存在一些局限性，如之前已经发现的一些与睡眠高度相关的基因，尤其是那些节律调控的核心基因，在这次的分析中与睡眠的相关性并不高，这可能是由于该研究中使用的样本量不足或具体研究对象的差异等因素所致。

值得一提的是，美国加州大学旧金山分校的傅-普塔切克（Fu-Pták）实验室从多个自然短睡眠者家系出发，发现了 4 个人类短睡基因：DEC2（转录抑制因子）、ADRB1（β_1-肾上腺素受体）、NPSR1（神经肽 S 受体 1 型）和 GRM1（代谢型谷氨酸受体 1 型）。携带这些突变基因的个体睡眠时长较正常成年人短 2~4h。这些突变基因导入模型小鼠后均可引起短睡表型（睡眠缩短 0.5~1.2h），但短睡现象不如人类明显。ADRB1 和 NPSR1 突变小鼠在 NREM 睡眠起始有较高的 δ 波，且能更快地下降到基线水平，表明这些突变小鼠可以更快地释放睡眠压力；另一方面，ADRB1、NPSR1 和 GRM1 都编码了 GPCR，这些突变导致特定睡眠-觉醒调控核团神经活动的增强，可能由此增加了觉醒驱动力并引起短睡表型。

此外，一些遗传病患者也存在明显的睡眠异常现象，但是这些异常睡眠表型与致病基因之间的关联并不明确——睡眠异常有可能是相关基因突变特异性调控的结果，也可能是疾病的副产物。

二、果蝇睡眠遗传学研究

自从 20 世纪初期，美国遗传学家摩尔根（Morgan）利用果蝇成功进行了遗传学研究，果蝇凭借多项优势成为遗传学研究的"宠儿"。虽然果蝇的神经元数量与人类相比小了 6 个数量级，但是它具有与人类相似的基因数（约 70% 人类疾病相关基因在果蝇中有同源基因），并且具有与哺乳动物类似的神经机制，如神经递质、离子通道、受体、信号转导通路等。最重要的是相比于哺乳动物，果蝇具有生命周期短、体积小、可高通量筛选、基因组冗余少等优势。此外，果蝇的"睡眠行为"具备哺乳动物睡眠的基本特征，如具有昼夜节律、对外界刺激响应降低、受到稳态调控等，这使得果蝇非常适合用于睡眠的遗传学研究。

虽然利用果蝇进行睡眠研究不过 20 余年，但是研究人员利用正向和反向遗传学筛选的方法，在果蝇中发现了至少 45 个调控睡眠-觉醒的基因，并且进一步的研究显示，这些基因在进化上具有一定的保守性。这些基因大致分为 4 类：节律相关基因、离子通道、神经递质系统和胞内信号通路。囿于篇幅限制，本节仅介绍部分基因，感兴趣的读者可以参考其他资料进行扩展阅读。

研究人员在 2005 年报道了第一个果蝇的睡眠突变变种 minisleep（mns）。携带该突变的果蝇睡眠总时长仅为野生型果蝇的 1/3，但其对睡眠剥夺的稳态响应依旧完整，这也是利用随机突变筛选出的第一个显著影响睡眠的突变。进一步的研究表明，在编码电压门控钾通道 α 亚基 Shaker 基因的保守结构域上的点突变，以及后续引起的膜电位复极化和神经递质释放异常是导致 mns 的原因。事实上，除携带 mns 突变的果蝇外，携带其他 Shaker 基因功能缺失突变的果蝇睡眠时长同样显著低于野生型果蝇。这表明 Shaker 基因在果蝇睡眠调控中具有重要的作用。

Shaker 基因对睡眠的调控作用在小鼠上也得到了验证。Kcna2 是哺乳动物中与 Shaker 最为同源的基因，编码了 Kv1.2，该基因在啮齿类动物大脑中的丘脑皮质系统高度表达。基因敲除 Kcna2 的小鼠睡眠同样发生了改变，但程度较低（NREM 睡眠时长降低了约 23%，同时清醒时长增加了约 21%，而 REM 睡眠时长没有显著变化）。这可能是因为在哺乳动物中编码电压门控钾通道 α 亚基的基因至少有 16 个，而果蝇中只有 Shaker 一个基因。

后续研究发现，不仅组成电压门控钾通道的 α 亚基参与到睡眠调控，其β亚基（由 HK 基因编码）同样也参与到该过程中。携带 HK 基因功能缺失突变的果蝇睡眠时长减少了 10%~54%，这主要是通过影响了 Shaker 电流实现的。与电压门控钾通道相互作用的蛋白质同样参与到睡眠-觉醒调控中，如 sleepless（sss）突变，携带该突变的果蝇每天只睡约 2h（野生型果蝇每天睡眠时长为 8~14h）。sss 基因编码了一种糖基磷脂酰肌醇（glycosylphosphatidylinositol，GPI）锚定的膜蛋白，sss 或者 Shaker 其中一种蛋白质的缺失都会导致另一种蛋白质的表达量降低，从而进一步改变神经元活动。同上述发现一致，与 sss 相互作用的蛋白质（如尼古丁型乙酰胆碱受体 α 亚基）在睡眠-觉醒调控中也发挥了重要作用。

三、小鼠睡眠遗传学研究

在睡眠遗传学研究中，另一种重要的模式动物是啮齿类动物，尤其是小鼠。与果蝇相比，不论是在生理学还是遗传学上，小鼠都与人类更为相近，因此在小鼠上发现的睡眠调控基因更有可能在人类睡眠调控中发挥重要作用。此外，相比于其他哺乳动物（甚至是同为啮齿类动物的大鼠），小鼠具备更加丰富的遗传资源（如基因编辑品系、转基因品系、大量的近交系、突变系和封闭群等）。这使得小鼠成为非常适合解析人类睡眠遗传学的模式动物。

1996 年，两个独立的研究团队首次采用反向遗传学的方法探究了小鼠的睡眠遗传学。朊蛋白（prion protein）缺失的小鼠清醒时长增加、NREM 睡眠碎片化，同时节律发生了改变。促生长激素轴（somatotropic axis）受损的小鼠 NREM 睡眠时长降低了约 25%，而 REM 睡眠时长没有显著变化。此后，越来越多的研究利用反向遗传学报道了包括离子通道、突触蛋白、神经递质系统在内的多个基因在睡眠调控中的重要作用。需要指出的是，这些基因对睡眠总体影响较小（绝大多数的改变不超过 20%），并且很多情况下上述基因的改变不仅影响了睡眠，同时也影响了其他生理功能，这使得人们对睡眠基因调控的理解受到限制。

2016 年，研究人员首次在哺乳动物上采用正向遗传学手段筛选调控睡眠-觉醒的基因。通过诱导随机突变，研究人员在约 8000 只小鼠上筛选出了 2 个睡眠特异表型（Sleepy 和 Dreamless）。相比于野生型小鼠，Sleepy 小鼠具有更高的睡眠需求，不仅每天睡的时间更长（比野生型多约 3.5h），睡眠压力（NREM 睡眠慢波活动）也更大，并且睡眠剥夺表现出了更强的补偿性睡眠。测序结果表明，蛋白激酶 Sik3 第 13 个外显子上的一个保守磷酸化位点的突变是 Sleepy 表型出现的原因，该单核苷酸突变导致 Sik3 第 13 个外显子丢失，进而导致 Sik3 活性增强，细胞内蛋白磷酸化水平异常增加。

上述工作筛选出的另一个突变小鼠是 Dreamless。Dreamless 小鼠的昼夜节律幅度减小，REM 睡眠稳定性降低（每段 REM 睡眠时长缩短），并且总时长减少了约 44%，同时脑电也发生改变，即 NREM 和 REM 睡眠时期脑电 θ 频段（6~9Hz）强度降低，而清醒和 REM 睡眠时期脑电低频段强度增加。测序结果显示，Dreamless 是由于 Nalcn 基因发生了错义突变，导致第 315 位的天冬氨酸变为赖氨酸。Nalcn 基因编码了一个电压门控的非选择性阳离子通道，因此突变可能调控了神经元的兴奋性，该基因在多个 REM 睡眠调控核团中高表达，如腹外侧导水管周围灰质（vlPAG）、中脑深核（DpMe）和蓝斑底核（SLD）。Dreamless 小鼠的 DpMe 神经元具有更高的兴奋性，这可能是其 REM 睡眠改变的原因。

除了采用随机突变的方法进行正向遗传学筛选外，国际基因敲除小鼠联盟（International Knockout

Mouse Consortium，IKMC）和国际小鼠表型项目联盟（International Mouse Phenotyping Consortium，IMPC）等组织正致力于利用基因敲除小鼠进行大规模的功能筛选，以发现与睡眠等各种性状相关的基因。这些研究已经揭示了参与睡眠-觉醒调控的多个新基因，包括 Ppp1r9b、Pitx3、Ap4e1 和 Myh1 等。

CRISPR/Cas9 等新型基因编辑技术的出现，使得基因敲除和基因编辑变得更加高效和精确，极大地推动了睡眠-觉醒基因调控的研究。例如，利用 CRISPR 技术敲除毒蕈碱性乙酰胆碱受体基因 Chrm1 和 Chrm3 的小鼠 REM 睡眠几乎消失，表明了这些基因对于睡眠调控的重要性。

以上正向遗传学筛选研究是在单一遗传背景下通过人工诱导表型变异进行筛选，另一种遗传学研究方法是利用数量性状位点（quantitative trait locus，QTL）分析等技术鉴定导致不同遗传背景小鼠睡眠差异的基因。利用 QTL 分析，研究人员在小鼠上揭示了多个影响睡眠-觉醒行为的基因。例如，2001 年 Franken 等利用 25 个 BDX 重组近交系发现了位于 13 号染色体上的 Dsp1（delta power in slow-wave sleep 1）位点，可解释睡眠剥夺后"NREM 期 δ 波活动增加"这一性状 49%的遗传变异，首次明确了睡眠压力受到基因的调控。后续研究中，Mackiewicz 等将 Dsp1 位点进一步精确到仅包含 44 个已知的基因，指出 Homer1a 是最有可能的候选基因：①Homer1a 表达量在睡眠和清醒时期存在差异，在睡眠期显著降低；②睡眠剥夺可导致 Homer1a 表达量显著上调，并且睡眠压力越大的品系皮质表达量上调越多；③Homer1a 的上游调控元件在不同近交系间存在单核苷酸多态性。Homer1a 基因调控睡眠的具体机制仍待进一步研究。

第八节 展 望

睡眠-觉醒周期的调整机制非常复杂，涉及多种因素的综合作用。脑内不同核团和神经环路分别调节了觉醒和睡眠的不同状态。长时间的觉醒会导致促睡眠物质的积累和睡眠压力的升高，从而维持睡眠与觉醒之间的稳态平衡。此外，生物节律和基因也对睡眠-觉醒行为具有重要的调控作用。神经系统和躯体的疾病也会对睡眠-觉醒状态产生非特异的影响，这一点在临床上已经有了深刻的认识，我们在睡眠基础研究中也应予以重视。考虑到影响睡眠-觉醒周期因素的普遍性，睡眠质量的好坏可在一定程度上反映大脑和躯体的整体健康状况。

目前，我们对调控睡眠-觉醒周期的诸多因素有了比较深入的理解。未来的研究需要更好地厘清这些因素之间的相互作用及层次关系，以确定核心的调控因素。睡眠-觉醒调控研究的核心在于阐明睡眠压力的产生及作用机制。觉醒期间细胞代谢产物的积累以及细胞内信号通路的长时间激活会导致神经细胞活性降低，进而通过特定的神经环路诱发觉醒到睡眠的转换。我们尚未完全明确长时间的觉醒过程如何导致大脑细胞、环路及网络等层面的改变，从而削弱中枢神经系统的信息处理能力。睡眠恢复大脑功能的机制同样也是一个重要的研究方向。除了睡眠与觉醒状态之间的转换，不同睡眠时相的转换机制也非常重要，特别是鸟类和哺乳动物上演化产生 REM 睡眠的调控机制。调控 REM 睡眠的神经环路已经比较明确，但我们对 REM 睡眠稳态调控机制的理解还相当有限。此外，生物节律影响睡眠-觉醒周期的神经环路机制也尚未明确。

阐明睡眠-觉醒调节的机制不仅可以让我们更好地理解睡眠这样一个普遍存在的生理过程，还可以更好地揭示睡眠障碍的发生机制，并为睡眠障碍的诊断和治疗提供科学的理论指导，从而开发出更有效的治疗方法。

本章由徐敏教授（副主编）负责

编委 何超 徐敏

编者 王露

思 考 题

1. 你认为低等动物的睡眠与哺乳动物的睡眠主要有哪些差异?

2. 睡眠为什么需要多个不同的睡眠时相?

3. 不同物种或者同一物种在不同发育阶段的睡眠时长和睡眠结构均有较大的差异,请思考这种差异形成的机制及意义。

4. 请思考梦境还可能有哪些生物学功能?

5. 目前已知睡眠和觉醒都是由多脑区共同调控的,请思考这种多脑区调控的意义。

6. 有些动物存在冬眠行为,请思考冬眠和睡眠有哪些异同。

7. 你是否经历过很困倦却又无法入睡的情形,请思考哪些调控机制介导了上述过程。

8. 睡眠的稳态调控是睡眠-觉醒周期最基本的特征,请思考日常生活中是否存在与睡眠稳态调控不一致的情况。

9. 你认为觉醒期睡眠压力升高的本质是什么?

10. 请思考睡眠-觉醒周期还可能受到哪些因素的调控?

参 考 文 献

韩济生. 2022. 神经科学. 4版. 北京: 北京大学医学出版社.

鲁友明, 胡志安. 2022. 生理学. 北京: 科学出版社.

赵忠新, 叶京英. 2022. 睡眠医学. 北京: 人民卫生出版社.

Brown RE, Basheer R, Mckenna JT, et al. 2012. Control of sleep and wakefulness. Physiological Reviews, 92(3): 1087-1187.

Cirelli C. 2009. The genetic and molecular regulation of sleep: from fruit flies to humans. Nature Reviews Neuroscience, 10(8): 549-560.

Cirelli C, Bushey D, Hill S, et al. 2005. Reduced sleep in drosophila shaker mutants. Nature, 434(7037): 1087-1092.

Funato H, Miyoshi C, Fujiyama T, et al. 2016. Forward-genetics analysis of sleep in randomly mutagenized mice. Nature, 539(7629): 378-383.

Hobson JA, Pace-Schott EF, Stickgold R. 2000. Dreaming and the brain: toward a cognitive neuroscience of conscious states. The Behavioral and Brain Sciences, 23(6): 793-842.

Huang Z, Urade Y, Hayaishi O. 2011. The role of adenosine in the regulation of sleep. Current Topics in Medicinal Chemistry, 11(8): 1047-1057.

Huber R, Ghilardi MF, Massimini M, et al. 2004. Local sleep and learning. Nature, 430(6995): 78-81.

Kempf A, Song SM, Talbot CB, et al. 2019. A potassium channel β-subunit couples mitochondrial electron transport to sleep. Nature, 568(7751): 230-234.

Kim J, Hotta-Hirashima N, Asano F, et al. 2022. Kinase signalling in excitatory neurons regulates sleep quantity and depth. Nature, 612(7940): 512-518.

Krone LB, Yamagata T, Blanco-Duque C, et al. 2021. A role for the cortex in sleep-wake regulation. Nature Neuroscience, 24(9): 1210-1215.

Liu D, Dan Y. 2019. A motor theory of sleep-wake control: arousal-action circuit. Annual Review of Neuroscience, 42: 27-46.

Lu J, Sherman D, Devor M, et al. 2006. A putative flip-flop switch for control of REM sleep. Nature, 441(7093): 589-594.

Peever J, Fuller PM. 2017. The biology of REM sleep. Current Biology, 27(22): R1237-R1248.

Peng W, Wu Z, Song K, et al. 2020. Regulation of sleep homeostasis mediator adenosine by basal forebrain glutamatergic neurons. Science, 369(6508): Eabb0556.

Pimentel D, Donlea JM, Talbot CB, et al. 2016. Operation of a homeostatic sleep switch. Nature, 36(7616): 333-337.

Ren S, Wang Y, Yue F, et al. The paraventricular thalamus is a critical thalamic area for wakefulness. Science, 362(6413): 429-434.

Saper CB, Scammell TE, Lu J. 2005. Hypothalamic regulation of sleep and circadian rhythms. Nature, 437(7063): 1257-1263.

Scammell TE, Arrigoni E, Lipton JO. 2017. Neural circuitry of wakefulness and sleep. Neuron, 93(4): 747-765.

Sulaman BA, Wang S, Tyan J, et al. 2023. Neuro-orchestration of sleep and wakefulness. Nature Neuroscience, 26(2): 196-212.

Wang YQ, Liu WY, Li L, et al. 2021. Neural circuitry underlying REM sleep: a review of the literature and current concepts. Progress in Neurobiology, 204: 102106.

Wang Z, Fei X, Liu X, et al. 2022. REM sleep is associated with distinct global cortical dynamics and controlled by occipital cortex. Nature Communications, 13(1): 6896.

Wang Z, Ma J, Miyoshi C, et al. 2018. Quantitative phosphoproteomic analysis of the molecular substrates of sleep need. Nature, 558(7710): 435-439.

Webb JM, Fu Y H. 2021. Recent advances in sleep genetics. Current Opinion in Neurobiology, 69: 19-24.

Weber F, Dan Y. 2016. Circuit-based interrogation of sleep control. Nature, 538(7623): 51-59.

Xu M, Chung S, Zhang S, et al. 2015. Basal forebrain circuit for sleep-wake control. Nature Neuroscience, 18(11): 1641-1647.

Zhou R, Wang G, Li Q, et al. 2022. A signalling pathway for transcriptional regulation of sleep amount in mice. Nature, 612(7940): 519-527.

第四章　睡眠的生理功能

睡眠是一种高度保守的本能行为。睡眠的主要生理功能包括：①睡眠是生长发育的关键，对儿童和青少年的身心发展至关重要；②睡眠调节能量代谢，影响着身体的能量消耗与储存；③睡眠影响机体高级认知功能，对于注意力、决策、社交、创造力与解决问题的能力至关重要；④睡眠影响记忆的编码、存储、巩固和再现；⑤睡眠有利于代谢废物的清除；⑥良好免疫能力源于优质睡眠，睡眠有助于保持免疫系统的平衡和效率。此外，睡眠能调节情绪。长期睡眠障碍导致躯体和精神疾病发病率显著增加：躯体疾病包括高血压、心脏病、糖尿病、肥胖、免疫系统功能低下和肿瘤等；精神疾病包括焦虑、抑郁和其他精神疾病。

第一节　睡眠与生长发育

睡眠是保证生长发育的关键，包括人类在内的哺乳动物在新生儿期、幼儿期的睡眠时间远远高于成年期，尤其是在发育的关键时期。睡眠时间和大脑可塑性之间的关系呈正相关，说明睡眠对大脑神经系统的发育、成熟极为重要。在发育早期阶段，干扰睡眠会导致长期的行为异常。研究表明，出生后前3年睡眠时间减少的儿童，在6岁左右出现注意缺陷多动障碍和认知水平低下的概率会显著增加。

生长激素（growth hormone，GH）在机体生长发育中发挥着关键作用，受睡眠-觉醒节律的影响，GH呈脉冲式分泌，在慢波睡眠（slow wave sleep，SWS）期出现分泌高峰。当睡眠节律被打乱时，GH脉冲式分泌节律也被打乱，研究发现睡眠剥夺期夜间GH的释放很少，甚至完全没有。下丘脑释放的生长激素释放激素（growth hormone releasing hormone，GHRH）可促进GH分泌，生长抑素抑制GH分泌。此外，胃饥饿素的酰化形式（一种主要由胃产生的肽），可与GH受体结合，是促其分泌的有效内源性刺激。GHRH刺激、夜间胃饥饿素水平升高和生长抑素水平降低在睡眠期间与促进GH分泌具有协同作用。对生长发育来说，睡眠对促进GH分泌起主要作用，同时生长轴的激素（包括GHRH、胃饥饿素和GH）也会反过来参与睡眠的调节。睡眠期间，多种参与细胞内转运、胞吞/胞吐的大分子基因上调和蛋白质合成增加，以及多个编码胆固醇合成相关酶和脂质转运蛋白的基因上调，是导致青春期出现快速生长的重要因素。

如前所述，SWS期是影响GH分泌的主要时期，脑电图中deta波的出现与GH浓度的升高有一致的关系，最大GH释放出现在SWS开始后的几分钟内，因此良好的睡眠是保证生长发育的关键。有研究表明，在健康的年轻人中，睡眠期间GH的分泌量与SWS的持续时间存在定量关系。在睡眠的不同时相中，快速眼动（rapid eye movement，REM）睡眠在进化进程中出现较晚。REM睡眠的进化体现了物种对环境的适应，其不仅调节了身体和行为特征，而且调节了后代的数量和幼崽成熟时间。较成熟的物种（如羊）在出生时REM睡眠百分比较低并且已接近成年水平，而尚不成熟的物种（如鼠和猫，需较长时间后天发育）出生时REM睡眠百分比很高并且在发育成熟后仍保持较高水平。大量的调查也指出40%～65%的REM睡眠疾病患者会患上神经退行性变性疾病，若早期剥夺REM睡眠可造成大脑功能的永久性损伤或发育障碍，提示REM睡眠与神经元的发育高度相关。有研究表明，夜间REM睡眠的绝对时长与智力相关，出现大脑器质性功能障碍老年人的REM睡眠绝对时长明显下降。相应地，有研究提示婴儿早期REM-NREM睡眠结构异常可能是神经系统发育落后的早期表象。也有研究从反面支持了这一观点，足月前觉醒或哭闹多，而REM睡眠较少的早产儿，其出生后6个月时的智力发展指数较低。上面所述睡眠与发育之间的因果关系还未完全明确，需要进一步探讨。

第二节　睡眠与能量代谢

　　睡眠对维持机体的新陈代谢至关重要，睡眠不足或睡眠障碍会加重机体的代谢负担，从而引发糖尿病、肥胖、代谢综合征等一系列的代谢相关疾病。20世纪90年代中期，研究者提出了睡眠的能量守恒理论。该理论认为睡眠的核心功能之一是降低能量需求和消耗，以保持机体的能量代谢平衡。在白天清醒期间，机体外周器官和大脑都高速运转，消耗了大量的能量。在夜晚睡眠期间，体温、心率、产热需求和大脑耗氧量等都会下降，机体的代谢率降低，从而在摄食受限的夜晚最大限度地保存能量。然而，后续的研究数据显示，相比于清醒状态，睡眠过程中的能量消耗下降得并不多（≤10%），这提示能量守恒可能并不是睡眠最重要的功能。尽管如此，不可否认的是，睡眠依然在多个方面调控着机体的能量代谢。

　　睡眠不规律或不充足会引起摄食行为改变及能量消耗减少，进而导致超重或肥胖，这可能主要与食欲相关的激素水平改变有关。睡眠会影响瘦素、饥饿素和食欲肽等激素的分泌，瘦素是由脂肪组织分泌的一类抑制食欲的肽类激素，而饥饿素是由胃肠道分泌的对抗瘦素的促食欲激素，睡眠状态下瘦素分泌增加、饥饿素分泌减少，食欲降低。睡眠不足会造成瘦素水平降低、饥饿素水平升高，食欲增加从而导致过度的能量摄入。位于下丘脑区域的食欲肽能神经元可协同调控睡眠-觉醒周期、摄食行为和能量代谢，睡眠剥夺会造成食欲肽分泌增加，从而影响能量代谢的稳态平衡。

　　睡眠对于维持机体的葡萄糖代谢稳态非常重要（图4-2-1）。睡眠过少（少于5h）或过多（多于9h）、睡眠障碍、睡眠结构异常和节律紊乱均会造成糖代谢异常，影响机体血糖水平，进而增加糖尿病的患病风险。睡眠不充足会造成交感神经过度兴奋、神经内分泌功能改变，交感神经可作用于肝细胞，促进肝糖原分解，进而使血糖水平升高，交感神经活动也会造成儿茶酚胺分泌增加，抑制胰岛功能，使得胰岛素分泌减少。同时，睡眠不足也会导致下丘脑-垂体-肾上腺（HPA）轴功能紊乱，皮质醇等升糖激素分泌增加，胰岛素敏感性降低，引起糖代谢紊乱。睡眠呼吸暂停综合征所致的间歇性缺氧和睡眠片段化也会造成交感神经兴奋、胰岛素敏感性降低甚至全身性炎症，影响糖代谢。昼夜节律紊乱会增加胰岛β细胞凋亡，减少胰岛素的释放。此外，夜间睡眠中所释放的褪黑素具有抗氧化应激、增加胰岛素敏感性与糖耐量等作用，睡眠节律紊乱会造成褪黑素释放减少，造成糖代谢异常。

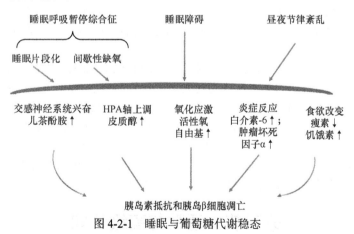

图4-2-1　睡眠与葡萄糖代谢稳态

　　近年来多项研究提示，深度睡眠在调节糖代谢稳态中尤为重要。在深睡眠阶段（NREM睡眠的N3期），交感神经活动最低，垂体对促肾上腺皮质激素释放激素的反应敏感性降低。一项研究中，研究人员在健康成年受试者中选择性地干扰N3期睡眠，发现尽管胰岛素的释放并不受影响，胰岛素敏感度却大幅下降，从而显著降低了糖耐量。研究人员还发现，胰岛素敏感性的下降幅度与睡眠过程中慢波的幅度存在着很强的正相关，睡眠质量低下的人群由于具有较少的 SWS，因而有较高的糖尿病患病风险。此外，深度睡眠期间大脑内海马产生的尖波涟漪（sharp wave ripples，SPW-Rs）可以调节外周的糖代谢。在一项研究中，通过监测大鼠 NREM 睡眠期海马的 SPW-Rs 产生与组织液中葡萄糖浓度波动之间的关系，研究人员发现海马的 SPW-Rs 可以很好地预测外周葡萄糖浓度的大幅度降低。通过光遗传技术诱导产生 SPW-Rs 会造成葡萄糖浓度的大幅度降低，揭示 SPW-Rs 可以主动参与外周葡萄糖水平的调节。目前，关于深度睡眠过程中，中枢神经活动是如何作用于机体外周器官以实现葡萄糖代谢稳态调控的，还有待深入探究。

睡眠还参与了脂肪代谢的调控。在睡眠过程中，瘦素的分泌增加，促进了能量消耗并抑制脂肪的合成。除了代谢水平的差异外，睡眠过程中还伴随着机体代谢方式的变化。与清醒状态相比，睡眠时机体的呼吸熵下降大约为 5%（指示更高的脂肪消耗速率），葡萄糖消耗量下降 40%，脂质代谢产物的水平也会大幅增加，提示清醒时机体能量代谢以葡萄糖为主，而睡眠时脂质代谢水平显著增加。睡眠不足会降低脂肪的分解代谢，促进脂肪的储存，相比于皮下脂肪，机体会储存更多的内脏脂肪，从而也为内脏系统的健康带来不良影响。睡眠呼吸暂停综合征所致的间歇性缺氧则通常会引起机体脂质的过氧化，破坏机体的氧化还原平衡，造成细胞应激或死亡。

睡眠对于中枢神经系统的能量代谢稳态维持也非常重要。大脑重量占体重的 2%，却消耗着约 20% 的能量，是身体最耗能的器官，因此维持大脑细胞的能量代谢稳态至关重要。清醒期大脑神经系统高度活跃，动作电位的产生与传播、神经递质的释放和回收等活动都消耗了大量能量，对神经细胞维持能量代谢平衡带来了挑战。睡眠期神经活动下降、能量消耗减少，同时能量供给模式也发生变化，为能量代谢稳态的恢复提供了条件。值得一提的是，星形胶质细胞在大脑能量代谢稳态维持中非常重要。清醒状态下，葡萄糖和脑糖原是主要的大脑能源物质。睡眠阶段，脑内参与葡萄糖代谢基因的表达水平显著下降，提示葡萄糖分解代谢降低，大脑皮质、海马等多个脑区的乳酸水平也降低，表明星形胶质细胞的糖酵解水平降低。清醒活动时，去甲肾上腺素、组胺和腺苷等通过作用于星形胶质细胞上的受体，促进糖原分解代谢生成乳酸，为神经元供能，而睡眠可以增加脑内的糖原储备。此外，有研究显示在饥饿状态下，大脑主要使用酮体来满足能量需求。可以推测，在睡眠状态下，由于葡萄糖的供给和代谢降低，酮体可能是主要的脑内能量来源。酮体的主要来源是肝脏，近年来一些体外培养研究表明，星形胶质细胞也可以通过氧化脂肪酸来产生酮体，为神经元供能。更有意思的是，脑内能量代谢的中间产物，如三磷酸腺苷（adenosine triphosphate，ATP）的代谢产物腺苷、脂质代谢产物前列腺素 D_2 等，可充当促睡眠分子作用于神经系统以促进睡眠的发生，这种反馈调控机制的存在也表明了睡眠在大脑能量代谢稳态调控中的核心作用。

总的来说，睡眠对于中枢和外周能量代谢稳态的维持均起着非常重要的作用。睡眠障碍类疾病与糖尿病、肥胖和代谢综合征等多种疾病的发生与发展息息相关。睡眠可以调节食欲、葡萄糖代谢和脂质代谢等，从而实现机体能量摄入与消耗的平衡，以满足机体在不同状态下的能量代谢需求。睡眠也通过多种途径促进了大脑内能量代谢稳态的恢复，这对于神经细胞的健康至关重要。然而，目前我们对于睡眠与能量代谢调控的环路、细胞和分子机制的理解仍非常粗浅，对睡眠过程中各项代谢过程的变化仍缺乏系统的研究。近年来，代谢组学、代谢分子的实时观测技术、神经环路研究等新技术的发展，将为解析睡眠的能量代谢调控提供新的手段。

第三节　睡眠与高级认知

睡眠对于多种高级认知功能（包括注意力、决策、社交、创造力与解决问题的能力等）均具有重要的作用。睡眠时间过长或者过短都会导致认知功能的下降，而适度的睡眠能帮助大脑维持甚至提高认知能力。

注意力是多种高级认知功能的基础,睡眠不足会导致注意力下降,从而影响多种认知行为。"视觉注意测试"是一项经典的评估持续注意力的实验范式,受试者需要从一系列视觉刺激中快速找到目标图案。研究发现,短期睡眠剥夺之后,人们完成一次正确检测的时间明显增加,并且错误率大幅上升。神经影像学研究显示,在睡眠剥夺期间,前额叶皮质、顶叶皮质,以及皮质下区域(包括丘脑、纹状体和中脑等)等多个参与注意力编码脑区的激活程度均明显降低。另外,注意力也会反过来影响睡眠需求。白天集中注意力的时间越长,晚上往往需要更多的睡眠,这从侧面反映了睡眠对于注意力的重要性。

良好的睡眠不仅会加强正确的决策,对于决策的偏好和决策的灵活性也是至关重要的。睡眠主要通过影响情绪和价值判断而调控决策偏好。睡眠不足会使人的情绪更加冲动从而影响决策,这可能与大脑中调控情绪的核心脑区杏仁核的活动相关。研究显示,当睡眠时间少于 7h 时,杏仁核的反应会大幅提高,这会引起情绪波动和负面情绪,也会导致个体更难应对压力和焦虑,从而做出与正常睡眠状态下完全不同的决策。睡眠会影响人们对奖励的预期和对风险的价值评估。睡眠不足的人往往更注重能获得的奖励,而更少地考虑损失,从而倾向于作出更冒险的决策。功能磁共振成像(functional magnetic resonance imaging, fMRI)实验发现,睡眠剥夺组的受试者在作出高风险决策时,编码奖励预期的伏隔核脑区显著激活,而与价值编码相关的眶额叶皮质和颞叶皮质活动则明显下降。此外,睡眠不足也会影响理性思考能力和记忆力,从而影响决策。

睡眠不足也会影响社交行为。一系列研究发现,好的睡眠让人的社交意愿增加,并且在社交活动中更无私。被剥夺睡眠的受试者会保持更大的社交距离,并且主观感受更孤独。fMRI 实验发现,在社交距离测试中,睡眠剥夺者感知潜在威胁相关脑区的活动显著增加,而与社交互动相关脑区的活动则显著降低。此外,睡眠不足或睡眠质量低下也会影响人的同理心,大脑中与同理心相关脑区的活跃度在睡眠剥夺后明显降低,并且在问卷调查中也展现出更低地帮助他人的意愿。

睡眠,尤其是梦境,常被认为有助于提高创造力、认知的灵活性和解决问题的能力。许多著名的科学家、艺术家和工程师都曾报道过他们在梦境中产生灵感。例如,德国化学家凯库勒由于在梦境中看到蛇咬自己的尾巴从而发现了苯环的结构;音乐家保罗·麦卡特尼称其多首音乐作品的创作都是受到梦的启发。反过来,睡眠不足会严重削弱创造力。目前,关于睡眠的不同阶段——NREM 和 REM 睡眠对提升创造力的作用仍然不十分清楚。NREM 睡眠的第一个阶段,也就是 N1 期,常伴随着简短的梦境。多项研究提示 N1 期睡眠可能是"灵感"涌现的时期。结合多导脑电图监测和行为学实验,研究提示经过 N1 期的睡眠后,人们对于一些推理问题更容易得出解决方案,但目前其脑活动机制尚不清楚。REM 睡眠阶段的梦境往往更生动,并伴随着丰富的情绪和视觉体验。有理论指出,创造性思维依赖于对现有知识进行重组,REM 睡眠过程中大脑皮质高度活跃状态能够促进全新的连接的形成,从而促进"灵感"的发生和问题的解决。然而,关于 REM 睡眠对创造力的贡献仍存在争议,在一项研究中,研究者发现当受试者从 REM 睡眠中醒来后,尽管在字谜任务上的表现相比从 NREM 醒来后有显著提升,但却与保持清醒组并无区别。

也有研究指出,完整的睡眠结构有利于提高创造力和解决问题的能力。远程关联测试(remote associates test, RAT)是目前常用来在人体上研究创造力和解决问题能力的一种实验范式。在美国加州大学圣地亚哥分校开展的一项研究中,研究者把被试人员分成 3 组:第一组可以休息,但不能进入睡眠;第二组能够进入 NREM 睡眠但不能进入 REM 睡眠;第三组则可以有正常的 NREM 和 REM 睡眠。研究发现,第三组被试人员在 RAT 测试中的表现显著高于其他实验组,从而揭示了完整的睡眠结构才能够帮助人们提高创造力、更好地解决问题。

总的来说,睡眠对于维持甚至提高各种高级认知功能有重要的作用。NREM 和 REM 睡眠可能在不同的高级认知功能中起作用,甚至对某些高级认知功能起互补的作用,但是由于目前大部分研究采用的睡眠剥夺操纵,会带来情绪、应激等非特异性其他因素的干扰,因此很难确定每个睡眠时期的具体功能。此外,由于这些研究大多是在行为学层面上,致使我们对于睡眠参与高级认知功能神经机制的理解仍然非常粗浅。近年来,神经科学技术快速发展,包括大规模神经记录、高时间分辨率的光遗传神经操控技术、闭环操控系统等。相信在不久的将来，通过结合神经科学技术创新的动物实验行为学范式，将为解析睡眠的高级认知功能带来重大的突破。

第四节　睡眠与学习记忆

记忆是大脑对从机体内、外部获取的信息，进行编码、巩固和再现的生理过程，而学习则是获得记忆的重要方式。在日常生活中，睡眠不足导致机体学习和记忆功能的减退，提示睡眠在学习和记忆过程中发挥着重要作用。

一、睡眠与记忆编码和再现

研究发现，睡眠对记忆信息的编码和再现有重要影响。例如，与注意力有关的学习任务的成绩会随着睡眠时间的减少而显著降低。在睡眠减少的状态下，诸如背外侧前额叶皮质等注意力相关脑区的活动水平下降，导致记忆信息编码的稳定性和准确性显著下降。相反，8h 的夜间充足睡眠和 1～2h 短暂午睡可以显著增强随后的记忆信息编码和再现。目前认为，睡眠可能通过以下机制来影响记忆信息的编码和再现。

（一）调控神经元兴奋性

急性睡眠剥夺可以短暂升高前额叶皮质、眶额叶皮质、纹状体、杏仁核等脑区神经元的兴奋性，使这些脑区对诸如工作记忆刺激、奖赏刺激、负性情绪刺激的反应过度增强，从而损害学习期间的记忆信息编码和再现。慢性睡眠剥夺或睡眠减少则可能会因为腺苷等代谢产物的过度增加，抑制神经元的兴奋活动，进而损害记忆信息的编码和再现能力。因此，睡眠可能会通过调控神经元的兴奋性水平来保障记忆信息编码和再现的正常进行。

（二）诱导突触传递可塑性

记忆相关脑区突触传递的可塑性变化被认为是记忆的关键细胞活动机制之一。急性睡眠剥夺可抑制海马 Schaffer 侧支通路突触传递的长时程增强，进而损害空间记忆和情绪记忆任务训练过程中的信息编码。睡眠剥夺所致的突触传递可塑性诱导损害，在机制上可能涉及神经递质受体的敏感性降低、突触形成相关蛋白的表达下调等。一定时长的恢复性睡眠，可以逆转恢复 Schaffer 侧支通路突触传递长时程增强的诱导能力。可见，睡眠还可能会通过强化神经通路的突触可塑性诱导来保障记忆信息的编码和再现。

（三）强化脑区间的功能联系

学习过程中的记忆信息编码涉及多个脑区的协作。利用 fMRI 技术研究发现，睡眠剥夺可以降低前额叶皮质与海马、纹状体、杏仁核等区的功能性联系，进而损害负性情绪记忆信息在全脑的整体编码。因此，睡眠还可能通过强化脑区之间的功能联系来确保记忆信息的编码和再现。

二、睡眠与记忆巩固

学习后的睡眠剥夺或睡眠减少会损害记忆的巩固，表明睡眠还具有促进记忆巩固的作用。大量证据表明，SWS 和 REM 睡眠都能够发挥促进记忆巩固的作用。尽管没有特异干预 SWS 的技术，但是干预 SWS 期间记忆相关脑区的神经活动可以显著影响多种记忆的巩固能力。最早关于 REM 睡眠也可参与记忆巩固的证据则来源于一些相关性观察，即记忆训练后 REM 睡眠往往会出现增加的现象，而且，通过在 REM 睡眠期间唤醒受试者或通过平台睡眠剥夺法干扰 REM 睡眠，会显著损害记忆巩固。由于既往 REM 睡眠的干预不可避免地会影响 SWS，故 REM 睡眠参与记忆巩固的观点并未得到一致认可。直到近年，有研究证实在 REM 睡眠期间使用光遗传技术抑制内侧伏隔核

γ-氨基丁酸（gamma-aminobutyric acid，GABA）能神经元，可显著抑制背侧海马的 θ 频带振荡，损害恐惧性记忆的巩固。由于抑制 REM 睡眠期背侧海马 θ 频带振荡并不影响整体睡眠结构，故该研究提供了强有力的证据证实 REM 睡眠在恐惧性记忆的巩固过程中发挥重要促进作用。最近研究发现，乳头体上核（supramammillary nucleus，SuM）神经元在 REM 睡眠期高度活跃。REM 睡眠期间抑制 SuM 投射至海马 CA$_2$ 区的轴突末梢活动，会损害小鼠社会交往记忆。由此可见，REM 睡眠期的神经活动也能促进多种记忆的巩固。

由于睡眠期间的大脑处于离线状态，多种感知觉功能会被下调，在此状态下，外部信息难以进入大脑记忆系统形成新的记忆。目前存在两种假说，用以解释睡眠是如何促进记忆信息巩固的，即系统巩固假说和突触稳态假说。具体而言，睡眠被认为可能通过以下几方面机制来促进记忆信息的巩固。

（一）记忆信息重激活

在 SWS 期，记忆痕迹神经元群体被重新激活，从而主动巩固在编码阶段所获得的记忆信息。电生理研究发现，在执行空间探索任务后的 SWS 期，大鼠海马位置细胞会被重激活，且编码同一空间位置的海马位置细胞群体发生同步重激活的概率显著高于其他海马神经元群体，同时，大鼠海马位置细胞群体的放电时空模式在空间探索任务后的 SWS 期会以相似的顺序出现（又称"重演"）。利用 fMRI 技术的影像学研究也显示，与先前记忆训练相关的人脑区域会出现 SWS 期重新激活的现象。目前已知，记忆痕迹神经元重激活主要发生在 SWS 期和记忆训练后的短时间（通常为第 1～3h）内。此外，与编码阶段活动相比，SWS 期的记忆痕迹神经元重激活更加嘈杂，不太精确。重激活在 SWS 促进记忆信息巩固中发挥关键作用的实验证据首先源于一项关于受试者在气味刺激存在条件下记忆空间位置的研究。在 SWS 期，给予相同气味刺激可诱导比编码阶段更强的海马激活，并增强受试者的空间记忆。而后的动物实验也发现，海马记忆痕迹细胞的重激活主要是在 SWS 期尖波涟漪波振荡出现时发生（图 4-4-1）。抑制 SPW-Rs 期的海马记忆痕迹神经元放电活动，会损害动物的空间记忆，但对动物总体睡眠结构不产生显著影响。由此可见，记忆痕迹细胞的重激活是 SWS 促进记忆巩固的关键机制，它可能是通过长时程增强 Schaffer 侧支通路的突触传递效率，或者改变突触权重来重塑海马内的记忆痕迹。需要指出的是，重激活不仅发生在海马，在新皮质（如运动皮质、感觉皮质、前额叶皮质、顶叶皮质、内嗅皮质）、丘脑、纹状体、杏仁核等区域也可被观察到，提示它可能是睡眠促进多种类型记忆巩固的共同机制。

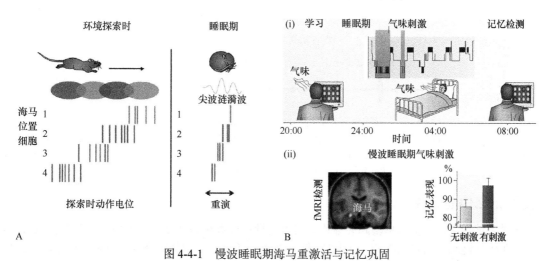

图 4-4-1　慢波睡眠期海马重激活与记忆巩固

A. 环境探索时海马位置细胞动作电位的顺序发放和探索后睡眠期间位置细胞顺序发放的重演；B. 在学习训练后慢波睡眠期用气味刺激主动诱发海马神经元重激活（i）增强记忆表现（ii）

与 SWS 相比，REM 睡眠呈现片段化，其时长占睡眠总时长的比例更低。此外，REM 睡眠期间记忆脑区呈现显著的 θ 频带振荡，神经元也更加活跃。尽管已经确定 REM 睡眠同样参与记忆巩固过程，但对于 REM 睡眠期间是否存在重激活，并且通过重激活参与记忆巩固目前仍不清楚。最近的研究发现：在恐惧性记忆任务编码阶段一直活跃的海马新生神经元，在训练后的 REM 睡眠期间最有可能活跃，而光遗传抑制 REM 睡眠期间海马新生神经元的上述活动，情境恐惧记忆的巩固就会受到损害。这些结果提示在 REM 睡眠期间存在海马新生神经元的重激活现象，且该重激活可能参与情境恐惧记忆的巩固。

（二）记忆信息转移

系统巩固假说认为，在觉醒状态下，陈述性记忆信息最初是在新皮质和海马中同时进行编码的。在 SWS 期间，新编码的海马记忆信息被反复重激活并传递至新皮质，使新皮质网络突触连接增强，最终形成更为持久的记忆。在 SWS 期间，新皮质慢波振荡、丘脑纺锤波（spindle）和海马 SPW-Rs 的发生存在特定的时相关系，这种关系可以协调新皮质与海马之间的双向信息交流。SPW-Rs 振荡发生时，海马记忆痕迹细胞短暂、高频发放，并通过时间依赖的突触传递可塑性地影响新皮质活动，表现为海马 SPW-Rs 振荡与新皮质去极化状态（即 UP-state）的时相偶联关系。这种偶联关系，使得海马中重激活的记忆信息从广泛的 UP-state 传递到新皮质，有利于诱导持续的突触可塑性变化，最终使记忆信息在新皮质中长久巩固（图 4-4-2）。干扰海马 SPW-Rs 振荡与新皮质 UP-state 之间的时相偶联，会改变新皮质网络活动，损害空间记忆巩固。反过来，新皮质神经元的重激活也可以通过下行投射反复驱动海马中记忆痕迹细胞的重激活。丘脑纺锤波则可通过刺激 Ca^{2+} 内流，初始化新皮质 UP-state 并有利于随后的突触可塑性变化。这样，新皮质 UP-state-丘脑 spindle-海马 SPW-Rs 振荡三相耦合就提供了一种 SWS 期间海马-新皮质之间进行记忆信息转移的机制，从而有助于对记忆信息的巩固。

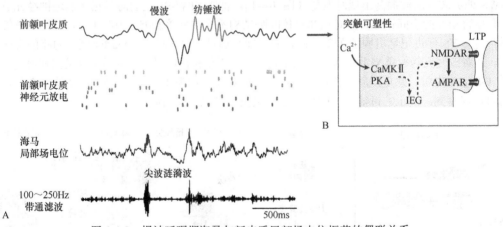

图 4-4-2　慢波睡眠期海马与新皮质局部场电位振荡的偶联关系

A. 前额叶皮质慢波和纺锤波振荡常发生在海马尖波涟漪波振荡出现的短时间范围内；B. 慢波睡眠期海马与新皮质局部场电位振荡的偶联促进新皮质区突触传递可塑性的发生；CaMKⅡ.Ca^{2+}-钙调蛋白依赖性蛋白激酶Ⅱ；PKA. cAMP 依赖性蛋白激酶；LTP. 脂质转运蛋白；AMPAR. α 氨基-3-羟基-5-甲基-4-异唑受体

（三）记忆信息删除

在学习过程中，记忆信息编码会导致大脑内突触连接数量和强度的净增加，突触蛋白磷酸化，导致突触传递饱和、信噪比降低。在 SWS 期，神经元活动水平的总体降低，有利于在全脑范围内降低突触连接数量和强度，促进突触回缩和蛋白去磷酸化，恢复突触稳态，并允许突触为未来的编码重复使用。因此，对于一些非必要、不重要的信息，SWS 可以削弱神经元间的突触连接数量和强度，进而删除不重要的记忆信息。

REM 睡眠也具有记忆信息删除的功能。例如，运动学习后的 REM 睡眠可对初级运动皮质树突棘进行修剪，同时强化那些与运动记忆有关的新生树突棘。目前认为，这种有选择性地修剪和维持新突触可以持续存储新信息而不会中断先前获得的记忆。有趣的是，近年研究还发现：REM 睡眠期下丘脑黑色素聚集激素（melanin concentrating hormone，MCH）阳性神经元高度激活，且激活 REM 睡眠期 MCH 阳性神经元可以使动物遗忘海马依赖的空间物体识别记忆。这就提示 REM 睡眠还可通过主动抑制记忆脑区神经元活动，来帮助大脑忘记特定记忆信息。

尽管既往证据表明，睡眠对于记忆信息的编码、巩固和再现有重要促进作用，但睡眠参与上述过程的机制仍需深入探索。例如，REM 睡眠可以对大量树突棘进行修剪，同时强化那些与记忆有关的新生树突棘。启动这种同步、双向树突棘修剪调控的机制尚不得而知。可能是 SWS 期的记忆痕迹细胞重激活对特定树突棘进行标记，而随后的 REM 睡眠强化了这些被标记的树突棘，并同时对其他树突棘进行修剪，但构成此过程的分子和信号机制并不清楚。再如，目前的研究多数关注了睡眠期间与记忆相关脑区神经元的活动及其作用，而对于神经胶质细胞是否以及如何参与睡眠促进记忆巩固仍不得而知。

第五节　睡眠与物质清除

一、睡眠-觉醒状态下的脑内物质代谢过程

（一）睡眠-觉醒状态下的能量物质代谢、蛋白质合成与功能调控及基因表达差异

睡眠和觉醒状态在物质代谢和分子表达上均存在差异。大鼠多个脑区中的能量物质乳酸在睡眠剥夺中升高，伴有细胞代谢传感器的腺苷-磷酸活化蛋白激酶（adenosine monophosphate activated protein kinase，AMPK）磷酸化水平显著增加。研究人员在嗜睡症和睡眠剥夺小鼠模型中鉴定出了 80 个睡眠需求介导蛋白质，觉醒促使其磷酸化水平升高，蛋白质磷酸化程度决定清醒程度和持续时间。睡眠促使蛋白去磷酸化，修复神经元损伤、参与记忆形成和巩固，这一机制在睡眠内稳态调控中起到了重要作用。

此外，睡眠和觉醒状态下的基因表达存在差异。大鼠睡眠-觉醒时大脑皮质的数千个基因中，约 5%基因的转录水平存在差异。睡眠期上调的转录本编码参与胆固醇合成、膜运输、突触下调和记忆巩固等的蛋白质；而清醒期或急性睡眠剥夺期表达上调的转录本编码线粒体蛋白、热休克蛋白，以及参与突触增强和谷氨酸传递的蛋白质。

（二）睡眠-觉醒状态下细胞外间质微环境

中枢神经系统的所有细胞元素都暴露在间质微环境中，间质离子介导动作电位发放、神经递质释放和突触传递等。2016 年，研究人员发现小鼠脑内细胞外间质钾（K^+）、钙（Ca^{2+}）、镁（Mg^{2+}）和氢（H^+）浓度存在睡眠-觉醒状态的依赖性变化，睡眠状态下存在低 K^+，以及高 Ca^{2+} 和 Mg^{2+}，pH 偏酸性，而觉醒时相反。改变细胞外间质离子浓度组合可改变小鼠的脑电和肌电信号，介导睡眠-觉醒状态转换。细胞外离子浓度，如 K^+，与多种神经系统疾病的发生、发展机制相关。

神经元活动可产生代谢产物，如 β 淀粉样蛋白（amyloid-β，Aβ）、Tau 蛋白等。可溶性的 Aβ 单体经过构象变化变为低聚体、原纤维等形式，具有毒性。细胞间质内的 Aβ 浓度随睡眠-觉醒周期而改变，平均水平约是觉醒期的 75%，且与清醒时间显著相关，急、慢性睡眠剥夺可显著升高细胞外间质液的 Aβ 水平，破坏内环境稳态。

二、睡眠-觉醒状态下的脑内物质清除体系

清除脑组织间质内液体和溶质对维系神经组织内稳态至关重要。在外周组织中，淋巴系统负责清除可溶性物质、蛋白质和多余液体。既往研究认为，中枢神经系统中缺少淋巴系统，直到近年来

研究揭示脑内胶质淋巴系统及硬脑膜淋巴管（meningeal lymphatic vessel，MLV）构成了中枢神经系统废物清除的体系。

（一）胶质类淋巴系统（glymphatic system）

2012 年，研究人员通过双光子显微镜实时观测注入小鼠小脑延髓池的脑脊液荧光示踪剂的流动途径，揭示了脑脊液-组织间液交换清除路径，因与外周淋巴系统发挥类似功能，且由包绕在血管外周的星形胶质细胞终足的水通道蛋白-4（aquaporin-4，AQP4）主要介导，故被命名为胶质类淋巴系统（glymphatic system）。

类淋巴系统可能清除脑内细胞外间质中的可溶性 Aβ、Tau 蛋白、乳酸盐等代谢产物，并介导脑内营养物质及神经调质的转运，如葡萄糖、载脂蛋白 E、星形胶质细胞旁分泌信号与脂质分子等。随后研究发现，小鼠脑胶质类淋巴系统功能在睡眠期显著高于觉醒期。这一发现在后续的大量动物和人的研究中相继被证实。

（二）硬脑膜淋巴系统（meningeal lymphatic system）

外周淋巴管是淋巴循环系统的重要组成部分，主要由淋巴内皮细胞（lymphatic endothelial cell，LEC）构成。LEC 可特异性表达血管内皮生长因子受体 3（vascular endothelial growth factor receptor 3，VEGFR3）、Prospero 相关同源异形盒蛋白 1（Prospero-related homeobox 1，PROX1）、淋巴管内皮透明质酸受体 1（lymphatic vessel endothelial hyaluronan receptor 1，LYVE1）、重组人平足蛋白（podoplanin，PDPN）等基因，调节淋巴管的形成与功能。2015 年，研究相继报道了 MLV 的存在。MLV 可将脑脊液和间质液中的物质引流至颈部淋巴结，实现中枢神经系统与外周淋巴系统间的沟通。fMRI 随后在人类和非人灵长类动物中也发现了 MLV。阻断 MLV 引流，亦可导致脑内胶质类淋巴系统功能显著受损。因此，尽管两者存在物理距离分隔，但在物质清除功能上紧密相关。

（三）星形胶质细胞介导细胞外间质离子缓冲及神经递质摄取

星形胶质细胞是中枢神经系统中数量众多的细胞类型，既往研究认为其为神经元的辅助细胞。星形胶质细胞是维持中枢神经系统稳态的关键环节，其主要功能包括缓冲 K^+、Na^+ 和 H^+ 等离子浓度，调节神经递质水平，为神经元提供营养物质等。星形胶质细胞膜表达的离子通道可调节细胞静息膜电位、静息电导和细胞内信号，以及调节细胞内外离子浓度。星形胶质细胞具有高度负性静息膜电位和远小于神经元的膜电阻，这些特性有利于缓冲细胞外 K^+。细胞外 K^+ 缓冲（K^+ buffering）的概念在几十年前首次被提出，细胞外过量的 K^+ 经离子通道进入星形胶质细胞，并可通过由细胞间缝隙连接在胶质细胞网络中扩散。

星形胶质细胞终足和神经突触形成了三突触（trisynapse）结构，星形胶质细胞终足包绕突触，可清除突触间隙中多余的神经递质，如谷氨酸、GABA 和甘氨酸，以及局部离子，维持神经突触功能的稳定。星形胶质细胞可摄取约 90% 释放出的谷氨酸，通过非 Na^+ 依赖性和 Na^+ 依赖性两种类型的谷氨酸转运蛋白来实现。

（四）胶质细胞的吞噬作用

星形胶质细胞和小胶质细胞可吞噬中枢神经系统中突触、神经元碎片及轴突线粒体和病理蛋白聚集物等物质，参与突触稳态的维持。突触激活依赖神经元在觉醒期获得的信息输入，可使突触功能增加；而睡眠可导致突触功能减弱，并重建突触的平衡状态，这对记忆整合和巩固至关重要。胶质细胞吞噬、清除突触是维持睡眠-觉醒中突触稳态的重要机制。果蝇脑中胶质细胞的吞噬能力在睡眠期显著上调，在果蝇中，睡眠可促进胶质细胞 Draper 途径吞噬、清除受损退化的轴突。通过调控胶质细胞的吞噬功能，或将成为调控突触稳态及功能的重要途径。

三、胶质类淋巴物质清除体系的调节因素

近年来，人们对于胶质类淋巴物质清除体系的调节因素也逐步有了深入认识。目前研究认为，调控该体系功能的主要因素包括：①星形胶质细胞终足上表达的 AQP4，药理学阻断 AQP4 或基因敲除等方法均显著降低类淋巴系统的功能。生理状态下，AQP4 沿血管壁极性分布，而在多种疾病状态下，如创伤性脑损伤、神经退行性变性疾病、老龄等，AQP4 极性分布被显著破坏，同时伴随着胶质类淋巴系统的功能受损。②心脏搏动，引起血管周期性收缩、舒张，即血管搏动。研究人员运用双光子成像发现心脏搏动、小动脉搏动、血管周围间隙脑脊液流动以及脑内细胞间隙液体流动在时间上高度相关，提示心血管搏动可能对类淋巴系统循环提供推动力。③呼吸作用，呼吸、循环改变胸膜腔内压，影响中心静脉压及心脏血液循环。研究发现，脑室内脑脊液流量高度依赖于呼吸周期，吸气可减少脑内静脉血容量，而增加脑室系统中脑脊液流量；强迫吸气可增加脑脊液流量。④神经元活动，神经元活跃时可引起细胞外间隙大小及离子稳态的改变，从而有可能影响胶质类淋巴系统的引流效率。研究显示，在睡眠-觉醒以及麻醉中细胞外间隙大小可较觉醒期增加 60%，可能降低引流阻力，其机制可能与去甲肾上腺素系统对细胞体积的调节作用相关。

四、脑内物质清除体系功能障碍与疾病相关的睡眠障碍

（一）神经系统疾病的睡眠障碍特征

随着世界人口老龄化的趋势，神经退行性疾病已经成为 21 世纪最重要的公共卫生问题之一。睡眠障碍被认为是神经退行性疾病中值得关注的明显临床症状，适当管理睡眠相关症状对神经退行性疾病患者的生活质量有积极影响。

帕金森病（Parkinson disease，PD）患者常表现出难以入睡、夜间失眠、难以维持睡眠、白天过度睡眠、REM 睡眠行为障碍（rapid eye movement sleep behavior disorder，RBD）、睡眠呼吸紊乱（sleep-disordered breathing，SDB）等问题，这可能是由各种 PD 相关问题引起的，包括不宁腿综合征、在床上无法翻身、僵硬、肌阵挛、运动障碍和噩梦。阿尔茨海默病（Alzheimer disease，AD）患者同样存在入睡困难、难以维持夜间睡眠、睡眠模式出现逆转、REM 和 NREM 睡眠持续时间减少、夜间觉醒的频率高、SDB 等相关睡眠障碍。总的来说，常见神经系统疾病的睡眠问题包括睡眠时间异常、睡眠质量差、昼夜节律紊乱、失眠等。

（二）胶质类淋巴功能与神经系统疾病动物模型研究

1. 衰老 胶质类淋巴功能被认为随着年龄的增长而降低。2014 年的研究提示老年小鼠（18 个月）的胶质类淋巴清除功能比年轻小鼠（2~3 个月）降低 40%。衰老可致脑动脉壁硬化，减少了脑脊液内流和间质液交换所需的血管推动力。

2. 阿尔茨海默病（AD） 研究发现，AD 模型小鼠（APP/PS1）的胶质类淋巴系统功能出现减退，Aβ 清除效率显著降低；AQP4 在血管周围极性表达减少与 Aβ 斑块密度增加相关。另外，胶质类淋巴系统功能下降可能加速疾病病理进展。在 AD 疾病模型小鼠中敲除 AQP4 基因会增加脑内 Aβ 沉积，加剧小鼠的认知损害。此外，研究发现，胶质类淋巴系统功能异常早于 Aβ 沉积，该体系功能或能成为 AD 早期诊断的新型标志物。

3. 帕金森病（PD） 主要病理特征为黑质致密部多巴胺能神经元丢失和路易体（Lewy body，LB）形成。其中 LB 是 α 突触核蛋白（α-synuclein，α-syn）产生和清除的不平衡导致蛋白质异常聚集而形成的。研究发现 PD 模型小鼠（A53T 小鼠）的胶质类淋巴系统功能出现减退，伴随 α 突触核蛋白的血管周聚集和 AQP4 表达的极化受损，进一步实验证明 AQP4 的缺失会降低 α 突触核蛋白在脑内的清除速率，此结果提示胶质类淋巴系统功能障碍可能是 PD 加重的原因。

第六节 睡眠与免疫调节

SWS 在机体免疫方面发挥着重要作用。免疫细胞包括 T 细胞、B 细胞、K 细胞、自然杀伤（natural killer，NK）细胞和肥大细胞等，有抵抗细菌和病毒、保护人体的重要作用。免疫细胞受到睡眠和昼夜节律的共同调节，在人体内维持着动态平衡。

一、免疫系统对睡眠的调节

（一）免疫反应能调节睡眠

动物或人直接感染细菌和病毒可以促进睡眠。给家兔接种金黄色葡萄球菌，家兔表现出患病的生理变化和睡眠模式的变化，SWS 时间增加，SWS 期间脑电图慢波振幅增加，单次 SWS 持续时间增加。给小鼠接种流感病毒，SWS 时间增加，睡眠期间 δ 波振幅降低。使用免疫抑制药物可以减弱白念珠菌对 SWS 的影响，免疫刺激剂则增强该细菌对 SWS 的影响。这些动物实验的数据表明，直接感染细菌或病毒可以诱导睡眠模式改变，而使用影响免疫反应的药物进行治疗则可以减弱这种趋势。实验诱发的感冒也可以使家兔更加嗜睡。

（二）免疫因子能调节睡眠

某些免疫因子也可以达到调节睡眠的效果。白细胞介素-1（interleukin-1，IL-1）是免疫反应调节剂，当机体感染细菌、真菌、病毒或发生免疫性疾病时，IL-1 的含量会升高。肿瘤坏死因子（tumor necrosis factor，TNF）是一种内源性致热原。多位研究者指出这些与免疫相关的细胞因子有致眠作用。静脉或脑室注射 IL-1 和 TNF，可增加多种实验动物的 SWS，但当用 IL-1 受体拮抗剂或 TNF 抗体预处理动物时，兔子和大鼠的反应被显著减弱或完全阻断，缺乏 IL-1 受体、TNF 受体或两者都缺乏的基因敲除小鼠的睡眠比对照组小鼠要少。研究人员总结为，细胞因子 IL-1 与 SWS 有关，部分是通过神经调节系统发挥作用的。因为 IL-1 和血清素[又名 5-羟色胺（5-HT）]系统有相互作用，IL-1 在下丘脑视前区（preoptic anterior，POA）和基底前脑区（basal forebrain，BF）中促进轴突 5-HT 的释放，抑制中缝背核（dorsal raphe nucleus，DRN）中觉醒活跃的血清素能细胞体，这些都能调节 NREM 睡眠。

其他细胞因子影响睡眠的具体机制还有待研究，目前可知大多数促炎性细胞因子是促睡眠的，而大多数抗炎性细胞因子则相反（图 4-6-1）。

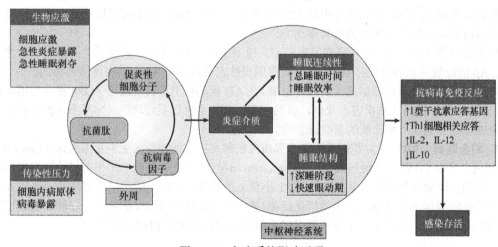

图 4-6-1 免疫系统影响睡眠

二、睡眠对免疫系统的调节

（一）睡眠影响免疫因子的数量和活性

曾有一项实验，把受试者分为规律睡眠组和睡眠剥夺组，在经历24h的睡眠剥夺以后，睡眠规律受试者的免疫细胞数量下降，但在睡眠后的下午和晚上，NK细胞和淋巴细胞的数量明显高于睡眠剥夺的受试者，且睡眠还增强了T细胞产生的某些免疫因子。这也说明了睡眠和昼夜节律共同影响免疫系统的动态平衡。研究表明，睡眠剥夺一晚后，辅助T细胞（helper T cell，Th细胞）和NK细胞的数量会减少，虽然NK细胞的数量在睡眠剥夺两晚以后被观测到增加，但这可能是由于睡眠不足导致分解代谢减缓而引起的。不仅是免疫细胞的数量会发生变化，其功能活性也会受睡眠的影响，在大鼠实验中，睡眠剥夺可抑制大鼠对绵羊红细胞的二次免疫应答，在健康人群中，NK细胞的溶解活性会随短时间的睡眠剥夺而降低。

（二）睡眠影响免疫功能

人们很早就观察到睡眠障碍和免疫紊乱倾向会同时发生。慢性疲劳综合征的患者通常伴有急性发热性疾病，他们的白细胞介素-6（interleukin-6，IL-6）和TNF产生增加，IL-10减少，同时也拥有紊乱的睡眠结构。睡眠障碍的患者与睡眠规律的受试者相比，NK细胞减少，Th细胞和细胞毒性T细胞减少，并且免疫细胞的减少与主观睡眠质量和睡眠紊乱相关。2002年，研究证明了睡眠剥夺会减弱人体的免疫功能。在睡眠剥夺期间接种流感疫苗，10天以后，部分睡眠剥夺人群的抗体滴度只有睡眠充足受试者的1/2。同样地，在接种甲肝疫苗的实验里，拥有规律睡眠的受试者在4周后拥有的抗体滴度是接种疫苗当晚睡眠剥夺受试者的2倍。这些研究表明，睡眠不足会影响免疫功能，使人体对疫苗的免疫效果大打折扣。

三、总　　结

在当今社会，人们的睡眠时间普遍缩短，许多流行性疾病又在世界范围内广泛肆虐，理解睡眠和免疫之间的关系，了解免疫反应和免疫因子如何调节睡眠、睡眠对免疫功能有什么样的影响，不仅对基础科学有重要的意义，也对人类预防疾病有指导作用。保持规律作息，拥有适合生物钟的昼夜节律，睡眠充足，才有利于维持机体的正常免疫。

第七节　睡眠与其他生理功能

一、情绪和心理

（一）广泛性焦虑症（generalized anxiety disorder，GAD）

焦虑障碍是最普遍的精神障碍，可产生巨大的疾病经济负担。基于人群的大型调查显示，高达33.7%的人在一生中会受到焦虑障碍的影响。这里重点关注焦虑障碍中GAD的睡眠障碍。

1. 流行病学和临床特征　根据《精神障碍诊断与统计手册》第5版（DSM-Ⅴ），GAD的典型表现为慢性、过度的焦虑和担忧。GAD的12个月和终身患病率分别为0.4%~3.6%和9%。并且与所有焦虑障碍一样，女性患病率高于男性，比例约为2∶1。

许多焦虑障碍和抑郁障碍的特征是慢性焦虑和紧张，对于GAD的诊断还强调对生活情况包括健康、工作、学业、家庭成员的幸福和安全等多种因素存在过度、难以控制的担忧。此外，还有坐立难安、紧张、容易疲乏、难以集中注意力、易激惹、肌肉紧张、睡眠障碍等症状。诊断GAD至少需要其中的3条。

2. 睡眠特征　睡眠障碍，在DSM-Ⅴ的GAD诊断标准中，定义为启动或维持睡眠困难，或休息不充分和对睡眠不满意。GAD的其他5个特征中的疲劳、难以集中注意力和易怒可能也是睡眠不足的后果。

GAD 的核心特征是过度担忧（焦虑性期待），通常与失眠问题的发生和维持有关，报道显示，患者的担忧在他们睡前是最难以控制的，影响入睡的能力。GAD 和失眠高度重叠，GAD 成为与失眠共病率最高的焦虑障碍。50%～70%的 GAD 患者有失眠，表现为睡眠起始性失眠、睡眠连续性障碍或早醒，损害睡眠质量。GAD 和原发性失眠的不同之处可能是晚上焦虑的焦点：原发性失眠焦虑的焦点通常是失眠本身，而在 GAD 中，焦虑的焦点仍是白天的当务之急（如事业、财务、人际关系）。

与其他焦虑障碍相比，GAD 患者的睡眠问题更加突出，其与健康对照组相比更容易患有睡眠障碍。与健康对照组相比，GAD 患者出现总睡眠时间减少、2 期 NREM 睡眠时间增加、入睡潜伏期增加。有证据表明，成人 GAD 患者入睡后的觉醒增加、4 期 NREM 睡眠减少，而且 GAD 患者REM 睡眠参数的改变较为混杂。

3. 治疗　GAD 的一线治疗是认知行为疗法（cognitive behavioral therapy，CBT）、选择性 5-羟色胺再摄取抑制药（selective serotonin reuptake inhibitor，SSRI）或 5-羟色胺去甲肾上腺素再摄取抑制剂（serotonin-norepinephrine reuptake inhibitor，SNRI）的药物治疗、联合 SSRI 或 SNRI 的 CBT。安慰剂对照研究发现，在 SSRI 艾司西酞普兰中加入催眠药艾司佐匹克隆对 GAD 相关的失眠症状和日间焦虑都有好处。普瑞巴林和丁螺环酮可作为合适的二线或辅助药物。普瑞巴林被证明可以改善 GAD 患者的失眠和焦虑症状。

（二）重性抑郁障碍（major depressive disorder，MDD）

情绪障碍是继焦虑障碍后第二大常见的精神障碍，其中抑郁障碍是全球残疾的主要原因，世界卫生组织预测 2030 年单相重性抑郁将成为疾病负担的主要原因。在一般人群中的流行病学调查发现，抑郁障碍的终身患病率在 10%～15%。本部分主要关注 MDD 的睡眠障碍特征。

1. 流行病学和临床特征　MDD 是抑郁障碍的典型类型，其诊断包括发现明确表现为至少 2 周的心境抑郁，或丧失兴趣或愉悦感的发作。此外，患者还会经历以下症状中至少 4 种额外的症状：食欲或体重、睡眠和精神运动活动的变化；精力不足；无价值感或内疚感；思考、集中注意力或作决定困难；反复思考死亡或自杀想法或自杀计划、企图。MDD 可分为单次发作或反复发作。MDD 12 个月的患病率约为 6.9%，女性患病的风险增加。

2. 睡眠特征　睡眠紊乱在 MDD 的诊断标准中可以包括睡眠困难或睡眠过多。失眠出现时通常是中期失眠（夜间觉醒后很难再入睡）或晚期失眠（过早觉醒，无法再入睡）。出现嗜睡的个体可能会经历夜间睡眠时间延长或白天睡眠的增加。

MDD 通常与失眠同时发生，MDD 中失眠的比例远高于一般人群的失眠患病率，高达 90%的MDD 患者伴有睡眠连续性障碍。失眠不仅是抑郁障碍的前驱表现，也是抑郁的独立危险因素。前瞻性研究发现失眠将成为未来抑郁的可能预测因素。失眠患者患抑郁障碍的风险是正常人的 2 倍。相比之下，失眠更有可能发生在抑郁发作之后。由于失眠在抑郁首次发作之前可能就存在，因此将其描述为失眠与抑郁共病可能比继发性失眠更合适。

睡眠过度的研究相对较少。有研究发现，在一个具有代表性的样本中，约 1/2 的 MDD 发作患者可出现睡眠过度的问题，甚至高达 30%的患者同时出现失眠和嗜睡的症状，远高于一般人群中的研究。同时出现失眠和睡眠过度的抑郁患者终身抑郁发作较多，当前发作持续时间较长，抑郁症状较多。这种并发使终身轻狂躁和狂躁的风险增加了 2～3 倍，容易从单相抑郁转变为双相障碍。MDD 发作患者的睡眠障碍与抑郁症状严重程度的增加、治疗反应较差以及自杀意念、企图风险的增加有关。

睡眠问题也是 MDD 发作缓解后最常见的残留症状之一，44%～60%的抑郁障碍患者在经过优化抗抑郁药的治疗试验后仍存在残留的睡眠障碍。持续的失眠与 MDD 新发作的发展有关，MDD 发作后失眠的残留症状增加了复发风险。频繁的失眠和噩梦是抑郁症患者两种常见的睡眠主诉，与临床症状严重程度的增加、更高的再发风险有关。残留的睡眠过度也与复发风险的增加有关。

　　基于多导睡眠图的客观测量发现，抑郁障碍患者特征性的脑电图改变可以分为 3 类：睡眠连续性障碍（睡眠潜伏期延长、夜间频繁觉醒，导致睡眠碎片化和睡眠效率的低下）、REM 睡眠的异常（REM 潜伏期缩短、第一个 REM 期延长、REM 密度增加）、NREM 睡眠的改变（SWS 的衰减、最多的 SWS 从第一个睡眠周期转移到第二个睡眠周期）。睡眠期间的过度觉醒以及 δ 活动的减少与 MDD 发作的自杀意念增加有关。REM 睡眠的改变可能在抑郁障碍的临床表现之前就已经产生，因此或可帮助识别高风险的患病人群。

　　3. 治疗　抑郁障碍的一线治疗通常包括抗抑郁药的处方，广泛包括第二代抗抑郁药 SSRI 和 SNRI 以及具有相关作用机制的药物。但是，多数第二代抗抑郁药在 MDD 的短期治疗期间有较高的风险诱发失眠和（或）嗜睡的问题。

二、睡眠与内分泌

　　地球相对于太阳的位置带来的昼夜变化，决定了我们生活的环境是一个周期约为 24h 的明-暗循环，它决定了食物可用性和自然界捕食者安全性。因此，大多数动物的生物钟进化到与运动行为和能量代谢保持一致。哺乳动物的中央生物钟位于大脑中下丘脑的视交叉上核（suprachiasmatic nucleus，SCN）。SCN 是一种双侧配对结构，位于第三脑室附近，直接位于视交叉顶部，它是哺乳动物脑内的昼夜节律起搏器，产生和调节着睡眠-觉醒、激素、代谢和生殖等众多生物节律，使内环境以一合适的时间顺序对外部环境作出最大的适应。一系列病变研究为 SCN 在哺乳动物昼夜节律产生中的关键作用提供了明确的证据，消融 SCN 的动物在行为和生理上变得失常。

　　内分泌是指一组专门的器官或者腺体，将所产生的激素直接分泌到体液中，以体液为媒介对靶细胞产生效应。这些激素在代谢稳态中起着关键作用。许多激素的共同特征是受昼夜节律调控。当正常的昼夜节律被打乱时，内分泌系统也会改变，并可能导致这些情况下的代谢紊乱（图 4-7-1）。

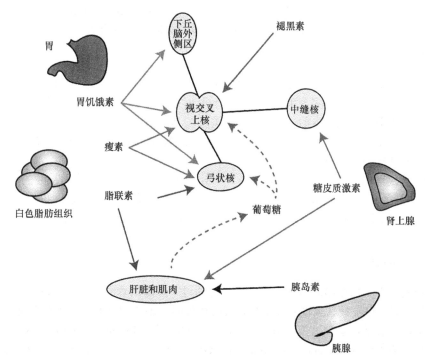

图 4-7-1　内分泌反馈到生物钟视交叉上核

（一）睡眠与生长激素

生长激素（GH）从垂体前叶分泌，受神经和外周介导的复杂稳态相互作用的调节。GH 的合成和分泌受下丘脑调节肽的双向控制，由 GHRH 刺激，被生长抑素抑制。GH 释放的另一个刺激因素是生长激素释放肽，它主要由胃分泌。

GH 的分泌速率呈昼夜节律模式。夜间 GHRH 是分泌高峰，可进一步促进睡眠时的 GH 分泌。深度睡眠也被证明可以增强 GH 轴的活动，并对皮质醇水平具有抑制作用。衰老过程中 GH 分泌的下降与 SWS 中持续时间比例的减少平行。在临床试验的早期数据中，GH 缺乏的患者睡眠碎片化增加，总睡眠时间减少，推测睡眠模式的这种改变可能是导致此类患者日间过度思睡的原因。所以，对处于成长期的人群来说，充足的睡眠对他们的生长、发育意义尤其重大。

（二）睡眠与促肾上腺激素释放激素

促肾上腺皮质轴，是与应激反应和行为有关的神经内分泌系统，受昼夜节律调控而呈现相应的周期性活动。促肾上腺皮质激素（adrenocorticotropic hormone，ACTH）水平在内源性昼夜节律中变化，在 06:00～09:00 达到峰值，全天下降，在 23:00～02:00 降至最低点，并在 02:00～03:00 开始再次上升。

研究表明，压力是失眠的重要原因之一。对于处于慢性压力下的个体，他们的杏仁核将被激活，导致下丘脑-垂体-肾上腺轴（the hypothalamic-pituitary-adrenal axis，HPA 轴）分泌增加，然后，ACTH 浓度会增加，从而产生觉醒效应。因此，失眠与 HPA 轴功能障碍密切相关。

（三）睡眠与褪黑素

褪黑素主要由松果体产生，仅在夜间按照昼夜节律释放到血液中。从机制上讲，人类内源性褪黑素水平在自然睡眠开始前约 2h 开始升高，并在大约 5h 后达到峰值。褪黑素水平随着年龄的增长而下降，因此老年人更容易遭受褪黑素水平不足的困扰，随着年龄的增长，睡眠能力下降，睡眠障碍的发生率逐渐增加。睡眠结构在中年时开始改变，导致 NREM-SWS 睡眠急剧减少；相比之下，REM 睡眠量仅略有减少。因此，褪黑素分泌减少可能与失眠的机制有关。

（四）睡眠与葡萄糖

维持恒定的血糖水平对日常功能至关重要，尤其是对大脑而言，因为大脑既不能合成也不能储存葡萄糖。因此，人类睡眠巩固为单一的、相对较长时间的不进食时期，对夜间禁食进行了适应。葡萄糖耐量的变化不是随机发生的，而是呈现出清晰的 24h 节律，在午夜前后达到最小值。葡萄糖耐量的这些昼夜变化是由位于下丘脑的内源性生物钟 SCN 直接控制的。重要的是，SCN 在睡眠-觉醒行为和葡萄糖稳态中调节昼夜节律。

睡眠-觉醒状态和葡萄糖稳态有什么联系？下丘脑神经肽食欲素在睡眠-觉醒的中枢调节和外周能量稳态之间提供了关键联系。表达食欲素的神经元位于下丘脑外侧区域，并投射到整个神经轴，在睡眠期间，食欲素神经元是不活跃的，而在觉醒时，它们是活跃的。饥饿会导致睡眠减少；睡眠减少，会引起食欲亢进。

（五）睡眠与瘦素

在葡萄糖刺激下，白色脂肪组织分泌瘦素，并通过下丘脑的食欲中心发出信号，促进饱腹感，防止过度能量消耗。循环瘦素呈现昼夜节律，人类在夜间分泌达到峰值。在肥胖模型中，会发生瘦素抵抗，通常伴随着暴饮暴食。长期暴露于慢性间歇性缺氧（chronic intermittent hypoxia，CIH），是阻塞性睡眠呼吸暂停（obstructive sleep apnea，OSA）的一种病理生理表现，这可能导致瘦素抵抗状态，促进体重增加。因此，良好的睡眠对于减肥来说至关重要。

（六）总结

夜间人工照明、不一致的睡眠-觉醒时间和航空旅行时差引起的昼夜节律紊乱在现代社会中越来越普遍，生物节律与环境光循环的不同步对人类健康产生了巨大的影响。内分泌功能的昼夜节律平衡被破坏后，可能导致代谢、生殖、睡眠和情绪障碍；同时，睡眠不足、失眠和昼夜节律异常对内分泌平衡和整体健康也会产生不良后果。因此，拥有一个良好的心态，调节情绪，调整作息，拥有舒适的睡眠至关重要。

三、心血管生理学

心血管在自主神经系统的控制下可通过持续快速调节心率、动脉血压和血流的再分配，确保向重要器官输送足够的血液。心血管稳态的维持与昼夜节律、睡眠-觉醒周期，包括 REM 和 NREM 睡眠过程密切相关。心率和血压有昼夜节律，在夜间睡眠期可显著降低，这种生理节律可因睡眠障碍而改变，易诱发心血管疾病。因此，研究睡眠-觉醒对心血管稳态的影响具有重要的临床意义。

（一）心血管自主神经调节的昼夜变化

与白天相比，受试者夜间的血压和心率出现生理性降低。24h 动态血压监测发现，睡眠期间的收缩压比白天降低 10%以上。血压和心率在白天很大程度上受姿势和活动的影响，而在晚上则受到姿势和睡眠的影响，但是即使受试者保持 24h 仰卧位，其夜间心血管活动的下降仍然显著，提示了睡眠在诱导夜间血压和心率下降方面的重要性。研究发现，受试者心电图的 RR 间期、RR 变异性的高频功率（反映副交感神经功能的参数），在睡眠开始前 2h 就开始改变，而心脏和外周交感神经活动指数，如低频与高频比值、射血前期、肌肉交感神经活性、儿茶酚胺浓度等仅在睡眠开始后才开始降低，并随睡眠的加深持续降低。晨醒诱导交感肾上腺系统逐步激活，伴随血压、心率和血浆儿茶酚胺升高，并随着体位变化和体力活动进一步升高。24h 睡眠剥夺的受试者，其夜间心率和心迷走神经活性的降低仍然存在，但是夜间血压的降低和射血前期的延长发生变化。因此，心率和副交感神经活动可能在很大程度上受昼夜节律的影响，可能与入睡机制有关，而心脏和血管的交感神经驱动主要与清醒-睡眠周期有关。越来越多的证据表明，心血管发病率和死亡率的主要预测指标是夜间平均血压水平，而不是 24h 平均血压水平。睡眠质量或睡眠时间的不足都可能与夜间血压升高有关，这可能会加快高血压的恶化。

（二）NREM 和 REM 睡眠期间的自主神经活动

在健康受试者中，自主神经对心血管活动的调节随着睡眠阶段的不同而发生变化，在 NREM 和 REM 睡眠不同时相中的自主神经活动也不相同。随着 NREM 睡眠从 N1 期发展到 N3 期，与清醒时相比，RR 间期、RR 变异性的高频功率和射血前期均增加，而血压、收缩压变异性中的低频功率和肌肉交感神经活动显著降低。这些变化表明心迷走神经驱动增加，心脏和外周交感神经活动降低。动脉压力感受器反射敏感性可能在 NREM 睡眠期间比清醒状态下升高。与清醒相比，在 NREM 睡眠期间，动脉血压升高引起的压力感受器反射增益加强，而血压降低引起的反射增益不变，这一机制可以确保在 NREM 睡眠期间维持稳定的低血压和心率。REM 睡眠期间自主神经活动相对不稳定，副交感神经和交感神经活性波动明显，可引起血压和心率的突然变化。血压、心率以及交感缩血管神经的紧张性在 REM 睡眠期间比 NREM 睡眠期间升高。REM 睡眠期间心血管系统的兴奋性也可以体现在显著增加心率变异性的低频功率，以及低频和高频功率比值趋向的交感神经活动。

（三）觉醒期间的自主神经反应

觉醒可以是自发的，也可由外源性刺激或睡眠呼吸紊乱触发。觉醒时的脑电活动表现为非同步、低幅度和高频率的脑电波，与交感神经突然兴奋密切相关，导致血压、心率和肌肉交感神经活性的短暂升高、心脏兴奋传导时间缩短，以及外周血管张力的降低。觉醒时心脏的典型反应是双向的，即持续 4～5s 的心动过速，随后是心动过缓。通过心率变异性的时域分析发现，觉醒时交感神经兴奋的激增主要表现在 RR 变异性的低频功率成分，并且在血压、心率和肌肉交感神经活性恢复到基线值后很长一段时间内，血压的变异性仍显著高于基础值。因此如果夜间频繁觉醒，可能会对心血管交感神经产生持续影响，也提示夜间的交感神经活动紊乱可能是导致慢性高血压的直接因素。

（四）睡眠障碍对夜间血压的影响

如前所述，与白天相比，夜间的血压和心率生理性下降。夜间收缩压持续升高与炎症和血管内皮功能障碍有关，后者也是动脉粥样硬化的重要发病机制，因此具有重要的临床意义。收缩压和心率的持续升高与心血管疾病的死亡率增加密切相关，睡眠障碍被认为是相关的潜在因素。研究表明，部分人在睡眠剥夺/限制（只允许 4h 睡眠）期间，夜间保持清醒状态时，夜间血压和儿茶酚胺水平持续升高，而在随后的睡眠中夜间血压和儿茶酚胺水平逐渐降低。在同样的研究中，睡眠剥夺后，血压和儿茶酚胺的晨峰比对照组更明显，并且在高血压受试者中尤为突出。一项针对男性的研究发现，与正常工作时间的 8h 睡眠相比，加班期间的 4h 睡眠会导致第二天日间血压升高，同时伴有心率变异性的低频功率和尿中去甲肾上腺素的增加。因此睡眠不足与交感神经活性增高以及夜间生理性血压降低有关。睡眠不足可增强清晨觉醒时的交感神经兴奋，诱导持续的交感神经激活和第二天的血压升高。

（五）阻塞性睡眠呼吸暂停与交感神经激活

交感神经系统在睡眠呼吸暂停的心血管病理生理过程中起着关键作用。OSA 患者在清醒且呼吸正常时，即使在没有任何明显心血管疾病（如高血压或心力衰竭）的情况下，仍然出现心血管交感神经调节异常，如肌肉交感神经活动增强、血液儿茶酚胺浓度增加、心率加快、心率变异性降低等。由于胸传入神经的抑制作用，交感神经活动在呼吸开始时突然降低，在呼吸暂停时，胸传入神经的抑制作用消失，从而进一步导致交感神经的激活，随之血管收缩导致血压升高。在少数 OSA 患者中，潜水反射过度激活，这些患者即使无任何内在心传导系统异常，也可能出现明显的缓慢性心律失常，其心动过缓继发于缺氧和呼吸暂停导致的心脏迷走神经的激活。目前认为，OSA 导致心血管疾病主要是反复的夜间缺氧/复氧循环所致。这种变化可促进氧化应激和炎症反应，是导致交感神经过度激活的始动因素。OSA 患者交感缩血管神经活性升高，导致外周阻力增加和血压升高。在 CIH 诱导的动物模型上，其血压在一天中非缺氧时间仍然升高，说明其血压升高是由交感神经激活引起的。暴露于慢性间歇性低氧环境中 1～2 周的健康受试者，其低氧性通气反应和高碳酸性通气反应均增强，证实颈动脉体化学感受器反射功能的增强参与诱导持续的交感神经过度激活。暴露于低氧环境 2 周后，肌肉交感神经活性升高，而控制交感神经的动脉压力感受器反射钝化，日间动态血压升高。

综上所述，不但生理性睡眠的不同阶段会导致心血管自主神经系统的结构和功能性变化，睡眠障碍（如 OSA、睡眠剥夺）也会造成血压和心率自主调节的紊乱，甚至会诱发心血管疾病。

四、呼吸生理学

呼吸是哺乳动物和人的一种本能行为，主要负责调节机体氧气（O_2）和二氧化碳（CO_2）的稳态，是维持新陈代谢必不可缺的生理功能。呼吸的动力来自中枢神经系统而非外周的呼吸器官。呼吸包括自主呼吸和随意呼吸两种重要的模式，前者是指节律性呼吸运动，在清醒和睡眠状态下均能正常维持，主要由脑干神经细胞组成的神经环路驱动；后者是受意识控制的呼吸运动，见于清醒而非睡眠状态，主要由皮质及脑干以上的一些结构组成的神经环路驱动。呼吸运动是通过高效的前馈和反馈机制实现的，至少包括以下 3 部分结构：①中枢神经系统，呼吸神经细胞组成的神经环路负责产生呼吸节律，形成不同的呼吸模式；②外周效应器，即呼吸肌和上气道咽喉肌群；③呼吸感受器，呼吸感受器将物理和化学刺激传输到呼吸调控中枢，借助复杂神经环路完成信息的整合，调整呼吸的频率和幅度。上述任何调控系统发生结构异常或功能紊乱均可导致呼吸障碍。清醒状态下，即使上述调控系统出现功能障碍，由于意识和情绪变化的下行输入信息对脑干呼吸中枢的刺激作用，机体仍可以维持相对正常的通气；睡眠状态下，清醒时的意识和情绪的兴奋性传入活动减弱或缺失，就容易发生睡眠呼吸障碍。本章将重点阐述睡眠状态下调控节律性呼吸的神经机制。

（一）呼吸的中枢控制

节律性呼吸运动是由呼吸中枢模式发生器（respiratory central pattern generator，rCPG）驱动的。rCPG 是由脑干中以串联方式排列、功能上相互调控的兴奋性和抑制性神经元组成的神经环路，rCPG 中产生和调控呼吸运动模式的神经环路分布在脑桥和延髓，包括脑桥呼吸组（pontine respiratory group，PRG）、腹侧呼吸组（ventral respiratory group，VRG）、背侧呼吸组（dorsal respiratory group，DRG）和斜方体后核/面旁呼吸组（retrotrapezoid nucleus/parafacial respiratory group，RTN/pFRG）。VRG 和 DRG 包含延髓呼吸运动前神经元（bulbospinal respiratory premotoneuron）和延髓本体呼吸神经元（respiratory neuron）。前者发出轴突投射到脊髓呼吸运动神经元（如膈肌运动神经元），再分别支配相应的呼吸肌；后者本身并不直接投射到呼吸运动神经元，而是支配并调节延髓其他呼吸神经元的活动。由延髓本体呼吸神经元、呼吸运动前神经元和呼吸运动神经元组成的神经环路在呼吸活动中主要发挥两种作用：①产生呼吸节律；②整合中枢性呼吸驱动，形成不同的呼吸模式。

VRG 位于延髓腹外侧区，从面神经核到第 1 颈椎呈柱状串联分布，依次包括包钦格复合体（Bötzinger complex，BötC）、吸气后复合体（postinspiratory complex，Pico）、前包钦格复合体（pre-Bötzinger complex，pre-BötC）、腹侧呼吸组头端区（rostral ventral respiratory group，rVRG）和腹侧呼吸组尾端区（caudal ventral respiratory group，cVRG）。疑核中的运动神经元虽然支配咽喉部的肌肉参与呼吸相关的活动，但不包括在 VRG。pre-BötC 是由一群能自发产生吸气样节律性活动的神经元组成的微环路，一侧 pre-BötC 神经元的轴突可跨过中线支配对侧的 pre-BötC，使两个区域神经元的放电活动同步化。pre-BötC 内部神经环路拥有两种基本功能：①产生兴奋性的吸气驱动；②通过吸气抑制机制协调吸气-呼气的位相转换。研究表明，多种肽类可以作用于 pre-BötC 影响呼吸节律和呼吸模式，如激活 pre-BötC 神经元的 μ-opioid 受体或神经激肽-1 受体能减慢或加快呼吸频率。此外，生长抑素、促甲状腺激素释放激素（thyrotropin-releasing hormone，TRH）、神经介素 B（neuromedin B，NMB）、胃泌素释放肽也可以作用于 pre-BötC 神经元影响呼吸频率。BötC 的呼气神经元是调控呼气活动的主要成分，在吸气-呼气位相转换过程中发挥重要的作用。rVRG 有吸气神经元，在吸气相接受 pre-BötC 神经元的兴奋性驱动而激活，在呼气相接受 BötC 的抑制性传入而失活。此类吸气神经元发出传出纤维支配脊髓的膈肌运动神经元和肋间肌运动神经元，最终驱动吸气。然而，rVRG 的吸气神经元不具有自发产生吸气节律的特性。

PRG 包括臂旁核和 Kölliker-Fuse 核。臂旁内侧核有激活呼气的神经元分布；臂旁外侧核和 Kölliker-Fuse 核神经元可调节吸气活动。激活 PRG 的神经元可以减少吸气时间，从而增加呼吸频率。DRG 位于延髓背内侧，在孤束核（nucleus tracuts solitarius，NTS）腹外侧区分布有吸气神经元。NTS 是心、肺感觉的初级整合中枢，接受来自动脉压力感受器、外周化学感受器、膈神经和迷走神经的传入信息。NTS 呼吸神经元可通过支配腹侧呼吸组、RTN、蓝斑核和臂旁核而调控呼吸。

（二）化学性呼吸调控（chemical control of breathing）

化学性呼吸调控是机体在清醒和睡眠状态下最重要的一种通气控制机制。能够感受内环境中化学物质的刺激，引起机体产生适应性通气反应，这类细胞称为呼吸化学感受器（respiratory chemoreceptor）。根据其分布的解剖学位置和功能差异，分为外周呼吸化学感受器和中枢呼吸化学感受器。

1. 外周呼吸化学感受器 主要包括颈动脉体和主动脉体。颈动脉体位于颈总动脉分叉处，当动脉血氧分压降低、二氧化碳分压升高、H^+浓度升高时，可激活颈动脉体的球细胞，经窦神经和舌咽神经将信息发送到 NTS，通过提高中枢性呼吸驱动增加肺通气。此外，温度、钾离子浓度、去甲肾上腺素、葡萄糖和胰岛素也可激活颈动脉体球细胞。尽管外周呼吸化学感受器对于呼吸的快速调节非常重要，但中枢呼吸化学感受器在清醒安静状态下能提供更加强劲的中枢性呼吸驱动。

2. 中枢呼吸化学感受器 是指能够感受脑脊液或局部细胞外液 H^+浓度的变化，在呼吸性或代谢性酸中毒时能触发反射活动增加肺通气量的一类神经细胞。一般来说，低氧刺激并不通过激活中枢呼吸化学感受器引起呼吸增强。作为中枢呼吸化学感受器，至少需要满足以下 3 个条件。

（1）能感受 CO_2刺激，激发机体作出适应性通气反应。CO_2是调节呼吸运动最重要的生理性化学因素。一定水平的 CO_2刺激中枢呼吸化学感受器，能维持中枢性呼吸驱动。当动脉血二氧化碳分压（$PaCO_2$）降低到一定值时，可出现中枢性呼吸暂停。

（2）对生理范围内脑脊液或局部细胞外液 CO_2/H^+的浓度变化具有内在敏感性。内在敏感性是指细胞外液 H^+浓度变化，通过刺激中枢呼吸化学感受器细胞膜上的离子通道或受体而影响其兴奋性的特性。

（3）与呼吸节律中枢有结构或功能上的联系，选择性激活、抑制或破坏此细胞群，可易化或抑制呼吸化学感受器反射。

这类神经细胞主要分布在延髓腹外侧浅表部位的 RTN、NTS 和蓝斑核。RTN 被认为是最重要的中枢呼吸化学感受器，其细胞膜上的 G 蛋白偶联受体 4 亚型（G protein-coupled receptor-4，GPR4）和 TASK-2 通道是感受 CO_2/H^+浓度变化的主要分子。这类感受器是表达配对同源盒基因 2b（paired like homeobox 2b gene，Phox2b）和神经激肽 B（neurokinin B，NKB）的一类谷氨酸能神经元。此外，有学者提出 RTN 的星形胶质细胞也具有中枢呼吸化学感受器的特性。近期研究表明，NTS 表达 Phox2b 的一类神经元具有中枢呼吸化学感受器的功能，选择性激活此类神经元可提高中枢性呼吸驱动，增强基础肺通气；损毁此类神经元可抑制高碳酸性通气反应。酸敏感性离子通道（acid-sensitive ion channel，ASIC）是 NTS 中枢呼吸化学感受器神经元感受 CO_2/H^+浓度变化的主要成分。激活 RTN、NTS、蓝斑核的中枢呼吸化学感受器神经元能为 rCPG 提供兴奋性驱动，增强肺通气量（图 4-7-2）。研究表明，转录调控因子 Phox2b 相对特异地表达在 RTN、NTS 和蓝斑核的中枢呼吸化学感受器神经元上，而 Phox2b 基因的杂合突变是造成先天性中枢性低通气综合征的主要病因，因此这种疾病表现出的基础状态下低通气、中枢呼吸化学感受器反射钝化和中枢性呼吸暂停，很可能与中枢呼吸化学感受器的结构和功能障碍密切相关。

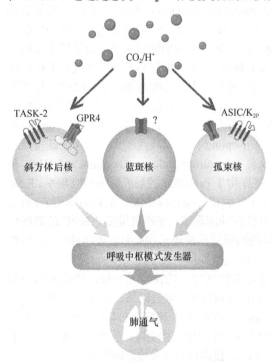

图 4-7-2 中枢呼吸化学感受器调控呼吸的示意图

（三）影响呼吸的其他生理机制

除了呼吸化学感受器的传入信息外，呼吸节律的改变还受其他感觉传入或高位脑的信息影响。激活触觉、温度和疼痛感受器均能增加肺通气。觉醒可以作为一个独立的刺激因素影响呼吸节律和模式。肺扩张可以激活牵张感受器，通过肺牵张反射抑制肺通气。此外，来自调控情绪的边缘系统和大脑皮质的下行调控系统既能兴奋呼吸也可抑制呼吸。然而，意识对呼吸的优先控制是通过间接影响呼吸化学感受器或中枢呼吸模式发生器还是直接调控膈肌运动神经元活动实现的，尚未阐明。

（四）睡眠对呼吸调控的影响

觉醒和睡眠状态对呼吸调控的影响是显著的。从觉醒转入睡眠状态，机体最明显的变化是许多影响呼吸的传入信息显著减少甚至缺失，因此，睡眠期间由呼吸化学感受器介导的化学性呼吸调控成为最主要的生理机制，而 CO_2 也成为睡眠状态下最重要的呼吸刺激因素。

在从觉醒转入睡眠状态的早期，机体的呼吸调控机制表现出了不稳定性。睡眠刚刚开始时，觉醒状态下的行为和情绪对呼吸的刺激消失，来自其他外部感觉的兴奋性传入信息也减少或消失，呼吸化学感受器的敏感性也降低，这些因素使中枢性呼吸驱动力减弱，进一步引起呼吸肌的紧张性降低，最终导致每分通气量减少。睡眠开始时，上气道肌肉的紧张性和防御性反射均减弱，引起上气道的阻力增加。这些变化发生的时间和程度因人而异。

在进入睡眠稳定期后，由于觉醒状态时的各种兴奋性传入信息减弱或消失，化学性呼吸调控成为主要的机制。与觉醒状态时相比，低氧性通气反应和高碳酸性通气反应在 NREM 睡眠期均减弱，但后者减弱的程度较轻，因此中枢呼吸化学感受器反射成为调控呼吸节律的主要方式。睡眠状态下机体更能耐受较低的每分通气量和较高的 $PaCO_2$，与觉醒状态相比，睡眠稳定期的每分通气量可减少 $1\sim2L/min$，$PaCO_2$ 增加 $3\sim8mmHg$。健康人 NREM 睡眠期呼吸节律非常规整，然而 REM 睡眠期情况相反，这可能与延髓的一些呼吸调控神经元处于激活状态密切相关；同时，REM 睡眠期呼吸频率也增加，潮气量的变异增大，上气道的防御性反射也被抑制。因此，OSA 常发生在 REM 睡眠期。

健康人常有每小时 $10\sim20$ 次的皮质觉醒，一般持续时间小于 $15s$。觉醒可以自然发生，也可以与睡眠呼吸暂停或周期性肢体运动障碍伴随出现。对于阻塞性睡眠来说，觉醒可以促进气道重新开放，缓解低氧血症和高碳酸血症，纠正血气异常。然而反复的觉醒可造成睡眠碎片化，不仅破坏呼吸稳态的调控机制，还可诱发心脑血管疾病。

五、睡眠与体温调节

对恒温动物来说，即使环境温度改变，也能够靠自身的体温调节系统保持相对恒定的温度，能量的代谢和产热、散热过程会参与其中。已有大量证据证实，哺乳动物的睡眠与体温调节紧密相关，且存在相互影响。目前研究发现，膳食东革阿里提取物、加热眼周皮肤，以及睡前浴疗等手段都可以通过体温调节改善睡眠。因此，研究睡眠和体温协调调节的机制，无论是对健康还是对患有睡眠障碍相关疾病的人群来说，都具有重要意义。

入睡前寻求温暖场所、蜷缩姿态、筑巢行为都会引起皮肤温度的升高，可缩短睡眠潜伏期。当睡眠开始后，核心体温会随之下降，最初对这种现象的解释是，处于睡眠状态时身体保持静止姿势，肌张力降低，从而引起代谢产热减少。但有研究表明，躺下时降低的核心体温约为 $0.11℃$，而入睡后核心温度会进一步降低，平均下降 $0.15℃$，这个发现在其后的实验室研究中得到进一步证实，证明睡眠诱发时核心体温降低平均在 $0.31℃$。因此，体温下降的原因并非只是简单地出于"保持不动"，其中还涉及非常复杂的调控过程。

（一）睡眠-觉醒周期的体温调节

人类的大脑和身体核心体温在 NREM 睡眠期间会下降，这种下降是由远端（手、足）周围的热量损失造成的，由于远端皮肤血管舒张以及躯体的冷却，远端体温会从觉醒状态（低皮肤温度、高核心温度）逐渐变化到睡眠状态（高皮肤温度、低核心温度）。有学者提出的正反馈模型解释了体温调节变化如何启动和巩固 NREM 睡眠，即睡眠前核心温度的减少和热量损失的增加，会强化睡眠倾向，从而促进睡眠发生。反过来，睡眠开始导致的核心温度进一步降低和热量损失增加，这加强了 NREM 睡眠启动。有研究人员则使用现代模型识别技术，通过识别远端热损失和嗜睡之间的负反馈连接，表明了体温调节变化不仅与睡眠有关，而且可以认为是睡眠开始的标志。

在觉醒期和 NREM 睡眠期，下丘脑在体温调节中起重要作用，但在 REM 睡眠期，体温调节功能似乎是受损的，其特征是抑制了下丘脑对体温的调控，从而导致了变温，因此，在 REM 睡眠期，大脑的温度会升高。目前对 REM 睡眠的体温调节特征作用尚不清楚。有学者发现，在环境温度超出物种的体温平均值时，REM 睡眠的发生会受到抑制，并且在 REM 睡眠期，热调节反应（如颤抖、喘息）也会受到抑制，与此相对的是，当环境温度达到体温的平均值时，会增强啮齿类动物的 NREM 睡眠。之后，不同的研究都证实了 REM 睡眠期具有体温调节障碍。此外还有研究发现，产热的强制性激活，如在冷暴露期间，会抑制 REM 睡眠的发生。

（二）睡眠与体温调节相关的神经环路

解剖学和神经生理学研究表明，下丘脑 POA 是协调睡眠和体温调节重要的大脑区域。POA 含有热敏性神经元，能响应局部温度升高而增加其放电速率。不仅如此，通过 c-Fos 免疫组织化学技术，已经揭示了 POA 中存在睡眠活性神经元。研究表明，在睡眠的大鼠中，c-Fos 标记的神经元数量在位于 POA 区的腹外侧视前区（ventrolateral preoptic nucleus，VLPO）和视前正中核（median preoptic nucleus，MnPO）中升高，并且与动物处死之前的睡眠量相关，而如果在睡眠剥夺后立即处死大鼠，VLPO 神经元中的 c-Fos 水平不会升高。因此，VLPO 神经元的活动可以反映睡眠的数量或强度。

POA 是 NREM 启动的关键部位，同时也是体温调节信息的整合者，包括御寒反应和御热反应。POA 还参与了 REM 睡眠期的稳态调节，有研究通过激发 TRH 的反射释放来测试 REM 睡眠期与体温调节受损之间关系的特异性，最终结果证实了 REM 睡眠期 POA 热敏性神经元的失活，导致了热调节反应的抑制。

1. 腹外侧视前区　对 VLPO 的细胞解剖学发现，VLPO 包含两种不同的 GABA 能神经元，包括：①表达甘丙肽（galanin，Gal）的 GABA 能神经元（VLPO Gal），是 NREM 睡眠的促进神经元；②不表达 Gal 的 GABA 能神经元（VLPO GABA），可能抑制 VLPO Gal 的活性；③谷氨酸能神经元，可能促进觉醒反应。目前 VLPO 已被世界各地的实验室深入研究，除了对睡眠的影响，最近的研究表明 VLPO 可能有助于体温调节过程。有研究发现对 VLPO Gal 进行选择性化学激活后，会产生明显的低温状态。据推测，NREM 睡眠和低温的促进会受到两种不同但有部分重叠的 VLPO Gal 细胞群控制，其中产生 NREM 睡眠的细胞群主要位于 VLPO 核心细胞群中，而诱导散热的细胞群主要位于背侧和内侧 VLPO 扩展区域。此外，刺激在下丘脑外侧合成黑素浓集激素的神经元会降低体温并诱导 REM 睡眠。

2. 视前正中核　MnPO 区主要存在两种神经元，包括：①谷氨酸（Glu）能神经元；②GABA 能神经元，参与维持 NREM 睡眠。在对 MnPO 神经元的详细分析中，超过 75% 的细胞群在 NREM 睡眠期放电和峰值逐渐增加，表现出可能诱导并维持 NREM 睡眠的特性，而在 REM 睡眠期甚至能达到更高的放电率。环境温度等自主信号会通过脊髓传递到臂旁外侧核（lateral parabrachial nucleus，Lpb）的亚区域并进行整合，Lpb 也可以从身体的其他部位（如内脏）接收信息，然后将这些信号传递到 MnPO 和 MPO 区。一氧化氮合酶-1（nitric oxide synthase-1，NOS1）谷氨酸能神经元会被皮肤温暖激活并启动 NREM 睡眠期和身体冷却。通过 NOS1 投射到 VLPO 的 GABA 能神经元或通过直接投射到下丘脑背内侧核（dorsomedial hypothalamic nucleus，DMH），引发血管舒张以及棕色脂肪组织（brown adipose tissue，BAT）下调环路的激活，其具体的信号整合环路见图 4-7-3。根据该环路，可以推测表达 Gal 的 GABA 能可能是 NOS1 阳性谷氨酸能神经元的靶标，但这一点还需要更多的实验数据提供证据。

热量散失的过程与 DMH 和中缝苍白球（raphe pallidus，RPA）中体温调节神经元的抑制有关。DMH GABA 能神经元在调节由环境温度变化引起的睡眠-觉醒行为中有重要作用。在未来的研究中，阐明 DMH Gal 神经元支配哪些特定的 POA 亚区和细胞类型，能更好地理解 DMH 如何与 POA

相互作用。

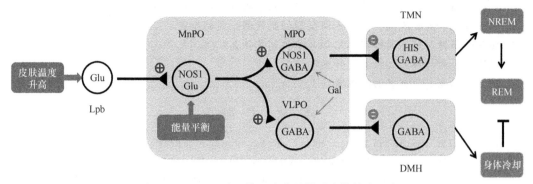

图 4-7-3　MnPO 在环境温度信号转导中的整合回路

　　睡眠障碍和体温调节受损已经被发现在不同疾病中有所关联。在患有湿疹的儿童中,体温调节机制的缺陷可能会导致睡眠障碍。而 α 突触核蛋白相关的神经退行性变性疾病(如 PD)中,容易发生 RBD,因此对患病高危人群的核心体温分布进行详细分析,可能有助于识别那些易患 PD 的人群,因此探究睡眠与体温的关联,在疾病的提前诊断方面具有广泛的应用前景。

　　与衰老有关的睡眠障碍中,会受到体温节律改变或血管舒张失调的影响,导致身体进入睡眠受损。如果能够通过温度控制 POA 中睡眠神经元活性,延迟温度节律,可能有助于治疗老年人的睡眠障碍。此外,在未来的研究中,如果能阐明 MnPO 如何启动和维持睡眠、揭示关键 VLPO 亚群中的药物靶点,就可以开发新的镇静催眠药或治疗药物,在临床上用于各种基于睡眠和体温调节障碍的疾病。

第八节　展　　望

　　睡眠是一种基本的生理功能,其重要作用一直是科学研究的热点问题。睡眠行为最初可能起源于满足特定需求,但在漫长的演化过程中被其他生理过程所利用,最终成为一系列功能的集合。其中某些功能的重要性甚至可能超越了睡眠行为的最初目的。作为广泛存在的普遍现象,睡眠很可能具有对不同物种而言都必需的共同功能。多项研究表明,睡眠的核心功能可能是维护广义的"代谢稳态",即恢复觉醒导致的"代谢稳态失衡"。然而,睡眠恢复稳态的机制尚未完全明确,这也是未来研究的重点。

　　此外,过往对于睡眠功能的研究多集中在单一的功能,如睡眠在记忆巩固、情绪调节等方面的作用。未来需采用更加综合的研究视角,系统地探究睡眠在维护身心健康、促进认知等方面的多重功能。

本章由黄志力教授(主编)负责

编　委　徐　敏　王　升

编　者　袁　芳　胡　霁　胡　波　刘丹倩　丁凤菲

思　考　题

　　1. 从演化的角度来看,你认为睡眠还有哪些重要的功能?

　　2. 不同睡眠期的物质清除效率是否存在差异?睡眠障碍引起的物质清除障碍是否在神经退行性变性疾病中扮演重要的角色?

　　3. 常见促进睡眠的促炎性细胞因子有哪些,它们是通过何种方式促进睡眠的?

4. 环境温度变化对睡眠质量有什么影响?

5. 失眠与情绪疾病常呈共病出现的神经生物学机制是什么?

6. 试述觉醒和睡眠期间, 中枢不同类型细胞代谢方式的特点。

7. 睡眠调节情绪可能的神经环路和分子机制是什么?

8. 睡眠呼吸暂停终止的机制是什么?

9. 为什么心里有事就容易睡不着?

参 考 文 献

Bedrosian TA, Fonken LK, Nelson RJ.2016. Endocrine effects of circadian disruption. Annu Rev Physiol, 78: 109-131.

Ben Simon E, Rossi A, Harvey AG, et al. 2020. Overanxious and underslept. Nat Hum Behav, 4(1): 100-110.

Camfferman D, Short MA, Kennedy JD, et al. 2016. Thermoregulation, scratch, itch and sleep deficits in children with eczema. Sleep Med, 25: 145-150.

Chan JWY, Lam SP, Li SX, et al. 2014. Eveningness and insomnia: independent risk factors of nonremission in major depressive disorder. Sleep, 37: 911-917.

Cox RC, Olatunji BO. 2016. A systematic review of sleep disturbance in anxiety and related disorders. Journal of Anxiety Disorders, 37: 104-129.

Del Negro CA, Funk GD, Feldman JL. 2018. Breathing matters. Nat Rev Neurosci, 19: 351-367.

Feldman JL, Del Negro CA, Gray PA. 2013. Understanding the rhythm of breathing: so near, yet so far. Annu Rev Physiol, 75: 423-452.

Fultz NE, Bonmassar G, Setsompop K, et al. 2019. Coupled electrophysiological, hemodynamic, and cerebrospinal fluid oscillations in human sleep. Science, 366(6465): 628-631.

Guyenet PG, Stornetta RL, Bayliss DA, et al. 2010. Central respiratory chemoreception. J Comp Neurol, 518: 3883-3906.

Hudson AN, van Dongen HPA, Honn KA. 2020. Sleep deprivation, vigilant attention, and brain function: a review. Neuropsychopharmacology, 45(1): 21-30.

Irwin M, Opp M. 2019. Sleep Health: Reciprocal Regulation of Sleep and Innate Immunity. Neuropsychopharmacol, 42: 129-155.

Irwin MR. 2019. Sleep and inflammation: partners in sickness and in health. Nat Rev Immunol, 19: 702-715.

Jansson-Fröjmark M, Lindblom K. 2008. A bidirectional relationship between anxiety and depression, and insomnia? a prospective study in the general population. Journal of Psychosomatic Research, 64: 443-449.

Kroeger D, Absi G, Gagliardi C, et al. 2018. Galanin neurons in the ventrolateral preoptic area promote sleep and heat loss in mice. Nat Commun, 9(1): 4129.

Lewis PA, Knoblich G, Poe G. 2018.How memory replay in sleep boosts creative problem-solving. Trends Cogn Sci, 22(6): 491-503.

Petit JM, Eren-Koçak E, Karatas H, et al. 2021. Brain glycogen metabolism: a possible link between sleep disturbances, headache and depression. Sleep Med Rev, 59: 101449.

Rasmussen MK, Mestre H, Nedergaard M. 2022. Fluid transport in the brain. Physiol Rev. 102(2): 1025-1151.

Thevenet J, De Marchi U, Domingo JS, et al.2016. Medium-chain fatty acids inhibit mitochondrial metabolism in astrocytes promoting astrocyte-neuron lactate and ketone body shuttle systems. FASEB, J30(5): 1913-1926.

Tingley D, McClain K, Kaya E, et al. 2021.A metabolic function of the hippocampal sharp wave-ripple. Nature, 597(7874): 82-86.

Tsang AH, Barclay JL, Oster H.2013. Interactions between endocrine and circadian systems. J Mol Endocrinol, 52(1): R1-R16.

Xie L, Kang H, Xu Q, et al. 2013. Sleep drives metabolite clearance from the adult brain. Science, 342(6156): 373-377.

第五章　生物节律与睡眠

第一节　生物钟与昼夜节律

一、生　物　钟

生物钟（biological clock）是存在于几乎所有生物体中的内在计时系统，使机体能够按照时间顺序进行生理和行为活动，并与外界的昼夜交替相同步。由生物钟控制的节律性变化包括觉醒-睡眠、饮食/禁食、激素分泌、体温、敏感度、情绪和消化等。这些节律性变化是由生物钟内部机制所调控，并受到环境昼夜、温度、湿度等周期性因素的影响。在各章节中，受到生物钟内部机制和环境周期性因素影响的近日节律统称为昼夜节律（circadian rhythm）。昼夜节律作为连接环境变化与机体生理过程和行为的关键接口，整合内、外环境信号并将其传递到生物钟振荡器（oscillator），从而调控生物钟下游生理和行为的节律性。因此，外界信号的输入、自我维持节律的振荡器，以及生物钟信号的输出，共同构成了生物钟系统，它不仅能响应内、外环境的变化，还具有预测环境变化的能力。

生物钟调控昼夜节律周而复始地运行，其核心是由一个转录和翻译后修饰组成的负反馈环构成的分子振荡器。在不同物种中，由于受昼夜环境相同选择压力的影响，分子振荡器以趋同进化的形式演化，虽然分子元件不同，但总体构造十分相似。在哺乳动物中，异源二聚体 BMAL1/CLOCK 复合物作为核心生物钟蛋白，通过与核心生物钟负性转录因子 Period（PER）和 Cryptochrome（CRY）基因的启动子上的 E-box 结合来激活其转录。这些时钟基因包括负性转录因子。在细胞质中，PER 和 CRY 蛋白形成多聚体复合物，并与磷酸化修饰激酶 CK1δ/ε 结合，它们进入细胞核并抑制 CLOCK/BMAL1 在 PER 和 CRY 基因上的 E-box 活性，从而抑制转录。接着，这些复合物通过泛素-蛋白酶体途径，随着时间变化逐渐被降解，解除其对 CLOCK 和 BMAL1 的抑制作用，从而启动下一个循环（图 5-1-1）。虽然转录层面的负反馈机制是昼夜节律形成的重要基础，但翻译后修饰对于生物钟的稳定及时间延迟也至关重要。单纯的转录-翻译负反馈过程的周期长度通常只有几个小时，然而，通过增强时钟蛋白的稳定性和延迟其进入细胞核的时间，生物体能够成功地将振荡周期维持到约 24h。

在哺乳动物的基因组中，可能存在数千个 BMAL1 和 CLOCK 的结合位点，其中有许多已经被确认为具有与 BMAL1 和 CLOCK 结合的功能，并且在 RNA 水平上呈现周期性波动。这些位点的存在使得生物钟在整个转录水平上具有极大的调控能力，以确保细胞和机体的各项功能在不同阶段之间协调一致，并适应环境变化。在 E-box 下游基因中，Rev-Erbα/β 因具有转录因子功能而显得格外突出。Rev-Erbα/β 的启动子区域含有 E-box 位点，因此它们的转录呈现出依赖 E-box 调控的节律性；同时，Rev-Erbα/β 可以作为反式作用因子与顺式作用元件 RRE-box 结合，从而调控下游基因的表达。在这些受到 RRE-box 调控的下游基因中，BMAL1 最为重要。从 BMAL1 激活 Rev-Erbα/β，到 RRE-box 被抑制以阻断 BMAL1 的表达，这个途径形成了一个新的反馈环，也就是生物钟的辅助反馈环（图 5-1-1）。通过这些生物钟核心蛋白与 E-box 和 RRE-box 的结合，一方面实现了对生物钟系统振荡的维持；另一方面，由于 E-box 和 RRE-box 广泛存在于大量基因的启动子或内含子区域中，因此也实现了生物钟系统对代谢和生理过程等系统的广泛调控。这些受生物钟蛋白调控的基因被称为钟控基因（clock-controlled gene，CCG）。事实上，在生物体内还存在着其他顺式作用元件，如 D-box，它们也能启动周期性的转录。D-box 同样有对应的反式作用因子，如 Dbp、E4bp4、HLF 和 TEF。同样地，E4bp4 和 Dbp 的启动子区域也含有 E-box 或 RRE-box，使它们与主要反馈环保持密切联系。

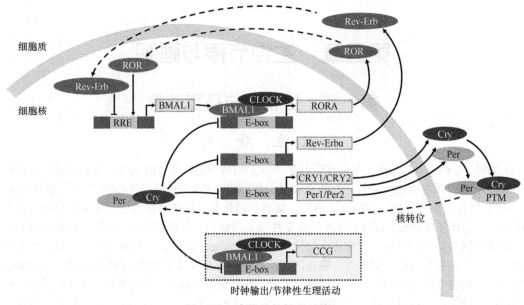

图 5-1-1　生物钟的辅助反馈环

在哺乳动物中，CLOCK/BMAL1 异二聚体与 E-box 结合，并启动 PER 和 CRY 等负调控元件的转录。随着 PER 和 CRY 蛋白在细胞质中积累并进行翻译后修饰，它们形成复合物并转位到细胞核中，抑制 CLOCK/BMAL1 的转录活性，从而完成一个昼夜周期。另一个辅助环由核受体 ROR 和 Rev-Erb 组成，它们的表达也受 CLOCK/BMAL1 通过 E-box 的激活。ROR 和 Rev-Erb 竞争与 BMAL1 启动子上的 RRE 结合，以激活或抑制其转录，从而稳定昼夜节律的主环振荡

　　在已研究的组织和器官中，有 10%~40% 的基因呈现出节律性表达的特征，但不同组织之间存在着组织特异性的节律表达。在同一组织中，生物钟基因和钟控基因的表达峰值也可能位于不同的时相。这种复杂的节律调控机制可能源于顺式元件之间的组装强度和相互组合的不同。在这些顺式元件中，E-box 起主导作用，在启动子区域可以按照时间以不同的组合方式存在，从而改变下游基因的表达水平，甚至表达时相。此外，时钟蛋白的反式作用因子在各个组织中的特异性表达水平也不同，因此可以产生多样性，以适应其功能上的需要。由此可见，生物钟通过简单的负反馈环原理，结合不同的顺式元件的耦合产生彼此的协调作用，从而在转录组水平获得有利于各种生命活动的周期性行为，使细胞诸多重要的过程和生理指标产生近似 24h 的节律现象。

二、节律中枢

　　在解剖结构上，控制哺乳动物昼夜节律的系统具有多层次结构，其中节律中枢（circadian pacemaker）位于下丘脑腹部，即第三脑室两侧的视交叉上核（suprachiasmatic nucleus，SCN）。在实验中损毁双侧视交叉上核，小鼠的行为和生理的昼夜节律会消失，然而，将 SCN 移植到视交叉上核被损毁的小鼠中，可以部分恢复移植小鼠的节律行为，恢复后的活动周期与供体视交叉上核的昼夜节律周期一致，而不是与损毁前小鼠的活动周期一致。这些研究结果表明视交叉上核是哺乳动物昼夜节律的起搏器。

　　视交叉上核是双侧对称的结构，每侧约含有 10 000 个神经元，其尺寸大约为 300μm（宽）×600μm（长）×350μm（高）。单个的视交叉上核神经元非常小，直径约为 10μm，具有简单的树突结构。每个独立的视交叉上核神经元可以自主地产生基因表达和放电活动的节律性变化。

　　视交叉上核并非一个均质的核团，通常根据不同核团的位置和表达的多肽进行分类。从结构上，视交叉上核可分为腹部和背部两部分。腹部和背部的视交叉上核具有不同的功能：腹部与视交叉神经相连，通过视网膜-下丘脑束接收光信号，并密集地投射到背部视交叉上核；而背部视交叉上核则围绕在腹部视交叉上核周围，接收来自腹部的信号，但很少投射到腹部。腹部视交叉上核和背部

视交叉上核在生物钟基因表达和神经元放电的昼夜节律时相上也存在差异。在长日照条件下，腹部视交叉上核和背部视交叉上核的时相差会增大。此外，腹部视交叉上核和背部视交叉上核在神经肽表达上也有差异，腹部主要表达血管活性肠肽（vasoactive intestinal polypeptide，VIP）和促胃液素释放肽（gastrin-releasing peptide，GRP），而背部主要表达精氨酸-血管升压素（arginine vasopressin，AVP）和前动力蛋白 2（prokineticin 2，PROK2）。神经调节肽 S（neuromedin S，NMS）在 AVP 神经元和 VIP 神经元中均有表达，但在 GRP 神经元中不表达。大多数视交叉上核神经元是 GABA 能神经元，而谷氨酸能神经元的数量非常有限。

从网络结构角度来看，内部节点之间的相互耦合能够缓冲单个细胞节律的缺陷，同时也可以对抗外部的干扰。通过使用 PER2：LUC 报告基因的研究方法发现，在缺失生物钟基因 CRY1、CRY2 或 PER1 的小鼠中，仅有 5%～10% 的单个视交叉上核神经元具有明显的昼夜节律，但是拥有完整视交叉上核组织和整体突变的小鼠却能表现出稳定的昼夜节律。类似地，BMAL1 缺失小鼠的视交叉上核组织在体外培养条件下也能够表现出类似昼夜振荡的模式，但是当额外加入河鲀毒素（tetrodotoxin，TTX）以阻断钠离子通道时，节律性振荡则被消除。

除了核心生物钟基因的缺失导致生物钟不稳定外，内、外环境因素也能影响生物钟系统。视交叉上核神经元之间的耦合在应对外界环境因素干预时起到了稳定生物钟的作用。研究发现，在 AVP 受体 V1a 和 V1b 被敲除后，小鼠能更快地适应新的光周期，而加入 TTX 能加速这一重置过程。在机制研究中发现，视交叉上核整体的同步性减弱，振幅降低。综上所述，视交叉上核神经元之间的耦合在维持昼夜节律稳定和抵抗内、外扰动方面发挥着重要作用。

由于视交叉上核神经元之间的耦合具有重要作用，因此了解神经元之间的同步机制以及各种多肽在其中的作用至关重要。视交叉上核神经元可释放神经递质，这些神经递质与相邻神经元的突触前受体结合，可激活下游信号通路，改变相关生物钟基因的表达，实现将节律信号从视交叉上核传递到相邻的神经元，从而改变相邻神经元的生物钟振幅和时相。在这个过程中，各种神经肽都发挥了重要作用。例如，视交叉上核神经元可释放 VIP 等神经肽，而 VIP 等神经肽的表达又受到生物钟的调控。VIP 等神经肽可激活 cAMP/PKA 信号通路，导致 cAMP 反应元件结合蛋白（cAMP response element binding protein，CREB）的磷酸化，磷酸化的 CREB 进入细胞核，并结合到 PER 等基因的 CRE 元件上，激活 PER 等基因的转录，从而起到重置生物钟的作用。施加神经递质或破坏视交叉上核中的神经递质都会改变神经元之间的同步情况，并导致整个视交叉上核的昼夜节律发生变化。

三、光照对节律中枢的影响

视交叉上核作为生物钟的核心调控中心可以对许多环境因素作出响应，这些环境因素被称为授时因子（zeitgeber），包括光线信号、运动锻炼、饮食信号以及药物等。其中，光线是最强大的授时因子，能够有效重置生物钟。昼夜交替的光线通过视网膜，沿视网膜-下丘脑束进入视交叉上核的核心区域，光线信号激活内在光敏感视神经节细胞（intrinsically photosensitive retinal ganglion cell，ipRGC），并通过神经递质谷氨酸作用于 NMDA 受体，以及通过腺苷酸环化酶激活多肽（pituitary adenylate cyclase activating polypeptide，PACAP）作用于 PACAP 受体和 VIP 受体，进而激活视交叉上核中的神经元。通过特异性标记 ipRGC，观察其下游投射，ipRGC 对视交叉上核等脑区具有直接投射，提示 ipRGC 的感光激活后能直接调控节律中枢，从而将光线信息转化为节律性的神经元活动，通过神经元之间的联系将这种光线信息传递给大脑的其他神经核团。

作为生物钟系统中对光照响应最重要的结构，视交叉上核的异常会影响生物钟对外界光照的调控能力。已知一些生物钟基因缺失或突变的小鼠在昼夜光照变化下与野生小鼠相比，昼夜节律和外界光照的时相关系会出现明显的偏移。例如，hPER2^{S662G} 小鼠的活动时间会提前，Nestin-Cre Zbtb20$^{-/-}$ 小鼠的活动峰值会发生变化。这些变化可能是由于光线对视交叉上核的牵引能力受到影响，从而导致下游睡眠时相发生变化。

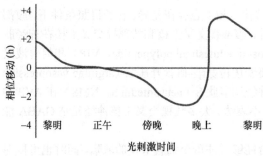

图 5-1-2 光刺激时相反应曲线（PRC）示意图

环境光明-暗周期是对小鼠节律中枢进行重置的最常见情况之一。另一种常见的光照重置现象是光照脉冲（light pulse），可引起节律中枢和小鼠跑轮行为的时相移动和生物钟基因振荡幅度的改变。为了量化这种重置效应，通常使用时相反应曲线（phase response curve，PRC）和振幅反应曲线（amplitude response curve，ARC）进行度量。PRC 的横坐标是给予光照的时间点（图 5-1-2），一般以昼夜时间（circadian time，CT）表示。通常情况下，给予光照的时间点可以被定义为光照开始时间点，也可以是光照区间的中间点或光照结束时间点。PRC 的纵坐标表示时相移动，正值表示时相提前，负值表示时相延迟。小鼠的跑轮节律和生物钟基因表达节律的 PRC 检测和特征有所不同。小鼠的跑轮节律，PRC 是通过测量连续两天起跳时间的变化来确定的；而对于生物钟基因表达节律，PRC 是通过比较感光细胞在照光前、后两个周期内生物钟基因振荡曲线的峰值时相来确定的。此外，在主观白天给予小鼠光照时，小鼠的跑轮时相不会发生移动，因此主观白天被称为"不应期"（dead zone），而感光细胞在一个周期内的各个时相都能够对光照作出不同程度的响应（图 5-1-2）。因此，光照通过影响节律中枢，从而调整各种生理和行为活动，如睡眠-觉醒、体温、激素分泌、血压等的节律变化。

四、影响节律中枢的其他因素

视交叉上核神经元还可以接收来自中缝核 5-羟色胺（血清素）神经元投射的非光线信号。研究表明，膝状体核在整合光线信息和非光线信息方面起着重要作用，可调节视交叉上核神经元的活动，它将代谢信息和光线信息整合到视交叉上核中，并参与白天时间限制性饮食诱导的食物预知行为的调控。下丘脑背内侧核团也可以整合代谢信息，如限制性饮食的信号，通过 GABA 能神经元的输入作用于视交叉上核的腹侧区域，从而调控食物预知行为。视交叉上核的外壳区域接收来自下丘脑和边缘脑区的大量神经输入，其中包括来自下丘脑室旁核的输入神经元，这些输入神经元遍布整个视交叉上核。最近的研究表明，高浓度的盐离子可以被大脑感知，通过兴奋性的 GABA 能神经元输入，将渗透压信号传递到位于视交叉上核外壳区域的 AVP 神经元中，从而调节小鼠的体温。这些特定的神经输入对于不同类型的视交叉上核神经元在功能上呈现出异质性。除了直接的神经元输入，视交叉上核还可以接收激素信号。当性腺切除后，会对小鼠的昼夜节律产生影响，包括周期的延长、活动起始时间的不精确和夜晚早期活动的缺失。雄性激素受体主要表达在 SCN 的核心区域，而雌激素 β 受体主要表达在视交叉上核的外壳区域，这表明视交叉上核能够感知机体性激素水平的变化并调节生物钟。

相对于视交叉上核，外周组织对时间限制性饮食（time-restricted feeding）的响应更为显著。时间限制性饮食是指将食物限定在一天中的特定时间段，并保持总体进食量不变。研究表明，白天的限制性饮食可以导致许多外周组织（如肝脏、肾脏、心脏、胰腺等）的生物钟基因表达时相发生颠倒，但对视交叉上核中的生物钟基因表达影响不显著。此外，在无节律的小鼠模型中，将食物限制在白天的 8h 内，可以促使外周组织中数百个基因重新产生节律性。

关于限制性饮食对视交叉上核的影响一直存在争议。实验结果的差异，可能归因于实验条件、小鼠品系、饲料类型和给食时间等的不同。在不同的小鼠品系中，限制性饮食对视交叉上核的影响也存在差异。此外，高脂限制性饮食也被发现可以显著影响视交叉上核中生物钟基因和 AVP 基因的表达。最近一项关于时间限制性饮食对视交叉上核影响的系统性研究发现，在黎明时段给予时间限制性饮食后，即使在取消食物限制后，小鼠的活动范围仍然显著增加，睡眠-觉醒时间增加，并且这些变化与视交叉上核神经元的钙信号变化相一致，说明在一定的时间限制性饮食条件下，视交叉上核神经元能够对饮食产生响应。

视交叉上核可与下丘脑中的多个神经核团形成单突触连接，以调控多种生理活动，其中包括下室旁带（subparaventricular zone，SPZ）、视前区（preoptic area，POA）、终纹床核（bed nucleus of stria terminalis，BNST）、外侧隔核（lateral septal nucleus，LS）、逆视交叉区（RCA）、弓状核（arcuate nucleus，ARC）和下丘脑背内侧核（dorsomedial hypothalamic nucleus，DMH）。这些区域接收来自视交叉上核外壳区域的大量神经投射。大部分来自亚室旁区的投射神经元源于视交叉上核的核心区域。此外，少量视交叉上核神经元也投射至前脑、丘脑中线、膝状体核以及中脑水管周灰质。因此，视交叉上核通过直接投射、交感和副交感神经系统以及节律性的肾上腺皮质激素等多种途径，将节律性信息传递给外周组织的生物钟。

第二节　睡眠的节律调控

一、生物钟与睡眠-觉醒节律

人从出生到死亡，昼夜节律现象贯穿始终，它是一切生物生理和行为过程的基本特征。已经证明人体有多种生理功能有昼夜节律性，如呼吸、血压、心率、体温、内分泌等，而在机体所有生理功能中昼夜节律特征最明显的是睡眠-觉醒行为。

正常情况下的睡眠-觉醒节律与外界自然环境的明-暗交替节律基本一致，即以近似于24h自然环境的昼夜交替周期而互相转化。例如，人类日出而作，日落而息；再如当人们乘飞机由西向东或由东向西做长途旅行时，睡眠位相会发生提前或位相推迟才能逐步适应新的明-暗周期，因此，睡眠-觉醒周期受自然环境昼夜节律的调控。在没有光照的恒暗实验条件下，人类和哺乳动物的睡眠-觉醒周期仍然存在，只是周期长于自然的明-暗周期，这种节律是自动运行的，它不依赖于外界光照时间信号，也正是在不存在任何外界光照时间信号的条件下，这种内在的生物节律才能表现出来，说明睡眠-觉醒节律是独立于自然界昼夜交替而存在的一种内在的自主昼夜节律。

下丘脑的 SCN 是生物体内源性昼夜节律的起搏点，其活动/功能具备以下三大特征，即其自身具有产生近日振荡的能力、可与外界信号变化协同的能力及可输出昼夜节律信号的能力。首先，SCN 神经元具有自主昼夜节律的特征，无论在离体还是在体的 SCN 单细胞记录，其神经元放电频率都显示出昼高夜低的节律，并且至少维持 2 个周期（48h），此外，可反映神经元活性的葡萄糖摄取量和 c-fos 表达在 SCN 神经元中也表现出昼高夜低的节律特征；其次，在整体条件下，视交叉上核直接通过视网膜光感受器的传入纤维投射，接受外界明-暗周期交替的调节，使其自身的振荡节律与自然光照因素相偶合，具有与环境变化相协调的能力，如在主观夜晚给予光照刺激可以导致 SCN 近日节律的时相相位移动；最后，SCN 通过其传出纤维将节律性神经活动信号传递给中枢其他脑区，使其同步化，控制机体各器官的昼夜节律性活动，尤其是睡眠-觉醒昼夜节律。双侧损毁大鼠等啮齿类动物的 SCN 可以导致机体各种生理活动的生物节律紊乱甚至丧失，如体温、睡眠-觉醒周期、跑轮运动节律、摄食和内分泌等活动的节律，将乳鼠的 SCN 组织移植到损毁 SCN 的成鼠脑内，可重塑动物的昼夜节律。此外，SCN 也接受非光信号输入的调控，主要包括丘脑的膝状体间小叶（IGL）和中脑的中缝核。IGL 接收视网膜光感受器的纤维投射，并通过释放神经肽 Y 和γ-氨基丁酸（GABA）传递光信息到 SCN，因此，SCN 可通过视网膜-下丘脑束（RHT）的直接通路和膝状体下丘脑束（GHT）的间接通路接收光信息的输入。从间接通路传递光信号的延迟可能会提供不同的信息使 SCN 对光信号作出不同的反应。IGL 不仅接收视网膜光信号还接收来自 DRN 的非光信号，通过整合光信息和非光信息调控 SCN 节律。中缝核 5-HT 神经元传递非光信号到 SCN 的血管活性肠肽（VIP）阳性神经元，该神经元也接收视网膜光感受器的纤维投射，因此，中缝核-SCN 通路与 SCN 非光信号的调控和节律周期的调控有关。

SCN 神经元的昼夜节律性活动和对机体昼夜节律系统的调控依赖于其所分布神经递质的作用。SCN 神经元内含有多种神经递质或神经调质，包括 VIP、精氨酸-血管升压素（AVP）、GABA、生长抑素、促胃液素释放肽、P 物质、促甲状腺激素释放激素等，其中 VIP、AVP、GABA 3 种神经递质在 SCN 中的分布密集，并且具有部位特异性，在 SCN 昼夜节律形成和调控中发挥重要作用。VIP 神经元分布于 SCN 腹外侧亚区（VL），其神经元数量占 SCN 神经元总数的 1/5～1/4，接收视网膜-下丘脑束谷氨酸能的传入信息，属于光反应性神经元，与 SCN 导引机体内在节律与外界环境协同因子（光照）相协同的作用相关。VIP 神经元对于光介导生物钟节律重置是必需的。AVP 神经元分布于背内侧亚区（DM），其神经元数量占 SCN 神经元总数的 1/3，无论是在明-暗（light-dark，LD）还是在持续黑暗（dark-dark，DD）条件下均呈现节律性振荡，与 VIP 神经元不同，它不接收视网膜感受器纤维的投射，被认为与 SCN 自主节律性活动有关，属于内源性起搏神经元。两个亚区之间的信息传递由 GABA 能神经元介导，SCN 内有大量的 GABA 能神经元胞体和纤维，其神经元占 SCN 神经元总数的 50%，有人发现 SCN 中 GABA 含量和编码谷氨酸脱羧酶的基因表达呈节律性改变，表明 GABA 在 SCN 昼夜节律形成及睡眠调控中发挥重要作用。

SCN 神经肽类物质的节律性合成和释放受节律基因反馈环路的调控（见前述），这些神经肽类物质通过神经元间信息传递（突触联系）或体液途径将 SCN 产生的节律信息传送至机体其他部位，最终实现对睡眠-觉醒、行为活动、体温、机体新陈代谢以及内分泌等功能的昼夜节律性调控。

二、视交叉上核神经环路与睡眠和觉醒节律

昼夜节律的稳定依赖于中枢神经系统各级水平的整合，有几项研究提出了脑内除 SCN 外其他昼夜振荡器存在的可能，如在 SCN 毁损的动物，其摄食节律依然存在。已经发现嗅球、缰核等部位在离体的条件下显示有昼夜节律性活动，推测这些次级位点介导了 SCN 在导引和调节昼夜节律的作用。SCN 的传出投射通过直接或间接途径到达下丘脑下室旁带（SPZ）、下丘脑室旁核（paraventricular hypothalamic nucleus，PVN）、下丘脑背内侧核（DMH）、下丘脑外侧区（lateral hypothalamus area，LHA）、下丘脑内侧视前区（MPO）、腹外侧视前区（ventrolateral preoptic area，VLPO）、松果体（pineal body，PIN）、终纹床核（BNST）、外侧缰核（lateral habenular nucleus，LHb）等部位，组成相应的昼夜节律神经环路，从而调节睡眠-觉醒周期。

（一）视网膜-下丘脑-松果体轴系统

褪黑素是传递昼夜节律信息的重要化学物质，它的合成和释放具有昼低夜高的节律特性，在许多种系昼夜节律形成中发挥着重要作用。松果体是褪黑素产生的部位，并且是 SCN 调节的重要靶区，SCN 接收来自视网膜谷氨酸能纤维的投射，将其自主节律与外界光信息同步，并将整合后的信息经下丘脑室旁核-颈上神经节传递给松果体，控制松果体节律性合成和释放褪黑素，呈现昼低夜高的分泌模式，从而实现对睡眠-觉醒周期的调控。SCN 内分布有褪黑素受体（MT 受体），包括 MT1 和 MT2 受体，在含有 SCN 的离体脑片记录中，灌流褪黑素可以抑制 SCN 神经元的放电频率，MT1 受体拮抗剂 Luzindole 可以阻断 SCN 内褪黑素引起的神经元自发放电抑制效应，说明褪黑素对 SCN 神经元活性的抑制作用与 MT1 受体密切相关。褪黑素的分泌昼低夜高，是导致 SCN 神经元放电频率呈昼高夜低的原因之一，两者之间尽管没有直接的纤维联系，但功能上互相影响，维持机体稳定的昼夜节律。褪黑素也作为催眠药应用于临床。

（二）SCN-DMH-VLPO/LH 神经通路

DMH 通过直接或 SPZ 间接接收 SCN 的纤维投射，并发出 GABA 纤维投射到 VLPO。VLPO 是重要的促进非快速眼动（non-rapid eye movement，NREM）睡眠脑区，由觉醒进入 NREM 睡眠阶段，VLPO 神经元放电频率增高，且细胞原癌基因 c-fos 表达增加（表示此时处于活动状态），其神经元的兴奋程度与睡眠量相关。VLPO 内分布有大量的促睡眠神经元，其传出纤维的主要神经递质为 GABA，可投射到脑内多个与觉醒相关的部位，如下丘脑结节乳头体核组胺能神经元、蓝斑去甲肾上腺素能神经元、中缝背核 5-羟色胺能神经元、脑桥头端被盖胆碱能神经元等，抑制促觉

醒脑区神经元活动，从而促进觉醒向睡眠转化，产生 NREM 睡眠。选择性损毁 VLPO 内促睡眠神经元，可阻断觉醒向睡眠转化，使 NREM 睡眠时间明显减少。DMH 不仅与促睡眠脑区 VLPO 有密切的纤维联系，也发出纤维投射到下丘脑外侧区（促觉醒脑区），但其投射纤维的递质为兴奋性谷氨酸。SCN 通过直接或间接途径将昼夜节律信息传递到 DMH，DMH 分别发出 GABA 和谷氨酸纤维到 VLPO 和下丘脑外侧区，从而调节觉醒与睡眠的相互转换（图 5-2-1）。

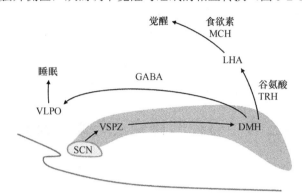

图 5-2-1　下丘脑视交叉上核与睡眠-觉醒中枢的纤维和功能联系

此外，有研究发现无论是在体内还是离体单细胞记录中，位于丘脑的 LHb 神经元放电频率不依赖于 SCN，表现为昼高夜低振荡模式，并且存在对光刺激反应神经元，这些光反应神经元介导了光疗对动物抑郁样行为的改善效应。LHb 接收 SCN 内 AVP 神经元和 IGL 内 GABA 神经元投射，直接或间接通过 SCN 和 IGL 接收视网膜的光信息输入，视网膜-SCN/IGL-LHb 通路可能参与昼夜节律对睡眠-觉醒节律的调控，有待进一步研究证明。SCN-SPZ-PVN 神经通路调控 PVN 神经元节律性释放促肾上腺皮质激素释放激素（corticotropin releasing hormone，CRH），参与应激条件下失眠的调控，但在正常情况下对睡眠-觉醒周期的影响还有待阐明。

三、与睡眠-觉醒节律相关的内源性物质

中枢神经系统有 1000 亿个神经元，它们之间通过突触联系，主要以"电-化学-电"的模式传递信息，形成相应的神经环路，从而实现对某一生理功能的调控，而神经递质/神经调质是神经元之间进行信息传递的物质基础。

（一）褪黑素

褪黑素（melatonin，MT）是一种吲哚类激素，主要由松果体分泌，少量由视网膜和胃肠道合成。松果体直接或通过 SCN 间接接收视网膜的光信息输入，受光周期调控，其活动呈现明显的周期性变化，引起 MT 分泌量的昼夜波动，表现出独特的夜高昼低的合成与分泌节律，由于 MT 午夜分泌最多，亦称为"暗激素"。健康成年人 MT 夜间排泌呈脉冲式波动。很早就发现 MT 可以促进睡眠，是昼夜节律调节的重要物质，如外源性地补充 MT，可以诱导自然睡眠的状态，还具有改善睡眠和调整时差等作用，其作用极其广泛，不仅涉及镇静、催眠、生物节律的调控，还与抗炎、镇痛、应激反应、衰老过程、肿瘤发生、抗自由基损伤、神经-内分泌-免疫调节等有关。如前所述，SCN 是昼夜节律的起搏点，与松果体之间存在反馈环路，两者之间在功能上互相影响，是维持机体昼夜节律系统稳定的重要因素。

（二）前列腺素 D_2

前列腺素 D_2（prostaglandin D_2，PGD_2）是目前已知的重要内源性促眠物质，它是由前列腺素 H_2（prostaglandin H_2，PGH_2）经前列腺素 D 合成酶（prostaglandin D_2 synthase，PTGDS）的作用而

形成，抑制 PTGDS 可导致睡眠减少。PGD$_2$ 在脑脊液中的浓度呈日节律变化，与睡眠-觉醒周期一致，并可随被剥夺睡眠时间的延长而增高。PGD$_2$ 可通过影响腺苷的释放而促进睡眠。

（三）生长激素

生长激素的释放发生于 NREM 睡眠时相，因此 NREM 睡眠具有促进机体生长和体力恢复的作用，而生长激素的释放又能增强脑电的慢波活动，促进 NREM 睡眠。生长激素释放激素和生长抑素不仅通过影响生长激素的释放而参与睡眠的调节，也能直接影响睡眠。生长激素释放激素及其信使核糖核酸（messenger RNA，mRNA）随昼夜节律变化而变化，且在剥夺睡眠后增加。脑室内注射生长激素释放激素可增加 NREM 睡眠时长，同时也能增加 REM 睡眠时长，而脑室内注射生长激素释放激素的抗体则会引起相反的结果。

第三节 昼夜节律紊乱与睡眠障碍

昼夜节律系统计时机制的紊乱会导致个体睡眠发生时间失调，与环境的昼夜变化以及个体社会活动时间不匹配，从而造成睡眠障碍，主要是昼夜节律相关睡眠-觉醒障碍（circadian rhythm sleep-wake disorder），包括睡眠时间过早（睡眠-觉醒时相提前，advanced sleep-wake phase）、睡眠时间过晚（睡眠-觉醒时相延迟，delayed sleep-wake phase）、睡眠时间逐日变化（非 24h 昼夜节律相关睡眠-觉醒障碍，non-24-hour sleep-wake rhythm disorder，N24SWD），以及无规律的睡眠（无规律性昼夜节律相关睡眠-觉醒障碍，irregular sleep-wake rhythm disorder）。还有一类昼夜节律相关睡眠-觉醒障碍由社会因素或行为方式导致，主要为时差相关睡眠障碍和倒班相关睡眠障碍。本节关注的重点为前四类。昼夜节律相关睡眠-觉醒障碍患者的主诉为入睡或睡眠维持困难，或在正常应该觉醒的时间出现觉醒困难。

认识与理解这些昼夜节律相关睡眠-觉醒障碍及其发生、发展机制的一个有效方法是对其进行分类，区分该障碍是由外源因素还是内源因素导致，抑或是由两者的共同作用导致。

一方面，普遍存在的社会活动和环境因素会对睡眠节律产生影响，其中最突出的是倒班。据调研，在发达国家 15%～30% 的成年人参与倒班工作。夜间工作使得觉醒、光照、进食这些应该发生在白天的生理过程和行为移到了夜间，使睡眠、黑暗、禁食这些应该发生在夜间的生理过程和行为移到了白天。个体昼夜节律系统及相关的生理和行为节律不能适应这种错位。另外一个普遍存在的导致昼夜节律失调的外源性因素是晚间光照增加和白天日照减少。人工照明让我们的白昼长度（即光周期）大幅延长至夜间，使得人类活动不再受限于自然界的明-暗变化，但同时也对我们的昼夜节律系统产生了影响。前文已介绍，晚间的光照能诱导生物钟和昼夜节律产生时相延迟，因此大多数采用电灯照明的个体都会有一定程度的时相延迟，根据模型预测其中昼夜节律周期较长的个体会经历更大程度的时相延迟。晚间光照通过时相延迟和直接促觉醒的共同作用使得睡眠时间出现延迟，但由于工作、学习的需要早上觉醒时间不能相应地延迟，这就导致了长期的睡眠时长缩短。此现象被称为社交时差（social jet lag），其根源为晚间的光照。

另一方面，内源性机制可以在昼夜节律系统的各个环节产生影响，导致昼夜节律相关睡眠-觉醒障碍。首先，对光的敏感度存在不小的个体差异，一些个体的昼夜节律系统更容易受到光的影响，造成这些差异的原因包括年龄、性别、时间型（即作息类型，早睡早起型或晚睡晚起型等）、遗传多态性、视网膜相关因素等。当昼夜节律系统的输入通路出现紊乱，生物钟不能被昼夜变化的环境因素同步化，那么这时个体的节律周期则由其体内的生物钟所决定，而生物钟的周期可能会长于或短于 24h，这就导致了 N24SWD 的发生，完全失明的个体会呈现此种睡眠障碍。在生物钟的中枢核团视交叉上核（suprachiasmatic nucleus，SCN）中，生物钟基因的突变或多态性导致 SCN 的节律周期或相位发生改变，从而导致睡眠-觉醒时相提前/延迟障碍。一些影响 SCN 及相关神经网络的生理病理过程，如神经退行性变性疾病，会导致 SCN 以及外周生物钟振荡的减弱，从而使得睡眠-觉醒的节律性变差，这可以导致无规律性昼夜节律相关睡眠-觉醒障碍。

在实际生活中，昼夜节律紊乱由复杂的外源和内源因素的组合共同造成。由内源因素导致晚睡晚起的个体会更多地暴露于晚间光照下，更少地接受早上的光照，从而进一步延迟生物钟的相位。类似的情况还有早起或晚睡的个体更有可能选择夜班工作，这又会加剧他们的节律失调。由此可见，内源的生物学差异在与环境的相互作用中会被放大，导致更严重的节律紊乱、明显的睡眠表型变化，以及昼夜节律相关睡眠-觉醒障碍。

根据目前使用的标准，昼夜节律相关睡眠-觉醒障碍可以依据临床访谈、睡眠日记（sleep diary）以及体动监测（actigraphy）来进行诊断和治疗，而不强制要求检测昼夜节律的生物标志物或利用多导睡眠监测（polysomnography，PSG）来检测睡眠。尽管目前普遍认同昼夜节律相关睡眠-觉醒障碍由昼夜节律系统的紊乱或该系统与环境信号同步化的异常导致，但在临床实践中往往不清楚病因，也未有区分外源或内源的致病因素，这阻碍了干预手段的研发和应用。总的来说，我们对于昼夜节律相关睡眠-觉醒障碍的病理机制、分类、诊断以及治疗方法的认识仍较为匮乏，要改善当前针对此类患者的医护水平则有赖于高质量相关研究的开展。

一、睡眠-觉醒时相延迟障碍

睡眠-觉醒时相延迟障碍最早被看作失眠症的一种，其主要症状为患者在符合社会常规的时间入睡和觉醒困难。由于患者以及诊断标准的差异，睡眠-觉醒时相延迟障碍在人群中总的发病率为 $0.17\% \sim 1.53\%$，在青少年中为 $3.3\% \sim 7.3\%$，在 $40 \sim 64$ 岁年龄段降至 0.7%。这些数据也反映了随着年龄变化，睡眠-觉醒相位的生理变化：即在青春期时相位变得最为延迟，成年后相位又逐渐提前。导致睡眠-觉醒时相延迟障碍的原因尚不明确，生物钟计时机制的时相延迟应是其中之一。生物钟基因 CRYPTOCHROME 1（CRY1，c.1657+3A＞C）的遗传变异与睡眠-觉醒时相延迟障碍相关，此变异最早在一个有 6 名睡眠-觉醒时相延迟障碍患者的家系中发现，其后又在 6 个无亲缘关系的家系中发现了 38 名睡眠-觉醒时相延迟障碍患者均携带此变异基因。研究人员测量了先证者（proband）的昼夜节律，发现相较对照个体其节律周期有轻微的延长，节律振幅减弱。在小鼠细胞中表达变异的 CRY1 使细胞的节律周期延长 0.5h。该变异导致 RNA 剪接出现紊乱，CRY1 的 11 号外显子缺失（CRY1 Δ11），CRY1 Δ11 蛋白与生物钟蛋白 CLOCK/BMAL1 的结合增强，从而使得 CLOCK/BMAL1 的转录活性更多地被抑制。此外，有报道显示，睡眠-觉醒时相延迟障碍患者褪黑素分泌时间相较对照组存在显著延迟。另一研究发现，大约 1/2 的睡眠-觉醒时相延迟障碍患者的褪黑素分泌时间和体温节律的周期变长。这些发现可以解释为何睡眠-觉醒时相延迟障碍患者在常规时间入睡困难：在正常个体入睡的时间，睡眠-觉醒时相延迟障碍患者的昼夜节律系统仍然发出较强的促觉醒信号，直到此信号减弱后睡眠才得以发生，因此睡眠相位出现延迟。如前所述，昼夜节律相位会反过来受到睡眠-觉醒时间以及光照的影响，因此作息行为相关因素也可以导致节律时相延迟从而使睡眠时相延迟。

然而，并非所有的睡眠-觉醒时相延迟障碍都能够由昼夜节律的时相延迟来解释。有报道睡眠-觉醒时相延迟障碍患者中的一部分（约 43%）仅睡眠时间呈现延迟，褪黑素分泌时间与对照组无显著差异。导致这些患者睡眠时相延迟的原因未知，可能与心理因素导致的过度觉醒或者睡眠稳态异常有关（如入睡困难导致的睡眠时相延迟），也可能这些个体中仅睡眠节律的相位调控机制出现紊乱而非整个昼夜节律系统计时机制异常。

二、睡眠-觉醒时相提前障碍

与睡眠-觉醒时相延迟障碍相反，睡眠-觉醒时相提前障碍患者的主诉为晚间维持觉醒困难以及早上觉醒时间过早。此障碍之前被认为极度罕见，而近年对于其发病率的保守估算为 $0.04\% \sim 0.25\%$，在罹患痴呆的老年人中发病率最高。一些睡眠时相提前的个体认为其睡眠-觉醒时间不太影响生活和工作，因此需要治疗的人数相较于睡眠-觉醒时相延迟障碍更少。研究显示，在睡眠诊所中的患者有 0.33% 呈现出极为提前的睡眠相位，但并非所有患者都认为此睡眠相位是一种缺陷，从而达不到睡眠-觉醒时相提前障碍的诊断标准。这些原因使得睡眠-觉醒时相提前障碍的发病率相对较低。

目前认为，导致睡眠-觉醒时相提前的原因主要是遗传变异使得生物钟计时机制的时相提前。一项研究发现了 3 个家系中部分成员的睡眠起始与结束时间比正常个体要早 3~4h，而睡眠时长无明显改变。这些睡眠时相提前的个体，其褪黑素分泌时间以及体温节律的相位均呈现出 3~4h 的提前。研究人员对先证者的昼夜节律周期进行了测量，发现其睡眠与体温节律的周期均比正常个体缩短至少 1h，表明其生物钟计时机制发生了改变。此表型呈现出常染色体显性遗传模式，被命名为睡眠时相提前综合征（advanced sleep phase syndrome，ASPS）。随后的研究发现，这些睡眠时相提前的个体携带有一个突变，导致生物钟基因 PERIOD2（PER2）662 位的丝氨酸残基突变为甘氨酸。该突变位于 PER2 的酪蛋白激酶 I（casein kinase I，CKI）结合区域内，离体试验表明突变减少了CKI 对 PER2 的磷酸化。后续研究中构建了携带人的突变型 PER2（human）转基因小鼠（hPER2-S662G），发现相较于野生型 PER2 转基因小鼠（hPER2-WT），hPER2-S662G 小鼠的跑轮节律周期缩短了近 2h。该小鼠模型近乎完美地模拟了人类突变基因携带者的睡眠时相提前表型，从而证实了 hPER2-S662G 会导致人类睡眠时相提前的突变，这也是首个发现的能影响人类昼夜节律的遗传变异。由于丝氨酸残基能发生磷酸化修饰，而突变为甘氨酸后则不能被磷酸化，研究人员还将该位点突变为天冬氨酸来模拟持续磷酸化的状态（hPER2-S662D）。hPER2-S662D 小鼠与hPER2-S662G 的表型相反，它们的跑轮节律周期延长了将近 1h。综上，这些结果表明 S662 位点的磷酸化与否对于决定睡眠-觉醒周期长度至关重要。与此一致的是，第二个发现的与家族性睡眠时相提前相关的变异位于编码 CKIδ 的基因内（casein kinase I-T441，CKI-T44A）。离体试验显示突变使 CKI 激酶活性下降。携带该突变的转基因小鼠跑轮节律周期缩短了约 0.5h。

极为巧合的是，最早发现的这两个导致家族性睡眠时相提前的突变基因在分子层面存在直接的联系。这一点首先在离体试验中得到了证实：PER2-S662G 位点的磷酸化能促进 CKI 磷酸化该位点附近的几个丝氨酸残基，这些磷酸化修饰可能会影响 PER2 的蛋白水平及功能；体内试验也证实了PER2 与编码 CKIδ 的基因 CSNK1D 存在遗传互作。单独表达 hPER2-S662G 导致小鼠昼夜节律周期缩短 1.7h，单独表达 hCKIδ 不影响其周期长度。然而当共表达这两个转基因时小鼠跑轮节律周期缩短了 3h，表明 PER2-S662G 与 CSNK1D 协同作用调控周期的长度。与此相反的是，单独表达hPER2-S662D 使周期延长 0.8h，CSNK1D 杂合敲除（CSNK1D$^{+/-}$）不影响周期长度，而在 CSNK1D$^{+/-}$背景上表达 hPER2-S662D 则能将周期延长 2h。这些结果再次表明 PER2 与 CSNK1D 之间存在协同作用。基于这一系列发现，研究人员提出假说，认为 CKIδ 磷酸化 PER2 从而导致 PER2 的蛋白水平和功能发生改变，继而影响生物钟的运转速度。

在此之后，又有 3 个遗传变异被报道与家族性睡眠时相提前相关。其中之一是在一个家系中发现的生物钟基因 CRY2 的点突变，此突变导致 CRY2 蛋白 260 位的丙氨酸突变为苏氨酸（hCRY2-A260T）。携带 hCRY2-A260T 的转基因小鼠其活动节律有轻微的时相提前，但活动节律周期无显著改变，这些小鼠外周组织中生物钟基因表达节律的周期缩短了至少 1h。突变导致CRY2 与 E3 泛素连接酶（F-box and leucine rich repeat protein 3，FBXL3）的结合增强，从而使得CRY2 蛋白降解增多。在另一个睡眠时相提前的家系中，研究人员发现了生物钟基因 PER3 的两个罕见变异（Period 3-P415A/H417R、PER3- P415A/H417R），除了睡眠时相提前外，这些变异携带者在贝克抑郁自评量表（Beck depression inventory，BDS）上均有较高得分，并且全球季节性得分（global seasonality score，GSS）较高，提示他们极有可能罹患季节性情感障碍（又称"冬季抑郁"）。有趣的是，此家系中有一位变异携带者仅在冬季表现出睡眠时相提前，在夏季睡眠时相正常。携带 hPER3-P415A/H417R 的转基因小鼠在模拟冬季的短光周期条件下（每天 4h 光照、20h 黑暗）其跑轮节律相位呈现出大约 4h 的时相延迟，在正常光周期下（每天 12h 光照、12h 黑暗）其跑轮节律相位无显著改变。PER3-P415A/H417R 不影响持续黑暗条件下小鼠跑轮节律的周期，但是持续光照条件下的周期延长了约 0.7h，与此小鼠时相延迟的表型一致。这一系列结果提示 PER3-P415A/H417R 通过影响光对生物钟的同步化作用来影响相位，但为何小鼠中的变化方向与人类个体中的相反（前者为延迟而后者为提前）还需要进一步探究。还有一个与家族性睡眠时相提前相关的突变位于生物钟基因 Timeless（TIM）内，导致 TIM 蛋白等 1081 位的精氨酸突变为终止密码子（Timeless-R1081X，TIM-R1081X），从而产生了一个缺失 C 端 128 个氨基酸的截短蛋白。携带该突变的小鼠在持续黑暗条件下的跑轮节律周期长度无显著改变，但在光暗条件下其跑轮节律相位存在提前，提示突变改变了光对生物钟的同步化作用。

三、非 24h 昼夜节律相关睡眠-觉醒障碍

非 24h 昼夜节律相关睡眠-觉醒障碍（N24SWD）在失明和有视力的人群中都存在，但在这两个群体中的该睡眠-觉醒障碍有着本质性的差别。

光是最重要的同步化生物钟和昼夜节律的环境因素，因此不难理解在完全失明的个体中，超过 1/2 的人褪黑素分泌节律、皮质醇节律、体温节律等处于自由运行的状态，不能被环境的昼夜变化同步化。在这些个体中，光信号无法抵达 SCN 并导引其生物钟，生物钟按照其内在周期自主运行。然而，这些个体往往又会按照社会常规的 24h 作息方式生活，因此他们的昼夜节律系统对于睡眠-觉醒的调控时而与他们的作息时间一致或不一致，从而导致他们呈现出周期性的失眠与白天困倦。另外一部分失明个体（约占 40%）其昼夜节律与环境的昼夜变化一致，似乎能被环境同步化。研究人员推测这些个体可能其内在周期与 24h 非常接近（从而看上去能被环境的昼夜变化同步化，实则并非被同步化），或者他们能被其他环境因素，如运动、社会性活动等同步化。还有一小部分失明个体（约占 5%）的视网膜上存留有 ipRGC，这使得他们的生物钟和昼夜节律可以通过非成像的光感受通路被光同步化。

有视力的个体也能罹患 N24SWD，主要表现为睡眠起始时间逐日延迟。不同于失明个体，有视力个体中的此种睡眠-觉醒障碍并非因为缺乏光信号所致，而是由于异常光照使得他们处于长于 24h 的光暗变化周期中和（或）一些行为因素所导致。此类睡眠-觉醒障碍不易被发现和诊断。

四、无规律性昼夜节律相关睡眠-觉醒障碍

无规律性昼夜节律相关睡眠-觉醒障碍的主要特征为片段化且不可预测的作息方式，患者在一天中没有一段持续时间较长的睡眠。此障碍几乎总伴随神经或精神疾病，包括精神分裂症、孤独症谱系障碍、阿尔茨海默病等，并且作息的片段化程度与临床上观察到的痴呆严重程度相关。在组织细胞层面，研究显示老年个体中，活动节律的振幅与 SCN 中表达 VIP 的神经元数目相关。无规律性昼夜节律相关睡眠-觉醒障碍给患者、家属、医护人员带来沉重的负担，并且鉴于其与神经和精神疾病的相关性以及较差的预后，目前亟须有关其诊断、症状的发展、治疗以及相关机制的研究。

第四节　展　　望

昼夜节律和睡眠是人类健康不可或缺的基本生物过程。通过研究昼夜节律的强烈遗传特征，我们开始揭示一些与睡眠复杂特征相关的分子因果关系，从而增进了我们对人类昼夜节律和睡眠生理学以及相关慢性病生物学的基本分子理解。由于这是一个新兴的研究领域，所以仍存在许多未知之处。

目前我们仅发现了一小部分与家族性遗传变异相关的基因与睡眠时相、睡眠时长的关系。随着研究队列的扩大，通过不同队列之间的生活方式、环境和全基因组遗传变量的测量，我们将有更多机会理解昼夜节律/睡眠行为之间的关系以及遗传特征。新技术，如基于加速计的运动监测器和可

穿戴设备，能够客观评估睡眠行为，为我们提供了更准确的大数据，如入睡时间、睡眠规律性、睡眠深度和休息-活动节律，以及捕获体内时间或昼夜节律阶段。将这些技术与遗传信息生物库（包括全外显子组和全基因组测序）整合，将有助于发现新的昼夜节律/睡眠相关基因。

接下来的挑战是揭示昼夜节律/睡眠的综合生物学机制，这需要进行大规模的功能后续研究，同时需要深入研究细胞类型和发育阶段及代谢等的特异性影响。尽管睡眠通过体外功能研究较为困难，但通过大规模基于评估功能的基因组研究（如基于序列的组学分析），我们可以更好地理解昼夜节律紊乱及昼夜节律健康与整体健康联系的生物学解释。重要的是，针对基因功能型的研究，探究睡眠和睡眠障碍的遗传变异如何影响脑电图测量，以及测量昼夜节律特征如何影响昼夜节律生理学及睡眠障碍。这些研究预计将为睡眠异质机制、系统表型和复杂表型提供重要的生物学洞察，从而实现临床转化。

本章由徐敏教授（副主编）负责

编 委 徐璎 赵华

编 者 张珞颖

思 考 题

1. 为什么睡眠-觉醒节律是一种内在的自主昼夜节律？

2. 在哪些时间段给予光刺激可以获得最大的相位移动？

3. 在季节性变化过程中机体的生理和行为是如何适应环境变化的？

4. 你认为各种生理指标，如血压、体温、心率等的昼夜节律周期及相位都一样吗？为什么？

5. 请你思考在各种动物中昼夜节律的周期为什么不是正好24h？

6. 你认为在不同年龄阶段昼夜节律的周期都应该是一样的吗？为什么？

7. 你认为在极端环境下，如在北极、南极这些没有明显昼夜变化的地方，动物的昼夜节律应该如何演化才能更好地适应环境？

8. 你觉得跨相同的时区飞行，一个是向东飞行，另外一个向西飞行，哪一个更容易倒时差，为什么？

9. 如果你家里有极端早起早睡或晚起晚睡的人，你觉得符合什么样的情况会考虑这种睡眠情况是由基因突变引起的？

10. 请考虑一下有什么方法可以测量人体的昼夜节律？

参 考 文 献

王庭槐. 2018. 生理学. 9版. 北京: 人民卫生出版社.

姚泰. 2010. 生理学. 北京: 人民卫生出版社.

Auger RR, Burgess HJ, Emens JS, et al. 2015. Clinical Practice Guideline for the Treatment of Intrinsic Circadian Rhythm Sleep-Wake Disorders: Advanced Sleep-Wake Phase Disorder(ASWPD), Delayed Sleep-Wake Phase Disorder(DSWPD), Non-24-Hour Sleep-Wake Rhythm Disorder(N24SWD), and Irregular Sleep-Wake Rhythm Disorder(ISWRD). An Update for 2015: An American Academy of Sleep Medicine Clinical Practice Guideline. J Clin Sleep Med, 11(10): 1199-1236.

Guilding C, Piggins HD. 2007. Challenging the omnipotence of the suprachiasmatic timekeeper: are circadian oscillators present throughout the mammalian brain. Eur J Neurosci, 25(11): 3195-3216.

Hastings MH, Maywood ES, Brancaccio M. 2018. Generation of circadian rhythms in the suprachiasmatic nucleus. Nat Rev Neurosci, 19(8): 453-469.

Meyer N, Harvey AG, Lockley SW, et al. 2022. Circadian rhythms and disorders of the timing of sleep. Lancet, 400(10357): 1061-1078.

Patke A, Murphy PJ, Onat OE, et al. 2017. Mutation of the Human Circadian Clock Gene CRY1 in Familial Delayed Sleep Phase Disorder. Cell, 169(2): 203-215.

Qu ZH, Zhang M, Huang G, et al.2016. Loss of ZBTB20 impairs circadian output and leads to unimodal behavioral rhythms. Elife, 5: e17171.

Saper CB, Lu J, Chou TC, et al. 2005.The hypothalamic integrator for circadian rhythms. Trends Neurosci, 28(3): 152-157.

Saper CB, Scammell TE, Lu J. 2005.Hypothalamic regulation of sleep and circadian rhythms. Nature, 437: 1257-1263.

Takahashi JS. 2017. Transcriptional architecture of the mammalian circadian clock. Nat Rev Genet, 18(3): 164-179.

Toh KL, Jones CR, He Y, et al. 2001. An hPer2 phosphorylation site mutation in familial advanced sleep phase syndrome. Science, 291(5506): 1040-1043.

Xu Y, Padiath QS, Shapiro RE, et al. 2005. Functional consequences of a CKIdelta mutation causing familial advanced sleep phase syndrome. Nature, 434(7033): 640-644.

Xu Y, Toh KL, Jones CR, et al. 2007. Modeling of a human circadian mutation yields insights into clock regulation by PER2. Cell, 128(1): 59-70.

Zhai Q, Zeng Y, Gu Y, et al. 2022. Time-restricted feeding entrains long-term behavioral changes through the IGF2-KCC2 pathway. iScience, 25(5): 104267.

Zhang L, Fu YH. 2020. The molecular genetics of human sleep. Eur J Neurosci, 51(1): 422-428.

第六章　睡眠药理

中枢神经系统存在睡眠和觉醒两大调节系统，分别由众多的神经核团和神经递质组成。睡眠-觉醒核团也受到内稳态和生物节律因素的影响，内源性睡眠物质是构成睡眠稳态因素的基础，视交叉上核（suprachiasmatic nucleus，SCN）是哺乳动物生物钟的中枢，调控包括睡眠-觉醒周期在内的多种昼夜节律。了解睡眠-觉醒调控的解剖学基础，可以为理解睡眠障碍药物机制，以及开发新的治疗靶点药物提供理论依据。

睡眠障碍可归纳为三大类，即失眠、日间过度思睡以及呼吸、运动相关睡眠障碍。其中最常见的是失眠，失眠是指对睡眠时间和（或）质量不满足并影响日间社会功能的一种主观体验。长期失眠易引起疲乏、记忆力减退、焦虑或抑郁等。偶尔的失眠不需要治疗，但慢性失眠需用药物干预。日间过度思睡以发作性睡病为代表，严重影响了日常工作和学习。本章将从药物效应动力学（药效学）和药物代谢动力学（药动学）方面，介绍镇静催眠药、促醒药物以及治疗失眠的常用中药和方剂。

第一节　镇静催眠药

一、镇静催眠药概述

镇静催眠药是一类具有镇静、催眠作用的中枢神经系统抑制性药物。在 20 世纪 30～50 年代，主要使用溴化物和巴比妥类治疗失眠，但这些药物不良反应较多，安全性低。1961 年产生了氯氮䓬，随后出现了大量苯二氮䓬类药物（benzodiazepine，BZD），该类药物有较好的抗焦虑和镇静催眠作用，安全范围大，临床应用广。另外，一些具有促眠效应的其他药物也用于治疗失眠。大多数镇静催眠药引起的睡眠与生理性睡眠不完全相同，长期使用可能导致耐受和依赖，应使用最低有效剂量和最短的时间，以减少药物的不良反应。

二、镇静催眠药的种类

临床治疗失眠的药物主要包括苯二氮䓬类和非苯二氮䓬类药物，其他包括褪黑素受体激动药、抗组胺药、食欲素受体拮抗药和具有镇静作用的抗抑郁药等。因巴比妥类药物在失眠治疗史上的作用，也作简单介绍。

（一）苯二氮䓬类药物

苯二氮䓬类药物为临床常用的催眠药，其基本化学结构为 1,4-苯并二氮䓬（图 6-1-1）。对其基本结构的不同侧链或基团进行改造或取代，得到一系列的苯并二氮䓬的衍生物。本类药物有相似的药理作用和作用机制，但作用强度和起效速度、作用持续时间有所差异。根据药物消除半衰期的长短，分为短效、中效和长效三大类（表 6-1-1）。

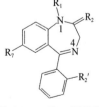

图 6-1-1　苯二氮䓬类药物的基本结构

【作用机制】　γ-氨基丁酸（γ-aminobutyric acid，GABA）是脑内重要的抑制性神经递质，主要分布在大脑皮质、海马和小脑。GABA 受体分为 $GABA_A$、$GABA_B$ 和 $GABA_C$ 3 型，脑内主要表达 $GABA_A$ 受体。$GABA_A$ 受体含有 19 个亚单位，可分为 $\alpha_{1\sim6}$、$\beta_{1\sim3}$、$\gamma_{1\sim3}$、δ、ε、θ、π、$\rho_{1\sim3}$。$GABA_A$ 受体复合物由 5 个亚单位组成，最常见的含 2 个 α_1、2 个 β_2 和 1 个 γ_2（图 6-1-2）。$GABA_A$ 受体是膜上的配体门控氯通道，在氯通道周围有 GABA、苯二氮䓬类、巴比妥类、印防己毒素和乙醇的结

表 6-1-1　苯二氮䓬类药物的分类和特性

作用时间	药物	达峰时间（h）	$t_{1/2}$（h）	代谢物活性
短效类（<6h）	咪达唑仑（midazolam）	0.5~1	2~3	无
	地达西尼（dimdazenil）	1	3~4	无
	三唑仑（triazolam）	1	2~3	无
中效类（6~24h）	奥沙西泮（oxazepam）	2~4	5~15	无
	艾司唑仑（estazolam）	2	10~24	有
	阿普唑仑（alprazolam）	1~2	12~15	无
	硝西泮（nitrazepam）	2	10~36	无
	劳拉西泮（lorazepam）	2	10~20	无
	替马西泮（temazepam）	2~3	10~40	无
长效类（>24h）	地西泮（diazepam）	1~2	20~80	有
	氟西泮（flurazepam）	1~2	40~100	有
	氯氮䓬（chlordiazepoxide）	2~4	15~40	有
	氯硝西泮（clonazepam）	1	24~48	弱

合位点。含有 α_1 亚单位的称为 BZD1 或 ω1 受体，含有 α_2、α_3 亚单位的称为 BZD2 或 ω2 受体，苯二氮䓬类非特异地结合两个亚型受体。当 GABA 与 GABA$_A$ 受体结合时，氯通道开放，氯离子进入细胞内引起细胞膜超极化，降低神经元兴奋性。苯二氮䓬类药物与 GABA$_A$ 受体上的苯二氮䓬位点结合时，诱导受体发生构象变化，可促进 GABA 与 GABA$_A$ 受体结合，增加氯通道开放的频率，从而增加氯离子内流，产生中枢抑制效应。

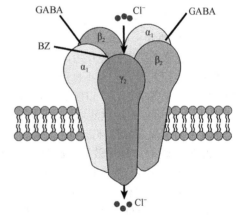

图 6-1-2　GABA$_A$ 受体模式图

【**药理作用**】　苯二氮䓬类药物对中枢神经系统的抑制作用随剂量加大而增强，小剂量抗焦虑，较大剂量引起睡眠，大剂量具有抗惊厥和中枢性肌松作用。

1. 抗焦虑　焦虑是多种睡眠相关疾病尤其是焦虑障碍的常见症状，患者常伴随担忧、恐惧、紧张、不安、失眠和自主神经系统功能紊乱，如心悸、出汗等症状。小剂量的苯二氮䓬类药物具有抗焦虑作用，对各种原因引起的焦虑均有显著疗效。

2. 镇静催眠　苯二氮䓬类药物在大剂量时可产生催眠作用，能明显缩短入睡时间，延长总睡眠时间，减少觉醒次数。主要延长 NREM 睡眠的 N2 期浅睡眠，缩短 N3 期深睡眠，并降低 NREM 睡眠能谱的 δ 波功率。因此，虽延长了睡眠时间，但睡眠深度降低。另外，因夜惊或梦游症常发生在睡眠的 N3 期，该药缩短 N3 期睡眠，可治疗夜惊或梦游症。大剂量时也可缩短 REM 睡眠，长期用药的患者，突然停药可能出现 REM 睡眠的反弹。

3. 抗惊厥和抗癫痫　大剂量苯二氮䓬类药物可抑制惊厥或癫痫的发作。临床用于辅助治疗破伤风、子痫、小儿热性惊厥及药物中毒性惊厥。常用抗癫痫的苯二氮䓬类药物有氯硝西泮和地西泮等。静脉注射地西泮或咪达唑仑可治疗癫痫持续状态。

4. 肌松作用　大多数苯二氮䓬类药物在大剂量时能引起中枢性肌肉松弛，缓解骨骼肌痉挛，可治疗颅脑外伤导致的中枢性肌强直。

5. 顺行性遗忘　较大剂量可致暂时性记忆缺失。短效类的咪达唑仑可用作心脏电击复律及各种内镜检查前用药。

【体内过程】　苯二氮䓬类药物脂溶性高，口服后吸收完全，可快速分布到全身，主要经肝药酶代谢，以葡萄糖醛酸结合物或氧化代谢物经尿液排出体外。部分苯二氮䓬类药物的代谢产物仍具有活性，导致药物作用的半衰期延长。所有苯二氮䓬类药物易通过胎盘屏障，分娩前避免使用，防止对新生儿产生中枢抑制作用。

【不良反应】　常见不良反应是药物残留导致的次日思睡、头晕、乏力和记忆力下降，大剂量时偶见共济失调。静脉注射速度过快可引起呼吸和循环功能抑制，严重者可致呼吸和心搏停止。饮酒或与其他中枢抑制药合用时，增强中枢抑制作用，加重嗜睡、呼吸抑制或昏迷，严重者可致死。长期服用可产生药物耐受，须增加剂量才能发挥疗效。也可发生依赖，突然停药可出现反跳现象和戒断症状，表现为失眠、焦虑、兴奋、心动过速、呕吐、出汗及震颤，甚至惊厥。

【苯二氮䓬类代表药】　临床安全使用这类药物依赖于对药物的药动学、药效学和不良反应的了解，应根据患者的失眠类型、年龄、肝肾功能，选择合适的镇静催眠药。

1. 地西泮　属长效苯二氮䓬类药物，临床用于治疗焦虑症和失眠，也治疗各种原因引起的肌肉痉挛以及脑血管意外、脊髓损伤等疾病所致的肌强直。静脉注射地西泮能控制癫痫持续状态。口服 0.5～1.5h 血药浓度达峰。肌内注射时，吸收缓慢而不规则，急需发挥疗效时应静脉注射给药。地西泮在肝脏代谢。肝药酶 CYP2C19 和 CYP3A4 是其代谢的关键酶。主要活性代谢产物为去甲西泮（nordazepam）、奥沙西泮和替马西泮，最后形成葡萄糖醛酸结合物由尿排出。地西泮半衰期较长，由于药物的残留效应，常见的不良反应是思睡、头晕、乏力和记忆力下降。老年人应减量，以免发生跌倒等意外事件。地西泮过量中毒时可用氟马西尼（flumazenil）抢救。

2. 氯硝西泮　属长效苯二氮䓬类药物，其药理作用与地西泮相似，但镇静催眠作用比地西泮强，亦有较强的肌肉松弛作用，用于治疗失眠、惊厥和癫痫。对各型癫痫均有效，特别对小发作和肌阵挛发作疗效较好，但不良反应较多，不作为首选药物。氯硝西泮还用于 REM 睡眠行为障碍、不宁腿综合征等的治疗。口服 30～60min 生效，作用持续 6～8h。不良反应与其他苯二氮䓬类药物相似。另外，可能出现唾液增加、肌肉和关节疼痛、尿频和视物模糊，用药一段时间后，可能缓解。老年人可能出现急性精神运动性损害，偶见兴奋性增加，欣快感。

3. 艾司唑仑　属中效苯二氮䓬类药物，有较强的抗焦虑、镇静催眠和抗惊厥作用，中枢性骨骼肌松弛作用较弱。镇静催眠作用比地西泮强 2～4 倍，艾司唑仑也明显缩短 NREM 睡眠的 N3 期。临床主要用于焦虑和失眠的治疗。艾司唑仑口服吸收较快，2h 血药浓度达峰值，2～3d 血药浓度达稳态。可迅速分布于全身各组织，以肝、脑的血药浓度最高，可透过胎盘屏障，也可分泌入乳汁。半衰期为 10～24h，血浆蛋白结合率约为 93%。经肝脏代谢，代谢物经肾排泄。艾司唑仑为高效镇静催眠药，睡醒后精神爽快、基本无后遗效应。个别患者有轻度乏力、思睡、口干、头胀等表现，减量可防止。

4. 阿普唑仑　属中效苯二氮䓬类药物，其药理作用与地西泮相似，有抗焦虑、抗抑郁、镇静催眠、抗惊厥及肌肉松弛等作用。其抗焦虑作用比地西泮强 10 倍，主要用于治疗焦虑症和失眠。该药口服吸收迅速而完全，1～2h 可达血药浓度峰值，半衰期为 12～15h。可透过胎盘屏障、分泌入乳汁。体内蓄积量极少，停药后清除快。不良反应与地西泮相似，但较轻微。

5. 劳拉西泮（氯羟安定）　属中效苯二氮䓬类药物，有较强的催眠作用和抗焦虑、抗惊厥作用。临床用于治疗焦虑症、失眠及骨骼肌痉挛。口服易于吸收，约 2h 达血药峰值，生物利用度约为 90%。可透过血-脑脊液屏障和胎盘屏障，也可进入乳汁。平均半衰期为 14h。约 85%与血浆蛋白结合，重复给药蓄积作用小。常见不良反应为头晕、思睡和运动失调。大剂量或肠外给药可导致呼吸抑制和低血压，偶见各类血细胞减少或血小板减少。易产生依赖性，症状发生较早而严重，突然停药可出现戒断症状。因此，不可长期使用此药。

6. 硝西泮（硝基安定）　属中效苯二氮䓬类药物，药理作用与地西泮相似，具有抗焦虑、镇静及催眠作用，还具有中枢性肌肉松弛和抗惊厥作用。服药后 15～30min 可入睡，维持 6～8h。热性惊厥患者服后可减轻或终止抽搐发作。用于镇静、催眠、抗惊厥和麻醉前给药，尤其对婴儿痉挛有效。口服快速吸收，2h 血药浓度达峰值，2～3 天血药浓度达稳态。可透过血-脑脊液屏障和胎盘屏障，仅微量从乳汁中排出。生物利用度为 78%，血浆蛋白结合率为 85%，半衰期为 10～36h。代谢产物无明显活性，大部分随尿排出。不良反应较轻，常见嗜睡、无力、头痛、晕眩、恶心、便秘等，偶见皮疹、肝损伤、骨髓抑制，长期服用可产生依赖性。

7. 奥沙西泮（去甲羟基安定）　属短效苯二氮䓬类药物，为地西泮的活性代谢物。药理作用与地西泮相似，但较弱。对焦虑、紧张、失眠有效，对控制癫痫大、小发作也有一定的作用。主要用于治疗焦虑、控制戒酒症状，也用于失眠及癫痫的辅助治疗。口服易于吸收，约 3h 达稳定血药浓度峰值，与血浆蛋白广泛结合，半衰期为 5～15h。能透过胎盘，并在乳汁中检出。奥沙西泮不经过细胞色素酶 P450 系统代谢，在肝脏中直接与葡萄糖醛酸结合后经肾脏排出，受肝脏影响较小，因而更适合老年人或伴有肝脏疾病的患者。常见的不良反应有思睡、头晕、乏力等，大剂量可致共济失调、震颤；罕见有皮疹、白细胞减少；个别患者发生兴奋、多语甚至幻觉。停药后，上述症状很快消失。有成瘾性，长期应用后，停药可能发生撤药症状，表现为激动或抑郁。

8. 三唑仑　属短效苯二氮䓬类药物，作用机制与地西泮相似，但镇静催眠及肌肉松弛作用更为显著。三唑仑诱导睡眠的特点是起效快，延迟 REM 睡眠的开始，但不减少其所占睡眠的比率，没有 REM 睡眠反弹现象，可增加总睡眠时间，但减少 N3 期睡眠。主要用于入睡困难的失眠患者。短期反复用药极易产生依赖性，戒断症状特别严重。三唑仑被列为一类精神药品，临床上已很少使用。

9. 咪达唑仑　属短效苯二氮䓬类药物，具有抗焦虑、镇静、催眠、抗惊厥及肌肉松弛作用。可缩短入睡时间，延长总睡眠时间，用于治疗失眠症。肌内注射或静脉注射后，可产生短暂的顺行性记忆缺失，可用于儿科术前用药，缓解术前焦虑，提高儿童麻醉的依从性，或用于诊断检查时起镇静作用。口服与肌内注射均吸收迅速而完全，可分布于全身，血浆蛋白结合率为 97%，消除半衰期为 1.5～2.5h，经肝脏代谢或与葡萄糖醛酸结合而失活，最后自肾脏排出。无明显耐药性和停药反跳现象。毒性小，安全范围大。

10. 地达西尼（dimdazenil）　属短效苯二氮䓬类药物，是 GABA$_A$ 受体的部分激动药，可选择性作用于 GABA$_A$ 受体 α_1 亚型，既对受体产生激活作用，迅速抑制神经系统，又能避免过度激活受体而产生深度抑制。地达西尼的半衰期为 3～4h，与唑吡坦、扎来普隆和三唑仑等短效药物相比，睡眠维持时间更久。地达西尼清晨残留效应较低，无明显后遗效应、运动障碍、耐受性、乙醇相互作用、依赖性和记忆力损伤等不良反应。

【苯二氮䓬类药物过量中毒的解救】　氟马西尼为咪唑并苯二氮䓬化合物，为苯二氮䓬类药物的选择性阻断药，可竞争性地结合苯二氮䓬类结合位点，阻断苯二氮䓬类药物的中枢抑制作用。该药的半衰期较短，需反复多次注射或静脉滴注给药。推荐首次氟马西尼 0.3mg 静脉注射，若在 60s 内未达到要求的清醒程度，可重复使用直至患者清醒，或总量达 2mg。若再度出现昏睡，可给予 0.1～0.4mg/h 静脉滴注，滴速应根据所要求的清醒程度进行个体调整。若出现意外的过度兴奋体征，可静脉注射地西泮 5mg 或咪达唑仑 5mg，并根据患者的反应小心调整用量。如果氟马西尼累积剂量达 5mg，仍不能使患者清醒，提示患者的抑制状态可能不是苯二氮䓬类药物引起的，可作为苯二氮䓬类药物过量的鉴别诊断。氟马西尼不能对抗巴比妥类和三环类药物过量引起的中枢抑制作用。

氟马西尼单剂量口服 20～90min 后血药浓度达峰值，由于存在明显的首过消除效应，生物利用度平均为 16%。静脉注射 5～8min 后脑脊液中浓度达峰值，血浆蛋白结合率为 40%～50%。在肝内代谢成无活性的游离羧酸并与葡萄糖醛酸结合后，90% 以上随尿排出，5%～10% 见于粪便中。半衰期平均为 1h，肝硬化患者口服生物利用度提高、半衰期延长。本品消除快，作用维持时间短。患者对氟马西尼耐受良好，常见不良反应有恶心、呕吐、烦躁、焦虑不安等，有癫痫病史者可能诱发癫痫。长期服用苯二氮䓬类药物的患者使用氟马西尼后，可能诱发戒断症状。

（二）非苯二氮䓬类药物

非苯二氮䓬类药物能选择性激动 $GABA_A$ 受体 $\omega1$ 亚型，增加氯离子内流，加强 GABA 的抑制效应。这类药物起效快，有些药物可增加深睡眠，作用效果明显，对睡眠结构、记忆和精神运动功能影响小。

1. 唑吡坦（zolpidem） 属咪唑吡啶类药物，镇静作用较强，但抗焦虑、抗惊厥和肌肉松弛作用较弱。该药能明显缩短失眠患者的入睡潜伏期，延长 N2 期时间，对 N3 期和 REM 睡眠无明显影响，次日清醒后能保持警觉，无明显宿醉现象。唑吡坦口服吸收好，生物利用度为 70%，血药浓度达峰时间为 0.5~3h，血浆蛋白结合率为 92%，平均半衰期为 2.4h。因半衰期短，主要用于入睡难的失眠患者。该药在肝脏代谢，对肝药酶无诱导作用。主要经肾排泄，部分由粪便排出。不良反应较轻，偶见幻觉，但与其他中枢抑制药（如乙醇）合用可引起严重的呼吸抑制，唑吡坦中毒时可用氟马西尼解救。

2. 佐匹克隆（zopiclone） 属环吡咯酮类，有镇静、抗焦虑和肌肉松弛作用。其催眠作用迅速，可缩短睡眠潜伏期，减少中途觉醒和早醒，改善睡眠质量，适用于各种原因引起的失眠。该药口服迅速吸收，15~30min 起效，1.5~2h 后血药浓度达峰值，生物利用度约为 80%，可迅速分布于全身，能透过血-脑脊液屏障。睡液中的浓度高于血浆，口腔有苦味。血浆蛋白结合率约为 45%，半衰期为 3.5~6h，经肝脏代谢，其 N-氧化物有药理活性。从肾脏由尿排出，少量自粪便排出，也可经乳汁分泌。本品的特点为次晨残余作用低，具有较好的安全性和耐受性，药物依赖和滥用现象的风险明显低于苯二氮䓬类药物。

3. 右佐匹克隆（eszopiclone） 为佐匹克隆右旋异构体。能缩短入睡潜伏期，延长慢波睡眠时间和总睡眠时间，减少觉醒次数。用于治疗各类失眠，改善睡眠质量。口服吸收迅速，约 1h 后血药浓度达峰值，血浆蛋白结合率约 50%。口服后在肝脏代谢，平均半衰期为 6h，约 75%经尿液排出，主要为代谢产物，10%为母体药物。不良反应轻微，主要是口苦和头晕，不需处理可自行消失。与佐匹克隆相比，右佐匹克隆半衰期延长，不良反应低。临床发现右佐匹克隆连续服用 6 个月未见耐受现象，是第一个对使用时间没有限制的促眠药。

4. 扎来普隆（zaleplon） 作用机制与唑吡坦相似。起效快，能缩短入睡时间，但作用时间短，不能明显增加睡眠时间和减少觉醒次数，为短效催眠药，适用于入睡困难型失眠的短期治疗。口服吸收迅速，约 1h 血药浓度达高峰，大部分在肝脏代谢，药物消除半衰期大约为 1h，代谢物无生物活性，故无体内蓄积。无明显宿醉作用、反跳性失眠及戒断症状。因药物起效快，建议服用后立即上床或上床后服用。至少在起床前 4h 服用，避免药物残留的镇静效应或可能影响记忆。常见不良反应为背部和胸部疼痛、偏头痛、便秘、口干等。严重肝、肾衰竭及睡眠呼吸暂停综合征和重症肌无力患者禁用。

（三）巴比妥类

巴比妥类为巴比妥酸的衍生物（图 6-1-3），巴比妥酸本身无中枢作用，在 C5 位上两个 H 被不同基团取代后，具有中枢神经系统抑制作用。取代基越长且有分支（异戊巴比妥）或双键（司可巴比妥），则脂溶性越高，起效快、作用强，维持时间短。C5 位以苯环取代（苯巴比妥）则有较强的抗惊厥和抗癫痫作用。C2 位的 O 被 S 取代（硫喷妥）时，脂溶性更高，作用更快、更短、更强。

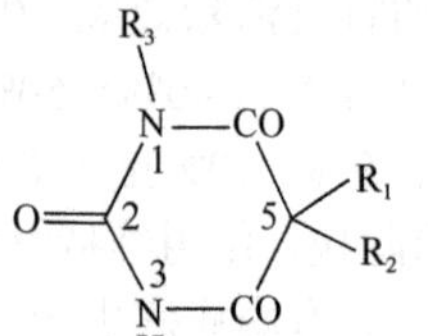

巴比妥类口服或注射给药吸收快而完全，分布广泛。脂溶性高的药物，如硫喷妥钠易于透过血脑屏障进入脑组织，起效快，因其迅速再分布到脂肪和肌肉组织中储存，故作用维持时间短。巴比妥类药物主要在肝脏代谢，大部分以原形经肾排出。巴比妥属弱酸性药物，尿液的 pH 对药物排泄影响较大，碱化尿液可极大促进巴比妥类的排泄。根据作用维持时间，可将本类药物分为四类：①超

图 6-1-3 巴比妥类的基本结构

短效类，如硫喷妥钠等；②短效类，如司可巴比妥；③中效类，如异戊巴比妥；④长效类，如苯巴比妥、巴比妥（表 6-1-2）。

表 6-1-2 巴比妥类作用时间与应用

分类	药物	显效时间（h）	作用维持时间（h）	主要用途
超短效	硫喷妥钠	静脉注射，立即	0.25	静脉麻醉
短效	司可巴比妥	0.25	2～3	抗惊厥、镇静催眠
中效	戊巴比妥	0.25～0.5	3～6	抗惊厥
	异戊巴比妥	0.25～0.5	3～6	镇静催眠
长效	苯巴比妥	0.5～1	6～8	抗惊厥、抗癫痫
	巴比妥	0.5～1	6～8	镇静催眠

巴比妥类可与 $GABA_A$ 受体上的巴比妥位点结合，促进 GABA 与 $GABA_A$ 受体结合，通过延长氯通道开放时间，增加氯离子内流，使细胞膜超极化。较高浓度时，也能抑制 Ca^{2+} 依赖性动作电位，产生强效中枢抑制作用。

巴比妥类对中枢神经系统的抑制作用随剂量由小到大，相继出现镇静催眠、抗癫痫、抗惊厥和麻醉作用。由于本类药物治疗指数小、安全性低，且较易发生依赖性，目前已很少用于镇静催眠。苯巴比妥和异戊巴比妥静脉注射用于控制惊厥或癫痫持续状态。硫喷妥钠偶用于小手术或内镜检查时的静脉麻醉。

巴比妥类的后遗效应较苯二氮草类药物明显，催眠剂量即可引起眩晕、困倦、精细运动不协调等"宿醉"现象，偶可致剥脱性皮炎等严重过敏反应，中等量即可轻度抑制呼吸中枢，大剂量可致严重呼吸抑制。因此，严重肺功能不全和颅脑损伤患者禁用。巴比妥类有肝药酶诱导作用，使药物半衰期缩短，易发生耐受，影响药效。连续应用可引起依赖，突然停药易发生反跳现象。巴比妥类急性中毒主要表现为深度昏迷、呼吸抑制、反射减弱或消失、血压降低，甚至休克。抢救时应立即采取对症治疗，维持呼吸、循环功能，碱化尿液可加速药物排泄。

（四）其他镇静催眠药

1. 褪黑素及其受体激动药

（1）褪黑素缓释片（circadin）：是褪黑素（melatonin）的缓释剂型，可与褪黑素 MT_1、MT_2 和 MT_3 受体结合，在肠道内长时间释放褪黑素，可模拟褪黑素分泌的生理模式，参与昼夜节律的调节。血药浓度峰值出现在服药后 2.6h，作用持续 3.5h。circadin 于上床前 1～2h 服用，可缩短入睡潜伏期，改善睡眠质量，主要用于 55 岁以上原发性失眠患者的短期治疗。该药不影响第二天的警醒度，无明显不良反应。对昼夜节律紊乱性睡眠障碍、倒班和倒时差效果较好。临床实验连续服用 3 个月后停药，未出现明显失眠反弹和其他戒断症状。服用时不要咀嚼或压碎，应整片吞服以保持缓释特性。

（2）雷美替胺（ramelteon）：高选择性褪黑素 MT_1/MT_2 受体激动药，对 MT_1 的选择性大于 MT_2，其促眠作用被认为由 MT_1 介导。该药能明显缩短睡眠潜伏期，延长总睡眠时间，且对睡眠结构没有明显的影响，适用于入睡困难的患者，特别对昼夜节律紊乱性睡眠障碍、倒班和倒时差效果较好。

雷美替胺口服可快速吸收，药峰浓度的时间大约发生在 0.75h，口服后显示较强的首过效应。由于本品半衰期较短，平均为 1～2.6h，每天 1 次给药不会导致体内蓄积。该药主要经肝脏代谢，主要代谢物 M-Ⅱ 也具有生物活性，半衰期为 2～5h。常见不良反应有思睡、头晕、恶心、疲劳、头痛。严重肝损伤患者禁用，严重阻塞性睡眠呼吸暂停患者也应慎用该药。

（3）阿戈美拉汀（agomelatine）：褪黑素受体激动药和 $5-HT_{2C}$ 受体阻断药，有抗抑郁、抗焦虑及调整生物节律和睡眠周期的作用。阿戈美拉汀可有效提高患者睡眠的连续性，增加慢波睡眠比例，使整夜慢波睡眠和 δ 波分布趋于正常，提高睡眠质量，不改变 REM 睡眠，患者耐受性良好。不良反应较少，未见撤药反应。

（4）特斯美尔通（tasimelteon）：选择性 MT_1/MT_2 受体激动药，对 MT_2 受体的亲和力大于 MT_1。MT_1 受体主要影响睡眠，而 MT_2 受体主要调控 24h 生物节律。特斯美尔通主要发挥生物钟样作用，在时差反应或睡眠时相延迟综合征中，能使节律发生相移，或使自由运行的昼夜节律与 24h 的昼夜周期同步。该药能缩短睡眠潜伏期，改善睡眠效率。主要用于治疗昼夜节律紊乱性睡眠障碍和急性失眠。特斯美尔通口服吸收迅速，高脂饮食可影响药物的达峰时间和最大血药浓度，建议不要与食物同服。半衰期为 $1.3\sim3.7h$。不良反应与安慰剂相似。

2. 抗组胺药 具有镇静催眠作用的抗组胺药属第一代组胺 H_1 受体阻断药，能通过血-脑脊液屏障，有较强的中枢抑制作用。H_1 受体阻断药在外周组织主要用于消除各种由组胺释放引起的过敏症状，不良反应是思睡。因此，小剂量 H_1 受体阻断药常作为治疗失眠的辅助药。

（1）苯海拉明（diphenhydramine）：抗组胺药，有明显的镇静作用。苯海拉明能缩短入睡时间，延长睡眠总时间，主要用于治疗急性失眠。口服吸收完全，$15\sim60min$ 起效，2h 血药浓度达峰值，维持 $4\sim6h$，98%与血浆蛋白结合。在进入体循环前，大约 50%被肝脏代谢，半衰期为 $4\sim8h$。代谢物由尿、粪便和汗液排出，也可由乳汁分泌。该药具有肝药酶诱导作用，可加速自身代谢。有弱的抗胆碱作用，主要不良反应包括认知损伤和妄想、口干、尿潴留等。青光眼或老年患者慎用。

（2）多西拉敏（doxylamine）：抗组胺药，具有镇静促眠作用，尚有轻微的解痉和局麻作用，常用于治疗急性失眠。常见的不良反应包括咳嗽、吞咽困难、心率增快、皮肤红疹及眼睛周围、面部、唇舌肿胀，以及胸闷或呼吸困难。

3. 食欲素受体拮抗药

（1）苏沃雷生（suvorexant）：第一个上市用以治疗失眠的食欲素受体拮抗药。苏沃雷生与食欲素（orexin）受体 1 和受体 2 有高度亲和力，可竞争性地结合食欲素双受体，阻断食欲素的促觉醒作用。能有效促进 NREM 睡眠和 REM 睡眠。

苏沃雷生口服易吸收，10mg 口服后绝对生物利用度为 82%，在 2h 内达到峰值。在肝脏主要通过肝药酶 CYP3A4，少量通过 CYP2C19 代谢，代谢产物无活性，大约 66%通过粪便，23%通过尿液排出体外，半衰期为 12h。$5\sim15mg$ 是有效的安全剂量范围，成人超过 20mg 可能诱发猝倒。不良反应包括自杀意念或行为、药物滥用的潜在风险、临睡前及入睡后幻觉、白天嗜睡、睡眠猝倒等。发作性睡病患者禁用。

（2）莱博雷生（lemborexant）：食欲素双受体拮抗剂（dual orexin receptor antagonists，DORAs），促对食欲素双受体 2 具有更强的作用。Ⅲ期临床研究显示，lemborexant 可用于治疗入睡困难和睡眠维持困难以及阿尔茨海默病患者的失眠和睡眠-觉醒节律紊乱。该药半衰期为 $17\sim19h$，推荐初始剂量每晚不超过 5mg。长期服药可产生药物的耐受性，每天最大量可增加到 10mg。常见的不良反应为白天思睡、头痛和鼻咽炎。

4. 具有镇静作用的抗抑郁药物

（1）多塞平（doxepin）：第一个批准用于治疗失眠的三环类抗抑郁药。阻断组胺 H_1 受体是其促眠作用的主要机制。小剂量多塞平（$3\sim6mg$）可延长总睡眠时间，减少入睡后觉醒次数，对睡眠维持困难和早醒均具有改善作用。该药口服易吸收，血药浓度 $1.5\sim4h$ 达峰，半衰期为 $8\sim25h$，血浆蛋白结合率为 76%。在体内分布广泛，可通过血脑屏障和胎盘屏障，经乳汁泌出。在肝脏经去甲基化生成主要代谢产物去甲多塞平，经肾脏排出。可能有头晕、口干、便秘和次日残留效应，但无反弹性失眠或撤药反应。严重肝功能不全、青光眼、甲状腺功能亢进和尿潴留等患者禁用。

（2）曲唑酮（trazodone）：具有镇静作用的抗抑郁药，高剂量（$300\sim600mg$）时，能选择性地抑制 5-HT 和去甲肾上腺素再摄取，发挥抗抑郁作用。在低剂量（$25\sim150mg$）时，可阻断 $5-HT_{2A}$ 和组胺 H_1 受体，具有中枢镇静和促眠作用，可显著缩短失眠患者的入睡潜伏期，延长睡眠时间，增加深睡眠。该药口服吸收迅速而完全，空腹服药后 1～2h 血药浓度达峰值，进食时服药须 2h 才能达峰值。在肝脏代谢，代谢产物 m-氯苯哌嗪仍有抗抑郁活性。半衰期为 4～9h，主要以代谢物形式经尿排泄。常见不良反应有思睡、头晕、视物模糊、便秘、口干、心动过速、恶心、肌肉痛等，偶见直立性低血压、性功能障碍。

（3）米氮平（mirtazapine）：具有镇静作用的抗抑郁药，因对组胺 H_1 受体的高亲和力，小剂量米氮平（3.75～15mg）即具有镇静作用，用于治疗抑郁伴失眠和体重减轻。口服吸收迅速，约 2h 后血药浓度达到峰值，血浆蛋白结合率约为 85%。平均半衰期为 20～40h。在肝脏代谢，脱甲基后的代谢产物仍具有药理活性，通过尿液和粪便排出体外，肝、肾功能不良可引起米氮平清除率降低。常见不良反应有体重增加，偶见直立性低血压、躁狂、惊厥、震颤、肌痉挛和急性骨髓抑制。

三、镇静催眠药使用原则

镇静催眠药属中枢抑制药物，长期服用，可能导致耐受、依赖等不良反应。因此，治疗失眠应遵循以下基本原则：①应用最小有效剂量；②每周 2～4 次间断用药；③不超过 3～4 周的短期用药；④逐渐停药，防止停药反弹；⑤避免与含酒精性饮料、其他镇静催眠药、镇痛药、麻醉药、抗组胺药、单胺氧化酶抑制药和三环类抗抑郁药联合用药，防止相互增效，引起严重的中枢抑制作用。

短效苯二氮䓬类药物可用于缩短入睡时间，较少产生"宿醉"现象，但可能会出现早醒，长期使用易产生依赖性，并且撤药症状明显。半衰期长的药物可用于维持睡眠，但可能会出现次日明显的残留效应。另外，老年人对中枢神经系统抑制药敏感性增加，服用镇静催眠药、抗抑郁药和抗惊厥药时，可能出现血压改变、脑缺血、记忆障碍、跌倒等不良反应的风险显著增加，应酌情减量。非苯二氮䓬类药物无明显肌松作用，次晨残余作用低，具有较好的安全性和耐受性，药物依赖和滥用现象的风险明显低于苯二氮䓬类药物。

四、镇静催眠药研究进展

（一）褪黑素及其受体激动药

褪黑素是由哺乳动物和人类的松果体产生的一种胺类激素，在调节睡眠-觉醒周期、青春期发育和季节性适应等方面发挥作用。褪黑素受体 MT_1 和 MT_2 主要位于丘脑下部的视交叉上核，与褪黑素结合后，参与昼夜节律的调节与维持。

1. TIK-301（PD-6735）　一种具有高亲和力的口服褪黑素 MT_1 和 MT_2 受体激动药，同时也是 $5-HT_{2B}/5-HT_{2C}$ 受体拮抗药，具有抗抑郁作用，被美国食品药品监督管理局批准用于治疗视障人士的睡眠障碍。

2. 吡罗美汀（piromelatine）　该药是褪黑素 MT_1/MT_2 受体激动药，同时也是 $5-HT_{1A}$ 和 $5-HT_{1D}$ 受体激动药，还是 $5-HT_{2B}$ 受体拮抗药。该药用于治疗睡眠-觉醒障碍，有促进睡眠、镇痛、抗神经退行性和抗抑郁等作用。

3. UCM765 和 UCM924　是选择性 MT_2 受体激动药，可增加 NREM 睡眠，对 REM 睡眠或睡眠结构没有显著影响。该药显示出良好的安全性，目前正开发用于临床。

（二）食欲素受体拮抗药

食欲素 orexin-A（hypocretin-1）和 orexin-B（hypocretin-2）是由下丘脑外侧神经元产生的神经肽类激素。食欲素受体拮抗药通过阻断食欲素介导的觉醒作用来治疗失眠，该药可分为两大类：一类为选择性食欲素受体拮抗药，该类拮抗药对食欲素-1 受体（OX_1R）和食欲素-2 受体（OX_2R）的亲和力具有显著差异；另一类称为食欲素双受体拮抗药，对 OX_1R 和 OX_2R 的亲和力不具有选择性。

1. 达利雷生（daridorexant） 食欲素是一种调节觉醒的神经肽，能够刺激多条导致觉醒的通路，达利雷生与大多数治疗失眠的药物（如苯二氮䓬类药物）作用机制不同，它可通过竞争性结合 OX_1R 和 OX_2R 抑制食欲素信号，从而阻断失眠患者中过度活跃的觉醒通路，服用后不会出现"宿醉"现象，服用次日早晨无残留药物活性。药动学和药效学模型评价显示，该药可在促进睡眠的同时保持正常睡眠结构。研究显示，该药 50mg 对轻度至中度阻塞性睡眠呼吸障碍患者是安全的。基于Ⅲ期临床试验的结果，达利雷生在美国被批准用于治疗以睡眠起始或睡眠维持困难为特征的成人失眠症。

2. almorexant（ACT-078573） 虽然 almorexant 是第一个在几个物种中被证明可以减少睡眠潜伏期及在人类中减少睡眠片段化的食欲素双受体拮抗药，且该药在原发性失眠症患者中已经进入到了Ⅲ期临床研究阶段，然而由于它的肝毒性，almorexant 的临床评估在 2009 年初停止。

3. filorexant（MK-6096） 是 OX_1R 和 OX_2R 双重拮抗药，在一项Ⅱ期临床试验中，filorexant 显著改善了非老年失眠患者的睡眠效率，且具有良好的耐受性。然而 filorexant 的开发因为药物安全性问题被默克公司放弃。

4. MIN-202/JNJ-42847922、MK-1064、MK-3697、MK-8133 和 LSN2424100 以上药物是选择性 OX_2R 拮抗药，可有效诱导睡眠，并且已经或正在临床研究中进行探索。

MIN-202/JNJ-42847922 正处于Ⅱ期临床试验阶段，它对 REM 睡眠潜伏期或 REM 睡眠量没有显著影响，但可以剂量依赖的方式增加 NREM 睡眠，当给予该化合物 7 天时，效果稳定。动物实验发现，JNJ-42847922 在 OX_2R 敲除小鼠中没有活性。给予小鼠 30mg/kg 的 JNJ-42847922，REM 睡眠的持续时间和潜伏期均未受到影响。与唑吡坦不同，该药对乙醇诱导的共济失调没有影响，在 30mg/kg 的浓度下也不会单独诱导共济失调。

MK-1064 能改善啮齿类动物的睡眠。在小鼠、大鼠、犬和恒河猴中测试发现，MK-1064 可减少主动觉醒，增加 NREM 睡眠，并在一定程度上增加 REM 睡眠，小鼠和大鼠的 REM 睡眠比犬和恒河猴的 REM 睡眠增加得更多。

MK-3697 显著降低小鼠、大鼠和犬的活动觉醒，增加小鼠和大鼠的 NREM 睡眠和 REM 睡眠。MK-3697 对 OX_2R 敲除小鼠的睡眠和觉醒没有显著影响。

MK-8133 降低活动觉醒，增加 NREM 睡眠，对小鼠的 REM 睡眠没有影响。在大鼠中，1mg/kg 和 3mg/kg 的 MK-8133 可剂量依赖性地降低活动觉醒，显著增加 NREM 和 REM 睡眠。在比格犬中，0.01mg/kg 和 0.05mg/kg 的药物可剂量依赖性地促进睡眠，减少主动觉醒，增加 NREM 睡眠量。该药对 OX_2R 敲除小鼠无效。

LSN2424100 是礼来公司最近研发的一种新型 OX_2R 拮抗药，显示睡眠辅助抗抑郁药样活性。

SB-334867 是第一个被发现的选择性 OX_1R 拮抗药，该药可减少大鼠的觉醒量，增加 NREM 和 REM 睡眠量，这一效果与服用食欲素双受体拮抗药的效果一致，但两者差异并不显著，需要进一步研究。SB-649868 可显著减少觉醒，增加 NREM 和 REM 睡眠量，并减少 REM 睡眠的潜伏期。

（三）神经钙通道调节药

1. 加巴喷丁（gabapentin） 是一种与电压敏感性钙通道亚单位结合的抗惊厥药，该药可调节 GABA 合成酶、谷氨酸脱羧酶、谷氨酸合成酶及支链氨基酸转氨酶的活性。加巴喷丁对 GABA 能和谷氨酸能系统的调节作用可能是其镇静抗惊厥作用的基础。加巴喷丁可增加 NREM 睡眠，且不会在白天引起更多的嗜睡。

2. 普瑞巴林（pregabalin） 普瑞巴林的作用机制与加巴喷丁类似，可与神经元上的电压门控钙通道亚单位相结合，抑制神经递质的释放，该药在不同动物中可表现出抗惊厥和镇痛作用。普瑞巴林改善睡眠的作用机制尚未完全阐明，但已知它不同于苯二氮䓬类药物，对 $GABA_A$ 或苯二氮䓬类受体不起作用。

（四）抗精神病药物

1. 喹硫平（quetiapine）　是非典型抗精神病药物，镇静和催眠作用归因于其对组胺 H_1 受体和各种 5-HT 受体的拮抗作用。在临床上常用于治疗与精神疾病共病的失眠障碍。

2. 奥氮平（olanzapine）　也是一种非典型抗精神病药物，其催眠作用可能与其对组胺 H_1 受体的拮抗作用和 5-HT 受体的拮抗作用有关。该药可用于改善精神分裂症患者的睡眠障碍。

3. 阿米替林（amitriptyline）　是抗抑郁药，在失眠患者的临床试验中显示出促进睡眠的作用，其促眠作用可归因于对组胺受体的阻断。

（五）腺苷受体激动药

1. YZG-331　是腺苷受体激动药，与现有药物的作用机制完全不同，该药与腺苷受体的亲和力较弱，因此，腺苷样心血管副作用很小。脑电分析显示 YZG-331 具有显著增加 NREM 睡眠而不影响 REM 睡眠的作用，效果类似生理性睡眠。

2. CGS21680　是腺苷 A_{2A} 受体激动药，该药物可在夜间给药时有效增加大鼠的 NREM 睡眠量。

第二节　促 醒 药 物

一、促醒药物概述

对于长时间的工作、特殊的工作日程、疾病和其他因素带来的疲劳和困倦，保持觉醒、警觉是一项挑战。觉醒状态是指在行为和神经活动上都不同于睡眠的警觉或警醒状态。睡眠和觉醒状态的区别表现在脑区和神经化学的差异上，觉醒是一种重要的皮质功能，依赖于丘脑、下丘脑和基底前脑在内的多个大脑区域的协调，以整合和传递从脑干到皮质的兴奋性信息。神经递质去甲肾上腺素、5-羟色胺、谷氨酸、乙酰胆碱、组胺是增强觉醒的重要物质，食欲素和腺苷也影响特定脑区的信号转导，并启动或加强觉醒。促进觉醒状态的方法包括调节或操控特定的神经元，以增强觉醒、减少困倦，或两者兼而有之。神经解剖学、神经化学和分子生物学上对觉醒的理解，有助于开发促进觉醒状态的药理学方法。然而，睡眠对大脑有重要的恢复功能，因此，通过药物诱导长时间觉醒，可能会对大脑功能造成损害。

二、促醒药物的种类

促醒药物主要兴奋大脑皮质，促进觉醒，临床用于治疗发作性睡病和其他疾病所致的日间过度思睡，或在特殊任务时维持警醒。常用的促醒药物有咖啡因、苯丙胺类、莫达非尼和阿莫达非尼、索利氨酯、Pitolisant、羟丁酸钠和羟丁酸钙镁钾钠等。

（一）咖啡因

咖啡因（caffeine）主要存在于咖啡、可可和茶叶中。化学结构属黄嘌呤衍生物，有兴奋中枢神经系统和心肌，以及松弛平滑肌和利尿等作用。咖啡因的兴奋中枢作用较强，外周作用较弱。

【药理作用及临床应用】

1. 中枢神经系统　小剂量（50～200mg）口服时，能兴奋大脑皮质，表现为精神兴奋、思维活跃，可减轻疲乏、消除困倦，并提高对外界的感受性。剂量增加至 200～500mg 时，可引起精神紧张、手足震颤、失眠和头痛等症状。注射 300～500mg 能直接兴奋呼吸中枢，使呼吸中枢对 CO_2 的敏感性增加，呼吸加深加快，换气量增加；中毒量可引起惊厥。临床主要用于镇静催眠药及抗组胺药等所引起的思睡，解救严重传染病或中枢抑制药及其他原因引起的呼吸循环衰竭，并可促使患者从昏迷中苏醒过来。

2. 心血管系统　大剂量咖啡因使心率加快、心肌收缩力增强、心输出量增加。咖啡因可直接松弛血管平滑肌，使血管扩张，外周阻力降低，整体效应视用药剂量和机体状态而定。但对脑血管的作用相反，直接作用于大脑小动脉的平滑肌，使其收缩，脑血管阻力增加，脑血流量减少，可与解热镇痛抗炎药合用，治疗脑血管扩张所致的头痛。

3. 其他刺激 胃酸和胃蛋白酶分泌、利尿等作用。

【作用机制】 咖啡因的作用机制与其剂量相关。治疗剂量的咖啡因，可非选择性地阻断腺苷 A_1 和 A_{2A} 受体。A_1 受体可与抑制性 G 蛋白偶联，能抑制腺苷酸环化酶和某些钙通道的活性，使钾通道和磷脂酶 C 激活，产生抑制效应；相反，腺苷 A_{2A} 受体可与兴奋性 G 蛋白偶联，激活腺苷酸环化酶和 L 型钙通道，产生兴奋作用。咖啡因的促觉醒作用依赖于阻断腺苷 A_{2A} 受体。若血浆咖啡因浓度超过治疗剂量的 20 倍，可出现中毒反应，将抑制磷酸二酯酶，升高细胞内 cAMP 的浓度，并阻断 $GABA_A$ 受体的抑制作用和促肌质网释放钙离子，增强肌纤维对钙离子的敏感性。

【体内过程】 咖啡因口服、注射或直肠给药，均能迅速吸收，但吸收不规则，吸收后易通过血-脑脊液屏障，可通过胎盘，本品在肝内迅速代谢，由肾排泄，半衰期为 3.5h。

【不良反应】 咖啡因的安全范围较大，不良反应较少。较大剂量可出现激动、不安、头痛、失眠、心悸、反射亢进、肌肉抽搐等。口服有胃肠刺激症状，促进胃酸分泌，故胃溃疡患者应慎用。过量也可兴奋心脏，引起心动过速；更大剂量引起阵挛性惊厥，特别是儿童。咖啡因久用后能产生依赖性，停药会出现兴奋和头痛等。另外，咖啡因与麻黄碱或肾上腺素有相互增强作用，不宜同时使用。

（二）苯丙胺类

苯丙胺类是一类强烈的中枢神经兴奋药，属于精神药物，包括苯丙胺（amphetamine，安非他明）、甲基苯丙胺（methamphetamine，冰毒）、哌甲酯（methylphenidate）和 3,4-亚甲二氧甲基苯丙胺（摇头丸）等。因其易形成依赖，限制了临床应用，被列为一类管制药品。

1. 苯丙胺和甲基苯丙胺

【药理作用及临床应用】 苯丙胺类的作用强而广泛，能兴奋大脑延髓呼吸中枢、网状结构和大脑皮质等部位，抑制下丘脑摄食中枢，在外周发挥拟交感作用。对精神活动的影响包括精神振奋、言语增多、反应迅速、增加活力、消除疲劳。有欣快感，易被滥用。用药过量和反复用药时，可致精神抑郁、烦躁、心悸、头晕、疲劳、神志模糊、谵妄。长期滥用可产生耐受性和依赖性。临床上用于治疗发作性睡病、注意缺陷多动障碍、麻醉药及其他中枢抑制药中毒等。

【作用机制】 苯丙胺类主要作用于单胺类神经细胞的突触前膜，促进突触前膜内单胺类递质（如去甲肾上腺素、多巴胺和 5-HT 等）的释放，阻止递质的再摄取，抑制单胺氧化酶的活性而发挥药理作用。毒性作用在很大程度上可认为是药理作用的加剧。致欣快、愉悦作用主要与影响多巴胺释放，阻止递质的再摄取有关。

【体内过程】 苯丙胺脂溶性很高，口服吸收完全。甲基苯丙胺脂溶性更高，能快速被吸收，并在 2h 内达到血药峰浓度。清除半衰期约为 20h。经肝脏代谢，右旋体比左旋体清除快。苯丙胺以原形从尿液中排出的量受尿液 pH 影响，酸化尿液能使原形药物的排泄量增加约 60%。没有以原形排出的药物被代谢成苯基丙酮，之后被氧化成苯甲酸，最终以马尿酸的形式排出体外。

【不良反应】 苯丙胺口服可引起厌食、恶心、呕吐。对心血管系统的影响包括心悸、心律失常、高血压、心绞痛和循环衰竭，以及高血压、动脉硬化、冠心病、甲状腺功能亢进、神经衰弱。可引起失眠、烦躁、虚弱、头晕、颤抖和反射亢进。急性中毒者可出现精神错乱、性欲亢进、焦虑、烦躁、幻觉状态。长期滥用可造成慢性中毒、体重下降、消瘦、溃疡等。并可致依赖、耐受和觅药行为，应严加控制使用。老年人及小儿禁用。

2. 哌甲酯 化学结构和药理作用与苯丙胺相似，但对交感神经作用弱，其中枢兴奋作用较温和，能改善精神活动，解除轻度抑制及疲乏感，大剂量能引起惊厥。精神兴奋作用强于运动兴奋，能兴奋精神、活跃情绪、减轻疲乏、消除睡意及缓解抑郁症状，较大剂量兴奋呼吸中枢。临床上主要用于发作性睡病和注意缺陷多动障碍的治疗。

哌甲酯口服 2h 后达到血药峰浓度，半衰期为 2h，首过效应明显。与血浆蛋白结合少，脑内浓度超过血浆浓度，作用维持在 4h 左右。代谢产物哌甲酯酸从尿中排出，少量经粪便排出。治疗量少时不良反应较少，偶有失眠、心悸、焦虑、厌食、口干。大剂量时可使血压升高而致眩晕、头痛等。癫痫、高血压患者禁用。久用可产生耐受性，并抑制儿童生长发育。

（三）莫达非尼和阿莫达非尼

1. 莫达非尼（modafinil） 是一种强效促醒药物，用于治疗发作性睡病等所致的日间过度思睡，也可用于军事或高危作业中长时间保持清醒状态。莫达非尼觉醒作用强大，无明显依赖性。

莫达非尼可以增加觉醒时间，延长睡眠潜伏期，减少 NREM 和 REM 睡眠时间。特点是作用强、起效快、作用时间长、不良反应低，其中最突出的是药效时间长，如口服莫达非尼 100mg，可保持 37h 持续觉醒状态。临床上用于治疗发作性睡病和阻塞性睡眠呼吸暂停等所致的日间过度思睡，是最理想的治疗药物。

注意缺陷多动障碍患儿运动亢进，不能长时间集中注意力完成一项活动。莫达非尼能增加集中注意力的时间和减轻患者的多动行为。莫达非尼还具有抗疲劳、改善认知功能和抑郁症状，并有一定的神经保护作用。

莫达非尼可与多巴胺和去甲肾上腺素的转运体直接结合，增加脑内多巴胺的释放。多巴胺转运体基因敲除鼠给予莫达非尼，其促觉醒作用完全消失。多巴胺 D_2 受体基因敲除鼠，给予 D_1 受体阻断剂处理后，可阻断莫达非尼的促觉醒作用。另外，莫达非尼可促进多巴胺、谷氨酸和组胺的释放及激活食欲素神经元，抑制 GABA 的释放，这些作用可共同促进觉醒。

莫达非尼口服吸收迅速，大约 2h 血药浓度达峰值，食物可延缓药物的吸收。莫达非尼经肝脏代谢，生成无活性的代谢产物。血浆蛋白结合率为 60%，药物清除半衰期为 10～15h。莫达非尼在肝脏由细胞色素 P450 系统的 CYP3A4 代谢。联合应用 CYP3A4 的诱导药或抑制药，会影响莫达非尼的血药浓度及作用周期，因此，莫达非尼在与这些药物同时用药时，应在医师的指导下调整剂量，并跟踪检测血药浓度。莫达非尼耐受性好，安全性高。最常见的不良反应包括失眠和食欲减退，偶见有恶心、皮疹、血压升高和焦虑。加量过快或过大，可出现轻至中度头痛，因此，用药应从小剂量开始，逐渐加至最适剂量。

2. 阿莫达非尼（armodafinil） 是外消旋药物莫达非尼中具有活性成分的 R-对映异构物，药动学及药效学特性与莫达非尼相似，不良反应轻，耐受性好。临床试验证明，阿莫达非尼较莫达非尼作用持续时间长，有利于患者在白天后半部分时间内更好地维持觉醒。

（四）索利氨酯

索利氨酯（solriamfetol）是选择性多巴胺和去甲肾上腺素再摄取抑制剂，是新型强效促醒药物。Ⅲ期临床试验显示，索利氨酯 150mg 和 300mg 能有效改善发作性睡病或阻塞性睡眠呼吸暂停患者的日间过度思睡。临床前研究表明索利氨酯与右旋安非他明不同，不增加运动量和恢复期的睡眠反弹。

索利氨酯半衰期为 7.1h，由肾脏排泄，无明显药物相互作用。常见不良反应包括头痛、恶心、食欲减退、鼻炎、口干和焦虑等，未见严重反应。索利氨酯可引起收缩压、舒张压和心率增加，因此，不稳定的心血管疾病患者，包括严重心律失常者不可使用，同时服用单胺氧化酶抑制药的患者慎用。

（五）Pitolisant

Pitolisant（Wakix）是选择性的组胺 H_3 受体反相激动药。H_3 受体是突触前膜自身受体，通过 G 蛋白偶联受体介导钾通道的激活而引起超极化，发挥负反馈调节作用。H_3 受体还可以通过阻断钙通道而抑制突触囊泡内神经递质的合成和释放。Pitolisant 通过抑制负反馈，增加组胺释放，激活组胺能神经元，产生觉醒效应，是新型强效促醒药物。临床Ⅱ期和Ⅲ期临床试验显示，Pitolisant 不仅可改善成人和儿童发作性睡病患者白天瞌睡，也减少猝倒发作。

Pitolisant 口服快速吸收，成人 3h 血药浓度达峰，半衰期为 20h。常见不良反应是失眠、恶心和焦虑。Pitolisant 能延长 QT 间期，应避免同时服用抗心律失常药物、抗精神病药物和其他延长 QT 间期的药物。禁用于严重肝功能损害的患者。

（六）羟丁酸钠和羟丁酸钙镁钾钠

1. 羟丁酸钠（sodium oxybate, Xyrem） 是γ-羟基丁酸（GHB）的钠盐，GHB 是中枢神经系统 GABA 的代谢物，可特异性结合 GHB 受体和 $GABA_B$ 受体。在低剂量下，GHB 与 GHB 受体结合，导致兴奋性神经递质谷氨酸的释放增加。在较高剂量下，GHB 激活去甲肾上腺素能和多巴胺能神经元以及参与睡眠-觉醒、注意力和警觉的丘脑皮质神经元的 $GABA_B$ 受体，与 $GABA_B$ 受体结合可能产生睡眠诱导作用，GHB 白天促觉醒的作用机制仍然不明。

羟丁酸钠可用于治疗成人和 7 岁以上儿童发作性睡病患者的猝倒和日间过度思睡。睡前服用，可缩短入睡时间，延长 N2 和 N3 期睡眠，改善患者的夜间睡眠和日间过度思睡。羟丁酸钠是液体，应该以两种相等的剂量（每次剂量最多为 4.5g）给药，第一剂在睡前直接给药，第二剂在 2.5～4h 后给药。

羟丁酸钠口服快速吸收，0.5～1.25h 血药浓度达峰值，药物快速代谢和排泄，消除半衰期为 0.5～1h。建议成人每晚 6～9g；儿童根据体重调整剂量，有效剂量范围在每晚 3～9g。常见不良反应主要表现为头痛、眩晕、恶心、体重下降，大剂量可能导致呼吸抑制、意识模糊和抑郁。

2. 羟丁酸钙镁钾钠（Xywav） 是一种羟丁酸盐，具有独特的钙、镁、钾、钠阳离子组分，与推荐剂量范围 6～9g 的羟丁酸钠相比，具有相同的羟丁酸浓度，但可减少 92% 的钠，低钠可降低高血压等心血管疾病的风险。Xywav 口服溶液可用于治疗 7 岁及以上发作性睡病患者的猝倒或日间过度思睡。不良反应与羟丁酸钠相似。

三、促醒药物的研究进展

（一）食欲素受体激动药

在动物模型中，食欲素受体激动药能增加清醒和缓解嗜睡症状。目前已经报道了几种选择性 OX_2R 激动药，对 OX_1R 很少或没有活性。在几种 OX_2R 激动药中，促觉醒作用最显著的是 TAK-925 和 TAK-994，在临床前和临床研究中都显示这两种药物均可治疗伴有食欲素缺乏的嗜睡症。

1. TAK-925 是一种新型 OX_2R 选择性激动药，目前处于Ⅰ期临床试验中。与现有药物相比，TAK-925 可模拟生理性食欲素激动 OX_2R，对嗜睡症的多种症状有很好的改善作用。但 TAK-925 是静脉给药，需开发其他更适合临床给药的口服剂型。

2. TAK-994 美国食品药品监督管理局已授予 TAK-994 突破性疗法认定，这是一种正在进行针对嗜睡症患者Ⅱ期临床试验的口服食欲素受体激动药，旨在选择性靶向激动 OX_2R。

3. YNT-185 是第一种选择性非肽类 OX_2R 激动药。在小鼠实验中，YNT-185 被证明可减少嗜睡发作次数，增加觉醒，并且在活动期也没有睡眠反弹。但 YNT-185 在人体内的疗效有限，目前不适合进一步临床开发。

4. RTOXA-43 是迄今为止发现的第一种也是唯一的小分子食欲素双受体激动药。对小鼠连续的脑电图记录表明，该药主要通过减少 NREM 和 REM 睡眠发作次数而不是持续时间来增加觉醒。

5. YAN-7874 是 2010 年首次报道的小分子 OX_2R 激动药，后来该药被证实是食欲素双受体弱激动药。

（二）多巴胺去甲肾上腺素再摄取抑制剂和单胺信号调节药

1. 司来吉兰（selegiline） 单胺氧化酶抑制药司来吉兰可增加细胞内多巴胺、去甲肾上腺素和 5-HT 的水平，被用于治疗发作性睡病。

2. 托莫西汀（atomoxetine）和瑞波西汀（reboxetine） 托莫西汀是一种去甲肾上腺素再摄取抑制剂，用于治疗注意缺陷多动障碍患者。托莫西汀和瑞波西汀都被证明可以增加觉醒，并减少猝倒。

瑞波西汀是一种新型、高选择性、强效的口服去甲肾上腺素再摄取抑制剂，即将进入Ⅲ期临床试验，用于治疗发作性睡病。该药对 5-HT 亦有较弱的抑制作用，对毒蕈碱受体无明显亲和力，可用于治疗抑郁症。有研究显示，该药可增加抑郁症患者的清醒时间，并抑制 REM 睡眠。同时，该药可调节去甲肾上腺素能活性，促进觉醒，维持肌肉张力和增强认知能力。

3. 马吲哚（mazindol） 是一种多巴胺去甲肾上腺素再摄取抑制剂，但其结构上属于三环类抗抑郁药，能抑制儿茶酚胺再摄取。马吲哚在美国被批准用于治疗杜氏肌营养不良症，也可用于治疗肥胖症，在一项临床试验中发现该药物可减轻发作性睡病患者的嗜睡和猝倒症状。然而马吲哚会引起严重的副作用，包括厌食症、胃肠道不适、口干、恶心、便秘和尿潴留等，偶发血管神经性水肿、呕吐和颤抖。

（三）5-HT 调节药

1. 文拉法辛（venlafaxine） 为苯乙胺衍生物，是一种 5-羟色胺去甲肾上腺素再摄取抑制剂，1990 年获批为抗抑郁药，目前已被用于降低发作性睡病患者的猝倒风险。文拉法辛可代谢为 O-去甲基文拉法辛，O-去甲基文拉法辛也是有效的 5-羟色胺去甲肾上腺素再摄取抑制剂，其半衰期比文拉法辛更长，对多巴胺的再摄取也有一定的抑制作用。该药具有抗抑郁作用，镇静作用较弱。口服吸收良好，进食不会影响药物的吸收。

2. 氟西汀（fluoxetine） 是一种选择性 5-羟色胺再摄取抑制药，可阻断突触前膜对 5-HT 的再摄取，延长和增加 5-HT 的作用，从而产生抗抑郁作用。对肾上腺素能、组胺能以及胆碱能受体的亲和力低，作用较弱，因此不良反应少。临床上可用于增加肌张力来缓解猝倒。同时，5-羟色胺再摄取抑制药类抗抑郁药已被证明可抑制 REM 睡眠。

3. 度洛西汀（duloxetine） 是一种强效 5-羟色胺去甲肾上腺素再摄取抑制剂。药效学研究表明，度洛西汀可增强苯二氮䓬类药物的作用，但不增强乙醇或华法林的作用。

4. 舍曲林（sertraline） 是一种萘胺衍生物，主要药理作用是抑制突触前 5-HT 从突触间隙再摄取。该药最初用于治疗重性抑郁症，现在被批准用于治疗惊恐障碍、强迫症和创伤后应激障碍。与其他选择性 5-羟色胺再摄取抑制药一样，舍曲林在治疗剂量上耐受性良好，使用相对安全。

（四）组胺 H_3 受体反向激动药/拮抗药

1. samelisant（SUVN-G3031） 是组胺 H_3 受体高效、选择性非咪唑型反向激动药，用于治疗过度嗜睡。目前该药临床前研究已经完成，显示出良好的药动学特征，在发作性睡病患者的Ⅱ期临床试验已经启动。

2. 马来酸盐（ciproxifan） 在体外试验中被确定为是有效的组胺 H_3 受体反向激动药，该药在体内动物模型中发现具有清醒作用，但由于其毒性作用，目前临床应用没有取得进展。

3. LML134 是一种高选择性的组胺 H_3 受体反向激动药，可快速通过血脑屏障，导致高组胺 H_3 受体占有率，并以快速的药动学特征使其目标脱离。LML134 可用于治疗过度睡眠障碍。

4. bavisant（JNJ-31001074） 是一种强效、高选择性的口服组胺 H_3 受体拮抗药，因药物相互作用而退出临床试验，目前正在研究其治疗帕金森病患者日间过度思睡的作用。

5. GSK189254 和 APD916 GSK189254 是一种高效的选择性组胺 H_3 受体拮抗药/反向激动药。双盲研究评估其在发作性睡病患者中的疗效和耐受性时，因中期结果的无效性而提前终止，目前无进一步研究。

APD916 也是口服组胺 H_3 受体选择性反向激动药,可能在治疗发作性睡病方面有潜在的实用价值。但 APD916 的开发在 2011 年停止。

6. JNJ-17216498 和 PF-03654746 JNJ-17216498 是一种口服选择性组胺 H_3 受体拮抗药,其结构尚未公开,该药可减少发作性睡病模型中的猝倒,目前正在进行发作性睡病的 I 期临床试验。PF-03654746 是一种高效的高选择性组胺 H_3 受体拮抗药,正在进行发作性睡病的 II 期临床试验。目前还没有关于 PF-03654746 治疗发作性睡病的进一步研究。

（五）其他

烟酰胺腺嘌呤二核苷酸（nicotinamide adenine dinucleotide，NAD），简称为辅酶 I，存在于人体细胞中，是多种代谢途径的关键代谢物和辅酶，NAD 将高能量的电子包从细胞的一个位置运送到另一个位置。当它不携带电子包时，称为 NAD。当它被装上电子包时，称为 NADH。NAD 的代谢受生物钟调控，反过来也对生物钟产生影响，是影响生物钟的重要因素。随着年龄的增长，NAD 的水平会不断下降，老年人的睡眠质量也随着 NAD 水平的下降而降低。2022 年一项关于 NAD 前体 β-烟酰胺单核苷酸（NMN）的临床研究则发现，服用 NMN 能有效减少老年人在白天的疲劳、嗜睡状态，并且对睡眠时间、睡眠障碍评分、日间功能障碍评分、睡眠质量评分和匹兹堡睡眠质量指数总体评分均有显著改善。

第三节　治疗失眠的常用中药和方剂

失眠，即不寐，最早记载于《黄帝内经》，亦有"不得卧""目不瞑"的相关阐述，是指不能获得正常睡眠为特征的一类睡眠障碍疾病。《难经》记载："人之安卧，五脏各安其位而寝。"神主于心，魄归于肺，魂藏于肝，意属于脾，志入于肾。不寐表现为各情志之病，所系于五脏相互协调。在失眠的中医临床治疗中，应辨其证而论其治，有主证次证之分，重症轻症之异，兼有虚实之化同，标本之功治，可从整体观念出发，审证求因，进而指导临床实践。

一、中药治疗失眠概述

传统中药中某些安神药、温里药、息风止痉药、清热燥湿药等含有多种有效成分，具有不同程度的镇静催眠作用。这些研究结果为中药治疗失眠提供了物质依据，为开发新的镇静催眠类中药奠定了实验基础。近年来的研究结果表明，许多中药具有镇静催眠作用，且不良反应小，应用越来越广泛，具有广阔的发展空间。

中医方剂是治法的体现，是根据配伍原则，总结临床经验，以若干中药配合而成的组方。根据中医辨证论治的特点，运用中医方剂治疗失眠有较显著的疗效。基于脏象理论，失眠主要可以从心、肝胆、脾胃、肾论治。如心脾两虚型治以补气益阴、养血安神为则，可用归脾汤以益气血，天王补心丹以养神，柏子仁丸以安心神，酸枣仁汤以滋阴血，甘麦大枣汤以补中。肝火扰心型治以疏泄肝火、理气解郁为则，可用龙胆泻肝汤以清肝火，越鞠丸以化郁滞，血府逐瘀汤以化瘀结，逍遥丸以散郁结。心胆气虚型治以益气镇惊为则，可用安神定志丸以镇心神，桂枝甘草龙骨牡蛎汤以安神。脾虚湿困型治以健运脾胃、化湿利湿为则，可用保和丸以健化，茯苓汤以利湿。痰热扰心型治以清热化痰为则，可用黄连温胆汤以理气化痰，半夏秫米汤以化痰安神。心肾不交型治以交通心肾为则，可用交泰丸以安神志，六味地黄丸以滋肾阴，黄连阿胶汤以滋阴降火等。

（一）失眠的中医病机分析

中医认为，失眠的基本病机总属阴阳失调，营卫不和，或阴虚不能纳阳，或阳盛不得入阴。正如《灵枢·大惑论》所云："卫气不得入于阴，常留于阳。留于阳则阳气满，阳气满则阳跷盛；不得入于阴则阴气虚，故目不瞑矣。"《灵枢·邪客篇》指出："今厥气客于五藏六府，则卫气独行于外，行于阳，不得入于阴。行于阳则阳气盛，阳气盛则阳跷陷，不得入于阴，阴虚，故不瞑。"脏腑的气血失和，阴阳失调，进而导致心失所养及由于心火偏亢、肝郁、痰热、胃失和降而导致心神不安，其病位在心，但与肝、胆、脾、胃、肾关系密切。失眠虚证多由心脾两虚、心虚胆怯、阴虚火旺，引起心神失养所致。失眠实证则多由心火炽盛、肝郁化火、痰热内扰引起心神不安所致。但失眠久病可表现为虚实兼夹。

失眠的中医病因病机可分为以下几种。

1. 饮食不节　由饮食失常、宿食停滞、脾胃受损、酿生痰热、壅遏于中、胃气失和、阳气浮越于外而卧寐不安。

2. 情志不调　由情志不遂，肝气郁结，肝郁化火，邪火扰动心神，神不安而不寐；或由五志过极，心火内炽，心神扰动而不寐；或由思虑太过，损伤心脾，心血暗耗，神不能安，魂不守舍，神魂无主，脾虚生化乏源，营血亏虚，不能奉养心神，导致失眠。

3. 年迈体弱或病后　久病血虚、产后失血、年迈血少，引起心血不足，心失所养，心神不安而不寐。

4. 禀赋不足　素体虚弱、房事不节、热病过亢、耗伤肾阴，不能上奉于心，水火不济，心火独亢；或肝肾阴虚、肝阳偏亢、火盛神动、心肾失交而神志不宁。亦有因心虚胆怯、暴受惊恐、神魂不安，以致夜不能寐或寐而不酣。

（二）失眠的中医分型

1. 肝郁化火证　突发失眠、性情急躁易怒、心烦不能入睡，或入睡后多梦惊醒及胸胁胀闷、善太息、口苦咽干、目赤、小便黄、大便秘结，以及舌质红、苔黄，脉弦数。

2. 痰热内扰证　失眠时作、噩梦纷纭、易惊易醒；头目昏沉、脘腹痞闷、口苦心烦、饮食少思、口黏痰多；舌质红、苔黄腻或滑腻，脉滑数。

3. 阴虚火旺证　虚烦不眠、入睡困难、夜寐不安，甚则彻夜难眠；手足心热、盗汗、口干少津、健忘耳鸣、腰酸梦遗、心悸不安；舌质红、少苔，脉细数。

4. 胃气失和证　失眠多发生在饮食后，脘腹痞闷；食滞不化、嗳腐酸臭，大便臭秽，纳呆食少；舌质红、苔厚腻，脉弦或滑数。

5. 瘀血内阻证　失眠日久，躁扰不宁，胸不任物，胸任重物，夜多惊梦，夜不能睡，夜寐不安；面色青黄，或面部色斑，胸痛、头痛日久不愈，痛如针刺而有定处，或呃逆日久不止，或饮水即呛，干呕，或内热瞀闷，或心悸怔忡，或急躁善怒，或入暮潮热；舌质暗红、舌面有瘀点，唇暗或两目暗黑，脉涩或弦紧。

6. 心火炽盛证　心烦难眠、五心烦热；头晕耳鸣、口舌生疮、口干腰酸、梦遗滑精；舌质红、苔干，脉细数。

7. 心脾两虚证　头蒙欲睡，睡而不实，多眠易醒，醒后难以复寐；心悸、健忘、神疲乏力、纳谷不香、面色萎黄、口淡无味、食后作胀；舌质淡、苔白，脉细弱。

8. 心胆气虚证　心悸胆怯、不易入睡、寐后易惊；遇事善惊、气短倦怠；舌质淡、苔白，脉弦细。

9. 心肾不交证　夜难入寐，甚则彻夜不眠；心中烦乱、头晕耳鸣、潮热盗汗、男子梦遗阳痿、女子月经不调、健忘、口舌生疮、大便干结；舌尖红、少苔，脉细。

（三）失眠的中医辨证论治

1. 实证

（1）肝郁化火证

主证：心烦不能入睡、性情急躁易怒，或入睡后多梦易惊。

次证：胸胁胀闷、善太息、口苦咽干、目赤、小便黄、大便秘结。

舌脉：舌红、苔黄，脉弦数。

治法：疏肝解郁，清热化火。

推荐方药：龙胆泻肝汤（《卫生宝鉴》）。

药物组成：龙胆草、生栀子、黄芩、醋柴胡、生地黄、车前子包煎、泽泻、灯芯草、淮山药、煅磁石先煎、当归、生甘草、人参、天门冬、黄连、知母等。

（2）痰热内扰证

主证：失眠时作，噩梦纷纭，易惊易醒。

次证：头目昏沉、脘腹痞闷、口苦心烦、不思饮食、口黏痰多。

舌脉：舌红、苔黄腻或滑腻，脉滑数。

治法：化痰清热，和中安神。

推荐方药：温胆汤《备急千金方》加减。

药物组成：竹茹、枳实、陈皮、清半夏、云茯苓、生姜、大枣、焦槟榔、生甘草。

（3）阴虚火旺证

主证：虚烦不眠、入睡困难、夜寐不安，甚则彻夜难眠。

次证：手足心热、盗汗、口干少津、健忘耳鸣、腰酸梦遗、心悸不安。

舌脉：舌红、少苔，脉细数。

治法：滋阴降火，清热安神。

推荐方药：黄连阿胶汤（《伤寒论》）加减。

药物组成：黄连、阿胶烊化、鸡子黄、白芍、生姜、大枣、牡丹皮、地骨皮、黄芩。

（4）胃气失和证

主证：失眠多发生在饮食后，脘腹痞闷。

次证：食滞不化，嗳腐酸臭，大便臭秽，纳呆食少。

舌脉：舌红苔、厚腻，脉弦或滑数。

病机：气机阻滞，胃失和健。

推荐方药：保和丸（《丹溪心法》）。

药物组成：神曲、焦山楂、云茯苓、清半夏、陈皮、莱菔子、藿香、佩兰、连翘、紫苏叶、川厚朴、甘草。

（5）瘀血内阻证

主证：失眠日久，躁扰不宁，胸不任物，胸任重物，夜多惊梦，夜不能睡，夜寐不安。

次证：面色青黄，或面部色斑、胸痛、头痛日久不愈，痛如针刺而有定处，或呃逆日久不止，或饮水即呛，干呕，或内热瞀闷，或心悸怔忡，或急躁善怒，或入暮潮热。

舌脉：舌暗红、舌面有瘀点，唇暗或两目暗黑，脉涩或弦紧。

治法：活血化瘀，通经活络。

推荐方药：血府逐瘀汤（《医林改错》）。

药物组成：当归、生地黄、桃仁、红花、川芎、柴胡、桔梗、川牛膝、枳实、赤芍、甘草、牡丹皮、香附。

（6）心火炽盛证

主证：心烦难眠、五心烦热。

次证：头晕耳鸣、口舌生疮、口干腰酸、梦遗滑精。

舌脉：舌红、苔干，脉细数。

治法：清心泻火，养血安神。

推荐方药：导赤汤（《小儿药证直诀》）和交泰丸（《韩氏医通》）加味。

药物组成：生地黄、木通、黄连、肉桂、茯神、夜交藤、杭菊花、白芷。

2. 虚证

（1）心脾两虚证

主证：头蒙欲睡，睡而不实，多眠易醒，醒后难以复寐。

次证：心悸、健忘、神疲乏力、纳谷不香、面色萎黄、口淡无味、食后作胀。

舌脉：舌淡苔白，脉细弱。

治法：益气健脾，养心安神。

推荐方药：人参归脾汤（《正体类要》）。

药物组成：人参、白术、黄芪、当归、远志、酸枣仁、茯神、木香、龙眼肉、生姜、大枣、甘草。

（2）心胆气虚证

主证：心悸胆怯、不易入睡、寐后易惊。

次证：遇事善惊、气短倦怠。

舌脉：舌淡、苔白，脉弦细。

治法：益气养心，镇静安神。

推荐方药：安神定志丸（《医学心悟》）。

方药：人参、茯苓、柏子仁、远志、当归、酸枣仁、石菖蒲、乳香、琥珀粉冲服。

（3）心肾不交证

主证：夜难入寐，甚则彻夜不眠。

次证：心中烦乱、头晕耳鸣、潮热盗汗、男子梦遗阳痿、女子月经不调、健忘、口舌生疮、大便干结。

舌脉：舌尖红、少苔，脉细。

治法：交通心肾，补血安神。

推荐方药：交泰丸（《医方集解》）和天王补心丹（《摄生秘剖》）。

药物组成：生地、玄参、丹参、人参、茯苓、远志、五味子、桔梗、柏子仁、黄连、肉桂、莲子心。

二、治疗失眠的常用中药

治疗失眠的中药统称为安神药，根据临床应用不同，可以分为重镇安神药和养心安神药两大类。

（一）重镇安神药

具有质地密实厚重、向下沉降等性质，药物性质厚重则能够镇静、祛怯，可以起到安定心神、平复惊恐、集中意志等作用，可用于治疗心不静、神志不宁等症状。

1. 朱砂　甘、微寒、有毒。归心经。朱砂具有清心镇惊、安神解毒的功效，可治疗心悸易惊、失眠多梦、癫痫发狂、小儿惊风。0.1～0.5g，多入丸、散服，不宜入煎剂。外用适量。

2. 磁石　咸、寒。归肝、心、肾经。磁石具有镇惊安神、平肝潜阳、聪耳明目的功效，可以用来治疗惊悸失眠、头晕目眩、视物昏花、耳鸣耳聋。磁石宜先煎，有催吐的副作用，用量不宜过大。

3. 龙骨　甘、涩、平。归心、肝、肾经。龙骨具有镇惊安神、平肝潜阳、收敛固涩的功效，可用来治疗心神不宁、心悸失眠、惊痫癫狂。龙骨宜先煎，用量控制在 15～30g。

4. 琥珀　甘、平。归心、脾、小肠三经。琥珀具有镇惊安神、活血散瘀、利尿通淋的功效，适用于治疗心神不宁、心悸失眠的患者。内服：入丸、散，1～3g。外用：研末点、撒。

（二）养心安神药

具有甘甜滋润、滋养身体等性质，可以滋养心肝、补益津液、恢复肝脏营养平衡、交通心肾等，多用于治疗心神不定、气血亏虚，可有效改善心烦、失眠、惊悸、多梦等病症。

1. 酸枣仁 甘、酸、平。归肝、胆、心经。酸枣仁养心益肝、安神、敛汗，适用于虚烦不眠、惊悸多梦、体虚多汗、津伤口渴。炒后可以煎出有效成分，增强疗效。煎服，9~15g。研末吞服，每次1.5~2g。本品炒后质脆易碎，便于煎出有效成分，可增强疗效。

2. 柏子仁 甘、平。归心、肾、大肠经。柏子仁养心安神、润肠通便、止汗。可以治疗阴血不足、虚烦失眠、心悸怔忡、肠燥便秘、阴虚盗汗。煎服，10~20g。便溏及痰多者慎服。

3. 远志 苦、辛、温。归心、肾、肺经。远志安神益智、祛痰开窍、解郁、消散痈肿。可以治疗失眠多梦、心悸怔忡、健忘、梦遗、咳嗽多痰、痈疽疮肿等。煎服，3~9g。外用适量。化痰止咳宜炙用。凡实热或痰火内盛者，以及有胃溃疡或胃炎者慎用。

4. 夜交藤 甘、微苦、平。归心、肝经。夜交藤养心安神、祛风通络。可用于治疗心神不宁、失眠多梦、血虚身痛、肌肤麻木、风湿痹痛、风疹瘙痒。煎服，9~15g。

5. 合欢皮 甘、平。归心、肝经。合欢皮解郁安神、活血消肿。可用于治疗心神不宁、烦躁失眠。煎服、6~12g。外用适量。孕妇慎用。

6. 灵芝 甘、性平。归心、肺、肝、肾经。灵芝补气安神、止咳平喘。可用于治疗心神不宁、惊悸失眠、咳喘痰多、虚劳。煎服，6~12g；研末吞服，1.5~3g。

7. 缬草 辛、甘，温。归心、肝经。缬草安神、理气、活血止痛。可用于治疗心神不宁、失眠少寐、心悸怔忡、惊风癫痫、血瘀经闭、脘腹疼痛等。煎服，3~6g。外用适量。

三、治疗失眠的常用方剂

（一）失眠的常用中药成方

1. 酸枣仁汤 具有养血安神、清热除烦之功效。主治肝血不足、虚热内扰证，包括虚烦失眠、心悸不安、头目眩晕、咽干口燥、舌红、脉弦细。临床上常用于治疗神经衰弱、心脏神经症、围绝经期综合征等属于心肝血虚，虚热内扰者。药物组成包括酸枣仁、甘草、知母、茯苓、川芎。

2. 天王补心丹 具有滋阴清热、养血安神之功效。主治阴虚血少、神志不安证，包括心悸怔忡、虚烦失眠、神疲健忘，或梦遗、手足心热、口舌生疮、大便干结、舌红少苔、脉细数。临床上常用于治疗神经衰弱、冠心病、精神分裂症、甲状腺功能亢进等所致的失眠、心悸以及复发性口疮等属于心肾阴虚血少者。药物组成包括人参、茯苓、玄参、丹参、桔梗、远志、当归、五味、麦门冬、天门冬、柏子仁、酸枣仁、生地黄。

3. 朱砂安神丸 具有镇心安神、清热养血之功效。主治心火亢盛、阴血不足证，包括失眠多梦、惊悸怔忡、心烦神乱，或胸中懊侬、舌尖红、脉细数。临床上常用于治疗神经衰弱所致的失眠、心悸、健忘及精神忧郁症引起的神志恍惚，以及心脏期前收缩所致的心悸、怔忡等，属于心火亢盛，阴血不足者。药物组成包括朱砂、黄连、炙甘草、生地黄、当归。

4. 黄连阿胶汤 具有扶阴散热之功效。主治少阴病，心中烦，不得卧；邪火内攻，热伤阴血，下利脓血。药物组成包括黄连、黄芩、芍药、鸡子黄和阿胶。

5. 十味温胆汤 具有益气养血、化痰宁心之功效。主治心虚胆怯，痰浊内扰证，包括触事易惊、惊悸不眠、夜多噩梦、短气自汗、耳鸣目眩、四肢水肿、饮食无味、胸中烦闷、坐卧不安、舌淡苔腻、脉沉缓症状。药物组成包括半夏、枳实、陈皮、白茯苓、酸枣仁（炒）、远志、五味子、熟地黄、人参和粉草。

6. 归脾汤 具有益气补血、健脾养心之功效。主治心脾气血两虚证：心悸怔忡、健忘失眠、盗汗、体倦食少、面色萎黄、舌淡、苔薄白、脉细弱；脾不统血证：便血、皮下紫癜，以及妇女崩漏，月经超前，量多色淡，或淋漓不止，舌淡，脉细弱。药物组成包括白术、茯神、黄芪、龙眼肉、酸枣仁、人参、木香、甘草、当归和远志。

（二）失眠的常用中成药

1. 柏子养心丸　每次 6g 蜜丸，每日分 2 次服。适用于心气虚寒、心悸易惊、失眠多梦、健忘等症。

2. 枣仁安神液　每次 10～20ml，每日 1 次临睡服。适用于心肝血虚引起的失眠、健忘、头晕、头痛等症。

3. 人参养荣丸　每次 9g 蜜丸，每日 2 次。适用于积劳虚损、呼吸少气、行动喘息、心虚惊悸、咽干唇燥、舌淡、脉细弱无力。

4. 天王补心丹蜜丸　每次 9g，每日 2 次。适用于阴亏血少，如虚烦少寐、心悸神疲、梦遗健忘、大便干结、口舌生疮、舌红少苔、脉细而数。

5. 归脾丸蜜丸　每丸重 9g，空腹时，每次服 1 丸，开水送下，日服 3 次。适用于失眠、易醒、醒后难以复寐；心悸、健忘、神疲乏力；纳谷不香、面色萎黄、口淡无味、食后作胀；舌质淡苔白，脉细弱。

6. 七叶神安片　口服，一次 50～100mg，一日 3 次，饭后服。用于心气不足所致的心悸、失眠、神经衰弱、偏头痛等。

7. 朱砂安神丸　口服，每次 1 丸，日服 1～2 丸。主治心烦失眠、心悸怔忡、舌苔薄黄、脉细数。

（三）失眠的民间偏方

方 1　花生仁、大米各 40g；花生嫩叶 50g；米醋 1 食匙。用法：先将花生仁、大米捣碎为细末，再加花生嫩叶共捣研，放入锅内加水一碗半，煮粥一碗，加入米醋，每晚睡前一次服完。功效：补气养血、敛心安神。

方 2　柿叶、山楂核各 30g。用法：先将柿叶切成条状晒干，再将山楂核炒焦捣裂，水煎服，每晚 1 次，7d 为一疗程。功效：补肾、涩精、安神。

方 3　黄连 10g、黄芩 10g、白芍 12g、茯苓 20g、栀子炭 6g、甘草 3g。用法：水煎服，每日 1 剂，2～3 剂可治愈。功效：清心泻火、安神催眠。

方 4　冬青叶 30g、侧柏叶 30g。用法：上药用鲜者佳，共煎水内服，每晚 1 剂，连服 5d。功效：清心安神。主治顽固性失眠。

方 5　竹茹 9g、竹叶 6g、连翘 9g、栀子 9g、龙齿 9g、麦冬 15g、枣仁 15g、龙眼肉 9g、砂仁 4.5g、甘草 6g。用法：上药置入砂锅或搪瓷锅内，加水 3 碗，煎成 1 碗，临卧温服，药渣再煎，翌晨服用。功效：养心安神。主治因过度劳神引起的失眠、心悸等。

方 6　半夏 9g、竹茹 6g、枳实 4.5g、七爪红 6g、茯苓 9g、酸枣仁 9g、远志 9g、厚朴花 4.5g、熟地 9g、甘草 3g、香稻芽 4.5g、保和丸 9g。用法：上药置入砂锅或搪瓷锅内，水煎服，每日 1 剂，分早、晚两次服下。功效：疏理肠胃、补血养脑。主治因肠胃积滞消化不良引起的失眠、心悸、恶心、腹胀等。

方 7　党参 60g、琥珀 18g、朱砂 12g、麦冬 12g、玄参 30g。用法：上药为细末过罗，每服 3～5g，睡前 30min 白开水送下。功效：用于心阴不足的失眠。

方 8　茯神 30g、柏子仁 15g、酸枣仁 30g、黄芪 30g、人参 30g、干地黄 15g、远志 15g、五味子 15g。用法：上药为细末，每日服不计时候，以温酒送服 3g。功效：补心安神。主治心气不足的失眠。

方 9　黄芩 45g、甘草 15g、羚羊角屑 30g、知母 30g、酸枣仁 30g、白茯苓 30g。用法：上药共为细末，每服用 10g，以水一盏，加大枣 3 枚，煎汤送服。功效：清心安神。主治失眠。

方 10　龙眼肉 18g、酸枣仁（炒，为末）12g、生龙骨（末）15g、生牡蛎（末）15g、清半夏 9g、茯苓 9g、生赭石（细末）12g。用法：上药置入砂锅或搪瓷锅内，水煎服，每日 1 剂。此是清末名医张锡纯治失眠常用的验方“安魂汤”。功效：健脾化痰、重镇安神。

方 11 夜交藤 15g、合欢花 9g、炒枣仁 12g、龙齿 9g、茯苓 9g、麦冬 9g、石斛 12g、珍珠母 30g（先煎）、白芍 9g、夏枯草 9g、朱砂 1g（冲）、琥珀 1.5g（冲）。用法：上药置入砂锅或搪瓷锅内，水煎服，每日 1 剂。功效：重镇养心安神。主治失眠梦多、头昏脑胀、舌质红、大便干结等。

方 12 黄花稔 5g、金毛狗脊 15g、鸡血藤 10g、白龙骨草 15g。用法：上药置入砂锅或搪瓷锅内，水煎两次服，每日 3 剂。功效：清热利湿、止痛安神。

方 13 生枣仁、熟枣仁各 15g；百合 30g。用法：前 2 味水煎，去渣，再煎百合，连汤同吃。功效：用于失眠兼有头晕、心悸、健忘、口干等。

方 14 炒决明子 250g；甘菊、夏枯草、橘饼、首乌、五味子各 30g；麦冬、枸杞、桂圆肉各 60g；黑桑椹 120g。用法：水煎服，每日 1 剂。功效：清肝养阴安神。适用于肝火扰神之失眠，感冒时忌服。

方 15 鲜花生叶 100g、五味子 6g。用法：水煎，睡前服。功效：补肾宁心安神。适用于心肾不足的失眠。

方 16 珍珠母 30g、灯芯草 10g。用法：水煎服，每日 2～3 次。功效：清心安神。适用于心火扰神的失眠。

方 17 浮小麦 30g、酸枣仁 20g。用法：水煎服，每日 2～3 次。功效：养心安神。适用于心阴不足的失眠。

方 18 茯苓 60g、远志 20g。用法：共研为细末，每服 2～3g，每日 1～2 次。功效：安神定志。适用于各型的失眠。

方 19 龙齿 10g、川连 1g。用法：水 1 碗，煎大半碗服。功效：清心定志安神。适用于心火躁扰的失眠。

方 20 猪胆汁拌川连 3g、猪胆汁拌山栀 15g。用法：晒干研细末为丸，每日早晚各服 3g。功效：清心安神。适用于心火炽盛的失眠。

方 21 炒枣仁 20g、麦冬 10g（去心）。用法：并研为细末，每服 6g，临睡时开水送下。功效：养心安神。适用于心阴不足的失眠。

方 22 龙齿 10g、朱砂 5g。用法：共研为细末，分 3 次，温开水送下，每日 1 次。功效：重镇安神。适用于心神惊扰的失眠。

方 23 柏子仁 15g、桑椹子 30g、桃仁 15g。用法：水煎服，每日 2～3 次。功效：健脾益肾安神。适用于脾肾两虚的失眠。

方 24 鲜百合 15g、生和熟枣仁各 15g。用法：把鲜百合用清水浸一昼夜，再将生、熟枣仁水煎去渣澄清，将百合煮熟连汤食用。功效：养心安神。适用于心阴不足的失眠。

方 25 茯神 30g、磁石粉 10g。用法：水煎服，每日 1～2 次。功效：重镇养心安神。适用于较顽固的头痛、耳鸣、失眠。

方 26 熟枣仁 60g、茯神 30g。用法：共研为细末，每次 6～9g，晚睡前用蜜水 1 次调服。功效：养心安神。适用于各型的失眠。

方 27 蚕蛹 100g、米酒 500ml。用法：蚕蛹浸米酒，1 个月后，每次饮两匙，每日 2 次。适用于各型的失眠。

方 28 罗汉果 10g、银耳 10g、党参 10g、山药 1g、龙眼肉 10g、莲子 10g、红枣 10g、瘦猪肉 50～100g。用法：水煎沸 15～20min，晚上临睡前顿服，可连渣服（除罗汉果外）。功效：清心养阴安神。适用于心阴不足的失眠。

方 29 人参、茯苓、酸枣仁各 38g。用法：用 360ml 水煎至 180ml，睡觉前服，服 2 个月。功效：养心安神。适用于心气不足的失眠。

方 30 黄连 6g、黄芩 10g、生白芍 15g、生地 30g、阿胶 10g、鸡子黄 2 个。用法：水煎，每日 1 剂，分两次服。功效：清心养阴安神。适用于心阴不足的失眠。

方 31　小麦 30g、生甘草 9g、大枣 5 枚、姜半夏 9g、粳米 30g、陈皮 6g、青竹茹 9g、石斛 9g、炒枣仁 12g。用法：水煎，每日 1 剂，分 2 次服。功效：养心安神。适用于心阴不足引起的脏躁、失眠。

方 32　白芍药 60g、鲜鸡肝 1 具。用法：先用水煎白芍药，去渣取汁，煎 2 次，再把鸡肝捣烂，放入药汁中，煎沸即可，于睡前 1 次顿服。功效：柔肝补肝。适用于肝阴不足的失眠。

方 33　黄鳝 1 条、瘦猪肉 100g、黄芪 25g。用法：把黄鳝去内脏后切段，再与黄芪、瘦猪肉加水煎煮，然后去除药物食用即可，常服有益。功效：益气养阴。用于气阴不足的失眠。

方 34　丹参、炒枣仁各等份。用法：上药研成细末，每次 10g，每日 2 次。功效：养血安神。

方 35　鹌鹑蛋 12 个、枸杞子 10g、核桃肉 15g。用法：把核桃肉放入盐开水中浸泡，枸杞子用清水泡后上笼蒸 5min，将鹌鹑蛋煮熟，去壳后撒上生干粉，再将鹌鹑蛋和核桃肉油炸成金黄色，调入枸杞子、番茄酱。隔日服用 1 次。功效：用于心脾亏虚的失眠。

方 36　鲜桑椹 1000g 或干品 500g；蜂蜜 300g。用法：将桑椹洗净煎煮，每 30min 取煎液 1 次，加水再煎煮，共取 2 次，合并后小火再煮，煎至较稠时加入蜂蜜，待煮沸后停火，冷却后装瓶备用。每次 1 汤匙，用温开水冲服，每日 2 次，连服 1 周。功效：适用于阴虚火旺者。

四、中药镇静催眠药研究进展

（一）中药提取物

1. 酸枣仁提取物　酸枣仁的主要有效成分为酸枣仁皂苷和总黄酮。酸枣仁皂苷 A（或其代谢产物）通过血脑屏障后不仅增加 $GABA_A$ 受体的表达，还可影响钙调蛋白对钙离子的转换，拮抗大脑中的兴奋性神经递质谷氨酸，从而改善睡眠状况。黄酮类，如斯皮诺素进入中枢后，对突触后 $5\text{-}HT_{1A}$ 受体起拮抗作用，进而起到镇静催眠的作用。

2. 柏子仁提取物　柏子仁提取物柏子仁皂苷和柏子仁油均具有镇静催眠的作用。柏子仁皂苷作用在一定范围内随剂量增加，镇静催眠作用加强。柏子仁油既能缩短实验动物的入睡时间，又能提高实验动物的入睡率，可能通过提高小鼠脑内 NE 及 5-HT 水平，同时抑制脑内多巴胺释放，从而抑制中枢神经，达到镇静催眠的功效。

3. 灵芝提取物　对睡眠有改善作用，该作用可能是通过灵芝多糖影响松果体褪黑素的分泌。灵芝多糖还具有显著的拟超氧化物歧化酶（superoxide dismutase，SOD）活性，可显著清除机体产生的自由基，阻止自由基对机体的损伤，减少疲劳。因此，抗氧化作用也有可能是灵芝改善睡眠的作用机制之一。此外，灵芝对中枢神经系统有明显的镇静作用，能使动物的自发性活动减少，肌肉轻度松弛，并能增强巴比妥类药物的中枢抑制作用，但本身并无催眠或麻醉作用。

4. 五味子提取物　可明显延长戊巴比妥钠诱导的小鼠睡眠时间，明显提高睡眠发生率，缩短睡眠潜伏期。研究表明，五味子醇甲能增强 PC12 细胞对谷氨酸的摄取，降低细胞外谷氨酸的浓度，并拮抗 6-羟基多巴胺对 PC12 细胞摄取谷氨酸的抑制作用，而起到镇静安眠的作用。另外，五味子醇甲、五味子醇乙对中枢神经系统有类似催眠药的作用特点，五味子醇甲、五味子醇乙的八元环上均有—OH，而五味子对中枢系统作用不明显的其他成分则没有该结构，所以其作用机制可能与其化学结构有一定的关系。

5. 菊花提取物　可增加谷氨酸脱羧酶的表达水平，但不影响 $GABA_A$ 受体的 α_1、β_2、γ_2 亚基在小鼠海马的表达。菊花提取物能增加亚适剂量戊巴比妥诱导的睡眠时间，这种睡眠诱导作用可能是激活了 $GABA_A$ 受体氯通道，细胞超极化，从而起到抑制中枢系统的作用。

6. 甘草提取物　通过对甘草提取物及其黄酮类化合物光甘草酚的研究发现，光甘草酚可与 $GABA_A$/BZD 受体结合，进而增加睡眠时间，减少睡眠潜伏期，提示甘草提取物通过对 $GABA_A$/BZD 受体的变构调节诱导睡眠，有改善睡眠的功效。

7. 龙眼提取物 是通过增加 $GABA_A$ 受体的表达而延长睡眠时间，减少睡眠潜伏期，但可对谷氨酸脱羧酶没有影响。龙眼提取物本身虽不能诱导睡眠，但可通过 GABA 能系统增强戊巴比妥钠引起的睡眠行为。另外，通过对实验中睡眠结构和脑电图功率谱的研究分析，表明龙眼提取物还可通过改变调节睡眠的大脑皮质而改善睡眠。

8. 栀子提取物 中含栀子苷、栀子内酯、栀子黄酮和熊果酸等多种物质，熊果酸能抑制细胞内钙离子的释放和细胞外钙离子的内流，从而抑制谷氨酸释放，对中枢系统起到抑制作用，达到镇静安眠的效果。

9. 夜交藤提取物 主要含有夜交藤苷、夜交藤蒽醌以及夜交藤黄酮。动物实验证明 3 种成分均能改善睡眠，其中以夜交藤苷功效更为显著，黄酮类对神经系统也有抑制作用，但具体机制还需研究。

10. 半夏提取物 半夏不同的提取物均有明显的改善睡眠作用，但具体机制尚不明确。相关药理研究发现，半夏总生物碱和钩藤总生物碱联合使用具有抗惊厥作用，其机制可能与降低对谷氨酸能神经元的刺激和增加对 GABA 能神经元的抑制作用有关，而这一作用可能与半夏提取物的镇静、催眠作用有密切关系。

11. 白芍提取物 动物实验研究不同剂量白芍提取物对睡眠的影响，表明其不仅能改善睡眠质量，还与巴比妥钠有协同作用。白芍提取物对中枢神经系统和副交感神经的抑制作用可能是改善睡眠的原因之一。

12. 夏枯草提取物 夏枯草为药食两用植物，是治疗失眠的传统中药，其提取物主要成分含有三萜类、黄酮类、苯丙素类和皂苷等多种化学成分。夏枯草提取物具有明显的镇静、催眠作用，对小鼠自主活动具有明显抑制作用，可改善睡眠。

13. 刺五加提取物 动物实验发现，刺五加水提液能增加 REM 睡眠和 NREM 睡眠 N2 期的时间，说明刺五加能够延长睡眠时间，改善睡眠质量。其作用机制尚不清楚。

（二）中药复方药理

1. 酸枣仁汤 酸枣仁汤方中重用酸枣仁，以其性味甘、平，入心、肝经，养血补肝、宁心安神，为君药。茯苓宁心安神，知母滋阴清热，为臣药，与君药酸枣仁相配，以助君药安神除烦之效。佐以川芎调畅气机、疏达肝气，与君药相配，酸收辛散并用，相反相成，具有养血调肝之妙。甘草生用，和中缓急，为使药。诸药相伍，一则养肝血以宁心安神，一则清内热以除虚烦。共奏养血安神、清热除烦之功效。

（1）与功效相关的主要药理作用

1）镇静、改善睡眠：酸枣仁汤能显著减少小鼠的自主活动次数，增加阈下剂量戊巴比妥钠所致小鼠睡眠的只数，延长阈上剂量戊巴比妥所致小鼠的睡眠时间，且镇静、改善睡眠作用呈现一定的剂量依赖性。酸枣仁汤可使失血性贫血模型及甲亢型阴虚模型小鼠的自主活动次数减少，缩短戊巴比妥钠诱导的睡眠潜伏期，延长睡眠时间，协同阈下剂量戊巴比妥钠诱导睡眠。酸枣仁汤可明显减少电刺激睡眠剥夺大鼠的觉醒时间，延长总睡眠时间，延长 NREM 睡眠 N1 和 N2 期。酸枣仁汤的镇静与改善睡眠作用可能与β-内啡肽和强啡肽 A1-13 及 5-HT 的升高有关。

2）抗惊厥：酸枣仁汤具有抗腹腔注射 2%安钠咖溶液所致小鼠惊厥的作用，也具有对惊厥致死的保护作用。

3）抗焦虑：酸枣仁汤对高架十字迷宫焦虑动物模型大鼠有显著抗焦虑作用，其抗焦虑作用可能与影响血中 NO 浓度及调节 IL-1β、TNF-α等细胞因子水平，以及增加脑组织 $GABA_A$ 受体量来提高 $GABA_A$ 的功能有关。

4）抗抑郁：酸枣仁汤对慢性轻度不可预见性应激和孤养所致抑郁症大鼠有一定的抗抑郁作用。

5）增强学习记忆能力：通过水迷宫和跳台试验，发现酸枣仁汤对正常小鼠的学习记忆有促进作用。对东莨菪碱或乙醇所致的记忆获得障碍也有显著改善作用。酸枣仁汤能改善睡眠剥夺大鼠的学习记忆能力，可能与调节脑内单胺类递质的含量、保护胆碱能系统、增强 $GABA_B$ 受体表达、抑制神经细胞凋亡等有关。

（2）其他药理作用

1）抗应激：酸枣仁汤对电脉冲强烈刺激引起的大鼠应激后心率增快有明显的抑制作用，同时能明显对抗大鼠应激后血浆皮质酮含量的升高，并可增加小鼠游泳疲劳时脑内 GABA 的含量。

2）降血脂：酸枣仁汤能降低高血脂模型大鼠血清总胆固醇、甘油三酯、低密度脂蛋白、载脂蛋白（Apo）B 水平，升高高密度脂蛋白和 Apo A1 水平。

2. 天王补心丹　天王补心丹方中重用甘寒之生地黄，入心能养血，入肾能滋阴，故能滋阴养血，壮水以制虚火，为君药。天冬、麦冬滋阴清热，酸枣仁、柏子仁养心安神，当归补血润燥，共助生地滋阴补血，并养心安神，俱为臣药。玄参滋阴降火；茯苓、远志养心安神；人参补气以生血，并能安神益智；五味子之酸以敛心气，安心神；丹参清心活血，合补血药使补而不滞，则心血易生；朱砂镇心安神，以治其标，以上共为佐药。桔梗为舟楫，载药上行以使药力缓留于上部心经，为使药。

天王补心丹的现代药理作用包括抗心肌梗死、增强免疫功能、镇静、抗惊厥、抗心律失常等作用。

（1）抗心肌梗死：从心肌病理学、组织化学及电子显微镜观察可见，本方可减轻异丙肾上腺素所致心肌缺血性坏死的程度；抑制心肌坏死区 ATP 酶活力的减弱及心肌琥珀酸脱氢酶活性的降低；改变其线粒体多样性损伤和肌原纤维的带状分解。上述作用无论对"阳虚型"或"阴虚型"小鼠均非常显著。

（2）增强免疫功能：本方能改善动物的非特异性防御功能和应激状态，这种功能受神经系统调控。

（3）镇静：酸枣仁、远志、石菖蒲、茯苓、人参、玄参、杜仲均有不同程度的镇静作用。人参还有精神安定作用。五味子对中枢的作用，主要是影响皮质的内抑制过程，加强和集中，产生正性诱导，使分化更完善，从而使大脑皮质兴奋过程和抑制过程趋于平衡。对于神经症状，能促进其神经活动正常化。

（4）抗惊厥：石菖蒲、酸枣仁、人参、玄参、酸枣仁及远志有抗惊厥的作用。

（5）抗心律失常：人参、当归有明显的抗心律失常作用。

3. 朱砂安神丸　本方是通过清心养血来达到镇静安神的作用，方中黄连泻心火除烦安神，当归、地黄滋阴养血，重用朱砂，取其重镇安神，据药理研究，有镇静作用，能降低中枢神经的兴奋性，甘草调和诸药。诸药综合能使心火清、阴血足而心神自安。

采用多导睡眠监测，表明朱砂安神丸能明显缩短潜伏期、延长慢波睡眠期及总睡眠时间，能翻转对氯苯丙氨酸的睡眠剥夺效应，表明该丸具有明显的安神作用。

4. 安神定志丸　本品以茯苓、茯神、人参补心气，安心神；远志、石菖蒲宁心，安神，定志；龙齿以定神定惊。诸药相合，共奏补气养心、安神定志之功效。

药理研究表明，本品中的茯苓、茯神、人参、远志、石菖蒲，均有镇静、安定或抗惊厥作用；人参还有促性腺激素作用。龙齿主要成分为碳酸钙、磷酸钙，《药性论》载其"镇心、安魂魄"；龙齿的安神镇惊作用大于龙骨。

5. 柏子养心丸　方中用酸枣仁、柏子仁养心安神；黄芪、党参益气生血，配以当归补血润燥；川芎行气活血，茯苓、远志养心安神，又可交通心肾；朱砂镇心安神；五味子益气敛阴，以助补气生阴之力；肉桂温里散寒；半夏燥湿化痰；甘草补益心脾之气并能调和诸药。诸药共奏补气、养血、安神之功效。

药理研究表明，本方主要有镇静、催眠、抗惊厥等作用。柏子养心丸或片给小鼠灌胃，每日 1 次，连续给药 5d 后，与生理盐水对照组比较，小鼠自主活动明显减少。戊巴比妥钠小鼠睡眠率明显增加，入睡时间明显缩短，睡眠持续时间明显延长。同上法小鼠灌药后，士的宁所致惊厥出现潜伏期和死亡潜伏期均比对照组明显延长，表明该方有抗惊厥作用。

第四节 展 望

本章介绍了镇静催眠药、促觉醒药及用于治疗失眠的常见中药和方剂的历史、现状及发展趋势，从药效学和药动学两个方面深入分析了这些药物的特点，并探讨了正在研发中的新药进展。

展望未来，通过多学科合作与创新，将在以下几个方面获得更大关注，开发出更多安全、高效和低副作用的睡眠与觉醒药物。

1. 符合理想的镇静催眠药要求 未来的镇静催眠药应具备高效、快速起效、安全且副作用少的特点，能够迅速诱导和维持自然睡眠，并在次日保持警觉性和认知功能正常。低依赖性和耐受性可减少长期使用带来的不良反应。

2. 基于新靶点的药物开发 随着睡眠-觉醒调控机制的深入研究，药物新靶点将不断被发现，为开发具有更高选择性和特异性的药物提供新方向，使得更精准地调控睡眠和觉醒过程成为可能。

3. 治疗睡眠障碍的精准化和个性化 临床医学和现代技术的发展，睡眠障碍的诊断和分型更加精准，需要高选择性药物，实现个性化治疗方案，提高疗效，减少副作用。

4. 中药现代化开发和中医药治疗 未来的研究将侧重于中药有效成分的分离、鉴定及其现代药理作用，并通过严格的临床试验验证其疗效，推动中药的现代化和国际化。同时，现代科学研究将进一步完善中医药治疗睡眠障碍的理论体系，为开发中药镇静催眠药提供理论支持。

本章由黄志力教授（主编）负责

编 委 曲卫敏 汪卫东

编 者 王毅群 闫 雪

思 考 题

1. 简述镇静催眠药的分类、作用机制和使用注意事项。
2. 简述促醒药物的种类、机制和临床用途。
3. 简述中药治疗失眠的辨证思路。
4. 简述失眠的中药治疗原则。
5. 简述如何鉴别不同证型的失眠和中药选择需要注意的事项。

参 考 文 献

孙凤艳. 2008. 医学神经生物学. 上海: 上海科学技术出版社.

汪卫东, 刘艳娇, 慈书平. 2011. 睡眠障碍的中西医结合诊疗基础与临床. 北京: 中国中医药出版社.

颜光美. 2018. 药理学. 3 版. 北京: 高等教育出版社.

赵忠新, 叶京英. 2022. 睡眠医学. 2 版. 北京: 人民卫生出版社.

中国中医科学院失眠症中医临床实践指南课题组. 2016. 失眠症中医临床实践指南(WHO/WPO). 世界睡眠医学杂志, 3: 8-12.

Abad VC, Guilleminault C. 2018. Insomnia in elderly patients: recommendations for pharmacological management. Drugs Aging, 35(9): 791-817.

Atkin T, Comai S, Gobbi G. 2018. Drugs for insomnia beyond benzodiazepines: pharmacology, clinical applications, and discovery. Pharmacol Rev, 70(2): 197-245.

Chen C, Jenkins J, Zomorodi K, et al. 2021. Pharmacokinetics, bioavailability, and bioequivalence of lower-sodium oxybate in healthy participants in two open-label, randomized, crossover studies. Clin Transl Sci, 14(6): 2278-2287.

Coleman PJ, Gotter AL, Herring WJ, et al. 2017. The discovery of suvorexant, the first orexin receptor drug for insomnia. Annu Rev Pharmacol Toxicol, 57: 509-533.

Connor KM, Mahoney E, Jackson S, et al. 2016. A phase II dose-ranging study evaluating the efficacy and safety of the orexin receptor antagonist filorexant(MK-6096)in patients with primary insomnia. Int J Neuropsychopharmacol, 19(8): pyw022.

Corvol JC, Azulay JP, Bosse B, et al. 2022. Thn 102 for excessive daytime sleepiness associated with parkinson's disease: a phase 2a trial. Mov Disord, 37(2): 410-415.

de Biase S, Nilo A, Gigli GL, et al. 2017. Investigational therapies for the treatment of narcolepsy. Expert Opin Investig Drugs, 26(8): 953-963.

Earl DC, van Tyle KM. 2020. New pharmacologic agents for insomnia and hypersomnia. Curr Opin Pulm Med, 26(6): 629-633.

Emet M, Ozcan H, Ozel L, et al. 2016. A review of melatonin, its receptors and drugs. Eurasian J Med, 48(2): 135-141.

Evans R, Kimura H, Alexander R, et al. 2022. Orexin 2 receptor-selective agonist danavorexton improves narcolepsy phenotype in a mouse model and in human patients. Proc Natl Acad Sci, 119(35): e2207531119.

Han Y, Yuan K, Zheng Y, et al. 2020. Orexin receptor antagonists as emerging treatments for psychiatric disorders. Neurosci Bull, 36(35): 432-448.

Irukayama-Tomobe Y, Ogawa Y, Tominaga H, et al. 2017. Nonpeptide orexin type-2 receptor agonist ameliorates narcolepsy-cataplexy symptoms in mouse models. Proc Natl Acad Sci, 114(22): 5731-5736.

Ishikawa T, Hara H, Kawano A, et al. 2022. Danavorexton, a selective orexin 2 receptor agonist, provides a symptomatic improvement in a narcolepsy mouse model. Pharmacol Biochem Behav, 220: 173464.

Kallweit U, Bassetti CL. 2017. Pharmacological management of narcolepsy with and without cataplexy. Expert Opin Pharmacother, 18(8): 809-817.

Nusrat S, Madhoun MF, Tierney WM. 2018. Use of diphenhydramine as an adjunctive sedative for colonoscopy in patients on chronic opioid therapy: a randomized controlled trial. Gastrointest Endosc, 88(4): 695-702.

Schwartz JC. 2011. The histamine H_3 receptor: from discovery to clinical trials with pitolisant. Br J Pharmacol, 163(4): 713-721.

Sun Y, Tisdale RK, Kilduff TS. 2021. Hypocretin/orexin receptor pharmacology and sleep phases. Front Neurol Neurosci, 45: 22-37.

Thorpy MJ. 2020. Recently approved and upcoming treatments for narcolepsy. CNS Drugs, 34(1): 9-27.

Thorpy MJ, Bogan RK. 2020. Update on the pharmacologic management of narcolepsy: mechanisms of action and clinical implications. Sleep Med, 68: 97-109.

Wang YQ, Jiang YJ, Zou MS, et al. 2022. Antidepressant actions of melatonin and melatonin receptor agonist: focus on pathophysiology and treatment. Behav Brain Res, 420: 113724.

Zhang D, Perrey DA, Decker AM, et al. 2021. Discovery of arylsulfonamides as dual orexin receptor agonists. J Med Chem, 64(12): 8806-8825.

Ziemichod W, Grabowska K, Kurowska A, et al. 2022. A comprehensive review of daridorexant, a dual-orexin receptor antagonist as new approach for the treatment of insomnia. Molecules, 27(18): 6041.

第二篇　临床部分

第七章　睡眠医学评估方法

第一节　概　　述

本章既是对睡眠障碍常用评估方法的一篇入门介绍，也是对当前评价手段的一份参考指引，主要讨论了在睡眠医学临床研究中几种重要睡眠医学数据资料的采集方法，包括问卷和量表、多导睡眠监测、家庭睡眠呼吸暂停监测、客观嗜睡监测、睡眠节律的客观评估方法，并简要介绍了这些评估方法的原理、方法和应用。评估方法涵盖了对睡眠呼吸暂停、失眠、睡眠相关运动障碍、日间过度思睡（excessive daytime sleepiness，EDS）、异态睡眠等常见睡眠疾病，旨在服务于临床诊断治疗，并为睡眠医学研究提供思路。

第二节　睡眠障碍评估问卷和量表

一、概　　述

（一）定义

问卷（questionnaire）是指研究人员为了收集被调查者的意见，将所要调查的内容和问题编排成一种统一表格形式的测量工具。研究人员用问卷收集和测量社会资料，通过了解被调查对象的基本情况、行为、态度及观念等有关方面的情况，去解释所研究的问题和验证所提出的研究假设。

量表（scale）是根据特定法则，用数字符号来代表事物或人的某些特性，即量表是编制好的一套符号或数字，用于测定个人或个人行为，以判定该量表所量度的变量在量表上所呈现的位置或强弱程度。

（二）分类

根据《国际睡眠障碍分类标准第三版》（修订版）（the International Classification of Sleep Disorders-Third Edition，Text Revision，ICSD-3-TR）睡眠-觉醒障碍分类对量表进行分类，包括：失眠评估问卷和量表、嗜睡评估问卷和量表、睡眠呼吸暂停评估问卷和量表、昼夜节律评估问卷和量表、睡眠相关运动障碍评估问卷和量表、异态睡眠评估问卷和量表、其他特异性睡眠-觉醒障碍相关量表。

二、睡眠-觉醒障碍的评估问卷和量表

（一）概述

近年来随着睡眠医学的发展，睡眠与睡眠-觉醒障碍的评估问卷和量表已成为重要的临床与科研工具。

国内外对睡眠-觉醒障碍量表/问卷的研发与应用一直是睡眠医学领域非常重要的组成部分，不同专业方向的科学家、临床医师、心理测量学专家等也根据睡眠医学的发展不断研发新的量表和问卷测量工具，以期为科研、临床和教学提供更多、更好的评估工具。

（二）问卷与量表评估的意义

1. 问卷与量表评估提供了重要的临床决策依据　外科手术患者中阻塞性睡眠呼吸暂停（obstructive sleep apnea，OSA）的患病率为 7%～10%，接受减肥手术的患者中约为 70%，因手术并发 OSA 未及时检测与治疗，导致医师渎职的诉讼越来越多。另外，OSA 患者术后心、肺并发症的风险增加，因此识别高危患者对于围手术期规划至关重要。由于大多数手术患者 OSA 未确诊，因此麻醉与睡眠医学会关于 OSA 患者术前筛查和准备的指南强烈建议在术前筛查 OSA。筛查将促使医师制订更安全的术后管理计划，如延长监测、使用持续气道正压通气（continuous positive airway pressure，CPAP）治疗、使用更少的阿片类药物和镇静药，以及在适用时使用更多的局部麻醉技术，筛查也有助于决定门诊手术的资格。STOP-BANG 量表（STOP-BANG questionnaire，SBQ）为目前最常用的 OSA 筛查问卷。一些量表在评估治疗预后方面很有帮助。例如，某个患者在服用了一系列不同的镇静催眠药物后，与不服药时相比，其警觉性可能发生了改变。在治疗的过程中，定期进行量表评估能够为药物的治疗效果提供客观的记录，为临床工作者了解患者的治疗效果或者重新评估疗效提供了事实依据。

2. 问卷与量表评估是重要的科研工具　如根据 Web of Science-Science Citation Index Expanded 的检索（1900—2022 年），使用频率高的量表如下：艾普沃斯嗜睡量表（Epworth sleepiness scale，ESS），匹兹堡睡眠质量指数（Pittsburgh sleep quality index，PSQI）、儿童生活质量问卷（pediatric quality of life inventory，PedsQL），使用频次均超过 2000 次，足见在科学研究领域，进行睡眠与睡眠-觉醒障碍的问卷和量表评估具有重要的意义。

如何选择问卷和量表进行科学研究、临床评估是非常重要的，前提是需要充分掌握不同问卷和量表心理测量学的指标、适用人群、疾病特征和评估情境等，与研究和临床评估目的相结合，方可科学地选择与应用。

3. 问卷和量表评估是重要的交流工具　问卷和量表提供的是标准化的测量结果，为国家间的学术交流与合作提供了共同的语言，不同语言版本的问卷和量表弥合了文化差异，提供了同质化的交流工具。

4. 评估问卷与量表是学习睡眠医学有效的方法　问卷与量表作为标准化的心理测量工具，经过了严格的信度、效度等检验，并在大样本的人群中进行过试验、应用，结构科学，表达准确，测量内容紧密结合临床、科研目的，为学习睡眠医学提供了重要的学习途径。

5. 问卷与量表评估是简便、经济的评估工具　经验证的问卷和量表为筛查、诊断、治疗和预后等提供了简单、经济的工具。关于睡眠-觉醒障碍的量表评估多为自评量表，评估对心理状况影响小，而且经济负担小，是经济、高效地提高睡眠-觉醒障碍诊断率和治疗率的工具。功能结局、健康状况和生活质量的问卷与量表评估为衡量治疗预后提供了重要的工具。

（三）睡眠评估

1. 睡眠日记

（1）概述：睡眠日记（sleep diary）是用于收集受试者睡眠状况和昼夜节律的方法，睡眠日记的设计，可以根据临床与科研工作的需要，在内容上进行调整。

（2）评估方法：睡眠日记为自我报告，一般要求在睡眠监测前或治疗前开始填写，基本内容包括：上床时间、起床时间、夜间入睡潜伏期、夜间入睡后觉醒次数、累计觉醒总时间、最后觉醒时间、午睡或累计打盹时间、用药及睡眠质量，并对夜间睡眠质量进行总体评估。睡眠日记需要至少连续记录 1 周，记录的模式通常为早 8 时至第 2 天早 8 时，记录每小时的活动和睡眠情况。

（3）临床应用：可以根据睡眠日记，了解填写者的昼夜节律，计算睡眠参数，包括入睡潜伏期、睡眠时间、睡眠效率等。睡眠日记的评估内容可以根据科研与临床工作的不同目的而有所不同，如关注嗜睡情况的评估时，可以加入咖啡因类物质的摄入，评估睡眠压力知觉时，可以加入主观感知睡眠压力的条目。

2. 失眠评估问卷和量表

（1）概述：入睡困难、睡眠不连续、早醒、不能恢复精力等失眠问题，是患者非常关注的主诉，也是失眠问卷和量表评估的重要方面。此外，睡眠质量差也可能是许多其他睡眠-觉醒障碍、躯体、精神和心理障碍的重要症状。睡眠的客观测量，如多导睡眠监测（polysomnography，PSG），对于大多数临床医师来说，在日常生活中并不容易获得，而且对于流行病学和研究来说，PSG 昂贵、耗时、且不切实际，而自我报告的问卷和量表却可以简便、有效地评估睡眠质量的各个方面。

（2）分类：失眠障碍的量表和问卷根据评估内容可以划分为以下 5 类。①筛查量表：用以筛查失眠障碍，如阿森斯失眠量表（Athens insomnia scale，AIS），是根据失眠障碍的诊断标准编制，可用于筛查失眠障碍患者。睡眠 50 问卷，是一种用于评估睡眠质量和相关问题的工具。②易感性评估：压力引起的皮质活动和认知情绪反应水平增加被认为是失眠的关键因素，因此失眠易感性的评估对失眠障碍的发生非常重要，福特应激性失眠反应测验（Ford insomnia response to stress test，FIRST）的编制就是用于评估失眠障碍的易感性；另外，入睡前觉醒量表（pre-sleep arousal scale，PSAS）用于评估睡眠前的唤醒情况；睡眠障碍的信念和态度量表（dysfunctional beliefs and attitudes about sleep，DBAS）用于评估受试者对睡眠的信念和态度。③严重程度评估量表：用以评估失眠障碍的严重程度，如失眠严重程度指数（insomnia severity index，ISI），可以评估随时间变化的失眠严重程度。④睡眠质量评估：睡眠质量的评估涉及睡眠-觉醒障碍的多方面评估，不局限于失眠障碍的评估，如 PSQI 应用广泛。⑤疗效评估量表：用于评估失眠严重程度或睡眠质量等指标随时间变化的情况，如 Leeds 睡眠评估问卷（Leeds sleep evaluation questionnaire，LSEQ）用于评估随着干预开展的疗效变化与相关副作用的情况。

（3）评估方法

1）阿森斯失眠量表（AIS）：是根据 ICD-10 失眠障碍的诊断标准编制，用于评估失眠严重程度的量表，条目评分范围为 0~3 分，总分为各条目评分总和，分数越高，表明失眠严重程度越重。AIS 包含 8 个条目，6 分作为划界值，可以准确区分失眠患者和健康对照，因此在流行病学研究中，可以作为筛查工具进行应用。

2）睡眠 50 问卷（sleep-50 questionnaire）：包含 9 个分量表，共 50 个条目，反映一些睡眠相关最常见的疾病主诉和应用 DSM-IV 诊断睡眠-觉醒障碍相关的要素：睡眠呼吸暂停、失眠、发作性睡病、不宁腿综合征（restless leg syndrome，RLS）/周期性肢体运动障碍（periodic limb movement disorder，PLMD）、昼夜节律相关睡眠障碍、睡行症、梦魇、影响睡眠的因素，以及睡眠对于日间功能的影响。受试者根据最近一个月的体验，对量表的每一个条目从 1 分（"根本没有"）到 4 分（"非常多"）进行相应的评分，总分可由每个分量表算出。完成需要 5~10min，用于在一般人群中筛查各种睡眠障碍。

3）福特应激性失眠反应测验（FIRST）：是自评量表，评估受访者在 9 种假设的压力情况下（如"在一天中的压力经历之后""第二天的重要会议之前"）出现失眠的可能性（不是、有点、适度和非常可能）。总分范围为 16~80 分，得分越高，表示睡前激发程度越强烈，FIRST≥18 分可以预测新发的失眠病例。研究结果表明，FIRST 是一种可靠、有效的工具，可用于评估睡眠反应特质、压力引起睡眠障碍的易感性。

4）入睡前觉醒量表（PSAS）：是一个 16 项的自我报告量表，用于评估睡眠前的唤醒程度。PSAS 的原始版本由躯体（即生理）唤醒和认知唤醒两个分量表构成，分别有 8 个条目，共 16 项。每个分量表的得分相加为该量表的评分范围，为 8~40 分，得分越高表示睡眠前唤醒程度越高。PSAS 躯体分量表和 PSAS 认知分量表的划界值分别为≥14 分和≥20 分。

5）睡眠障碍的信念和态度量表（DBAS）：是一个 16 项自评量表，用于评估关于睡眠的非理性信念和态度。总得分范围为 0~160 分，得分越高，表明对睡眠的信念越不正常。

6）匹兹堡睡眠质量指数（PSQI）：由于精神疾病常出现睡眠障碍，PSQI 设计主要用于评估这些患者总体的睡眠质量。该量表包含 19 个自评条目，分别归属于 7 个成分：主观睡眠质量、睡眠潜伏期、睡眠时间、习惯睡眠效率、睡眠紊乱累加问题、睡眠药物使用以及日间功能紊乱。此外，还有 5 个问题是询问受试者的同寝者或床伴，这 5 个问题有助于临床睡眠障碍诊治，并不参与计分。每个成分得分范围为 0~3 分，分数越高代表睡眠质量越差。科研应用时，将划界值定为 5，来区分健康与睡眠紊乱人群。PSQI 因良好的临床及科研评估表现，也往往应用于科研筛查。

7）失眠严重程度指数（ISI）：是一个用于筛查失眠的简便工具，包括 7 个条目，评分范围为 0~4 分，量表总分为各条目评分之和。0~7 分表示"没有临床意义的失眠"，8~14 分表示"亚临床失眠"，15~21 分表示"临床失眠（中度）"，22~28 分表示"临床失眠（重度）"。因此，ISI 也可用于评估失眠症状的严重程度，分数越高表明失眠症状越严重。

8）Leeds 睡眠评估问卷（LSEQ）：共有 10 个条目，评估 4 个维度：入睡情况、睡眠质量、觉醒和醒后行为。受试者使用视觉模拟量表进行自评，在 10cm 长度的直线上根据症状变化的情况，在相应的位置进行标记，代表从治疗开始到评估时，不同症状改变的情况。线段两端的极端点代表"比平常更困难"和"比平常更容易"。评估人员应用 100mm 的尺子进行度量，每个维度所有条目测量值的平均值为该维度评分。本量表不仅可以评估药物治疗的有效性，还可以评估药物治疗相关的副作用，完成需要 5~10min。

（4）临床应用：以上问卷和量表可以有效地评估失眠的各个要素，已被广泛应用于失眠障碍、失眠症状的流行病学调查、严重程度评价、其他睡眠-觉醒障碍的筛查、跟踪失眠障碍治疗的效果等。PSQI 是针对睡眠质量进行评估，已与其他多种量表进行过相关性的研究，被广泛应用于临床、科研等领域。AIS 和 ISI 研究报道了多种应用模型，而 LSEQ 和 SLEEP-50 由于问卷的长度和评分方法，对流行病学和研究的作用有限。

3. 嗜睡评估问卷和量表

（1）概述：发作性睡病的主要症状包括 EDS、发作性猝倒、睡瘫、入睡幻觉及夜间睡眠紊乱，发病年龄较早，儿童因其尚未发育成熟的神经系统和特殊的生理结构特点导致了其临床症状与成人的表现有显著的差异性，增大了疾病及时诊断和治疗的难度。对发作性睡病进行有效的筛查和评估，有助于及时、准确地作出诊断。

评估发作性睡病的量表包括发作性睡病严重程度量表（narcolepsy severity scale，NSS）、乌兰林纳发作性睡病量表（Ullanlinna narcolepsy scale，UNS）和情绪触发猝倒问卷（cataplexy emotional trigger questionnaire，CETQ）。

（2）评估方法

1）发作性睡病严重程度量表（NSS）：包含 15 个条目，主要评估 EDS、猝倒、入睡幻觉、睡眠麻痹和夜间睡眠中断的频率和严重程度，在中国人群中已被证明能够评估发作性睡病患者治疗后症状的变化，有可能成为评估发作性睡病患者症状的有效且可靠的筛查工具。

2）乌兰林纳发作性睡病量表（UNS）：用于评估发作性睡病的各种症状，包括日间发作性睡病的发作频率、强烈情绪相关的肌无力和夜间睡眠的入睡潜伏期，包含 11 个条目。量表的总分在 0~44 分。

3）情绪触发猝倒问卷（CETQ）：由 5 个条目组成，询问受试者一个简单的筛查问题：是否在发笑时发生过肌无力现象，如果存在，随后就要询问一些与躯体症状相关的问题（讲话含糊、听力障碍和症状发生部位等）。CETQ 是一个自我报告式的评估量表，可以通过访谈评估或笔答，大约需 2min。问卷仅包含一个筛查问题，评分简单：猝倒的症状是否存在。根据第一个筛查问题的结果来决定是否继续评估后续的问题。问题 2~5 并不提示或排除第 1 个问题的筛查结果，仅仅是用于辅助确定第 1 个问题的筛查结果。

（3）临床应用：NSS 是用于评估发作性睡病的 5 种主要症状的严重程度，具有筛查的潜力；UNS 用于评估发作性睡病的各种症状，得分越高表示患有发作性睡病的可能性越大，划界值定为 14 分，敏感度和特异度最佳；CETQ 是评估发作性睡病是否伴发猝倒症状的临床工具，对发作性睡病的诊断分型具有辅助作用。

4. 睡眠呼吸暂停评估问卷和量表

（1）概述：STOP 量表及其衍生的 STOP-BANG 量表（SBQ）可快速评估外科术前患者发生 OSA 的风险。"STOP-BANG"为 8 个问题首字母的缩写：snoring，tiredness，observed apnea，high BP，BMI，age，neck circumference，gender，即打鼾、疲劳、可观察到的呼吸暂停、高血压，以及 BMI＞35kg/m² 、年龄＞50 岁、颈围＞40cm、男性，由此可见问卷内容以主要症状、并发症和危险因素结合而成。

评估睡眠呼吸暂停的临床问卷/量表包括以下几类。

1）筛查量表：包括柏林问卷（Berlin questionnaire，BQ）、SBQ 和阻塞性睡眠呼吸暂停筛查评分表（NoSAS：neck，obesity，snoring，age，sex）。

2）评估功能状态的量表：测量睡眠呼吸暂停患者的日常功能状态，包括 ESS、睡眠功能性结局问卷（functional outcomes of sleep questionnaire，FOSQ）和 PSQI。FOSQ 使患者能自我报告睡眠的功能状态，以及受日常活动的影响情况。

3）监测治疗反应的量表：量表评估随时间变化的能力非常重要，在治疗有效性研究中使用量表进行随访尤为重要。卡尔加里睡眠呼吸暂停生活质量指数（Calgary sleep apnea quality of life index，SAQLI）和 FOSQ 均显示了评估治疗开始后随时间变化的能力。在 OSA 患者应用 CPAP 治疗后，两者均提示较大的改善（$d \geq 0.8$），每晚 CPAP 使用时间超过 4h 的患者 FOSQ 得分有更大的提高，而 SAQLI 的得分没有差异。

4）健康相关生活质量问卷：如 SAQLI。SAQLI 用于评估与健康相关的生活质量，以及受睡眠不良影响导致的日常生活方面的功能改变。SAQLI 包括 4 个维度的问题，即日常功能、社会互动、情绪功能和症状，并与评估治疗负面影响的第 5 个维度相结合。

SAQLI 与一般健康状况问卷，如健康调查量表 36（short form 36，SF-36）、全球生活质量量表（global QOL scale）中度相关（$0.3 \leq r < 0.7$）。FOSQ 与 SF-36 和疾病影响程度量表（sickness impact profile）中度相关。ESS 与清醒维持测验（maintenance of wakefulness test，MWT）中度相关，与多次小睡睡眠潜伏时间试验（multiple sleep latency test，MSLT）的相关性较差（$r \leq 0.3$）。

（2）评估方法

1）柏林问卷（BQ）：主要针对呼吸暂停的三类体征和症状进行评估，包括鼾声、EDS 以及肥胖/高血压，其中两个方面得分即提示 OSA。该量表为自评问卷，完成需要 5～10min，需要测量血压、身高和体重，以计算体重指数。

2）STOP 和 STOP-BANG 量表（SBQ）：STOP 问卷由 4 个问题组成，内容包括打鼾、疲劳、可观察到的呼吸暂停及高血压，用"是/否"回答，如果回答"是"则评 1 分，回答"否"不计分。得分≥2 分提示 OSA 高危。SBQ 在 STOP 问卷基础上增加了 4 个问题：BMI＞35kg/m² 、年龄＞50 岁、颈围＞40cm 及性别为男性，满足一条得分，得分≥3 分提示 OSA 高危。

3）阻塞性睡眠呼吸暂停筛查评分表（NoSAS：neck，obesity，snoring，age，sex）：自评，包含 5 个条目，收集客观数据，从以下 5 个方面进行评估：颈围、肥胖、打鼾、年龄、性别。评分范围为 0～17 分，≥8 分表示 OSA 高风险。

4）艾普沃斯嗜睡量表（ESS）：评估了 8 种情况下入睡的可能性，评分为 0～3 分，总分越高表示嗜睡越严重。

5）睡眠功能性结局问卷（FOSQ）：包含 30 个问题，评估 5 个方面：活动水平、警惕性、亲密关系和性、一般生产力和社会结果。对 5 个维度中的每个维度进行评估，受试者指出他们因嗜睡或疲劳，在试图进行某活动时经历的困难程度。分数越低代表嗜睡影响越严重：4=毫无困难；3=稍有困难；2=中等困难；1=非常困难。自评完成需要 10～15min。

6）围手术期睡眠呼吸暂停预测评分（perioperative sleep apnea prediction score，P-SAP）：包括以下内容，为打鼾、甲状腺距离＜6cm、2 型糖尿病、高血压、Mallampati Ⅲ级或Ⅳ级、BMI＞30kg/m² 、

年龄＞43 岁、颈围＞40cm、男性。诊断阈值为 2 或更高的 P-SAP 显示出极佳的敏感度（0.939），但特异性较差（0.323），而 P-SAP 为 6 或更高则显示出较低的敏感度（0.239），但特异度极好（0.911）。

　　7）卡尔加里睡眠呼吸暂停生活质量指数（Calgary sleep apnea quality of life index，SAQLI）：量表采用自我报告的方式，由经过培训的访谈者进行评估。完成 SAQLI 需要 10～15min。量表评估和计分相对复杂，仅限于受过专门培训的人使用。前 3 个部分（日常功能、社会交互作用和情感功能），询问受试者生活质量相关事件发生的频率和严重性，以及他们对这些事情的关注程度。受访者对这些问题的回答采用 Likert 式 7 分法，评分范围从 1～7，分数越高，提示生活质量越差。第 4 和第 5 部分给受试者提供了症状列表（包括治疗相关和不相关），并且询问受试者是否存在所列症状，继而要求受试者列出 5 个最重要的症状，对这些症状的严重程度进行 1～7分的评定。如果受试者不做第 5 部分的评估，则将前 4 个部分所得分数相加，再除以 4，得到平均分即最后总分。

　　A～D 部分的平均分=每个部分的总分÷回答问题的数量。如果应用 SAQLI 评估治疗效果，则需要计算 E 部分的分数，方法不同：①反向计分（7 对应 0，6 对应 1，5 对应 2，4 对应 3，3 对应 4，2 对应 5，1 对应 6，0 对应 7）；②E 部分的平均分数=E 部分总分÷5（不管评估有多少症状）；③平均分需要进行加权，即×加权因子；④加权因子的获得：第 5 部分的评分（0～10）除以前 4 个部分的评分（0～10），如果商超过 1，提示应减少结果以使加权系数不超过 1。第 5 部分得到的分数需要乘以加权系数得到最后的分数，从前 4 部分的平均分总分中减去第 5 部分的得分后，方得到量表最终的整体得分，才能用来评估治疗的收益与花费。

　　（3）临床应用：BQ 既可用于科学研究，也可应用于临床医师快速筛查患者是否存在睡眠呼吸暂停的危险因素，更适用于评估中、重度睡眠呼吸暂停患者症状的严重程度。这些量表可以识别临床相关的 OSA[呼吸暂停低通气指数（apnea-hypopnea index，AHI）≥15 次/h]患者，这些患者心、肺疾病和死亡率的风险增加。BQ 和 SBQ 的敏感度分别为 82%和 94%，而 NoSAS 在识别睡眠门诊患者与临床相关 OSA 时的敏感度为 65%～90%。此外，BQ 和 SBQ 的研究报道，识别外科患者临床相关OSA 的敏感度分别为 79%～82%和 91%，普通门诊患者的敏感度为 89%和 88%。SBQ 的划界值定为5 分，对于睡眠门诊患者，中、重度 OSA（AHI≥15 次/h）具有最佳的敏感度和特异度组合（66%，66%），对于外科患者，重度 OSA（AHI≥30 次/h）的敏感度和特异度最好（56%，74%）。

　　SAQLI 和 FOSQ 均可以评估睡眠呼吸暂停患者治疗前后的生活质量、功能状态改善的程度。

5. 昼夜节律评估问卷和量表

　　（1）概述：在 24h 内，人类在组织行为方面表现出巨大的个体差异，这在他们偏好的睡眠和清醒时间中最为明显。在一定的人群中，睡眠时间和醒来时间的分布接近正态分布，极少部分人很早醒来，极少部分人很晚入睡。这种分布主要基于个体生物钟的差异。清晨型和夜晚型等偏好可以通过自评量表进行确定，第一个也是最广泛使用的量表是清晨型-夜晚型量表（morningness-eveningness questionnaire，MEQ）。慕尼黑时间型问卷（Munich chronotype questionnaire，MCTQ）与 MEQ 一样，也可以评估人们睡眠和清醒类型的偏好。另外清晨型综合量表（composite scale of morningness，CSM）是简化上述量表条目，提取了 13 个条目的睡眠-觉醒偏好评估量表，但因语言问题，应用受限，之后在 CSM 的基础上进行了简化，形成了一种"基本语言清晨型"量表（a "basic language morningness"，BALM），具有 7 年级阅读水平者可以进行自评。MEQ 和 BALM 在英国应用广泛。

　　（2）评估方法

　　1）清晨型-夜晚型量表（MEQ）：包括 19 个条目，编制该量表是为了评估受试者在清晨和夜晚的特定时间段活跃和清醒的程度，以评估睡眠-觉醒模式的个体差异。该量表包含 Likert 式和时间尺度两种评分方法。Likert 式评分条目有 4 个选项，最低值表示绝对夜晚型。与之类似，时间尺度评分是把 7h 的时间段以 15min 为 1 个刻度划分。量表的每个条目评分范围为 1～5 分、0～6 分、0～5 分和 1～4 分。把每个条目得分相加获得总分，5 种类型的总分划界范围如下：绝对清晨型（70～

86分)、中度清晨型(59～69分)、中间型(42～58分)、中度夜晚型(31～41分)、绝对夜晚型(16～30分)。

张斌教授等对中文版MEQ的相应条目作了调整,研究了中国香港人群的划界范围:绝对清晨型70～86分、中度清晨型63～69分、中间型50～62分、中度夜晚型43～49分、绝对夜晚型16～42分。李素霞等对中国内地人群进行研究发现,划界范围为:绝对清晨型70～86分、中度清晨型65～69分、中间型53～64分、中度夜晚型47～52分、绝对夜晚型14～46分。

2)慕尼黑时间型问卷(MCTQ):已经通过了MEQ、活动和休息的客观测量(睡眠记录和活动测量)以及生理参数的验证。通过结合工作日和休息日的睡眠和清醒时间信息,优化了对时间类型的评估。总分范围在16～86分,最低分表示绝对夜晚型。入睡时间和睡眠时长通常是独立的两个因素。然而,当分别对工作日和休息日的入睡时间和睡眠时长进行分析时,睡眠时长严重依赖于时间类型。此外,时间类型还与年龄和性别有关。

(3)临床应用:由于昼夜节律受到气候、文化和时区等多种因素的影响,因此建议对于特定的地区,MEQ划界值可能需要调整,以适应该地区昼夜节律的不同。MCTQ的研发是为了调查人类生物钟的流行病学数据,可用于筛查不同类型的睡眠-觉醒节律;MEQ可应用于科研与临床,根据不同地区的划界值,区分人们睡眠-觉醒节律的不同类型。另外,有研究表明,BALM量表可有效筛查、区分睡眠-觉醒时相延迟障碍(delayed sleep-wake phase disorder,DSPD)病例和未诊断DSPD的对照组。

6. 异态睡眠评估问卷和量表

(1)概述:异态睡眠(parasomnia)分为快速眼动异态睡眠(rapid eye movement related parasomnia,REMPS)和非快速眼动异态睡眠(non-rapid eye movement related parasomnia,NREMPS)。用于筛查和评估快速眼动睡眠行为障碍(rapid eye movement sleep behavior disorder,RBD)的工具发展较快,快速眼动睡眠行为障碍量表(REM sleep behavior disorder questionnaire,RBDQ)和快速眼动睡眠行为障碍筛查量表作为重要的RBD筛查工具,同时可以作为量化疾病严重程度的工具。中国香港版的RBDQ为自评问卷,包含13个条目,具有良好的信度和效度,已被广泛引用。梅奥睡眠问卷(Mayo sleep questionnaire,MSQ)是一种筛查量表,可用于RBD、PLMD、RLS、睡行症(sleep walking,SW)、OSA、睡眠相关腿痉挛(sleep related leg cramp,SRLC)的筛查,以应用于不同环境的临床和研究目的,RBD是该量表关注的焦点。NREMPS是大脑皮质从深睡眠中不完全觉醒所致,N3睡眠合并运动和扣带回觉醒,通常被认为是良性的,在青春期会自发消失,因而很少受到关注,评估工具有限。事实上NREMPS在任何年龄都可能存在,应重视该类障碍的临床评估,非快速眼动相关异态睡眠评定量表(Paris arousal disorders severity scale,PADSS)是用于筛查NREMPS的有效工具,中文版由张斌教授等进行了信效度研究,具有较好的心理测量学特征,可以作为少儿NREMPS患者的筛查和评估工具。

(2)评估方法

1)快速眼动睡眠行为障碍量表(RBDQ):可以作为诊断和评估RBD的有效工具,是可用于量化RBD严重程度的筛查工具。包含13个自我报告的条目,评分范围为0～100分,得分越高,临床上RBD症状越严重。

2)快速眼动睡眠行为障碍筛查量表(REM sleep behavior disorder screening questionnaire,RBDSQ):为包含10项RBD临床特征的患者自评问卷,评分范围为0～13分,由于其高灵敏度,RBDSQ适合作为RBD的筛查工具。

3)梅奥睡眠问卷(MSQ):用于筛查RBD的病史,由伴侣或其他可靠的信息提供者进行评估。与患者睡在同一个房间时,或当信息提供者与患者一起睡眠几年后,但由于患者的睡眠问题,目前在另一个房间睡觉时,才使用MSQ进行评估。

4)非快速眼动相关异态睡眠评定量表(PADSS):自评量表,评估了过去一年中NREMPS的严重程度,PADSS-A和PADSS-B均由患者家人完成,PADSS-C由患者和家人共同完成。RBD患者的 PADSS 由患者独立或与家人共同完成。PADSS 包含 3 个分量表：PADSS-A 由 17 个睡眠相关异常行为的条目组成；PADSS-B 评估这些异常行为的发生率；PADSS-C 评估这些行为所致的危害，包括睡眠障碍、受伤、疲劳和心理后果。PADSS 分值范围为 0～50 分（PADSS-A：0～34 分；PADSS-B：0～6 分；PADSS-C：0～10 分）。法文版本 PADSS 由 Isabelle Arnulf 与张斌教授团队共同编制，使用的觉醒障碍（arousal disorder）等同于 NREMPS。鉴于觉醒障碍在我国使用较少，容易引起歧义，所以张斌教授等在中文版中使用了 NREMPS。

（3）临床应用：RBDQ 作为重要的评估 RBD 的问卷，已广泛应用于临床和科研，一方面它可用于筛查、辅助诊断 RBD，另一方面它可以量化评估 RBD 的严重程度，跟踪治疗的变化。RBDSQ 可以应用于 RBD 的筛查。MSQ 是一种筛查量表，可以筛查 RBD、PLMS、RLS、SW、OSA 和 SRLC 的病史，已广泛应用于各种环境的临床和科学研究中。虽然确诊 RBD 需要在 PSG 上发现无张力的 REM 睡眠，应用 MSQ 在老年人中验证 RBD 的筛查作用，与 PSG 结果比较，发现反复做梦这一条目对 RBD 的诊断敏感度为 100%，特异度为 95%。

7. 睡眠相关运动障碍评估问卷和量表

（1）概述：不宁腿综合征（RLS）的患病率较高，可显著影响睡眠质量，临床上主要根据病史进行诊断，容易漏诊、误诊。RLS 与 2 型糖尿病、抑郁症、高血压和骨关节炎一样，对人们生活质量有中、重度的影响，需要有信效度较好的评估工具筛查、评估 RLS，并跟踪治疗的效果及睡眠、生活质量的改善。有多种量表在 RLS 领域进行了研究，已被翻译成多种语言。

（2）分类

1）RLS 筛查量表：不宁腿综合征问卷（RLS questionnaire，RLSQ）、约翰·霍普金斯不宁腿严重程度量表（Johns Hopkins restless leg severity scale，JHRLSS）可作为临床和科研工作中 RLS 的筛查工具。

2）RLS 严重程度评估量表：国际不宁腿综合征研究组评估量表（international restless leg syndrome study group rating scale，IRLS）、JHRLSS、RLS 睡眠后问卷（post-sleep questionnaire for RLS，PSQ）均可以评估 RLS 的严重程度，同时可以作为纵向评估治疗效果的方法。

3）RLS 生活质量评估量表：不宁腿综合征生活质量问卷（restless leg syndrome quality of life questionnaire，RLSQoL）可以有效评估 RLS 患者的生活质量。

（3）评估方法

1）国际不宁腿综合征研究组评估量表（IRLS）：共 10 个自评条目，评定过去 1 周内 RLS 对患者的影响程度。条目可以分为两个维度：一是评估症状严重程度（性质、强度和频率），另一个是评估症状对患者造成的影响（睡眠问题、日间功能紊乱和情绪的改变）。

2）约翰·霍普金斯不宁腿严重程度量表（JHRLSS）：量表仅有一个条目，评估由接受过培训的临床医师完成，评估者根据患者完成的表格进行评分。评估的时间是由评估者和患者所处评估状态决定的，一般需要 5～10min。根据以下标准为患者评分：0 分代表从未发生过该症状；1 分（轻度）代表卧床后 1h 内出现症状；2 分（中度）代表夜间出现症状（有时在晚 6 时后）；3 分（重度）代表白天出现该症状（在早上 6 时前）。

3）不宁腿综合征生活质量问卷（RLSQoL）：共有 18 个条目，从 5 个维度评估了患者 RLS 的症状对日常活动、早晨和晚上的活动情况、注意力、性生活以及工作的影响。自评，完成需要 5～10min。RLSQoL 的评分方法是这类量表中相对复杂的一个。条目 1～5、7～10 和 13 应用 1～5 分的评分范围，分数越低表示不宁腿的症状发生越频繁、影响越大。这些条目的总分再利用公式转换为 0～100 分的分数。

4）RLS 睡眠后问卷（PSQ）：评分基于过去 1 周的主观体验，评估 5 个维度的内容：整体睡眠质量、日间功能、RLS 症状的频率、因 RLS 症状而在夜间醒来及因 RLS 症状而在夜间醒来的时间。该量表采用了 4 级 Likert 等级评分和一个关于每周有 RLS 症状夜间醒来次数的开放式问题，PSQ 分数越高，睡眠越差。

（4）临床应用：IRLS 用于评估 RLS 的严重程度；RLSQoL 用于评估 RLS 患者的生活质量，分数越低，生活质量越低，也可用于评价干预方式对 RLS 患者症状改善的结果。RLSQ 可用于筛查。JHRLSS 可用于判断患者 RLS 的严重程度，也可以作为快速筛查 RLS 的工具，同时可以作为纵向评估治疗效果的方法。PSQ 可用于评估 RLS 患者严重程度和睡眠的质量。

8. 儿童睡眠与睡眠障碍评估量表 不同年龄生长发育的程度不同，对语言文字的理解能力也有差异，所以针对小于 18 岁的人群，需要设计不同的问卷和量表进行评估，尤其是睡眠医学领域，往往需要该人群的监护人、照护者、老师等进行问卷和量表的填写。针对不识字的儿童，需要应用特殊的问卷和量表进行评估，如图片量表、卡片评估等工具进行辅助。根据年龄进行分类：婴儿、儿童、青少年睡眠、行为、情绪筛查评估量表。

（1）简明婴儿睡眠问卷（brief infant sleep questionnaire，BISQ）：包含父母回答的问题，用于了解孩子最近 1 周的睡眠安排、睡眠姿势和睡眠时刻表。量表设计用于家长评估 0～3 岁儿童的睡眠情况，笔答，完成需要 5～6min。临床建议应用以下标准：如果孩子一晚上醒 3 次，清醒时间超过 1h，24h 内睡眠时间不超过 9h，以上情况应该考虑临床转诊儿童睡眠科。该量表作为一种筛查工具已应用于各类儿科机构。

（2）儿童睡眠习惯问卷（children's sleep habits questionnaire，CSHQ）：是一个用于筛查儿童常见睡眠问题的工具，由 33 个评分条目和几个额外条目（为评估者提供潜在的、其他有用的信息）组成。该问卷在 8 个不同的分量表中评估儿童的睡眠行为情况，包括睡眠抵抗、睡眠启动延迟、睡眠时程、睡眠焦虑、睡行、异态睡眠、睡眠呼吸障碍和白天嗜睡。由家长笔答，评估孩子在过去一周内出现某种与睡眠相关行为的频率，总分 41 分作为筛查目的的划界值。CSHQ 也有适用于年龄在 7 岁或 7 岁以上儿童的自评版本。

（3）学生睡眠障碍问卷-青少年版（sleep disorders inventory for students- adolescent form，SDIS-A）：由 35 个条目组成，用于筛查青少年的各种睡眠-觉醒障碍，包括 OSA、PLMS、DSPD、EDS、发作性睡病、昼夜睡眠节律紊乱、睡眠磨牙症、嗜睡症、梦呓、梦惊以及睡眠遗尿症。适用于 11～18 岁的人群，由家长或者照料者根据学生情况笔答完成，需 10～15min。大部分问题应用 7 级评分法评分，评分解释可以提供总分和每个障碍的百分位数值。根据标准数据，结果中的每个部分被划分成 3 类："正常""警告""高危"。

9. 其他疾病相关睡眠评估量表 失眠、白天嗜睡伴睡眠发作、RLS 和 RBD 是帕金森病（Parkinson disease，PD）中最常见的睡眠障碍。抗帕金森病药物（如左旋多巴和多巴胺受体激动药）和伴随用药（如抗抑郁药）以及合并症或其他非运动症状（如抑郁症）对 PD 患者的睡眠也会造成影响。建议使用 PSQI 或医学结果研究睡眠量表（medical outcomes study sleep scale，MOS-SS）等经验证的问卷进行定期筛查；为评估白天嗜睡，建议采用 ESS、ISCS 或斯坦福嗜睡量表（Stanford sleepiness scale，SSS）。以上问卷都应结合详细的病史使用。

在 ICU 内进行任何神经活动的常规监测均比较困难。在评估 ICU 患者的睡眠时，不建议使用多导睡眠图、脑电图、双频谱指数或活动图进行常规生理监测，而是建议采用经验证的以患者为导向的睡眠问卷和（或）非正式护理评估。睡眠观察工具（sleep observed tool，SOT）是在 ICU 环境中研发的，由护士每隔 15min 观察并评估每次患者的睡眠情况。以患者为导向的睡眠问卷可能比护理观察更具辅助性。理查兹-坎贝尔睡眠问卷（Richards-Campbell sleep questionnaire，RCSQ）在成人 ICU 患者中证明了其信度和效度，是一份简短的 2min 问卷，旨在评估 ICU 患者的睡眠情况，但是患者自评需要具有警觉和定向力。ICU 不建议使用 PSG、BIS 或活动描记术对睡眠进行常规生理监测，相反，睡眠应该通过患者问卷或非正式护理评估进行常规评估，包括患者问卷在内的睡眠措施的未来发展应作为临床护理要点。如何在 ICU 环境中更好地评估睡眠情况仍然存在争议，不同方法均有其局限性。在 ICU 环境中，睡眠不足可能会增加 ICU 相关并发症的风险，如谵妄、ICU 住院时间和死亡率，应引起重视。

（1）帕金森病睡眠量表（Parkinson disease sleep scale，PDSS）：大多数 PD 患者会伴有睡眠障

碍，PDSS 由 15 个自评的视觉模拟条目组成，用于评估 PD 患者的入睡和睡眠维持困难、睡眠不宁、梦魇、幻觉、遗尿症、运动症状、精力恢复和 EDS。

（2）帕金森病睡眠量表第 2 版（PDSS-2）：为 PDSS 的扩展，是对 PD 患者 5 类特异性睡眠症状进行频率测量，并对 PDSS 没有涉及的内容进行了补充，如 RLS、运动不能、疼痛和睡眠呼吸暂停。PDSS-2 的划界值为 18 分，≥18 分的 PD 患者建议转诊至睡眠中心或需要睡眠医学科有针对性地治疗。

（3）理查兹-坎贝尔睡眠问卷（RCSQ）：包含 5 个条目，为视觉模拟量表，用于评估危重患者的睡眠知觉，包括睡眠深度、睡眠潜伏期、入睡后觉醒次数、入睡后清醒时间和整体睡眠质量的知觉。本量表为自评量表，笔答，完成需要 2min。选择视觉模拟评分，以减少完成量表所需要的体力消耗和对手部灵活动作的要求。Richards 及其同事们也建议在首次应用时，要给受试者大声朗读用法说明和量表各条目。若受试者在进行评估时没有得到帮助，完成可能会有困难。对量表的每一个条目，受试者进行视觉模拟评分，在线两端之间最能表示自己体验的地方作出标记（如他们获得"良好的夜间睡眠"或者"不好的夜间睡眠"的程度）。刻度线从 0mm 延伸到 100mm，分数则通过测量原点到受试者在线段中作标记点的长度得出，总分是通过各条目分数相加除以条目总数 5 得出，总分满分为 100，分数越低表示睡眠质量越差。

第三节　多导睡眠监测

一、睡眠监测的基本原理及方法

（一）睡眠监测的发展历史

早期的多导睡眠记录仪是通过记录笔以 10mm/s 的速度在纸质的图表系统上进行描记，每一页 30cm 长的记录纸可记录 30s 数据。因体积庞大、维护成本高、判读不便而逐步被数字 PSG 所取代。现代的数字 PSG 系统采用计算机系统采集信号，结合信号放大/处理硬件经数字化处理后储存于计算机中。所有参数的蒙太奇可以在记录中和记录后作调整。视频可以和记录同步采集，相关指标可以实时进行评估和列表显示。记录结果可以展示在多个屏幕上，进行同步采集和判读。数字记录系统中数据允许以下任一视窗显示（通常为 5s、10s、30s、60s、90s、120s、240s）。临床工作者可以选择不同的时间视窗来进行分析，30s 视窗用来进行睡眠分析；60～240s 视窗用来观察和对呼吸事件进行判读。

（二）睡眠电生理监测

1. 多导睡眠监测技术及原理　一个多导睡眠图是由一个有多个记录通道的设备产生的，该设备通过贴附在人体的电极和传感器，采集生物电信号（如脑电图、眼动图、肌电图）、传感器转换来的信号（如口鼻气流和气压变化、胸腹部由呼吸动作产生的机械活动）以及附属设备（ancillary equipment，如无创正压通气设备）来源的信号，通过放大滤波及模数转换等环节，对睡眠过程中的生物物理参数进行数字化记录，并将其转变成可以测量和分析的可视化图形。尽管监测设备日趋智能化，但仍需要睡眠技师对多导睡眠仪的工作原理有深入的理解，才能确保获得良好的记录、准确的判读以及疑难问题的解决。

（1）放大器：人体的生物电微弱，需要经过放大器放大才能被用于观察分析。理想的放大器能将需要记录的生物信号增幅放大，同时将放大杂音信号的强度减到最小。PSG 系统里的差分放大器就是起到这种作用的重要组成部分。

（2）滤波器：PSG 检查中记录的生物电信号均有一定的频率特性。在实际应用中，放大器输出不仅包含生理性生物电信号，还包括各种来源的干扰。滤波器的主要功能是把放大器放大的信号限定在希望的频率范围内（高、低频滤波器）及消除特定频率的杂音（60Hz 滤波器）。睡眠研究中不同监测变量的标准滤过设置见表 7-3-1。

下面介绍这几种滤波器的特性。

1）高频滤波（high-frequency filter，HFF）：用于减弱不需要的高频信号，如混入脑电信号的肌电波。

2）低频滤波（low-frequency filter，LFF）：用于减弱不需要的低频信号，如混入脑电和眼电信号的呼吸波或因出汗造成的伪迹。

通过设定 LFF 和 HFF 的 cut-off 频率，可以确定想要观察的"窗口"或频段。

3）60Hz 滤波器：又称为陷波滤波（notch filter），用于消除电源线产生的 58～62Hz 的交流干扰。

放大器滤波的重要功能是减弱或消除伪迹。纠正伪迹首先应该寻找导致伪迹的原因，从根本上纠正。例如，脑电导联上出现因出汗而导致的低频伪迹时，应首先考虑降低室内温度，而不是直接通过降低低频滤波来解决，尤其应该慎用的是 60Hz 滤波。

4）时间常数（time constant，TC）：分为衰减时间常数（decay time constant）和递增时间常数（rise time constant）两种。如果不特殊指明的话，时间常数一般指衰减时间常数。递增时间常数指定标方波从零位上升到最大振幅的 63%高度所需的时间（秒数）；衰减时间常数指定标方波从顶点下降至最大振幅的 37%高度所需要的时间（秒数）。时间常数（衰减时间常数）数值越大，波形衰减速度越慢，则波形越宽、钝；反之，波形衰减速度越快，波形越狭、尖。时间常数与 LFF 对波形的影响相反。有些记录仪用时间常数代替低频滤波设定。LFF 与时间常数（TC）之间的关系可由以下公式表达：

$$LFF = 1/\pi \cdot TC$$

（3）敏感度与增益：PSG 中的敏感度（sensitivity）、增益（gain），或者放大倍数（amplification），其调谐的功能相同，即增大或减小输出信号的放大倍数，这些名称可以互换使用，但敏感度与增益之间存在细微的差别。敏感度指能使记录笔产生一定距离位移所需的电压值，其单位一般为 $\mu V/mm$ 或 mV/cm。例如，输入电压为 $50\mu V$，记录笔的移位为 1mm，则其敏感度为 $50\mu V/mm$。增益则指输出电压和输入电压的比值。例如，输入电压为 $50\mu V$，增益为 1，则输出电压为 $50\mu V$。增益的最终表现为敏感度。敏感度多用于走纸式记录装置，而增益多用于电子化或数字化记录装置。

敏感度的表达公式为：S（敏感度）$=V$（电压）$/D$（记录笔位移距离）。其中 D 为（pen）deflection 的缩写。

美国睡眠医学会（American Academy of Sleep Medicine，AASM）判读规则中关于敏感度的参数设定参考值见表 7-3-1。

表 7-3-1　AASM 记录蒙太奇数据规范

通道	导联	敏感度（mV/mm）	高频滤波（Hz）	低频滤波（Hz）	理想采样频率（Hz）	最小采样频率（Hz）
左侧外眦眼电	E1-M2	5～7	35	0.3	500	200
右侧外眦眼电	E2-M2	5～7	35	0.3	500	200
下颌肌电	EMG1、2、3	10	100	10	500	200
中央区脑电	C3-M2/C4-M1	5～7	35	0.3	500	200
枕区脑电	O1-M2/O2-M1	5～7	35	0.3	500	200
颅额区脑电	F3-M2/F4-M1	5～7	35	0.3	500	200
左侧胫前肌电	LAT1、2	10	100	10	500	200
右侧胫前肌电	RAT1、2	10	100	10	500	200
心电图	ECG1、2	20	70	0.3	500	200
鼾声		20	100	10	500	200
鼻压力气流		20	15	0.1 或直流（DC）	100	25

续表

通道	导联	敏感度（mV/mm）	高频滤波（Hz）	低频滤波（Hz）	理想采样频率（Hz）	最小采样频率（Hz）
口鼻温度气流		20	15	0.1	100	25
胸带		10~100	15	0.1	100	25
腹带		10~100	15	0.1	100	25
SpO_2	直流（DC）	—	5	—	25	10
CPAP	直流（DC）	—	5	—	100	25

2. 多导睡眠图记录参数　PSG 记录参数包括脑电、眼电、下颌等处的肌电以及心电。EEG 记录采用小型镀金或镀银杯状电极，涂上导电膏放置于皮肤表面探测皮质电压变化。导电膏的关键成分为易解离成离子状态的电解质（如氯化钠），其中的正、负离子在皮肤与电极之间形成导电层。脑电电极安置后还应用涂有少许导电膏的小块纱布固定，并检查各电极的阻抗，要求阻抗在 500~5000Ω。电极通过导线和电极插板连接，电极插板再与计算机数据采集系统相连。

（1）多导睡眠监测技术

1）脑电电极的安置位置：严格按照国际 10-20 脑电极安置系统标准进行，以耳、枕外隆凸等解剖结构作为标志点，测量其距离，根据所得距离的百分比确定电极位置，保证不同形状、不同大小的头型电极放置位置具有较好的准确性和一致性。国际 10-20 脑电极安置系统的命名源自测量过程中使用的距离百分比，大部分定位都取决于头部解剖结构之间距离的 10%或 20%，如 Fp1 为 Fpz 旁开 10%，C4 为 Cz 旁开 20%，其中单数表示左侧，双数表示右侧，如 C3 为左中央区，C4 为右中央区。

AASM 推荐脑电导联为 F4-M1、C4-M1、O2-M1，备用脑电导联为 F3-M2、C3-M2、O1-M2，可接受脑电导联为 Fz-Cz、Cz-Oz、C4-M1。全导脑电图时常使用同侧参考电极，如 C3-M1，以进行更准确的定位，上述电极也可进行不同的组合，如双极导联（Fp1-F3）、三角导联（F3-F7-Fp1）等，以用于更高级的神经电生理检查和诊断。M1 和 M2 为参考电极，分别放置于左、右耳后乳突，也可放置于左、右耳垂。系统参考电极通常放置在 Cz。Fz 或 Fp1 点可放置接地电极。

2）眼动监测技术：眼电图（electrooculogram，EOG）信号采集来自正前方视网膜的电位变化。E1 放置在左眼外眦下 1cm 处，E2 放置在右眼外眦上 1cm 处，测量实际眼球活动时电位的瞬时变化。当眼球活动时，角膜面向一个电极移动，而视网膜则背离电极。当眼球不活动时，相对位置的变化为零，眼电极记录不到任何信号。当眼睛发生共轭运动时，一侧电极更接近角膜，而另一侧更接近视网膜，因此一侧电极记录了正电脉冲，而另一侧电极记录了负电脉冲。无论眼球向任何方向转动，左、右两导眼电均可以记录到矛盾运动的波形，这一特征对辨别 PSG 记录中的眼球运动和伪迹至关重要。

慢速眼动（slow eye movement，SEM）发生在思睡和浅睡眠期，表现为时程较长的慢波，而快速眼动（REM）表现为尖锐的快波。眨眼产生快速的垂直运动。在 REM 睡眠期间，眼球活动再次变得活跃而快速。眼球活动爆发的强度用来描述 REM 睡眠的密度。

3）肌电图记录：为记录下颌的肌肉活动，需放置 3 个下颌肌电图（electromyogram，EMG）电极，包含两个记录电极和一个参考电极。参考电极：放置于下颌正中，下颌骨前缘中线上 1cm 处；记录电极：分别放置于下颌骨前缘下 2cm，中线左、右旁开 2cm 处。儿童患者：通常将下颌前缘向下和向左、右的距离分别减少至 1cm。清醒状态下，肌肉张力较高，活动时伴有 EMG 活动突然增加。入睡以后，肌肉张力进一步下降，仅在躯体运动或觉醒时有一过性增高。在 REM 期睡眠行为障碍的患者，颏肌电多增高。在服用抗抑郁药物后，可能诱发 REM 睡眠行为障碍。某些抗精神病药物（如喹硫平），同样可诱发 REM 睡眠行为障碍。

4）腿动监测：腿动是通过监测双侧的胫骨前肌 EMG 来判断，通过双腿的记录准确地判断腿动的次数。在胫骨前肌靠上方的肌腹各安置 2 个电极，2 个电极之间间隔 2～4cm。有意义的腿动事件（LM）定义为：①LM 事件的持续时间最短为 0.5s，最长为 10s；②LM 事件的 EMG 振幅较静息状态增加最少 8μV；③起始点为肌电振幅较静息状态增加 8μV 处；④LM 事件的结束时间点为事件持续最短 0.5s，EMG 振幅与静息状态 EMG 比较不超 2mV 的起点处。出现一组 4 个或 4 个以上的运动且每次运动之间间隔大于 5s、小于 90s（从起始到起始）才能算作一次周期性腿动。

（2）EEG 波形的描述及图形：脑电图记录的活动是以频率（赫兹，Hz）、波幅（电压）和主要偏移的方向（极性）为特征的。睡眠期和清醒状态可表现出不同特征的脑电波，基于波的频率和幅度将 EEG 活动划分为 4 个频段，并且将各频段以希腊字母（α、β、θ 和 δ）命名。常见的脑电波特征见表 7-3-2。

表 7-3-2 睡眠脑电图

定义	最显著的位置	解释
α 波	枕区	频率为 8～13Hz，通常在枕区表现最突出。可能由位于皮质第 4 层和第 5 层的偶极子所产生。为觉醒放松状态和中枢神经系统微觉醒的标志
θ 波	中央区	频率为 4～7.99Hz，通常在中央区表现最突出
顶尖波	中央区	尖波，爆发性负向活动明显突出于背景活动，最常出现在中央区的中线附近
睡眠纺锤波	中央区	11～16Hz 的爆发活动，在中央区最为突出。通常持续 0.5～15s。睡眠纺锤波是丘脑放电在皮质的表现，名字来源于其形状（呈纺锤形）
K 复合波	额区	突出于 EEG 背景的负向尖锐波，紧随一个正相波，总持续时间＞0.5s，通常在额区的波幅最大
慢波活动	额区	高波幅（≥75pV）和低频率（≤2Hz）的 δ 波。慢波是睡眠 N3 期的特征

（三）生物定标

生物定标（biocalibration）的主要目的是观察患者生理指标的基础值，并确认电极安置是否正确。例如，在安静清醒的状态下，观察患者的脑电图上是否出现 α 活动。入睡的判断依据是一帧 PSG 记录上枕叶脑电导联 α 波减少到 50%以下时，判读为进入睡眠状态。因此，是否能记录到清晰的 α 波对于正确判断入睡至关重要。如果清醒闭目状态记录不到 α 波，首先应考虑电极安置位置是否正确，并对电极作相应的调整。但也有部分患者缺乏明显的 α 波，此时应该在监测记录中加以备注。清醒期间呼吸时胸腹运动的幅度和方向是呼吸事件判读的参照。足背屈曲应在下肢肌电导联上记录到振幅明显的肌电活动信号，以便判读肢体运动事件。根据《AASM 睡眠及其相关事件判读手册》2.6 版的要求，生物定标的具体方法见表 7-3-3。

表 7-3-3 生物定标项目及推荐级别

序号	生物定标项目	推荐级别
1	完成并记录 EEG、EOG 和 EMG 导联的阻抗值测定	推荐
2	记录至少 30s 患者清醒安静平卧睁眼时的 EEG	推荐
3	记录至少 30s 患者安静平卧闭眼时的 EEG	推荐
4	让患者不动头眼睛向上向下看（5 次）	推荐
5	让患者不动头眼睛向左向右看（5 次）	推荐
6	让患者眨眼（5 次）	推荐
7	让患者咬紧牙关和（或）咀嚼（5 次）	推荐
8	让患者模拟打鼾或发出"嗡嗡"声	推荐
9	让患者正常呼吸并确保气流和呼吸努力导联信号是同步的	推荐
10	让患者屏住呼吸（10s）	推荐

续表

序号	生物定标项目	推荐级别
11	让患者正常呼吸并做深呼吸——分别检查并标记吸气和呼气的信号	推荐
12	让患者仅通过鼻呼吸（10s）	推荐
13	让患者仅通过口呼吸（10s）	推荐
14	让患者做深呼吸并缓慢呼出（延长呼气10s）	选择
15	患者屈曲左足/提起左足的足趾	推荐
16	患者屈曲右足/提起右足的足趾	推荐
17	在结束 PSG 记录时完成并再次记录 EEG、EOG 和 EMG 导联的阻抗值测定	推荐
18	在结束 PSG 记录时重复进行生物学定标	推荐

注：推荐执行的项目，在每一次睡眠监测开始前和结束前必须执行；选择执行的项目可根据患者的检查目的和医嘱选择执行或者不执行。

二、多导睡眠监测的报告及应用

（一）多导睡眠监测报告

PSG 是目前应用最广泛的客观评估睡眠的技术手段。通过各种传感器采集不同的生物电信号，经过分析形成睡眠监测报告。整夜睡眠监测报告和日间监测报告可分别反映被检查者的夜间睡眠情况、是否存在呼吸及运动事件及其严重程度，以及日间困倦情况/维持清醒的能力等，从而为睡眠相关疾病的诊断和治疗提供客观的证据。《AASM 睡眠及其相关事件判读手册》指出，睡眠监测报告中应包括一般参数、睡眠判读参数、觉醒事件、心脏事件、运动事件、呼吸事件以及总结。不同的睡眠实验室都应该包括《AASM 睡眠及其相关事件判读手册》要求的所有推荐参数。

1. 基本和临床信息　基本信息应包括登记号、姓名、性别、出生日期、年龄、身高、体重、体重指数（body mass index，BMI）、监测日期等。

临床信息应包括睡前血压、晨起血压，同时可根据被检查者的主诉和临床表现报告不同类型量表的分值。例如，以夜间打鼾或可见的呼吸暂停为主诉的可疑阻塞性睡眠呼吸暂停低通气综合征（obstructive sleep apnea hypopnea syndrome，OSAHS）的被检查者，应进行 ESS 评分，也可进行 SBQ 评分等；以失眠为主诉的被检查者应进行 PSQI 评分、ISI 评分等。

2. 睡眠判读参数　根据判读手册要求，建议可以在总结报告中描述以下信息。

（1）睡眠分期：包括睡眠潜伏期（≤15min 为正常，>15min 为延长）、入睡后清醒时间和次数（<10 次为睡眠连续性可，≥10 次为睡眠连续性差）、睡眠效率（>85%为正常，≤85%为睡眠效率降低）、总睡眠时间及各睡眠期的比例。

（2）呼吸及相关事件：包括 AHI、不同类型呼吸事件的次数和最长时间、最低和平均血氧饱和度、觉醒指数、打鼾时间占总睡眠时间的百分比。

（3）心脏事件：如未观察到异常的心脏事件，描述为未见明显异常；如观察到异常的心脏事件，则根据《AASM 睡眠及其相关事件判读手册》的要求详细描述异常的心脏事件。

（4）腿动事件：包括单次腿动次数和指数、周期性肢体运动数和指数。

（5）时相性和紧张性肌电活动：对于怀疑 REM 睡眠异常的被检查者，可选择报告 REM 睡眠中时相性和紧张性肌电活动占 REM 睡眠的百分比。

（6）磨牙事件：对于夜间磨牙为主诉的被检查者，可选择报告 PSG 中出现"棋盘"样改变的次数和最长持续时间。

（7）多导睡眠图诊断：由于 PSG 只是一个检查，不能仅通过检查的结果就得出疾病的诊断，因此多导睡眠图诊断不应是一个疾病。对于怀疑 OSA 的患者，由于 PSG 是诊断该疾病的金标准，因此可以根据 AHI 给出轻度（AHI≥5 次/h）、中度（AHI≥15 次/h）以及重度（AHI≥30 次/h）

OSAHS 的诊断；对于失眠的患者，根据多导睡眠图的结果，可以给出入睡潜伏期延长或入睡后清醒时间增加的多导睡眠图诊断；对于其他类型睡眠障碍的被检查者，只需要在总结中描述多导睡眠图记录到的结果即可。

（8）睡眠趋势图：是对整夜睡眠监测中各类事件的总结，能够直观地展示各种病理性事件在整夜的分布趋势。趋势图的内容一般包括整夜血氧饱和度、心率、不同类型呼吸暂停和低通气的次数及分布情况、氧减、觉醒和鼾声的次数和分布情况、不同睡眠分期的体位情况、腿动事件的次数和分布情况以及睡眠分期。

（二）多导睡眠监测的四级设备

1994 年 AASM 根据监测参数或导联数以及是否值守将 PSG 分为 4 级（表 7-3-4）。

Ⅰ级标准多导睡眠监测仪（standard polysomnography）：要求记录指标至少包括脑电、眼电、下颌肌电、心电、呼吸气流、呼吸运动（努力）、动脉血氧饱和度，必须记录睡眠体位。检查过程中必须始终有经过训练的人员监视，以及必要时进行相应处理。最好同时记录腿动情况，但非必需。

Ⅱ级全标便携式多导睡眠监测仪（prehensive portable polysomnography）：记录指标要求和标准多导睡眠图检查一样，只是可以采用心率记录代替心电图记录。经过训练人员的监视为非必需。

Ⅲ级改良便携式睡眠呼吸暂停检查（modified portable sleep apnea testing）：最低记录指标要求包括通气指标（至少包括两导呼吸运动或呼吸运动加上呼吸气流）、心电图或心率，以及动脉血氧饱和度。检查准备需医务人员进行（如电极安置和仪器调试、定标）；无人员始终监视。

Ⅳ级单或双生物指标持续记录：仅持续记录一项或两项生理指标。无人员监视。

Ⅱ～Ⅳ级装置为便携式睡眠呼吸诊断装置。

表 7-3-4　多导睡眠监测的四级设备

指标	Ⅰ 级	Ⅱ 级	Ⅲ 级	Ⅳ 级
EEG	＋	＋	－	－
EOG	＋	＋	－	－
下颌 EMG	＋	＋	－	－
ECG	＋	＋	＋	－
呼吸气流	＋	＋	＋	－
呼吸努力	＋	＋	＋	－
脉搏氧饱和度	＋	＋	＋	＋
体位	＋	＋	＋	－
胫前肌 EMG	＋	＋	－	－
技术员值守干预	＋	－	－	－

注：EEG. 脑电图；EOG. 眼电图；EMG. 肌电图；ECG. 心电图。

第四节　家庭睡眠呼吸暂停监测

家庭睡眠呼吸暂停监测（home sleep apnea testing，HSAT）也称为家庭睡眠监测、便携监测（portable monitoring，PM）、睡眠中心外监测或中心外（out of center，OOC）监测，通常是指监测睡眠中呼吸气流、呼吸努力、氧饱和度、脉率/心率，方便移动至睡眠中心外评估睡眠呼吸暂停的技术。

1994 年 AASM 根据监测参数或导联数以及是否值守将 PSG 分为 4 级（表 7-3-4）。Ⅱ～Ⅳ级为 HSAT，临床最常用的为Ⅲ级监测，即Ⅲ级家庭睡眠呼吸暂停监测。

一、家庭睡眠呼吸暂停监测的优缺点

（一）优点

1. 易接近性　在睡眠监测室有限的地区，或是患者由于自身疾病因素，接受标准 PSG 监测存在障碍，可使用便携式设备，可以在患者家中、不具备睡眠呼吸检查条件的医院、疗养院等地方进行检查。对无法移动的患者还可以在病房等处进行检查。

2. 节省费用　省去了技术员的整夜值班监视、电极安置等，节省了费用。

3. 患者的易接受性　一些患者可能对睡眠监测室的陌生环境或是监测室的床具等存在焦虑的情绪，在家中使用家庭睡眠呼吸暂停监测仪进行检查可能更易于接受。

（二）缺点

1. 结果可靠性降低　可能因为仪器故障、电极脱落、电源问题、患者或家属的误操作等导致数据丢失，造成检查结果可靠性下降。

2. 诊断的局限性　Ⅱ 级监测设备因为没有技术员的整夜值班监视，可能出现伪迹，影响疾病的诊断；Ⅲ、Ⅴ 级监测仅限于 OSA 的诊断。

3. 安全性　使用家庭便携式设备在患者家中进行检查可能存在一系列安全问题，如患者出现心、肺功能异常，以及仪器用电安全及消毒灭菌等问题。

二、技术要求和数据规范及应用

（一）基本要求

1. 通过国家药品监督管理局注册。
2. 每一组件具有独立标识。
3. 能够记录脉搏氧饱和度和脉率/心率。
4. 在回顾、人工或自动判读后修改编辑时能够显示原始数据。
5. 以监测时间（monitoring time，MT）计算的呼吸事件指数（respiratory event index，REI）替代由 PSG 确定的 AHI。

（二）传感器技术规范

HSAT 传感器应与 PSG 传感器的技术参数一致。

1. 推荐以口鼻气流温度传感器、鼻压力传感器、呼吸感应体积描记术（respiratory inductance plethysmography，RIP）气流确定呼吸事件。至少需要一个气流传感器，理想的是同时应用口鼻温度和鼻压力传感器。

2. 推荐应用胸腹两条呼吸测量带监测呼吸努力，也可接受一条胸或腹呼吸测量带。

3. 应用脉搏氧饱和度仪监测氧饱和度。

（三）监测前评估

必须在睡眠医师指导下，在全面睡眠评估的基础上应用 HSAT。回顾患者病史，排除患者可能存在降低 HSAT 准确性的合并症，包括严重肺部疾病、神经肌肉病和充血性心力衰竭（congestive heart failure，CHF），因为此类患者可能存在肺泡低通气而不是散的的呼吸事件或陈-施呼吸。评估医师为患者选择最适宜的 HSAT，能够预估 HSAT 的结果，监督指导 HSAT 的实施并解释出现误差的原因。

（四）适应证

1. 诊断　高度怀疑为中、重度 OSA 的患者，或者因行动不便、安全问题、严重疾病而无法在睡眠实验室进行 PSG 的 OSA 患者可选择 HSAT 进行诊断。

2. 复查 曾经 PSG 确诊而未治疗的 OSA 患者,打鼾、呼吸暂停或白天嗜睡症状加重可行 HSAT 复查。

3. 术前评估 OSA 或鼾症的术前评估。

4. 随访 口腔矫治器、上气道手术或减重治疗后 OSA 患者的定期随访。

(五)非适应证

1. 诊断 不推荐合并其他严重疾病(中、重度肺部疾病,以及神经肌肉疾病与 CHF 等)或怀疑合并其他睡眠疾病(PLMD、失眠、异态睡眠、昼夜节律障碍与发作性睡病)的 OSA 患者应用 HSAT 进行诊断。

2. 确诊 不建议预先评估为轻度 OSA 或只存在单一症状的患者应用 HSAT 确诊。肥胖低通气综合征、清醒时血氧饱和度降低或二氧化碳分压增高、长期或大量服用毒麻药与长期氧疗的患者不能应用 HSAT 确诊。

3. 筛查 不建议在无症状人群中应用 HSAT 筛查 OSA。

三、结 果 判 读

根据最新版《AASM 睡眠及其相关事件判读手册》判读呼吸事件,判读标准与 PSG 判读标准一致。不能依赖自动判读,必须人工复核修正。

(一)生成步骤

1. 核对医嘱,复习病历,确认监测类型。
2. 检测 HSAT,查看电池电量,必要时添加扩展导联。
3. 向患者说明应用方法与注意事项,指导填写夜间情况观察表。
4. 示范或为患者佩戴传感器。
5. 设置自动或手动开关。示范或开启 HSAT 并开始记录。
6. 监测至次晨记录结束,摘除传感器。患者填写夜间情况观察表,将 HSAT 送回睡眠实验室。
7. 丢弃使用过的一次性物品,清洁、消毒可重复使用的传感器。
8. 下载、判读并修改数据,出具报告。

(二)报告内容

通常 HSAT 不记录睡眠数据,仅报告呼吸事件,至少但不局限于以下参数。

1. 个人信息 姓名、性别、年龄、出生日期、ID 号、身高、体重、BMI、主诉或疾病与近期用药等。

2. 监测信息 监测日期、报告编号、申请医师、分析技师与报告医师。

3. 记录参数与事件

(1)记录开始时间(h: min)。

(2)记录结束时间(h: min)。

(3)总记录时间(min)包括清醒与伪迹时间。

(4)MT 是用于计算呼吸事件指数的时间。MT=总记录时间−伪迹时间−清醒时间。伪迹时间可通过体动记录仪、体位传感器、呼吸波形或患者记录来确定。

(5)心率包括平均心率、最快心率和最慢心率。

(6)呼吸事件次数包括阻塞性、中枢性、混合性呼吸暂停和低通气次数。

(7)REI。根据 MT 计算 REI,REI=呼吸事件次数×60/MT(min)。

（8）氧饱和度，至少报告下列 3 个参数之一。①氧饱和度降低≥3%指数（oxygen desaturation index，ODI）=氧饱和度降低≥3%次数×60/MT（min）；②氧饱和度平均值、最大值和最小值；③氧饱和度≤88%或其他阈值时间的百分比。

4. 小结

（1）监测/报告日期。

（2）监测的技术缺陷或局限性。

（3）说明报告 REI/AHI。

（4）监测结果是否支持 OSA 的诊断，并报告严重程度。如果未能诊断，建议行实验室 PSG。

（5）医师签名盖章。

（6）提出管理治疗建议。

总之，应在掌握 PSG 的基础上、在具有睡眠医学实践经验的医师指导下应用 HSAT。须了解所使用 HSAT 的局限性，密切结合临床。

第五节　客观嗜睡监测

一、多次小睡睡眠潜伏时间试验

多次小睡睡眠潜伏时间试验（MSLT）是经 PSG 记录和分析入睡倾向和出现睡眠起始快速眼动（sleep onset rapid eye movement period，SOREMP）可能性的检查，是临床和科研中常用评价嗜睡程度的客观方法。睡眠潜伏时间是从关灯至任何第 1 帧睡眠期出现的时间。如果关灯后 20min 未出现睡眠则试验终止（最长睡眠潜伏时间是 20min）；如果出现睡眠则 MSLT 持续时钟时间（clock time）15min 结束。如果在这个时间段内出现 REM 睡眠，称为出现 SOREMP。支持发作性睡病诊断的 MSLT 标准是 MSL≤8min 和出现 2 次或 2 次以上 SOREMP。许多因素可能改变 MSLT 的结果，所以必须充分结合临床进行判断，以避免解读错误。AASM 分别于 1986 年和 1992 年制定并发表了 MSLT 的使用指南，2004 年再次对指南进行了更新。

（一）适应证

1. MSLT　用于确诊发作性睡病、特发性嗜睡症，其他中枢嗜睡性疾病的鉴别诊断也可进行 MSLT。

2. 重复指征　包括前次 MSLT 受外界因素或异常情况影响或不具备合适的试验条件；结果不确定或无法解释；临床疑诊发作性睡病，而先前的 MSLT 不能提供依据，可重复 MSLT。

（二）MSLT 的检测方法

1. 测试前准备　MSLT 检查前应填写 1 周的睡眠日记以评估睡眠时间、了解睡眠-觉醒规律；在检查前 2 周（或至少 5 倍于药物半衰期的时间）应停用兴奋药、兴奋类药物及 REM 睡眠抑制药，必要时，调整其他常规药物，使药物的镇静或兴奋作用降至最低，即进行检查的技术员接受过正规训练，以便迅速作出判断；检查条件标准化以获得有效数据，即检查期间睡眠监测室应保持黑暗、安静，温度以受试者感到舒适为宜。

2. 数据采集流程　MSLT 常规记录额部、中央和枕部脑电图（F4-M1、F3-M2；C4-M1、C3-M2；O2-M1、O1-M2）、左右眼动电图（E1-M2 和 E2-M2）、下颌肌电图和心电图。如同时使用 CPAP，还应记录 CPAP 气流、呼吸努力和氧饱和度。MSLT 记录的技术和数据规范、电极和传感器的安置同 PSG。

为了获得准确的试验结果，必须由熟练的睡眠技术人员按照标准方案来进行 MSLT。建议实施 5 次小睡的 MSLT 且应该由经验丰富的技术员进行操作，技术员必须能够实时正确地判读睡眠分期。MSLT 之前应进行 PSG，这主要是为了排除嗜睡的其他原因，如睡眠呼吸暂停，并证实 MSLT 前已有充足睡眠。为保证 MSLT 结果真实、准确，要求 PSG 监测期间应有足够的总睡眠时间，必须至少记录到 360min 的睡眠时间，MSLT 结果才可信赖。PSG 记录中 REM 睡眠百分比（占总睡眠时间的百分数）明显增高，提示可能出现 REM 反跳，这或许是近期停用 REM 睡眠抑制药物或之前睡眠剥夺的线索。MSLT 前 1~2 周的睡眠日志有助于了解前期睡眠情况，此前的睡眠剥夺可导致睡眠潜伏时间缩短。一些患者不仅在 PSG 监测当夜甚至在 MSLT 前数周就需要保证夜间睡眠时间超过 360min，以反映出常态 MSL。尿药检（urine drug screen）可以帮助验明影响 MSLT 结果的药物。每次小睡前 30min 禁止吸烟（表 7-5-1）。每次小睡前 15min 避免剧烈运动，停止所有刺激性活动。建议第 1 次小睡前至少 1h 进食清淡早餐，第 2 次小睡后立即进食少量午餐。通常 MSLT 时间安排为：早晨 6~7 时起床，早餐；第一次小睡在上午 9 时进行；第二次小睡在上午 11 时进行；午餐少量进食；第三次小睡在下午 1 时进行；第四次小睡在下午 3 时进行；第五次小睡在下午 5 时进行。

MSLT 方案：MSLT 由 5 次间隔 2h 的小睡试验组成。

（1）开始：前夜 PSG 结束后 1.5~3h 开始第一次小睡试验。后续每一次小睡试验的开始均与前一次小睡试验的开始间隔 2h。每次小睡前，应询问患者是否需要去卫生间。

（2）结束：一次小睡试验入睡，则记录持续至睡眠起始后时钟时间 15min 结束。一次小睡试验持续 20min 未入睡，此次小睡试验结束。2 次小睡之间，工作人员应监督受试者离开床以避免入睡。

（3）标准流程：标准技术流程（表 7-5-1）是 MSLT 质量的关键保证。

表 7-5-1　MSLT 标准流程

时间	事项	时间	事项
前 15d	停用兴奋药、催眠药和 REM 抑制药	前 10min	检查阻抗，固定电极
前 14d	记录睡眠日记或体动记录仪监测	前 5min	生物定标
前 1~2d	尿检药物筛查	前 1min	填写斯坦福嗜睡量表
前 1d	前夜 PSG	前 5s	发出睡眠指导语
当天	避免剧烈运动、摄入咖啡因和酒精及强光照射	0s	关灯
前 1h	进食清淡早餐	后 20~35min	开灯
每次小睡试验		后 21~36min	离床
前 30min	停止吸烟，结束刺激性活动包括阅读电子设备	后 22~37min	填写小睡后问卷
前 10min	更换睡衣，必要时去卫生间	第 2 次小睡试验后立即	进食适量午餐

注：REM. 快速眼动；PSG. 多导睡眠监测。

（4）定标口令：安静平卧静眼 30s，闭眼 30s；头部不动，眼睛右看、左看各 3 次，慢眨眼 5 次；咬紧或磨牙齿。

（5）睡眠指导语："安静躺下，采取舒适体位，闭上眼睛，尽量入睡。"下达指导语后关闭睡眠监测室的灯光。

3. 报告生成

（1）个人信息：姓名、性别、年龄、出生日期、ID 号、BMI。

（2）监测信息：监测日期、报告编号、申请医师、分析技师与报告医师。

（3）用药情况：MSLT 期间和之前 24h 所用的药物、近 2 周所用药物的调整。

（4）记录参数：每次小睡试验的开始时间、结束时间、总睡眠时间、睡眠潜伏时间、REM 潜伏时间。

（5）计算：5 次小睡试验的 MSL、SOREMP 次数、前夜 PSG 是否出现 SOREMP。

（6）特殊情况：任何不符合标准 MSLT 方案和流程的事件。

（三）结果评价

1. MSLT 观察指标

（1）每次小睡试验的睡眠潜伏时间：从关灯至第 1 帧任何睡眠期的时间。

（2）平均睡眠潜伏时间（mean sleep latency，MSL）：5 次小睡试验睡眠潜伏时间的平均值。

（3）快速眼动（REM）睡眠潜伏时间：从第 1 帧睡眠开始至第 1 帧 REM 睡眠的时间。

（4）SOREMP：入睡后时钟时间 15min 内出现 REM 睡眠。

2. 意义

（1）参考值：结合临床表现，MSL≤8min 和出现≥2 次 SOREMP 支持诊断发作性睡病，MSLT 结果阴性不能完全除外发作性睡病。MSL<8min 支持诊断特发性嗜睡症，通常 SOREMP<2 次。

（2）影响因素：MSLT 前 1 周睡眠不足将影响 MSLT 的睡眠潜伏时间；MSL 随年龄增加而延长；倒班工作和睡眠时相延迟者的 MSL 受到睡眠-觉醒节律的影响，解读可能存在困难；兴奋药或镇静药影响 MSL；检查之前的睡眠剥夺或睡眠片段化可能使 MSL 缩短。未治疗的 OSA、之前发生睡眠剥夺、昼夜节律时相延迟或突然停用 REM 睡眠抑制药物将出现 REM 反跳和 SOREMP。

二、清醒维持试验

清醒维持试验（MWT）是经 PSG 记录、分析和评价特定时间内维持清醒能力的客观检查。实施步骤类似于 MSLT，最大的区别在于基于受试者的指令不同。MWT 所评价的信息与从 MSLT 中获得的信息不同。例如，一些患者在 MSLT 中睡眠潜伏期较短，而在 MWT 中睡眠潜伏时间正常。2001 年 AASM 发表了 MWT 的指南。

（一）适应证

MWT 用于维持清醒能力对公共或个人安全构成威胁的人群，如飞行员、驾驶员和操作员等，还可用于评价过度嗜睡受试者对治疗的反应。在科学研究中，MWT 通常用于验证促醒药物的疗效。

（二）MWT 的检测方法

1. 测试前准备　与 MSLT 基本相同，包括检查前填写 1 周的睡眠日记以评估睡眠时间；理想情况下，在检查前 2 周停用兴奋药、兴奋类药物及 REM 睡眠抑制药；进行检查的技术员接受过正规训练，以便迅速作出判断；检查条件标准化以获得有效数据。睡眠监测室条件：光源应置于受试者头部后方，使光线在其视野之外，角膜水平的光照度为 0.10～0.13lux；室内温度以患者感到舒适为宜；受试者需坐在床上，背部和头部可倚靠着床头（软枕），以避免颈部屈伸不适。

2. 数据采集流程　采集记录蒙太奇同 MSLT。

建议使用每次 40min 的试验方案，标准程序为每次试验包含 4 次试验。注意：睡眠潜伏时间定义为从关灯至任何睡眠期开始的时间。之前是否进行 PSG 由临床医师决定。与 MSLT 不同的是，MWT 期间患者应坐在床上（头和肩部可舒适地倚靠着），关灯之前指导语为："请安静坐着，尽可能保持清醒。直视前方，不要注视灯光。"其间必须监督受试者，不能采取非常规措施（如拍打或活动）来维持清醒。

MWT 方案由 4 次间隔 2h 的 40min 小试验组成。

（1）开始：通常醒后 1.5～3h 开始第一次小试验。每次小睡前，应询问患者是否需要去卫生间。

（2）体位：受试者采取舒适体位坐在床上，背和头可倚靠床头和软枕。

（3）结束：如果 40min 内未入睡，或者出现明确睡眠则小试验结束。明确睡眠定义为连续 3 帧 N1 期睡眠或任何 1 帧其他期睡眠。

（4）定标口令：安静平卧睁眼 30s，闭眼 30s；头部不动，眼睛右看、左看各 3 次，慢眨眼 5 次；咬紧或磨牙齿。

（5）睡眠指导语："请安静坐着，尽可能保持清醒。直视前方，不要注视灯光。"不允许患者使用非常规措施，如唱歌或拍打面颊来维持清醒。

3. 报告生成

（1）个人信息：姓名、性别、年龄、出生日期、ID 号、体重指数。

（2）监测信息：监测日期、报告编号、申请医师、分析技师与报告医师。

（3）用药情况：MWT 期间和之前 24h 所用药物、近 2 周所用药物的调整。

（4）记录参数：每次小睡试验开始时间、结束时间、总睡眠时间、睡眠潜伏时间。

（5）计算：4 次小睡试验的 MSL。

（6）特殊情况：任何不符合标准 MWT 方案和流程的事件。

（三）结果评价

1. MWT 观察指标

（1）明确睡眠：连续 3 帧 N1 期或任何 1 帧其他睡眠期。

（2）每次小试验的睡眠潜伏时间：从关灯至第 1 帧任何睡眠期的时间，如果 40min 仍未入睡，睡眠潜伏时间为 40min。

（3）平均睡眠潜伏时间（MSL）：4 次小试验睡眠潜伏时间的平均值。

2. 意义

（1）MSL≥40min 为正常；MSL<8min 为异常。

（2）MWT 正常并不一定能够保证不出现嗜睡。

（3）MWT 的 MSL 随着年龄的增加而延长。

3. MSLT 和 MWT 的比较　MSLT 方案和 MWT 方案之间的差别见表 7-5-2。

表 7-5-2　MSLT 方案和 MWT 方案比较

观察指标	MSLT	MWT
小睡/试验	5 次	4 次
小睡/试验时间	①间隔 2h；②PSG 结束后 1.5～3h 开始	①间隔 2h；②醒后 1.5～3h 开始
前夜 PSG	需要	如果存在临床指征
姿势	任意，仰卧、侧卧	坐于床上，头部可倚靠
试验结束	①监测开始后 20min 内未出现睡眠；②第 1 个睡眠帧后 15min（"时钟时间"）	①监测开始后 40min 内未出现睡眠；②第 1 帧明确睡眠后（连续 3 帧 N1 期睡眠或任何 1 帧其他期睡眠）
睡眠潜伏时间	第 1 帧睡眠	第 1 帧睡眠（在 30s 一帧中，第 1 个合计睡眠时间超过 15s 的那一帧）
REM 期	监测睡眠开始后时钟时间 15min 以发现 SOREMP	N/A　报告中详细说明所有睡眠期

三、精神行为警觉测验

精神行为警觉测验（psychomotor vigilance test，PVT）是一种用来评估受试者注意力、唤醒水平和警觉性的行为测试。

（一）概述

PVT 在 1985 年首次被提出，并用来测量行为警觉性。PVT 对睡眠紊乱敏感，被认为是评估疲劳状态和认知功能损害的重要客观指标。PVT 具有操作简便、处理试验数据快速、对睡眠-觉醒节律紊乱敏感度高等优点，是目前应用较为广泛的神经行为测试，尤其是在研究睡眠和昼夜节律变化领域。

（二）适应证

评估嗜睡程度；协助睡眠和觉醒障碍的临床判断。

（三）检查方法

PVT 测试全程在电脑屏幕上进行，操作简单，总测试时间为 7～10min。电脑屏幕每次会出现一个白色圆点，持续出现 50ms，总共出现 100 次，白色圆点出现的间隔时间为 3～7s，测试期间要求受试者看到白色圆点后以最快的速度按下指定按键，以此测试受试者的反应时间。其中，测试中的反应时间（reaction time，RT）、反应速度（reaction rate）、遗漏率（rate of lapses）可作为评价指标。

（四）结果评价

PVT 作为衡量睡眠剥夺后个体警觉性评估的常用工具。大量研究结果证明，睡眠剥夺后 PVT 显示反应时间延长、反应速度下降、遗漏率的增加。Deurveilher 等对小鼠的睡眠剥夺研究发现，睡眠剥夺后小鼠的警觉性注意显著下降，并且在警觉性注意损伤上有显著的个体差异。

OSA 患者日间持续性注意力的下降、困倦、疲劳程度与警觉性水平呈负相关。Batool 和 Kales 等的研究发现，OSA 患者的 ESS 嗜睡分数越高，则 PVT 的成绩越差，包括反应时间显著增加和遗漏率升高。

（五）注意事项

PVT 结果可受到内稳态、昼夜节律、年龄、午睡与否、光线和咖啡因、药物等的影响，建议测试前记录 1 周或 2 周的睡眠日记，测试前进行基本信息记录，以便于更好地评估测试结果。

四、瞳孔嗜睡测试

（一）概述

人类高度警觉时瞳孔直径稳定，困倦思睡时瞳孔直径有波动，这种瞳孔振荡波振幅可达数毫米，频率在 0.5Hz 以内，在瞳孔图上称为嗜睡波。瞳孔振荡是人类白天嗜睡的一种生理现象，瞳孔直径与睡意成反比。

瞳孔嗜睡测试（pupillographic sleepiness test，PST）作为一种简单、非侵入性的检查技术，可以客观评估嗜睡程度。已在多个研究中表明，瞳孔变化与嗜睡高度相关，如发作性睡病、特发性嗜睡症、OSA 和不良睡眠卫生习惯导致的嗜睡。1969 年美国学者 Yoss RE 就通过瞳孔描记法客观评估了发作性睡病患者的嗜睡症状。

（二）PST 的相对禁忌证

PST 虽然操作简便，适用于大部分人群嗜睡程度的评估，但由于其检查的特殊性，若存在以下一项或多项情况时，需慎重考虑是否进行该测试。

1. 患有眼科疾病，如眼外伤史、眼科手术史、角膜病变、白内障、色盲、色弱、视网膜疾病等，或有特殊眼药使用（如影响瞳孔大小和运动的眼药）。

2. 患有影响瞳孔收缩、视神经、视网膜或脉络膜的全身性疾病（如糖尿病、难治性动脉高血压、恶性肿瘤等）。

3. 双眼或单眼近视度数>600 度，矫正后最佳视力<0.8 者。

（三）检查方法

PST 监测室应足够黑暗、安静，受试者进入监测室后，应进行暗室适应，时间推荐为 5～30min。在黑暗和安静条件下通过专业瞳孔检测仪器记录受试者 11min 的自发瞳孔振荡，受试者应选取坐位，头部和下巴放在仪器指定位置，双眼注视着红色 LED 灯。该测试标准化指令如下。

"这次测试将持续 11min。在测试期间，房间内将是黑暗和安静的。在测试完成之前，我们不会与您交谈。"

"请朝红灯的方向看。您不需要专注于它。请不要做心算或试图解决您心中的问题。放松，直视前方。我们将立即设置测量，并告诉您何时开始。"

整个记录被绘制在由 2048 个数据点组成的 82s 的 8 个时间段中。平均瞳孔直径（mm）、瞳孔不稳定指数（pupillary unrest index，PUI，mm/min）作为主要的参考指标，用来评价嗜睡程度。PUI 值越大，表示嗜睡更严重。

另有研究指出，PST 目前暂无固定的检查流程，检查人员可根据环境、设备等条件选择适宜的检查方法和评估指标。

（四）结果评价

PST 由于其操作简便，可在同一环境下多次、重复检测，因此能最大化减少观察者带来的变异性。既往有研究表明，嗜睡患者的瞳孔直径变化与其睡眠剥夺、昼夜节律和脑电参数存在相关性。20 世纪 90 年代已有学者将瞳孔直径及其变化指标与当前临床标准的客观嗜睡评估方法进行比较，其结果表明瞳孔变异性与 MLST 的睡眠潜伏期呈显著相关，且与警觉性检查测试呈相似相关的模式。

此外，由于 PST 在非实验室环境下持续时间短、操作简便，因此适用于日常生活中出现的嗜睡或困倦评估。Wilhelm 等采用 PST 监测夜班医师白天的 PUI 值，发现医师在夜班后的 PUI 值明显高于正常夜间（在家中规律睡眠）后的值，因此客观上表明夜班后医师白天嗜睡程度增加。夜间睡眠时间越短，PUI 值越高，嗜睡越明显。

PST 由于缺乏标准数据和可靠的衡量标准，目前国内外研究均表明通过 PST 得出嗜睡程度的相关指标存在一定的限制，特别是在用来区分病理性嗜睡与生理性嗜睡时，如发作性睡病。因此在临床上若单一以 PST 结果作为评估嗜睡，证据是不充分的，在临床中可结合量表、MSLT、MWT 等多种评估方法对嗜睡进行综合评估。

五、静息态脑电

脑电图（EEG）是确定睡眠阶段的最常用方法，也可用来区分睡眠开始前的觉醒程度，即可通过评估静息 EEG 确定大脑觉醒水平。莱比锡计算机化警戒算法（VIGALL）是静息状态下评估大脑觉醒水平的常用工具，VIGALL 基于单个静息状态脑电图客观测量睡眠倾向，它对持续 15～20min 的静息状态 EEG 进行警觉性评价，以超稳定警觉性、适应警觉性、不稳定警觉性 3 种模式描述警觉性水平。

（一）脑电警觉分期

通过纳入脑电活动的频率组成和脑皮质分布的信息，每个 1s EEG 段都有相对应的警觉阶段。VIGALL 自动匹配 7 个 EEG 警觉阶段中的一个，不同警觉阶段分别对应于自发觉醒（阶段 0）、放松的清醒状态（阶段 A1、A2、A3）、困倦（阶段 B1、B2/3）和睡眠发作（阶段 C）。

0 阶段（自发觉醒/高度警觉）：无缓慢水平眼球运动，非同步、低振幅-非 α 波 EEG，或者注意力高度集中状态下。

A 阶段（放松的清醒状态，包括 A1、A2、A3 阶段）：EEG 中的 α 活动占主导地位，警惕性降低，α 活动略有减慢，并从枕部转移到更多的前部皮质（从阶段 A1 到 A3，向中央和额叶皮质区域的移位程度不同）。

B 阶段（困倦）：①B1 阶段（思睡状态），具有缓慢水平眼球运动的低振幅-非 α 波 EEG（脑电频率与 0 阶段相似）；②B2/3 阶段（昏睡状态），脑电以 θ/δ 波为主导，可出现顶尖波。

C 阶段（睡眠发作）：开始出现睡眠纺锤波或觉醒相关的 K 复合波。

（二）检查方法

其电极定位采用扩展的国际 10-20 脑电极安置系统，通过 25 个电极（Fp1/2、F3/4、Fz、F7/8、FC1/2、FC5/6、Cz、C3/4、T7/8、CP5/6、Pz、P3/4、P7/8、O1/2）记录脑电活动，通过 4 个电极记录水平及垂直眼球活动（EOG），心电图（ECG）由 2 个电极记录，参考共同平均值，采样频率 1000Hz，并使用 280Hz 的低通滤波器，阻抗保持在 10kΩ 以下。受试者在完成睡眠量表评估后，分别在上午 8 时、上午 10 时 30 分和下午 1 时，在监测室进行 EEG 记录。

待 EEG、EOG 和 ECG 电极连接完毕，阻抗达标，受试者以半躺的姿势躺下，光线变暗，操作者嘱受试者闭上眼睛，放松，不要与即将到来的睡意作对抗，并连续记录 20min 静息 EEG。20min 静息 EEG 记录完成后，受试者记录在此期间是否入睡（"我肯定没睡着""我可能没睡着""我可能睡着了""肯定睡着了"）。

（三）注意事项

1. 监测室环境　监测室应通风良好，温度稳定控制（22～24℃），避免光线过于明亮，以环境安静为宜。

2. 监测前准备　填写睡眠量表（如 SSS、ESS）评估目前清醒程度，记录前一晚的睡眠时间和质量（如有 PSG 结果最佳）。监测前尽可能避免发生对睡眠有影响的事件（如药物、睡眠剥夺、咖啡、尼古丁等），可记录 1 周或 2 周的睡眠日记予以评估。

3. 监测期间注意事项　即使受试者在记录过程中很快入睡，也不能被人为唤醒。

（四）结果评估

1. 主观 EDS 与大脑觉醒之间存在关联，白天思睡程度越高，EEG 警觉性（大脑觉醒指标）水平越低，下降幅度越大。此外，日间更容易入睡受试者的 EEG 警戒水平较低，下降幅度更大。在持续 15～20min 的闭眼休息条件下，大多数受试者表现出逐渐下降到较低的 EEG 警觉性阶段（适应性唤醒调节）。也有部分受试者在几秒钟内就出现警觉性快速下降（不稳定的唤醒调节），而其他受试者则稳定地保持在高度警觉的阶段（高度稳定的唤醒调节）。

2. 大脑觉醒水平（脑电警觉性）会受到影响睡眠个人和环境因素调节，如睡眠剥夺、影响警觉性的物质（如咖啡因、尼古丁、药物）、保持清醒或入睡的努力或动机，以及影响脑电警觉性的疾病（如脑外伤、代谢性疾病）。

（五）静息态脑电优势

1. 经济、时间成本比较　与 MLST 相比，VIGALL 操作简便，可提供与 MSLT 类似的清醒调节信息。相比之下，VIGALL 是一个经济的选择，可用于大型队列研究中对 EDS 的客观评估。

2. 敏感度和特异度　VIGALL 分类在识别平均睡眠潜伏期<6min 的受试者中，敏感度为 100%，特异度为 77%，具有高敏感度和特异度。

3. 结论可靠性　目前尚无明确的结论。有研究为 EEG 警觉性的 VIGALL 变量与主观日间困倦之间的关联提供了强有力的证据，ESS-VIGALL 关联的强度接近 ESS-MSLT 的测试结果。

第六节　睡眠节律的客观评估

一、暗光褪黑素释放试验

（一）概述

褪黑素（melatonin），又称褪黑激素、褪黑色素、松果体素，其化学名是 N-乙酰基-5-甲氧基色胺，属于吲哚胺类激素，主要由松果体合成和分泌。褪黑素的合成和分泌受到视交叉上核（suprachiasmatic nucleus，SCN）的调控，是反映机体昼夜节律状态的重要生物标志物。暗光环境下褪黑素的初始释放时间更是被认为是确定昼夜节律时相的金标准。机体褪黑素的合成和分泌具有明显的昼夜节律特征，并且容易受到光暴露的调控。夜间缺乏光照时，下丘脑室旁核（paraventricular hypothalamic nucleus，PVN）中的部分背侧小细胞神经元经神经环路可兴奋松果体，进而促进后者分泌褪黑素。白天时光照增强，光信号通过视网膜下丘脑束传导至 SCN，并向松果体发出抑制性信号，进而减少褪黑素的合成和分泌，最终引起很低的日间褪黑素水平。

暗光褪黑素释放试验（dim-light melatonin onset，DLMO）是重要的时间生物学监测技术（chronobiologic monitoring technique）之一。目前认为，褪黑素主要通过促进睡眠和调控昼夜节律两个途径来调控睡眠-觉醒周期。从人类睡眠-觉醒周期的角度来说，通常在夜晚开始后不久褪黑素的分泌就会逐步增加，入睡时间前 2～3h 的时候，开始快速分泌褪黑素，并且其分泌速度越来越快，在午夜达到高峰；在夜间的后半段，褪黑素分泌水平逐渐下降，日间的褪黑素保持在较低水平。通常睡眠状态下的褪黑素水平较高，而清醒状态下的褪黑素水平较低。因此，通过评估褪黑素的分泌模式，特别是测定其夜间的初始释放时间，对睡眠-觉醒昼夜节律时相的评估具有十分重要的临床意义。根据 ICSD-3-TR，DLMO 是评估睡眠-觉醒昼夜节律时相和明确多种昼夜节律相关睡眠障碍的重要方法。

（二）适应证

1. DLMO 可测定出暗光褪黑素初始释放时间，后者是确定昼夜节律时相的金标准。因此，暗光褪黑素释放试验可被用于 DSPD、睡眠-觉醒时相提前障碍（advanced sleep-wake phase disorder，ASPD）和非 24h 昼夜节律相关睡眠障碍（non-24-hour sleep-wake rhythm disorder，N24SWD）等昼夜节律相关睡眠障碍的辅助诊断。

2. 用于对不良睡眠卫生、失眠障碍、特发性嗜睡症和 OSA 等非昼夜节律源性睡眠障碍的鉴别诊断。

3. 用于昼夜节律相关睡眠障碍的临床治疗疗效评估，如用于评估褪黑素治疗和光治疗调节昼夜节律时相的临床疗效。

（三）评估方法

DLMO 是评估在暗光环境下人体褪黑素分泌水平随时间动态变化的试验方法，其主要目的是测量暗光褪黑素初始释放时间。本试验通常是在暗光条件下进行多次人体的唾液或血液样本采样，然后测定样本中的褪黑素浓度，通过与阈值浓度比较，来确定褪黑素的初始释放时间。临床实践过程中，重复采血的方式可行性差，且可能对患者带来身体上的伤害（如疼痛等），因此，重复采集唾液样本的方式更适合临床使用。本节主要介绍通过测量唾液褪黑素水平的方法进行暗光褪黑素释放试验。

通常于患者习惯性入睡时间前 6h 开始多次采集唾液样本，采样的间隔时间为 30min 或 1h，直至患者习惯性入睡时间后 2h。在整个 DLMO 唾液样本采样期间，要求患者始终保持安静且处于暗光环境（<30lux）中，特别要注意严格规避患者使用各种电子发光产品的情况。此外，在样本采

样期间，要对患者的坐姿、饮食和身体活动等进行限制。如果患者家中条件能够满足上述唾液样本采集的要求，则可在患者家中完成唾液样本收集过程。

DLMO 唾液样本采集流程和注意事项如下。

1. 在进行 DLMO 唾液样本采集前，患者须填写 7d 的睡眠日记，以测量出患者日常的睡眠-觉醒模式。7d 睡眠日记主要用以评估患者的习惯性睡眠开始时间，对于设定唾液样本采集的时间节点具有十分重要的参考价值。

2. 唾液样本采集的前 3d，患者应尽量不摄入含有咖啡因的食物/饮料、巧克力、酒精性饮料、茶、香蕉和菠萝等热带水果，以及非甾体抗炎药。

3. 唾液样本采集当天，从患者的习惯性睡眠开始时间前 7h 开始进入暗光环境，要保证患者在任何视线方向上的光照强度均小于 30lux，持续至习惯性睡眠开始时间后 2h 停止。例如，通过 7d 睡眠日记计算出某患者的习惯性睡眠时间是晚上 11 时，则该患者应于下午 4 时开始进入布置好的暗光环境，直到次日凌晨 1 时结束。唾液样本采集期间，要求患者保持清醒并安静地坐着，禁止其使用任何电子发光产品，且患者尽量不摄入含有人工色素添加剂的饮料或食物。

4. 从患者的习惯性睡眠开始时间前 6h 开始，以 30~60min 的时间间隔收集唾液样本，持续至习惯性睡眠开始时间后的 2h 停止。通常采用被动流口水法留取唾液样本，患者首先将至少 1ml 的唾液汇集于口腔中，然后通过吸管使唾液流入样本采集管中。样本采集前 10min 内，患者不允许饮食或饮水；食用零食或饮料后需要求其及时用清水漱口腔。DLMO 唾液样本采集流程见图 7-6-1。

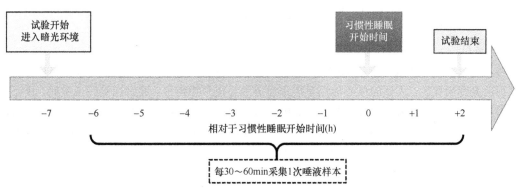

图 7-6-1　暗光褪黑素释放试验唾液样本采集流程

（四）结果判读

DLMO 中，最重要的是判定暗光褪黑素初始释放时间。通常采用绝对值法和标准差法这两种方法来确定褪黑素水平上升超过预先确定阈值的时间，进而明确暗光褪黑素初始释放时间。

1. 绝对值法　当唾液中褪黑素浓度达到 3.0pg/ml 的阈值水平（或血液中达 10pg/ml），且接下来 3 个样本的褪黑素浓度均不低于此阈值，则第 1 个达到阈值浓度水平的样本所对应的采集时间即暗光褪黑素初始释放时间。绝对值法常用于青少年或者成人患者。例如，一名患者 21：00 的唾液褪黑素浓度为 7.4pg/ml，超过 3.0pg/ml 这一阈值浓度，并且接下来的 3 个唾液样本中褪黑素浓度均不低于此阈值浓度，因此，该患者的暗光褪黑素初始释放时间是 21：00（图 7-6-2）。

2. 标准差法　取 3~5 个日间低水平褪黑素浓度的均值并加上其 2 倍的标准差，作为阈值浓度，褪黑素浓度达到该阈值水平的时间即为暗光褪黑素初始释放时间。标准差法常用于老年患者。

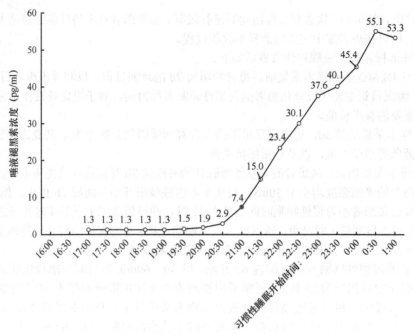

图 7-6-2　一名患者在暗光褪黑素释放试验中的唾液褪黑素浓度

二、核心体温监测技术

（一）概述

核心体温指人体内部核心的温度，以口腔、鼓膜、鼻咽、食管、肺动脉、直肠和膀胱等身体部位测得的温度为代表。人体的核心体温呈现出显著的昼夜节律特征。通常在傍晚或夜间，核心体温达到最高值，人核心体温变化曲线的下降点可视为睡眠的起点，睡眠结束时间则可认为出现在最低核心体温（minimum of core body temperature，CBTmin）后 2h。在自然清醒前（指没有闹钟或其他噪声吵醒的情况下）2h（通常为凌晨 4~5 时）则达到最低点，即 CBTmin（图 7-6-3）。CBTmin测量是昼夜节律时相的重要生物学监测技术，对于昼夜节律相关睡眠障碍的诊断、鉴别诊断和干预治疗等具有重要意义。

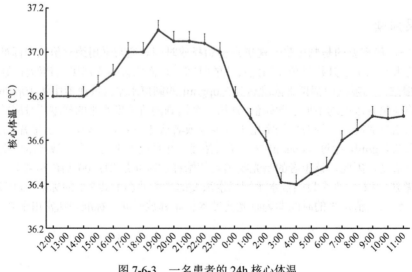

图 7-6-3　一名患者的 24h 核心体温

核心体温与褪黑素分泌模式也有密切关系。一方面，褪黑素的分泌可调控人体昼夜节律进而影响核心体温的昼夜节律变化。此外，有研究发现褪黑素可引起人体全身皮下血管扩张并增加血流量，进而加快人体热量的散失，最终导致体温下降。另一方面，人体核心体温的下降通常也伴随着血液中褪黑素浓度的升高，CBTmin 出现的时间通常发生在暗光褪黑素初始释放时间后 7h，因此，可通过暗光褪黑素初始释放时间来估算 CBTmin 出现时间。目前认为，测量 CBTmin 的出现时间对于指导应用光照调控睡眠-觉醒时相具有重要的意义，在 CBTmin 之前进行光照可使患者的睡眠-觉醒时相后移，而在 CBTmin 之后进行光照可使患者的睡眠-觉醒时相前移。然而，目前 CBTmin 出现时间客观测量方法的操作过程复杂且价格昂贵，限制了其被广泛应用于临床实践。

（二）适应证

1. DSPD、ASPD 和 N24SWD 等昼夜节律相关睡眠障碍的辅助诊断。
2. 非昼夜节律源性睡眠障碍的鉴别诊断。
3. 用于昼夜节律相关睡眠障碍临床治疗方案的选择和疗效评估。

（三）评估方法

传统 CBTmin 出现时间以直肠温度测量为准。如果患者近期保持了比较稳定的睡眠-觉醒作息时间，则可通过详细询问患者病史或连续 7d 睡眠日记来准确地评估 CBTmin 出现时间。由于直肠温度测定法为侵入性检查，且需要将温度传感器长时间留置于直肠，因而尚未被广泛应用于临床实践。有研究表明，通过体表温度的连续测定也可以测定出体表体温同样具有昼夜节律特征，并且体表温度昼夜节律与睡眠有密切关联。此外，有研究通过胶囊式核心体温探测器测定了肠道处的核心体温，但目前仍尚未被广泛应用于临床实践。因此，本节主要介绍如何通过详细询问患者病史和 7d 睡眠日记来估计 CBTmin 出现时间。需要注意的是，如果患者有作息不规律（如倒班等）和物质滥用的情况，则较难通过病史和 7d 睡眠日记来测量其 CBTmin 出现时间。

通过临床访谈或者自评问卷的方式评估患者睡眠相关临床情况，以评估患者的习惯性清醒时间，或者通过患者记录的连续 7d 睡眠日记，以该主观睡眠数据来评估昼夜节律时相变化情况。7d 睡眠日记要详细记录患者的就寝时间、睡眠开始时间、醒来时间和起床时间等相关睡眠-觉醒作息时间。此外，需要注意的是，7d 睡眠日记主要用于评估其日常作息，应尽量避开非惯常活动期（如假期、临时轮班和跨区旅行等情况）记录睡眠日记。

（四）结果判读

通过详细的病史资料或者连续 7d 睡眠日记的信息，可评估出患者的习惯性清醒时间，而 CBTmin 出现时间应为患者习惯性清醒时间前 2h。例如，某患者通常在早上 7:30 左右醒来，则可推算 CBTmin 出现时间在早上 5:30 左右。需要特别注意的是，可能大部分患者在工作日和周末的习惯性清醒时间有差异，通常周末的清醒时间可能相对于工作日延迟数小时，这种情况下应当根据患者的自然清醒时间估算 CBTmin 出现时间。例如，一位患者通常在夜间 11 时入睡，工作日时通过设置闹钟在早上 7 时左右清醒，而到了周末大概在上午 10 时自然清醒，则估计该患者的 CBTmin 出现时间应为上午 8 时。

三、体动监测技术

（一）概述

体动监测（actigraphy）技术是指通过体动记录仪（actigraphy）长时程记录身体活动，用以客观评估睡眠-觉醒模式、昼夜节律以及躯体活动度的技术。加速度计（accelerometer）是体动记录仪（又称"活动测量传感器"）的核心组成部分，可通过测定肢体加速度来反映躯体的活动程度。加速度计主要分为单轴和多轴两种类型，其中多轴加速度计能够捕捉到更多方向上的躯体活动。体动监测技术具有无创、便携、客观、长时程测量和不干扰日常活动等优点，已被广泛应用于临床实践和研究领域。

（二）适应证

1. 测定昼夜节律时相，用于 DSPD、ASPD 和 N24SWD 等多种昼夜节律相关睡眠障碍的辅助诊断。
2. 非昼夜节律源性睡眠障碍的鉴别诊断，如失眠障碍等。
3. 用于昼夜节律相关睡眠障碍临床治疗方案选择和疗效评估。

（三）评估方法

1. 目标人群　一般来讲，体动监测技术适用于多种人群，但对于卒中患者等肢体活动受限者睡眠-觉醒测定的准确性差。

2. 测定时长和时间　为了使所获取的体动数据更能代表患者的日常作息模式，通常嘱患者连续 24h 佩戴体动记录仪，持续至少 7d，包括工作日和休息日。此外，嘱患者不应有意地改变自己的作息模式，并且应避开非日常活动习惯时期（如跨时区旅行、春节假期等）进行体动监测。

3. 佩戴部位　根据不同的测定目的，通过诸如腕带等固定装置，将加速度计固定于手腕、足踝、躯干等不同部位。其中，非利手侧手腕是最常见的体动记录仪佩戴部位。

4. 其他常见佩戴事项　体动监测期间，患者同步填写睡眠日记，将有助于提供更多的参考信息，提高对于睡眠-觉醒测定的准确性；应嘱患者尽可能减少非佩戴时间。

5. 睡眠-觉醒参数　目前大部分体动记录仪设备均配备有数据分析软件或者开源的数据包，并且能够提供数据的清洗、分析和可视化等功能。

（四）结果判读

通过睡眠-觉醒测定算法（如持续不活动至少 10min 则被定义为睡眠状态，否则为觉醒状态），可以计算出体动记录仪测量的睡眠-觉醒模式相关参数，如睡眠时长、睡眠效率和入睡潜伏期等。需要特别注意的是，对于不同目标人群，所采用的睡眠-觉醒测定算法中的活动量阈值和时间阈值可能有所差异。

体动记录仪的可视化结果提供了更丰富和直观的睡眠-觉醒模式信息。例如，图 7-6-4 展示了一名 70 岁男性的 7d 体动记录仪数据可视化结果。此患者习惯性于夜晚 11～12 时入睡，于早上约 7 时醒来，夜间睡眠时长约 7.5h，入睡后睡眠-觉醒次数和时间均很少，并且日间有约 1.5h 的小睡，整体睡眠质量、时相和规律性均良好。

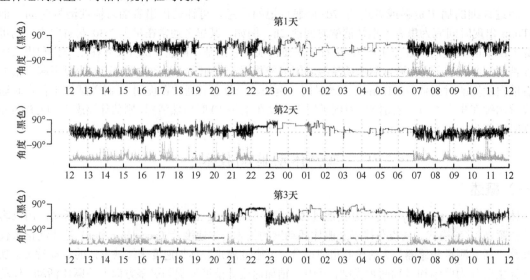

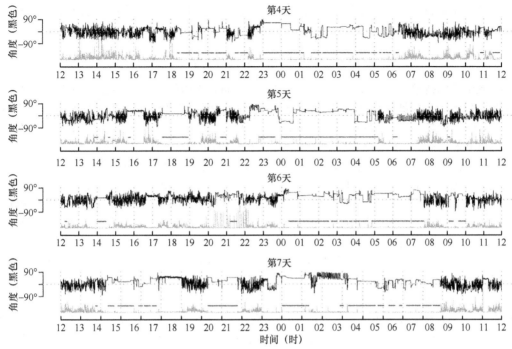

图 7-6-4 一名社区老年人的 7d 体动记录仪数据可视化结果

黑色线的高低程度代表了角度的大小，角度是指加速度计方向轴与重力方向的夹角。快速上下振荡的黑色线代表了患者当时的活动加速度较大，即躯体活动程度较高；而较平直的黑色线表示角度单位时间的变化小，即当时的加速度小，代表了患者当时的躯体活动程度较低。灰色线代表活动程度，是通过单位时间的角度变化量换算而来，灰色线的数值越高，代表了患者当时的活动程度越高

除了上述睡眠时长、睡眠效率和入睡潜伏期等传统的睡眠-觉醒指标外，还可通过扩展余弦模型、非参数模型等技术来分析体动记录仪数据，获取休息-活动昼夜节律（circadian rest-activity rhythm，CRAR）相关参数，例如振荡中值（mesor）、振幅（amplitude）、日间稳定性（interdaily stability）和昼夜变异性（intradaily variability）等指标。休息-活动昼夜节律的测定目前主要应用于研究领域，尚未被广泛应用于临床实践。

第七节 展 望

一、睡眠障碍评估问卷和量表

未来睡眠、睡眠-觉醒障碍问卷和量表的研究及应用需关注与疾病诊断的一致性，将诊断作为金标准对问卷和量表进行验证是可行的途径；同时应重视对功能结局和生活质量的评估，治疗疾病是临床医师重要的职责所在，但是患者的康复结果是影响他们正常生活的重要指标。

问卷和量表的研发应注重科学性的指标，如内部一致性、重测信度、结构效度、内容效度、校标效度、区分效度、聚合效度、分歧效度等。诊断性量表的研究应关注敏感度与特异度、受试者工作特征（receiver operating characteristic，ROC）曲线分析等指标。问卷和量表评估随时间变化的能力也非常重要，尤其应重视研发监测治疗有效性的量表。

应加强中国睡眠、睡眠-觉醒障碍问卷和量表的研发，目前多数睡眠医学应用的量表为国外研发，中国进行了引入的研究，尤其是应用和应用研究发展迅速：临床实践和科研应用、评估软件研发、与人工智能结合的多系统开发等，都为量表的发展提供了不同的方向。随着对睡眠医学的深入探索、人工智能的快速迭代，睡眠与睡眠-觉醒障碍的问卷和量表也会随之快速发展，睡眠与睡眠-觉醒障碍问卷和量表的发展也反映了科技发展过程中对人们心理、大脑复杂性的重视，

也更加尊重人的心理发育与认知发展过程,研发相关的问卷和量表也是中国睡眠医学工作者重要的发展方向。

二、多导睡眠监测

多导睡眠监测技术作为睡眠医学发展的基石,对于睡眠疾病的诊断、疗效的客观评估以及睡眠医学的深入研究具有重要价值。随着生物医学工程技术、数字信号处理技术以及新材料技术的不断发展,多导睡眠监测技术不断向准确化、精细化、便携化、舒适化的方向迈进,以期使患者不断接近自然睡眠状态的同时,保证各项生理参数的准确性和灵敏度。

PSG 作为睡眠疾病诊断和评估的主要客观依据,在设备和技术不断更新的同时,相关专业技术人员的能力提升也是不可或缺的。尽管人工智能和机器学习的发展可以使睡眠相关事件判读的准确性不断提高,但是这些都是在保证良好记录的前提下才得以实现的;而对于记录中伪迹的识别和处理,以及相关特殊疾病生理信号改变的判读,也离不开专业技术人员对于多导睡眠监测技术原理及相关疾病状态生理参数变化的深入理解和判断。所以,基于多导睡眠监测技术的规范化培训也是必不可少的,一方面可以使国内睡眠相关技术人员学习更多关于该项技术的理论知识,对于多导睡眠监测技术有更加深入的了解,另一方面也可以提高全国各睡眠中心多导睡眠监测记录质量和判读的一致性,有助于促进中国睡眠医学事业的发展和进步。

除此之外,多导睡眠监测技术作为可以直接观测人类大脑睡眠-觉醒状态改变的窗口,其借助于定量数字信号分析技术,对于进一步深入研究大脑意识状态的改变、睡眠-觉醒机制的交替以及睡眠相关疾病的神经生物学基础提供了可能性。

三、家庭睡眠呼吸暂停监测

家庭睡眠呼吸暂停监测作为多导睡眠监测的补充项目,其准确性一直受到普遍关注。由于存在多种不确定因素,如何在无人值守的情况下保证数据的相对准确一直是该项目的技术难题。随着科技的发展,静电感应技术及心肺耦合技术在便携式设备中的应用有望突破这一技术难关,使得在缺少脑电记录的情况下,利用上述技术,根据心率、呼吸及体动的变化综合判断监测过程中的睡眠和觉醒阶段,从而使便携式设备的准确性大大提高。

四、客观嗜睡监测

睡眠剥夺会对人的认知行为造成损伤,其中最直观的行为学变化便是嗜睡,也会影响注意力,嗜睡的增加以及警觉性的下降会对人类日常的生活、工作产生重要影响,甚至会导致重大事故的发生。PVT 是一种广泛应用于测量受试者注意状态、唤醒水平、警觉变化的行为测试,可以评估持续注意能力,通过考察其不同指标的变化,可以从生理和心理的不同维度反映疲劳对行为的影响,特别是在一些需要时刻保持注意力的职业中,如出租车司机、医师、飞行员等,也可适用于轮班工作的警觉性测试。

EDS 是儿童青少年普遍存在的问题,可能会对日常生活产生负面影响。目前用于评估 EDS 的MSLT,其耗时长、对技术及设备要求较高,患者配合度欠佳,因此作为 EDS 评估的替代方法,静息态脑电、PST 是一种相对准确、可靠、经济便捷的方式,并且有研究表明,PST 在学校和临床环境中是可行的,并被儿童和青少年广泛接受。面对大型队列研究或在没有睡眠实验室的情况下,静息态脑电适合于大型队列研究中对 EDS 的客观评估,筛查出有日间睡眠增加的受试者,帮助后续的诊断及治疗。

MSLT 和 MWT 都具有评估患者入睡时间的功能,MSLT 在诊断发作性睡病及日间过度思睡相关疾病的鉴别诊断中发挥了重要作用,MWT 在临床试验及研究中主要用于疗效评估,MSLT 对发作性睡病有诊断价值,被作为诊断的金标准,但在发作性睡病诊断中的敏感度为 78%,特异度为

93%。毋庸置疑的是，我们应该认识到 MSLT 在临床中存在 13%假阳性常发生在睡眠不足、OSA、昼夜节律紊乱和药物滥用的人群，有约 20%出现假阴性现象，常发生在睡眠干扰、抗抑郁药物和抗精神病药物使用等。MSLT 在 Ⅰ 型发作性睡病中可重复性好，而对不伴猝倒发作性睡病（narcolepsy without cataplexy）和特发性嗜睡症患者的重复性很差，约 53%的患者可能会更改诊断。夜间多导睡眠图（nPSG）监测进入第一个 REM 睡眠期，睡眠-觉醒转换指数（sleep-wake transition index）、NREM-REM 睡眠转换指数（NREM-REM sleep transition index）可能是一种新的、稳定的 Ⅰ 型发作性睡病的生物指标。

五、睡眠节律的客观评估

目前，暗光褪黑素释放试验通常是在 20～30lux 暗光环境中进行。然而，近期研究发现，24.6lux 光照暴露就可以抑制 50%的褪黑素分泌，10lux 强度的光暴露就可以延迟暗光褪黑素初始释放时间 22min，并且光对于褪黑素分泌的抑制作用具有显著个体差异，个体间最大可相差约 50 倍。因此，未来需要在更加黑暗的环境中进行暗光褪黑素初始释放试验，并注意考虑个体差异，以避免光对于时相测量的干扰，探索出更加准确的昼夜节律时相的测定方案。

现代医疗领域更倾向于非侵入式的评估方法，以最大程度地保证患者的舒适感与依从性。传统直肠温度测定法准确度高，但它是一种侵入性检查，未被广泛应用于核心体温的测定。因此，如何利用非侵入式的方法来测量人体核心体温这一重要节律指标已成为关注的热点。

体动记录仪在昼夜节律的测定方面具有一定的优势，并且随着加速度传感器硬件的升级以及睡眠-觉醒算法技术的革新，近年来涌现出了很多的体动记录仪产品，对于睡眠-觉醒相关参数测量的精度越来越高，并且设备制造成本显著降低。因此，有望通过体动记录仪准确测量大规模人群中的睡眠-觉醒节律健康指标，此举具有重要的公共卫生意义，引发了社会的广泛关注。

此外，有研究在不断探究新型的昼夜节律评估方法。例如，通过机器学习等技术发掘转录组和代谢组等高维数据进行昼夜节律评估；运用数学模型融合光照和躯体活动信息能够很好地预测暗光褪黑素初始释放时间。

本章由张斌教授（主编）负责

编　委　王雪芹　詹淑琴

编　者　许　艳　冯　媛　梅俊华　封红亮

思 考 题

1. 请描述问卷与量表的异同点，对目前问卷与量表发展趋同的情况有何思考？

2. STOP-BANG 量表各英文字母代表的评估条目分别是什么？请思考该量表评估条目中的躯体测量内容对该量表信效度的意义。

3. 睡眠监测在睡眠障碍疾病诊疗过程中的局限性有哪些？

4. 便携式睡眠监测在临床中的优缺点有哪些？

5. 多次小睡睡眠潜伏时间试验（MSLT）对哪些疾病具有诊断价值？容易影响检查结果的因素是什么？

6. MSLT 与 MWT 有哪些不同？

7. EDS 所导致的警觉度下降甚至认知功能改变的原因有哪些？

8. 目前有哪些中枢性嗜睡的客观评估方法可以运用于临床及科研？

9. 人体睡眠节律测量的难点和前沿新技术有哪些？

10. 睡眠节律评估方法中各自的优缺点是什么？

参 考 文 献

陆林, 王雪芹, 唐向东, 等. 2016. 睡眠与睡眠障碍相关量表. 北京: 人民卫生出版社.

谢植涛, 张斌. 2018. 非快速眼动相关异态睡眠评定量表测评儿少患者的效度和信度. 中国心理卫生杂志, 11(3): 939-946.

American Academy of Sleep Medicine. 2023. The International Classification of Sleep Disorders: third edition, text revision(ICSD-3-TR). Darien Illinois: American Academy of Sleep Medicine.

Arnulf I, Zhang B, Uguccioni G, et al. 2014. A scale for assessing the severity of arousal disorders. Sleep, 37(1): 127-136.

Bjorvatn B, Pallesen S. 2009. A practical approach to circadian rhythm sleep disorders. Sleep Med Rev, 13(1): 47-60.

Chang JL, Goldberg AN, Alt JA, et al. 2022. International consensus statement on obstructive sleep apnea. Int Forum Allergy Rhinol, 13(7): 1061-1482.

Chiu HY, Chen PY, Chuang LP, et al. 2017. Diagnostic accuracy of the Berlin questionnaire, STOP-BANG, STOP, and Epworth sleepiness scale in detecting obstructive sleep apnea: a bivariate meta-analysis. Sleep Med Rev, 36: 57-70.

Dijk DJ, Duffy JF. 2020. Novel approaches for assessing circadian rhythmicity in humans: a review. J Biol Rhythms, 35(5): 421-438.

Elías MN. 2021. Assessment and monitoring of sleep in the intensive care unit. Crit Care Nurs Clin North Am, 33(2): 109-119.

Feng H, Ho AW, Lei B, et al. 2022. Dim light melatonin patterns in unaffected offspring of parents with bipolar disorder: a case-control high-risk study. J Affect Disord, 315: 42-47.

Ganesan S, Magee M, Stone JE, et al. 2019. The impact of shift work on sleep, alertness and performance in healthcare workers. Sci Rep, 9(1): 4635.

Hudson AN, van Dongen HPA, Honn KA, et al. 2020. Sleep deprivation, vigilant attention, and brain function: a review. Neuropsychopharmacology, 45(1): 21-30.

Jawinski P, Kittel J, Sander C. 2017. Recorded and reported sleepiness: the association between brain arousal in resting state and subjective daytime sleepiness. Sleep, 40(7): 10.

Mollayeva T, Thurairajah P, Burton K, et al. 2016. The Pittsburgh sleep quality index as a screening tool for sleep dysfunction in clinical and non-clinical samples: a systematic review and meta-analysis. Sleep Med Rev, 25: 52-73.

Olbrich S, Fischer MM, Sander C, et al. 2015. Objective markers for sleep propensity: comparison between the multiple sleep latency test and the vigilance algorithm Leipzig. J Sleep Res, 24(4): 450-457.

Phillips AJK, Vidafar P, Burns AC, et al. 2019. High sensitivity and interindividual variability in the response of the human circadian system to evening light. Proc Natl Acad Sci USA, 116(24): 12019-12024.

Pinheiro HM, da Costa RM. 2021. Pupillary light reflex as a diagnostic aid from computational viewpoint: a systematic literature review. J Biomed Inform, 117: 103757.

Reid KJ. 2019. Assessment of circadian rhythms. Neurol Clin, 37(3): 505-526.

Ruoff C, Pizza F, Trotti LM, et al. 2018. The MSLT is repeatable in narcolepsy type 1 but not narcolepsy type 2: a retrospective patient study. J Clin Sleep Med, 14(1): 65-74.

Thomann J, Baumann CR, Landolt HP. 2014. Psychomotor vigilance task demonstrates impaired vigilance in disorders with excessive daytime sleepiness. J Clin Sleep Med, 10(9): 1019-1024.

Trotti LM, Staab BA, Rye DB. 2013. Test-retest reliability of the multiple sleep latency test in narcolepsy without cataplexy and idiopathic hypersomnia. J Clin Sleep Med, 9(8): 789-795.

Urschitz MS, Heine K, Brockmann PE, et al. 2013. Subjective and objective daytime sleepiness in schoolchildren and adolescents: results of a community-based study. Sleep Med, 14(10): 1005-1012.

Von Lukowicz H, Poets CF, Peters T. 2021. Validity of the Pupillographic Sleepiness test for the diagnosis of daytime sleepiness in children and adolescents and its relationship to sleepiness-associated outcomes. Sleep Med, 83: 145-150.

Wilhelm BJ, Widmann A, Durst W. 2009. Objective and quantitative analysis of daytime sleepiness in physicians after night duties. Int J Psychophysiol, 72(3): 307-313.

Zerbini G, Winnebeck EC, Merrow M. 2021. Weekly, seasonal, and chronotype-dependent variation of dim-light melatonin onset. J Pineal Res, 70(3): e12723.

第八章 失眠障碍

第一节 概　述

一、定　义

失眠障碍（insomnia disorder）是以频繁而持续的入睡困难或睡眠维持困难并导致睡眠满意度不足为特征的睡眠障碍。其包含的诸多睡眠问题，往往伴随着对失眠者的严重困扰，或者伴随着重要功能的损害（包括家庭、社会、工作、学业等）。失眠障碍可独立存在或与躯体疾病、精神障碍、物质滥用等共病。

构成失眠障碍的主要睡眠问题包括睡眠始发困难（或入睡困难）和睡眠维持困难，后者包括夜间觉醒并难以再次入睡或比预期的起床时间过早醒来。慢性失眠障碍可仅表现为入睡困难或睡眠维持困难，但更常见的是同时合并入睡困难和睡眠维持困难。此外，不同失眠亚型之间可随时间的推移而不断变化和交替。尽管睡眠质量差、非清爽感和非恢复感等症状往往伴随入睡困难和睡眠维持困难，但是这些症状不足以用来定义失眠障碍。

目前普遍认为，在儿童和青年成人中，睡眠潜伏时间（sleep latency，SL）或入睡后清醒时间（wake after sleep onset，WASO）大于20min则可被认为是临床上显著的睡眠紊乱，而在中老年人中，该标准则为大于30min。关于早醒的定义尚未得到较好的定义，但一般认为比预期的起床早醒30min并引起总睡眠时间（total sleep time，TST）的减少（与患病前的一般睡眠情况比较）则可视为早醒。

二、分　类

国际上常使用的分类标准包括两大类：美国《精神障碍诊断与统计手册》（the Diagnostic and Statistical Manual of Mental Disorders，DSM）和《国际睡眠障碍分类》（the International Classification of Sleep Disorders，ICSD）。

1994出版的美国《精神障碍诊断与统计手册》第4版（DSM-IV）将失眠划分为3类：原发性失眠、继发性失眠和相关性失眠。原发性失眠，即缺少明确发病原因，或在已排除可能原因后仍存在失眠问题者；继发性失眠，指因躯体疾病、精神问题、物质滥用等引起的失眠；相关性失眠特指其他原发性睡眠障碍（睡眠运动障碍、睡眠呼吸紊乱等）。但是原发性和继发性（或共病性）失眠的概念出现，并未能在临床诊断中发挥应有的作用，反而因为临床症状经常与原发性、继发性概念的相互层叠，在临床使用中造成了困扰，使得原发性和继发性这种分类方法受到了挑战。

在2005年出版的《国际睡眠障碍分类标准第二版》（ICSD-2）中，将失眠分为11大类，分别为适应性失眠、心理生理性失眠、特发性失眠、矛盾性或错误感知性失眠、精神障碍所致失眠、睡眠卫生不良、儿童行为性失眠、药物或物质诱导性失眠、躯体疾病所致失眠、非器质性失眠（未分类的非物质或已知生理情况引起的失眠），以及未分类器质性失眠。

ICSD-2将儿童和成人的失眠给予了区别定义，但对单一睡眠障碍设立最高诊断标准的同时，忽略了最低标准；同时由于缺乏病理生理学上或临床上的有力证据，对ICSD-2和DSM-IV-TR定义的相关分类，在2013年出版的《精神障碍诊断与统计手册》第5版（DSM-V）中进行了大幅调整。DSM-V将失眠障碍置于睡眠-觉醒障碍中，其诊断标准为：患者主诉对睡眠数量或质量的不满，伴有以下相关症状中至少1个：①入睡困难；②维持睡眠困难，表现为频繁地觉醒或醒后再入睡困难；③早醒，且不能再入睡。睡眠紊乱引起痛苦，或导致社会功能受损。每周至少出现3晚，至少

3 个月存在睡眠困难。尽管有充足的睡眠机会,仍出现睡眠困难。失眠不能更好地用另一种睡眠-觉醒障碍来解释,不能归因于某种物质的生理效应。共存的精神障碍和躯体状况不能充分解释失眠的主诉。由此可见,在 DSM-Ⅴ中,失眠障碍的病程标准更加具体,其核心特征是:尽管有足够的睡眠机会和环境,但患者抱怨睡眠在启动、持续和巩固方面存在困难或对睡眠质量不满意,并导致痛苦或日间功能受损。

2014 年《国际睡眠障碍分类标准第三版》(ICSD-3)的出版,使整个睡眠障碍的分类演变又一次得到升华和进步。其中对于失眠障碍,在 ICSD-3 中被分为慢性失眠障碍、短期失眠障碍和其他失眠障碍 3 类,这种分类与以往或者其他分类系统显著不同。ICSD-3 提出,将所有原发性和继发性失眠合并诊断为慢性失眠,并不代表着不再重视各种慢性失眠亚型之间病理生理基础的差别,而是从临床诊疗出发,认为目前尚无法对不同亚型进行可靠而规范的区分,也不能进行有针对性的治疗。

2023 年《国际睡眠障碍分类标准第三版》(修订版)(the International Classification of Sleep Disorders – Third Edition, Text Revision, ICSD-3-TR)发布,其中失眠障碍的分类较 ICSD-3 没有变化,仅在诊断标准中细化了排除标准。ICSD-3-TR 要求诊断失眠必须包含三大要素,即:①持续的睡眠困难;②拥有充足的睡眠机会;③出现了相关日间功能的受损。也就是说,并非客观原因导致无法睡觉,而是主观的持续性无法睡眠,并且严重影响日常工作生活。失眠障碍根据病程可分为慢性失眠障碍(chronic insomnia disorder, CID)、短期失眠障碍(short-term insomnia disorder, STID)及其他失眠障碍(other insomnia disorder)。其他失眠障碍的诊断仅在患者不能满足慢性失眠障碍和(或)短期失眠障碍的情况下给予,该诊断的使用需要慎重。ICSD-3-TR 中,短期失眠障碍诊断标准与慢性失眠障碍类似,但病程少于 3 个月且没有频率的要求。

近年来有学者提出,根据夜间客观的睡眠时间,将失眠障碍分为伴有客观短睡眠(<6h)和不伴有客观短睡眠(≥6h)。该分类方法源于一系列的循证证据显示,伴有客观短睡眠的失眠障碍,其程度更严重、迁延不愈率更高,进而导致更多的心血管及代谢内分泌疾病,以及更高的死亡率等。因此提出此观点,即伴有客观短睡眠的失眠障碍,具有更多的生物学基础而可能对生物学(药物)治疗更敏感,而不伴有客观短睡眠的失眠障碍具有更多的心理学基础,而可能对心理行为治疗更敏感。这一结论治疗的指导作用,尚需更多的循证医学研究进行证实。

第二节　失眠障碍的基本特征

一、流　行　病　学

失眠是最常见的睡眠障碍。失眠在普通人群中的患病率差异很大,在 4%~50%之间。这与失眠的定义、诊断标准、调查人群和评估工具不同有关。若仅对失眠症状进行评估,则失眠患病率较高,可达 30%~48%;若在失眠症状的基础上加上频率的要求(如≥3 次/周或经常/总是有失眠症状),则失眠患病率为 16%~21%;若在失眠症状的基础上加上严重程度的要求(如中、重度),则失眠患病率为 10%~28%;若采用相对严格的诊断标准(DSM-Ⅳ),则失眠的患病率为 4%~6%。2017 年一项对采用量表或标准化问题评估失眠研究的荟萃分析显示,中国普通人群的失眠患病率为 15.0%。2003 年北京市的一项随机抽样调查采用相对严格的 DSM-Ⅳ诊断标准,发现普通人群中失眠的患病率为 9.2%。此外,根据 ICSD-3 诊断标准,约 10%的人群存在慢性失眠障碍,且患病率有逐年增加的趋势;对于短期失眠障碍,成人的年患病率为 15%~20%,年发病率为 27%~37%。

二、病因及危险因素

(一)性别

女性较男性更容易失眠。女性在青春期开始后的各年龄段中均表现出比男性更高的失眠患病率，其中女性失眠患病率为 12%～41%，男性为 6%～23%。2006 年的一项大型荟萃分析显示，女性的失眠风险约为男性的 1.41 倍，这种风险在不同种族和年龄段的成人中普遍存在，在>45 岁的人群中甚至升高至 1.7 倍。

（二）年龄

失眠的患病率和严重程度随年龄增长而增加。在中青年人中，慢性失眠的年均发病率为 2.4%～4.2%，在老年人中增加到了 3.6%～15.2%。与 65～74 岁的人群相比，75 岁及以上人群的失眠发生率又增加了近一倍。随着年龄增长，失眠也变得更加持久，年龄每增加 10 岁，失眠持续的风险升高 10%。

（三）社会经济地位和文化程度

流行病学研究一致表明，睡眠不佳与社会经济地位偏低有关。研究显示，失业者出现失眠症状（入睡困难、睡眠维持困难）的概率是有工作者的 2～7 倍。个人和家庭文化程度较低者更容易出现失眠障碍，并存在更严重的失眠相关损害。

（四）人格特征

横断面研究表明，神经质、宜人性、内化性、开放性以及完美主义等人格特征与失眠相关，其中神经质的相关性最强。前瞻性研究也发现，神经质、易唤醒性、焦虑-反刍特质、抑郁质、社会内向和低自我力量可预测新发或慢性失眠。

（五）遗传

失眠具有明显的遗传性。家族聚集性分析显示，失眠的遗传风险为 20%～73%。在方法学上更为严格的双生子研究发现，失眠的遗传率为 28%～58%。一些特定的遗传机制或基因多态性可能与失眠的发生和维持有关。候选基因研究显示，生物钟基因（PER、CLOCK）和 5-羟色胺转运蛋白基因（5-HTTLPR）可能与失眠相关。最近的研究显示，多达 57 个不同的单核苷酸多态性均与失眠有关。

（六）应激和生活事件

负性生活事件是失眠新发的危险因素，也是失眠慢性化的维持因素。负性生活事件可使下丘脑-垂体-肾上腺轴和交感-肾上腺髓质等系统发生生理变化，从而促使个体经历和处理应激的方式发生长期改变。研究表明，应激系统的激活与失眠有关，应激反应是导致失眠的危险因素。

（七）精神障碍

失眠与精神障碍之间存在错综复杂的关系。70%～80%的精神障碍患者存在失眠症状，而约50%的失眠患者同时患有某种精神障碍。此前的观点认为，失眠是多种精神障碍的症状之一，精神障碍增加了失眠的可能性。反之，前瞻性研究表明，失眠也是这些精神障碍的危险因素，它们之间相互影响、相互加剧。

（八）躯体疾病

多种躯体疾病可能是失眠的危险因素。横断面研究显示，有躯体疾病者失眠的患病率是无躯体疾病者的 2～5 倍。前瞻性研究显示，有一种以上的躯体疾病是失眠的危险因素（OR 为 1.3～3.8）。此外，有研究发现失眠也是躯体疾病的危险因素。

三、发 病 机 制

近年来，尽管对失眠的自然病程、病因和危险因素的认识有了相当大的进展，但对失眠发病机制的解释仍相对滞后。目前，针对失眠发病机制的病理生理学模型，主要有过度觉醒模型、三因素模型（含四因素模型）、刺激控制模型、神经认知模型、心理生物抑制模型、神经生物学模型等。其中，过度觉醒模型是除三因素模型外多个模型的基础，而三因素模型（含四因素模型）是神经认知模型的基础。这些模型之间并非相互排斥，而是相互补充的。

（一）过度觉醒模型

过度觉醒模型是失眠（尤其是慢性失眠）最为广泛接受的一种病理生理学机制。该模型指出，失眠是一种以过度觉醒为主要表现的障碍。这种过度觉醒在躯体、情感、认知和皮质等不同层面上均有体现，它不仅表现为夜间睡眠受损，而且在24h内均存在高觉醒状态，表现为心率加快、心率变异性增加，24h基础代谢率增加，皮质醇、促肾上腺皮质激素、促肾上腺皮质激素释放激素及炎症因子水平升高，体温升高，日间多次小睡睡眠潜伏时间延长、非快速眼动睡眠（non-rapid eye movement sleep，NREM sleep）期高频脑电活动增多。上述表现提示患者的交感神经系统和下丘脑-垂体-肾上腺轴在睡眠和清醒期间的活性增强，这也使得失眠持续存在。过度觉醒模型是多种失眠病理生理学模型的生物学基础，后文所提到的刺激控制模型、神经认知模型、心理生物抑制模型、神经生物学模型等均与过度觉醒有关。

（二）三因素模型

三因素模型也称为Spielman模型、3P模型或行为模型，是用来解释失眠障碍的发生、发展和持续的广为接受的认知行为学模型。三因素指的是易感因素（predisposing factor）、诱发因素（precipitating factor）和维持因素（perpetuating factor）。该模型认为，失眠障碍的发生和维持是由于3种因素的累积超过了发病所需要的阈值所致。易感因素包括生物学因素（遗传易感性、基础代谢率升高）、心理因素（神经质、过度沉思等人格特质）和社会因素（与床伴睡眠时间不一致），使个体对失眠易感。诱发因素包括应激性生活事件以及躯体疾病和精神障碍，可引起失眠的急性发生。维持因素指的是个体采取的旨在弥补或应对失眠的行为，但实际上却加剧了失眠，包括在卧室或床上进行非睡眠行为、醒着时躺在床上、卧床时间过长等。其中经典的三因素模型主要针对第三种情况（刺激控制模型针对前两种情况），而卧床时间过长增加了睡眠机会，却导致睡眠机会与睡眠能力不匹配，不匹配越明显，在给定的睡眠期间出现清醒的可能性就越大。

除了经典的三因素模型外，四因素模型（4P模型）将条件性觉醒作为一种独立的维持因素纳入其中。条件性觉醒是常发生在失眠患者中的一种经典条件反射，即曾经与睡眠相关的刺激反而引发了觉醒或清醒的反应，常表现为在卧室外不经意间容易入睡，但走进卧室、躺在床上时反而感到清醒。

（三）刺激控制模型

刺激控制模型是基于条件反射的原理，即一个刺激引发的反应取决于条件化的经历。对于简单的条件化经历，一个刺激总是与一种行为配对，因此这个刺激只产生一种反应的可能性很高。但对于复杂的条件化经历，一个刺激与多种行为配对，使得这个刺激只产生一种反应的可能性很低。在失眠患者中，与睡眠相关的正常线索（如床、卧室、就寝时间等）经常与睡眠以外的行为配对。例如，为了应对失眠，患者可能会在卧室和床上花大量时间醒着，从事睡眠之外的其他活动。在患者看来，这些行为既是合理的（即待在床上至少可以"休息"），也是成功的（即在卧室的其他行为有时似乎可以改善睡眠），然而，这些做法为刺激失控奠定了基础，即降低了睡眠相关刺激引发思睡和睡眠等预期反应的可能性。

（四）神经认知模型

神经认知模型基于三因素和四因素模型，并且是其延伸，其核心原则包括：①过度觉醒的多元视角（皮质、认知和躯体觉醒）；②皮质觉醒（而不是认知或躯体觉醒）是失眠病因和病理生理学的核心；③在慢性失眠的情况下，皮质觉醒是经典条件反射的结果，并出现正常睡眠中不存在的认知处理；④睡眠连续性障碍（在慢性失眠的情况下）的发生不是因为过度觉醒，而是由于在入睡前、后和 NREM 睡眠期间的感觉和信息加工增强；⑤对睡眠状态的错误感知源于 NREM 睡眠期间的感觉和信息加工增强，以及睡眠中正常遗忘的减弱。

（五）心理生物抑制模型

心理生物抑制模型是假定良好的睡眠建立在自动性和可塑性的基础上。自动性是指睡眠的起始和维持是非自主的；可塑性是指适应真实环境的能力。在正常情况下，睡眠是无意识的过程，但应激事件会引发过度觉醒，出现短期失眠，并导致对应激源的选择性注意。短期失眠可随应激源是否消退或个人是否关注失眠症状而消失或持续。将注意力从应激源转移到失眠症状上是短期失眠转为慢性失眠的 3 个关键因素（注意力、意图和努力）中的第一个。注意力使人关注入睡这个原本自动的过程，阻碍了睡眠的发生；由注意力启动的入睡意图（有目的的睡眠尝试）进一步抑制了觉醒水平的下降；而入睡的意图又触发了睡眠努力，只会进一步抑制与睡眠相关的去觉醒。这 3 个因素共同抑制了睡眠相关的去觉醒，导致慢性失眠。

（六）神经生物学模型

失眠的神经生物学模型侧重于大脑活性和功能的变化。Buysse 等假定失眠是一种睡眠-觉醒调节障碍，其特征是在 NREM 睡眠期间神经元持续的觉醒样活动，引发同步或局部特异性睡眠和清醒的神经元活动模式。在皮质的 NREM 睡眠期间，前额叶和顶叶皮质、边缘旁皮质、丘脑和下丘脑-脑干觉醒中心出现类似清醒的活动，这些区域内的局部激活（局部清醒）可能与"对环境的持续意识"有关，可能直接导致睡眠启动和（或）维持的能力减弱，并且会导致睡眠期间感觉和信息处理、情绪处理和执行功能的异常。

四、临床表现

（一）睡眠相关症状

失眠障碍最具特征性的表现是睡眠起始困难或睡眠维持困难。睡眠起始困难即初段失眠，表现为入睡困难。睡眠维持困难包括中段失眠和末段失眠，前者表现为夜间多次、长时间醒来，醒后难以再次入睡；后者表现为早醒，即在清晨或期望起床时间之前过早地醒来，无法再次入睡。失眠障碍的患者可仅有睡眠起始或睡眠维持困难，但常常二者兼有。随着病情演进，这些发生在不同时段的失眠症状也常常发生变化。失眠症状的类型在不同年龄段中也有所不同，在青年人中最常见的是睡眠起始困难，而在中老年人中更常出现睡眠维持困难。这可能与内源性昼夜节律倾向有关。此外，患者还可主诉睡眠质量差、晨起后无清醒感或无恢复感等，但如果仅有这些症状，则应考虑是否存在其他睡眠障碍（如睡眠呼吸障碍、睡眠相关运动障碍）及躯体疾病（如纤维肌痛）的可能。

有关睡眠紊乱的程度，主要取决于个体对睡眠的主观感受，并且睡眠紊乱程度的标准也因不同年龄段而异。通常，对于儿童和青年人，主观上的 SL>20min 被认为存在睡眠起始困难，主观上的 WASO>20min 被认为存在睡眠维持困难；而对于老年人，上述标准通常为>30min。早醒也难以明确定义，这与不同个体的就寝时间不同有关，通常认为，比期望的起床时间提早 30min 以上醒来，并且总睡眠时间（TST）比起病前明显缩短，则存在早醒。

（二）清醒期间的症状及功能损害

失眠障碍的另一特征是存在与夜间睡眠困难相关的清醒状态下的症状及功能损害。患者常感到疲劳，以及精力、动力、积极性不足，还可出现日间过度思睡（多见于老年人），但与嗜睡症状不同，即使期望白天小睡，也难以睡着。认知功能损害也很常见，表现为注意力、专注力、记忆力下降，甚至简单的手工操作技能也会受到影响，并且在工作或学习中出现差错或事故的倾向增加。患者还可出现情绪或行为问题，如情绪低落、易激惹，部分存在抑郁和焦虑症状，还可伴有多动、冲动或攻击性行为。部分患者还可伴有头痛、胃肠功能紊乱等躯体症状。上述症状可使患者在家庭、社交、工作、学习等诸多重要的社会功能受到损害。

（三）起病及病程

失眠障碍可起病于一生中的任一阶段，但多在成年早期起病，儿童期或青春期起病较少。女性的失眠障碍可起病于绝经期。失眠障碍也可在老年期起病，常与躯体疾病发生有关。失眠障碍可呈隐性起病或急性起病，前者可在早年即出现症状，后者多与生活事件（如亲人去世）、压力等有关。

失眠的病程可为偶发、持续或复发性。偶发失眠也称情境性失眠，通常只持续几天至数周，与生活事件或睡眠时间、环境改变等诱发因素有关，可随着诱发因素的消除或个人的适应而消失。然而，对于一些容易受到睡眠问题影响的个体，可能由于条件反射及过度觉醒等因素，致使在诱发因素消除后，失眠仍在较长的一段时间内持续存在。此外，在易感人群中，失眠还可呈复发性或间歇性，可随着应激性事件的发生而反复出现。即使是持续性失眠，每晚的睡眠状况也可能有较大差异，可能在多个睡眠较差的夜晚之间，穿插几个睡眠较好的夜晚。

（四）共病

失眠障碍既可以单独出现，也可与躯体疾病和精神障碍共存。失眠障碍是多种躯体疾病，如高血压、糖尿病、冠心病、慢性阻塞性肺疾病、关节炎、纤维肌痛及其他慢性疼痛等常见的共病。它们之间可能存在双向的关系，即躯体疾病可增加失眠障碍的风险，而失眠障碍也会增加躯体疾病的风险。失眠障碍也常与多种精神障碍共病，特别是抑郁障碍、双相情感障碍、焦虑障碍和物质使用障碍。失眠障碍增加了这些精神障碍发生的风险，也可能是某些精神障碍的早期表现。

五、影响和预后

对于短期失眠障碍，大约有 70% 的患者在 3 个月内可自行缓解，但仍有 30% 的患者会发展为慢性失眠障碍。如果不进行治疗，约有 70% 的失眠障碍患者在 1 年后仍存在失眠，约 50% 的患者在 3 年后仍受到失眠的困扰。

失眠会对健康带来诸多不良影响。研究显示，失眠会增加抑郁障碍、焦虑障碍、物质使用障碍、神经认知障碍的发生风险，并且增加了自杀风险。失眠还与多种躯体疾病的发生风险增加有关，包括高血压、糖尿病、心血管疾病、卒中等，甚至会升高死亡率。在客观睡眠时间短的失眠障碍患者中，上述风险更加显著。

失眠障碍不仅在个体层面上引起健康损害，而且在社会经济层面上也会造成巨大影响，它不但通过产生大量的医疗和护理费用带来直接经济负担，还可引起工作效率下降、工作差错、缺勤、工伤、事故等，造成高额的间接经济负担。卫生经济学研究显示，失眠障碍造成的经济负担为 5010 美元/（人·年），仅有失眠症状者为 1431 美元/（人·年），而无失眠症状者仅为 421 美元/（人·年）。根据欧洲的一项研究，失眠障碍导致的伤残调整生命年在所有疾病中位列第 9 位。

第三节 失眠障碍的评估与诊断

一、评 估

睡眠医学的评估和诊断方法，在失眠障碍的诊断和诊疗方面有着极其重要的地位，失眠障碍的评估是临床诊断和合理治疗方案制订的基础，包括临床大体评估、主观评估和客观评估。随着睡眠监测技术的进步和量表测评的普及，失眠障碍主、客观评估的地位显得愈加重要。

（一）临床大体评估

临床大体评估包括以下几方面的内容。①主诉：核心信息包括失眠的具体特点、日间症状及其基本表现和持续时间；②睡前状况：从傍晚到卧床入睡前的行为和心理活动；③睡眠-觉醒节律：了解患者日常作息习惯，初步评估睡眠-觉醒规律，排除各种昼夜节律相关睡眠-觉醒障碍；④夜间症状：从入睡到清晨醒来的过程中，可能出现与睡眠相关的且可能影响睡眠质和量的某种睡眠、神经或精神疾病，需要明确病因；⑤日间活动和功能：包括觉醒和（或）警觉状态、情绪状态、精神痛苦程度、注意力和（或）记忆力等认知功能、日常生活和工作状态的变化，以及对躯体指标（如血压、血糖、血脂等）的影响；⑥其他病史：评估躯体疾病、精神障碍疾病及治疗情况，还有应激事件以及生活和工作情况；⑦体格检查、实验室检查和精神检查；⑧家族史：重点是一级亲属中睡眠紊乱、精神障碍、严重或慢性躯体疾病史等。

（二）主观评估

目前失眠问题的主观评估，主要是通过患者与临床专业医师对睡眠具体状况进行主观评定，同时结合患者临床症状及睡眠监测检查，得出有价值的诊断。

1. 量表　对失眠障碍主观评估的主要途径是通过信效度俱佳的量表来实现的，主要量表包括：匹兹堡睡眠质量指数（Pittsburgh sleep quality index，PSQI）、睡眠障碍的信念和态度量表（dysfunctional beliefs and attitudes about sleep，DBAS）、阿森斯失眠量表（Athens insomnia scale，AIS）、失眠严重程度指数（insomnia severity index，ISI）、斯坦福嗜睡量表（Stanford sleepiness scale，SSS）、艾普沃斯嗜睡量表（Epworth sleepiness scale，ESS）、柏林问卷（Berlin questionnaire，BQ）、STOP问卷（Snoring，Tiredness，Observed apnea，high blood Pressure questionnaire）和STOP-BANG量表（Snoring，Tiredness，Observed apnea，high blood Pressure-Body mass index，Age，Neck circumference and Gender questionnaire；STOP-BANG问卷）、清晨型-夜晚型量表（morningness-eveningness questionnaire，MEQ）、慕尼黑时间型问卷（Munich chronotype questionnaire，MCTQ）等，详见第七章。

2. 睡眠日记（sleep diary）　作为主观评估的重要手段之一，睡眠日记有着不可忽视的作用。睡眠日记是国内外公认的辅助评估睡眠障碍的方法。患者通过记录睡眠日记，可以自测睡眠质量，了解自己的睡眠情况。通常以每天24h为单元，记录每小时的活动和睡眠情况，连续记录时间是2周（至少1周）。一般失眠患者去看医师时，由于夜间休息不佳，导致白天注意力难以集中，往往很难把自己的情况描述清楚，在与医师的沟通过程中也总是处于迷糊思睡的状态，其结果就会导致在大多数情况下，医师根本无法详细了解患者的病情，而如果患者能够提供近段时间的睡眠日记，无疑将有助于医师全面、客观地了解患者的睡眠情况，使得失眠障碍的诊疗过程达到无声胜有声的效果。睡眠日记的格式见图8-3-1。

（三）客观评估

客观测评工具主要包括多导睡眠监测（polysomnography，PSG）、多次小睡睡眠潜伏时间试验（multiple sleep latency test，MSLT）、清醒维持试验以及体动监测（actigraphy）。

1. 多导睡眠监测　是进行睡眠医学研究和睡眠疾病诊断的基本技术，是评价睡眠相关病理生理和睡眠结构的标准方法，是判断清醒或睡眠的客观检查。PSG常规报告SL、TST、WASO、睡眠-觉醒指数、睡眠效率（sleep efficiency）、各睡眠期时间及所占TST的百分比，还应报告睡眠期间发生的呼吸事件、氧减事件、觉醒事件、心脏事件和运动事件。这些参数能够客观地反映睡眠的完整性，区分失眠与睡眠感知错误。需要注意，PSG应用于临床诊断和疗效评估存在首夜效应（first night effect，FNE）、一夜PSG难以反映失眠病情变化的严重程度；此外，睡眠质量差的主观感知

睡眠日记

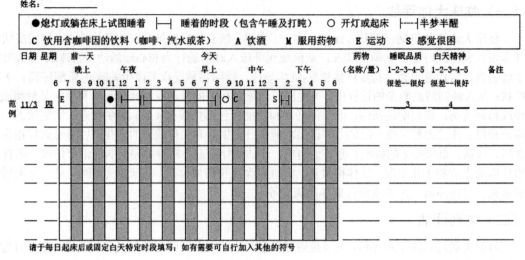

图 8-3-1　睡眠日记的格式

并不一定能被 PSG 客观数据所支持；最重要的是，原发性失眠可以通过病史、临床表现和问卷确诊，并非必须进行 PSG 评价。

迄今为止，失眠尚缺乏客观、常规、特异的评价标准。无合并其他睡眠疾病的失眠患者与同龄正常人相比，PSG 可能存在以下表现：①SL 延长和（或）WASO 增加、睡眠时间减少、睡眠效率降低。②睡眠结构改变，即 N1 期增加，N3 期减少，觉醒指数增高。③连续进行 PSG 评定，通常发现卧床时间和起床时间在每夜之间存在着明显差异。④PSG 可能证实失眠患者睡眠时间往往长于自觉睡眠时长，SL 和清醒次数也常低于自估量值。⑤应用苯二氮䓬类镇静药物可出现药物梭形波（beta spindle）。⑥近期的一些研究提出根据夜间睡眠时间将失眠分为伴客观短睡眠（少于 6h）和不伴客观短睡眠（大于 6h）的失眠。客观睡眠时间不足（少于 6h）的失眠患者更易存在生物学变化。

以下情况建议进行 PSG：①怀疑合并其他睡眠疾病，如睡眠呼吸障碍或睡眠周期性肢体运动障碍的失眠应该进行 PSG 评价以确定诊断，治疗后还应复查 PSG 以评估疗效；②未确定诊断，或者治疗（行为或药物）无效，或者伴暴力及伤害行为的失眠应该进行 PSG 评价以确定诊断；③临床明确诊断为单纯短期失眠或慢性失眠通常不需要应用 PSG 评价；④痴呆、抑郁、纤维肌痛或慢性疲劳综合征伴失眠的鉴别通常不需要应用 PSG 评价。

2. 多次小睡睡眠潜伏时间试验（MSLT）和清醒维持测验（maintenance of wakefulness test, MWT）　MSLT 是客观测定入睡倾向和出现睡眠起始快速眼动期（sleep onset REM period, SOREMP）可能性的检查，是临床和科研中评价嗜睡程度最常用的方法。用于可疑发作性睡病的确诊和可疑特发性嗜睡症（idiopathic hypersomnia）的鉴别诊断。MSLT 常规报告每次小睡时开始和结束时间、每次小睡的 SL、MSLT 的平均睡眠潜伏时间（mean sleep latency，MSL）和 SOREMP 次数。

MWT 是客观评价特定时间内维持清醒能力的试验，用于评价过度嗜睡者的治疗反应。MWT 常规必须报告每次试验开始和结束时间、SL、睡眠分期以及 MWT 的 MSL。

失眠的 MSLT 表现：①通常显示白天警觉性在正常范围。平均 SL 延长表明可能存在过高警觉或者过度觉醒。近期研究提示白天难以入睡（MSLT 提示 SL 超过 14min）可能是失眠的客观指标。例如，咖啡因所致急性和慢性失眠均存在代谢率和 MSLT 中 SL 的明显增加，提示 MSLT 中 SL 过长的失眠患者更易存在生物学变化。②少数失眠患者，特别是老年患者的 MSL 缩短，提示白天困倦增加，此时，应进一步考虑是否存在其他睡眠疾病，如睡眠呼吸暂停。③合并白天嗜睡或发作性睡病的失眠患者可能出现 MSLT 中 MSL 缩短，MSLT 前夜 PSG 和 MSLT 中共出现两次或两次以上 SOREMP。

以下情况建议进行 MSLT 评价和（或）MWT 评价：①为明确诊断，合并白天嗜睡或猝倒的失眠患者应该进行 MSLT 评价，治疗后还应复查 PSG 以评估疗效；②临床明确诊断为单纯短期失眠或慢性失眠通常不需要应用 MSLT 评价；③临床明确诊断为单纯短期失眠或慢性失眠通常不需要应用 MWT 评价。

3. 体动监测 是评估睡眠-觉醒节律、确定睡眠形式的有效方法。体动监测的类型、算法和佩戴时间影响结果的准确性。体动监测可以数值和图表的形式反映睡眠-觉醒模式，估算 SL、TST、清醒次数、睡眠效率等。

失眠的体动监测表现：①通常 SL 延长，清醒次数和 WASO 增加，TST 减少，睡眠效率降低；②如果失眠患者清醒状态下长时间安静不动，可能会被记录评定为睡眠时间；③矛盾性失眠患者的 TST 远超过自估值。

以下情况建议进行体动监测：①失眠，包括抑郁相关失眠的昼夜节律变化或睡眠紊乱，应该进行体动监测评价，治疗后还应复查体动监测以评估疗效；②可能存在昼夜节律相关睡眠-觉醒障碍。

需要注意的是，PSG、MSLT 和体动监测并非失眠的常规检查，但在合并其他睡眠疾病、诊断不明、顽固而难治性失眠、合并暴力行为时应考虑这些辅助方法，以排除潜在的其他睡眠疾病。国内临床实践的相关数据很少，可适当放宽应用指征，以获取更多经验和更准确的结论。

二、诊　　断

（一）诊断标准

1. 慢性失眠障碍（ICD-11 编码：7A00） 根据 ICSD-3-TR，慢性失眠障碍诊断标准如下，且标准 A～F 都必须满足以下条件。

A. 患者报告，或患者父母或照顾者观察到患者存在下列 1 条或以上：①入睡困难；②睡眠维持困难；③比期望的起床时间醒得早；④在适当的时间点不肯上床睡觉；⑤没有父母或照顾者干预难以入睡。

B. 患者报告，或患者父母或照顾者观察到患者存在下列与夜间睡眠困难相关的 1 条或以上：①疲劳或萎靡不振；②注意力、专注力或记忆力下降；③社交、家庭、职业或学业等功能损害；④情绪不稳或易激惹；⑤日间瞌睡；⑥行为问题（如活动过度、冲动或攻击性）；⑦动力、精力或工作主动性下降；⑧易犯错或易出事故；⑨对自己的睡眠质量非常关切或不满意。

C. 这些睡眠/觉醒主诉不能完全由不合适的睡眠机会（如充足的睡眠时间）或环境（如黑暗、安静、安全、舒适的环境）解释。

D. 这些睡眠困难和相关的日间症状至少每周出现 3 次。

E. 这些睡眠困难和相关的日间症状持续至少 3 个月。

F. 这些睡眠紊乱和相关的日间症状不仅是由于当前的另一种睡眠障碍、躯体疾病、精神障碍或药物/物质使用所致。

2. 短期失眠障碍（ICD-11 编码：7A01） 同样根据 ICSD-3-TR，短期失眠障碍诊断标准如下，且标准 A～E 都必须满足以下条件。

A. 患者报告，或患者父母或照顾者观察到患者存在下列 1 条或以上：①入睡困难；②睡眠维持困难；③比期望的起床时间醒得早；④在适当的时间点不肯上床睡觉；⑤没有父母或照顾者干预难以入睡。

B. 患者报告，或患者父母或照顾者观察到患者存在下列与夜间睡眠困难相关的 1 条或以上：①疲劳或萎靡不振；②注意力、专注力或记忆力下降；③社交、家庭、职业或学业等功能损害；

④情绪不稳或易激惹；⑤日间瞌睡；⑥行为问题（如活动过度、冲动或攻击性）；⑦动力、精力或工作主动性下降；⑧易犯错或易出事故；⑨对自己的睡眠质量非常关切或不满意。

C. 这些睡眠/觉醒主诉不能完全由不合适的睡眠机会（如充足的睡眠时间）或环境（如黑暗、安静、安全、舒适的环境）解释。

D. 这些睡眠困难和相关的日间症状持续不足 3 个月。

E. 这些睡眠紊乱和相关的日间症状不仅是由当前的另一种睡眠障碍、躯体疾病、精神障碍或药物/物质使用所致。

可以看出，短期失眠症的诊断标准与慢性失眠症类似，主要区别在于病程少于 3 个月，且没有频率的要求。

3. 其他失眠障碍（ICD-11 编码：7A0Z）　　主要是指存在失眠症状但不符合另外两类诊断标准的情况。

（二）鉴别诊断

失眠可以作为独立疾病存在（失眠障碍），也可以与其他疾病共同存在（共病性失眠症）或是其他疾病的症状之一。需要区别单纯性失眠症、共病性失眠症或失眠症状。

1. 躯体疾病　　包括神经系统疾病、内分泌疾病、心血管疾病、呼吸系统疾病、消化系统疾病、泌尿生殖系统疾病、肌肉骨骼系统疾病等所致的失眠症状。

2. 精神障碍　　抑郁症患者可出现情绪低落、兴趣减退、精神运动性迟滞等核心症状；双相情感障碍可出现抑郁和躁狂症状；焦虑症患者除了有典型的焦虑、恐惧、担心外，常伴有心悸、呼吸加快等自主神经功能紊乱的症状。

3. 精神活性物质或药物　　抗抑郁药物、中枢兴奋性药物、心血管药物、麻醉性镇痛药、平喘药等药物，以及酒精和烟草等物质均可诱发失眠。

4. 短睡眠者　　正常人群中由于个体差异，存在睡眠持续时间的变异，有时这种差异会很大。有些短睡眠者对于自身睡眠时间偏短会给予过分关注，但他们缺乏构成失眠障碍的关键要素，详见第六节详细阐述。

第四节　失眠障碍的非药物治疗

一、概　述

失眠障碍的治疗目标：①改善睡眠质量，延长有效睡眠时间；②减少日间损害，改善社会功能，提高生活质量；③防止短期失眠慢性化；④降低失眠相关躯体疾病或精神障碍的共病风险；⑤避免药物等治疗方式的不良影响。

失眠障碍的治疗方式包括非药物治疗和药物治疗两大类。其中，非药物治疗包括心理治疗、物理治疗及补充和替代医学治疗。心理治疗以失眠认知行为治疗（cognitive behavioral therapy for insomnia，CBTI）为代表，现已成为各类人群慢性失眠障碍的一线治疗方法。其他非药物治疗手段也显示出对失眠的有效性，但仍需大规模的、设计更加严格的研究来证实，多作为 CBTI 和药物治疗的补充。药物治疗的短期疗效肯定，但长期使用时可能的不良反应和依赖性不容忽视。

针对短期失眠障碍患者，首先应采取 CBTI 中的睡眠卫生教育，预防和纠正不良的睡眠认知和行为习惯，并积极处理诱发因素，必要时配合短期的药物治疗。对于慢性失眠障碍患者，首先仍需采取 CBTI 中的睡眠卫生教育，在此基础上进行个性化评估，并与之商讨，决定采取 CBTI、药物治疗或 CBTI 与药物治疗的联合治疗，必要时可配合物理治疗及补充和替代医学治疗。在治疗期间，应当对患者进行动态评估，通常每月 1 次，以明确治疗效果，指导下一步治疗方案。

二、心理治疗

心理治疗的目标是转变患者对失眠和睡眠的不良认知和行为习惯，增强内稳态系统在夜间的睡眠驱动力，巩固昼夜节律系统规律的睡眠-觉醒周期，降低生理和心理性过度觉醒以及对睡眠的焦虑，增强治疗信心，最终改善睡眠。针对失眠的心理治疗，以CBTI为代表，还包括正念治疗、音乐治疗、催眠治疗等。

（一）失眠认知行为治疗

1. 失眠认知行为治疗的概述　在失眠障碍的心理治疗方法中，最具有代表性的是CBTI。CBTI是将认知疗法和行为治疗的内涵有机地结合在一起，形成针对失眠的认知和行为治疗。它通过一系列方法转变患者对睡眠和失眠的不恰当认知以及不良的行为习惯，用健康、恰当、有效的认知和行为将其取代，从而达到改善睡眠的目的。CBTI的有效性在各年龄段中均已被证实，尤其是对于成年慢性失眠障碍患者，是国内外各大指南推荐的一线治疗方法。CBTI可减轻失眠的严重程度，缩短SL，减少WASO，提高睡眠质量和效率，且无明显不良反应。研究显示，CBTI对失眠的短期疗效与药物相当，而长期疗效优于药物治疗，其效果可持续长达2年。CBTI不仅对原发性失眠有效，对躯体疾病或精神障碍合并的继发性失眠亦有效，并且在缓解失眠症状的同时，对合并的精神障碍也有积极的治疗效果。

2. 失眠认知行为治疗的方法　CBTI涵盖了多种认知和行为干预技术，包括睡眠卫生教育、刺激控制治疗、睡眠限制治疗、放松训练、认知疗法、矛盾意向治疗等。其中，睡眠卫生教育是各种治疗的基础；刺激控制治疗、睡眠限制治疗是常用的行为治疗方法；矛盾意向治疗是一种特殊的认知治疗方法；将上述多种治疗进行组合，则形成多组分治疗；将多组分治疗进行简化，并主要包含行为治疗部分，则称为失眠简短行为治疗。此外，最新提出的强化睡眠再训练，也被纳入到CBTI的方法之中。

（1）睡眠卫生教育：很多失眠的发生与不良的生活习惯、睡眠习惯和睡眠环境有关。睡眠卫生教育的目的是帮助患者认识到上述因素在失眠发生和发展中的作用，找出不良的生活和睡眠习惯，了解目前的睡眠环境，帮助患者建立良好的生活和睡眠习惯，营造舒适的睡眠环境，从而改善睡眠。研究表明，单独采用睡眠卫生教育尚不能有效治疗失眠，但它可以作为失眠最初始的干预措施，成为联用CBTI其他治疗的基础。睡眠卫生教育的具体内容详见表8-4-1。

表8-4-1　睡眠卫生教育的内容

类别	内容
维持规律的睡眠时间和睡眠习惯	只需睡到第2天能恢复精力即可
	每天同一时刻起床
	不要试图入睡
	把钟表放到床下或较远的地方，不要看到它
	避免白天午睡或打盹
保持良好的行为习惯	规律锻炼（避免在睡前2h内剧烈运动）
	规律热水浴（睡前1~2h）
	睡前避免接受强刺激（睡前1~2h）
	睡前避免接触带发光屏幕的电子设备（如手机等）
	别把问题带到床上（可记录"烦恼记事本"）
营造舒适的睡眠环境	确保寝具（枕头、被褥、床垫）舒适
	确保卧室不受光线和声音的干扰
	确保卧室夜间的温、湿度适宜

续表

类别	内容
保持良好的饮食习惯	规律进餐，睡前不要太饿或太饱
	夜间避免过度饮水
	减少所有咖啡因类产品的摄入（下午3时后避免咖啡、茶、可乐、巧克力等摄入）
	避免饮酒，尤其在夜间
	避免吸烟

（2）刺激控制治疗：是基于经典条件反射的原理，建立在刺激控制模型以及四因素模型和神经认知模型中条件性觉醒的基础之上。很多失眠患者可能会采取赖床等方式试图入睡或休息，但实际上却是在卧室和床上花了大量的时间醒着；也可能在睡不着时在卧室和床上从事非睡眠活动，如看书、看手机、看电视等来消磨时光。久而久之，床、卧室、就寝时间等睡眠相关线索常与非睡眠行为和清醒联系起来，形成条件反射，而与睡眠应有的联系被削弱，从而加重失眠。刺激控制治疗的目的就是消除床、卧室等睡眠相关线索与非睡眠行为和清醒之间的错误联系，重新建立上述线索与睡眠之间的正确联系。其基本原则是卧室和床只用来睡眠（只在困倦时才能进卧室、上床），无法入睡时要下床、离开卧室，并保持固定的起床时间。具体实施步骤见表8-4-2。刺激控制疗法是CBTI中最有效的、可以单独运用的治疗之一，但在临床上经常与睡眠限制治疗联合使用。

表8-4-2 刺激控制治疗的步骤

步骤	内容
1	只有在感到困倦时才能上床
2	除睡眠和性生活外，不要在卧室进行其他任何活动（包括看书、看手机、看电视、听广播、吃东西等）
3	如果上床后或半夜醒来后短时间内（如15~20min，不要刻意看时间）仍未入睡，则下床、离开卧室，去另一个房间做一些平静的活动，如看书报（纸质版、篇幅较短的内容，避免使用带有发光屏幕的电子设备）、听音乐（节奏舒缓的）、散步（避免剧烈运动）等
4	再次感到困倦时才能回到卧室、上床睡觉
5	如果在短时间内仍睡不着，必须重复第3步
6	不论夜间睡了多久、睡得怎样，每天必须定时起床
7	除夜间睡眠时间外，其余时间不要卧床或打盹

（3）睡眠限制治疗：主要针对的是三因素模型中的维持因素之一——卧床时间过长。失眠患者经常通过延长卧床时间来弥补失去的睡眠，但实际上这只是增加了睡眠机会，而非"睡眠能力"。真正的"睡眠能力"取决于内稳态系统在夜间产生的睡眠驱动力，而延长卧床时间反而可能由于日间运动量不足或短暂的睡眠而损害了夜间的睡眠驱动力，加剧了失眠。睡眠限制治疗则通过缩短卧床时间，造成部分、短暂的睡眠剥夺，增加夜间内稳态系统的睡眠驱动力，从而提高睡眠连续性、睡眠效率和睡眠质量，改善睡眠。它利用睡眠日记的信息，在初始时将卧床时间限制为此前的TST，并根据此后睡眠效率的变化来调整卧床时间，直至获得足够的睡眠时间和满意的睡眠。具体操作步骤见表8-4-3。睡眠限制治疗也是CBTI中单用有效的治疗之一，在临床上常与刺激控制治疗联合使用。

表8-4-3 睡眠限制治疗的步骤

步骤	内容
1	记录睡眠日记（至少1周），包括上床和起床时间、入睡和醒来时间等
2	根据睡眠日记，计算出平均每晚的总睡眠时间（TST），作为下1周的卧床时间（time in bed），但不少于4.5h

续表

步骤	内容
3	根据通常醒来的时间及实际需要（如上班时间），商定起床时间
4	根据起床时间和卧床时间，确定上床时间（起床时间－卧床时间）
5	按照新设定的上床和起床时间严格执行，继续记录睡眠日记1周
6	1周后，计算本周的平均睡眠效率（睡眠效率=TST÷卧床时间×100%），并根据下列规则调整下周的TST（原则上主要调整上床时间）：①如睡眠效率>90%，则延长总卧床时间15min或30min；②如睡眠效率<85%，则缩短总卧床时间15min或30min；③如睡眠效率在85%~90%，则维持原有总卧床时间不变
7	继续记录睡眠日记，并根据上述规则每周调整总卧床时间一次，直至达到所需的睡眠时间及满意的睡眠

（4）放松训练：是建立在过度觉醒模型及与之相关模型的基础之上的，它通过一系列放松的方法使机体从紧张状态松弛下来，可减少睡眠相关焦虑、降低躯体和认知觉醒水平，从而促进入睡、减少觉醒，改善睡眠质量。放松训练包含多种技术手段，常用的有主要针对躯体觉醒的腹式呼吸、渐进性肌肉放松、自生训练，以及主要针对认知觉醒的意象引导训练等。可根据患者的觉醒类型及简单易学的原则，选择最适合的技术。在放松训练时，患者应处于安静的环境中，以舒适的姿势进行练习，并且被动地沉浸在其中，其有效运用需要大量的练习，通常先在白天练习，熟练后方可在睡前进行练习，从而降低睡前觉醒水平，帮助入睡，它既可单独使用，也可与CBTI的其他行为治疗和认知疗法联合使用。

（5）认知疗法：在失眠（尤其是慢性失眠）患者中，常存在各种针对失眠和睡眠的不恰当认知，如对失眠的错误归因、失眠后果的灾难化、不切实际的睡眠期望、对睡眠的控制和预期能力下降、对促睡眠行为的错误认识等。这些不恰当的认知增加了对失眠和睡眠的焦虑情绪，诱发过度觉醒，并且引发不良的行为习惯（如长时间卧床），反而加重了失眠，形成恶性循环。认知疗法通过帮助患者认识到自己针对失眠和睡眠的不恰当认知及其对睡眠的不良影响，并通过一系列认知重建的手段将其转变，重新树立起合理、恰当、有助于睡眠的认知，以减轻不良认知所带来的焦虑情绪、过度觉醒及不良行为习惯，从而改善睡眠。认知重建是认知疗法的核心，主要包括3个步骤：①确定患者针对失眠和睡眠的不恰当认知；②指出并挑战患者的不恰当认知；③用积极、合理的认知取代不恰当认知。认知重建并非完全否定患者原有的信念，而是引导和鼓励患者学会从不同的角度去看待问题，可采用心理教育、苏格拉底式提问、思维记录、行为试验等多种手段进行认知重建。与行为治疗相比，认知疗法起效较慢，但效果更加持久。认知疗法常与行为治疗联用，可以达到更好改善睡眠的效果。

（6）矛盾意向治疗：是一种特殊的认知疗法，主要针对入睡困难型失眠。它利用的是心理生物抑制模型的原理，失眠患者对睡眠的A-I-E增强，抑制了睡眠相关的去觉醒，使失眠持续下来。矛盾意向治疗则"反其道而行之"，要求患者在上床后尽可能长时间保持清醒。通过这种反向引导，使患者有意地进行他们所害怕的举动（保持清醒），从而减少了患者对睡眠的过度关注（注意力）、意图和努力，也减轻了对无法入睡的焦虑，反而使患者放松下来，不再处于必须入睡的压力之中，最终变得更容易入睡。

（7）多组分治疗：在实施CBTI的过程中，最常见的是将刺激控制治疗、睡眠限制治疗、睡眠卫生教育、认知疗法、放松训练等多种方法组合在一起，形成多组分CBTI。针对不同的患者，治疗师可以将各种方法进行不同的组合，但通常至少会包含刺激控制治疗和睡眠限制治疗。在整个治疗过程中，根据患者的睡眠日记所获取的信息来推进治疗，通常每周进行1次访谈，共4~8次。多组分治疗非常有效，即使是在其他疾病合并失眠的患者中也同样有效而持久。

（8）失眠简短行为治疗（brief behavioral therapy for insomnia，BBTI）：是一种简化的多组分治疗，通常包括1~4次治疗，主要强调CBTI的行为治疗部分，具体内容包括针对睡眠调控、影响睡眠的因素、促进或干扰睡眠行为等方面的睡眠卫生教育，并利用刺激控制治疗和睡眠限制治疗，结合患者治疗开始前的睡眠日记，为其制订行为治疗方案。BBTI 有时还包含简短的放松训练或认知疗法。BBTI 的优点是结合了两种 CBTI 中最有效的行为治疗，效果肯定，适用于在认知疗法方面经验或培训较少的治疗师，并且省时省力。

（9）强化睡眠再训练：这是一种新治疗，旨在增强内稳态系统的睡眠驱动力，以减少入睡困难和睡眠状态的错误感知。治疗开始前一晚，将卧床时间限制在 5h 内。治疗当天，患者需 24h 在睡眠监测室中，在有利于睡眠的环境下，以每 30min 为单位尝试入睡。若入睡，则在 3min 后被唤醒，保持清醒状态，直至下一次 30min 的试验。在每次睡眠机会中，都会向患者反馈是否入睡。

3. 失眠认知行为治疗的模式

（1）个体 CBTI：是 CBTI 的经典模式，为一对一、面对面的访谈，通常每周 1 次，每次 30～60min，共 4～8 次，其内容通常建立在多组分 CBTI 的基础上，并根据患者的实际情况，个性化地安排治疗方案，包括治疗次数、治疗重点和各治疗的次序等。个体 CBTI 的优势在于能够个性化、精准化地解决患者的实际问题，尤其是对于病情复杂、存在共病的患者；缺点是效率偏低，一位治疗师一次只能治疗一位患者，并且受到时间和空间的限制。

（2）团体 CBTI：这也是一种面对面的访谈形式，但变为"一对多"或"二对多"的团体治疗形式，团体成员通常设定为 5～8 人，每次 60～90min，共 6～8 次。团体 CBTI 的内容较个体 CBTI 更加结构化，且效率较高，还能通过团体成员之间的互动和团体的动力而促进疗效，可达到与个体 CBTI 类似的效果。缺点是内容相对固定、缺乏个性化，并且仍然受到时间和空间的限制。

（3）在线 CBTI：鉴于上述个体和团体 CBTI 均为面对面的形式，对治疗师的水平和经验要求较高，且受时间和空间的限制较大，加之近年来信息技术和网络的不断发展，在线 CBTI 应运而生。它通过网络形式，将 CBTI 的内容借助智能终端设备（如手机等）传递给患者。根据治疗师参与程度的不同，在线 CBTI 可进一步分为支持式、引导式和自助式。在支持式在线 CBTI 中，在线的内容相对简单，主要起支持和辅助的功能，同时需要治疗师给予线下或线上的干预。在引导式在线 CBTI 中，治疗内容主要通过技术平台进行排序并与患者进行交流，平台也可以具备一定程度的自动化，而治疗师只起支持的作用。自助式在线 CBTI 则采用更复杂的算法将治疗内容传递给患者，并通过交互和定制功能来实现更好的用户参与和体验，且无须治疗师的任何支持。研究表明，在线 CBTI 与面对面 CBTI 的治疗效果相当或接近，但依从性偏低。然而，治疗师在一定程度上的参与可以提高在线 CBTI 的疗效和患者的依从性。在线 CBTI 的优势是大大降低了治疗成本，不再受到时间和空间的限制；缺点是个性化不足，对患者的问题可能难以及时反馈，并且在使用智能设备有困难的患者中较难开展。

4. 失眠认知行为治疗与药物治疗的联合治疗　CBTI 的作用持久，长期疗效肯定，但起效较慢（需 2～3 周）；相比之下，药物治疗起效快，但停药后效果无法维持。因此，临床上常将 CBTI 与药物治疗[首选非苯二氮䓬类（non-BZD，NBZD）]联合使用，以便能充分发挥二者的优势：药物治疗可弥补 CBTI 治疗初期起效慢的不足，在短时间内迅速缓解失眠症状，增加患者的依从性；待效果稳定后，在继续 CBTI 的基础上，可将 NBZD 逐渐减量或改为间断服用，这样能够在通过 CBTI 继续保持长期疗效的同时，也可避免长期用药可能带来的不良反应和依赖性。此外，在已经长期服用助眠药物的患者中，联用 CBTI 也能帮助患者减少药物剂量，提高停药率。

（二）正念治疗

正念治疗近年来受到了越来越多的关注。正念治疗强调对个体的思想、情绪或体验进行有意识的觉察、活在当下，不作任何评判。在治疗过程中，首先向患者讲述正念治疗的主要原则（如初学者的心态、不抵抗、放手、不评判和接纳），并指导其进行各种形式的正念练习，如正念呼吸、身体扫描、步行冥想、正念进食等，此后患者需要在家中自行练习。失眠患者在睡前常常存在过度觉醒和思维反刍，从而加重对睡眠的焦虑情绪，形成恶性循环，而正念练习可以减少上述思维反刍，打破恶性循环，改善睡眠。与行为治疗相比，正念治疗需要更多的时间投入，但也更加适合夜间觉醒时间过长、频繁醒来的患者。对于不愿或很难改变睡眠习惯的患者来说，正念治疗可能更容易坚持。在临床上，正念治疗通常联合 CBTI 中的刺激控制治疗、睡眠限制治疗等行为治疗及睡眠卫生教育，可起到协同治疗失眠的效果。

（三）音乐治疗

对于失眠患者，音乐治疗通常采用轻柔、舒缓的音乐，以降低患者的交感神经兴奋性，缓解对入睡的压力和焦虑情绪。音乐还可以将患者的注意力从难以入睡的压力中转移出来，使其放松，从而改善睡眠。治疗音乐的选择应当个体化，需结合患者的性别、年龄、文化背景、音乐偏好及音乐素养等进行综合考虑。音乐治疗适用于睡前过度紧张、担忧导致入睡困难的失眠患者。

（四）催眠治疗

催眠治疗可通过暗示，唤起患者潜意识中的某些特殊体验、经历或行为。对于失眠患者，可通过催眠增加放松的深度，结合放松和想象，减少焦虑相关的过度担忧和交感神经兴奋，从而降低觉醒程度，改善睡眠。具体而言，在催眠过程中，可采用专注于躯体的想象，降低躯体觉醒；通过对愉悦场景的想象，降低认知觉醒；通过对中性物体的想象，将注意力从对睡眠的过度关注中解脱出来。

三、物 理 治 疗

物理治疗作为失眠治疗的补充技术，简便易行、不良反应小，在临床上的可接受性较强，主要包括光照治疗、重复经颅磁刺激、生物反馈治疗和经颅电刺激等。

（一）光照治疗

光照治疗可通过调节昼夜节律的时相，建立并巩固稳定的睡眠-觉醒周期，从而改善睡眠质量，提高睡眠效率，延长睡眠时间。对于入睡困难型失眠的患者，部分可能合并昼夜节律延迟，可在晨起后进行光照。在临床上，通常嘱咐患者晨起后到户外进行至少 30~45min 的光照；如无法在户外长时间停留，则可采用白光或略带蓝色色调的白色光源的光照治疗仪，强度为 2500~10 000lux，距离患者双眼 30~90cm，光线从侧前方射入双眼即可。荟萃分析显示，光照治疗对失眠有效，而且效果优于包括昼夜节律相关睡眠-觉醒障碍在内的其他睡眠障碍。光照治疗具有自然、简便、成本低的优势，并且没有残余效应和耐受性，因此经常与其他治疗联合使用来治疗失眠。不良反应主要包括头痛、视疲劳，也有诱发轻躁狂的风险；对存在视网膜病变或正在服用光敏感药物的患者应慎用。

（二）重复经颅磁刺激

重复经颅磁刺激（repetitive transcranial magnetic stimulation，rTMS）是以固定频率和强度持续作用于某一脑区的经颅磁刺激。它基于电磁感应原理，通过时变磁场，使大脑皮质产生感应电流、皮质神经元动作电位发生改变，从而影响刺激区域及相关功能连接区域神经元的兴奋性，产生生物效应。高频（>5Hz）rTMS 可提高大脑皮质的兴奋性，而低频（≤1Hz）rTMS 则可抑制大脑皮质的兴奋性。国内已经有小样本研究证实了低频 rTMS 对慢性失眠障碍的有效性，可延长 TST、提高睡眠效率，缩短 SL 和 WASO，促进深睡眠和 REM 睡眠，减少失眠复发。临床上常用低频（1Hz）rTMS 刺激双侧背外侧前额叶或顶枕区，每日 1 次，每次 20~30min。rTMS 的不良反应少而轻微，安全性好。

（三）生物反馈治疗

生物反馈治疗是通过仪器测量脑电、心率、呼吸、血压、肌肉活动、皮肤温度、皮肤电活动和血流量等多种生理指标，同时向患者迅速、准确地反馈，以训练其学会如何有意识地控制自己的生理活动，从而缓解疾病症状、恢复身心健康的一种物理治疗方法。生物反馈本质上是放松训练的一种特殊形式。针对失眠，通常采用 3 种生物反馈方式，即肌电生物反馈、θ 生物反馈和感觉运动节律生物反馈。肌电生物反馈常采用监测额肌电活动来评估总体的肌肉紧张度，可缩短 SL，减少夜间觉醒次数、WASO，延长 TST。感觉运动节律生物反馈是最适用于失眠患者的生物反馈方式之一，可减少夜间觉醒次数、缩短 SL，增加慢波睡眠和 TST，但通常更适合紧张水平低的失眠患者。而对于紧张水平高的失眠患者，另一种神经反馈——θ 生物反馈的效果更好。生物反馈治疗慢性失眠单独有效，也可与睡眠限制治疗、多组分治疗和矛盾意向治疗等联合使用。然而，目前针对生物反馈治疗的研究在方法学上质量偏低（如样本量小、对照不充分），因此尚需更多、更严格的研究来进一步证实其效果。

（四）经颅电刺激

经颅电刺激（cranial electrical stimulation，CES）是一种向头部施加低强度电流的非侵入性治疗。CES 是使用手机大小的设备，通过放置在耳垂、枕区、乳突或太阳穴等部位的电极，向大脑发送脉冲式微电流（<4mA），从而发挥治疗作用。其机制尚不清楚，可能与刺激调节情绪的皮质下结构、调节与精神障碍相关的激素和神经递质、引入"皮质噪声"干扰病理性脑活动有关。国内外均有研究证实 CES 治疗失眠的有效性，然而证据尚不充分。鉴于 CES 具有安全、非侵入性、操作简单、成本低的优势，患者可在家中自行使用，它可作为失眠药物治疗或心理治疗的辅助手段，也可单独应用。

四、补充和替代医学治疗

补充和替代医学（complementary and alternative medicine，CAM）指的是正统的西方现代医学以外的医学门类。针对失眠，常用的 CAM 治疗方法包括针灸、穴位按压和电针，运动治疗，瑜伽和太极等。

（一）针灸、穴位按压和电针

针灸是中医的手段之一，通过在皮肤中插入细针来刺激身体上基于中医经络理论的穴位。穴位按压是针灸的非侵入性变体，通过手指、手、肘或器械来刺激相关穴位。针灸和穴位按压似乎有助于治疗失眠，这可能是通过调节 5-羟色胺（5-hydroxytryptamine，5-HT）、多巴胺和内源性阿片类等神经递质实现的。电针是对传统针灸的改进，它通过向针灸针通入微电流，将针灸和微电结合起来对穴位进行刺激。研究表明，电针对失眠具有独特的疗效，可能通过降低交感神经兴奋性及调节褪黑素、皮质醇等激素及多种神经递质水平，以及降低海马区炎症因子水平等机制来改善睡眠。已有多项随机对照试验证实了电针治疗失眠的有效性，并且安全性好。

（二）运动治疗

运动治疗是失眠常用的一种 CAM 治疗。荟萃分析显示，运动可显著改善成人的主观睡眠质量和失眠严重程度。运动治疗失眠的机制主要为降低交感神经系统及下丘脑-垂体-肾上腺轴的活性，从而降低觉醒程度；还可能通过降低食欲素、增加 5-HT 等神经递质水平、调节免疫功能等机制改善睡眠。在临床上，运动治疗可以采取多种方式进行，如在家中或室外、独自进行或由他人监督，并且可在个人方便的任何时间进行（但不晚于睡前 3h）。运动应当坚持定期进行，如每周 3～5 次，每次持续 20min 以上，运动形式、强度等应个体化安排。

（三）瑜伽和太极

瑜伽和太极属于特殊的运动形式，称为心身锻炼。它们以柔和缓慢的动作、身体和呼吸相配合为特征，在治疗失眠中得到了越来越多的运用，尤其是在喜欢低度运动的老年人中。它们可引起类似放松训练的生理过程。瑜伽能够显著影响自主神经系统的活性，并可能降低 γ-氨基丁酸（GABA）和炎症因子水平。小型随机对照试验表明，瑜伽可改善主、客观睡眠质量，减少患有慢性躯体疾病成人的失眠症状。还有研究显示，瑜伽在改善老年患者的 SL 和 TST 方面优于草药。太极也是一种缓慢的运动方式，兼具有氧运动和放松的特点。随机对照试验表明，太极可改善不同人群的主观睡眠质量，尤其是在老年人中。还有研究显示，太极在改善睡眠质量、SL、TST、睡眠效率等方面均优于低度锻炼。然而瑜伽和太极对失眠客观指标的影响仍需进一步研究以明确其疗效。

第五节　失眠障碍的药物治疗

一、概　述

药物治疗是失眠治疗的主要方法之一，但药物的使用需要明确治疗目标并遵循以下方法和原则。

（一）药物治疗目标

失眠障碍总体的治疗目标包括增加有效睡眠时间和（或）改善睡眠质量；改善失眠相关的日间损害，恢复社会功能，提高生活质量；减少或消除短期失眠障碍向慢性失眠障碍的转化；减少与失眠相关的躯体疾病或与精神疾病共病的风险；避免或减少药物干预带来的负面效应。

（二）药物治疗原则

用药前要尽量明确失眠障碍的原因，在病因治疗、认知行为治疗和睡眠卫生教育的基础上酌情给予催眠药物。

1. 了解既往用药史　为更恰当地选择药物提供参考依据。

2. 个体化用药　从最小有效剂量开始，根据治疗反应调整剂量，但要限制在治疗剂量范围内，尽量以最小剂量达到满意效果。

3. 合理选择药物　选用催眠药物，可依据两个主要特点，即药物血药浓度的达峰时间和半衰期。要根据入睡困难、易醒、早醒的不同临床特征选择相应的不同特点的药物，尽量做到精准选药，既保证充足的夜间睡眠时间，又能在白天保持足够清醒的状态。短半衰期的药物主要用于改善入睡困难症状，中半衰期的药物主要用于改善维持睡眠困难，长半衰期的药物主要用于改善维持睡眠困难和早醒。

4. 按需、间断、足量　一般每周服药 3～5d，用药持续时间一般不超过 3～4 周，必要时在权衡利弊的基础上，适当调整疗程。对需要长期用药者，宜"按需服药"，即预期入睡困难时，于上床前 5～10min 服用；上床 30min 后仍不能入睡时服用；比通常起床时间提前≥5h 醒来且无法再次入睡时服用（仅适合使用短半衰期的药物）；当第二天白天有重要工作或事情时可于睡前服用。需要换药时尽量换用不同作用机制的药物。抗抑郁药不能采用间歇疗程的方法。一般不主张联合用药。

5. 动态评估，适时调整治疗方案　用药过程中要重视对患者睡眠的评估，适时调整剂量及用药时间。短于 4 周的药物干预可选择连续治疗，超过 4 周的药物干预需要每个月定期评估，每 6 个月或旧病复发时，需对患者睡眠情况进行全面评估，必要时变更治疗方案，或根据患者的睡眠改善情况适时采用间歇治疗。

6. 合理撤药　宜采用逐渐减药的撤药方法，以免出现撤药反应和反跳性失眠，尤其对半衰期短的药物，也可以采用间断服药或周末停药的方法撤药。撤药可能需要数周，部分患者可能需要数月的时间。

7. 预防依赖或成瘾　药物依赖或成瘾的倾向个体差异较大，常与遗传素质及药物种类、剂量和使用时间等有关。在治疗过程中要及时发现依赖与成瘾的早期表现，给予相应的对策。

8. 告知注意事项　对服药可能出现的不良反应及注意事项予以告知，如服药期间避免驾车或从事危险性作业等。

9. 特殊人群 儿童、孕妇、哺乳期妇女、肝肾功能损害、重度睡眠呼吸暂停综合征、重症肌无力患者不宜服用催眠药物治疗。

（三）药物治疗的次序

推荐用药顺序为：①短、中效的苯二氮䓬类受体激动药（benzodiazepine receptor agonists，BzRAs）或食欲素双受体拮抗药（dual orexin receptor antagonists，DORAs）；②其他 BzRAs 或褪黑素受体激动药；③具有镇静作用的抗抑郁药，尤其适用于伴有抑郁和（或）焦虑症的失眠患者；④联合使用 BzRAs 和具有镇静作用的抗抑郁药；⑤处方药，如抗精神病药、抗癫痫药不作为首选药物使用，仅适用于某些特殊情况和人群；⑥巴比妥类药物、水合氯醛等虽已被美国食品药品监督管理局（Food and Drug Administration，FDA）批准用于失眠的治疗，但临床上并不推荐应用；⑦非处方药，如抗组胺药常被失眠患者用于失眠的自我治疗，临床上并不推荐使用。

二、具有失眠治疗适应证的药物

临床上用于治疗失眠的常用药物见表 8-5-1。

表 8-5-1 临床治疗失眠的常用药物

药品	达峰时间（h）	半衰期（h）	口服剂量（mg）	适应证	常见不良反应
苯二氮䓬类					
咪达唑仑	0.5～1	2～3	7.5～15	抗焦虑、镇静、安眠、肌肉松弛	遗忘、低血压、谵妄、幻觉、心悸、皮疹、过度换气
地达西尼	1	3～4	2.5	失眠症	头晕、眩晕、头痛
三唑仑	1	2～3	0.125～0.5	入睡困难，短效	遗忘、欣快、胃不适、头痛、头晕、皮肤刺痛
奥沙西泮	2～4	5～15	15～30	失眠、焦虑	嗜睡、眩晕、头昏、头痛、乏力
艾司唑仑	2	10～24	1～2	早醒、夜间易醒	宿醉、口干、虚弱
阿普唑仑	1～2	12～15	0.4～0.8	焦虑症	撤药反应、呼吸抑制、头痛、抑郁、精神障碍
硝西泮	2	10～36	5～10	失眠症	嗜睡、梦魇、宿醉、驾驶能力损害
劳拉西泮	2	10～20	1～4	睡眠维持困难，焦虑症	疲劳、思睡、眩晕、共济失调
替马西泮	2～3	10～40	10～30	失眠症	口干、无力
地西泮	1～2	20～80	5～10	焦虑症	思睡、头痛、乏力、共济失调
氟西泮	1～2	40～100	15～30	入睡困难、夜间多梦、早醒	思睡、味觉障碍、嗜睡、头晕、乏力
氯氮䓬	2～4	15～40	10～20	焦虑症、失眠症	恶心、便秘、水肿、嗜睡、无力、共济失调
氯硝西泮	1	24～48	0.5～2	癫痫	思睡、共济失调、头晕、乏力、言语不清
非苯二氮䓬类					
扎来普隆	1	1	5～20	入睡困难	头晕、眼痛、共济失调、食欲减退
唑吡坦	0.5～3	2.4	5～10	入睡困难和睡眠维持困难	头晕、头痛、遗忘、言语模糊、朦胧觉醒
佐匹克隆	1.5～2	3.5～6	3.75～7.5	入睡困难和睡眠维持困难	撤药症状、宿醉、口苦、头晕、头痛、恶心、呕吐
右佐匹克隆	1	6	2～3	入睡困难和睡眠维持困难	口苦、头晕、头痛、胃部不适、协调障碍、味觉异常

续表

药品	达峰时间（h）	半衰期（h）	口服剂量（mg）	适应证	常见不良反应
食欲素双受体拮抗药					
苏沃雷生	2	12	10~20	成人入睡困难或睡眠维持困难	思睡、疲劳
莱博雷生	1~3	17~19	5~10	成人入睡困难或睡眠维持困难	鼻咽炎、思睡、头痛
达利雷生	1~2	8	25~50	成人入睡困难或睡眠维持困难	头痛、嗜睡或疲劳、头晕
褪黑素受体激动药					
雷美替胺	0.75	1~2.6	8	入睡困难	宿醉、口干、虚弱
褪黑素缓释片	2.6	6	2	≥55 岁，睡眠维持困难	无明确描述
阿戈美拉汀	1~2	1~2	25~50	抑郁症	头痛、头晕、嗜睡、恶心、多汗
抗抑郁药					
多塞平	1.5~4	8~25	成人 6；老年人 3	睡眠维持困难	思睡、镇静、头痛
曲唑酮	1~2	4~9	25~150	抑郁症	直立性低血压、头晕、阴茎异常勃起
米氮平	2	20~40	3.75~15	抑郁症	过度镇静、食欲/体重增加、抗胆碱能作用
抗精神病药					
喹硫平	1~2	7	25~100	精神分裂症、双相障碍	口干、便秘、体重增加、无力、头痛
奥氮平	4~6	20~54	2.5~10	精神分裂症、双相障碍	低血压、体重增加、静坐不能、头晕、水肿

（一）苯二氮䓬类受体激动药（BzRAs）

BzRAs 包括苯二氮䓬类药物（benzodiazepine drug，BZD）和非苯二氮䓬类药物（NBZD）。两者都结合 $GABA_A$ 受体，通过作用于 α 亚基协同增加 GABA 介导的氯通道开放频率，促进氯离子内流，这可增强 GABA 的抑制作用，通过抑制兴奋中枢而产生镇静催眠作用。地达西尼是一种 $GABA_A$ 受体部分正向变构调节药，主要通过与 $GABA_A$ 受体 α 体亚基结合，与其他 BzRAs 不同，地达西尼对 $GABA_A$ 复合体起部分激动作用。

BzRAs 对 SL、WASO 及 TST 等睡眠质量指标均有不同程度的改善，但大多不能优化睡眠结构（右佐匹克隆除外）。BZDs 对焦虑性失眠患者的疗效较好，可增加 TST，缩短 SL，减少夜间觉醒频率，但可显著减少慢波睡眠，导致睡后恢复感下降。NBZD 半衰期短，催眠效应类似 BZD，对正常睡眠结构破坏较少，比 BZD 更安全，日间镇静和其他不良反应较少。该类药物可以缩短客观和主观 SL，尤其是对于年轻患者和女性患者更明显。若最初使用的 BzRAs 对失眠治疗无效，则优先考虑选用同类药物中的其他药物，应根据患者对最初药物治疗的反应来重新选择药物。部分 BZD 并没有明确推荐用于治疗失眠，需考虑药物活性持续时间对患者的影响，或者存在共病的患者能否从此类药物中获益。

（二）食欲素双受体拮抗药

食欲素又称下丘脑分泌素，与睡眠-觉醒密切相关，具有觉醒效应。食欲素是促进觉醒神经递质（乙酰胆碱、组胺、去甲肾上腺素和 5-HT）的关键上游控制器，需要结合相应受体（OX_1R 和 OX_2R）而发挥作用，因此拮抗 OX_1R 可能抑制 REM 睡眠，而 OX_2R 的激活是从清醒到 NREM 睡眠的过渡所必需的。相关药物就可以通过拮抗这两种食欲素受体来减少清醒，从而促进睡眠，这类药物就是食欲素双受体拮抗药，包括苏沃雷生、莱博雷生、达利雷生等。

（三）褪黑素受体激动药

褪黑素由人体松果体分泌，受到下丘脑视交叉上核昼夜节律系统的调节。褪黑素能信号通路是调节睡眠的重要靶点。人类褪黑素受体主要有 3 个亚型（MT_1、MT_2 和 MT_3），MT_1 通过降低视交叉上核驱动的促觉醒刺激作用，诱导睡眠发生；MT_2 的激活可增强昼夜节律性，维持人体规则的昼夜节律。

三、其他失眠治疗药物

尽管有些药物上市获批的适应证当中不包括失眠，但临床使用过程中也在作为失眠药物进行使用，其中包括具有镇静催眠效果的抗抑郁药物和抗精神病药物。

（一）具有镇静催眠效果的抗抑郁药

部分抗抑郁药具有催眠镇静作用，尤其在失眠伴随抑郁、焦虑心境时应用较为有效。包括：①小剂量米氮平（3.75～15mg/d），能缓解失眠症状；②小剂量曲唑酮（25～150mg/d），具有镇静效果，可以用于治疗失眠和催眠药物停药后的失眠反弹。

（二）具有镇静催眠效果的抗精神病药

1. 喹硫平 第二代抗精神病药，可以拮抗组胺、多巴胺 D_2 和 $5-HT_2$ 受体，小剂量（12.5～25.0mg）主要发挥抗组胺作用。该药通常不用于没有明显精神疾病的患者，除非其他药物治疗失败。

2. 奥氮平 第二代抗精神病药，可拮抗 $5-HT_{2A/2C}$、$5-HT_3$、$5-HT_6$ 受体及多巴胺 D_1、D_2、D_3、D_4、D_5 受体，以及胆碱能 M_1～M_5 受体和组胺 H_1 受体，主要通过拮抗组胺 H_1 受体发挥镇静作用，可用于治疗矛盾性失眠。

四、注 意 事 项

（一）药物治疗调整

1. 换药指征 推荐治疗剂量无效；对药物产生耐受性或严重不良反应；与正在使用的其他药物发生相互作用；长期使用（>6 个月）导致减药或停药困难；有药物成瘾史的患者。

2. 换药方法 如果首选药物治疗无效或无法遵医嘱服药，可更换为另一种短、中效的 BzRAs或者褪黑素受体激动药。需逐渐减少原有药物剂量，同时开始给另一种药物，并逐渐加量，在 2 周左右完成换药过程。

3. 常用减量方法 逐步减少睡前药量和（或）变更连续治疗为间歇治疗。

（二）终止药物治疗

持续使用 BZD 后，在停药时可能会出现戒断症状，需要遵循以下原则终止药物治疗，以避免和减少戒断症状。①停药指征：患者感觉能够自我控制睡眠时，考虑逐渐减量、停药；如失眠与其他疾病（如抑郁症）或生活事件相关，当病因去除后，也应考虑减量、停药。②停药原则：避免突然中止药物治疗，应逐步减量、停药，以减少失眠反弹，有时减量过程需要数周至数月。③使用中-短效 BZD 治疗失眠时有可能引起反跳性失眠。BZD 对于有物质滥用史的失眠患者需要考虑到潜在的药物滥用风险。

（三）特殊人群的药物治疗

1. 妊娠期女性 目前，广泛接受的妊娠期药物安全性国际分类有 3 种，分别是 FDA、澳大利亚药品评估委员会（Australian Drug Evaluation Committee，ADEC）和瑞典药品目录（Farmacevtiska

Specialiteter i Sverige，FASS）的妊娠期药物安全性分级，分级标准为 A、B、C、D、X。为了避免潜在的致畸作用，在妊娠期合并失眠患者使用催眠药物的治疗过程中，临床医师应该注意以下几点：①尽量缩短治疗疗程，以控制症状为主；尽量采用单药治疗，避免联合用药；尽量采用小剂量给药；尽量采用更安全的药物。②原则上 NBZD 较 BZD 安全，避免使用选择性 5-羟色胺再摄取抑制药（selective serotonin reuptake inhibitor，SSRI）和抗组胺药物。③药物治疗需权衡利弊，可结合非药物治疗。

2. 老年人群 临床上针对老年失眠患者，首选心理和行为干预治疗，其次考虑药物治疗。药物治疗的原则是减少服药种类，每天 1 次或每天 2 次，从小剂量开始，注意调整剂量，充分了解所用药物的药理作用及相互作用。首选 NBZD 以及结合非药物治疗。BZD 虽然短期内能改善睡眠状况，但可能会增加痴呆的风险，且会增加跌倒的风险，不建议在老年人中首选。

3. 儿童患者 儿童失眠药物治疗的有效性、安全性和耐受性方面尚缺乏足够的循证证据支持，更多的是基于临床经验。药物应当针对主要症状，使用催眠药物前应先治疗其他睡眠障碍（如阻塞性睡眠呼吸暂停、不宁腿综合征和周期性肢体运动障碍等）；选择药物需权衡利弊，与儿童的年龄和神经发育水平相适应。

4. 共病精神障碍失眠患者 控制原发病的同时治疗失眠症状。伴焦虑和抑郁症状的失眠患者，可添加具有镇静作用的抗抑郁药，如多塞平、曲唑酮、米氮平或帕罗西汀。BZRAs 或褪黑素受体激动药可以与抗抑郁药联合应用。精神分裂症患者存在失眠时，应以抗精神病药物治疗为主，必要情况下辅以镇静催眠药物治疗失眠。

5. 伴有呼吸系统疾病失眠患者 BZD 由于其呼吸抑制等不良反应，在慢性阻塞性肺疾病（chronic obstructive pulmonary disease，COPD）、睡眠呼吸暂停低通气综合征患者中慎用；NBZD 受体选择性强，次晨残余作用发生率低，使用唑吡坦和佐匹克隆治疗稳定期的轻、中度 COPD 的失眠患者尚未发现有呼吸功能不良反应的报道，但扎来普隆对伴呼吸系统疾病失眠患者疗效尚未确定；褪黑素受体激动药雷美替胺可用于治疗睡眠呼吸障碍合并失眠的患者，但需进一步研究。

第六节 孤立症状和正常变异

失眠障碍中，我们关注到存在孤立症状及正常变异的情况。在某种程度上这些现象并不能定性为疾病，但随着相关研究的不断涉及和深入，该领域的发现也不断增多。

一、卧床时间过多

就诊者临床表现出的特点包括：SL 延长，以及睡眠过程中清醒时间过长，但是并不存在日间功能损害的表现，其本人也并不为所谓的失眠所懊恼。例如，退休人员、无业人员或者喜欢"宅"在家中的单身男、女，他们可能会每晚花费更多的时间在床上，多数时间表现得非常享受。

二、短睡眠者

正常的睡眠时间因人而异，其中某些人每晚平均睡眠时间少于 6h，但是并没有睡眠/觉醒主诉。对于每晚睡眠少于 6h 的患者，如果没有睡眠困难及明显的日间功能受损，均被视为正常短睡眠者而不必过分担心。有些个体需要很少的睡眠却通常没有入睡困难和维持睡眠困难，也没有特征性的日间症状（如疲乏、专注力问题、易激惹），但可能担心他们的睡眠时间短，因此一些短睡眠者可能希望或试图通过延长卧床时间来睡较长的时间，可能造成"失眠样"的睡眠模式。然而也有一部分研究认为，睡眠长度低于 6h 的人群是一类抗疲劳特殊人群，他们的日常功能并没有因为极端的睡眠长度而受到影响，他们可能是天生的短睡者，对睡眠的需求与基因相关，一些转基因短睡动物中也会出现类似的抗疲劳表现。

因此，国内有学者通过综合上述研究进展，提出进一步的研究可以从短睡者的工作记忆入手，并对短睡者的记忆巩固功能进行研究，找寻短睡者抗睡眠压力能力的关键是否与记忆的相关功能有关。又或者，他们对自己功能完整性的知觉并不准确，因此可以从短睡者的自我认知入手，对短睡者的自我与未来想象的脑机制进行探究，探索这类短睡者为什么会否认自己有功能性损伤。

第七节 展 望

一、失眠障碍的亚型

尽管 ICSD-3 取消了 ICSD-2 中针对失眠病因的分类，但由于不同的失眠障碍患者在临床表现、影响因素、生物标志物及治疗反应等方面存在异质性，因此针对失眠亚型的探索工作并未停止。近年来已经提出了几种不同的分型方式，分别是基于主观、客观或主客观相结合的评估方法，根据单个或多个睡眠或非睡眠指标，对失眠障碍进行分型，以期为失眠障碍的精细化诊断和个性化治疗奠定基础。

（一）基于主观评估的分型

van de Laar 等根据主观睡眠指标及人格和精神障碍相关特征，识别出失眠的 3 种亚型：①中度失眠伴低度精神病理变化；②重度失眠伴中度精神病理变化；③早发性失眠伴高度精神病理变化。这种分型强调了精神病理学在失眠分型中的重要性，可针对不同亚型的人格特质和共病的精神障碍制订个性化的治疗方案。

（二）基于客观评估的分型

1. 基于客观睡眠时长的分型 根据 PSG 或体动记录仪的客观评估，约 1/2 的失眠障碍患者睡眠时间较短。因此，有学者提出了一种客观睡眠时间短的失眠表型，通常定义为 PSG 的客观 TST <6h 的失眠，常为慢性、持续性病程，存在生理性过度觉醒、应激系统过度激活，发生心血管和代谢疾病、认知功能损害及抑郁、焦虑等精神障碍的风险增加，长期预后不良，可能更适合针对生理性过度觉醒的治疗，如药物治疗。与之相对应的，是客观睡眠时间正常的失眠表型，存在认知、情绪和皮质觉醒，与睡眠状态错误感知有关，具有更多的焦虑、反刍、不良信念和应对方式，更有可能缓解，对 CBTI 的反应可能更好。这种基于客观睡眠时长的分型是目前证据最多的一种分型方式，然而针对治疗方面的研究结果并不一致。未来需要更多的前瞻性研究验证其诊断价值，并为不同亚型失眠的治疗方案提供证据。

2. 基于睡眠微结构的分型 有研究者利用睡眠梭形波密度等睡眠微结构，对失眠障碍进行了分型。睡眠梭形波在感觉加工和长时记忆巩固中发挥作用，且能保护个体在睡眠时免受声音等刺激的干扰。Dang-Vu 等根据 PSG 中睡眠梭形波密度将失眠分为以下两个亚型。①低密度梭形波的失眠：外部刺激的唤醒阈值较低，存在生理性过度觉醒，对睡眠干扰具有生理易感性，对 CBTI 反应较差，更可能罹患精神障碍；②正常密度梭形波的失眠：觉醒程度相对较低，对 CBTI 反应较好。该分型指出睡眠梭形波密度可作为失眠障碍分型的一种内源性生物标志物，并能预测对 CBTI 的反应。

（三）结合主客观评估的分型

1. 基于主客观睡眠特征的分型 Crawford 等基于症状群，采用睡眠日记、问卷和 PSG，识别出了 3 种失眠亚型。①高度主观清醒：年龄偏大，WASO 增多、SL 延长，睡眠效率低，日间过度思睡程度较高；②轻度失眠：在睡眠日记和问卷中呈现的问题最少，睡眠效率最高，但伴有更明显的阻塞性睡眠呼吸暂停；③失眠相关困扰：在失眠相关困扰（如睡眠努力和觉醒）及清醒相关指标（疲劳）上的平均得分最高，伴有较多的超重或肥胖。这种数据驱动的分型方式结合了主客观评估工具，基于失眠患者的症状群特征，有助于以患者为中心进行个性化的干预和护理。

2. 基于非睡眠特征的多维大数据分型 研究指出，失眠的特征不仅限于睡眠。荷兰 Blanken 等的一项多维大数据研究对睡眠相关指标及情绪和人格特质、生活事件、健康史等非睡眠特征进行分析，识别出了失眠障碍的 5 种稳定的亚型。①高度痛苦：睡前觉醒程度高、负性情感多，主观幸福感低，易患抑郁障碍，需对抑郁进行预防或治疗；②中度痛苦伴奖励敏感：睡前觉醒程度、对应激的失眠反应高，负性情感明显，快乐体验和正性思维良好，可用 CBTI 及社会干预进行治疗；③中度痛苦伴奖励不敏感：主观幸福感低，正性情感、正性思维和快乐体验少，可用正念治疗；④轻度痛苦伴高反应性：生活事件后失眠反应时间长，童年创伤及疲劳多，可用药物治疗和创伤干预；⑤轻度痛苦伴低反应性：生活事件后失眠时间较短、程度较轻，童年创伤及反刍思维较少，行为活跃度较低，快乐体验减少、疲劳较多，可用药物治疗和 CBTI。这些亚型在发病轨迹、治疗反应、脑电生物标志物及抑郁风险方面存在明显差异，且稳定性强，有助于解决失眠障碍异质性的问题，以了解失眠的原因及发病机制，预防失眠相关抑郁，并开发个性化的治疗方法。

总之，未来的研究会进一步集中在利用大数据、多维度的方法，对失眠障碍的亚型进行进一步分析和验证，以深入了解其生物标志物和病理生理学机制，有助于患者的精准诊治，从而构建一条通往个性化睡眠医学的途径。

二、发病机制

在探索失眠障碍的发病机制时，除了人类模型，动物模型也变得越来越重要。近年来已提出了啮齿类动物和果蝇模型，它们不但有助于理解人类失眠的发病机制，也有助于明确失眠干预手段的作用机制，并探索有针对性的治疗方法。

Cano-Saper 啮齿类动物模型是一个急性应激性失眠大鼠模型。它使用笼子交换范式，将一只睡眠时段的雄鼠转移到之前由另一只雄鼠占据的笼子里。由于大鼠的领地意识很强，当暴露在竞争者的嗅觉和视觉检索时可诱导出应激反应，几小时后出现失眠。此时大鼠的皮质、边缘系统、部分觉醒相关脑区（蓝斑和结节乳头体核）活性增加，但促睡眠脑区[腹外侧视前区（ventrolateral preoptic area，VLPO）和视前正中核（median preoptic nucleus，MnPO）]也被同时激活。正常情况下，促睡眠脑区和清醒系统不能被同时激活，而在该范式中二者被同时激活，形成了一种不同于清醒和睡眠的中间状态。可能的解释是，在应激性失眠期间，内稳态系统和昼夜节律系统的驱动激活了VLPO，但它无法关闭清醒系统，因为后者受到皮质和边缘系统的输入而强烈兴奋；同时，部分睡眠剥夺可产生更强的内稳态压力使 VLPO 高度活跃，故觉醒系统也无法关闭 VLPO。这使得睡眠-觉醒开关被迫处于一个不稳定的位置，从而出现一种睡眠和觉醒环路被同时激活的中间状态。该模型可能反映了部分人类急性应激性失眠患者的表现。

Shaw 果蝇模型建立在失眠具有遗传易感性的基础上。鉴于失眠的复杂性，在同时表现出几种失眠特征的人群中识别自然变异，这些表型变异很可能是许多基因微小变化的结果。Shaw 果蝇模型就是将自然的多基因变异通过实验室选择在连续的世代中被放大。方法是在野生型广州-S（Cs）果蝇中挑选出 TST 短、SL 延长、睡眠持续时间缩短、清醒活动水平升高的果蝇，称为失眠样（insomnia-like，ins-l）蝇，连续繁殖多代，最终形成 TST 不足 60min、存在睡眠起始和维持困难的 ins-l 蝇。其睡眠状况随时间推移保持稳定，呈现慢性化的特征，伴有过度思睡、学习能力受损、运动和协调困难等日间功能损害表现，并且寿命缩短。Shaw 果蝇模型可能是人类慢性失眠的合理类比。

Belfer-Kayser 果蝇模型是对 Shaw 果蝇模型的改进。Shaw 果蝇模型不仅与遗传易感性有关，也与三因素模型中的维持因素有关。这是由于果蝇无法摆脱睡眠环境要求（12∶12h 的明-暗周期），导致睡眠能力与睡眠机会不匹配。Belfer-Kayser 果蝇模型则通过改变明-暗周期，作为操纵野生蝇和短睡眠突变蝇睡眠机会的手段，证实了黑暗期延长（睡眠机会增加）使野生蝇的睡眠效率降低，SL 延长，WASO 增加；黑暗期限制（睡眠机会减少）使短睡眠突变蝇的睡眠效率提高，SL 缩短，

WASO 减少；在通常睡眠不足的阿尔茨海默病蝇模型中，睡眠能力与睡眠机会相匹配与寿命延长相关。

失眠发病机制的动物模型是对人类模型的补充，并且这些模型也不分对错，可在不同情况下或多或少地发挥作用。Cano-Saper 啮齿类动物模型强调了"睡眠开关"及其失调；Shaw 果蝇模型强调了失眠的遗传易感性；Belfer-Kayser 果蝇模型则强调了睡眠能力与睡眠机会的不匹配。未来仍需进一步探索和完善失眠相关的人类模型和动物模型，深入了解失眠的发病机制，以开发针对性的干预手段。

三、评 估

随着移动智能技术的飞速发展，新兴的消费型睡眠监测设备变得越来越普及，为失眠的评估提供了新手段。这些设备使用一个或多个传感器来评估睡眠，包括可穿戴设备和不可穿戴设备两大类。可穿戴设备戴在手腕或手指上，使用加速度计等多个传感器（脉率、心率变异性、脉搏波幅、运动、体温）监测睡眠。不可穿戴设备使用床垫或生物运动技术监测睡眠。然而，上述消费型设备在有效性和可靠性方面还存在局限性，尚不能替代 PSG 或体动记录仪。尽管如此，这些设备具有成本低、易获得和便利的优势，可长期收集患者的自然数据，在一定程度上为治疗提供信息，也避免了 PSG 等监测手段可能加剧患者睡眠焦虑的问题。未来的研究应进一步阐明临床医师如何运用和解释这些消费型设备的数据，以更好地为失眠患者的治疗提供有用的信息。例如，可连续佩戴多晚的自助式无线脑电设备已进入临床，它能通过更细微的数据更好地表征失眠的特征和亚型，为患者提供精准的治疗方案。这些新技术还可以将患者睡眠模式的变化及时通知临床医师，或通过自动算法向患者提供行为上的反馈和建议，从而协助治疗。

四、治 疗

在非药物治疗方面，在线 CBTI 具有巨大的发展潜力，但也受到了患者对智能设备熟悉程度的限制。此外，在不同形式的在线 CBTI 中，治疗师参与的程度越高，效果越好。因此，治疗师可通过发送文本信息、电子邮件，或电话访谈、视频访谈等形式，通过在线 CBTI 对患者提供不同程度的支持，给予及时的反馈和鼓励，以增加依从性，促进疗效；同时，还可以采取阶梯式管理，如首先进行在线 CBTI，再向未缓解者提供面对面 CBTI，或者先根据临床表现将患者分配至在线 CBTI 或面对面 CBTI，然后再向未充分受益于在线 CBTI 的患者进行面对面 CBTI。无论采用何种形式，都应首先考虑患者的偏好。阶梯式管理策略充分体现了个性化和精准化的治疗原则，可增加治疗成功率，并且能够最大限度地缩短达到缓解的时间以及花费在可能无益干预上的时间。日后仍需进一步明确对患者有效性的预测及分配方法，以使患者能够尽早得到最适合的干预手段。

在药物治疗中，需探索对失眠有效且无滥用风险的药物，以及对孕妇、肝功能不全等特殊人群安全、有效的药物，还可针对尚未进行药物研发的睡眠-觉醒影响机制开发新型药物，包括靶向腺苷、甘丙肽、多巴胺和多种神经肽的潜在药物。

本章由张斌教授（主编）负责

编委 张 斌 贾福军

编者 刘 帅 刘向欣 吕志红

思 考 题

1. 可以从哪些角度探索失眠障碍的分型？
2. 关于失眠障碍的发病机制，有哪些最新的进展？
3. 失眠认知行为治疗有哪些发展方向？

4. 食欲素双受体拮抗药改善睡眠质量的作用机制是什么？

5. 有学术观点将失眠障碍归于精神障碍谱系之中，而又有观点认为失眠障碍既有一定的病理生理基础，又有精神心理因素作用其中，所以其既不是一种纯粹的精神障碍，也不是一种纯粹的神经系统疾病，你怎么看？

参 考 文 献

刘铁榜. 2016. 精神科常用药物手册. 北京: 人民卫生出版社.

刘铁桥, 赵敏. 2022. 镇静催眠药临床使用指南. 北京: 人民卫生出版社.

陆林. 2019. 中国失眠障碍综合防治指南. 北京: 人民卫生出版社.

罗梓元. 2018. 习惯性短睡者的研究综述与展望. 心理学进展, 8(7): 11.

尚伟. 2016.《国际睡眠疾病分类第三版》解读. 山东大学耳鼻喉眼学报, 30(5): 18-20.

肖茜, 张道龙. 2019. ICD-11 与 DSM-5 关于抑郁障碍诊断标准的异同. 四川精神卫生, 32(6): 5.

杨建铭. 2015. 好睡眠, 多甜美. 青岛: 青岛出版社.

张斌. 2016. 中国失眠障碍诊断和治疗指南. 北京: 人民卫生出版社.

张斌. 2018. 中国睡眠研究会继续教育培训教程: 睡眠医学新进展. 北京: 人民卫生出版社.

张斌, 郝彦利, 黄文燕, 等. 2008. 短睡眠者和长睡眠者睡眠结构、个性特征及情绪状况的比较. 中国行为医学科学, 17(12): 3.

赵忠新, 叶京英. 2022. 睡眠医学. 2 版. 北京: 人民卫生出版社.

中国睡眠研究会. 2017. 中国失眠症诊断和治疗指南. 中华医学杂志, 97(24): 1844-1856.

中华医学会神经病学分会, 中华医学会神经病学分会睡眠障碍学组. 2018. 中国成人失眠诊断与治疗指南(2017 版). 中华神经科杂志, 51(5): 324-335.

American Academy of Sleep Medicine. 2005. International Classification of Sleep Disorders: Diagnostic and Coding Manual. 2nd ed. Westchester, Illinois: American Academy of Sleep Medicine.

American Academy of Sleep Medicine. 2014. International Classification of Sleep Disorders.3rd ed.Darien, Illinois: American Academy of Sleep Medicine.

American Academy of Sleep Medicine. 2023. The International Classification of Sleep Disorders: third edition, text revision(ICSD-3-TR). Darien Illinois: American Academy of Sleep Medicine.

American Psychiatric Association. 2013. Diagnostic and statistical manual of mental disorders. 5th ed. Arlington, VA: American Psychiatric Pub.

Berry RB. 2011. Fundamentals of Sleep Medicine. Philadelphia, PA: Elsevier/Saunders.

Cao XL, Wang SB, Zhong BL, et al. 2017. The prevalence of insomnia in the general population in China: a meta-analysis. PLoS One, 12(2): e0170772.

Edinger JD, Arnedt JT, Bertisch SM, et al. 2021. Behavioral and psychological treatments for chronic insomnia disorder in adults: an American Academy of Sleep Medicine clinical practice guideline. Journal of Clinical Sleep Medicine, 17(2): 255-262.

Kryger MH, Roth T, Goldstein CA, et al. 2021. Principles and Practice of Sleep Medicine. 7th ed. Philadelphia, PA: Elsevier/Saunders.

Mignot E, Mayleben D, Fietze I, et al. 2022. Safety and efficacy of daridorexant in patients with insomnia disorder: results from two multicentre, randomised, double-blind, placebo-controlled, phase 3 trials. The Lancet Neurology, 21(2): 125-139.

Perlis ML, Jungquist C, Smith MT, et al. 2012. 失眠的认知行为治疗: 逐次访谈指南. 张斌译. 北京: 人民卫生出版社.

Yardley J, Kärppä M, Inoue Y, et al. 2021. Long-term effectiveness and safety of lemborexant in adults with insomnia disorder: results from a phase 3 randomized clinical trial. Sleep Medicine, 80: 333-342.

Zhang B, Wing YK. 2006. Sex differences in insomnia: a meta-analysis. Sleep, 29(1): 85-93.

Zhang J, Chan NY, Lam SP, et al. 2016. Emergence of sex differences in insomnia symptoms in adolescents: a large-scale school-based study. Sleep, 39(8): 1563-1570.

第九章　睡眠相关呼吸障碍

第一节　概　述

　　睡眠大约占人生 1/3 的时间，许多疾病往往在睡眠中发生或加重，因此，了解疾病的整体情况必须知晓其昼夜变化。为此，呼吸学科的现代格局中将睡眠亚专科列为三大板块之一。中国的睡眠医学发展始于 20 世纪 80 年代。1986 年，北京协和医院黄席珍教授建立了国内第一个睡眠实验室，开始进行睡眠相关呼吸障碍的诊治。睡眠相关呼吸障碍中最常见的是阻塞性睡眠呼吸暂停（obstructive sleep apnea，OSA），目前全球 OSA 患病人数为 9.36 亿，我国约有 1.76 亿。由于这些疾病主要发生于睡眠时，很容易被忽视，被称为"健康的隐形杀手"。此类疾病不仅引起夜间低氧和睡眠质量下降，也可引起日间症状，如疲乏、嗜睡、认知功能障碍，甚至导致交通事故，还会引起高血压、2 型糖尿病、冠心病、脑卒中、阿尔茨海默病、抑郁、肿瘤等多种并发症，因此被认为是多种慢性病的源头疾病。若不给予相应治疗，死亡率可达 13%；及时诊治可减轻甚至逆转并发症。可见，睡眠相关呼吸障碍已成为威胁公众健康的一个突出问题，早期诊断和规范治疗至关重要。

一、定　义

　　2014 年美国睡眠医学会出版的《国际睡眠障碍分类标准第三版》于 2023 年修订（ICSD-3-TR），其将睡眠障碍疾病分为以下 7 类：①失眠；②睡眠相关呼吸障碍（sleep related breathing disorder，SRBD）；③中枢性过度嗜睡障碍；④睡眠-觉醒昼夜节律障碍；⑤异态睡眠；⑥运动相关睡眠障碍；⑦其他睡眠障碍。其中的第 2 类疾病就是 SDB，指发生在睡眠中的异常或病态呼吸事件达到规定标准的疾病，最常见的呼吸事件包括呼吸暂停、低通气、呼吸努力相关微觉醒等。一般来说，诊断睡眠相关呼吸障碍需进行 PSG，同步记录患者睡眠时的脑电图、口鼻气流、胸腹呼吸运动、血氧饱和度、肌电图及心电图等多项指标，可准确了解患者睡眠时异常或病态呼吸事件的情况，根据 PSG 结果进行确诊和病情严重程度分型，同步二氧化碳监测是诊断睡眠相关肺泡低通气的必要手段。

二、分　类

　　睡眠呼吸障碍可分为 5 类。

（一）阻塞性睡眠呼吸暂停

　　阻塞性睡眠呼吸暂停包括成人阻塞性睡眠呼吸暂停、儿童阻塞性睡眠呼吸暂停。

（二）中枢性睡眠呼吸暂停

　　中枢性睡眠呼吸暂停包括伴陈-施呼吸的中枢性睡眠呼吸暂停、不伴陈-施呼吸的系统性疾病引发的中枢性睡眠呼吸暂停、高海拔周期性呼吸所致中枢性睡眠呼吸暂停、药物或毒物所致中枢性睡眠呼吸暂停、原发性中枢性睡眠呼吸暂停、婴儿原发性中枢性睡眠呼吸暂停、早产儿原发性中枢性睡眠呼吸暂停、治疗后中枢性睡眠呼吸暂停。

（三）睡眠相关肺泡低通气综合征

　　睡眠相关肺泡低通气综合征是由多种原因导致的睡眠中出现肺泡低通气、以 $PaCO_2$ 增高为主要特征的疾病，包括以下几种类型。

1. 肥胖低通气综合征（obesity hypoventilation syndrome，OHS）　指伴有肥胖患者（BMI≥30kg/m²）由于通气功能受限，在清醒状态下存在 CO_2 潴留（$PaCO_2$≥45mmHg），同时除外其他原因所致的高碳酸血症。

2. 先天性中枢性肺泡低通气综合征　属于常染色体显性遗传病，为呼吸中枢化学感受器的原发性缺陷导致。

3. 迟发型中枢性肺泡低通气伴下丘脑功能障碍　是一种与下丘脑功能紊乱相关的罕见病，伴下丘脑源性内分泌异常，情绪或行为严重异常或存在神经嵴源性肿瘤，常以迅速发生肥胖为首发症状，在出现肥胖症状约 18 个月后发生低通气，预后较差。

4. 特发性中枢性肺泡低通气　属于罕见病，主要表现为不明原因的呼吸中枢驱动下降，引起肺泡通气不足。

5. 药物所致睡眠相关肺泡低通气　指药物或毒物引起的睡眠期肺泡通气不足，导致高碳酸血症。

6. 疾病所致睡眠相关肺泡低通气　是指以基础病伴有睡眠时肺泡低通气为临床特征的疾病，以呼吸系统和神经肌肉疾病最常见。

（四）睡眠相关低氧血症

睡眠相关低氧血症特指由神经系统或其他全身疾病导致的睡眠低氧血症，此种低氧不能被其他SDB 解释，多继发于气道疾病、肺实质疾病、胸壁疾病、肺血管疾病和神经肌肉疾病等。

（五）单独症候群和正常变异

单独症候群和正常变异主要包括以下两种情况。①原发性打鼾：是指在睡眠期间，当湍流通过狭窄的上气道时，引起震动而产生嘈杂的声音；②睡眠呻吟：指一种与睡眠相关的呻吟声，常发生在 REM 睡眠期，表现为一次深吸气之后伴随的长呼气而发出单调的呻吟声，并不伴有其他睡眠行为异常，其临床意义尚不清楚。

第二节　阻塞性睡眠呼吸暂停综合征

阻塞性睡眠呼吸暂停（obstructive sleep apnea，OSA），是指睡眠期上气道狭窄或塌陷引起呼吸气流受限或停止，伴睡眠结构紊乱、交感神经兴奋性增加、夜间血氧饱和度下降及 EDS 等表现，且不能用其他睡眠障碍、内科及神经疾病或药物因素来解释。其特征是呼吸暂停时出现鼻气流停止，但胸腹运动仍然存在。OSA 是多种慢性病的源头疾病，在慢性病防控中意义重大。

一、成人阻塞性睡眠呼吸暂停

（一）概述

OSA 是常见的睡眠呼吸障碍疾病，成人 OSA 的临床表现为打鼾、气流中断、EDS 等症状，可伴认知功能下降、注意力不集中，甚至导致与嗜睡相关的交通事故。OSA 可致多系统器官功能受损，增加心脑血管疾病及 2 型糖尿病等风险，近年研究还证实 OSA 与肿瘤的发生、发展相关。

（二）流行病学

全球 30～69 岁人群中 OSA 患者约有 9.36 亿，而我国约为 1.76 亿，患病率约为 8.8%。患病率与年龄和性别、地区和种族差异、肥胖及基础疾病等相关。①年龄和性别：各个年龄阶段皆可发生，并随年龄增长而增加，患病率在 65 岁达到一个平台。男性比女性更易患 OSA，为（2～4）∶1。患病率的性别差异可能与性激素、脂肪分布、上气道解剖结构及神经肌肉功能异常有关。绝经后女性患病率增加，为绝经前的 3.5 倍，与男性接近。②地区、种族差异：受外源性危险因素和内源性遗传因素的影响，不同国家和种族 OSA 患病率存在一定差异。亚洲人群大多数并不肥胖但 OSA 较重，与其颅面结构特征有关，白种人 OSA 病因以肥胖为主。③肥胖及基础疾病：肥胖是 OSA 的主要危险因素之一，糖尿病和病态肥胖患者中 OSA 患病率更高。肢端肥大症、甲状腺功能减退症、神经肌肉疾病[如肌萎缩侧索硬化（ALS）]等患者罹患 OSA 的概率增加。甲状腺功能减退症患者和 ALS 患者中 OSA 患病率分别为 25%～35% 和 45.6%。

（三）病因与病理生理机制

各种原因致上气道扩张肌张力无法对抗负压时即产生上气道塌陷，常见病因如下。

1. 鼻腔疾病　鼻呼吸的生理功能包括加湿、加温和过滤。鼻及鼻腔先天性异常、鼻炎、鼻窦炎、鼻中隔偏曲、鼻咽部异物及肿瘤等鼻腔疾病均可导致 OSA。睡眠期鼻气流与呼吸之间关系的生理机制包括 Starling 阻力模型异常、口呼吸不稳定、鼻通气反射和一氧化氮（NO）的作用等。当鼻阻力超过一定水平时，会发生口呼吸，从鼻呼吸转至口呼吸会导致经口呼吸不稳定。长期经口呼吸可致咽腔变窄，舌体后缩致舌后上气道面积减小、软腭和咽周组织振荡增加，产生睡眠呼吸紊乱。经口呼吸还可致鼻感受器激活减少、鼻通气反射失活和自发通气减少，进而增加呼吸暂停的持续时间。NO 在维持上气道通畅方面发挥着重要作用，且为一种有效的肺血管扩张剂，当鼻通气减少时向肺输送 NO 减少，肺部氧交换能力降低。

2. 咽腔狭窄　咽部疾病可致气道狭窄或塌陷。成人扁桃体增大与 OSA 相关。舌体和腭垂肥大、咽侧壁肥厚等均可导致咽腔狭窄。腭垂肥大的原因包括长期慢性炎症刺激引起的增生肥大、先天性发育异常或腭垂肿瘤等。软腭过长或松弛亦导致咽腔狭窄，软腭水肿可能为长期打鼾所致。舌体肥大和舌后坠可导致口咽部气道狭窄，而腭肌、舌肌及咽肌的张力下降可致吸气相气道不能持续开放。睡眠时患者肌肉松弛，上气道肌肉对抗上气道狭窄能力减弱，导致上气道发生部分或完全阻塞。

Starling 阻力模型是将上气道视为一个空心管道，上游（鼻）有部分阻塞，下游为可折叠段，对应于口咽。上游（鼻）的阻塞将在下游（口咽）产生吸力（胸膜腔内负压），导致易感个体上气道塌陷（图 9-2-1）。这种影响在仰卧位时会加剧，因为姿势反射可导致鼻阻力主动增加，也可因鼻静脉循环静水压降低而被动增加。

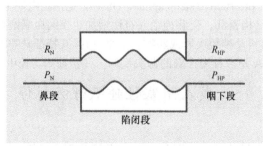

图 9-2-1　上气道力学模拟图

R_N. 鼻段阻力；P_N. 鼻段内压；R_{HP}. 咽下段阻力；P_{HP}. 咽下段内压

3. 颅颌面骨性异常　颅骨骨性结构减小，包括下颌体长度减小、舌骨位置较低、下颌后缩及从硬腭顶部到会厌底部的气道长度增加等均引起咽腔狭窄，进而导致 OSA。OSA 患者颅颌面骨结构异常具有遗传性，可表现为以下特征：下颌后缩、下颌短小、舌骨位置较低、软腭较长、腭垂较宽、硬腭较窄等。

4. 肥胖　大部分肥胖者气道软组织松弛，口咽气道狭窄，咽侧壁肥厚伴多余的黏膜皱褶，脂肪组织颈部堆积。脂肪在咽部软组织中的堆积使咽部更易塌陷。腹部脂肪堆积可使肺容量缩小，纵向气管牵拉力减少而导致气道狭窄。内脏脂肪还可产生多种炎症因子，影响与呼吸调控相关的神经通路。此外，肥胖患者瘦素抵抗可致 OSA 患者呼吸抑制。

5. 内科疾病与生活习惯　多种内科病直接或间接导致 OSA。甲状腺功能减退症可引发上气道软组织出现黏液性水肿而加重上气道阻塞。OSA 相关病理变化可导致糖耐量异常，反过来，糖尿病可促进呼吸暂停的发生。此外，呼气末肺容积减少、通气驱动下降也是促发上气道狭窄的因素；通气控制不稳定（高环路增益，high loop gain）导致的周期性低碳酸血症也可引发上气道塌陷加剧呼吸暂停。吸烟与 OSA 有关，可能与上气道炎症反应和感受器受损等有关。饮酒可致肌张力下降，加剧睡眠期上气道松弛或舌后坠，引起上气道阻塞。不恰当应用镇静催眠药物可加重上气道阻塞。

（四）临床表现

OSA 的临床症状个体差异大。夜间症状多表现为鼾声响亮，伴呼吸暂停甚至窒息感、睡眠不安、频繁憋醒、夜尿增多，或伴失眠、多汗、性功能障碍；日间症状多表现为晨起头痛、口干、EDS、认知功能改变等。部分患者以并发症为首发表现就诊，如不明原因的高血压或难治性高血压、糖尿病及红细胞增多等。

夜间症状：特征性打鼾且鼾声响亮，严重时伴有气喘与较长时间的呼吸停止交替出现。典型患者鼾声已存在多年，通常因为鼾声增大影响床伴休息而就诊。睡眠呼吸暂停时口鼻气流停止、胸腹运动仍然存在是 OSA 的重要特征，部分伴全身躁动、睡眠不安、翻转不定，出现拍打或踢伤床伴，严重者出现憋醒坐起；部分伴周期性肢体运动障碍、夜尿增多，少数伴有睡行症。部分 OSA 患者伴胃食管反流，尤其睡前进食及饮酒者多见，反流可造成喉痉挛、喘鸣，甚至口唇发绀。

日间症状：日间疲惫、嗜睡为典型表现，常会在阅读、看电视、乘坐交通工具、开会、听音乐等场合下发生嗜睡。驾车过程中嗜睡可能导致严重交通事故。晨起头痛，出现抑郁、焦虑、易激惹和怀疑等症状。认知功能障碍，记忆力、判断力、注意力和警觉能力下降，与睡眠片段化和低氧血症相关。由于夜间频繁张口呼吸，患者常主诉口干、夜间或晨起多次饮水等。精神神经症状表现为头晕、定向障碍、精力不足、反应迟钝，部分伴听力及嗅觉减退。

并发症相关临床表现：合并心律失常，包括快慢交替心律失常、室性期前收缩、心房颤动（房颤）、心房扑动（房扑）等；合并高血压，24h 血压节律消失，表现为非勺形，甚至反勺形；合并糖尿病、肺动脉高压和心力衰竭等相应临床表现。

（五）诊断

成人阻塞性睡眠呼吸暂停（ICD11 诊断编码：7A41）的诊断标准如下：满足（A+B）或 C。

A. 出现以下至少一项：①患者主诉有嗜睡、疲劳、失眠或其他导致睡眠相关生活质量受损的症状；②患者因憋气、喘息或窒息而从睡眠中醒来；③同寝者或其他目击者报告患者在睡眠期间存在习惯性打鼾、呼吸中断或二者皆有。

B. PSG 或睡眠中心外睡眠监测（out of center sleep testing，OCST）证实：每小时发生以阻塞性为主的呼吸事件（包括阻塞性呼吸暂停、混合性呼吸暂停、低通气和呼吸努力相关觉醒）≥5 次。

C. PSG 或 OCST 证实：每小时发生以阻塞性为主的呼吸事件（包括阻塞性呼吸暂停、混合性呼吸暂停、低通气和呼吸努力相关觉醒-RERA）≥15 次。

（六）鉴别诊断

1. 单纯鼾症　夜间有不同程度的打鼾，PSG 显示 AHI<5/h，无 EDS、疲惫等呼吸紊乱相关症状。

2. 中枢性睡眠呼吸暂停　PSG 显示在整夜睡眠中呼吸事件以中枢性睡眠呼吸暂停事件为主，与阻塞性呼吸事件的鉴别在于口鼻气流和呼吸努力同时消失。应注意睡眠中出现潮式呼吸和其他通气控制紊乱性疾病误诊为本病，这些疾病可因睡眠诱发或加重。

3. OHS 和其他睡眠相关肺泡低通气　OHS 的诊断标准为 BMI>30kg/m^2，清醒时 PaCO$_2$>45mmHg，多数合并 OSA。单纯睡眠相关肺泡低通气存在高碳酸血症，可有夜间血氧的反复下降，但无明确的气流阻塞,如果 PSG 证实存在呼吸暂停,则需在睡眠相关肺泡低通气的基础上增加 OSA 的诊断。

4. 发作性睡病 主要表现为日间不可抗拒的嗜睡,伴或不伴猝倒发作,以及睡眠瘫痪及入睡前幻觉,多在青少年起病,诊断依据为 MSLT 时出现始发的 REM 睡眠。鉴别时应注意询问发病年龄、主要症状,结合 PSG、MSLT 的结果,应注意该病合并 OSA 的可能性大,临床上不可漏诊。

5. 周期性肢体运动障碍 指由肢体运动导致的睡眠紊乱,患者主诉失眠或过度嗜睡,包括睡眠维持困难性失眠、白天嗜睡或疲劳,但不能用其他原发性睡眠疾病更好地解释。PSG 有典型的周期性腿动,应与睡眠呼吸事件相关的腿动相鉴别。后者经 CPAP 治疗后常可消失。通过详细向患者及床伴询问相关病史,结合查体和 PSG 结果可鉴别。

(七) 治疗

包括一般治疗、无创正压通气(non-invasive positive pressure ventilation,NPPV)、口腔矫治器、手术和药物治疗等,应基于个体化原则选择治疗方法或联合治疗。

1. 一般治疗

(1)减重:可增加肺容量,减少上气道塌陷性;有效减少上气道脂肪组织,使气道直径相对增加,降低呼吸暂停的风险,改善症状。常用减重方式包括饮食控制,减少碳水化合物的摄入,运动即坚持中等强度的锻炼;病态肥胖患者可考虑减重代谢手术、减重联合 NPPV 等治疗措施。

(2)侧卧位治疗:仰卧位时上气道塌陷性较高,在仰卧姿势下腭后前后径和咽横截面积显著减少,进而增加上气道阻塞的可能性;同时,因为重力原因仰卧位更易发生舌根后坠,非仰卧位减少了重力的方向效应。PSG 显示体位相关的 OSA 患者,体位治疗效果更好,可应用感应式睡眠枕、被动侧卧位的外部措施(如楔形背垫、腿夹)等。

(3)改善生活习惯:戒烟、戒酒。乙醇可通过影响舌下神经,选择性降低上气道扩张肌的活性,降低上气道扩张肌对低氧和高碳酸血症的反应性,使上气道发生塌陷和关闭;同时乙醇能抑制中枢神经系统,抑制觉醒反应,提高觉醒阈值,增加 AHI。吸烟加重 OSA,因其可使中枢神经系统对呼吸肌及上气道肌肉的调节功能减弱,导致上气道塌陷;慢性咽炎和声带炎产生的局部水肿也可致气道狭窄;长期吸烟易并发 COPD,加重夜间呼吸困难和低氧。因此,戒烟有助于 OSA 的防治。

2. NPPV 治疗

(1)工作模式:NPPV 始于 20 世纪 80 年代,是中、重度 OSA 的首选治疗方法,其可消除睡眠呼吸事件,纠正血氧饱和度及减少呼吸事件相关觉醒。常用工作模式包括以下几种。

1)持续气道正压通气(continuous positive airway pressure,CPAP):通过管路连接鼻罩或口鼻面罩,将空气以一定固定的压力泵入气道,使气道在睡眠期间保持开放,增加气道面积和气道容积,减轻因呼吸暂停所致的咽部肥厚及水肿;刺激上气道软组织张力以及压力感受器,稳定上气道,防止气道塌陷。目前,CPAP 为 OSA 的一线治疗方法。

2)自动调节气道正压通气(automatic positive airway pressure,APAP 或 Auto-CPAP):与 CPAP 不同的是,APAP 是睡眠医师预设压力的最大值及最小值,由呼吸机智能化识别气道狭窄程度、体位和睡眠周期改变时气道的变化,及时自动调节压力。APAP 可改善 CPAP 治疗依从性差患者的舒适性。APAP 可用于自动压力滴定。

3)双水平气道正压通气(bilevel positive airway pressure,BPAP):在患者吸气时输送一个较高的压力(IPAP),而在呼气时输送一个较低的压力(EPAP),IPAP 可避免吸气相气道内压力下降,EPAP 可防止呼气相气道塌陷,从而开放气道,增加功能残气量,防止肺泡萎缩。IPAP-EPAP 的压力支持(pressure support,PS)能保证足够潮气量,降低 CO_2 水平,减轻呼吸肌负荷。适应证:①CPAP 压力滴定显示压力≥15cmH_2O,或不能耐受高 CPAP 压力而出现严重吸气困难及窒息感的患者;②对 OSA 合并 OHS 和 OSA-COPD 重叠综合征的患者可增加通气量,尤其是对存在明显肺泡低通气的患者。

4）容量保证压力支持（volume-assured pressure support，VAPS）：属于可变气道正压通气，在BPAP 基础上增加了自动调节机制，以确保达到目标潮气量及肺泡通气量，用于肥胖 OSA 合并 OHS或合并 COPD 等伴通气不足的患者。

（2）NPPV 的适应证和禁忌证

1）适应证：中、重度 OSA（AHI＞15 次/小时）；轻度 OSA（5～15 次/小时）但症状明显（如白天嗜睡、认知障碍及抑郁等），合并或并发心脑血管疾病及糖尿病等；其他治疗（如 UPPP 手术、口腔矫正器等）后仍存在 OSA；OSA-COPD 重叠综合征；OSA 患者的围手术期治疗。

2）禁忌证：无绝对禁忌证，以下情况在医师权衡利弊判断下应用，包括气胸、肺大疱形成、脑脊液鼻漏、急性鼻窦炎、近期大量鼻出血。另外，对于呼吸衰竭患者，直接应用 CPAP 有导致 CO_2 潴留加重的危险。

（3）压力滴定：目标为确定 CPAP 长期应用的最适治疗压力。滴定实施通常需要在 PSG 下根据呼吸暂停/低通气事件、RERA 和鼾声情况逐渐调整压力，找到理想的治疗压力，即满足如下条件的最低值：①消除各个睡眠期和不同体位下的呼吸暂停事件、低通气事件，使 AHI＜5 次/小时；②消除鼾声及 RERA，使睡眠结构恢复正常；③消除呼吸事件相关的心律失常；④消除低血氧事件，使夜间血氧大于 90%。如果出现 CPAP 治疗不适，或者 CPAP 压力超过 15cmH₂O 仍不能有效解决呼吸事件时，改用 BPAP 模式。

重度 OSA 患者当 PSG 时间大于 2h，AHI≥40 次/小时，可采取当夜 PSG 下的 CPAP 压力滴定，称为分段压力滴定。当分段压力滴定不能满足滴定时间＞3h 或 PSG 显示不能有效消除整夜睡眠呼吸事件时，应重新进行整夜压力滴定。有明显睡眠呼吸障碍急需治疗或行 PSG 时发现夜间血氧严重降低，可能出现意外的患者，在医师与患者或家属充分沟通后，分段压力滴定可作为应急措施，确保患者安全。

Auto-CPAP 压力滴定无须人工值守，对患者进行安全治疗教育后，选择合适面罩，自动滴定的装置即开始进行滴定。Auto-CPAP 的优点是减少了技术人员的工作负荷，在一定程度上减少了患者因为依从性问题导致的就诊次数。缺点是 Auto-CPAP 可能对呼吸事件尤其是 CSA 事件识别不足，导致治疗不足；还可能出现因过度代偿导致的高压力，增加漏气；此外，一款自动滴定仪器的治疗参数不能应用到另一款呼吸机上。

（4）NPPV 治疗依从性和随访：NPPV 治疗依从性指患者单位时间内接受治疗的时长。目前比较公认的依从性良好的标准：70%的夜晚接受治疗时间至少为每晚 4h。影响因素包括患者自身因素、治疗因素、精神心理因素、教育与经济状况、医护的经验；机器的质量和舒适度及应用技巧、鼻罩的质量及选择、加湿器的合理应用，以及治疗随访；病情严重程度、患者受教育程度及是否存在并发症等。

随访对提高疗效至关重要，一般应在第 1 周、第 1 个月进行随访。1 周内随访是提高长期治疗依从性的关键。NPPV 使用早期良好的应用体验、症状得到明显改善均可显著提高长期依从性。建议治疗 3 个月及之后治疗过程中每隔 6 个月进行随访。随访时应督促患者自我监测和家属协助观察病情，应认识到很多因素可以改变目前病情，如年龄、体重的变化，女性还需注意妊娠期及围绝经期的变化，如病情改变应及时进行复诊、重新调整治疗参数或行 PSG 重新评估。

3. 口腔矫治器（oral appliances，OA）治疗　OA 通过前移下颌骨和舌体等位置使气道变宽，从而缓解症状。常用的 OA 有下颌前伸类矫治器（mandibular repositioning appliance，MRA）和舌牵引器（tongue-repositioning device，TRD）。MRA 对下颌后缩等具有颌面部问题的患者疗效更佳，需通过口腔科医师专业评估排除禁忌证后应用。MRA 通过使下颌前移而起到治疗作用。下颌和舌体同时向前牵拉可增加咽后气道口径，扩大和稳定咽部气道，有效减少睡眠呼吸事件；同时，下颌前移降低了咽临界压力和咽闭合压力。MRA 是无法耐受 CPAP 治疗患者最常用的方法之一。TRD通过吸力保持舌体前移，增加舌根部空间，保持气道畅通。舌固定装置有助于减轻 OSA 症状严重程度，更适用于舌后坠患者，该装置成本低廉，适合于患者短期使用。应用 OA 后 AHI、氧饱和度、觉醒指数和睡眠效率与基线值相比有所改善，但 OA 只适用于轻、中度 OSA 患者，且疗效个体差异大，因此目前尚未成为 OSA 的一线治疗。

4. 手术治疗 腭垂腭咽成形术为切除部分腭垂及软腭，即切除部分口腔后部呈钟形的软组织，但可能存在腭咽闭合不全、饮水呛咳、出血、咽部异物感及发声改变等副作用；气管切开术创伤比较大，一般用于危重症 OSA 而不耐受 CPAP 的患者；射频组织消融术是用高频电流去除阻塞气道的组织，也可用来去除鼻腔、扁桃体和舌根部组织；颌骨前移是永久性地将下颌骨前移，促使气道开放，手术可使 OSA 症状减少 87%，但创伤性较大，痛苦较大；舌体手术是将舌体向前移动，使其不能因向后倾斜而阻塞气道；舌骨悬吊术是通过舌骨的变化来改变舌体位置从而打开被阻塞的气道，通常与其他手术联合使用；中线舌切除术是指切除部分舌体，以减少其占用的空间，增加气道开放；鼻部手术：鼻和鼻通道的结构异常会导致或加重 OSA 症状，常见治疗 OSA 的鼻腔手术包括鼻整形术、鼻中隔成形术、内镜鼻窦手术、鼻瓣手术及鼻甲切除术；舌下神经刺激，又称上气道刺激，是较新的治疗策略，其原理是通过电刺激舌下神经使舌体前移从而拓宽气道，适用于不能耐受 CPAP 的中、重度 OSA 患者。

5. 药物治疗 效果有限。变应性鼻炎的患者可应用滴鼻剂、茚唑啉或类固醇鼻喷雾剂通畅鼻腔以消除部分呼吸事件。抗抑郁药普罗替林或氯丙米嗪可以通过减少 REM 睡眠来减少整夜睡眠呼吸事件，但副作用较大。甲基黄嘌呤衍生物、阿片类拮抗药可增加通气驱动力。这些药物的作用，均需进一步验证。

6. 其他治疗 经鼻呼气相气道正压（nasal expiratory positive pressure，nEPAP）装置是将两个带有阀门的小瓣膜放置于鼻孔边缘，保持鼻道内呈密封状态。吸气时由于气道内负压使通气设备的阀门打开，呼气时阀门关闭，使气道内阻力增加，以保持气道扩张；鼻扩张器通过扩张鼻腔来改善呼吸；上气道肌肉训练通过锻炼咽部肌群，平衡气道塌陷力而起到治疗作用，包括口咽练习、吹管乐器口咽部训练等方式；经口负压治疗是在口腔内安放特定装置，通过连接管抽取空气形成管腔内部负压环境，吸引软腭前移，固定舌根，使咽后气道增大，达到治疗效果。

二、儿童阻塞性睡眠呼吸暂停

（一）概述和流行病学

儿童阻塞性睡眠呼吸暂停是指患儿在睡眠过程中反复出现部分或全部上气道塌陷（阻塞性低通气或呼吸暂停），导致夜间频繁发生低氧血症、高碳酸血症或者反复觉醒造成睡眠结构紊乱，从而导致全身各系统一系列的病理生理变化。

流行病学：儿童 OSA 可发生于任何年龄，存在两个高峰发病年龄，第一个高峰是 2～8 岁，主要是由于腺样体和（或）扁桃体肥大所致；另一个高峰是青春期，主要是由于体重增加所致。国内外基于问卷调查获得了不同国家儿童习惯性打鼾的患病率，为 4.1%～27.6%。美国儿科学会于 2012 年发布了《儿童阻塞性睡眠呼吸暂停综合征诊治指南》，指出基于 PSG 诊断的儿童 OSA 患病率为 1.2%～5.7%。儿童 OSA 患病率的性别差异在青春期前、后稍有不同，青春期前，男女比例约为 1∶1，青春期后，青年男性 OSA 患者比例开始占优势，逐渐呈现与成人 OSA 相似的特征。

（二）临床表现

1. 症状

（1）夜间症状：最常见的夜间症状即入睡后打鼾。表现为连续地打鼾，或者被响亮鼻息声中断的间断打鼾。家长告诉患儿夜间呼吸费力、呼吸暂停，部分可见胸腹矛盾运动。典型睡眠姿势为俯卧位，头转向一侧，颈部过度伸展伴张口。多数患儿夜间往往伴有不同严重程度的张口呼吸，部分患儿白天也存在张口呼吸。可出现夜间睡眠不安，频繁地翻身或肢体活动。睡眠中自主体位改变主要是为了改善通气。此外，还可有多汗或遗尿。

（2）日间症状：晨起头痛、早上迟醒，以及情绪改变，包括挫折耐受力降低、抑郁、焦虑、情绪不稳定等。极少部分患儿会像成人一样，出现白天嗜睡、乏力，而大多数患儿则以活动增多或易激惹为主要表现。此外，还可有一些非特异性行为异常，如不正常的害羞、反叛和攻击行为等，严重者可发生认知缺陷、学习困难、生长发育迟滞等。

2. 并发症　儿童 OSA 如果不给予治疗，将导致一系列严重的并发症，如生长发育迟滞、颌面发育异常（腺样体面容）、心血管系统并发症、认知功能障碍及内分泌代谢失调等。

（1）生长发育迟滞：既是儿童 OSA 的症状、体征，也是其常见的并发症，且病情越严重，影响越大。其可能的机制为：OSA 造成睡眠结构紊乱，影响生长激素分泌；低氧、高碳酸血症导致下丘脑-垂体-生长激素轴反应性降低；夜间呼吸费力导致能量消耗增多；同时腺样体和（或）扁桃体肥大造成梗阻引起摄入减少等。

（2）腺样体面容：腺样体肥大造成鼻塞，影响呼吸而出现代偿性的张口呼吸。长期的张口呼吸，使上牙弓变窄、硬腭高拱，上颌切牙前突且前牙区牙槽骨垂直向发育过度，直至面中部垂直向发育过度。下颌骨发育不足，顺时针旋转形成高角、下颌后缩、下前牙代偿性唇倾，可伴发牙列不齐、咬合不良。面部软组织表现为上唇短厚翘起、下唇厚且代偿性伸长以力求形成唇闭合，直至开唇露齿。这类患儿面部表情常缺乏，称为腺样体面容。

（3）心血管系统并发症：包括自主神经功能紊乱、内皮细胞功能障碍、高血压、血压调节障碍、心脏功能减低、动脉粥样硬化等，不仅危害儿童健康，而且可能增加成年后心血管疾病的发病风险。

OSA 患儿睡眠过程中反复发生的缺氧、CO_2 潴留、胸膜腔内负压增加以及睡眠片段化，可影响自主神经调节功能，交感神经与副交感神经调节功能失衡，导致血压异常，表现为清晨血压激增、血压负荷增加、收缩压及平均血压升高，同时伴有血压调节障碍。此外，睡眠过程中间断的低氧及 CO_2 潴留也可增加肺血管阻力，导致肺动脉高压，引起右心室收缩、舒张功能障碍及右心室重构，若得不到及时治疗，最终可能导致肺源性心脏病。

（4）神经认知障碍：OSA 与神经认知功能缺陷有关，包括智力、执行功能、注意力和记忆力等。研究显示，学龄前 OSA 儿童的全智商、言语智商及分类测试、理解和视觉分析的平均得分低于对照组。基于考夫曼评估测验的学龄前 OSA 患儿执行功能中计划性和流利性较对照组差。OSA 与过度活跃行为和注意力不集中相关，且 OSA 患儿在工作、记忆方面表现较差。

（5）内分泌代谢紊乱：OSA 可增加胰岛素抵抗及脂质代谢紊乱，而经过腺样体扁桃体切除术后，OSA 患儿空腹血浆胰岛素水平、胰岛素抵抗以及高密度脂蛋白均有改善。

（三）诊断

儿童 OSA（ICD11 诊断编码：7A41）的诊断标准适用于 18 岁以下者。

1. 病史　全面评估病史，存在前述临床表现中的一条或多条。

2. 体格检查

（1）生长发育：了解患儿的身高、体重，计算体重指数。为患儿描记生长发育曲线，了解是否存在肥胖、生长发育迟滞等。此外，应注意有无漏斗胸或胸廓内陷，长期的呼吸费力或矛盾呼吸可致上述改变。

（2）面部、眼、耳、鼻、喉：检查有无小下颌、下颌后缩；有无腺样体面容；耳部检查有无分泌性中耳炎等。注意患儿鼻咽腔是否通畅，是否说话带有鼻音，是否有鼻黏膜水肿、鼻息肉、鼻中隔偏曲，或鼻气流减弱等；口腔检查应注意舌体形态、扁桃体大小、腭垂大小、后部咽腔大小、硬腭和软腭的宽度和高度，并注意有无腭咽部的狭窄或受压。

（3）其他系统：OSA 可引起多系统器官的损害，进行心脏查体时，应注意是否存在高血压、听诊是否有第二心音亢进、有无肺动脉高压等；同时，进行必要的神经认知和心理行为评估等。

3. 辅助检查　①应用 PSG、便携睡眠监测设备或问卷等全面评估睡眠情况，包括睡眠呼吸障碍的类型、严重程度、睡眠结构等。②上气道形态分析，包括纤维或电子鼻咽喉镜、鼻咽侧位片、上气道 CT、头颈部 MRI 检查，必要时可行药物诱导睡眠内镜（drug-induced sleep endoscopy，DISE）检查。③并发症评估，如问卷或客观神经认知测评评估对认知功能的损伤；心电图、心率变异性分析、心脏彩超等评估对心血管系统的损害。

（1）睡眠质量及睡眠呼吸评估

1）多导睡眠监测（polysomnography，PSG）：儿童 PSG 的实施和判读过程应注意以下几点。①儿童呼吸事件时长、混合性呼吸暂停及中枢性呼吸暂停事件的判读与成人不同：在成人，每次呼吸暂停或低通气持续的时间需≥10s。在儿童，判读呼吸暂停和低通气的持续时间为≥2 个呼吸周期；混合性呼吸暂停的判读，在成人是指在 1 次呼吸暂停过程中，先出现 CSA 事件，后出现 OSA 事件，而在儿童不分先后。儿童中枢性呼吸暂停事件的判读，除了持续时间有别于成人外，在 1 岁以内的婴儿，也可根据心率的改变进行判断，具体需要满足：气流较前下降≥90%，整个事件期间没有相关的吸气努力，并且存在下列之一：a.事件持续≥20s；b.事件持续时间≥2 个呼吸周期，同时伴有相关性觉醒或≥3%氧饱和度降低，或者呼吸事件相关的心率降低，小于 50 次/分持续至少 5s，或50～60 次/分持续时间 15s（仅指 1 岁以内婴儿）。②儿童 OSA 在呼吸事件类型、睡眠结构、呼吸事件易出现的阶段等方面也与成人有所区别：儿童 OSA 的呼吸事件类型多以低通气为主，成人则以呼吸暂停多见；儿童 OSA 的睡眠结构多正常，除非重度 OSA 患儿，而成人 OSA 患者的 N3 期睡眠和 REM 睡眠显著减少；儿童呼吸事件多发生在 REM 睡眠，而成人 REM 睡眠和 NREM 睡眠均有。

《中国儿童阻塞性睡眠呼吸暂停诊断与治疗指南（2020）》推荐在结合症状的基础上，将阻塞性呼吸暂停低通气指数（OAHI）＞1 次/小时作为儿童 OSA 的诊断界值，并根据 OAHI 进行 OSA 严重程度分级，标准见表 9-2-1。

表 9-2-1　儿童 OSA 严重程度分级标准

严重程度分级	界值
轻度	1 次/小时＜OAHI≤5 次/小时
中度	5 次/小时＜OAHI≤10 次/小时
重度	OAHI＞10 次/小时

2）便携式睡眠监测设备：对于没有条件开展 PSG 的机构，可使用脉氧仪等经过临床验证的便携式睡眠监测（portable sleep monitoring，PM）设备，并结合病史、体格检查及问卷等临床信息筛查和初步诊断，必要时行 PSG 确诊。PM 的局限项主要在于监测指标少，尤其是不含脑电的设备，无法准确判断睡眠与觉醒状态，因而不能判定与觉醒相关但不伴血氧下降的呼吸事件，而这类呼吸事件在儿童中较为常见，因此 PM 在儿童中作为诊断工具的准确性有待提高。

3）问卷：国内常用的儿童 OSA 问卷包括儿童睡眠相关呼吸障碍（sleep related breathing disorder，SRBD）问卷和睡眠呼吸生活质量问卷（OSA-18）。SRBD 问卷内容涵盖了儿童睡眠打鼾、嗜睡、多动和其他四大方面的症状问题，其简体中文版经验证信度和效度良好；OSA-18 作为目前特异性调查 OSA 患儿生活质量的问卷之一，应用较为广泛，其内容涵盖了 5 个维度（18 个条目）：睡眠障碍、身体症状、情绪不佳、白天状况、对监护人的影响程度。但是，上述两种问卷尚不能替代 PSG 或其他客观检查而成为儿童 OSA 独立的诊断工具，应结合其他方法进行临床诊断。

（2）上气道形态分析：使用纤维或电子鼻咽喉镜可以清楚地观察到鼻腔、鼻咽腔、软腭、舌根的情况，可直接观察到腺样体的大小及其与鼻后孔的关系，动态观察上气道狭窄部位及程度。鼻咽侧位片有助于评价上气道阻塞的程度，特别是腺样体、扁桃体阻塞鼻咽部和口咽部的情况。上气道 CT 有助于气道阻塞部位的确定。头颈部 MRI 有助于了解鼻咽部软组织及骨骼结构对气道的影响。当临床症状显著而无明显腺样体、扁桃体肥大，或者术后仍有明显 OSA 的患儿，DISE 或电影 MRI 可提供更多信息，协助识别上气道阻塞的具体原因。

（3）并发症相关检查

1）心血管系统：心电图检查可明确是否存在心律失常；24h 动态血压监测有助于了解是否存在血压异常或者血压调节障碍；心率变异性分析用于评估自主神经功能；对于重度 OSA 患儿，应行超声心动图评估是否存在肺动脉高压及右心功能不全。

2）神经认知功能：儿童 OSA 神经认知评价的工具多参考儿童注意缺陷多动障碍相关的诊断工具。注意缺陷多动筛查量表（SNAP-Ⅳ）：适用于 6 岁以上的儿童，主要评估儿童注意缺陷多动障碍的相关症状；Conners 儿童行为评定量表适用于 3～16 岁的儿童、青少年，能较好地反映儿童的注意力、注意缺陷多动障碍表现、攻击性行为、焦虑、紧张、心神障碍及社交等问题。当疑诊患儿存在智力受损时，可行韦氏智力测试明确诊断。此外，一些客观的神经行为测试、神经电生理检查和功能 MRI 仅用于科研，尚未在临床上广泛应用。

（四）鉴别诊断

1. 原发性鼾症 指有打鼾症状但未观察到呼吸暂停、日间行为问题、嗜睡或其他 OSA 症状。PSG 无明显的呼吸暂停或频繁的觉醒。

2. CSA 此类患儿的呼吸事件表现为口鼻气流停止或降低 90%以上，同时胸腹运动也停止。PSG 有助于鉴别。

3. 先天性中枢肺泡低通气综合征 睡眠中也可出现低氧血症，但本病是由于 PHOX2B 基因突变导致的原发性呼吸中枢自主控制功能障碍。通常在出生时就出现症状，患儿清醒时多能维持正常呼吸，而在睡眠中出现肺泡通气不足的表现，主要 PSG 特征为睡眠中持续低氧和 CO_2 潴留，基因检测有助于明确诊断。

4. 发作性睡病 患儿特征是 EDS，有时需要与 OSA 鉴别。单纯发作性睡病患儿病史中有发作性猝倒、睡瘫、睡眠幻觉等，MSLT 有助于嗜睡程度的判断及发现异常的睡眠起始 REM 睡眠。

（五）治疗

儿童 OSA 的治疗原则为早诊断、早治疗，解除上气道梗阻因素，预防和治疗并发症。

1. 手术治疗

（1）腺样体和（或）扁桃体切除术：确诊为 OSA 且临床检查符合腺样体和（或）扁桃体肥大的患儿，无手术禁忌时，推荐腺样体和（或）扁桃体切除术作为中、重度患儿的首选治疗方法。

严重 OSA，或合并其他疾病，如肺源性心脏病、营养不良、病理性肥胖、神经肌肉病、颅面畸形等患儿是发生围手术期并发症的高危人群，必须进行详细的术前评估，术后应密切监护。此外，上述患儿及手术时年龄<3 岁，伴哮喘、鼻部疾病，以及 OSA 家族史等也是 OSA 儿童术后出现疾病持续存在的危险因素，对此类患儿应定期随访评估。

（2）其他手术：包括针对颅面畸形的手术，适用于部分颅面发育畸形的患儿；部分可能需要腭垂腭咽成形术、会厌成形术。但上述手术在儿童 OSA 患者的经验不多，远期预后尚不十分清楚，应慎重选择。早年间重度 OSA 患者有时需行气管切开术，但随着无创正压通气技术的发展，气管切开术的应用已逐步减少。

2. 内科治疗 包括药物治疗、无创正压通气、口腔矫治等，肥胖患儿应控制体重。

（1）药物治疗：治疗儿童 OSA 的药物主要包括鼻用糖皮质激素治疗和口服白三烯受体拮抗药等。对于轻度及中度 OSA 患儿，经临床评估为腺样体和（或）扁桃体肥大，特别是腺样体肥大的患儿，合并鼻塞、流涕、喷嚏及闭塞性鼻音等鼻炎症状，排除其他口腔颌面及上气道梗阻问题后，可给予鼻用糖皮质激素和白三烯受体拮抗药等药物治疗。治疗后临床症状明显改善的患儿，可随访观察。对于药物治疗无效者宜行手术治疗。对于腺样体和（或）扁桃体切除术术后 OSA 残存患儿，也可选择白三烯受体拮抗药和鼻喷激素治疗。此外，对由于变应性鼻炎、鼻窦炎等鼻部疾病导致上气道阻塞者，应采取相应的系统、规范治疗。

（2）无创正压通气（non-invasive positive pressure ventilation，NPPV）：对于有外科手术禁忌证、不伴腺样体和（或）扁桃体肥大、术后 OSA 持续存在以及选择非手术治疗的 OSA 患儿，在完善上气道综合评估后，NPPV 是一种有效的治疗方法；对于重度 OSA 患儿，NPPV 可作为替代或围手术期的补充治疗方案之一。常用模式为 CPAP，不能耐受 CPAP 压力者应用 BPAP。对于儿童患者，面罩的选择、压力设定及注意事项等均不同于成人。

NPPV 的模式选择和压力滴定，应在医院 PSG 下进行手动调试。在儿童，CPAP 压力滴定推荐起始压力为 $4cmH_2O$，如果患儿体重指数过高或本次压力滴定为二次压力滴定，可适当提高起始压力，一般推荐最大压力：≥12 岁患儿为 $20cmH_2O$，<12 岁患儿为 $15cmH_2O$。BPAP 吸气压力和呼气压力分别设置。推荐儿童起始吸气正压通气（IPAP）为 $8cmH_2O$，呼气正压通气（EPAP）为 $4cmH_2O$。推荐最大吸气压力：≥12 岁患儿为 $30cmH_2O$，<12 岁患儿为 $20cmH_2O$；呼吸压力差最小为 $4cmH_2O$，最大为 $10cmH_2O$。此后约每 5min 升压 $1cmH_2O$ IPAP 和（或）EPAP，直至所有的呼吸事件、频发呼吸努力相关觉醒（RERA）、血氧下降、鼾声被消除。滴定过程中，如果患儿醒来并抱怨压力过大，应将压力调至更为舒适的低水平，以使患儿能够再次入睡并重新开始压力滴定。

面罩是 NPPV 成功与否的重要因素，也是导致副作用的主要原因。在儿科患者中，鼻面罩应用最为广泛。由于儿童在生长过程中面型不断发生变化，因此，需要经常检查面罩的大小以确保其适合患儿。还应注意观察面罩对颅面骨骼发育的影响，尤其是对上颌骨的影响，可选用头影测量定期进行监测。在整夜的治疗中，应根据患儿的体位密切观察，调节至合适的面罩松紧度，以保证无明显漏气。调节机器参数保证合适的压力，是减少患儿夜间觉醒、避免颅面骨骼发育异常的关键。

呼吸机治疗的依从性对 NPPV 治疗成败至关重要。有研究指出，6～12 岁患儿的治疗依从性高于 6 岁以下和 13～18 岁的患儿；患儿母亲受教育程度越高，患儿 NPPV 的依从性越好。我国一项研究指出，家长对患儿疾病较重视、患儿有颅面畸形、治疗前存在频繁呼吸暂停/憋醒者，其治疗的依从性明显高于其他患儿。

使用 NPPV 的患儿一定要在专业医疗中心进行长期随访。建议在患儿出院后 1 个月进行复诊，此后根据年龄和临床表现每 3～6 个月复诊 1 次。

（3）口腔矫治器：合并口腔及颌面发育问题，尤其是不伴有腺样体和（或）扁桃体肥大、术后 OSA 持续存在、不能手术或无法耐受 NPPV 治疗的 OSA 患儿，建议进行口腔评估，必要时进行口腔矫治器治疗。口腔矫治在儿童尤为重要，可促进𬌗面协调发育，如果儿童期不治疗，就会造成不可逆的骨性畸形，延续至成人期。

（4）控制体重：对于超重或肥胖的 OSA 患儿，应控制体重。

（5）其他：其他治疗方法包括体位治疗、氧疗等，此外，对于伴有口呼吸不良习惯的 OSA 患儿，口面肌功能训练可作为辅助治疗手段。

第三节　中枢性睡眠呼吸暂停

中枢性睡眠呼吸暂停（central sleep apnea，CSA）是呼吸驱动缺失或异常所导致的通气功能障碍。表现为睡眠期反复出现呼吸减弱或停止，口鼻气流和胸腹努力同时消失。ICSD-3-TR 将 CSA 分为 8 类，即伴陈-施呼吸的 CSA、不伴陈-施呼吸的疾病所致 CSA、高海拔周期性呼吸致 CSA、药物或物质致 CSA、原发性 CSA、婴儿原发性 CSA、早产儿原发性 CSA 及治疗后 CSA。

一、伴陈-施呼吸的中枢性睡眠呼吸暂停

（一）概述

伴陈-施呼吸的中枢性睡眠呼吸暂停（central sleep apnea with Cheyne-Stokes breathing，CSA-CSB）指反复出现中枢性呼吸暂停或低通气与渐强-渐弱的气流形式（或潮气量）相交替的一

种现象。PSG 需监测到至少连续 3 个周期/至少 10s，呼吸幅度周期性逐渐上升和逐渐下降的变化，且睡眠期的 CSA/低通气事件≥5 次/小时。

CSA 的患病率为 0.9%～2.0%，其发病受多种因素的影响。①性别：男性 CSA 的发病率明显高于女性（男女比例约 9∶1）。②年龄：是 CSB 的重要危险因素，年龄越大，CSB 的患病率越高。65 岁及以上的老年人更易发生 CSA，可能由于年龄大的人更易患与 CSA 相关的疾病，如心力衰竭和卒中，而年龄本身未必是 CSA 真正的危险因素。CSA 在 1 岁以上的儿童中少见。③基础疾病：脑卒中、脑肿瘤和脑干的结构性损害使大脑对呼吸的调节能力下降，导致 CSA 的发病率增加。据报道，大约 10%的脑卒中患者会出现 CSA。70%的患者在卒中后的 72h 内出现 CSA。心力衰竭是影响 CSA 患病率的又一重要因素。大约 0.5%的普通人群和 16%的 75 岁及以上人群分别患有心力衰竭，心力衰竭患者中 CSA 的患病率为 4.1%～40%。左室射血分数<40%的患者中有 40%患有 CSA-CSB；肺毛细血管楔压升高与低碳酸血症均为 CSB 的独立危险因素。此外，CSB 患者的心房颤动患病率较高，运动能力下降。

（二）病因与病理生理机制

充血性心力衰竭、脑卒中、神经肌肉疾病和肾衰竭是导致 CSB 的重要原因。CSA-CSB 是由于呼吸中枢调控不稳定所致。正常情况下，一定浓度的 CO_2 可刺激化学感受器来维持正常呼吸。疾病状态下，$PaCO_2$ 的变化可能不会及时反馈给中枢神经系统，且持续、主动的通气调节可能会导致 $PaCO_2$ 的过度校正。当 $PaCO_2$ 过度减少时，呼吸驱动的 CO_2 依赖性刺激将减少甚至消除，导致 CSB。呼吸驱动的不稳定性会导致 $PaCO_2$ 在呼吸暂停阈值附近波动，而过度通气和 $PaCO_2$ 低于呼吸暂停阈值即引发 CSA。

心力衰竭和 CSB 患者的中枢和外周化学感受器兴奋性无论是在清醒期还是睡眠期均高于正常人，此类患者对血液 $PaCO_2$ 的轻微变化会产生剧烈反应，进而导致呼吸暂停或通气不足。此外，由于肺至化学感受器的循环时间延迟，使肺内 $PaCO_2$ 的相应变化传向各化学感受器的速度非常缓慢，导致通气刺激逐渐增强和逐渐消退，引起 CSA-CSB。

（三）临床表现

通常主诉日间过度思睡、睡眠中频繁觉醒并伴有窒息感、晨起疲劳和头痛，或失眠，可伴记忆力和注意力下降、高血压、过度通气等；睡眠中频繁出现周期性呼吸变浅或呼吸暂停、气喘、鼾声、窒息、频繁的身体运动，甚至发绀，日间通常无高碳酸血症；重度患者可伴心力衰竭、左心室收缩功能异常、神经肌肉疾病、卒中、尿毒症等疾病；非持续性室性心动过速和其他心律失常发生率显著增加。

（四）诊断

伴陈-施呼吸的中枢性睡眠呼吸暂停（ICD11 诊断编码 7A40.3）诊断标准满足（A 或 B）+C+D。

A. 出现以下至少一项：①困倦；②睡眠起始或维持困难，反复从睡眠中觉醒或非恢复性睡眠；③因气短唤醒（awakening）；④打鼾；⑤目击有呼吸暂停。

B. 存在房颤/房扑、充血性心力衰竭或神经系统疾病。

C. PSG（诊断或 PAP 滴定）出现以下所有表现：①睡眠期中枢性呼吸暂停和（或）中枢性低通气≥5 次/小时；②中枢性呼吸暂停和（或）中枢性低通气的数量占呼吸暂停和低通气总数的 50%以上；③通气形式满足陈-施呼吸标准（PSG 发现呼吸幅度存在周期性逐渐上升和逐渐下降的变化，至少连续 3 个呼吸周期）。

D. 疾病不能以现患睡眠疾病或药物（如阿片类）及物质使用更好地解释。

（五）鉴别诊断

1. 原发性 CSA　通常无心力衰竭、脑卒中、神经肌肉病或肾衰竭病史。另外，原发性 CSA 暂停周期长度通常低于40s，而CSB长度通常长于40s。

2. 高海拔周期性呼吸 有近期去过或居住于高海拔地区，且不合并心力衰竭、卒中及神经肌肉疾病等。

3. 药物或者物质导致的CSA 通常有用药史，同时可能伴有失调样的呼吸形式。阿片类药物会导致周期性呼吸但不伴有渐强渐弱形式的呼吸形式。

4. 阻塞性睡眠呼吸暂停 口鼻气流消失但胸腹呼吸努力存在，而CSB为渐强渐弱的呼吸努力循环。

5. 睡眠相关肺泡低通气 睡眠期二氧化碳分压增高为特征，可能出现的CSA事件也不具有CSB的特点，而CSB患者通常在清醒时$PaCO_2 < 40mmHg$。

（六）治疗

1. 持续气道正压通气（continuous positive airway pressure，CPAP） 能够降低CSB的机制可能包括在中枢性睡眠呼吸暂停期间防止咽部狭窄、稳定呼吸驱动、减少呼吸事件。通过增加肺容量来改善夜间血氧降低，改善心脏功能，减少静脉血液回流到右心房，增加胸腔内压力，改善左室射血分数和二尖瓣反流。

2. 适应性支持通气（adaptive support ventilation，ASV） 能自动调整呼吸频率和潮气量，选择正确通气参数，使患者克服肺内阻力与弹性，所做呼吸功最少，舒适度较高。ASV是目前治疗CSB最有效的方法。多数患者CSB的同时合并OSA，ASV可以完美解决这个问题，耐受性良好，可有效提高依从性，疗效佳。缺点是机器相对较贵，治疗成本比较高。需注意的是，ASV不适用于左室射血分数<45%的CSA伴症状性心力衰竭的患者。

3. 双水平气道正压通气（bilevel positive airway pressure，BPAP） 可提供适当的肺泡通气，从而减少过度换气和继发性呼吸暂停，但可能会因为降低$PaCO_2$而增加CSB的风险。在CPAP、ASV及氧疗失败的情况下，可使用S/T模式BPAP。

4. 夜间氧疗（nocturnal oxygen therapy） 可增加左心室的氧供，减少外周化学感受器的反射激活，改善低氧血症，减少过度通气来消除部分CSA。应注意氧疗的不良效应，高浓度氧疗会增加氧自由基的生成，从而导致氧化应激，产生不利的血流动力学效应，如增加血管阻力、血压和左心室充盈压，降低心输出量。虽然氧疗对治疗CSB的作用大于潜在的劣势，但目前仅作为对CPAP或ASV无法耐受或不接受，以及依从性差患者的替代治疗。

5. 药物治疗 对充血性心力衰竭的药物治疗可减少CSA-CSB。乙酰唑胺为碳酸酐酶抑制药，可增加HCO_3^-的尿排泄，增加H^+的血浓度，刺激呼吸中枢，降低外周和中枢化学受体敏感性，能有效降低CSB的严重程度。茶碱兴奋呼吸中枢，可增加其对高碳酸血症的敏感性，同时可增加心脏收缩力、扩张冠状动脉、放松支气管平滑肌和增加呼吸驱动力，不良反应为导致心律失常及增加猝死的风险，其长期影响尚不清楚。镇静催眠药物，如唑吡坦和三唑仑可通过抑制觉醒来稳定通气，但不能降低CSB的频率。

二、不伴陈-施呼吸的疾病所致中枢性睡眠呼吸暂停

（一）概述

某种内科或神经系统疾病导致的中枢性睡眠呼吸暂停，并非由于药物和某种物质所致。

（二）病因与病理生理机制

1. 脑卒中 是CSA发展的危险因素。70%的卒中患者在事件发生72h内可出现CSA。然而，在治疗3个月后仅7%的患者可检测到CSA，表明卒中相关性CSA具有自限性。

2. 慢性肾脏病　约 10%患者合并 CSA。OSA 与慢性肾脏病有关，高容量血症和夜间液体转移聚集于颈部，造成颈部积液，可导致上气道通畅度降低及 OSA 的风险增加，而且，肺水增多可能刺激肺部化学感受器，导致过度换气，出现类似于心力衰竭患者 CSA-CSB 的发病机制。

3. 神经肌肉疾病　①肌萎缩侧索硬化是一种神经退行性变性疾病，由延髓、膈肌和肋间肌的运动神经元变性引起，由于中枢通气驱动功能受损，也可能由于呼吸肌肉无力导致通气不足，特别是在 REM 睡眠期出现呼吸事件。②在多发性硬化中，睡眠障碍和疲劳是常见的致残症状。脑干脱髓鞘斑块和疾病晚期出现的肌无力都可能导致 CSA 发生。③在多系统萎缩患者中发现 CSA-CSB 和呼吸节律紊乱。④其他神经肌肉疾病，生理学特征与睡眠生理学密切相关，在 NREM 睡眠、仰卧时肺容量减少，有利于 SRBD 的发生。神经退行性变性疾病（帕金森病、阿尔茨海默病）导致 CSA 的发生目前证据不足。

4. 神经结构异常　如 Chiari 1 型畸形或恶性肿瘤，均可使呼吸中枢和（或）通路的神经压迫破坏中枢通气驱动并改变化学受体功能，从而促进 CSA 和通气输出减少，导致通气不足。Chiari 1 型畸形可引发 CSA 和通气不足。在成人 Chiari 1 型中，阻塞性呼吸事件似乎占主导地位。头颅 MRI 可诊断。减压手术可以逆转此类 CSB 紊乱。中枢神经系统肿瘤患者，CSA 可发生在脑肿瘤未切除和手术切除后，肿瘤相关水肿及出血均可促进或加重 CSA。

5. 中枢神经系统感染　尤其是感染对脑干的影响也可促进 CSA。CSA 与 CO_2 通气反应迟钝和呼吸中枢区域的脑干损伤有关。

（三）临床表现

表现为睡眠片段化、白天过度困倦和失眠、打鼾、目击的呼吸困难、气短、觉醒增加，还可能存在中枢神经系统及其他疾病的体征。

（四）诊断及鉴别诊断

不伴陈-施呼吸的疾病所致中枢性睡眠呼吸暂停（ICD11 诊断编码 7A40.4）的诊断标准必须满足 A～C。

A. 至少出现以下一项表现：①困倦；②睡眠起始或维持困难，反复从睡眠中醒来或非恢复性睡眠；③因气短唤醒；④打鼾；⑤目击的呼吸暂停。

B. PSG 出现以下所有表现：①睡眠期中枢性呼吸暂停和（或）中枢性低通气≥5 次/小时；②中枢性睡眠呼吸暂停和（或）中枢性低通气事件的数量占呼吸暂停和低通气数量的 50%以上；③无 CSB。

C. 疾病是某种内科或神经系统疾病的后果，不是由于药物或者物质使用所致。

鉴别诊断：本病应与原发性 CSA 相鉴别，后者没有明确的病因。伴有 CSB 的患者不应归于此类。

（五）治疗

NPPV 可用于治疗疾病相关 CSA，改善患者生活质量，提高生存率。注意在某些情况下应谨慎使用 NPPV，尤其对于伴有心肌病的患者。此外，应对潜在疾病进行精细评估，并给予相应治疗。

三、高海拔周期性呼吸致中枢性睡眠呼吸暂停

（一）概述

从平原到高原，睡眠中因血氧含量降低而出现呼吸紊乱的适应性反应，典型症状表现为呼吸加深、加快和呼吸减弱、减慢交替出现的现象称为高海拔周期性呼吸。高海拔周期性呼吸致 CSA 通常发生在从平原到高原的人群中，个体差异较大。研究表明，当健康的人从平原上升到海拔 1500m 时，便有可能出现周期性呼吸。上升到 2500m 时，大约 25%的人出现周期性呼吸。当上升到 3000m 或更高时，持续的低氧会让几乎所有的人在睡眠期间出现周期性呼吸。

男性发生高海拔周期性 CSA 的概率高于女性。高海拔本土人群因为长期适应这种低氧状态，出现周期性呼吸的概率要低得多。然而，即使是那些土生土长的高原人，随着海拔的增高，周期性呼吸的出现率也呈增高的趋势。多数周期性呼吸发生于 NREM 睡眠期，在吸氧改善低氧状况后可消除。有人认为，高海拔周期性呼吸是一种对由低海拔地区进入高原的健康人启用自身保护机制的无害现象，在生理上有益于适应高海拔生活，是一种良性的保护机制。

（二）病因与病理生理机制

在高原低氧、低气压、寒冷等特殊自然条件下，呼吸调节功能、昼夜节律等都会发生不同程度的改变。随着海拔的升高，氧气含量降低，逐步的慢性低氧引起睡眠结构紊乱和呼吸模式的改变。高海拔周期性呼吸的主要原因是缺氧引起化学感受器对动脉血二氧化碳分压（$PaCO_2$）变化的敏感性增加，导致呼吸过度和呼吸暂停交替出现。

高海拔周期性呼吸与低氧血症以及正常呼吸节律有关。正常情况下，由于呼吸中枢控制，$PaCO_2$ 变化轻微，这才保证了呼吸频率的稳定。$PaCO_2$ 的上升可刺激呼吸，而 $PaCO_2$ 的下降则产生呼吸抑制作用。呼吸节律主要由感受 PaO_2 的外周化学感受器控制。低氧会导致机体过度通气，这时 $PaCO_2$ 下降，$PaCO_2$ 对呼吸的控制作用减弱。由于外周化学感受器对 PaO_2 的反应发生了变化，导致呼吸节律也有所改变，呼吸减弱使动脉血 $PaCO_2$ 上升并刺激呼吸，而呼吸增强会降低 $PaCO_2$、增加 PaO_2，PaO_2 对颈动脉体的呼吸刺激作用丧失，因此产生周期性呼吸。

（三）临床表现

高海拔周期性呼吸患者通常表现为从低海拔地区到高海拔地区时出现症状。患者可能会有困倦。由于低氧可能会有头晕的感觉，睡眠时通常会有几次连续的深呼吸，常感觉气短，频繁觉醒。吸氧后可减轻，甚至可消除症状。患者可能会有睡眠结构的改变，包括 N3 期的减少、觉醒指数的增加。

（四）诊断

高海拔周期性呼吸致中枢性睡眠呼吸暂停（ICD11 诊断编码 7A40.5）的诊断必须满足 A～D。

A. 呼吸障碍发生在高海拔地区（典型病例在海拔 2500m 以上出现）。

B. 至少出现以下一项：①困倦；②睡眠起始或维持困难，频繁从睡眠中醒来或非恢复性睡眠；③因气短唤醒或晨起头痛。

C. 在高原进行的周期性呼吸或多导睡眠图显示反复发作的中枢性呼吸暂停或中枢性低通气，中枢性呼吸暂停/低通气指数≥5 次/小时。

D. 不能以现患睡眠疾病、内科或神经系统疾病、药物（如麻醉镇静药物）及物质使用更好地解释。

（五）治疗

由于高海拔周期性呼吸的主要原因是低氧，因此改善缺氧是关键环节，治疗方式主要包括医疗气体治疗、药物干预和辅助呼吸设备的应用。医疗气体主要是吸入氧气，夜间睡眠前低流量吸氧或者进入富氧房能改善机体夜间的血氧饱和度，从而减少高海拔周期性呼吸。目前公认的缓解高海拔周期性呼吸的首选药是乙酰唑胺，可改善肺通气、减少周期性呼吸、提高氧饱和度（SaO_2）、减轻夜间低氧症状，预防呼吸性碱中毒。阿米三嗪（都可喜）可通过刺激外周化学性受体改善夜间低氧，提高夜间血氧浓度。辅助呼吸设备包括 CPAP 和 BPAP，可提高机体氧气储备，减少环路增益，提高夜间血氧，消除睡眠中出现的周期性呼吸，从而改善睡眠质量。

四、药物或物质致中枢性睡眠呼吸暂停

（一）概述

阿片类药物是引起 CSA 的常见原因。阿片类药物引起的 CSA 通常是在阿片类药物使用至少 2 个月后出现。慢性阿片类药物治疗通常被定义为几乎每天使用，持续使用 3 个月的患者约 24%出现 CSA。长期使用处方阿片类药物会显著增加 CSA 的患病率，口服阿片类药物剂量或血药浓度与中枢呼吸暂停指数（CAI）呈正相关。阿片类药物引起的 CSA 事件通常与失调样呼吸混合出现。

（二）病因与病理生理机制

阿片类药物对呼吸的影响主要体现在抑制呼吸节律的发生。较低剂量的阿片类药物即可观察到呼吸节律的变化。呼吸节律由脑干中的脑桥和延髓控制。延髓腹外侧的前 Bötzinger 复合体是呼吸节律的主要发生器，其与 RTN/pFRG 结合形成呼吸振荡。前 Bötzinger 复合体在吸气过程中是活跃的，阿片类药物可对其产生抑制，减缓吸气驱动。相反，RTN/pFRG 对阿片类药物不敏感。不同脑区的这种矛盾效应是阿片类药物使用时观察到不规则呼吸节律的主要机制。此外，延髓中的节律产生中心受到脑桥的影响，包括 Kölliker 融合核、臂旁复合体和蓝斑。阿片类药物对 Kölliker 融合核和臂旁复合体的影响也会导致呼吸不规则。众所周知，Kölliker 融合核可以控制从吸气到呼气的过渡，阿片类药物可以延长吸气的持续时间。在睡眠期间，临床研究表明，急性和慢性使用阿片类药物都会导致更长和更不规则的呼吸暂停。

慢性阿片类药物使用者的通气化学反射尚未得到充分研究。中枢通气化学受体位于脑干，通过感知 $pH/PaCO_2$ 的变化为呼吸运动提供紧张性驱动。外周化学受体位于颈动脉体，是缺氧的主要感受器。呼吸暂停阈值和通气敏感性提高（高环路增益）对呼吸不稳定和 CSA 至关重要。CSA 患者的 CO_2 储备通常较窄（正常呼吸阈值和呼吸暂停阈值之间的 $PaCO_2$ 差异），同时，环路增益过高可产生通气过度，从而导致低碳酸血症，以达到呼吸暂停阈值并形成集群式呼吸模式。急性阿片类药物使用可降低对高碳酸血症和缺氧的通气反应，并降低通气化学敏感性，因此，尽管呼吸周期延长，呼吸不规则性增加，但急性阿片类药物使用时不常见集群型 CSA。慢性阿片类药物使用具有不同的通气控制模式。此外，缺氧会减少 CO_2 储备，使其更容易发生呼吸暂停和呼吸不稳定。这种机制有点类似于高海拔缺氧，导致高低氧通气反应（控制器增益）、CO_2 储备减少和周期性 CSA。

（三）临床表现

阿片类药物引起的 CSA 事件通常与失调样呼吸发作混合出现。比奥呼吸属于失调样呼吸，为呼吸循环时间和潮气量不规则变化的呼吸模式。呼吸暂停超过 10s 不伴有胸腹运动，符合 CSA 的诊断，而一些短时间的暂停看起来更像次标准的 CSA，称为比奥呼吸。在阿片类药物使用者的 PSG 研究中，比奥呼吸非常常见。慢性阿片类药物使用者的心脏风险和死亡率增加，但并不确定 CSA 在这种风险和死亡中的作用；其 CSA 的另一个潜在后果是白天嗜睡和白天神经认知功能降低，认知障碍可能是由于阿片类药物和抑郁症的镇静作用或因为 CSA 导致的缺氧和微觉醒增多。

（四）诊断及鉴别诊断

药物或物质致中枢性睡眠呼吸暂停（ICD11 诊断编码 7A40.6）的诊断标准必须满足标准 A～E。

A. 患者正在服用阿片类药物或呼吸抑制药。

B. 存在以下一项或多项：①困倦；②睡眠起始或维持困难，频繁从睡眠中醒来或非恢复性睡眠；③因气短而唤醒；④打鼾；⑤目击的呼吸暂停。

C. PSG（诊断或正压通气）出现以下所有表现：①睡眠期中枢性呼吸暂停和（或）中枢性低通气≥5 次/小时；②中枢性睡眠呼吸暂停和（或）中枢性低通气事件的数量占呼吸暂停和低通气数量的 50%以上；③无 CSB。

D. 该疾病是阿片类或其他呼吸抑制药使用的结果。

E. 不能以另一现患睡眠障碍更好地解释。

（五）治疗

1. 气道正压通气（PAP）治疗，包括持续气道正压通气、双水平气道正压治疗和通过自适应支持通气进行的 PAP 治疗。

2. 氧疗或 PAP 联合氧疗。

3. 停用阿片类药物，合理选择镇痛药物。

五、原发性中枢性睡眠呼吸暂停

（一）概述

原发性 CSA，也称为特发性 CSA，是一种病因不明的疾病，其特征是反复发作的 CSA，不具有陈-施呼吸（CSB）形态或特定的已知相关危险因素。其被认为是一种罕见的 CSA，有关其患病率和长期不良后果的数据很少。一般认为，原发性 CSA 患病率约占睡眠呼吸紊乱患者的 5%，其 BMI 往往低于 OSA 患者。

（二）病因与病理生理机制

由于病理生理学和罕见性尚不清楚，因此很难确定临床意义。一般认为，原发性 CSA 患者对二氧化碳分压的化学敏感度增加，在 NREM 睡眠期，患者会出现过度换气，使 $PaCO_2$ 降低到呼吸暂停阈值以下，从而触发 CSA 事件。

（三）临床表现

相比于其他类型的 CSA，关于原发性 CSA 知之甚少。此类患者通常不肥胖；症状可能包括嗜睡、存在入睡困难和睡眠维持障碍、频繁醒来、非恢复性睡眠、醒来时呼吸短促、打鼾和目击呼吸暂停；PSG 显示在 NREM 睡眠期发生的频繁孤立性 CSA 事件。

（四）诊断及鉴别诊断

与上述其他类型的 CSA 综合征不同，原发性 CSA（ICD11 诊断编码 7A40.0）的诊断属排除性诊断，即 CSA 不能用另一种睡眠障碍、疾病状态、药物使用或物质滥用更好地解释。原发性 CSA 缺乏 CSB 患者的渐强渐弱模式，呼吸暂停周期较短，通常以大呼吸结束。

PSG 显示睡眠期中枢性呼吸暂停和（或）中枢性低通气指数为 5 次/小时，中枢性呼吸事件的数量大于总呼吸事件数量的 50%。无 CSR 证据。患者报告嗜睡、呼吸短促、打鼾、呼吸暂停或失眠（难以开始或维持睡眠、频繁醒来或无反应睡眠）。无白天或夜间换气不足的证据。目前其他睡眠障碍不能更好地解释这种疾病。不存在药物使用或物质乱用的情况。

需与其他类型的中枢性睡眠呼吸暂停相鉴别。

（五）治疗

自动或自适应支持通气（ASV）通气模式和 BPAP（S/T）可用于本病的治疗。CPAP 或 BPAP（S）模式和药物治疗会使病情恶化，临床应用不推荐。也有尝试氧疗和二氧化碳治疗，但 AASM 均不推荐。

六、治疗相关性中枢性睡眠呼吸暂停

（一）概述

治疗相关性 CSA 是指患者在诊断性 PSG 中显示以 OSA（OSA、MSA 或低通气）为主，当给予 CPAP 治疗后，虽然阻塞性呼吸暂停事件基本消除，但却出现中枢性呼吸事件，或者中枢性呼吸暂停事件持续存在。这种现象曾经被叫作复杂性睡眠呼吸暂停，在 ICSD-3-TR 分类中被明确为"治疗相关性中枢性睡眠呼吸暂停"。

治疗相关性 CSA 发病率为 0.56%~20.3%，变异范围大，可能与各个研究纳入的人群和研究设计相关，包括患者人口统计学和临床特征，如体重指数、性别、年龄和合并症，以及实验设计等相关因素，如分段滴定和仰卧位滴定等。此外，治疗相关性 CSA 似乎是一个动态过程，部分患者的 CSA 短暂；部分则持续存在；还有一些患者应用 CPAP 后暂时没出现 CSA，过很长一段时间后出现 CSA。所以是否多次且重复评估 CPAP 治疗，也可能影响所报道的患病率。

（二）病因与病理生理机制

治疗相关性 CSA 的危险因素包括老年人、男性、低 BMI、心力衰竭和缺血性心脏病及使用较高 PAP 水平，治疗后出现较高的残余 AHI、CAI 和觉醒指数，以及治疗过程中大量漏气等。

治疗相关性 CSA 是一种非高碳酸血症引起的中枢性睡眠呼吸紊乱，其发生的病理机制尚不明了。可能机制包括通气控制不稳定性（高环路增益）、低觉醒阈值、激活肺牵张受体和循环时间延长等。与不同个体之间的二氧化碳唤醒阈值（arousal threshold，AT）和动脉血液中的二氧化碳（$PaCO_2$）有关。如果睡眠期间，$PaCO_2$ 值低于 AT，将发生 CSA 事件；当 $PaCO_2$ 值高于此阈值，呼吸气流恢复。比 AT 更重要的是正常 $PaCO_2$ 和 AT 之间的差异，$PaCO_2$ 与 AT 之间的差异是不断变化的，如果 $PaCO_2$ 与 AT 差异非常小，就更易导致 CSA。

环路增益高的个体会对化学物质的微小变化产生过度反应，继而出现呼吸模式不稳定的风险。与环路增益低的人相比，环路增益高的患者在 $PaCO_2$ 的少量增加就会导致过度通气，使 $PaCO_2$ 减少，$PaCO_2$ 水平下降到低于 AT，发生中枢性通气不足或潜在的呼吸暂停。CPAP 或其他 OSA 治疗可以间歇性地将 $PaCO_2$ 水平降低到 AT 以下，从而造成治疗相关性 CSA。CPAP 治疗压力过高可引起肺体积扩张，可能会激活肺牵张感受器，从而抑制呼吸中枢的输出，该机制还可以保护防止肺部过度扩张。此外，充血性心力衰竭 OSA 患者的循环延迟可导致循环时间延长，从而使动脉血气浓度与呼吸控制器之间脱偶联。CPAP 过度滴定可降低心脏输出，并由于循环时间延长，导致通气控制不稳定。

（三）临床表现

睡眠呼吸暂停患者应用 CPAP 治疗后，仍然存在 EDS、主观睡眠质量差和注意力难以集中。部分患者还可能报告由于反复夜间睡眠不足引起的症状，包括阵发性夜间呼吸困难、晨起头痛和夜间心绞痛。夜间间歇性氧饱和度降低及存在呼吸暂停或心律失常时，要注意治疗相关性 CSA。具有上述临床表现的老年男性、低 BMI 患者应进行治疗相关性 CSA 的评估。

（四）诊断及鉴别诊断

治疗相关性 CSA（ICD11 诊断编码 7A40.7）的诊断标准：PSG 仍然是诊断 CSA 的金标准。诊断夜间 PSG 显示阻塞性呼吸暂停事件≥5 次/小时，而在使用没有备用频率的正压通气设备进行整夜滴定或分夜滴定期间或 CPAP 治疗过程中，阻塞性呼吸暂停事件基本消除，出现 CSA 和中枢性低通气，占总呼吸事件的 50%；CSA 不能由其他疾病，如 CSA-CSR 或阿片类药物相关疾病解释；同时，PSG 也有助于阐明其他可能导致患者症状的睡眠障碍。

鉴别诊断：诊断时需要考虑鉴别 OSA、周期性肢体运动障碍和嗜睡症，且需与药物及其他物质相关 CSA、其他疾病相关 CSA 相鉴别。

（五）治疗

尽管治疗相关性 CSA 可能表现出典型的睡眠相关症状，但治疗此类 CSA 的经验仍未明确，何时治疗这类患者仍有待讨论。治疗相关性 CSA 是一种独特的类型，与其他 CSA 亚型略有不同，大多数患者在 CPAP 治疗数月后自行改善。因此，除了探究潜在病因外，可能不需要任何额外的干预措施。CPAP 开始后 2～3 个月，甚至之后治疗的更长时间，应重复进行 PSG 或 OCST，以评估 CSA 的持续性，如果 CSA 没有改善，可选用 ASV 或 BPAP（S/T）模式进行治疗。

第四节　睡眠相关肺泡低通气综合征

一、概　述

睡眠相关肺泡低通气综合征是一种以睡眠时存在肺泡通气不足，伴或不伴白天通气不足为基本特征的睡眠障碍疾病。根据 ICSD-3-TR，睡眠相关肺泡低通气综合征（sleep related hypoventilation disorder）包括肥胖低通气综合征（obesity hypoventilation syndrome，OHS）、先天性中枢性肺泡低通气综合征（congenital central hypoventilation syndrome，CCHS）、伴下丘脑功能障碍的迟发型中枢性肿泡低通气（late-onset central hypoventilation with hypothalamic dysfunction）、特发性中枢性肺泡低通气（idiopathic central alveolar hypoventilation，ICAH）、药物或物质致睡眠相关肺泡低通气以及疾病致睡眠相关肺泡低通气。

二、肥胖低通气综合征

（一）概述

肥胖低通气综合征（OHS）是指肥胖（体重指数 BMI≥30kg/m^2）和清醒时的 CO_2 潴留（$PaCO_2$≥45mmHg），并且排除其他疾病引起的高碳酸血症，如严重的阻塞性气道疾病、间质性肺疾病、胸壁疾病、甲状腺功能减退、神经肌肉疾病及先天性中枢性肺泡低通气综合征等。由于现有大多数研究并未排除慢性阻塞性肺疾病及 OSA，因此单纯 OHS 的患病率尚不清楚。据统计，约 90% 的 OHS 患者合并 OSA。

（二）病因和发病机制

OHS 的病因及发病机制尚未完全阐明，可能由多种因素共同引起，如肺功能受损、呼吸中枢驱动改变、上气道阻力增加、瘦素抵抗等。OHS 患者过度肥胖增加了呼吸道阻力，降低了气道顺应性，导致呼吸系统的负荷增加，同时由于腹部脂肪堆积，膈肌上移，肺容量减少、肺活量降低。在以上诸多因素作用下，OHS 患者潮气量明显降低，并伴有小气道塌陷导致气流进一步受限，内源性呼气末正压（intrinsic positive end-expiratory pressure，PEEPi）增加，使呼吸肌做功增加，吸气肌力逐步下降，肺通气功能受损。呼吸中枢驱动力改变也会导致日间高碳酸血症的发生。当呼吸功耗增加到机体无法耐受时，机体将减少通气量和增加对高 $PaCO_2$ 的耐受性，导致呼吸中枢对低氧血症和高碳酸血症反应迟钝，最终诱发低通气的发生。肥胖患者因颈部大量脂肪堆积，且脂肪比肌肉张力差，使上气道变得狭窄，同时睡眠时上气道更容易塌陷，最终造成通气功能障碍。此外，OHS 患者可能存在瘦素抵抗现象，使肥胖患者通气代偿机制受损，因而出现高碳酸血症。

（三）临床表现

OHS 常伴有 OSA 的典型表现，如乏力、嗜睡、打鼾、夜间窒息和晨起头痛等。但不同于单纯 OSA，OHS 日间低氧血症、高碳酸血症和多系统功能损害更严重，当出现内分泌功能紊乱和神经调节功能失衡时，可表现为胰岛素抵抗、儿茶酚胺、肾素-血管紧张素和内皮素分泌增加等，当发生血流动力学异常时，可发生中到重度的呼吸困难、下肢水肿、肺动脉高压和肺源性心脏病等，最终引起呼吸衰竭、心力衰竭等。

（四）诊断与鉴别诊断

1. 肥胖低通气综合征（ICD11 诊断编码 7A42.0）诊断需满足以下 3 个条件。

（1）患者达肥胖标准，即 BMI $\geqslant$ 30kg/m^2。

（2）存在清醒期低通气，即 $PaCO_2 \geqslant$ 45mmHg，可通过动脉血气分析、经皮或呼气末二氧化碳分压检测等明确。

（3）排除其他病因引起的睡眠疾病。

2. 鉴别诊断　需鉴别任何可出现清醒及睡眠肺泡低通气的疾病，包括气道及肺实质疾病、肺间质病变、神经肌肉疾病、胸壁疾病、甲状腺功能减退症、使用呼吸抑制药以及先天性或特发性中枢性肺泡低通气综合征等。当睡眠时的通气不足由多种疾病引起时，应同时给予多项诊断。

（五）治疗

OHS 的治疗目标包括纠正清醒和睡眠状态下的低通气，改善生活质量，避免并发症。目前减重、氧疗和 NPPV 是治疗 OHS 的主要手段。无论是否合并 OSA，NPPV 都应该作为 OHS 的首选治疗和初始治疗方式，模式主要包括 CPAP 和 BPAP。减重可通过改善生活方式、胃减容手术等外科手术实现。当患者 BMI $\geqslant$ 35kg/m^2 伴有 OHS，或者希望最终脱离 NPPV 治疗或不能耐受夜间 NPPV 治疗时，可考虑采用外科手术的方式协助患者减重。针对 OHS 患者应给予低浓度氧疗，避免引起增加高碳酸血症的风险。此外，呼吸兴奋药（如孕酮和乙酰唑胺等）、气管切开术也在 OHS 患者中有一定的价值，但作用有限。

（六）影响和预后

OHS 的发病率随着全球肥胖的流行而增加，但漏诊率较高，患者往往得不到及时诊治，并发症和死亡率较高。OHS 患者多器官损伤并发症严重时需重症监护。未治疗的患者预后较差，18 个月的死亡率高达 23%，死因多为心力衰竭、心肌梗死等心脑血管疾病及呼吸衰竭和感染等，经治疗上述病死率可降至 3%。因此，早期识别诊断并给予及时治疗可显著改善预后。

三、其他睡眠相关肺泡低通气综合征

（一）先天性中枢性肺泡低通气综合征

1. 概述　先天性中枢性肺泡低通气综合征（CCHS）是一种以呼吸中枢代谢调控障碍为特征的罕见病，由于 PHOX2B 基因功能的改变导致呼吸中枢化学感受器敏感性降低，发生低氧血症、高碳酸血症及一系列临床症状的疾病。CCHS 病例报道最早见于 1970 年，人群患病率尚不清楚。我国仅有个案报道，国外文献报道发现不同性别、种族人群之间的患病率相当。

2. 病因和发病机制　目前认为 PHOX2B 基因是 CCHS 最主要的致病基因。100% 的患者存在 PHOX2B 基因的变化，其中约 90% 为新生突变，其余 5%～10% 遗传自父母，遗传模式为常染色体显性遗传。PHOX2B 基因有影响呼吸中枢调节和自主神经系统的功能。放射学和尸检研究未发现中枢神经系统的器质性病变，但功能磁共振成像等研究显示，大脑与呼吸调控相关的多个部位对高碳酸血症及低氧血症刺激的反应明显减弱或消失。此外，RET、HASH1、GDNF、EDN3、MYO1H 突变也被证实为 CCHS 的致病基因。

3. 临床表现　CCHS 可发生在任何年龄，最早可至出生后数小时内，多数在新生儿期起病，临床以反复撤机困难、CO_2 潴留为主要表现，且不能以原发心、肺、神经系统或代谢性疾病解释。CCHS 患儿的典型临床表现为清醒时肺泡通气良好，睡眠期间肺泡通气不足，出现面色发绀，血氧饱和度持续降低，CO_2 逐步升高，但不出现吸气三凹征、鼻翼扇动等用力呼吸表现，其呼吸衰竭的严重程度因人而异，严重者睡眠期及清醒期均存在严重低通气。本病还可同时伴吞咽功能障碍、先天性巨结肠、神经节细胞瘤、自主神经功能障碍（如心率变应性降低或低血压、眼睛调节障碍）等。

大多数患者认知功能正常，少数可伴有生长发育迟滞。

4. 诊断与鉴别诊断

（1）先天性中枢性肺泡低通气综合征（ICD11 诊断编码 7A42.1）诊断需满足两个条件：①存在睡眠相关肺泡低通气；②存在中枢神经系统的自主神经功能障碍，最常见的是由于 PHOX2B 基因的突变，需排除原发的心肺脑、神经肌肉及代谢性疾病等引起的肺泡低通气。

注：睡眠相关肺泡低通气（ICD11 诊断编码 7A42）的诊断标准如下。

成人标准：符合 A 或 B。A. 睡眠期动脉 PCO_2（其他替代法：经皮或呼气末二氧化碳分压）即成人睡眠期 $PaCO_2 > 55mmHg$ 并持续超过 10min。B. $PaCO_2$（与觉醒时平卧位相比）上升幅度 > 10mmHg 且达到 50mmHg 以上、持续超过 10min。

儿童标准：睡眠期动脉 PCO_2（其他替代法）> 50mmHg，占 TST 25% 以上。动脉氧饱和度下降常伴随存在，但不是诊断的必要条件。

（2）鉴别诊断：CCHS 应与其他导致低通气的疾病相鉴别。①与其他形式的中枢性肺泡低通气相鉴别，如 Chiari 畸形、创伤或肿瘤等导致的中枢神经系统功能障碍、OHS 及小儿 Wernick 病等代谢障碍。②与神经肌肉功能障碍（如肌营养不良、膈肌麻痹）因肌无力继发的肺泡低通气鉴别。③其他，CCHS 伴肺动脉高压和肺源性心脏病者可能被误诊为先天性心脏病，婴儿胃食管反流等所致呼吸暂停或危及生命的窒息事件常会被误认为 CCHS，但 PSG 常表现为间歇的呼吸暂停发作，并非持续的肺泡低通气，临床上应注意鉴别。

5. 治疗 CCHS 作为一种遗传病，无法自愈，需终身管理。CCHS 患者存在家族性发病和常染色体显性遗传的可能，其父母应测定遗传基因并在考虑再育时进行遗传咨询。CCHS 患者需要严密监控，刚入睡即有可能出现严重低通气，甚至呼吸骤停。由于对呼吸兴奋药的反应差，建议不要游泳、潜水。CCHS 患者最重要的是长期呼吸支持治疗，无需考虑脱机，主要目标为保持气道通畅并保证足够的通气量维持氧合和 CO_2 的排出。呼吸支持治疗包括有创和无创通气两种形式。对于绝大多数婴幼儿患者，ATS 推荐早期气管切开进行机械通气，无创通气不作为首选。在 6~8 岁以后可切换为无创通气模式。在呼吸机选择方面，不推荐在气管切开时应用 BPAP。单纯氧疗疗效差，应在机械通气的同时应用，避免加重 CO_2 潴留。此外，目前也在探索膈肌起搏器治疗 CCHS 的适应证。

6. 预后 PHOX2B 基因突变类型的不同或可用于预测 CCHS 的预后，表现为 NPRAM 突变方式的患儿更易伴先天性巨结肠、神经嵴源性肿瘤，且需要长期 NPPV 支持。随着疾病的早期诊断和有效通气治疗，部分 CCHS 患儿已随访 10 年以上，并存活至成人期。

（二）伴下丘脑功能障碍的迟发型中枢性肺泡低通气

1. 概述 伴下丘脑功能障碍的迟发型中枢性肺泡低通气是一种罕见疾病，迄今为止已报告约 100 例，该疾病的特点是早期和快速发病的肥胖，并伴有通气不足、自主神经失调和内分泌异常。

2. 病因和发病机制 目前关于伴下丘脑功能障碍的迟发型中枢性肺泡低通气的病因及发病机制尚不明确，存在一些致病假说，如遗传、免疫介导等，仍需深入研究。

3. 临床表现 典型的伴下丘脑功能障碍的迟发型中枢性肺泡低通气主要发生于儿童，儿童早期的快速肥胖通常是该疾病第一个可识别的症状。患儿在 1.5~4 岁之前身体发育和认知功能多正常，但往往突然发生贪食并导致迅速发生嗜睡、肥胖，且常在 18 个月后发生低通气。

大多数患有伴下丘脑功能障碍的迟发型中枢性肺泡低通气综合征的儿童在早期睡眠时出现低氧血症和高碳酸血症，严重者在清醒时即可发生低通气，出现高碳酸血症型呼吸衰竭，且往往因腺样体肥大、麻醉状态及使用呼吸抑制药等情况促发或加重。

下丘脑功能障碍可表现为激素水平的增加或降低，如生长激素缺乏、尿崩症、抗利尿激素分泌过多、中枢性早熟、促性腺功能减退、高泌乳素血症、高钠血症、甲状腺功能减退症等。此外，还可出现自主神经失调、行为障碍和神经异常，亦可有神经源性肿瘤。

4. 诊断与鉴别诊断

（1）伴下丘脑功能障碍的迟发型中枢性肺泡低通气（ICD11 诊断编码 7A42.2）的诊断标准：①儿童早期开始的快速发病肥胖和睡眠时肺泡通气不足；②下丘脑功能障碍和自主神经功能障碍的体征和症状；③排除其他引起类似特征的情况，如 CCHS。

（2）鉴别诊断：伴下丘脑功能障碍的迟发型中枢性肺泡低通气应与普拉德-威利（Prader-Willi）综合征、CCHS、OHS、孤立的垂体功能低下或其他不伴低通气的下丘脑疾病等相鉴别。Prader-Willi综合征和 CCHS 存在已知基因异常，可根据基因检测鉴别。通过内分泌异常、下丘脑功能障碍等表现，以及减肥后仍持续存在的低通气可与 OHS 相鉴别。

5. 治疗　伴下丘脑功能障碍的迟发型中枢性肺泡低通气的治疗应遵循综合性、个体化治疗原则。首先呼吸支持、通气治疗是关键，包括无创经鼻罩呼吸支持、气管切开予以气道正压通气和膈肌起搏等，以减少因缺氧导致的损害，同时加强感染控制和脏器功能保护；其次，对于肥胖患者，应控制饮食、适度运动。针对下丘脑功能障碍，应注意控制液体摄入和特定激素替代；针对自主神经调节障碍，根据症状选择性干预；若出现神经嵴肿瘤则需要手术切除等治疗。

6. 预后　伴下丘脑功能障碍的迟发型中枢性肺泡低通气的预后较差，且其具有肿瘤源性倾向，高达 40% 的患者可同时伴有高分化的交感神经系统肿瘤，因此不会明显使患者的预后变差，未来仍需进一步研究。

（三）特发性中枢性肺泡低通气

1. 概述　特发性中枢性肺泡低通气（ICAH）是一种罕见的疾病，其主要表现为呼吸中枢驱动下降，引起肺泡通气不足，最终导致低氧血症和高碳酸血症等一系列病理生理变化。

2. 病因和发病机制　ICAH 的病因尚未明确，可能包括遗传因素、先天发育异常等。其发病机制主要是 CO_2 和 O_2 稳态失调，由于中枢化学感受器功能衰竭或脑干网状结构代谢障碍对 CO_2 通气反应降低，导致夜间低氧血症和高碳酸血症。

3. 临床表现　ICAH 患者主要为肺泡通气不足相关的表现，且严重程度与起病缓急、病程长短、PaO_2 和 $PaCO_2$ 水平等相关，长期低氧血症可表现为发绀、红细胞增多症、肺动脉高压和肺源性心脏病，高碳酸血症则多表现为头痛、意识模糊、嗜睡、疲劳、困乏等神经精神症状。

4. 诊断与鉴别诊断

（1）特发性中枢性肺泡低通气（ICD11 诊断编码 7A42.3）的诊断标准：①存在睡眠相关肺泡低通气；②排除肺气道及实质疾病、肺间质病变、肺血管病变、神经肌肉疾病、胸壁疾病、重度甲状腺功能减退症、使用呼吸抑制药以及先天性肺泡低通气综合征等。

（2）鉴别诊断：应与任何导致睡眠期间低通气的疾病鉴别，包括神经肌肉疾病、胸壁疾病、重度甲状腺功能减退症、使用呼吸抑制药、气道及肺实质疾病、肺血管病变、OHS、CCHS、伴下丘脑功能障碍的迟发型中枢性肺泡低通气、OSA 和 CSA 等。

5. 治疗　治疗原则是维持患者正常的血氧分压和二氧化碳分压，以提高其生活质量，可应用膈神经刺激 NPPV 治疗。此外，也可应用呼吸中枢兴奋药如都可喜等进行治疗，不过其副作用及疗效的不确定性，限制了其临床应用。

6. 预后　目前尚欠缺关于 ICAH 患者的流行病学资料，多为个案报道，诊治和预后均需进一步探究。

（四）药物或物质所致睡眠相关肺泡低通气

1. 概述　药物或物质所致睡眠相关肺泡低通气指药物或物质引起的睡眠肺泡低通气，导致低氧血症和高碳酸血症，除外神经肌肉疾病、气道及肺实质病变、肺血管疾病等基础疾病。

2. 病因和发病机制　药物或物质所致睡眠相关肺泡低通气的发生与呼吸中枢抑制、通气反应性下降和上呼吸道肌肉张力减弱有关，主要涉及的受体机制如下。

（1）神经调节的受体机制：以阿片类药物为例，其通过与阿片受体（G 蛋白偶联受体 GPCR）结合而发挥作用，包括 δ 受体、μ 受体和 κ 受体等，最终导致呼吸抑制。有学者提出，延髓腹侧的前包钦格复合体不仅是呼吸节律的产生位点，而且也是阿片受体富集区。

（2）化学调节的受体机制：阿片受体广泛分布于中枢及外周神经系统。睡眠期间因呼吸运动的行为调节消失，化学调节成为主导，而阿片类及镇静催眠药物可损害呼吸驱动，降低对高 CO_2 及低 O_2 的化学敏感性。阿片类药物不但引起潮气量下降、每分通气量减少，而且影响患者的呼吸频率。呼吸频率减慢、呼气相延长伴随吸气延长，使 PaO_2 下降、$PaCO_2$ 增高。

3. 临床表现 疾病的发生、发展与药物的使用类别及剂量有关，由于个体对药物的敏感性和耐受性差异显著，临床表现各不相同。药物或物质所致睡眠相关肺泡低通气患者可无任何症状，也可有呼吸困难、胸闷、乏力，或用药后新出现的神经认知功能障碍；可能由药物直接引起的，也可能由慢性低氧血症与高碳酸血症间接引起。

4. 诊断与鉴别诊断

（1）药物或物质所致睡眠相关肺泡低通气（ICD11 诊断编码 7A42.4）的诊断标准：①睡眠期存在肺泡低通气；②已明确抑制呼吸和通气驱动的某种药物或物质是造成睡眠相关肺泡低通气的主要原因；③排除肺实质或气道疾病、肺血管疾病、胸壁疾病、神经肌肉疾病、OHS 或 CCHS 等。

（2）鉴别诊断：应与导致睡眠期间肺泡低通气的所有疾病相鉴别，如肺实质和气道疾病、肺血管病变、神经肌肉疾病、胸壁疾病、重度甲状腺功能减退症及 OHS、CCHS、ICAH 等。针对 OSA 和 CSA，通过观察动脉氧饱和度的周期性变化可与之相鉴别，且药物相关低通气的低氧持续时间一般比 OSA 或 CSA 长。

5. 治疗

（1）一般治疗：停用或减量影响呼吸调控、神经传递或肌肉功能的药物。

（2）机械通气：重度药物依赖者、戒断症状明显者或停用药物后仍无法解决睡眠低通气者，可无创正压通气辅助治疗，病情危重者可气管插管或气管切开行有创机械通气。对于合并 OSA 的患者，可选用持续气道正压（CPAP），有助于改善日间 CO_2 潴留，对于合并药物性 CSA，可选用 BPAP（S/T 或 ASV 模式）。

（3）氧疗：单纯氧疗可诱发或加重此病，注意谨慎使用。

（4）药物治疗：仍有待进一步研究证实。

6. 预后 目前尚无长期使用呼吸抑制药是否会导致肺动脉高压或肺源性心脏病等的临床数据，一般少量、短期使用不会造成严重生命危险，预后较好。

（五）疾病所致睡眠相关肺泡低通气

1. 概述 疾病所致睡眠相关肺泡低通气是指以基础疾病伴有睡眠肺泡低通气为特征的疾病，包括不同原因导致的阻塞性通气功能障碍、限制性通气功能障碍、神经肌肉疾病导致的通气不良等。

2. 病因及发病机制 因基础疾病不同发病机制不同。肺实质疾病因肺容积的改变（如功能残气量降低）和通气血流比例失调等导致清醒时发生低氧血症和高碳酸血症。此外，睡眠本身可导致呼吸肌活动形式的改变，尤其在 REM 睡眠时，由于肋间肌和辅助呼吸肌活动下降，膈肌通气负担加大，最终导致胸廓畸形或 COPD 患者出现肺泡低通气。再者，神经肌肉疾病患者因呼吸驱动损伤和 CO_2 化学感受器敏感性降低促使肺泡低通气。

3. 临床表现 基于基础病及病理生理学的多样性，临床表现差异大，目前尚无特征性临床表现可帮助预测或确诊该病。除原发病的表现外，其他表现包括在夜间睡眠中出现气短，典型的临床表现是运动耐力下降和活动后气促，可有睡眠质量下降、白日嗜睡、晨起头痛等。

4. 诊断与鉴别诊断

（1）疾病所致睡眠相关肺泡低通气（ICD11 诊断编码 7A42.5）的诊断标准：①存在睡眠相关性肺泡低通气；②低通气与其他全身性疾病存在明确因果关系；③排除其他低通气疾病。

（2）鉴别诊断：应包括所有可能导致睡眠期间肺泡低通气的疾病，如 OHS、使用抑制呼吸的药物或物质、CCHS 和 ICAH 等。OSA 和 CSA 可通过气流的周期性变化及伴随的 SaO_2 周期性波动、氧饱和度下降的持续时间等与睡眠相关肺泡低通气相鉴别。

5. 治疗　关键在于基础疾病治疗及改善睡眠低通气，后者包括吸氧、机械通气、呼吸肌训练等。氧疗可改善缺氧状态，但对于神经肌肉疾病所致肺泡低通气无效，且单独、长期吸氧易加重高碳酸血症。机械通气中以 NPPV 应用最广泛，适用于 COPD 患者和神经肌肉疾病患者，可显著改善患者的生存和生活质量。

6. 预后　肺泡低通气的起病和病程与呼吸系统或神经系统疾病的严重程度相关，但也观察到即使基础疾病相同，病程和预后却不同，可能与个体差异有关，大多数患者经原发病治疗及机械通气后获益。

第五节　睡眠相关低氧血症

一、概　　述

睡眠相关低氧血症（sleep related hypoxemia disorder）指由全身或神经系统疾病导致的睡眠低氧，且其他睡眠相关呼吸疾病难以解释此种低氧，多继发于肺实质及气道疾病、肺血管疾病、胸壁疾病和神经肌肉疾病等。由于睡眠相关低氧血症的人口统计学特征受患病率、临床特征和潜在疾病严重程度的综合影响，因此其在呼吸功能紊乱或神经肌肉疾病患者中的患病率可能更高。

二、病因和发病机制

1. 继发于呼吸系统疾病　多见于 COPD、支气管哮喘、肺栓塞等，且 COPD 最常见。COPD 患者夜间低氧血症的发生，与睡眠引起通气量下降、通气血流比例失调、呼吸驱动下降、功能残气量降低等有关。通气不足会导致低氧血症，但是当记录低通气时，应诊断为睡眠相关肺泡低通气，而不是睡眠相关低氧血症。

2. 继发于神经肌肉疾病　膈肌无力是神经肌肉疾病患者出现睡眠障碍的常见原因。睡眠可能与通气肌激活模式的改变有关，尤其在 REM 睡眠期，由于肋间肌等激活减少，膈肌成为唯一有效的呼吸泵，一旦神经肌肉疾病（肌萎缩侧索硬化、吉兰-巴雷综合征等）累及膈肌，导致膈肌瘫痪或功能障碍，呼吸驱动受损，即可引起睡眠相关低氧血症，严重者可导致呼吸衰竭。

三、临床表现

睡眠期间持续存在显著的血氧饱和度下降，不伴有睡眠相关肺泡低通气，通常由于通气血流比例失调、氧分压下降、动静脉分流或上述综合因素所致。患者可无症状，也可出现睡眠呼吸困难、胸闷、睡眠质量损害及疲劳，如存在日间低氧，睡眠时低氧程度会进一步加重。睡眠相关低氧血症的发作和病程与呼吸或神经系统疾病的存在和严重程度平行，严重低氧血症和高碳酸血症的患者会出现呼吸障碍、肺动脉高压、心力衰竭、心律失常和神经认知功能障碍等。

四、诊断与鉴别诊断

1. 睡眠相关低氧血症（ICD11 诊断编码 7A42.6）诊断标准
（1）多导睡眠监测、睡眠中心外睡眠监测或夜间血氧饱和度显示睡眠期成人血氧饱和度（SpO_2）≤88%或儿童 SpO_2≤90%，持续时间≥5min。
（2）不能完全用睡眠相关的肺泡低通气、阻塞性睡眠呼吸暂停或其他睡眠相关的呼吸障碍来解释氧饱和度降低。

2. 鉴别诊断　包括所有可能导致睡眠期间低氧血症的疾病，如肺实质和气道疾病、肺血管疾病、神经肌肉和胸壁疾病、OHS、抑制呼吸的药物或物质、CCHS 和 ICAH 等。OSA 和 CSA 可通过气流的周期性变化及伴随的 SaO_2 周期性波动、低氧血症的持续时间等与睡眠相关低氧血症相鉴别。

五、治 疗 原 则

积极治疗原发病，同时积极纠正低氧血症、改善夜间睡眠质量、预防严重并发症，最终提高生活质量。对于 COPD 患者，在减缓其急性加重、提高生活质量、延缓其进展的同时，应注意监测夜间血氧变化，根据血氧饱和度调节氧流量，必要时给予机械通气。对于神经肌肉疾病，在治疗原发疾病同时，可通过氧疗、呼吸肌锻炼、机械通气、药物治疗（如普罗替林等）等方式提高血氧、延长生存时间。值得注意的是，氧疗在神经肌肉疾病相关睡眠障碍中的作用仍有待商榷，仍需进一步探究。

第六节 鼾 症

一、概 述

鼾声多发生于吸气相，但也可能发生在呼气相。单纯性鼾症指打鼾但不伴呼吸暂停、低通气、呼吸努力相关性觉醒或肺泡低通气，患者无失眠或白天嗜睡的症状，又称习惯性打鼾或原发性打鼾。全球患病率为 2%~85%，患病率随着年龄的增长而增加，但男性在 70 岁后开始下降。

二、病因和发病机制

打鼾的危险因素包括男性、上呼吸道感染/炎症、鼻塞、体重指数增加、吸烟、酒精依赖、肌松药、麻醉药或其他降低上气道肌肉张力的物质等。此外，研究显示妊娠期打鼾现象也有所增加。在儿童中，打鼾与腺样体及扁桃体肥大之间存在关联。睡眠期间因呼吸气流快速通过狭窄气道，周围组织包括腭垂、软腭、咽壁和下部结构震动时出现鼾声，长期打鼾者的腭部形态紊乱与神经源性病变一致，可能是振动造成的创伤。

三、临 床 表 现

局部表现：鼾声如雷，响度通常超过 60dB，持续而不规则，伴有晚上憋醒、喘鸣、大汗淋漓等症状；全身表现：血压高、心律失常、缺血性心脏病等全身器官损害，部分患者还会出现夜间排尿次数增多，甚至遗尿的表现。部分研究表明，成年打鼾者可能有更高的心血管疾病患病率，包括高血压、卒中、缺血性心脏病和颈动脉粥样硬化等，但也有研究发现习惯性打鼾不会增加心血管疾病的发病率或死亡率。

四、诊断与鉴别诊断

睡眠时有明显的鼾声，规律而均匀，可有 EDS、疲劳，PSG 显示 AHI<5 次/小时，睡眠低氧血症不明显，诊断为单纯性打鼾。值得注意的是，打鼾是 OSA 的主要症状，未经睡眠期呼吸客观评估，不能对出现症状（包括白天嗜睡/疲劳或其他相关症状）或疑诊呼吸暂停的患者诊断为习惯性打鼾。

鉴别诊断：与睡眠呼吸暂停、上气道阻力综合征、发作性睡病等进行鉴别诊断，PSG 为依据。

五、治疗及预后

（一）治疗

无反复觉醒致失眠及明显日间症状的单纯打鼾者，无须治疗。症状严重影响自身或家属睡眠者，可给予相应治疗。

1. 一般治疗　保持良好生活习惯、戒烟戒酒、减重、侧卧位休息、避免高枕仰卧头向前弯等。

2. 口腔矫治器治疗　无创、费用低、效果明显。

3. 药物治疗　目前尚无有效的药物治疗，合并鼻炎患者可给予相应药物治疗。

4. 手术治疗　包括 UPPP 或激光腭垂腭咽成形术、颌面外科手术等。

（二）预后

局部解剖因素，如扁桃体肥大、腺样体肥大或鼻中隔偏曲等病因的患者，通过手术治疗去除病因可治愈，预后较好；病因为肥胖或其他功能性因素者，则需长期规范治疗和随访。

第七节　睡　眠　呻　吟

一、概　　述

睡眠呻吟（sleep groaning），也称夜间呻吟，是一种罕见的睡眠期慢性病，1983 年由 de Roeck 等首次公开报道，目前文献报道不足 100 例，国内少有报道。特征为睡眠过程中发生呼气相延长事件，伴随呻吟般单调的声音。

二、病因和发病机制

病因及发病机制尚不明确。主要有以下几种推测：①呼吸中枢发育不成熟。患者年龄多数较年轻，平均年龄为 19 岁，男性多于女性。可能由于呼吸中枢发育不成熟导致睡眠时呼吸不稳定，出现类似于婴儿的呼吸模式，即在通气运动不良的情况下，呼气时出现甲杓肌收缩，使声门部分关闭，以维持较高的肺容量，这样有利于延长气体交换。②控制通气的神经结构受损。③声门部分阻塞。声门部分阻塞导致反应性强迫呼气，为克服声门阻力而用力呼气，延长呼气相。④与觉醒机制有关，觉醒机制被认为与睡眠呻吟密切相关。研究发现大多数脑电觉醒发生在睡眠呻吟出现之前或同时发生，由此认为其可能是一种觉醒障碍。

三、临　床　表　现

发病年龄通常在青春期或成人早期，男女均可发病。多数患者健康状况良好，无神经系统、心血管系统、呼吸系统疾病，相关检查示颅脑 CT、心电图、X 线胸片和肺功能等无明显异常。

典型症状为睡眠时反复出现一次深吸气后转为长时间呼气，并同时发出单调的呻吟声。多数患者并不知道自己存在睡眠中的异常问题，日间活动不受影响，部分患者存在 EDS 或社交障碍等症状。

四、诊断和鉴别诊断

（一）诊断

睡眠呻吟的诊断依据为临床症状和 PSG。诊断标准十分宽泛，主要包括以下几方面。

1. 有规律呻吟史　典型的睡眠呻吟为深吸气后的延长呼气和一个单调的类似呻吟声，这种呼吸模式被称为呼吸徐缓（呼吸频率低）。患者常不自知，常由同寝者告知。

2. PSG 显示呼吸节律和声音异常　呼吸徐缓，对呻吟声进行声学分析有节奏或半节奏波形、共振峰和谐波，表明呻吟来源于声带。此阶段口鼻气流暂停，胸腹运动停止，但通常不伴氧饱和度下降，通常发生在 REM 睡眠期。

（二）鉴别诊断

1. 睡眠呼吸障碍，如打鼾、喘鸣、与睡眠有关的喉痉挛、CSA 等。打鼾者通过声音分析可辨别声音来源于喉部，是与气道阻力变化相关的上呼吸道振动引起的噪声；喘鸣为喉部闭合时产生的一种高音吸气声；与睡眠有关的喉痉挛是由喉部气流中断而诱发特殊的夜间发作；CSA 通常与发声无关，是呼气后出现长的吸气暂停，AHI＞5 次/小时，一般伴有临床症状。

2. 癫痫引起的声音，癫痫常伴肢体活动，可通过脑电图相鉴别。

3. 梦呓，睡眠时讲话，与睡眠呻吟单调的呻吟声不同。

五、治疗及预后

（一）治疗

治疗方式主要包括 CPAP、手术治疗、药物治疗等。有研究认为，没有严重社交障碍、无白天嗜睡、无合并其他需要治疗的疾病者，可以选择不治疗。

1. CPAP 治疗 保持声门开放及气道通畅，常被用作探索性治疗。研究显示，应用 CPAP 治疗后大部分患者的呻吟和白天嗜睡等症状均有所改善，反应良好提示睡眠呻吟的病理机制主要与气道梗阻有关。CPAP 的接受性和长期依从性对疗效存在影响。

2. 手术治疗 包括上气道成形术、中枢手术等手术方式单独治疗，或联合 CPAP 治疗，其治疗价值尚具有争议。

3. 药物治疗 包括苯二氮䓬类药物、抗抑郁药、抗癫痫药等，但治疗效果尚存争议。

（二）预后

睡眠呻吟并未对身体产生损伤或危及生命，经有效治疗后，呻吟能得到缓解甚至消除，预后良好。

第八节 展 望

睡眠呼吸障碍是多发的睡眠期疾病之一。近 20 年来，对睡眠呼吸障碍疾病谱的认识以及相关诊治研究都取得了重大进展。

成人 OSAS 的患病率随着肥胖人群的增多而日益增高，已明确其为多个系统损伤的独立危险因素，因此目前已成为危害人类健康的重要公共卫生问题之一。亟待解决的问题包括寻求全面综合评估指标、明确靶器官损害的机制，以及确定 OSA 临床亚型并实现个体化治疗。OSAS 是一种高度异质性疾病，针对临床亚型已经有不少探究，早期主要基于单一参数的分类，如年龄、性别、体位、呼吸时间发生的睡眠时相特征等。2014 年起，提出了基于潜在聚类分析的多参数、症状、疾病严重程度和 CPAP 治疗反应性的临床亚型。实现精准治疗的基础是基于病理生理机制的亚型，近年提出了 PALM 模型，包括临界闭合压（critical closing pressure，P）、低觉醒阈值（arousal threshold，A）、高环路增益（loop gain，L）和上气道肌肉反应性（muscle responsiveness，M），不同患者 PALM 组分所占权重不同，为针对性治疗提供了依据。然而，如何测定 PALM 各组分尚缺乏简单、易行的标准方法，未来尚需要探寻基于 PSG 及血清学生物标志物、开展上气道塌陷性和呼吸中枢稳定性等因素监测的新技术研究，助推 OSA 的精准治疗。

儿童 OSA 的病因及机制尚未完全阐明。儿童 OSAS 发病多以解剖因素为主，成人 PALM 模型是否适用于儿童患者尚未见高级别证据。儿童 OSAS 多系统并发症的机制尚待阐明，如神经认知障碍，虽然多项研究证实 OSA 会造成儿童神经认知功能损伤，但也有研究指出认知损伤水平与疾病严重程度并不平衡。轻度 OSA 儿童的治疗仍然存在争议，轻度 OSA 患儿采取手术还是保守治疗尚无定论。新英格兰医学杂志发表的一项儿童 OSA 手术治疗效果的随机对照研究发现，及早行腺样体、扁桃体切除术，可改善 OSA 症状和睡眠监测结果，并提高生活质量，该研究认为，即使轻度 OSA 儿童也应积极手术。不过手术与否对患儿注意力和执行力的改变并无差别。也有学者不主张手术，因为面临出血、疼痛、麻醉意外、感染等各种并发症，且由于轻度 OSA 患儿术前 PSG 结果并不严重，手术后改善也不明显。抗炎药物治疗的适应证、疗程等有待明确。虽然多项研究已证实轻、中度 OSA 患儿接受药物治疗的有效性，但关于疗程、停药后是否会复发，仍缺乏长期随访研究。无创正压通气治疗的依从性差，这是儿童患者面临的最大挑战。报道 NPPV 治疗依从性差主要与母亲教育水平低相关，同时还与种族、患儿年龄、社会家庭支持水平相关。在我国，提高社会和父母对睡眠呼吸疾病的关注和重视程度，加强治疗开始后的长期随访，尤其重要。

CSA 为睡眠呼吸障碍分类中重要的一部分，陈-施呼吸在慢性充血性心力衰竭（CHF）患者中患病率高，是 CHF 预后不良的独立标志，可增加死亡风险。理论上 ASV 是 CSR 最有效的治疗方法。关于 ASV 对严重心力衰竭和 CSR 患者发病率和死亡率的长期影响是未来几年应该进一步探究的课题。了解陈-施呼吸的潜在机制，尤其是与心力衰竭、卒中等之间的关系，对于提供有效的、个体化的、特异性的临床干预措施，评估所有干预措施的有效性非常重要，均需进一步研究。阿片类药物引起的 CSA 不同表型可能导致不同的临床后果，相应治疗策略也不同。通气化学反应测试是识别不同通气控制表型的有用工具，这种简短的日间测试，可用于评估对高碳酸血症和缺氧的通气反应，以及通气化学敏感性和通气反应阈值的结果。一些慢性阿片类药物使用者的低氧通气反应增强，从而导致通气过度。此外，患者相对敏感的二氧化碳呼吸暂停阈值（狭窄的二氧化碳储备）类型，容易超过二氧化碳阈值并停止呼吸，导致高碳酸血症/低通气 CSA。基线通气 CO_2 反应阈值可以预测 OSA 患者对急性吗啡使用的个体反应，该技术也可能适用于未来的慢性阿片类药物研究。环路增益技术也可对慢性阿片使用者的 CSA 表型有判断作用。治疗相关性 CSA 也可出现在 PAP 治疗后几个月或更长时间，也可在 CPAP 治疗初期出现 CSA，因此，OSA 患者应用 CPAP 治疗过程中，要进行严密的随访，跟踪 CPAP 治疗的数据，以便更早发现治疗相关性 CSA 并给予及时干预。其他类型 CSA 发病率相对较少，有关研究值得进一步探讨。

睡眠相关肺泡低通气共性是睡眠期二氧化碳的潴留，其基本治疗策略是有效地进行机械通气（包括有创和无创机械通气），因此早期及精准识别诊断，针对病因和机制进行个体化治疗至关重要。针对不同类型的睡眠相关肺泡低通气，在流行病学资料、基因型判断、治疗措施优化等方面仍需深入探究。①OHS 的发病机制需深入探索，做到早诊断、早治疗、密切随访，如何优化无创通气治疗以及和减重等方式的联合应用均需深入探究。②CCHS 是一种少见但如果漏诊可导致患者出现严重并发症和猝死的单基因遗传病，对于不明原因睡眠中出现发绀、低氧血症、高碳酸血症的婴幼儿应注意本病，PHOX2B 基因检测有助于协助诊断、判断预后，无创通气呼吸支持是有效的治疗方法。目前仍有很多关于 CCHS 未解决的问题，包括流行病学资料、精确的基因型、致病机制等，未来仍需大量的研究探索。③伴下丘脑功能障碍的迟发型中枢性肺泡低通气是一种相对较新的疾病，在临床上其代表一种与先天性中枢低通气综合征不同的综合征，下丘脑功能障碍和中枢性换气不足是其临床标志，早期识别将有利于早治疗和显著降低该病的病死率。此外，该病目前病因未知、发病率及预后相关数据较少，未来需要广大学者深入探究。④如今 ICAH 病因未明，随着研究的深入，病因及发病机制的阐明将为针对性地指导预防和治疗发挥重要的作用，ICAH 患者的生活质量将逐渐提高，生存时间也将逐步延长。⑤目前尚缺乏药物或物质所致睡眠相关肺泡低通气的流行病学和人口统计学资料，但可以肯定的是应用呼吸抑制药会诱发或加重夜间肺泡低通气，尤其在已有肺功能受损或神经肌肉功能障碍者中发生率更高。因此，临床实践中应注意关注这一疾病，同时进行更多本病相关流行病学、发病机制及优化治疗措施等的研究。⑥由于基础疾病的存在和早期临床表现的隐匿性，疾病所致睡眠相关肺泡低通气疾病易被忽视，需要我们在临床工作中不断认识与完善，提高该疾病的临床诊治水平，使患者得到最大受益。

睡眠相关低氧血症在临床中多见于呼吸系统疾病和神经肌肉疾病，治疗上以调整夜间吸氧流量和无创通气治疗为主，临床中应重视夜间低氧变化，预防严重并发症发生。目前，由于关于睡眠期间常规测量动脉血气或血氧饱和度的价值尚不明确、氧疗对基础疾病病程的影响信息尚欠缺等,未来仍需要后续相关研究。

单纯性鼾症需通过 PSG 与睡眠呼吸暂停相鉴别,其与心血管疾病的关联有待商榷,仍需更多的研究明确。已明确妊娠女性鼾症与妊娠高血压和先兆子痫的风险增加有关。

《国际睡眠障碍分类标准第三版》(ICSD-3)中将睡眠呻吟归类为睡眠呼吸暂停中的孤立症状或正常变异,由于该疾病较为罕见,研究病例稀缺,因此对其发病机制的研究结果尚不确切,对其治疗方式及治疗效果还存在争议,仍存在诸多问题尚待研究。

本章由李庆云教授(副主编)负责

编委 王 玮 许志飞

编者 袁海波 高晓玲

思 考 题

1. 如何实现睡眠相关呼吸障碍的快速便捷诊断?
2. OSA 个体化治疗的理论基础及策略是什么?
3. OSA 治疗的药物研发可从哪些角度入手?
4. OSA 患儿生长发育迟滞、心血管系统并发症及神经认知损伤的机制有哪些?
5. 哪些 OSA 患儿腺样体、扁桃体切除术后易出现 OSA 残存,如何实施长期随访?
6. 儿童无创正压通气治疗依从性的影响因素有哪些?应如何改进?
7. 如何全面认识 CSA 的发病机制?
8. OHS 发病涉及多基因协同作用,如何从基因易感性的角度探讨优化治疗策略?
9. 单纯性打鼾是否与高血压(包括妊娠高血压)、动脉粥样硬化等心血管疾病相关?
10. 针对夜间呻吟应立足哪些角度探索其发病机制及治疗方式?

参 考 文 献

陈永毅, 罗远明. 2016.特发性肺泡低通气. 中华结核和呼吸杂志, 39(8): 584-585.

韩芳. 2015. 肺泡低通气及低通气综合征. 中华结核和呼吸杂志, 38(9): 648-650.

何权瀛, 陈宝元, 韩芳. 2022. 睡眠呼吸病学. 2 版. 北京: 人民卫生出版社.

李庆云, 李红鹏. 2021. 阻塞性睡眠呼吸暂停发病机制的探究和认识. 中华结核和呼吸杂志, 44(10): 864-866.

李庆云, 王琼. 2014. 聚焦新版睡眠相关呼吸疾病国际分类. 中华结核和呼吸杂志, 37(12): 883-884.

李庆云, 王琼. 2015. 中枢性睡眠呼吸暂停综合征. 中华结核和呼吸杂志, 38(9): 645-647.

李庆云, 王琼. 2016. 关注药物性睡眠低通气. 中华结核和呼吸杂志, 39(08): 582-583.

罗金梅, 肖毅. 2016. 肥胖低通气综合征:需要早期诊断和正确的治疗. 中华结核和呼吸杂志, 39(8): 585-587.

王玮. 2015. 睡眠相关低氧血症. 中华结核和呼吸杂志, 38(9): 654-656.

王玮. 2016. 疾病相关性睡眠低通气. 中华结核和呼吸杂志, 39(8): 580-581.

许志飞. 2018. 先天性中枢性低通气综合征的诊断与治疗进展. 中华实用儿科临床杂志, 33(4): 273-276.

叶京英, 李庆云, 卢晓峰. 2022. 睡眠呼吸障碍治疗学. 北京: 人民卫生出版社.

袁海波, 李庆云. 2018. 阻塞性睡眠呼吸暂停患者咽部临界压的测定及其临床意义. 中华结核和呼吸杂志, 41(7): 558-560.

张静怡, 何阳, 胡克. 2022. ROHHAD 综合征——快速肥胖伴低通气、下丘脑功能障碍及自主神经功能失调综合征. 国际呼吸杂志, 42(21): 1675-1680.

赵忠新, 叶京英. 2022. 睡眠医学. 2 版. 北京: 人民卫生出版社.

中国儿童 OSA 诊断与治疗指南制订工作组, 中华医学会耳鼻咽喉头颈外科学分会小儿学组, 中华医学会儿科学分会呼吸学组, 等. 2020. 中国儿童阻塞性睡眠呼吸暂停诊断与治疗指南(2020). 中华耳鼻咽喉头颈外科杂志, 55(8): 729-747.

中华医学会儿科学分会呼吸学组睡眠协作组. 2016. 无创正压通气治疗儿童阻塞性睡眠呼吸暂停综合征专家共识(草案). 中华实用儿科临床杂志, 31(19):1451-1455.

中华医学会呼吸病学分会睡眠呼吸障碍学组. 2012. 阻塞性睡眠呼吸暂停低通气综合征诊治指南(2011 年修订版). 中华结核和呼吸杂志, 35(1): 9-12.

Alonso J, Camacho M, Chhetri DK, et al. 2017. Catathrenia(nocturnal groaning): a social media survey and state-of-the-art review. Journal of Clinical Sleep Medicine, 13(4): 613-622.

American Academy of Sleep Medicine. 2014. The International Classification of Sleep Disorders(ICSD-3). Darien Illinois: American Academy of Sleep Medicine.

American Academy of Sleep Medicine. 2023. The International Classification of Sleep Disorders: third edition, text revision(ICSD-3-TR). Darien Illinois: American Academy of Sleep Medicine.

Baillieul S, Dekkers M, Brill AK, et al. 2022. Sleep apnoea and ischaemic stroke: current knowledge and future directions. The Lancet Neurology, 21(1): 78-88.

Benjafield AV, Ayas NT, Eastwood PR, et al. 2019. Estimation of the global prevalence and burden of obstructive sleep apnoea: a literature-based analysis. The Lancet Respiratory Medicine, 7(8): 687-698.

Culebras A. 2021. Central sleep apnea may be central to acute stroke. Sleep Medicine, 77: 302-303.

Javaheri S, Badr MS. 2022. Central sleep apnea: pathophysiologic classification. Sleep, 46(3): zsac113.

Oktay Arslan B, Ucar Hosgor ZZ, Ekinci S, et al. 2021. Evaluation of the impact of body position on primary central sleep apnea syndrome. Archivos de Bronconeumología, 57(6): 393-398.

Wang Y, Cao J, Feng J, et al. 2015. Cheyne-stokes respiration during sleep: mechanisms and potential interventions. British Journal of Hospital Medicine, 76(7): 390-396.

Xu Z, Gutiérrez-Tobal GC, Wu Y, et al. 2019. Cloud algorithm-driven oximetry-based diagnosis of obstructive sleep apnoea in symptomatic habitually snoring children. European Respiratory Journal, 53(2): 1801788.

Yu M, Wen Y, Xu L, et al. 2020. Polysomnographic characteristics and acoustic analysis of catathrenia(nocturnal groaning). Physiological Measurement, 41(12): 125012.

Zhang C, Chen K, Wang G, et al. 2021. Effects of continuous positive airway pressure on sleep EEG characteristics in patients with primary central sleep apnea syndrome. Canadian Respiratory Journal, 4(22): 6657724.

第十章　睡眠呼吸暂停的外科治疗

第一节　概　述

1965 年两组欧洲学者报告了睡眠时呼吸暂停的现象，1973 年斯坦福大学的 Guilleminault 正式命名了阻塞性睡眠呼吸暂停（obstructive sleep apnea，OSA），3 年后公布了诊断标准。这之后涌现出了许多新的治疗尝试，如持续气道正压通气（continuous positive airway pressure，CPAP）、腭垂腭咽成形术等。这些外科领域的治疗，多为早已成熟而延伸到 OSA 的应用，其技术的磨合期早在 OSA 发现之前就已完成，如颌面外科手术、减重代谢手术和口腔矫治器等。OSA 还具有多学科的特点，来自各领域术者在认识疾病和探索诊疗的过程中，进行了比本章内容更多的尝试，最终一些有特色的技术因为其具有一定疗效而被保留下来，成为 OSA 的经典治疗方法。本章简要介绍一些代表性手术，包含颌面外科手术、耳鼻咽喉手术、口腔矫治器和减重代谢手术。

一、外科治疗的发展历程

（一）颌面外科手术

颌面外科手术治疗 OSA 是从整形外科的术式移植过来的，这些术式能够将颌骨外扩，在整形领域历经改善，成为比较成熟的技术，而后被睡眠医学借鉴采用。

下颌前徙术是最早被开发的术式。1849 年 Hullihen 首先采用下颌前部截骨治疗面部畸形。von Eiseleberg（1906）、Pickrell（1912）、Pichler（1918）分别尝试了下颌体的直线截骨或阶梯状截骨。Lane（1905）、Babcock（1909）、Ragnell（1938）尝试了口外入路升支水平截骨。Caldwell（1954）、Letterman（1954）和 Robinson（1956）完成了口内入路的升支垂直和斜行截骨。在这些尝试的基础上，1957 年 Obwegeser 报告了下颌升支矢状劈开截骨术，集合了上述治疗探索的优点，成为沿用至今的下颌骨延长手术。20 世纪 80 年代有报道将下颌前徙术用于治疗 OSA。

上颌骨手术因为涉及复杂血运而起步较晚。1927 年 Wassmund 首次报道了 LeFort Ⅰ型截骨，但并未截断。Schuchardt（1942）分两期完成了上颌手术。Dingman、Harding（1951）终于一次完成了整个上颌手术。20 世纪 60 年代以后才真正彻底完成上颌折断下降和大规模推广。1986 年 Riley 首次描述了双颌切开前移术治疗 OSA。我国于 1997 年伊彪等首次报道正颌外科手术治疗 OSA，在国际上也属于开展较早的医疗探索。

1905 年，Codivilla 首次将牵引成骨术（distraction osteogenesis，DO）用于股骨延长。20 世纪 50 年代，骨科医师 Ilizarov 通过大量实验狗的研究，提出了骨的张力张应力法则（law of tension-stress），在反复改进牵引装置和方法后成功地用于伤员。下颌骨属于长骨，1973 年 Synder 进行了下颌骨延长的动物实验，Karp（1990）也证实了下颌骨可被延长，而由 McCarthy（1992）成功应用于颌面发育不全的儿童。最开始是口外入路，皮肤随牵张会形成瘢痕，1997 年德国公司开发了口内入路的牵引器，则避免了软组织的过度损伤。

颏舌肌前徙术（genioglossus advancement，GA）1942 年由 Hofer 实施，当时采用了口外切口。1950 年 Converse 将其改为口内切口。之后该术式被广泛应用于美容整形，以增添颏部的前突度。在推广应用中，不同术者创造了不同的截骨和固定方式，其中比较重要的是，Bell 提出尽可能保留广泛软组织附着，从而促进骨块存活。特别是颏舌肌附着点在下颌正中联合的内下侧，如果颏成形截骨线在颏棘上方，则可以带动颏舌肌和颏舌骨肌前移，扩大上气道，因而被引入 OSA 治疗。颏舌肌前徙术曾经为一个独立手术，现在基本上为和下颌前徙术配套使用的辅助手术。

（二）耳鼻咽喉手术

20 世纪 60 年代，气管切开是最早应用于 OSA 的手术方法，该术式卓有成效，是初始的唯一治疗手段。1970 年 Lugaresi 等报告了气管切开术治疗 OSA 的良好效果。但是不可否认的是该手术带来了痛苦和诸多后遗症，目前非急症重症并不采用。

1964 年，Ikomatsu 对鼾症患者采用了腭垂腭咽成形术（uvulopalatopharyngoplasty，UPPP）。1981 年，Fujita 将 UPPP 应用于 OSA，和 CPAP 几乎同期。当时 UPPP 包括切除部分软腭、腭垂和咽侧壁的过于肥厚的组织，意图扩张腭咽空间，但副作用较多（腭咽关闭不全，发音影响，甚至瘢痕性向心收缩影响吞咽），有效率仅为 41%。此后，随着 UPPP 的应用推广，众多术者对其进行了改良。1985 年 Moran 减少咽后壁组织的切除，1990 年 Kakami 使用 CO_2 激光策略，1998 年韩德民采用保留腭垂的韩氏方案（H-UPPP）保留了咽腔基本结构，均为有价值的尝试。但激光辅助腭垂成形术（laser-assisted uvuloplasty，LAUP）并不太被推荐。此外，为进一步缓解软腭根部的狭窄，硬腭截短软腭前移术被使用于 OSA。由于 UPPP 成功率较低，除了软腭腭垂瓣（uvulopalatal flap，UPF），近年新技术包括侧咽成形术（lateral pharyngoplasty）和腭咽肌扩张术（expansion sphincter pharyngoplasty，ESP），以提高腭咽部手术效力。

1983 年 Fairbanks 发现患者经鼻中隔整形和鼻甲切除后，他们的打鼾情况部分好转。大量研究发现，OSA 与鼻腔狭窄或阻塞有关，无论什么原因造成鼻阻塞均可导致严重的 OSA，而鼻腔手术可改善鼻阻塞从而改善 OSA。目前鼻腔手术很少作为独立措施，多为配合 CPAP 的应用。

2009 年 Vicini 采用手术机器人开展舌体减容手术（transoral robotic surgery，TORS）解除 OSA 患者舌体过于肥大的问题。2010 年 Holty 和 Gileminaut 指出舌根手术可改善患者日间过度思睡和生活质量。

2014 年美国 FDA 批准了舌下神经电刺激（hypoglossal nerve stimulation，HNS）作为一种 OSA 的新治疗。舌下神经电刺激药物诱导睡眠内镜（drug-induced sleep endoscopy，DISE，1991 年由 Croft 和 Pringle 首先报道）协助术前诊断。

（三）口腔矫治器

用于 OSA 的口腔矫治器（oral appliance，OA）有很多种，大多隶属于功能矫治器一类，在儿童颌面发育异常中进行生长调控，多数有上百年的应用历史。用于下颌发育不足上气道阻塞的治疗病例可追溯到 1902 年。

1934 年 Pierre Robin 报道了以功能矫治器治疗打鼾儿童的下颌后缩，他认为小下颌畸形是引起舌后坠及打鼾的原因。成人 OSA 的口腔矫治器治疗出现于 20 世纪 80 年代。1982 年 Cartwright 报道了采用舌牵引器（tongue-repositioning device，TRD）治疗 14 例 OSA 患者的疗效。1986 年 Kloss 对 7 例 OSA 患者使用了 Esmarch 矫治器。Bernstein（1988）和 Bonham（1988）分别报道了 1 例和 12 例采用下颌前移器（mandibular advancement device，MAD）的治疗。Schmit-Nowara（1991）报告了 20 例患者接受 Snore-Guard 矫治器治疗。Clark（1993）报道了 24 名 OSA 患者接受 Herbst 矫治器治疗。我国学者于 1998 年报道了一种个性化制作的口腔矫治器，1999 年报道的一种下颌定位器和 2005 年报道的可调式口腔矫治器均用于成人 OSA 治疗。虽然多数原型为起初用于儿童的功能矫治器，但是均未采用原型矫治器的功能机制，而是将目标变更为加强固位、保障下颌定位。目前国际上以口腔矫治器为主要治疗手段的睡眠中心基本上都有各自的设计，至今已有几十种被报道。

1960 年 Debbane 报道了上颌扩弓可以纠正牙殆畸形，仅用 2 周即可扩宽腭中缝，提供矫治间隙。随后涌现出了一系列研究，涉及扩弓中牙槽嵴与颌骨结构的变化，甚至影响邻近颌骨和上颌骨缝的变化。快速上颌扩弓（rapid maxillary expansion，RME）的原理、适应证、治疗步骤、注意事项被研究得十分透彻。1974 年，研究发现 RME 可以治疗儿童遗尿、鼻塞和哮喘。对于成年人，在腭中缝闭合的情况下，扩弓需要辅以外科手术以松解应力，于是 1980 年出现了上颌手术辅助下扩弓治疗成年 OSA 的报道。1998 年报道了非手术 RME 治疗 OSA。

（四）减重代谢手术

现代减重代谢手术已经过了 70 余年的临床实践（详见本章第四节），目前国内外减重指南推荐的主要有以下 5 种：腹腔镜袖状胃切除术（laparoscopic sleeve gastrectomy，LSG）、腹腔镜 Roux-en-Y 胃旁路术（laparoscopic Roux-en-Y gastric bypass，LRYGB）、胆胰分流与十二指肠切换术（biliopancreatic diversion with duodenal switch，BPDDS）、单吻合口十二指肠回肠旁路联合袖状胃切除术（single-anastomosis duodenoileal bypass with sleeve gastrectomy，SADI-S）和腹腔镜单吻合口胃旁路/迷你胃旁路术（laparoscopic mini gastric/one-anastomosis gastric bypass，MGB/OAGB）。LSG 和 LRYGB 为积极推荐术式，BPDDS、SADI-S 和 MGB/OAGB 为慎重推荐术式。2004 年 Sjostrom 等报道了减重对于 OSA 的改善。由于适应证比较局限，近 10 年方见到减重代谢手术随机对照的队列研究报道。近年来由代谢和肥胖学会等牵头撰写指南，OSA 减重代谢手术的指征倾向于伴有内分泌和代谢紊乱合并症的 OSA 患者。

二、治 疗 原 理

上气道完全塌陷或上气道狭窄为 OSA 的病因，气流在狭窄的通道里产生湍流、噪声，即为鼾声。因此，OSA 外科干预的主要原理是外扩上气道周围组织，使上气道空间扩展，降低气流阻力，减少上气道黏膜的顺应性和黏滞性，使气流通畅。基于软、硬组织的区别，或暂时、永久的区别，大致分为硬组织手术、软组织手术和口腔矫治。减重代谢手术比较复杂，是通过改变体脂率和对代谢、内分泌的影响，实现从局部到全身，从形态到功能对 OSA 的治疗作用。

（一）颌面外科手术

颌面外科手术主要由硬组织手术组成，是针对上颌骨、下颌骨等颅面骨骼框架，扩展不同阻塞平面的上气道。

鼻咽和腭咽/口咽的扩展，可以借由上颌前徙术、双颌切开前移术（包含上颌前徙术及下颌前徙术）良好实现，将上颌骨骨块向前外方向移动，造成鼻咽和腭咽的前壁组织连带向前；如果患者由于容貌和咬合的限制不能前徙，则可考虑上颌骨皮质切开辅助扩弓术，即以手术去除应力，实现口内扩弓装置对腭板和上颌骨的横向扩展，获得鼻底扩展，鼻腔空间加大、鼻阻力降低，鼻咽和腭咽可能同时有所扩张。

舌咽和喉咽的扩展，多借由下颌前徙术、颏舌肌前徙术、舌骨悬吊术等术式实现，多在下颌升支做矢状劈开，或颏棘上方截骨线，将下颌骨骨块，或颏连接处骨块，向前移动，造成舌体组织前移，使后部上气道空间扩大。

（二）耳鼻咽喉手术

耳鼻咽喉手术主要由软组织、软骨、舌下神经的手术组成，针对上气道的占位病变或冗余组织实施减容或切除，对于松弛的组织实施功能刺激，以实现不同阻塞平面上气道通畅的效果。

将鼻道中阻碍气流通过的肥大鼻甲、偏曲的鼻中隔、缀生的息肉进行处理，消除气流的阻塞点、黏滞处，恢复通畅。该系列手术目前主要用于服务 CPAP，保障鼻面罩的使用。

在腭咽和舌咽水平，对肥大松弛的软腭、腭垂、咽旁组织进行减容或边缘前移，去除占位的残留扁桃体，可起到扩张上气道并降低软组织后坠程度的作用。

在舌咽和喉咽水平，利用传统手术或低温等离子消融手段对舌体减容，对舌骨和舌体的前方牵拉，对舌下神经的配合体外电刺激，均可有效阻止舌体后坠。

（三）口腔矫治器

口腔矫治器主要针对上气道前壁的可动组织，通过固定在牙齿上的装置，将下颌或舌体稳定在朝前伸展的一个位置上，以达到上气道扩张的目的。睡眠时下颌或舌体的位置改变，在早晨摘取口腔矫治器后可以复位，所以属于一过性的改变，为可逆治疗。口腔矫治器能够发挥疗效，取决于下颌、舌体、舌骨的空间位置。关于下颌定位，有很多临床经验报道和滴定式研究，一般认为伸展到下颌最大前伸度的 50%～70% 之间能够平衡疗效和副作用，并尽量控制垂直开口度以防范下颌后旋。

口腔矫治器不仅在于将下颌、舌体等组织前移对上气道的物理扩张，还通过多种方向的肌纤维牵张，改变了上气道黏膜的顺应性，减弱了塌陷性。因此下颌前移的效果，不仅可以扩张舌咽，同时对腭咽有更大的扩张作用。治疗 OSA 的口腔矫治器前身多数为口腔正畸传统功能矫治器，但是研究表明，OSA 所用口腔矫治器并不具备功能矫治器的肌电刺激性。

（四）减重代谢手术

减重代谢手术主要针对的是肥胖 OSA 患者过高的体脂率，通过对胃肠等能量吸收器官进行减容、改变吸收和调整激素分泌等机制，达到降低脂肪沉积的效果。OSA 患者以男性居多，从局部看，患者脂肪沉积好发于颈部和腹部，颈部脂肪储存在咽旁间隙、软腭和舌的肌纤维间隙，可挤占上气道空间；腹部脂肪则储存在大网膜等内脏附近，可影响膈肌呼吸运动，降低呼吸驱动，增加呼吸暂停和低通气的概率。减重代谢手术可以减小上气道和呼吸肌的负载，降低其对呼吸的影响。此外，从全身看，体脂率下降对于内分泌的影响，可以调节呼吸功能和酸碱反应阈值，有功能机制作用。从消化道解剖改变而言，LSG 限制了胃容量而减少了摄食量，LRYGB 和 BPDDS 则是以吸收减少为主的混合性改变。这些手术的解剖学改变可以减少消化道表面积和消化液的生成，背后深层的功能改变则引发胃肠道分泌多种激素，影响糖、脂蛋白等代谢机制受体的敏感性，从而影响摄食中枢对胃排空、营养代谢，甚至摄食行为的调控。

三、常　用　方　式

治疗 OSA 的外科手段多源于传统术式或装置，在应用于 OSA 时均存在特殊注意事项。OSA 患者常有诸多合并症和并发症，会影响治疗效果，并增加了围手术期风险，因此，在临床实践的过程中，逐渐出现了多种改良术式和手术规范，并且还在不断地完善和发展中。部分治疗及其收益见表 10-1-1。

表 10-1-1　外科手段治疗 OSA 的方法与收益

解剖部位	治疗方法	收益
鼻	鼻甲减容术	CPAP 压力有 2.66mmHg（95%CI 为 1.67～3.65）的降低
	鼻中隔成形术	CPAP 使用时间从术前 3.0h±3.1h 提升到了 5.5h±2.0h
	鼻息肉、腺样体切除	
	鼻整形术	
腭咽	UPPP 及其各种改良术式	有效率（AHI 下降超过 50% 或降至 20 次/小时以下）一般为 50% 左右，个别选择性队列研究显示可达 80%
	腭垂软腭瓣术、扁桃体切除术	
舌咽	舌部分切除术	PSG 有效性为 35%～62%
	舌前移或稳定方法	
	会厌整形术	
全域上气道	双颌切开前移术	有效率（AHI 减少超过 50% 或降至 20 次/小时以下）为 86%，降至 AHI≤5 次/小时的成功率为 43%
	气管切开	AHI 降低达 79.82 次/小时（95%CI 为 63.7～95.9）
	舌下神经电刺激	AHI 降低达 17.51 次/小时（95%CI 为 14.3～20.7）
	口腔矫治器	对 60%～80% 的轻症 OSA 有效，对 30%～50% 的重症 OSA 有效
消化道	减重代谢手术	OSA 患病率从基线时的 71% 下降到术后一年的 44%。45% 的患者可获治愈 OSA，78% 的患者可获治愈或改善 OSA。总 AHI 从术前 27.8 次/小时下降到术后一年 9.9 次/小时

（一）颌面外科手术

联合术式是国内外颌面外科手术的常用方法。颌面外科手术属于相对比较大的颌面手术，需住院治疗及全身麻醉，有感染、出血、骨块愈合不佳等风险，且一般需要坚强内固定，待手术区骨质愈合后还需要拆除钛板。手术设计通常强调尽可能一次手术就见效，因此常用多平面的联合术式，如上颌 LeFort Ⅰ水平的上颌前徙术+下颌升支矢状劈开前徙术+颏舌肌前徙术+舌骨悬吊术，从腭咽到喉咽均进行扩展。颏舌肌前徙术和舌骨悬吊术单独应用的稳定性不够好，而与双颌切开前移术联合可进一步增加手术疗效，相互促进，也不会额外增加手术的风险和难度。

颌面外科手术在不同人种之间亦有不同的术式细节调整。对于高加索人种，多采用双颌水平截断、截骨块整体前移的处理。对于蒙古人种，由于其先天呈现微凸侧貌，多采用上颌水平截断联合垂直分块的处理，通过前部骨块后移，后部骨块前移，既改善了通气功能，也兼顾了侧貌改善。

（二）耳鼻咽喉手术

耳鼻咽喉手术是在上气道前端的一系列鼻腔手术，因为创伤小、用途广、不易替代，所以比较常用。对于鼻甲肥大、鼻中隔偏曲严重的占位性病变，射频消融术是最具针对性的解决方案。此外，纠正鼻腔狭窄和阻塞，对于辅助其他治疗如上气道经鼻持续正压通气亦有重要意义。药物和手术均能改善此区域的狭窄和阻塞，其中手术具有比较快速和持久的疗效。

在上气道中段最常用软腭腭垂成形术。对于单纯软腭肥大、残留咽淋巴腺体的年轻患者，具有疗效突出、相对持久的优点。OSA 上气道最常见阻塞位点发生在腭咽，发生率超过 70%，所以此部位阻塞的缓解可以改善大多数患者的病情。此外，适当硬腭截短，可以更好地扩展腭咽空间，但是属于软腭腭垂成形术的进阶手术，手术创伤要大一些。

在上气道下段可用舌体手术、舌体消融术等，针对的是 OSA 第二好发阻塞位点，但由于舌体手术的预后不确定性，相对开展得比较少。

需要说明的是，与颌面外科手术相反，耳鼻咽喉手术多为软组织手术，而软组织易于发生细胞形态改变、周围其他软组织牵拉，造成一定程度的复发或不易预料的其他变化。在手术操作方面，一类是常见多次手术，避免为了追求一次到位反而造成过度反应，给患者带来新的痛苦，如空鼻症、术后呛水，近年更多地见到以 2~3 次重复手术逐渐接近目标的安排；另一类是常见术式改良，如软腭腭垂成形术，很多手术专家均有自己发明的改良术式，改良的核心是尽量保留组织形态，尽量存留生理功能，减少术后并发症。

（三）口腔矫治器

口腔矫治器最常用的装置是下颌前移器（mandibular advancement device，MAD）。早期舌牵引器的应用范围及数量均非常少，软腭作用器更是已退出医疗应用，这些变化深刻地改变了口腔矫治器的分类。据美国睡眠医学会的指南，已放弃旧分类名称，而根据两个要素（是否个性化制作、是否可调）推出了 4 种新的分类。这些无论何种名称，绝大多数都是下颌前移器。MAD 在目前甚至已经成为口腔矫治器的代名词。

国内外在讨论口腔矫治器如何进行下颌定位以达到最佳疗效时，研究的均是下颌究竟前移到哪个位置。因为下颌前移能够带动舌骨、舌体、软腭等众多上气道周围组织，加强整个口咽（包括腭咽和舌咽）范围的上气道黏膜壁的紧张性，所以一方面是研究前伸与垂直张口的数值细节，以根据阻塞位点、个体解剖特征等影响因素找到个体最佳位置，更好地发挥干预效力；另一方面是研究如何发挥好口腔矫治器的固位能力，做到既舒适又可靠，在睡眠特殊的肌张力和神经调控情况下，保证口腔矫治器发挥作用。

（四）减重代谢手术

目前，国内外减重指南推荐的常见术式有 LSG、LRYGB、BPDDS、SADI-S 和 OAGB，但所有指南并未细化肥胖合并何种代谢疾病时，应当使用何种术式。

在 20 世纪末至 21 世纪初，由于 LRYGB 能改变食物消化路径，减少了消化、吸收表面积，极大地控制了食物摄入量和吸收量，并显著改变了胃肠道激素分泌曾备受追捧，在 20 世纪 90 年代成为美国国立卫生研究院共识会议（The National Institutes of Health Consensus Development Conference，NIH）推荐的金标准术式并沿用至今。

LSG 最初是 BPDDS 手术的限制性组成部分，Gagner 对严重肥胖者（BMI>60kg/m²）实施分阶段进行中发现，大量前期行 LSG 的病例，在其术后已经达到了满意的减重效果，无须再加行第二阶段的转流，这些意外结果表明了 LSG 在减重方面的有效性，也表明 LSG 可以成为 BMI 较高人群的一种更安全的选择。大量循证医学证据表明，LSG 操作简易、并发症相对较少、手术时间短、安全性及可行性高。据美国代谢和减肥外科学会年会（ASMBS）数据显示，自 2013 年第二季度起，LSG 的手术量已超越 LRYGB，成为全球范围内最受追捧的手术。

无论 LRYGB 还是 LSG，对于肥胖合并 OSA 均有良好的术后缓解效能。对于 OSA 伴有食管反流，LRYGB 更加适合。对于伴有严重 OSA 者，LSG 因手术耗时短、手术安全性高而更易被接受。

四、选择策略

OSA 的外科治疗系基于形态的治疗，适用于病因机制以形态因素为主的患者，患者须有明确的解剖指征。OSA 异质性大，对于以功能因素为主要病因机制的患者，采用手术治疗难以获得良好预期。

年轻、全身条件良好且阻塞位点局限的患者可考虑颌面软硬组织手术治疗。第一，全身并发症是否严重、能否耐受手术、手术及围手术期风险如何，这些因素决定了采用手术治疗的可能性；第二，是否存在较为单一且明显的阻塞因素，其阻塞位点决定了手术的具体部位和术式。若阻塞仅发生于鼻腔，可考虑鼻部手术；若仅是软腭肥大，可考虑软腭腭垂成形术；伴有颌骨发育不足，辅以患者有无容貌和咬合的主诉，可考虑通过颌面外科手术一并改善，并根据颌骨后缩的位置，决定采取颏舌肌前徙术抑或双颌切开前移术。上述为主要的独立术式，其他一些舌体、舌骨、颏部的手术往往用于辅助治疗。由于 OSA 多平面阻塞多于单一平面阻塞，需多平面联合手术，一次或分次实施多种软硬组织手术，达到疗效叠加、风险分散的结果。

年纪较大、有一定全身并发症或重要脏器功能不良、颞下颌关节功能和牙列条件较好的轻至中度 OSA，可考虑口腔矫治器治疗。口腔矫治器覆盖咽腔较为广泛的范围，属于无创、可逆的治疗，因而对容貌和咬合功能要求不高。整体上看，口腔矫治器的适应证相对较广，为习惯性鼾症和轻度 OSA 的首选治疗，对于不能耐受 CPAP 的中、重度 OSA 患者可作为替代治疗。口腔矫治器需要终生或长期佩戴，需监测治疗依从性。

对于亚洲人群 BMI≥32.5kg/m² 的单纯肥胖者或 BMI≥27.5kg/m² 且合并代谢综合征的肥胖 OSA 患者，推荐减重代谢手术治疗。由于腹型肥胖危害较大，男性腰围≥90cm，女性腰围≥85cm，参考影像检查提示为向心性肥胖者，可视情况倾向于采纳减重代谢手术。对年龄在 16 岁以下和 65 岁以上的患者，则慎重开展减重代谢手术。

OSA 的外科方案选择可参考流程图（图 10-1-1），同时建议结合生活方式调整，如控制体重、加强锻炼、肌功能训练、侧卧睡姿、戒酒和镇静药调整等。关于外科适应证的亚型分析还处于试探阶段，一般认为疗效及预后不佳与是否存在上气道综合解剖因素（狭窄/阻塞或塌陷性）、上气道扩张肌功能失调、觉醒阈值低下、通气控制不稳定（高环路增益）有关。对于治疗反应不佳的患者需采用联合策略，如与 CPAP、药物及上气道负压装置等联合治疗或序贯治疗。

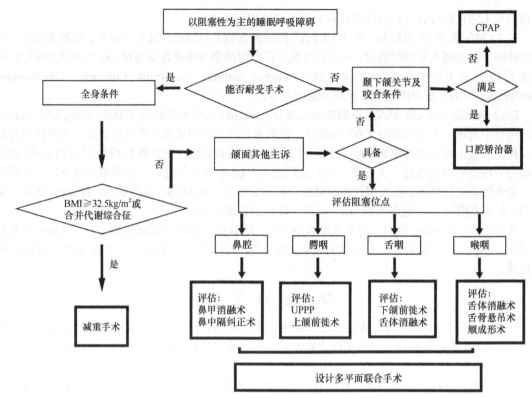

图 10-1-1　OSA 外科治疗方案选择流程图

第二节　耳鼻喉治疗和手术

　　睡眠过程中咽腔反复塌陷导致气道狭窄和阻塞是 OSA 的特征性表现,咽腔及其上下游的鼻腔、喉腔甚至气管的结构狭窄和功能改变是 OSA 的重要发病原因。因此,针对咽部及其上下游结构的外科治疗是 OSA 重要的治疗手段之一,这类手术以耳鼻咽喉相关手术为主要代表。

一、鼻 腔 手 术

　　鼻腔狭窄阻塞造成有效通气面积减小会引起鼻阻力增大,最终导致上气道阻力增加,吸气时咽腔负压增大,加重了咽腔软组织的塌陷。任何导致病理性鼻阻力增高的原因均应作为 OSA 治疗的靶点,主要包括解剖结构狭窄、炎性增生性疾病及肿瘤性疾病等。手术的主要目的是解除解剖结构狭窄阻塞,扩大鼻腔通气面积,降低气道阻力。

主要术式

　　1. 鼻中隔偏曲矫正术　　主要是通过去除鼻中隔偏曲的软骨和(或)骨质,使偏曲的鼻中隔恢复到基本居中的位置,从而降低鼻腔的阻力,并使两侧的鼻阻力基本对称。目前鼻中隔偏曲矫正手术多是在鼻内镜下操作完成的,鼻中隔矫形可联合适当的鼻甲整形术以便更好地扩大鼻腔气道,减小阻力。

　　2. 鼻甲手术　　包括中鼻甲和下鼻甲的手术,主要目的是拓宽鼻腔通气截面积。肥大下鼻甲可以采取下鼻甲骨折外移、下鼻甲黏膜下部分切除成形术等,下鼻甲息肉样变者可做下鼻甲部分切除,适当减容。中鼻甲手术可采取中鼻甲骨折内移、中鼻甲部分或全部切除的方式,扩大鼻腔面积。

　　3. 鼻阈扩大手术　　鼻阈扩大的方法包括骨性鼻内孔扩大和鼻阈支架植入。前者可以在下鼻甲前端切开,去除下鼻甲前端骨质,包括部分上颌骨。后者在鼻瓣区外侧切开,用自身软骨支架或赝复物植入，防止用力吸气时鼻翼塌陷。

4. 鼻窦开放术　针对合并鼻窦炎的患者，可根据影像提示鼻窦病变范围，开放鼻窦；对鼻腔狭窄但无鼻窦炎的患者，采用牺牲部分前组筛窦的方法，扩大鼻腔通气引流通道，有助于缓解鼻腔阻力，常优于单纯鼻腔结构的处理。

单纯鼻腔、鼻窦手术能够较好地改善 OSA 患者的鼻塞症状及鼾声情况，并可以通过改善鼻腔通气提高 CPAP 治疗依从性，但对 AHI 及血氧情况的改善力度不大。鼻腔狭窄是睡眠呼吸紊乱的重要原因，但同时也应清楚上气道整体治疗对于 OSA 的重要性，避免将关注点局限于上气道某一局部。

二、腺样体扁桃体切除术

腺样体扁桃体切除术是目前治疗儿童 OSA 的一线治疗方式，纠正儿童 OSA 患者 PSG 异常的成功率为 75%～100%。

（一）适应证

1. 症状　夜间入睡打鼾、张口呼吸、睡眠不安、盗汗及遗尿等；部分患儿存在听力下降、注意力不集中、烦躁及易激惹等行为问题，其主要症状常持续 2 个月以上。

2. 体征　生长发育落后，身高比同龄儿童矮小。面部表现为上颌骨长、张口呼吸、上唇翘起、牙齿外凸及眼神呆滞等，即腺样体面容。专科检查可见鼻甲肥大，鼻腔内分泌物多，扁桃体 Ⅱ～Ⅲ 度肿大，腺样体肥大，阻塞鼻后孔超过 50%；鼓膜可显示慢性充血、增厚、内陷或外凸，以及鼓膜上的标志不清、鼓膜的活动度差等慢性分泌性中耳炎的表现。

3. PSG 检查　AHI＞5 次/小时或 OAHI＞1 次/小时，存在胸腹矛盾呼吸运动等呼吸阻力增高的表现。

目前有争议的问题是实施腺样体扁桃体切除术的最早年龄，多数学者建议 2 岁，但是有报道发现早在出生后 3 周的婴儿就有 OSA 存在，而且，出生后 6 个月至 2 岁有严重打鼾和临床症状的儿童确实并非罕见。文献报道最早实施腺样体扁桃体切除术的年龄是出生后 6 个月，因此，年龄因素不应该作为选择手术与否的绝对标准。

（二）手术方法

1. 腺样体切除术　目前多采用鼻内镜直视下应用动力切吸系统切除和低温等离子射频消融术，而传统刮匙刮除的方法目前应用很少。

鼻内镜直视下切除腺样体视野更加清楚，有利于减少对周围组织的损伤，并利于清除突入到鼻后孔处的腺样体组织，可大大减少术后复发的机会。腺样体低温等离子射频消融可以减少术中的出血量，但是否会降低术后出血风险目前尚无可靠的结论。

2. 扁桃体切除术　经典的扁桃体切除术是冷剥离，术中需将扁桃体抓牢，从扁桃体前弓切开黏膜后，利用钝性和锐性的剥离子沿扁桃体被膜将其从咽缩肌上剥离下来，术中可以利用结扎缝合或电凝器止血。低温等离子扁桃体切除术目前已被广泛应用，低温等离子切除是利用在人体正常盐溶液或凝胶中传导的电流来实现的。射频产生的能量激活盐溶液后，可以产生一个质子活化的区域，而活化的质子可以使组织间的分子键断裂。由于此过程中所产生的温度比较低，所以理论上可以减小热损伤和术后疼痛，减少术中出血量，但术后创面的伪膜脱落时间延长，恢复时间延长。

（三）围手术期处理

儿童扁桃体切除术后会出现持续 1～2 周的喉痛，对于术后疼痛较为严重的患儿可以比较积极地使用对乙酰氨基酚镇痛，但应避免使用非甾体抗炎药，因为这会增加术后出血的风险。术后常规使用抗生素，研究证实术前使用肾上腺皮质激素可减少术后 24h 内呕吐和疼痛的发生。脱水也是腺样体扁桃体切除术后的一种并发症,因此应重视术后补液,补液时应采用等渗溶液,液量要适当。术后出血是扁桃体切除术最常见的严重并发症,发生率为 2%~4%。原发性出血发生在术后 24h 内,被认为与手术操作技术有关,而迟发性出血易发生在术后的 10d 内(最常见的在第 6 或 7 天),通常是由于手术区结痂脱落引起。部分患儿出血可自行停止,但对于出血明显的儿童需密切观察。大多数患儿需要在手术室进行止血处理。

三、腭垂腭咽成形术

腭垂腭咽成形术(uvulopalatopharyngoplasty,UPPP)及其改良术式在我国开展较早,现已成为治疗 OSA 的主流术式,UPPP 的整体有效率为 40%~60%,但经过严格的手术适应证选择后其有效率可达 90%以上。因此,严格选择手术病例,是提高手术有效率的关键。

(一)适应证

1. 适用于阻塞平面在口咽部,黏膜组织肥厚致咽腔狭小、腭垂肥大或过长、软腭过低过长及扁桃体肥大的 OSA 患者。重度 OSA 患者术前行正压通气治疗或气管切开术,病情改善后可考虑手术。

2. 存在口咽部阻塞的单纯鼾症、上气道阻力综合征患者。

(二)禁忌证

1. 气道阻塞不在口咽平面。

2. 急性扁桃体炎或急性上呼吸道感染发作后不超过 2 周。

3. 合并常规手术禁忌证。

4. 瘢痕体质。

5. 严重心脑血管疾病。

6. 重叠综合征。

手术治疗的相对禁忌证:①伴有严重低氧血症的 OSA 患者;②对发音有特殊要求者;③过度肥胖者;④年龄>65 岁或<18 岁。

(三)术前准备

对于拟接受 H-UPPP 手术治疗的阻塞性睡眠呼吸暂停患者,术前必须行多导睡眠监测(polysomnography,PSG);在术前常规检查的基础上,重点注意血压、心功能、肝肾功能及凝血功能有无异常;应准确判断上呼吸道阻塞部位以及气道阻塞是否由结构性因素引起,对不能明确阻塞部位的患者,可同时进行 PSG 和食管压力监测,以便准确判定阻塞平面,观察患者整夜睡眠中阻塞平面的动态变化;对重度 OSA[呼吸暂停低通气指数(AHI)≥40 次/小时,或最低动脉血氧饱和度≤70%]患者术前应尽早给予 CPAP 治疗。

(四)手术方法

1. 切除扁桃体 常规切除扁桃体及咽部两侧松弛的黏膜部分,以扩大口咽腔有效截面积。在术中即使扁桃体较小亦应切除,因缝合扁桃体窝时可以拉紧咽侧黏膜以扩大咽腔。

2. 软腭黏膜切口 分别于腭垂根部两侧倒"U"形切开软腭黏膜。软腭切线最高点应根据 OSA 轻、中、重度取不同位置,通常最高点应不超过软硬腭交界处软腭侧 1cm(图 10-2-1)。

3. 解剖腭帆间隙 切开软腭黏膜后钝性分离,切除黏膜下多余脂肪组织,注意保护腭帆张肌与腭帆提肌,沿腭垂两侧切开软腭腭面黏膜,切除咽侧壁与软腭相接处多余的黏膜(图 10-2-2)。

4. 成形 完整保留腭垂黏膜及肌肉,将两侧扁桃体窝和软腭黏膜分别端-端对位缝合,注意消除无效腔且尽量将软腭咽面黏膜及腭咽弓黏膜牵拉缝合,以提高咽部组织张力,扩大咽腔,并修剪缝合腭垂尖端(图 10-2-3,图 10-2-4)。

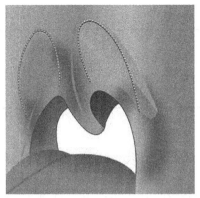

图 10-2-1 H-UPPP 软腭黏膜切口

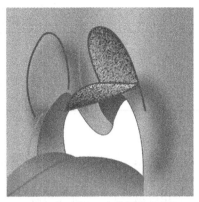

图 10-2-2 解剖腭帆间隙

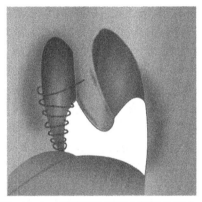

图 10-2-3 咽弓肌肉黏膜分层牵拉缝合

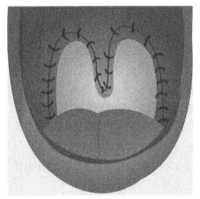

图 10-2-4 软腭及腭垂肌肉黏膜分层牵拉缝合

（五）术后处理

病情严重的患者术后当天应进重症监护病房恢复及进行拔管监护,术后应常规静脉给予预防性抗生素治疗,术中或术后短期使用肾上腺糖皮质激素可减轻术后早期黏膜肿胀和疼痛。应密切监测患者的生命体征及术腔情况,及时去除术腔内的分泌物,防止因术后局部水肿、分泌物增多及麻醉药物的作用而引起窒息发生,必要时做好气管切开的准备。对于血压较高的患者,应注意控制好血压,防止术后出血。术后禁忌使用中枢性镇痛药物,防止呼吸中枢抑制而导致呼吸暂停。

（六）预后

以术后 AHI 下降 50% 为标准,早期报道疗效在 50% 左右,而近年来严格选择手术适应证后,手术疗效可达 60%～80%,甚至更高。

四、舌根及舌骨手术

舌咽区气道阻塞是 OSA 的重要病因,而舌根及舌骨问题则是造成舌咽区气道阻塞最重要的原因,常见的问题有舌骨低位、舌体肥厚、舌扁桃体肥大、舌后坠等。手术方案需根据造成舌咽气道阻塞的具体原因制订。

（一）舌扁桃体切除术

1. 手术适应证 舌扁桃体肥大的分度尚无统一的标准,有学者根据内镜下舌扁桃体与毗邻结构的对比关系,将舌扁桃体肥大分为 3 度（表 10-2-1）。手术适应证为 OSA 患者存在舌咽气道狭窄或阻塞,伴有舌扁桃体肥大Ⅱ度及以上。

表 10-2-1　舌扁桃体肥大分度

分度	表现
Ⅰ度	舌扁桃体肥大占据部分会厌谷，在自然状态下会厌谷缩小但存在
Ⅱ度	舌扁桃体肥大占据全部会厌谷，在伸舌状态下会厌谷可暴露
Ⅲ度	舌扁桃体肥大占据全部会厌谷，在伸舌状态下会厌谷仍不能暴露

2. 手术方法

（1）口内法：常规经口或经鼻插管全麻，经鼻插管对暴露舌体比较有利，但要注意避免鼻腔损伤。常规消毒后以磨牙开口器撑开口腔，助手以纱布包绕舌尖或以舌钳将舌体向前方最大限度拉伸。一般使用等离子刀自轮廓乳头后缘开始向后沿舌扁桃体表面由浅到深、由一侧到另一侧，逐步将舌扁桃体消融切除。其间如有出血，可用等离子刀电凝止血。在性能良好的开口器辅助下，如能较好地暴露舌扁桃体，也可以采用等离子切除腭扁桃体的手法整块切除舌扁桃体。除了等离子射频消融外，亦可采用双极电凝、电刀、CO_2 激光等手术设备切除舌扁桃体。一方面，CO_2 激光切除术具有简单易行、术野清晰、对周围组织损伤小等特点，但在术中必须借助支撑喉镜来完成，而舌扁桃体范围较大，完整切除常需要在术中反复多次地调整支撑喉镜方向；另一方面，由于支撑喉镜的支撑压迫作用可使舌根部变形明显，给病变范围和切除深度的判断带来一定的困难。另外，CO_2 激光凝固止血效果差，如遇出血则需用高频电刀电凝止血。双极电凝和高频电刀对于位置深在、暴露不良的舌扁桃体切除也有困难之处，而等离子刀可弯曲到任意角度的特性为切除舌扁桃体创造了较好的条件。此外，机器人手术切除舌扁桃体具有视野清晰、操作便捷的优点，但目前普及率不高。

（2）口外法：颈部切口，下咽切开，暴露舌扁桃体，直视下切除，因创伤较口内法大，一般情况下应用不多。

3. 术后处理　拔除气管插管前，应详细评估有无术区出血及拔管后出现呼吸困难的风险；拔除麻醉气管插管后，应严密观察患者呼吸情况，如出现呼吸困难，需立即再次气管插管或气管切开；术后 24～48h 应密切监护患者的生命体征，密切观察患者呼吸及术区出血情况；备好床旁气管切开包；给予抗生素预防感染，酌情使用止血药预防术区出血及补液等对症治疗，避免使用阿片类镇痛药物；嘱患者进流食，根据切口恢复程度逐渐过渡到半流食、软食及普食。

（二）舌体射频消融术

1. 手术适应证　在术前确定 OSA 患者存在舌咽气道阻塞的基础上，对于舌体肥厚的患者，尤其是轻度舌体肥厚的患者，采用舌体射频消融术可获得较好的临床疗效，对重度舌体肥厚的患者采取反复、多次的射频消融才有可能取得舌体有效减容的效果。

2. 手术方法　一般和腭咽部手术同步进行，采取全身麻醉，如为单纯舌根射频消融术，可局部麻醉。常规消毒后用纱布或舌钳将舌尖、舌体拉出口外，暴露舌根，治疗点选择在舌根轮廓乳头中线区域及两侧舌侧缘，舌打孔的孔间距以 10mm 为宜，总消融孔数以 10 个以内为宜，消融时间以 15s 为最佳。可见白色进针孔，若出血可用丝线"八"字缝扎止血。

3. 术后处理　患者平稳苏醒后无术区出血及呼吸困难可拔管；侧卧位或半坐卧位，尽可能避免仰卧位；术后 24～48h 需密切观察患者呼吸及舌体出血或血肿等情况；给予抗感染药物预防感染，以及补液等对症治疗；需术后进流食，视病情恢复情况逐步过渡到半流食、软食及普食。

（三）舌中线切除术

1. 手术适应证　确诊存在舌咽气道阻塞且伴有中、重度舌体肥厚的 OSA 患者。

2. 手术方法

（1）口内法：全身麻醉常规消毒后，以磨牙开口器撑开口腔，以纱布包绕舌尖或以舌钳将舌体向前方最大限度拉伸。以舌盲孔为中心，平行舌体正中线做梭形切口，由前向舌根方向进行，逐步切除舌体表面及部分深层肌肉组织，切除范围参照舌动脉 CTA 检查测量结果，切除后，以 0 号可吸收线或 7 号丝线做间断缝合。

（2）口外法：横行依次切开皮肤、皮下、颈阔肌，纵行切开下颌舌骨肌及颏舌骨肌，钝性分离双侧舌动脉，并顺势向上解剖舌下神经。切除范围：以双侧舌下神经及其最靠近处为前界，以舌动脉为两侧界，以靠近舌骨处为后界。保护舌下神经及其表面的舌静脉，1 号可吸收缝合线缝合切口，于皮下、舌根处分别留置引流。

3. 术后处理　同舌体射频消融术。

（四）舌骨悬吊术

1. 手术适应证　OSA 患者存在舌咽气道阻塞且术前舌骨位置较低的患者。

2. 手术方法　舌骨悬吊术有两种手术方式：舌骨甲状软骨悬吊术，使舌骨向前下移位；舌骨下颌正中悬吊术，使舌骨向前上移位。两种手术方式均以使舌体向前移位、扩大舌咽气道为主要目的，可以防止舌后坠发生或在发生舌后坠时不至于完全阻塞舌咽气道。其中，以第二种手术方式应用更为广泛，尤其舌骨低位者采用舌骨下颌骨悬吊固定可能获益更多。

3. 术后处理　术后 24～48h 需密切观察患者呼吸及术区出血或血肿等情况；给予抗感染药物预防感染，以及补液等对症治疗；阿片类镇痛药需慎用；因舌骨悬吊术常与 UPPP 联合进行，因此需术后进流食；每隔一日需行切口换药，观察切口愈合情况，1 周后拆线。

五、气管切开术

气管切开术（tracheotomy）和气管造口术（tracheostomy）是最早的 OSA 治疗方式。由于气管切开术后造口护理不便、发音障碍等原因，此种治疗方式难以被大多数患者所接受，早期接受此种治疗方式的患者多为重度 OSA，或者存在重度肥胖及心、肺功能降低等严重并发症的患者。20 世纪 80 年代以后，随着各类上气道重建手术的开展以及无创正压通气治疗的使用，使用气管切开术治疗 OSA 的情况越来越少。

目前气管切开术治疗 OSA 尚无统一的适应证标准，但在以下情况应将气管切开术作为重要的治疗选择予以考虑。

1. 上气道重建术预期疗效不佳或手术失败，且不能耐受气道正压通气治疗的重度 OSA 患者。

2. 重度肥胖或合并严重心、肺功能障碍，气道正压通气治疗不能有效改善病情或不能耐受的 OSA 患者。

3. 存在严重颌面结构发育异常、神经肌肉疾病、多系统萎缩等严重并发症，气道正压通气治疗无效或不耐受的 OSA 患者。

4. 存在先天性颌面或心、肺功能发育异常等各类综合征的儿童患者。

5. 行创伤较大的各类上气道重建术预期气道肿胀阻塞发生率较高的患者或术后出现气道阻塞征象的患者。

气管切开术与气管造口术的选择取决于患者的预后，如预期患者需长期接受此种治疗，气管造口术因造口再狭窄的风险较低，应作为首选；如仅是短期气道旁路支持，气管切开术则相对操作更方便，且后期造口处理更容易。对术前存在大量中枢性呼吸暂停或心、肺功能代偿不足的患者，应警惕术后 $PaCO_2$ 降低引起的呼吸驱动力下降问题，应做好辅助机械通气的准备，这类患者呼吸驱动力或心、肺功能的改善通常需要几个月的时间。

六、舌下神经电刺激治疗

舌下神经电刺激（hypoglossal nerve stimulation）治疗又名神经起搏器治疗或上气道刺激（upper airway stimulation）治疗，是近年来新出现的一种有效的阻塞性睡眠呼吸暂停治疗方式。上气道刺激治疗通过手术植入刺激电极并选择性电刺激舌下神经分支，从而提高睡眠过程中颏舌肌的张力，有效预防上气道的塌陷阻塞。这种手术不是针对解剖结构的气道重建，而是针对上气道生理功能不足的补偿性治疗。

（一）上气道刺激治疗设备的构成与治疗原理

由于 Inspire Ⅱ是目前唯一获得临床商业化使用许可的上气道刺激治疗设备，因此，本部分以 Inspire Ⅱ为例进行介绍。上气道刺激治疗设备主要包括植入式脉冲电刺激发生器（implantable pulse generator，IPG）、探测电极（exploring electrode）、刺激电极（stimulating electrode），以及医生、患者的调控器。其中，IPG、探测电极及刺激电极均是植入体内的部分（图 10-2-5）。

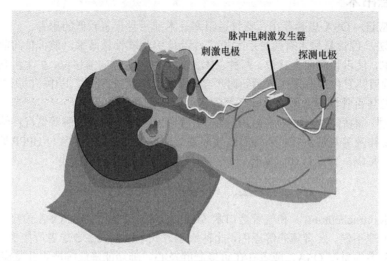

图 10-2-5 上气道刺激治疗设备的构成

1. 植入式脉冲电刺激发生器 主要由编程软件、信息处理器以及电池组成，IPG 通过电极线直接与探测电极以及刺激电极相连，从而完成接收探测电极信息—信息处理—发送刺激参数的过程，并可以通过医师调控装置读取 IPG 相关信息，调整相关的设置参数，而患者的调控装置只能实现对 IPG 的开关控制及有限的单向调整。IPG 通过锁骨下方切口固定于胸肌筋膜的表面。

2. 探测电极 是一个精细的压力传感器，通过探测胸膜的压力来反映呼吸过程中胸腔的压力变化。探测电极一般通过腋窝中线的切口放置在右侧第 4~5 肋间的肋间内肌与肋间外肌之间，从而避免心脏跳动带来的伪迹。

3. 刺激电极 包括 3 个可塑形的袖状装置，以此固定于舌下神经表面，刺激电极可以根据 IPG 的指令完成不同的神经刺激模式。刺激电极通过下颌下方的切口暴露舌下神经后固定于特定的舌下神经分支。

上气道刺激治疗的基本原理是通过探测电极探测呼吸周期的变化，并向 IPG 传输相关信号，由 IPG 进行信号处理识别后，向刺激电极发送一定参数的刺激信号，刺激电极在吸气相开始前向舌下神经发送一定强度的电刺激，从而引起舌根部的前移。上气道刺激治疗可以有效扩大口咽以及舌咽腔的前后径，舌咽前后径的扩大来源于颏舌肌收缩引起的舌根部前移。而引起口咽腔扩大的具体机制尚不明确，推测可能与腭舌肌介导的舌根软腭偶联作用有关，此外，舌根前移减少了其与软腭的接触推挤作用，使软腭游离缘自然前移也可能是其原因之一。

（二）上气道刺激治疗的适应证与禁忌证

上气道刺激治疗的开展时间较短，病例资料较少，因此其适应证和禁忌证目前也处于不断探索的过程中。上气道刺激治疗目前推荐的适应证与禁忌证如下。

1. 适应证 ①持续气道正压通气治疗失败患者；②年龄≥22 岁；③15 次/小时≤AHI≤65 次/小时；

④BMI≤32kg/m^2。

2. 禁忌证　①睡眠监测显示中枢性和混合性呼吸暂停超过总暂停数的 25%；②药物诱导睡眠内镜（DISE）显示腭咽平面呈向心性塌陷阻塞；③无操作该治疗设备能力的患者；④妊娠期患者；⑤存在神经变性疾病；⑥有 MRI 检查需求的患者。

需要说明的是，以上手术适应证与禁忌证并非强制性的，目前已有针对高 BMI、重度 OSA 患者上气道刺激治疗的相关报道，既往行咽腔成形术治疗 OSA 失败但符合现行适应证的患者仍然可以选择上气道刺激治疗，而新型的上气道刺激治疗设备也可以耐受头及四肢的 MRI 检查。

（三）上气道刺激治疗的注意事项

1. 避免在患者身上使用短波、微波及超声波等具有电热效应的诊断及治疗设备。

2. 由于上气道刺激治疗设备具有电磁不兼容性，因此应避免电凝、放疗、体外震波碎石、射频消融、荧光透视、电除颤等治疗措施，以免造成设备的损害。

3. 切口处尽量不使用引流，以降低感染的风险。

4. 术后尽快行 X 线检查以明确电极放置的位置是否合适以及有无气胸的发生。

5. 术后 1～2d 限制 IPG 侧肩臂的活动，防止电极移位或损坏。

6. 术后 1 个月行设备开机调试，2～3 个月滴定调试设备到合适的参数，每 6～12 个月检查设备与伤口处情况，必要时行相关参数的调整。

（四）上气道刺激治疗的疗效

上气道刺激治疗 OSA 的效果主要取决于手术操作与患者特质两方面因素。患者因素主要是指患者的病情特点、解剖结构特征以及上气道塌陷的形式，其中，腭咽区向心性塌陷目前被认为是最重要的手术失败的预测因素，向心性塌陷被认为是咽旁脂肪过多沉积引起腭后气道塌陷性增高所导致的，很难被单纯的上气道刺激所克服。

手术操作上主要是注意准确辨识支配舌体前伸的舌下神经分支，通常支配舌体前伸的舌下神经分支为其中间支，如果将刺激电极放置于支配茎突舌肌与舌骨舌肌的舌下神经外侧分支，则有可能加重患者气道塌陷阻塞的程度，因为茎突舌肌与舌骨舌肌的收缩会造成舌体向后移动。目前，通过术中神经监测系统可以较好地探测、辨识舌下神经的不同分支，提高了手术的成功率。

上气道刺激治疗可以有效降低 AHI，降低夜间血氧饱和度下降指数（oxygen desaturation index，ODI），改善白天嗜睡症状，提高生活质量。目前 5 年的随访结果显示，以 AHI 降低 50% 以上且 ≤20 次/小时作为手术有效的标准，其手术有效率为 75%，其中有 44% 的研究对象 AHI 小于 5 次/小时，中位 AHI 从 29.3 次/小时降至 6.2 次/小时，中位 ESS 评分从 11 分降至 6 分，并且其 5 年的随访结果与短期结果保持了很好的一致性。

第三节　口腔矫治器及口腔外科

一、口腔矫治器

口腔矫治是一种非手术治疗阻塞性睡眠呼吸暂停或夜间磨牙症的方法。根据国际指南，口腔矫治是轻、中度 OSA 患者的首选治疗，也是不能耐受呼吸机治疗的重度 OSA 患者的替代治疗。口腔矫治器曾经根据作用部位不同分为下颌前移型口腔矫治器、舌牵引器（通常口前方有一个球形物产生负压吸附舌体向前，防止舌后坠）和软腭作用器（部件控制软腭和腭垂的下垂，减轻其在睡眠期间的振动）。现在的分类方式基于性能，分为非定制化不可调式、非定制化可调式、定制化不可调式、定制化可调式。舌牵引器级别较低，目前临床应用也较少。软腭作用器舒适度较差，临床已不再应用。下颌前移型口腔矫治器是目前临床上应用最广泛的矫治器类型，为本节主要介绍种类，其中的定制化可调式得到最多推崇。

（一）适应证与禁忌证

1. 适应证

（1）睡眠呼吸暂停类型：由于口腔矫治器主要是通过改变口颌系统的形态结构来治疗睡眠呼吸暂停，因此口腔矫治器适用于以阻塞性和低通气为主的睡眠呼吸暂停。

（2）牙列状况：口腔矫治器的固位对于矫治器疗效有很大影响，矫治器主要固位于患者的上、下牙列，因此接受矫治器治疗的患者需尽量保存完整的牙列或只有轻度牙列缺损。

（3）牙周情况：口腔矫治器的作用力首先传导到牙列，因此接受矫治器治疗的患者需牙周组织健康或是轻、中度牙周炎已经过完善治疗。

（4）颞下颌关节情况：口腔矫治器作用力对颞下颌关节有一定的影响，因此接受口腔矫治器治疗的患者颞下颌关节需基本健康。

2. 禁忌证

（1）睡眠呼吸暂停类型：以中枢性和混合性为主的睡眠呼吸暂停低通气综合征，有中枢呼吸功能控制障碍，不适于通过口腔矫治器进行治疗。

（2）牙列状况：严重牙列缺损或无牙𬌗无法为口腔矫治器提供良好的固位，因此会对口腔矫治器治疗造成影响，不宜使用矫治器进行治疗。

（3）牙周情况：重度牙周炎或未经完善治疗的轻、中度牙周炎患者，牙周组织受力会加重牙周炎程度，甚至造成牙齿移位，因此不宜通过口腔矫治器进行治疗。

（4）颞下颌关节情况：颞下颌关节紊乱症状较重患者戴用口腔矫治器时可能会加重颞下颌关节区疼痛，不耐受口腔矫治器治疗，颞下颌关节出现进展期骨皮质磨损的患者也不宜进行口腔矫治器治疗。另外，关节僵直、下颌前伸度不足的患者也不建议采取口腔矫治的方法。

（二）治疗原理及调控

1. 治疗原理
下颌前移型口腔矫治器主要是通过影响患者颅颌面上气道解剖来缓解睡眠呼吸症状的。对于阻塞性睡眠呼吸暂停，患者佩戴口腔矫治器时，下颌被固定于一个向前、向下的位置，矫治器通过对舌体、软腭及口咽周围肌肉的作用，来达到扩大并稳定上气道，改善通气功能，从而治疗睡眠呼吸紊乱的目的。口腔矫治器增大的上气道截面积，主要在腭咽和舌咽，几乎所有研究都支持口腔矫治器治疗睡眠呼吸暂停的机制为上气道形态学改变，功能因素在治疗中作用很小。中枢性睡眠呼吸暂停和混合性睡眠呼吸暂停并非单纯因为气道的狭窄而造成，因此口腔矫治器增宽上气道对其改善有限。

（1）对舌根的作用：佩戴口腔矫治器时，下颌骨被向前、向下拉伸，下颌下肌群和提下颌肌群被牵拉。通过颏舌肌舌体随下颌骨前移，舌咽气道增宽；同时舌体前移，可以减轻患者软腭受重力作用与舌根部相贴造成的气道狭窄。

（2）对软腭的作用：由于软腭侧壁通过舌腭弓与舌根相连，随舌体前移，通过舌腭弓的机械连接，使口咽周围组织紧张，气道增宽，从而使阻塞性睡眠呼吸暂停、低通气得到改善。同时，受阻塞影响的暂停时间、最低血氧饱和度等指标会随之改善。

（3）对口咽周围肌肉的作用：佩戴口腔矫治器时，随着口咽周围组织紧张，上气道体积增大。口咽周围肌肉紧张使气道增宽，在横向径上的作用比前后径上的作用更大，影像学显示，气道的左右径增宽较前后径增宽更为显著。此外，随口腔周围肌肉紧张，气道的塌陷性下降，在吸气相气道内负压时，上气道壁得到更好的支撑，机械性阻塞的发生率降低。

（4）其他作用：随着口腔矫治器的戴用，患者睡眠呼吸症状及鼾症得到改善，口咽周围黏膜水肿消退，也利于气道的通畅。

2. 下颌定位　是指口腔矫治器治疗睡眠呼吸障碍疾病时，通过不同程度下颌前伸及垂直打开所确定的空间位置。下颌定位关系到口腔矫治器的疗效，是口腔矫治器治疗的关键步骤，临床上通过硬石膏模型和记录上、下颌位置关系的牙科蜡来进行下颌定位（图10-3-1）。无论是固定式口腔矫治器还是可调式口腔矫治器，均需要在临床上确定矫治器的下颌定位。固定式口腔矫治器一般不能调改，而可调式口腔矫治器可在初始下颌定位基础上进行患者的个体化调整。下颌定位包括下颌前伸定位和下颌张口定位。

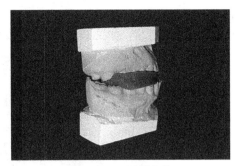

图 10-3-1　下颌定位

（1）下颌前伸定位：是指下颌的前伸幅度，其中包含 4 个概念。①最大下颌前伸度：患者在没有佩戴矫治器的情况下，下颌可以向前平伸的最大幅度；②舒适下颌前伸度：患者颞下颌关节舒适范围内的最大下颌前伸量；③起效治疗位：将 AHI 或 RDI 降低一半的下颌定位，视为开始起效的位置；④最适治疗位：矫治器可以有效改善睡眠呼吸障碍症状的最小下颌前伸定位，兼顾最佳疗效与最小不适的一个位置。

下颌的前伸定位中，前伸量越大，对舌咽及腭咽部位的阻塞改善越明显，前伸量不足则影响口腔矫治器的疗效，但下颌过量前伸，会引起患者颞下颌关节和口颌肌肉不适，因此临床上在测量患者最大下颌前伸度和最适下颌前伸度的基础上，要找到最适治疗位。早期研究表明，为了达到临床疗效，口腔矫治器的下颌前伸定位约为患者下颌最大前伸度的 68%，稍小于患者最适前伸量，上、下切牙略呈反覆盖关系，前伸量需在 5mm 以上。近年荟萃分析显示，对于 OSA 患者，在一定范围内下颌前伸度增加有利于提高治疗有效率和治愈率，但尚缺乏足够证据证明下颌定位在 75%最大下颌前伸度时疗效优于 50%最大下颌前伸度。临床上由于患者个体化差异较大，因此可调式口腔矫治器在基础下颌前伸定位上进行调整，更有利于找到患者的个性化最适治疗位。

（2）下颌张口定位：一般以上、下牙列切牙切缘间的垂直间隙为测量标准。随张口度增大，口腔内间隙增加，咽侧壁肌肉受牵张，上气道塌陷性降低，可减少上气道阻塞，但随着张口度增大，也会导致下颌向后下旋转，舌根及其后下的咽部软组织会随之向后、向下移位更接近咽后壁，使下咽部气道更易塌陷，因此适度张口有利于增加疗效，过度张口反而会使疗效降低。对于下颌骨低角型患者，可适度增加下颌张口定位，对于下颌角高角型患者，要避免过度下颌张口定位。临床上一般下颌张口定位处理为上、下切牙切缘间 3～5mm。

（3）其他注意事项：在下颌定位中，尽量保持上、下牙弓中线关系与正中咬合位时一致，双侧前伸度相近。

（三）种类选择及临床应用特点

1. 根据制作方式分类　可分为非定制化口腔矫治器和定制化口腔矫治器。

（1）非定制化口腔矫治器：又称非个性化矫治器，不需要采集牙列印模和个体牙列记录，通过材料和设计适应不同患者的口腔矫治器。属于半预成式矫治器，临床操作可一次成形，节省了技工的加工周期，适用于大多数一般牙列患者，对于牙列拥挤、牙弓形态特殊患者需进行个别调整。由于非个体化制作，口腔矫治器固位和舒适度较定制化口腔矫治器略差。

（2）定制化口腔矫治器：又称个性化矫治器，通过牙列印模或扫描获取个体牙列记录，制作出口腔矫治器。定制化口腔矫治器需技工制作，可做个体化调整，患者戴用舒适度和固位均较好。

2. 根据是否可调节下颌定位分类　分为不可调式口腔矫治器和可调式口腔矫治器。

（1）不可调式口腔矫治器：下颌位置在矫治器制作前已经确定，口腔矫治器制作完成后不能调整下颌位置的口腔矫治器（图 10-3-2）。不可调式口腔矫治器结构简单，戴用舒适，利于清洁，较为耐用。下颌定位在临床操作中需一次完成，因此对医师的临床下颌定位操作要求较高，应找到患者的最适治疗位，如果患者戴用不适或疗效欠佳，需重新制作。

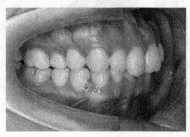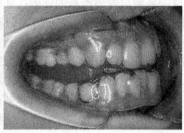

图 10-3-2　不可调式口腔矫治器

（2）可调式口腔矫治器：安装有调整下颌位置装置的口腔矫治器，可以使下颌渐进性前移，最终在疗效满意和下颌关节舒适方面取得平衡。可调式口腔矫治器仍需医师在制作时进行初始下颌定位判断，可采用连续居家睡眠监测进行疗效判断，以便更精准地找到患者最适治疗位。可调式口腔矫治器调节附件结构较为复杂，相较于不可调式口腔矫治器更易出现损坏。

3. 根据矫治器上下颌部分连接分类　分为一体式口腔矫治器和分体式口腔矫治器。

（1）一体式口腔矫治器：由一整块材质构成基托，为上、下颌一体的装置，上、下颌牙齿分别就位后，下颌即处于向下、向前的位置，不能有其他方向的移动，如改良型肌激动器、固位器式矫治器均属于一体式口腔矫治器。由于口腔矫治器戴用时下颌无法移动，下颌定位需兼顾患者舒适度。

（2）分体式口腔矫治器：由上、下颌两部分构成，彼此分开的矫治器。戴入后两部分彼此相接触，下颌可以作一定范围的前伸和侧方运动，而且调整下颌前移的幅度也比较容易，如改良双阻板矫治器。患者戴用时下颌有一定的移动度，舒适度较好。

二、颌面外科手术

颌面外科手术种类很多，应用很广，此处的颌面外科手术指的是以解除睡眠呼吸暂停为主要目标的手术技术与方法，主要包括以正颌外科与牵引成骨为主的颌面外科手术治疗，有学者将其统称为颅颌骨框架重建术，主要用于颅颌骨先天发育畸形、后天获得性畸形和缺损及肥胖伴重度 OSA 患者的治疗，有时是其他 OSA 手术治疗失败者的终极治疗手段。

（一）适应证与禁忌证

鉴于 OSA 成因的多样性与复杂性，以下所述适应证与禁忌证指的是针对患者群体的颌面外科手术的一般考量。

1. 适应证

（1）存在先天或后天颌骨发育畸形，通过外科手段可以增加颌骨各空间向量的尺寸。

（2）经多导睡眠监测确诊为中、重度 OSA 者。

（3）经无创呼吸机滴定及治疗确定无法耐受气道正压通气治疗者。

（4）患者及家属有强烈通过外科手术治疗 OSA 的要求。

（5）某些存在颌骨畸形和罹患轻度 OSA 或单纯鼾症的患者，无法使用或不接受口腔前移矫治器治疗者；同时有改善面部外形的诉求，亦可采用针对 OSA 的颌面外科手术设计做到兼顾面型美观与气道功能。

（6）经其他软组织手术，如多平面手术（鼻腔、软腭、舌根手术等）治疗失败或治疗疗效不理想仍有较严重 OSA 残留者，在满足以上所述不耐受无创正压通气治疗的前提下，在患者及家属仍有通过外科手术治疗 OSA 的意愿要求下，可考虑颌面外科手术治疗。

2. 禁忌证

（1）有全身基础性疾病无法耐受全麻手术者，如心、肺功能不佳等。

（2）有全身性疾病未得到良好纠正或者急性发病尚未稳定者，如心脑血管疾病及糖尿病、甲状腺功能异常等。

（3）有较严重情绪或精神障碍疾病者，如抑郁症、双相情感障碍、精神分裂症等。

（4）罹患血液系统疾病存在红细胞不足、有严重凝血功能障碍者，如重度贫血、红细胞减少症、血小板减少性紫癜、血友病等。

（5）罹患恶性肿瘤性疾病或放化疗者。

（6）罹患骨骼系统疾病，如严重骨质疏松症或存在明显钙磷代谢异常者。

（7）口腔黏膜或口腔内存在急性炎症性病变尚未有效控制者。

（8）所患 OSA 的主要病因为非解剖性狭窄引起者，如罹患神经肌肉疾病（重症肌无力等），以及以中枢性呼吸暂停为主的睡眠呼吸疾病等。

（9）相对禁忌证：患者年龄偏大，咬合关系紊乱，口腔牙体牙周情况较差无法耐受正畸治疗为手术提供稳定咬合者；患者存在较严重颞下颌关节病变（如髁突吸收）、下颌骨位置稳定性差，易复发者，若选择下颌前移或双颌前移术应慎重。

3. 功能与外形的取舍以及作出治疗选择的临床及伦理考量 颌骨手术有助于打开气道，改善呼吸功能，但还需考虑颌骨移动对咬合及颞下颌关节功能的影响，需要考虑颌骨移动对面部美学的影响，若采用牵引成骨治疗还需要考虑牵引器的选择对患者日常生活和社会活动的影响等。颌骨手术存在一定并发症的可能。因此，术前应根据患者的病史、临床检查、诊断与治疗需求等，制订个性化多学科治疗方案，与患者及家属做好充分沟通，告知风险及并发症等，以便于更好地作出临床决策。

（二）治疗原理及调控

1. 治疗原理 其治疗原理主要是通过外科骨切开或骨延长术，改变颅颌骨各空间向量的物理尺寸，前移或旋转颌骨复合体，使短小骨骼延长和（或）扩宽，并牵拉附着在骨骼上的与上气道开放功能有关的肌肉向前，改变肌肉位置和张力，从而起到从三维方向上拓宽上气道（鼻腔、鼻咽、口咽、舌咽水平），解除或减轻气道解剖性狭窄、改善气道塌陷性和治疗阻塞性睡眠呼吸暂停的作用的。有研究认为，颅颌骨框架重建手术后呼吸功能的改善可使局部软组织继发炎症得以减轻，局部微环境的改善、组织水肿的减轻也可间接起到缓解睡眠呼吸暂停严重程度的目的。

上气道流体力学分析提示，气道阻力与气道半径的 4 次方成反比，与气道长度有一定正比关系，即气道越宽气道阻力越小，气道越长阻力越大。多项研究已证实，下颌前移手术可以增宽舌后气道距离（PAS），减小舌骨上距离（HMP），二者与 OSA 治疗的疗效有直接关系；双颌前移手术则可以拓宽口咽腔（腭咽/舌咽）在矢状向和横径向上的空间尺寸，同时缩短上气道长度，使软腭、舌根及舌骨的位置前移，从而起到治疗 OSA 的目的。

2. 治疗效能及调控因素

（1）从 OSA 疗效评价看颅颌面骨手术的治疗效能（以双颌前移术为例）

1）客观监测结果：睡眠监测指标，如睡眠呼吸暂停低通气指数（AHI）或呼吸紊乱指数（RDI）是目前颅颌面骨手术治疗 OSA 的主要评价指标。另外，最低血氧饱和度的改善、睡眠结构的改善通常也是评价 OSA 治疗效果的重要指标。一项中心前瞻性队列研究显示，重度 OSA 患者双颌前移术（maxillomandibular advancement，MMA）术后平均 6 年随访治疗成功率为 83.4%，治愈率为 46.7%。有系统回顾和荟萃分析总结了多项研究，结果显示对于中、重度 OSA 患者 MMA 术后随访半年以上，总体治疗成功率为 85%，治愈率为 46.3%。

2）主观评价指标：通常采用艾普沃斯嗜睡量表（Epworth sleepiness scale，ESS）评分对比评价患者白日嗜睡的改善程度；也有学者采用睡眠功能性结局问卷（functional outcomes of sleep questionnaire，FOSQ）等评估手术对生活质量的影响。研究显示，颌骨 MMA 术后长期随访患者

ESS 评分降至正常范围内，生活质量显著改善。

3）患者的主观满意度：因颌骨手术治疗在改变上气道三维空间向量的同时也会对面部美观产生影响，因此术后对患者面型、手术疗效满意度的评价也是治疗评价的一部分。有研究采用 VAS 评分评估显示大多数患者对 MMA 术后面型满意，但对面型感知的满意度与 OSA 的客观改善程度并不完全一致。

4）患者并发疾病的改善：高血压、肥胖等疾病随 OSA 颌面骨手术治疗而好转。

（2）调控及影响因素

1）患者的基本情况：患者的就诊年龄、BMI 控制、口腔健康及咬合情况、对于颌骨手术本身的认知度以及正畸治疗联合应用的接受度与配合度（包括治疗时程、费用等）都可能对治疗效果产生影响。关于中、重度 OSA 成人患者 MMA 手术疗效的荟萃分析提示，年龄可作为治疗成功率的一项预测因素，年龄越轻，MMA 治疗成功的可能性越大。

2）疾病本身的严重程度：患者罹患 OSA 的严重程度、患者术前颅颌面畸形的严重程度以及有无并发疾病也是影响手术疗效的重要因素。多项荟萃分析结果提示，AHI 越大（AHI≥60 次/小时或≥70 次/小时），MMA 术后 AHI 下降的程度越大；若术前 AHI<60 次/小时则患者 MMA 术后治愈的可能性越大。

3）手术设计与治疗本身：手术方式的选择（如单颌前移、双颌前移、双颌逆时针前旋、双颌分块截骨前移等）、术前颞下颌关节及关节盘的稳定性、术中颌骨固定的稳固程度及手术设计实现的精确程度、术后颌骨位置和咬合关系的长期稳定性等都是影响 OSA 疗效及长期稳定性的细节因素。国内外专家建议对于重度 OSA 患者，上、下颌前移量需大于 10mm 才有显著治疗效果。有荟萃分析认为，上颌前移量对 MMA 术后 OSA 的治愈率（AHI<5 次/小时）有显著影响，为了获得足够的上颌前移空间，上颌分块后牙段前移的双颌改良术式也成为一种术式选择。

3. 治疗计划拟定及关键技术步骤　治疗计划的拟定首先是建立在正确的诊断与评估基础上，术前需要明确 OSA 的严重程度和主要解剖性阻塞位点，需要多学科会诊讨论（如睡眠医师、麻醉医师、颌面外科医师与正畸医师等），明确颌面外科手术适应证，并与患者及家属做好充分的沟通（包括治疗计划、疗程疗效、风险及并发症等）。

（1）首先需要行常规睡眠监测明确睡眠呼吸障碍的性质与严重程度。

（2）行颅颌面及上气道测量分析，明确上气道主要解剖性阻塞位点与狭窄程度，明确上、下颌骨发育类型，明确牙齿咬合关系类型及拥挤程度，一般采用头影测量分析技术、牙齿模型分析技术、上气道三维 CT 重建测量技术、药物诱导睡眠内镜技术等。

（3）行计算机辅助数字化预测技术，通过数字化技术在计算机上模拟预测 3D 颅颌骨移动模型，综合考虑 OSA 治疗终点、骨骼移动对面型变化的影响、相对稳定咬合关系的建立等多方面，设计各学科医师认为最适合的颌骨移动方案。

（4）通过正畸矫治技术在术前排齐牙列、去除代偿性倾斜，矫正异常 Spee 曲线，协调上、下牙弓，为手术施行骨块切开与移动创造良好条件，对术后正畸精细调整咬合关系、稳定颌骨位置关系等都非常重要。

（5）通过正颌外科或牵引成骨技术，切开、移动颌骨骨块，借助 3D 打印技术制作的导板，重建新的颌骨位置关系，以实现气道呼吸功能改善、收获良好面型和稳定咬合的治疗效果。

（三）种类选择及临床应用特点

用于治疗阻塞性睡眠呼吸暂停的颌面外科骨组织手术主要包括单下颌前移术、颏舌肌前徙术、双颌前移术及牵引成骨术等，这些术式可单一或组合施行，需要根据患者的具体情况（牙骀特点、面型要求以及 OSA 治疗重点等）具体分析，制订个性化方案。

1. 单下颌前移术　也称下颌前徙术，文献报道最早直接用于治疗 OSA 的颌骨手术就是针对下颌后缩畸形患者的单下颌前移术，通过下颌骨切开及延长下颌骨达到目的，同时改善面部外形和咬合功能。该术式目前主要是通过下颌升支矢状劈开截骨术（sagittal split ramus osteotomy，SSRO）实现，是指将下颌支从矢状面劈开，形成带有髁突与冠突的近心骨段和带有牙列与下牙槽神经的远心骨段，通过向前移动或旋转远心骨段来改变下颌骨的长度与位置，达到解剖性扩大舌后气道和减轻气道塌陷性的作用。该术式主要用于罹患 OSA 的下颌骨发育不足合并舌后气道狭窄的患者，表现为下颌后缩或小下颌，同时存在咬合功能异常和面型不佳。一般需与正畸联合治疗。需要说明的是，单下颌手术下颌前移量通常受制于上颌的各向空间位置，因此对于存在严重舌后气道狭窄或多平面上气道阻塞的患者而言，术后可能会有不同程度的 OSA 残留。

2. 颏舌肌前徙术　主要指经口内入路，以颏部舌侧肌肉为血供蒂的颏部骨切开前移术，有多种不同的手术方式，通常要求将截骨线置于颏舌肌附着点颏棘上方，以达到牵拉颏舌肌向前扩大舌后气道的作用。主要用于下颌骨和（或）颏部发育不足或舌后气道狭窄的患者，文献报道治疗反应性为 35%～60%。因该术前移舌根的作用有限，因此单独使用只对轻、中度 OSA 患者有效，目前多与双颌手术联用。

3. 双颌前移术（MMA）

（1）概述：MMA 也称双颌前徙术，是由美国学者于 20 世纪 80 年代中后期首先引入到重度 OSA 治疗中的外科治疗手段。一般是指将上颌 LeFort Ⅰ型骨切开术与双侧下颌升支矢状劈开截骨术同期进行，在骨切开后保证上、下颌稳定咬合的前提下大幅度前移上、下颌骨，以实现扩大全段咽腔气道、缓解或解除上气道解剖性狭窄和塌陷的作用，同时保证了正常咬合功能的稳定，可配合同期颏前徙术施行。对于某些伴有严重颌骨发育不足的患者，治疗 OSA 的同时还能显著改善面型。一般认为足够的颌骨前移幅度（＞10mm）才能确保重度 OSA 患者显著的治疗效果。

（2）临床应用特点：目前国内及国际多项指南已将双颌前移术推荐作为严重颌骨畸形伴 OSA、其他各种 OSA 手术失败和肥胖伴重度 OSA 患者的后续治疗措施。考虑到颌骨大幅度前移易造成双颌前突，对面部美学不利，尤其对于东方人的微凸面型，双颌逆时针前旋成为改良术式，通过咬合平面的旋转增加下颌前移量，同时又能较好地控制鼻唇部突度，目前在临床上的应用正逐渐增多（图 10-3-3），但咬合平面的旋转量受患者术前咬合平面陡度的限制，一般需要辅以术前正畸创造旋转空间。若旋转量过大，也会面临术后稳定性差、易复发的问题。为了获得足够的上颌前移空间，上颌分块后牙段前移的双颌改良术式也成为一种术式选择，即上、下颌分块截骨前移术（术中同期拔除上/下颌第一前磨牙+下颌前部根尖下骨切开术+双侧下颌升支矢状劈开截骨术+上颌前部骨切开术+上颌 LeFort Ⅰ型骨切开术），既可用于治疗重度 OSA，又能在保证咬合功能稳定的前提下兼顾面形美观，可谓一举多得，但是该术式复杂，对术者的要求高，手术时间较长，影响术后稳定性的因素也会增多，一般都需要在术前制订严密的治疗计划，需要术后正畸医师进一步跟进。

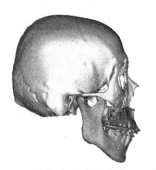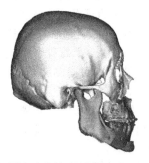

图 10-3-3　重度 OSA 患者颌骨手术设计示意图

包括上颌分块后牙段前移的双颌逆时针前旋术式及同期颏前移术

也可以同期施行腭垂腭咽成形术（UPPP），通过软组织切除术拓宽腭后气道以减少上颌骨的相对前移量，也能起到改善气道和兼顾面型的效果，一般用于合并伴发扁桃体肥大或软腭过长的重度

OSA 患者。

4. 颅颌面牵引成骨术

（1）概述：也称颅颌面牵张成骨术，指通过对颅颌骨切开后仍保留骨膜及软组织附着及血供的骨段，施加特定的牵引力，促进牵张间隙内新骨生成，以延长或扩宽颅颌面骨骼畸形和缺损的外科技术。可使用外置式（口外）牵引器或内置式（口内）牵引器。美国整形外科学者 McCarthy 在 1992 年首次报道了使用外置式牵引器成功矫治半侧颜面发育不全及小下颌畸形患者。

广义的颅颌面牵引成骨术还包括利用骨骼的天然缝隙进行扩弓的技术，通常采用正畸的手段制作个性化牙支持式或骨支持式扩弓器，如 1976 年美国著名颌面外科学者 Bell 和 Epker 成功运用牙支持式固定牵张装置牵引扩宽上颌腭部，用于矫治上颌骨横向发育不足。对于腭中缝已闭合的青少年或成人患者，需借助外科手术行上颌腭中缝劈开的手术辅助扩弓，即外科辅助上颌骨快速扩弓术（surgically assisted rapid maxillary expansion，SARME）。该术式操作与上颌 LeFort Ⅰ型截骨术相似，但不整块向下折断上颌骨，并同时行上颌中线区垂直截骨劈开腭中缝。术前需试戴上颌扩弓器，术中需再次试戴并尝试牵引（图 10-3-4）。术后经过一段时间稳定期后进行牵引，扩开上颌骨，使鼻腔和鼻咽腔横径扩大，改善 OSA。

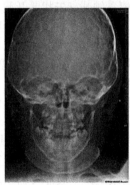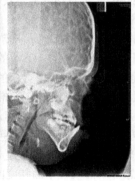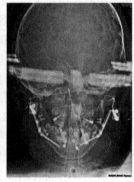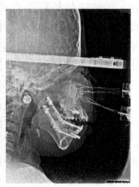

图 10-3-4　头架式外置式及内置式牵引器用于 OSA 患儿

颅颌骨牵引成骨术在临床上从截骨、安放牵引器到完成牵引、拆除牵引器，一般都要经过 3 个临床分期（间歇期、牵张期和稳定期），其牵张实现的骨骼延长或扩宽量与牵引器的设计有关，通常都可轻松实现超过 10mm 的颌骨延长或扩宽，但需要二次手术拆除牵引装置。牵引器的种类多样，所需截骨方式也不同，需要根据患者畸形和 OSA 的严重程度，选择恰当的颌骨牵引装置和截骨术式。

（2）临床应用特点：下颌骨牵引成骨术主要用于各种原因导致的重度小下颌畸形伴 OSA 患者，如因双侧颞下颌关节强直或各类先天性发育异常造成的小下颌畸形伴 OSA 患者（如半侧颜面发育不全、罗班序列征等）。目前临床上多使用内置式下颌骨牵引装置，它可使下颌骨延长达20mm 以上，可有效治疗 OSA。上颌骨牵引成骨术主要用于上颌骨矢状向或横向发育不全，如颅颌面发育不全综合征的患者，目前临床上头架式颅外固定牵引器和内置式牵引器都有应用（图 10-3-4）。内置式牵引器对上颌骨前徙的距离通常有限，主要用于上颌牙弓过窄或同时伴有上颌骨矢状发育不足的患者，如因鼻呼吸受阻致腭盖高拱的患者。头架式颅外固定牵引装置可以实现上颌骨大幅度前徙，牵引幅度一般较少受限，但因颅外支架在牵引期间可能影响患者的社会活动，目前多用于儿童患者。

5. 其他用于 OSA 治疗的颌面外科手术　除上述术式外，临床上尚有其他术式应用，针对不同的阻塞位点，可起到减轻或解除上气道阻塞的作用，如舌根及舌骨手术（详见耳鼻喉治疗和手术篇）、舌减容手术（多用于舌体过于肥大造成舌后气道阻塞的 OSA 患者）、唇舌粘连术（多用于缓解罗班序列征患儿出生早期因舌后坠和小下颌引起的气道阻塞）以及颞下颌关节人工假体置换术（主要用于因颞下颌关节强直或其他骨关节病变引起的颌面畸形伴发 OSA 患者，多与双颌手术同期进行）等。

（四）手术风险及围手术期控制

1. 术前手术适应证把握 颌面外科手术治疗通常需要外科手术医师与正畸医师全程密切合作，在制订治疗方案和手术计划时，应充分评估患者罹患 OSA 的严重程度以及患者对面型和咬合功能的需求；术前充分了解患者的现病史及既往史，进行详细的临床检查，进行术前常规麻醉评估，充分评估患者的全身及颌面部情况。建议罹患重度 OSA 的患者在正畸治疗过程中或术前常规使用短程无创正压通气治疗。

2. 术中及术后并发症 颌骨手术有一定的并发症可能，如呼吸道梗阻、神经损伤（如下牙槽神经、眶下神经等）、出血及血肿、咬合紊乱、下颌骨意外骨折、牙体牙根损伤、局部伤口感染、钛板排异、骨段缺血坏死、骨愈合不良或错位愈合、颞下颌关节功能紊乱、复发等。预防措施包括术前完善备血、完善手术用咬合导板准备、清醒状态下行麻醉插管、术中规范操作、术后带气管插管入监护室观察等，以及术后定期随访。

第四节 外科减重代谢手术

减重代谢手术（metabolic bariatric surgery，MBS）已被证实是治疗中、重度肥胖最为有效的治疗方法，同时还能治愈或改善各种肥胖合并症（如 OSA、OHS、2 型糖尿病、非酒精性脂肪肝、高血压等），改善患者的生活和工作质量，延长患者寿命。近年来，随着我国病态肥胖数量不断攀升，我国减重代谢外科也得到了迅速发展，全国减重代谢手术已经由 2014 年的 4000 例猛增到 2022 年的 2 万例以上。

一、减重代谢手术的发展史

减重代谢手术从解剖结构和生理学角度分为吸收限制型、容积限制型以及两者的结合。从直观的角度出发，通过缩小胃体积来减少摄入是一个较为直接的减重思路，然而减重代谢手术却最先从吸收限制型术式中萌出。

1953 年美国 Varco 完成了小肠转流术，后被称为空肠回肠旁路术（jejunoileal bypass，JIB）。次年，Kremen 报道了首例 JIB。此后各种小肠结肠旁路术、小肠小肠旁路术式应运而生，由于该类手术术后会导致严重代谢问题且大量患者减重不理想而被淘汰。外科界逐渐开始思考设计新型的改良或替代手术。

设计思路方向一是在单纯性吸收限制手术基础上进行胃容量限制的改进。1976 年 Scopinaro 报道了胆胰分流术（biliopancreatic diversion，BPD）术式；1998 年，Hess 在 BPD 的基础上发表了十二指肠切换术（duodenal switch，DS）改良术式；2007 年，Antonio Torres 推出了单吻合口十二指肠回肠旁路联合袖状胃切除术（single anastomosis duodenoileal bypass with sleeve gastrectomy，SADI-S）。这些改良替代性技术产生了良好的减重效果，而且并发症发生率进一步降低。

设计思路方向二是进一步减少食物的摄入量。1966 年，Mason 和 Ito 设计了胃空肠吻合的胃旁路术；1983 年 Torres 推出了将胃囊制作在小弯侧的 Roux-en-Y 胃旁路术（Roux-en-Y gastric bypass，RYGB）。RYGB 是美国国立卫生研究院共识会议推荐的金标准术式并沿用至今。

设计思路三是基于 RYGB 仍有发生维生素和微量元素缺乏的可能。Gagner 意外发现大量严重肥胖者（BMI＞60kg/m^2）前期行袖状胃切除术（sleeve gastrectomy，SG）的病例，在其术后已经达到了满意的减重效果。大量循证医学证据表明，SG 操作简易、并发症相对较少、手术时间短，是 BMI 较高人群的一种更安全的选择。目前，SG 是全球范围内最受追捧的手术。

1978 年，基于诸多临床实践，Buchwald 和 Varco 提出了"代谢外科"（metabolic surgery，MS）的概念，并将之定义为"对正常器官或器官系统的手术操作，以实现潜在的健康收益的生物学结果"，这被公认为代谢手术的开端。自此，医学界认识到了减重代谢手术不仅可以带来单纯的减重效应，还可以产生主动非减重效应。减重代谢手术不仅能有效、持久地减轻体重，还能缓解甚至治愈诸如 2 型糖尿病、OSA、非酒精性脂肪肝、血脂异常、高血压等各种肥胖相关合并症。

1993 年 Wittgrove 进行了首例腹腔镜 Roux-en-Y 胃旁路术。1999 年，Gagner 开展了第一例腹腔镜 BPDDS，为随后 LSG 成为单独减重术式铺平了道路。与传统手术相比，腹腔镜手术有术中失血量少、住院时间短、术后易快速康复、死亡率低以及体重改善等等优点。腹腔镜手术目前已成为公认的减重代谢手术的黄金技术支持。在腹腔镜手术迅猛发展的同时，机器人辅助外科（robotic-assisted surgery，RAS）凭借其特有的内腕（endo wrist）装置、直觉移动（intuitive motion）和 3D 视觉技术，学习曲线更短，精准操作更具人体工程学优势，有助于改善许多复杂手术的结果。1998 年，Cadiere 进行了第一次机器人辅助胃绑带术，这也是史上第一次机器人辅助减重代谢手术。2000 年，Horgan 进行了首次机器人辅助 RYGB，2007 年，Sudan 等进行了手术机器人辅助 BPDDS。

二、治 疗 原 理

（一）OSA 的发病机制与肥胖

OSA 的发病机制复杂，表现为睡眠期间上气道狭窄或阻塞，肥胖是成年人 OSA 的主要危险因素之一，且 OSA 会加重患者的肥胖病情。

1. 解剖层面

（1）颈部脂肪堆积和上气道结构改变：肥胖合并 OSA 患者常呈现颈粗短的特点，颈部、咽部、舌、腭部等上气道周围脂肪堆积，软组织体积增大，使上气道横截面积缩小，这种改变均可导致上气道横截面积缩小。睡眠时肌张力松弛，软组织下坠及颈部脂肪的压迫，使狭窄的上气道进一步塌陷闭塞。

（2）内脏脂肪增多后的压力：内脏脂肪面积的大小与 AHI 呈正相关，内脏脂肪面积越大，越易发生 OSA，且程度更严重。这是由于内脏脂肪过多堆积，上顶横膈，影响横膈运动，妨碍上气道及肺脏的伸展而致 OSA。

2. 神经内分泌层面 肥胖微环境是一种瘦素抵抗、缺氧和内皮功能障碍的状态；OSA 造成的缺氧会激活促进脂肪因子并抑制脂联素的产生而加重肥胖；OSA 还可以通过瘦素抵抗、能量交换、肠道菌群改变和饮食改变反作用于肥胖；与此同时，慢性间断性缺氧也会导致交感神经过度兴奋、氧化应激、全身炎症和代谢变化，导致血管损伤和重塑，加重肥胖患者合并的各类代谢疾病。

（二）减重代谢手术体重减轻和改善 OSA 的机制

减重代谢手术改善 OSA 是通过多因素、多维度的方式来实现的。

1. 减重代谢手术通过减重效应缓解 OSA 减重代谢手术可有效、持续地减少内脏脂肪，不仅带来有益的解剖学变化（气道大小、塌陷性改善及功能残余能力增加等变化），还可以减轻对颈部、上呼吸道和膈肌的物理压力。

2. 减重代谢手术通过非减重效应缓解 OSA 减重代谢手术可物理重构胃肠道解剖结构，最为显著的是胃肠激素发生明显改变，表现为瘦素和胰高血糖素样肽-1（肠促胰液素）升高，以及生长激素释放肽（饥饿素）下降，这些机制共同改善了胰岛素抵抗，提高了手术后的胰岛素分泌；同时，通过调控交感神经达到改善 OSA 的结局。

目前比较公认的机制为 BRAVE 效应：减重代谢手术通过胃容量改变、消化道和食糜改道、胆汁流量改变、迷走神经调控、细胞因子和抗炎效应改善，不仅带来了体重下降，还使全身性炎症水平得到明显改善（表现为诸如白细胞介素-6、肿瘤坏死因子 α 和炎症标志物 C 反应蛋白等水平明显下降），以及胰岛素抵抗下降和糖尿病缓解，这些因素综合结果最终可导致 OSA 的缓解。

（三）减重代谢手术后 OSA 残余的多学科治疗

由于肥胖并非 OSA 产生的唯一原因，一些非肥胖引起的 OSA 则需要其他学科的治疗，如上气道解剖异常、饮酒、吸烟或镇静催眠药物和其他疾病（如脑血管疾病、充血性心力衰竭、甲状腺功能减退症、肢端肥大症、声带麻痹、脑肿瘤、神经肌肉疾病、胃食管咽喉反流等）。

三、手术适应证和禁忌证

（一）适应证和禁忌证

减重代谢手术已从最初单纯以减轻体重为目的，扩展到了目前通过治疗来降低体重及治疗诸如糖尿病、OSA 等代谢性疾病的一种外科干预手段，其适应证和禁忌证也随着治疗手段的发展而不断更新。

1. 适应证　①年龄为 16～65 岁。②当 BMI≥27.5kg/m² 且 AHI≥15 次/小时和至少一种代谢紊乱，需考虑减重代谢手术；男性腰围≥90cm、女性腰围≥85cm 时，可酌情提高手术推荐等级。③BMI＞32.5kg/m² 的患者。

2. 禁忌证　①BMI＜25kg/m² 者目前不推荐手术；②呼吸衰竭失代偿者；③严重影响气道的头面部骨性畸形或异常；④妊娠期；⑤滥用药物或酒精成瘾或患有难以控制的精神疾病；⑥智力障碍或智力不成熟，行为不能自控者；⑦对手术预期不符合实际者；⑧不愿承担手术潜在并发症风险者；⑨不能配合术后饮食及生活习惯的改变，依从性差者；⑩全身状况差，难以耐受全身麻醉或手术者。

（二）手术选择及临床应用特点

1. 腹腔镜袖状胃切除术（laparoscopic sleeve gastrectomy，LSG）　是近年来快速发展的减重术式，减重效果显著，现阶段临床应用较为广泛。LSG 操作简易、并发症相对较少、手术时间短、安全性及可行性高。该术式（图 10-4-1）的主要步骤：完全游离胃底和胃大弯，应用 32～36F 胃管作为胃内支撑，距幽门 2～6cm 处作为胃大弯切割起点，向上切割，完全切除胃底和胃大弯，完整保留贲门。

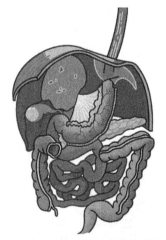

图 10-4-1　腹腔镜袖状胃切除术

LSG 彻底切除了胃底大部和胃大弯侧胃组织以达到缩小胃容积的目的，该术式既保持了原胃肠道的解剖结构，又改变了部分胃肠激素水平。

2. 腹腔镜 Roux-en-Y 胃旁路术（LRYGB）　同时具备了限制摄食量和减少小肠营养吸收的作用，是一个经典的手术方式，对于营养代谢紊乱的治疗效果略优于 LSG，然而术后营养不良的发生率高于 LSG。在美国，LRYGB 仍被视为金标准术式。

LRYGB 的操作要点（图 10-4-2）：在贲门下方建立容积为 15～30ml 的胃小囊，旷置全部胃底；食物支与胆胰支长度之和＞200cm（可根据患者的 BMI、2 型糖尿病发病程度及具体情况调整）；建议胃空肠吻合口直径＜1.5cm，关闭系膜裂孔和 Petersen 间隙，防止术后发生内疝。

3. 单吻合口胃旁路术（single anastomosis gastric bypass，OAGB）　是 LRYGB 的简化术式，其手术原理与 LRYGB 相似，操作简便，缩短了手术时间。操作要点（图 10-4-3）：主要是从胃小弯处切断至胃底部，制作容量为 60～80ml 的胃小囊，在屈氏韧带远端约 80cm 处行空肠与胃小囊吻合。与 RYGB 相比，OAGB 的缺点在于胃肠吻合存在胆汁反流的风险，可能导致边缘溃疡发生率升高。

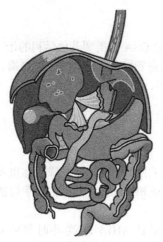

图 10-4-2 腹腔镜 Roux-en-Y 胃旁路术

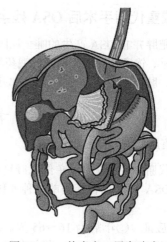

图 10-4-3 单吻合口胃旁路术

4. 胆胰分流术（biliopancreatic diversion，BPD）与十二指肠切换术（duodenal switch，DS） 是以减少营养物质吸收为主的术式，均有明显的减重效果和代谢疾病治疗效果，且较少反弹。仅就减重效果一点而言，BPDDS 是目前最佳的术式。一般适用于 BMI>50kg/m^2 者。

目前绝大多数都是以 DS 为主要操作方法，其要点（图 10-4-4）为先行 LSG，袖状胃容积为 100~200ml，保留胃幽门并在十二指肠上段将其横断，在距离回盲瓣约 250cm 处将小肠横断，十二指肠横断近端与小肠远端吻合，将小肠横断近端与回肠在距离回盲瓣 50~100cm 处进行吻合。

5. 单吻合口十二指肠回肠旁路联合袖状胃切除术（SADI-S） 是 BPDDS 的简化术式，同样属于以减少营养成分在小肠吸收为主的手术类型（图 10-4-5），且有着相似的减重疗效。其操作方法为采用 56F 的胃管行 LSG，使得胃囊的体积达到 250ml 左右，在十二指肠球部将十二指肠横断，再将十二指肠直接与回肠盲肠瓣附近 300cm 的回肠吻合。

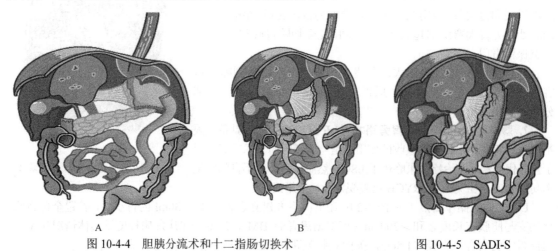

图 10-4-4 胆胰分流术和十二指肠切换术
A. BPD；B. DS

图 10-4-5 SADI-S

四、手术并发症及处理

OSA 患者通过减重代谢手术治疗后，除了减重代谢手术本身固有的并发症外，还会因术前合并 OSA，发生与 OSA 相关的并发症，因此肥胖合并 OSA 减重代谢手术的围手术期管理有其特殊性。

（一）肥胖合并 OSA 减重代谢手术的围手术期管理

1. 术前评估 除详细的病史回顾、体检以及对患者和（或）家属的询问外，还应对患者进行如 ESS、STOP-BANG 量表及柏林问卷等相关睡眠量表筛查，高危患者应接受睡眠监测检查以明确诊断。由于 OSA 患者常合并 OHS，因此术前评估应包括对 OHS 的筛查。

2. 术前准备 术前准备旨在改善或优化 OSA 患者的围手术期身体状况，具体包括：①中、重度 OSA 患者首选术前 NPPV 治疗（CPAP 或 BPAP 等）；②术前使用下颌前移或口腔矫治器；③体位治疗。

3. 术中管理 所有合并 OSA 的 MBS 患者都应在术前接受充分的麻醉评估以预测和降低手术和麻醉的风险，对于困难气道和面罩通气困难的患者，应在麻醉诱导前做好准备和处理预案。术前诱导应采用半坡卧位，CPAP 预供氧，高危患者建议采用清醒插管。术中应避免镇静药物和阿片类药物的使用，采用非甾体抗炎药为主的多模式镇痛。术后彻底苏醒后拔管，拔管困难者需入 ICU 观察。

4. 术后监护 患者拔管后直接回到病房，持续监测血氧饱和度、心率、血压、呼吸频率，持续 1～2d。进入 ICU 的高危患者建议同时监测呼吸末二氧化碳。所有患者均应术后立即接受 CPAP 或 BPAP 治疗，治疗期间注意持续监测血氧饱和度和 $PaCO_2$，在多学科团队协助下及时调整呼吸机参数。

（二）术后并发症及防治

1. 早期并发症

（1）胃肠道瘘：是减重代谢手术严重的并发症之一。SG 术后残胃瘘发生率为 0.7%～7.0%，RYGB 的胃肠道瘘发生率为 0.7%～3.3%。胃肠道瘘可发生于术后的任何时期，术后 5～7d 是瘘的易发期，因术中吻合操作原因所导致的瘘，通常在术后 24h 内即出现。胃肠道瘘的临床表现为腹膜炎、心动过速、发热等。腹部 CT 检查和上消化道造影为常用的检查手段。消化道瘘诊断明确后，应及时给予禁食、胃肠减压、抑酸、抗感染、营养支持等保守治疗；如治疗无效，可考虑内镜下放置钛夹或生物胶，甚至再手术放置引流管或重新缝合关闭瘘口。

（2）出血：可分为腹腔内出血和胃肠道出血。RYGB 术后出血的发生率为 1.9%～4.4%，SG 的发生率为 0.7%～1.4%。术后出血一般来自吻合口处或胃肠的切割闭合处。

出血的原因包括围手术期使用抗凝药物和非甾体抗炎药、术中操作不当和术后严重呕吐等。术后出血的管理要点在于早期诊断以及准确判断出血部位。

预防术后出血的关键在于术中精准操作和围手术期多学科协作。术中仔细检查各吻合口和切缘等，必要时可结合术中内镜检查，充分显露止血甚至加固缝合。术后出血一旦发生，应在积极抗休克治疗的同时，及早明确出血部位。一旦明确，如为胃肠道出血，出血较少时可先保守治疗；出血量较大或保守治疗无效时应选择胃镜下止血，必要时手术探查止血。

（3）深静脉血栓和肺栓塞：是减重术后的严重并发症，包括深静脉栓塞与肺静脉栓塞，深静脉血栓的发生率为 0.3%～1.3%，减重术后死亡病例中，约 50% 的致死原因为肺栓塞，因此减重术后的患者应高度重视血栓性并发症的发生。

深静脉血栓常见于下肢静脉，发生后可能出现下肢肿胀、红斑、局部深压痛和足背屈曲性疼痛等。深静脉血栓发生后其最严重的并发症为肺栓塞，一旦发生，死亡率高达 9%～50%。术后应常规给予监测凝血功能和 D-二聚体水平。如患者出现呼吸急促、呼吸困难、胸痛、低血压、心动过速等肺栓塞的表现，应及时给予检查、检验，胸部 CT 和血管造影有助于鉴别诊断。

减重术后对于高危患者，推荐使用下肢持续压迫装置，围手术期可适当给予抗凝药物，建议术后早期下床活动。如已发生则以积极抗凝治疗为主，肺栓塞如果发生，必要时可给予介入治疗。

（4）消化道梗阻：为减重代谢手术的并发症之一，但由于减重术式种类较多，梗阻发生的部位和原因有所不同。

吻合口狭窄是造成术后梗阻的原因之一。LRYGB 术后吻合口狭窄发生率为 3%～6%。术后早期狭窄可能与吻合口过小、水肿和组织内翻有关。中、后期狭窄的原因常为吻合口溃疡或瘘治愈后形成瘢痕。LSG 术后发生胃腔狭窄，主要源自管状胃，在应用切割闭合器进行切割时不均匀，特别是在胃角切迹部位造成管状胃狭窄、扭转等，患者可出现严重的恶心、呕吐。考虑吻合口狭窄时，上消化道造影或胃镜检查有助于诊断。禁食后效果不佳者可考虑内镜下球囊扩张，必要时再次手术。

内疝是减重术后消化道梗阻的少见原因，偶见于 RYGB 和 BPDDS 等术后，发生部位包括横结肠系膜缺口、空肠侧侧吻合系膜缺口和 Petersen 间隙。术中常规关闭系膜裂孔及其他间隙，防止术后发生内疝和肠梗阻。腹部 CT 检查有助于诊断内疝。确认内疝发生后，应及早判断有无绞窄的发生，必要时手术探查。

2. 远期并发症

（1）边缘性溃疡：指术后发生在胃空肠吻合口处的黏膜侵蚀腐烂，多见于胃肠吻合口的小肠侧，多发于术后 1 个月左右。LRYGB 术后溃疡发生率为 4%～7%。临床表现多为无明显诱因的上腹部不适、上腹部疼痛、胃部烧灼感，有时可有恶心、呕吐，严重时可有呕血或黑便等。边缘性溃疡的高危因素包括幽门螺杆菌感染、胆汁反流、使用非甾体抗炎药、胃酸过多、局部缺血、吸烟、酗酒及合并糖尿病等，胃镜检查可予以确诊。

边缘性溃疡确诊后首选保守治疗，药物以质子泵抑制药为主，保守治疗无效时可考虑再手术。预防包括术前宣教戒烟、停用非甾体抗炎药和抗凝药物等。术中吻合时应注意保证吻合口血供、操作时减少组织张力、保证胃底部的切除以减少壁细胞数量从而使胃酸分泌相应减少。

（2）倾倒综合征：切除 LRYGB 术后易出现倾倒综合征，临床表现为进食后心动过速、恶心、头晕，甚至晕厥等，与失去幽门调节功能有关。据统计，术后约 40%的患者出现程度不一的倾倒综合征，但多数患者无须特殊治疗。预防倾倒综合征的措施主要包括选择适宜的胃肠吻合口大小，建议直径为 1.5cm 左右；少食多餐，避免过甜、过浓饮食。

（3）胃食管反流病（gastroesophageal reflux disease，GERD）：OSA 在呼吸过程中产生胸腔内负压，此时食管下段平均静息压力和 LES 压力梯度均下降，使得胃内容物更容易反流进入食管，因此，除了肥胖，OSA 也是 GERD 的独立危险因素；同时，LSG 术后易出现 GERD，原因在于 LSG 术后 His 角及其附近的组织结构被破坏、食管下括约肌张力降低等。

对于减重术后出现 GERD 的病例，可先给予口服质子泵抑制药，并同时进行饮食调整，定期复查胃镜判断反流改善情况，如无好转必要时则考虑修正为 LRYGB。

（4）营养不良：由于减重代谢手术后摄食和（或）吸收减少，可导致营养不良。依据术式不同，术后营养不良的发生率也不同，现有文献表明，BPDDS 的术后营养不良发生率要高于 RYGB 和 SG。术后患者可出现多种维生素、蛋白质、电解质和矿物质等营养素缺乏，尤其是维生素 D、叶酸、维生素 B_{12}、铁缺乏。另外，部分肥胖患者在术前即已存在一定程度的营养素缺乏。因此，对于行减重代谢手术的患者，建议术前、术后均常规检测营养素水平，且术后常规补充复合维生素、铁、钙等营养素，术后终身需按要求进行随访，以避免可能的营养风险。

3. OSA 相关并发症

（1）呼吸系统：OSA 是面罩通气困难和气管插管困难的危险因素，而 OSA 患者的困难气道则被认为是导致围手术期不良呼吸事件发生率升高的主要原因。行减重代谢手术的 OSA 患者术后发生低氧血症、吸入性肺炎、气道塌陷二次插管和急性呼吸窘迫综合征的风险明显增加。拔管前彻底苏醒、及时恢复 NPPV 治疗以及完善的监测有助于预防和早期确诊。治疗需多学科团队协作完成。

（2）心血管系统：OSA 对术后心血管并发症的发生有显著影响，心肌缺血、心律失常、心房颤动和心搏骤停等心脏不良事件的发生风险在这类患者中大幅增加。多学科团队在围手术期的诊断、治疗和监控中发挥着重要作用。

五、随　　访

减重代谢外科术后随访是十分必要的，且是终身随访。首先，OSA 成因复杂，因而减重后并不一定能完全消除 OSA，仍存在 OSA 残余问题，通过随访可以进一步发现和多学科处理以达到康复、治愈的目的；其次，随访的另一重要目的是提高佩戴无创呼吸机的依从性以及根据术后睡眠监测明确是否可以停用呼吸机；最后，术后随访可以完成手术方式质量评估，及早发现和处理并发症。对于术后患者，应培养正确的生活、运动习惯；防止营养、微量元素缺乏。术后长期按计划对患者进行随访和监测是保证术后疗效、防止复胖发生的关键。

第五节　展　　望

一、耳鼻喉科手术及相关治疗

OSA 的塌陷阻塞部位为"咽喉要道"，这是耳鼻咽喉科相关手术能够治疗 OSA 的基础。发病部位与手术部位的一致性决定了耳鼻咽喉科手术在 OSA 治疗中将一直扮演着重要的角色。既往的研究结果和临床实践中发现，耳鼻咽喉科相关手术在 OSA 治疗中尚存在一些瓶颈问题，这些问题制约了耳鼻咽喉科手术在 OSA 治疗中的应用，其中最主要的是手术风险和手术疗效问题。咽喉部作为呼吸要道，一旦出现术后阻塞或出血会造成比较严重的并发症，甚至死亡，因此，实行规范化的风险评估，做好围手术期的安全评估与保障，是未来耳鼻咽喉科手术以及其他各类手术治疗的重点。此外，OSA 作为一种异质性疾病，不同患者的手术疗效存在很大的差异，因此，建立规范、精准的手术疗效评估预测方法与体系是未来耳鼻咽喉科手术治疗 OSA 的重要研究方向。

随着新技术、新设备的开发与使用，耳鼻咽喉科手术治疗 OSA 的相关核心技术未来也会出现相应的变化。近年来随着舌下神经电刺激技术的不断发展，神经电刺激治疗在 OSA 治疗中的作用被广泛关注，初步的治疗效果也值得令人期待。未来通过更加微创甚至无创的方式实现呼吸同步的神经电刺激将会为 OSA 的治疗带来革命性的进步。手术机器人技术的不断成熟为 OSA 手术技术的快速提升提供了可能，机器人手术将会改变咽腔狭小、视野不足、手术区域不易触及等影响手术操作的问题，使舌根手术等更便于实施。现有的机器人操作手臂及器械非耳鼻咽喉手术专用，相对较粗大，不利于狭小空间使用，未来开发专用的手术机器人器械用于 OSA 相关手术将会进一步提升手术操作灵活性，使手术适用人群的比例进一步扩大。

二、口腔矫治器

口腔矫治器的发展是随着整个睡眠医学的发展而被推动的。首先，对于 OSA，越来越多的学者感到其异质性太强，需将症状、体征、治疗反应等疾病特征结合凝集成某一种表型或一个组合，与其他类型的 OSA 区分开来，以实现治疗的个性化策略。在 OSA 亚型的研究中，也有研究将解剖指标纳入，如 An（2020）和 Kim（2020）将口腔矫治的目标人群通过聚类分析得出"肥胖型""骨骼型"和"复合型"，较好地解释了口腔矫治器的应用差异，但尚需更多具备客观疗效的样本进一步验证，也需纳入更多表型，如 PALM 模型等。其次，对于 OSA 单一个体，常需要多学科联合治疗、多种手段序贯治疗方可获得更好疗效。口腔矫治器虽然具有舒适度高、简便易携的特点，但是仅有机械物理的牵拉，没有肌功能改善的作用，因此，若能联合黏膜兴奋的药物则可能结合两者的优点，进一步促进口腔矫治器的应用，欧洲学者关于肌兴奋类药物研究可能为此带来突破。再次，口腔矫治器还可与行为调整联合应用，如和调整睡姿的装置联合，使体位依赖型 OSA 患者减少对下颌前伸的需求。最后，口腔矫治器与 CPAP 的各种联合尝试亦是有益的探索，在口腔矫治器控制的特殊下颌定位上，预先降低上气道阻力，从而减少 CPAP 的压力刺激，可提升 CPAP 的耐受性，不过由此可能导致面罩和漏气的问题尚需进一步探索。

口腔矫治器也有自身完善和发展的需要。第一，口腔矫治器的核心机制是下颌定位，对下颌最佳空间位置的研究一直在进行，包括从下颌滴定式移动入手，从下颌运动轨迹与上气道变化规律中挖掘下颌定位的变化曲线；利用临床指标来观察，如使用 DISE 直观下颌前伸是否带来更好的上气道扩张表现，或应用 CPAP 通过适宜的压力监测黏膜顺应性是否适宜口腔矫治器的使用，有研究提示 AHI≥30 次/小时及 CPAP 压力＞12mmHg 可能为提示口腔矫治器预后不佳的界值。因此需进一步加深对口腔矫治机制的分析和理解，找寻更本质、更灵敏的预测指标，更加精准地制定口腔矫治器的适应证。第二，评价口腔矫治器的疗效应实现全面的疗效评价。治疗 OSA 不仅是止鼾、减少数字上的 AHI，更需关注 OSA 并发症，特别是 CVD 和内分泌代谢紊乱等重大慢性病的表现。近年来，关于口腔矫治器治疗 OSA 合并糖尿病、肾病、高血压、房颤等的治疗改善报道在增多，已关注到收缩压、舒张压、颈动脉斑块、脑血管流速等多项重要临床指标的变化。医疗干预的意义在于解除患者的痛苦，改善生存质量，为治疗做更细节的规划和区分，因此，需要口腔科医师与内科医师更多合作，探究口腔矫治器的全面疗效特点及各种亚型的干预效果。第三，关注和推动口腔矫治器的卫生经济学研究，为医疗资源的合理化使用提供真实世界的数据，对地区卫生政策施加影响。这一点在第三世界国家普遍做得不够好，样本量不足，研究设计质量不强，导致证据水平不够高，无法成为医疗领域学术指南的基础，无法提供给医疗保险作为核验，也无法为医疗行政管理政策提出依据，不利于睡眠医学的发展。

三、颌面外科手术

颅颌面骨骼框架的形态、位置及大小是造成上气道解剖性狭窄的重要因素。颌面外科手术通过移动或延长颌骨，重建颌骨框架治疗 OSA，具有改善明显、疗效相对长期稳定的特点。颌骨手术多对面部美观尤其面部侧貌产生一定的影响。由于 OSA 疾病本身的异质性与复杂性、颌骨手术本身规划实施的多学科属性（多与口腔正畸联合），目前其在 OSA 人群的适应证有了一定的适用范围，该领域尚待解决的问题和研究方向简述如下。

1. 中老年人群的颌面手术围手术期安全及性价比　目前，颌面外科术式在以面型改善和 OSA 治疗为共同主诉的年轻患者中应用日益增多，其围手术期风险相对易控制，疗效也相对明确。对于中年后发病逐渐加重的重度 OSA 患者，全身多系统并发症可能增多，如何把握此类人群的颌面手术适应证、术前正畸的可选择性、围手术期的安全措施、疗程及疗效评价等均有待进一步探讨细化。

2. 不同颌面手术及改良术式的适用人群亚型分析　现阶段颌骨手术的经典及改良术式在兼顾气道功能改善与面型美观之间已有了诸多尝试且取得了一定成果，但囿于样本量有限、手术设计个性化明显，研究均质化尚欠缺，此为颌面外科手术相关研究较难深入开展的痛点。近年来关于 OSA 临床亚型的划分是研究的热点。希望基于 OSA 临床亚型的研究，结合 OSA 患者的牙殆特点和睡眠呼吸障碍严重程度，界定基于解剖学指标和气道功能指标的颌面术式亚型人群，提高治疗规范化，统一标准和质控，有望促进大样本人群的均质化前瞻性多中心研究。

3. 颌面外科手术疗效与手术部位、移动量之间的剂量-反应关系　目前在颌面外科领域，颌面手术对气道的影响越来越受重视，但是不同层面颌骨骨块的移动量，对气道形态学和睡眠呼吸功能造成的影响，其量化关系尚没有明确答案。单一术式和组合式的解剖影响范围及术式叠加后的治疗效果，尚无法准确预测。近年有学者对手术效果进行了量化研究，即每单位骨块移动可影响哪些范围的组织，可形成多少上气道空间扩展效果，有助于探索解答以上问题，为临床医师提供更多的参考依据。

四、减重代谢手术应用及研究

减重代谢外科始于 20 世纪 50 年代。循证医学表明，减重代谢手术已成为持续降低体重的最有效且不易反弹的方法，可降低肥胖患者的总病死率，缓解包括 OSA 在内的各类肥胖相关的各种代谢性疾病，降低多种恶性肿瘤的风险。

1. 减重代谢外科的临床实践　最佳减重效果、包括 OSA 在内各类肥胖合并症改善的最佳手术术式的选择和改进、降低减重代谢手术后各类并发症的发生，一直是本领域研究聚焦的核心。

关于微创理念的进一步深入，自 20 世纪 90 年代开始腹腔镜减重代谢手术，微创理念带来了令人鼓舞的效果，切口疝、术后吻合口漏、伤口感染发病率更低，平均住院日显著缩短和医疗成本总体下降。如今，机器人辅助减重代谢手术似乎显示出了优于腹腔镜的优势，且更加精准，但存在费用昂贵、医疗保险比例低等不利因素。

关于精准理念和规范化诊疗，减重外科手术的精准理念主要体现在 3 个方面：①由单一学科到多学科术前精确评估的转变；②由粗放手术模式向精细手术技巧的转变；③由经验管理向精良管护及科学随访的转变。以肥胖患者合并 OSA 为例，由于该类病例的病因多且病情严重，在术前准备时即应进行多学科精确评估全身状况及重要脏器功能，选定合理的手术方式。多学科配合为患者围手术期提供了安全保障。

关于修正手术，虽然减重代谢手术目前已成为公认的治疗肥胖症及相关代谢性疾病安全、有效的方法之一，但仍有部分病例存在减重效果不佳、复胖及术后并发症等问题，修正手术的开展与规范成为该领域的一大热点。

2. 减重代谢外科的临床和基础研究　上呼吸道生物力学模型的研究是生物力学的重要研究方向，目前科研中关注的方向有：①实体模型流体测试方法。尸源性模型和动物实验获得上呼吸道的结构、生物力学、呼吸道流场的相关参数，以期了解人上气道中相应的结构与功能的关系。②应用 CT 或 MRI 等扫描技术获取人体睡眠和清醒状态气道的解剖结构数据和上气道内气流流场的详细情况，采用有限元法和有限体积法等模拟方法计算气道生物力学和流体力学，建立数值模型。

分子生物学层面上，目前肥胖 OSA 的发生、发展机制和炎症标志物的相关性尚未完全阐明，OSA 是一种具有强遗传成分的慢性病，因此寻找一种检测方便、快捷的生物标志物尤为重要，当前研究主要应用基因组学、转录组学、蛋白质组学、代谢组学方法探索炎症性、氧化应激相关生物标志物。

本章由李庆云教授（副主编）负责

编　委　叶京英　高雪梅　王　兵

编　者　尹国平　弓　煦　于雯雯

思 考 题

1. 哪些患者适合采用腭垂腭咽成形术治疗 OSA？
2. 鼻腔手术治疗 OSA 的原理是什么？
3. 舌下神经电刺激治疗的适宜人群有哪些？
4. 动力切吸系统和低温等离子射频消融行腺样体切除的优、缺点分别有哪些？
5. 治疗舌咽气道阻塞的主要手术方式有哪些？
6. 口腔矫治器可联合其他何种方式进行治疗？能否提高耐受性、降低副作用？
7. 口腔矫治器戴用是否能做到客观监控？
8. 重度 OSA 成人患者行颌面外科手术治疗的围手术期风险可能有哪些？如何有效控制这些风险？
9. 对于微凸面型伴下颌后缩的 OSA 患者，若采取颌面外科手术治疗 OSA，有哪些方案可选？

如何考量颌骨的各向移动与气道变化、呼吸功能之间的关系？

10. 减重代谢手术治疗OSA除通过降低体重外,还涉及哪些机制? 随访的时机和要点是什么?

参 考 文 献

韩德民. 2001. 鼻内镜外科学. 2版. 北京: 人民卫生出版社.

韩德民. 2008. 关注上呼吸道阻塞性疾病的源头性作用. 中华耳鼻咽喉头颈外科杂志, 43(3):161-162.

李树华, 暴继敏, 石洪金, 等. 2010. 阻塞性睡眠呼吸暂停低通气综合征围手术期严重并发症的处理及预防. 中华耳鼻咽喉头颈外科杂志, 45(5): 359-363.

卢晓峰, 唐友盛, 沈国芳, 等. 2003. 颌骨畸形伴阻塞性睡眠呼吸暂停低通气综合征的牵引成骨治疗. 中华耳鼻咽喉科杂志, 38(3): 166-171.

卢晓峰, 王猛, 于雯雯, 等. 2014. 重度 OSAHS 上气道骨框架重构-双颌逆时针大幅度前旋治疗. 中国口腔颌面外科杂志, 12(3):247-252.

叶京英. 2022. 睡眠呼吸障碍治疗学. 北京: 人民卫生出版社.

曾祥龙, 高雪梅. 2009. 阻塞性睡眠呼吸暂停低通气综合征的口腔医学研究现状. 北京大学学报(医学版), 41(1): 10-15.

张庆翔, 周维国, 李光飞, 等. 2013. 鼻内镜辅助等离子射频治疗舌扁桃体肥大的初步研究. 临床耳鼻咽喉头颈外科杂志, 27(14):787-789.

赵忠新. 2022. 睡眠医学. 北京: 人民卫生出版社.

中国医师协会睡眠医学专业委员会. 2018. 成人阻塞性睡眠呼吸暂停多学科诊疗指南. 中华医学杂志, 98(24):1902-1914.

中华医学会外科学分会甲状腺及代谢外科学组, 中国医师协会外科医师分会肥胖和糖尿病外科医师委员会. 2019. 中国肥胖及 2 型糖尿病外科治疗指南(2019版). 中国实用外科杂志, 39(4):301-306.

de Raaff, CAL, Gorter-Stam MAW, et al. 2017. Perioperative management of obstructive sleep apnea in bariatric surgery: a consensus guideline. Surgery for Obesity and Related Diseases, 13(7):1095-1109.

Dedhia RC, Shah AJ, Bliwise DL, et al. 2019. Hypoglossal nerve stimulation and heart rate variability: analysis of star trial responders. Otolaryngology-Head and Neck Surgery, 160(1):165-171.

del Genio G, Limongelli P, del Genio F, et al. 2016. Sleeve gastrectomy improves obstructive sleep apnea syndrome(OSAS): 5 year longitudinal study. Surgery for Obesity and Related Diseases, 12(1):70-74.

Garg RK, Afifi AM, Garland CB, et al. 2017. Pediatric obstructive sleep apnea: consensus, controversy, and craniofacial considerations. Plastic and Reconstructive Surgery, 140(5):987-997.

Gong X, Zhang J, Zhao Y, et al. 2013. Long-term therapeutic efficacy of oral appliances in treatment of obstructive sleep apnea-hypopnea syndrome. Angle Orthodontist, 83(4):653-658.

Liao YF, Chiu YT, Lin CH, et al. 2015. Modified maxillomandibular advancement for obstructive sleep apnoea: towards a better outcome for Asians. International Journal of Oral and Maxillofacial Surgery, 44(2):189-194.

Lin HC, Friedman M. 2021. Transoral robotic OSA surgery. Auris Nasus Larynx, 48(3):339-346.

OSA, Working Group of Chinese, Society of Otorhinolaryngology Head Subspecialty Group of Pediatrics, et al. 2021. Chinese guideline for the diagnosis and treatment of childhood obstructive sleep apnea(2020). World J Otorhinolaryngol Head Neck Surg, 7(3):201-220.

Ramar K, Dort LC, Katz SG, et al. 2015. Clinical practice guideline for the treatment of obstructive sleep apnea and snoring with oral appliance therapy: an update for 2015. Journal of Clinical Sleep Medicine, 11(7):773-827.

Rizzi CJ, Amin JD, Isaiah A, et al. 2017. Tracheostomy for severe pediatric obstructive sleep apnea: indications and outcomes. Otolaryngology-Head and Neck Surgery, 157(2):309-313.

Samutsakorn P, Hirunwiwatkul P, Chaitusaney B, et al. 2018. Lingual tonsillectomy with palatal surgery for the treatment of obstructive sleep apnea in adults: a systematic review and meta-analysis. European Archives of Oto-Rhino-Laryngology, 275(4):1005-1013.

Steffen A, Abrams N, Suurna MV, et al. 2019. Upper-airway stimulation before, after, or without uvulopalatopharyngoplasty: a two-year perspective. Laryngoscope, 129(2):514-518.

Wei S, Zhang Y, Guo X, et al. 2017. Counterclockwise maxillomandibular advancement: a choice for Chinese patients with severe obstructive sleep apnea. Sleep and Breathing, 21(4):853-860.

Woodson BT, Strohl KP, Soose RJ, et al. 2018. Upper airway stimulation for obstructive sleep apnea: 5-year outcomes. Otolaryngology-Head and Neck Surgery, 159(1):194-202.

Yanyan M, Min Y, Xuemei G. 2019. Mandibular advancement appliances for the treatment of obstructive sleep apnea in children: a systematic review and meta-analysis. Sleep Medicine, 60:145-151.

Yu W, Wang M, He J, et al. 2017. Combined counterclockwise maxillomandibular advancement and uvulopalatopharyngoplasty surgeries for severe obstructive sleep apnea. Journal of Craniofacial Surgery, 28(2):366-371.

Zhou N, Ho JTF, Huang Z, et al. 2021. Maxillomandibular advancement versus multilevel surgery for treatment of obstructive sleep apnea: a systematic review and meta-analysis. Sleep Medicine Reviews, 57:101471.

第十一章　中枢性嗜睡

第一节　概　述

日间过度思睡（excessive daytime sleepiness，EDS）指在白天应该保持清醒的主要时段难以持续清醒和保持警觉状态，出现难以抑制的困倦、嗜睡或非预期地进入瞌睡和睡眠状态，多在久坐、无聊或单调的环境中发生。嗜睡的轻重程度不一，临床表现各异。严重者可以不分时间、地点，毫无预兆地酣然入睡；部分患者每天的总睡眠时间明显增多，但醒后并无精力及体力恢复感；有些患者在小睡后一段时间内嗜睡症状可暂时缓解，但不能持久。在无睡眠剥夺、夜间睡眠打扰或昼夜节律紊乱的前提下，以 EDS 为主诉，嗜睡症状与中枢神经系统病变有关，称为中枢性嗜睡（central disorder of hypersomnolence）。幼儿的嗜睡可表现为 24h 睡眠时间过长和（或）先前本已消失的日间小睡重现。儿童 EDS 患者可表现为学习成绩不佳、注意力涣散、情绪不稳和多动等看似与嗜睡不一致的症状。多数情况下 EDS 是一个慢性症状，持续时间至少 3 个月才能考虑诊断。EDS 给患者的工作及生活带来了很大影响，甚至酿成意外事故而危及自身及他人安全。据统计，嗜睡相关交通事故的发生率已升高 7 倍以上，但尚未引起广泛重视。EDS 是患者就诊的重要原因之一，因此准确而全面地评价嗜睡的严重程度、寻找嗜睡的原因、选择合适的治疗方案、系统评估治疗效果是睡眠医学临床实践中需要解决的重要课题。

嗜睡在人群中的发生率为 0.5%～35.8%，大多数报道为 5%～15%，9.4%的中国小学生有时或经常上课睡觉。频繁倒班者、老年人、青少年及女性人群中嗜睡的发生率较高。另外，随生活节奏加快及方式的改变，嗜睡的人群发生率上升。引起 EDS 的原因众多，由中枢神经系统疾病所致的嗜睡较为常见，其次，与环境因素和生活习惯相关者占第二位。欧美的睡眠中心报告，睡眠呼吸障碍（sleep disordered breathing，SDB）为 EDS 最常见的病因，发作性睡病（narcolepsy）居其次，其余包括昼夜节律相关睡眠-觉醒障碍（circadian rhythm sleep-wake disorder，CRSD）及周期性肢体运动障碍（periodic limb movement disorder，PLMD）等。其中 SDB 和 PLMD 患者的 EDS 与睡眠质量降低有关，而 CRSD 为睡眠-觉醒规律与昼夜节律不匹配所致。

根据 2023 年出版的《国际睡眠障碍分类标准第三版》（修订版）（the International Classification of Sleep Disorders – Third Edition，Text Revision，ICSD-3-TR）的定义，中枢性嗜睡可分为以下 8 类：发作性睡病、特发性嗜睡症（idiopathic hypersomnia，IH）、克莱恩-莱文综合征（Kleine-Levin syndrome，KLS）、疾病所致嗜睡症、精神疾病相关嗜睡症、药物或物质所致嗜睡症、睡眠不足综合征、孤立症状和正常变异、长睡眠者。其中发作性睡病最为多见，IH 和以周期性嗜睡为表现的 KLS 十分少见，但 KLS 有特征性的临床表现。近年来药物和毒品滥用引起的 EDS 现象日益受到重视。需要特别指出的是由于食欲素（orexin）缺乏是 I 型发作性睡病（narcolepsy type 1，NT1）最主要的发病机制，因此在 ICSD-3-TR 的分类中，已经用伴或者不伴食欲素缺乏的 NT1 或 II 型发作性睡病（narcolepsy type 2，NT2）取代原来伴或者不伴猝倒的发作性睡病这一标准。IH 的睡眠时长超过 660min 及日间睡眠潜伏期缩短者、KLS 与原分类中的周期性嗜睡归为同一类，但与月经相关者不再列入。

第二节　发作性睡病

发作性睡病（narcolepsy）最早于 1880 年由法国医师 Gélineau 提出，是最常见的原发性中枢神经系统睡眠-觉醒障碍疾病。本病的主要临床特征为 EDS、发作性猝倒（cataplexy）及夜间睡眠紊乱

（nocturnal sleep disturbance，NSD）。在 ICSD-3-TR 中，发作性睡病被分为两种亚型：①Ⅰ型发作性睡病（NT1），伴有猝倒症状；②Ⅱ型发作性睡病（NT2），不伴猝倒症状。发作性睡病是一种终身性睡眠障碍，多起病于青少年，可严重影响患者的学习、工作和生活，甚至发生意外事故而危及生命。

一、流 行 病 学

发作性睡病属于罕见病范畴。世界各地公开发表的流行病学资料显示，发作性睡病的患病率为 0.000 23%～0.05%。在亚洲地区，韩国报道患病率为 0.015%，中国香港报道患病率为 0.033%，中国台湾报道患病率为 0.012 9%。中国大陆（内地）目前尚缺乏确切的流行病学数据。从发病年龄来看：国外研究报道通常在 10～20 岁为发病高峰期，男性和女性患病率大致相当；国内报道发作性睡病发病高峰年龄为 8～12 岁，男女均可患病，多数报道称男性患病比例略高于女性。

二、病因及危险因素

发作性睡病的病因和发病机制迄今未明，一般认为是遗传因素与环境因素共同参与的结果。一些研究提示遗传因素在发病中起重要作用：8%～10%的发作性睡病患者有家族史，患者第一代直系亲属患病率是一般人群的 20～70 倍；25%～31%的单卵双生子共患发作性睡病。发作性睡病与人类白细胞抗原（human leucocyte antigen，HLA）具有高度相关性，HLADQB1*0602（HLADQw6 亚型）在各个种族发作性睡病患者中阳性率均很高，达到 88%～100%。中国研究报道典型患者的 HLADQB1*0602 阳性率高达 95%，明显高于一般人群 23%的阳性率。

发作性睡病发病可能与 H1N1 流感病毒感染及流感疫苗使用有关。中国 2010 年发作性睡病新发病例数明显升高，可能与 2009 年冬季 H1N1 流感流行有关。北欧一些国家报道，2010 年发作性睡病发病率增加了 6～9 倍，可能与 2009 年冬季 H1N1 流感病毒感染及甲型流感疫苗使用有关。

此外，超过 1/2 的病例在症状出现前有一定的诱因，如情绪紧张、过度疲劳或精神刺激等，这些因素的协调作用，导致患者最终出现症状。

三、发 病 机 制

下丘脑分泌素（Hcrt），又称为食欲素，是 1998 年发现的一种肽类物质，具有维持觉醒和抑制快速眼动（rapid eye movement，REM）睡眠的作用，由分布在下丘脑后外侧部的少量神经细胞合成，其神经纤维广泛投射到大脑及脊髓有关区域。动物发作性睡病的发生与 Hcrt 或其受体基因突变有关；人类 NT1 的发病可能是由于自身免疫介导的 Hcrt 细胞损伤或死亡，Hcrt 分泌减少所致，患者脑脊液（cerebro spinal fluid，CSF）中 Hcrt-1 水平显著降低或缺失。

尽管发作性睡病的发病机制未明，但多年的研究仍提出了不同的机制假说，主要包含 3 个方面：遗传机制、自身免疫机制和感染机制。HLA 等位基因与 NT1 高度相关，如 HLADQB1*06:02、HLADQB1*03:01 与 NT1 密切相关；非 HLA 基因，如肿瘤坏死因子 α_2 以及嘌呤能受体 P2Y11 基因等也与发作性睡病存在相关性。研究发现，识别 Hcrt 的 $CD4^+$ 和 $CD8^+$ T 细胞在发作性睡病患者中表达升高，推测甲型 H1N1 流感病毒诱导的免疫应答通过呈递给 $CD4^+$ T 细胞，引发针对自身抗原的免疫反应。目前研究尚未发现特异性抗原或抗体。由于下丘脑外侧区 Hcrt 抗原和抗 Hcrt 自身抗体均位于 Hcrt 神经元上，可能导致其在发作性睡病患者血和 CSF 中缺乏可检测的抗体。有研究发现，发作性睡病患者的体内 TRIB2 特异性抗体水平升高，但 TRIB2 抗体与 Hcrt 神经元损伤的因果关系尚不确定。此外，据报道有化脓性链球菌、甲型流感病毒等细菌或病毒可诱导 T 细胞产生相关性自身免疫反应，进而诱发发作性睡病症状。

四、临 床 表 现

发作性睡病的主要核心症状包括 EDS、猝倒及夜间睡眠紊乱。EDS、猝倒、入睡幻觉和睡瘫曾被合称为"发作性睡病四联征"。专家共识认为猝倒、入睡幻觉、睡瘫可能与 REM 睡眠相关。此外，肥胖在 NT1 患者中十分常见，起病之初常出现十分显著的体重增加。发作性睡病可与其他睡眠疾病，如梦语、PLMD、SDB 和快速眼动睡眠行为障碍（rapid eye movement sleep behavior disorder，RBD）等合并存在。患者可伴焦虑、抑郁症状，一些患者因频繁猝倒发作甚至出现社交恐惧症。近年来研究表明，在发病数年后，部分发作性睡病患者症状有自发缓解的趋势，但残留症状以及所带来的社会功能缺失会持续终身。

（一）日间过度思睡

EDS 是发作性睡病的核心临床表现，所有发作性睡病患者都存在 EDS，也是患者最重要的主诉。EDS 表现为突然发生的不可抗拒的困意或陷入睡眠，可出现于行走、进餐或交谈时，在外界刺激减少的情况下，如阅读、看电视、驾驶、听课、开会时更易发生。一些患者可能在行走、吃饭、说话时突然睡眠发作。睡眠持续时间多为数分钟至数十分钟，可短至数秒，也有长达数小时者，EDS 每天可发生数次到数十次不等。多数患者经过短时间的睡眠后可恢复头脑清醒，但不能维持长时间清醒。EDS 发作时，伴有运动警觉性显著下降，容易导致意外事故发生。

（二）猝倒（cataplexy）

猝倒是 NT1 最具特征性的临床症状，通常在 EDS 出现后 1 年内发生，也可表现为首发症状，先出现猝倒发作的患者并不罕见，容易被误诊或漏诊。猝倒发作被认为是清醒期 REM 睡眠片段插入导致的，患者从清醒期突然进入 REM 睡眠而导致骨骼肌失去张力，表现为头脑清醒而肌张力突然下降。在猝倒发作时，患者意识相对存在，部分患者可预感到即将发作，并可采取保护性体位以避免受伤，患者对发作过程也能回忆。猝倒发作通常由大笑、高兴等积极的情绪诱发，负面情绪（如愤怒、悲伤等）也可诱发，少数患者的进食、运动也可诱发猝倒发作。猝倒发作分为部分型发作和全面型，可表现为局部骨骼肌无力，如眼睑下垂、吐舌、言语不能、面部肌肉松弛，也可影响到颈肩部、上肢和下肢，引起头下垂、肩下垂、上肢下垂、膝盖弯曲、身体前倾，甚至累及全身，出现瘫倒在地等症状表现；呼吸肌通常不受累，但呼吸频率与幅度有所下降。猝倒发作频率从数月 1 次到每天数次不等。猝倒发作时间通常为数秒到数分钟，可以迅速完全恢复，发作时无意识丧失，发作后可清晰回忆发作过程。有时强烈的情感刺激，或者抗猝倒药物突然撤药均可能引发猝倒频繁发作，严重时可持续数小时，称为猝倒持续状态（status cataplecticus）。在此状态下，患者肌张力处于持续低下状态，无法进行自主活动。

猝倒发作是一个连续的动态过程，不仅表现有肌张力下降，也经常混合局部爆发性、短暂的肌张力增高、抽动样动作，临床应注意与癫痫等发作性疾病相识别。最近一项研究根据视频行为-脑电-肌电特征，将猝倒发作分为诱发期、对抗期、无张力期和恢复期 4 个阶段。当大笑等情感刺激发生时，患者可以感知，患者会停止正在进行的活动，此时称为诱发期。接着患者出现肌肉无力感伴有局部或全身肌肉颤动，EMG 显示低幅背景下爆发性肌电波幅增高，伴心率增快，部分 EEG 可见 1～3s 的爆发性高波幅 θ 节律，此时为对抗失张力而出现的骨骼肌对抗活动，称为对抗期。症状较轻的患者可成功对抗肌肉失张力而终止猝倒发作。较重的患者肌无力症状持续加重，并最终无法维持姿势，进入无张力期。这时患者面部及全身瘫软，无法言语、移动；EMG 显著抑制接近 REM 睡眠期，EEG 以低电压混合频率波为主，EOG 可见短暂爆发的快速眼动，ECG 较安静清醒期显著减缓。无张力期通常在 4 期中持续时间最长。最后患者进入恢复期，逐渐抬头、睁眼，活动肢体，最终完全恢复。部分猝倒频繁或持续状态的患者，发作后期可直接进入 NREM 睡眠或 REM 睡眠期，并可伴有生动的幻觉体验。由于猝倒的诱发期患者常可预感到，并主动采取保护性动作，因此能避免或减少跌倒外伤。

不典型的猝倒发作包括一系列持续性肌无力症状和局部运动增多的症状：如持续的垂头、溜肩、持久的眼睑缩小和吐舌、走路不稳、强迫下蹲体位等；局部运动增多的症状可能与对抗猝倒发作时所致的肌张力下降有关，较常见于儿童发病初期和猝倒持续状态的患者，临床可表现为反复的抬眉、面部抽动、舌体搅拌、头部摇摆、颈部后仰、四肢抽动，甚至躯干和肢体的一系列抽动样动作等。

（三）夜间睡眠紊乱

NSD 是发作性睡病的一个主要症状，发生于约 80% 的发作性睡病患者。NSD 并非单一的临床特征，而是表现为一系列的症状。由于内在睡眠不稳定导致睡眠起始快速眼动（sleep onset rapid eye movement period，SOREMP）、睡眠阶段频繁转换和自发性夜间过度觉醒，因此其核心临床表现为夜间睡眠中断、觉醒次数增多和时间延长、睡眠效率下降；其他一些症状还有入睡幻觉、睡瘫、RBD、噩梦、不宁腿综合征（restless leg syndrome，RLS）、PLM、夜间进食等。睡瘫、入睡幻觉曾被认为是本病的两个主要特征。

1. 入睡幻觉（hypnagogic hallucination）　是发生在觉醒-睡眠转换期的梦境样体验，一般多为恐怖或不愉快的内容，也可发生在觉醒前，可发生于 20%～65% 的发作性睡病患者中。通常为视觉或体感幻觉，如"灵魂出窍""不真实感""分离感"，或表现为听觉、平衡觉或多种复合感觉形式的幻觉。幻觉可伴随猝倒发生，也可发生于猝倒后或睡瘫时。部分患者在日间小睡或者犯困时也可出现幻觉。入睡幻觉是典型发作性睡病的精神症状之一，但患者有自知力，可将其与现实区分。

2. 睡瘫（sleep paralysis）　发生在入睡时或从睡眠向觉醒转换过程中，患者体验是运动不能，虽然患者意识清醒，但无法自主运动或讲话，持续数十秒到数分钟，在有意识努力控制或外界刺激（如身体受到触碰时）可立即恢复正常。睡瘫时常伴有呼吸困难感觉和各种形式幻觉，多为恐怖性体验。

3. 快速眼动睡眠行为障碍（RBD）　在发作性睡病人群中的发生率为 36%～61%。半伴 RBD（N-RBD）与特发性 RBD（iRBD）在临床表现方面不尽相同。N-RBD 起病年龄更早；其行为特点以周围性活动为多，暴力性动作少、活动安静；夜间发作，在前半段和后半段发生的概率是相同的，有时甚至接近连续。此外，与 iRBD 的症状逐渐加重不同，N-RBD 在病程初期较重，随着病程延长而略有缓解。尚无证据显示发作性睡病相关的 RBD 表现是神经系统退行性病变的危险信号。

（四）体重快速增加

很多儿童患者在发病后 1 年内出现体重急剧增加。其原因可能与 Hcrt 能神经介导的能量代谢障碍、食欲异常、自主神经系统失衡、瘦素-生长素系统功能紊乱有关。

（五）性早熟（sexual precocity）

国外报道约 17% 的儿童期发病的发作性睡病患儿伴有性早熟，国内报道此比例为 7.4%，其机制可能与 Hcrt 能神经障碍相关的神经-内分泌-代谢紊乱有关。

（六）阻塞性睡眠呼吸暂停

OSA 在发作性睡病人群中，其肥胖和超重比率显著高于一般人群，因此合并 OSA 的患病率超过 24.8%。

（七）心境障碍

25% 的发作性睡病患者有惊恐发作或社交恐惧等症状；18%～57% 的发作性睡病患者伴有情绪低落、兴趣低下、快感缺乏。导致发作性睡病患者焦虑或抑郁的主要原因包括日间睡眠过多、社会功能损害和认知缺陷等，焦虑、抑郁本身又可以加重患者的社会和家庭功能损害。

（八）精神障碍

有报道显示，发作性睡病可与精神分裂症共存。典型患者出现的幻觉与 REM 睡眠相关，如入睡幻觉、睡瘫等，患者通常分得清幻觉与现实。非典型患者会出现发作性睡病的精神病形式，出现更严重、更生动、明显与 REM 睡眠相关的幻觉或梦，并很难与现实的区分，患者可能会以类似妄想的方式将其合理化。此外，还有一些患者存在与睡眠无关的精神病性症状的精神分裂症谱系障碍共病。

（九）认知功能损害

Hcrt-1 是脑内维持觉醒的重要神经递质，对于维持警觉性和注意力与重要脑内多种神经递质及前额叶功能相关，因此发作性睡病患者认知功能损害常表现为工作记忆、执行功能和持续注意力缺陷。认知功能损害的程度与发作性睡病的严重程度、是否合并猝倒发作、病程及诊断时机、治疗等因素有关。

五、辅 助 检 查

对发作性睡病诊断与评估有帮助的辅助检查包括实验室检查和量表评估。前者主要包括多次小睡睡眠潜伏时间试验（multiple sleep latency test，MSLT）、多导睡眠监测（polysomnography，PSG）、血 HLA 分型及 CSF 中 Hcrt-1 测定。

MSLT 是检测日间过度思睡的客观方法。发作性睡病患者的 MSLT 除平均睡眠潜伏期缩短外，可见两次或两次以上的 SOREMP。MSLT 常需在前夜 PSG 之后进行，目的是保证患者在 MSLT 之前有充足的睡眠。另外，约 50% 的发作性睡病患者 PSG 显示夜间入睡后 15min 之内出现异常的 REM 睡眠，尽管敏感性不高，但特异度高达 99%。对患者进行夜间 PSG，还能够发现其共患的其他睡眠障碍性疾病，有助于鉴别诊断。在 MSLT 检查前至少佩戴 1 周的体动记录仪（actigraphy），并记录睡眠日记，有助于确定是否存在睡眠不足、倒班工作或其他昼夜节律失调性睡眠紊乱，从而更准确地分析 MSLT 的结果。

Hcrt-1≤110pg/ml 或低于正常值的 1/3，可作为发作性睡病的确诊和分型标准，对伴猝倒的典型发作性睡病诊断敏感度和特异度均达到 95% 以上；不伴猝倒者只有 25% 的患者脑脊液（CSF）中 Hcrt 低于 110pg/ml。CSF 中 Hcrt 检查费用相对便宜，对难以承受 MSLT 检查费用（在国外较昂贵）、不能配合 MSLT 检查、应用精神类药物且检查前难以停药及部分诊断困难的病例有重要诊断价值。HLADQB1*0602 阳性支持发作性睡病的诊断，但由于特异性不强，已不再作为诊断标准之一。近年来发现，如患者具有典型的猝倒发作同时伴 HLADQB1*0602 阳性，99% 可能存在 CSF 中 Hcrt-1 缺乏，不需要经过腰椎穿刺等创伤性手段获取 CSF 就可较准确预测并分型。

六、诊 断 与 分 型

本病诊断主要根据特征性病史和症状，体格检查无神经系统阳性体征。PSG 是重要的诊断依据，包括夜间多导睡眠监测（nocturnal polysomnogram，nPSG）和 MSLT。检测 CSF 中 Hcrt-1 浓度有助于诊断 NT1。CT 和 MRI 检查可排除下丘脑器质性病变导致的继发性发作性睡病。根据是否伴有 Hcrt 降低，ICSD-3-TR 将本病分为 NT1 和 NT2。

NT1（ICD-11 编码：7A20）的诊断标准参考 ICSD-3-TR，见表 11-2-1。对无猝倒者，如果符合 A 和 B（2）的标准，也应诊断为 NT1。值得注意的是，NT1 也可继发于其他疾病，要考虑病因诊断。引起发作性睡病的病因多见于中枢神经系统疾病，如自身免疫病、下丘脑肿瘤、脑卒中或外伤等。

NT2（ICD-11 编码：7A20.1）的诊断标准参考 ICSD-3-TR，见表 11-2-2。

表 11-2-1　NT1 的诊断标准

必须同时符合 A～C 项标准：

　A. 每日出现难以抑制的思睡或进入睡眠

　B. 具有下列 1 项或 2 项

　（1）猝倒（在基本特征下定义）和任意一个：①MSLT 显示平均睡眠潜伏期≤8min，出现≥2 次的 SOREMP；②夜间多导睡眠图出现 SOREMP

　（2）放射免疫法测定 CSF 中 Hcrt-1 浓度≤110pg/ml，或小于以同一标准检验正常人平均值的 1/3

　C. 这些症状和体征不能用长期的睡眠不足、昼夜节律相关睡眠-觉醒周期紊乱、其他当前存在的睡眠障碍、精神障碍，以及药物、物质滥用或戒断等更好地解释

表 11-2-2　NT2 的诊断标准

必须同时符合 A～E 项标准：

　A. 每日出现难以抑制的思睡或进入睡眠，至少持续 3 个月

　B. MSLT 显示平均睡眠潜伏期≤8min，出现≥2 次的 SOREMP。前夜 PSG 记录中的 SOREMP 可以替代 MSLT 中的一次 SOREMP

　C. 无猝倒发作

　D. 放射免疫法测定 CSF 中 Hcrt-1 浓度>110pg/ml，或大于以同一标准检验正常人平均值的 1/3

　E. 这些症状和体征不能用长期的睡眠不足、昼夜节律相关睡眠-觉醒周期紊乱、其他当前存在的睡眠障碍、精神障碍，以及药物、物质滥用或戒断等更好地解释

注：①如若患者后来出现猝倒，应重新划分为 NT1；②如若患者后来检测 CSF 中 Hcrt-1 浓度并发现其水平≤110pg/ml，或其水平低于正常平均值的 1/3，应重新划分为 NT1。

七、鉴别诊断

（一）特发性嗜睡症（IH）

IH 以不能恢复精力的长睡眠为特征，可出现宿醉式睡眠，以及持续时间更长但不解乏的日间小睡。患者的夜间睡眠效率通常更高，且通常没有发作性睡病患者表现出的 SOREMP，也很少伴有猝倒发作、睡瘫、入睡幻觉等。通过临床问诊和 PSG 检查可以鉴别。

（二）睡眠不足综合征

本病好发于学生与青壮年，因长期睡眠不足，导致其日间困倦和睡眠增多，经常与 NT2 相混淆；PSG 和 MSLT 检查时，容易出现 SOREMP。两病的鉴别点在于，典型睡眠不足综合征患者在周末或假期睡眠时间限制延长，患者睡足后白天症状减轻或消失。通过连续记录 2～3 周的体动记录仪和睡眠日记，有助于发现患者的睡眠特征。难点在于本病容易合并心理问题，后者可导致其夜间睡眠效率下降，即使有足够的卧床时间患者也很难获得足够睡眠。细致询问病史有助于鉴别。

（三）阻塞性睡眠呼吸暂停（OSA）

可表现为白天过度睡眠，在小睡后不会感到短暂清醒；OSA 患者无猝倒发作。两者常合并存在，30%以上的成人发作性睡病患者，同时存在 OSA，但是临床上常会漏诊合并 OSA 的发作性睡病患者。当患者 EDS 的程度难以用 OSA 解释、嗜睡症状的出现早于打鼾的发生、经有效的无创通气治疗后嗜睡改善不明显时，应怀疑存在发作性睡病的可能。可通过检测 CSF 中 Hcrt-1 的含量来鉴别。

（四）癫痫

癫痫患者通常日间无不可抗拒的睡眠发作和猝倒发作，且脑电图可见痫性放电；另外癫痫发作时可伴意识丧失，不能回忆发作过程。发作性猝倒患者发作时意识清醒，发作前常可预感到，

并主动采取保护性动作，以避免或减少跌倒外伤，发作后可回忆发作过程；另外，录像显示与癫痫发作不同，猝倒发作的动作不具备刻板性。应注意有些癫痫患者在服用抗癫痫药物后可出现思睡现象。

（五）其他神经、精神类疾病或睡眠障碍

中枢神经系统疾病，如脑部（尤其是下丘脑或中脑喙部）的感染、血管性疾病、肿瘤、外伤、结节、神经变性病，以及某些遗传代谢性疾病可能导致类似发作性睡病的表现，应诊断为疾病引起的发作性睡病（继发性发作性睡病），借助于颅脑影像学和 CSF 等检查可作出相应中枢神经系统疾病的诊断。精神疾病，如不典型抑郁症、双相障碍和躯体形式障碍也可以表现过度思睡，但不会出现典型发作性睡病的 MSLT 特征和 CSF 中 Hcrt-1 水平的降低。反复发作日间过度思睡也可见于 RLS、PLMD、慢性疲劳。猝倒发作应与短暂性脑缺血发作、肌肉疾病、前庭疾病、心理或精神疾病等相鉴别。少数情况下要考虑存在装病和物质滥用的可能，精神心理评估、MSLT 和 CSF 中 Hcrt-1 检测有助于鉴别。

八、治 疗

目前发作性睡病无法治愈，所以治疗以改善症状为主。治疗的主要目标为减少 EDS、减少猝倒发作、改善夜间睡眠；帮助患者尽可能恢复日常生活和社会功能。

（一）非药物治疗

对于各种年龄段的发作性睡病患者，非药物治疗应该优先考虑。

1. 日间应有计划地安排短时间睡眠特别是午睡来减少睡意，改善 EDS，同时有助于减少兴奋性药物和抗抑郁药的使用剂量。

2. 发作性睡病患者应遵守良好的睡眠卫生，保持规律而充足的夜间睡眠，戒酒戒烟，避免不当使用镇静药，避免过度食用富含咖啡因的食物和饮料。

3. 心理支持，以帮助患者认识发作性睡病的症状和症状出现后的应对措施，了解不同药物对疾病的疗效、不良反应以及疾病预后，可减少由于过度担心带来额外的心理负担，有助于增强信心、积极面对疾病。

4. 学校和社会支持，特别是儿童患者，家长和老师需理解日间过度思睡、猝倒发作和其他症状是疾病的表现，学业负担不宜太重，要鼓励患儿采取积极的、健康的生活态度；通过社会支持，针对患者学业、职业、生活各方面给予更多的理解和帮助，允许患者根据日间小睡时间安排学习与工作任务，有助于患者回归正常的社会生活。在择业方面应避免选择驾驶、高空及水下作业。

（二）药物治疗

发作性睡病的药物治疗主要针对三方面：治疗日间过度思睡、改善猝倒发作，以及治疗夜间睡眠紊乱。目前推荐的针对 EDS 的主要药物有莫达非尼（modafinil）、哌甲酯（methylphenidate）、马吲哚（mazindol）、γ-羟丁酸（gamma-hydroxybutyric acid），以及替洛利生（pitolisant）、索安非托（solriamfetol）等；改善猝倒发作的药物有替洛利生、γ-羟丁酸和抗抑郁药（如文拉法辛、氯米帕明），而且这些药物对于 EDS 均有改善作用；改善夜间睡眠紊乱的药物有 γ-羟丁酸、苯二氮䓬类和褪黑素类药物，而 γ-羟丁酸、替洛利生、文拉法辛等对入睡幻觉和睡瘫有改善作用。发作性睡病常用药物的主要药理机制、剂量及治疗症状见表 11-2-3。

1. EDS 的药物治疗 通过药物治疗，大部分患者的 EDS 可以明显改善，但仍然残留不同程度的日间过度思睡。药物治疗的目的，并非完全缓解症状，而是改善日间觉醒状态使之适应学习、工作及生活需要，同时尽量采用较小的药物剂量以减少药物副作用。

表 11-2-3　发作性睡病常用药物的主要药理机制、剂量及治疗症状

药品名称	药理机制	常用剂量	治疗症状			
			EDS	猝倒	入睡幻觉/睡瘫	NSD
莫达非尼	阻断多巴胺转运体再摄取蛋白，增强多巴胺能神经传递；增强胆碱能和谷氨酸能神经兴奋性活动；增加组胺能神经传递	100～400mg/d	√			
哌甲酯	属于苯丙胺类中枢兴奋药，可解除轻度抑制、改善精神活动和疲乏感	18～36mg/d	√			
替洛利生	为组胺 H_3 受体反向激动药/拮抗药，通过增强组胺释放产生促觉醒效应	9～36mg/d	√	√	√	
γ-羟丁酸	弱的 γ-氨基丁酸 B 型受体，可改善夜间睡眠稳定性；诱导 NADPH 的形成；代谢产物琥珀酸为大脑提供能量	6～9g/d	√	√	√	√
马吲哚	非苯丙胺类中枢兴奋药，对大脑中隔区产生拟交感神经作用	0.5～1.5mg/d	√	√		
索安非托	多巴胺和去甲肾上腺素再摄取抑制剂	75～150mg/d	√			
文拉法辛	为 5-羟色胺和去甲肾上腺素再摄取抑制剂，对多巴胺再摄取有弱的抑制作用	75～225mg/d	√	√	√	
氯米帕明	抑制单胺的再摄取从而抑制 REM 睡眠	50～250mg/d	√	√	√	

注：EDS. 日间过度思睡；NSD. 夜间睡眠紊乱。

（1）莫达非尼：属于一类精神药品。最早于 1980 年在法国应用于治疗发作性睡病，1998 年通过美国食品药品监督管理局（FDA）批准，用于治疗发作性睡病、轮班工作和 OSA 的思睡症状。莫达非尼可以改善 65%～90%的 EDS 症状，它在促进清醒的同时，并没有引起类似咖啡因、哌甲酯所产生的明显心悸、精神紧张等副作用。对哌甲酯耐药的患者，莫达非尼仍可取得良效。莫达非尼的药理作用主要包括 3 方面：低亲和性阻断多巴胺转运体再摄取蛋白，增强中枢-皮质-边缘系统多巴胺能神经传递；增强大脑皮质和脑干胆碱能、谷氨酸能神经兴奋性活动；增加丘脑结节乳头核的 Hcrt 依赖性组胺能神经传递。莫达非尼治疗发作性睡病的初始剂量为 100mg/d，此后每 5 天增加 50～100mg，直至达到标准剂量 100～400mg。通常建议在早晨顿服 200mg，如果仍残留思睡症状，可逐渐增量至 400mg/d，在早晨和中午分 2 次服用。不良反应较少，主要有头痛、神经质、胃肠道反应、鼻炎样症状、血压升高、食欲减退、体重减轻等，缓慢增加剂量可减少不良反应。莫达非尼可能存在潜在的滥用性和心理依赖性。目前研究没有发现莫达非尼可以改善猝倒发作。阿莫达非尼为从莫达非尼中提取的活性手性异构体，具有较长的生物半衰期，服药剂量和副作用相对较小。

（2）哌甲酯：国内常用，属于一类精神药品，为苯丙胺类中枢兴奋药，可以改善发作性睡病患者大部分的过度思睡症状。哌甲酯主要经肝脏代谢，半衰期为 3～4h。哌甲酯缓释片起始每日 1 次，每次 18mg，早晨口服，推荐从小剂量开始，逐渐加量至最适剂量，最大剂量不超过每日 54mg。常见的不良反应包括胃肠道反应、头痛、头晕、失眠、无力、高血压、体重减轻等；罕见的不良反应为精神疾病；青光眼、焦虑症、癫痫或抽动秽语综合征患者慎用。禁用于高血压、胸痛、心律失常、二尖瓣脱垂、心室肥大、心绞痛和急性心肌梗死患者。哌甲酯存在潜在的滥用性和耐受性，部分患者持续服用后会出现耐受而需加量，停药后敏感性可恢复。

（3）替洛利生：不属于精神药品，是新型组胺 H_3 受体反向激动药，通过增加中枢神经系统内源性组胺和其他兴奋性神经递质，如乙酰胆碱、多巴胺、去甲肾上腺素的释放，达到改善 EDS 和猝倒发作的作用。替洛利生不会刺激与药物滥用有关的伏隔核多巴胺的释放，在临床试验中未发现戒断症状。该药于 2016 年和 2019 年先后在欧盟和美国被批准用于发作性睡病 EDS 的治疗。替洛利生需要根据个体患者的反应和耐受性使用最低有效剂量（9mg/d），最大剂量不得超过 36mg/d。替洛利生随早餐单次服用，吸收良好且迅速。常见的不良反应包括失眠、头痛、恶心、焦虑等。通

过评估用药的风险与获益，可以考虑推荐小剂量替洛利生用于治疗儿童 EDS。临床研究结果显示，替洛利生能显著降低艾普沃斯嗜睡量表（Epworth sleepiness scale，ESS）评分，同时改善猝倒发作频率，并对入睡幻觉、睡瘫有一定帮助。长达 5 年的研究验证，该药物长期疗效稳定，具有良好的耐受性和安全性。

（4）γ-羟丁酸：是一种传统的麻醉诱导药，属于一类精神药品，有依赖性。通过兴奋 $GABA_B$ 受体发挥中枢神经系统抑制作用，能够快速诱导入睡、显著增加慢波睡眠及 REM 睡眠的比例。γ-羟丁酸治疗发作性睡病的机制不明。1979 年即有报道用来治疗发作性睡病，发现其改善夜间睡眠及猝倒的作用均较显著，2002 年美国 FDA 批准其治疗发作性睡病。国外应用经验表明，该药对大多数患者都有效，但改善猝倒的效应发挥较慢，一般治疗 4 周后可改善猝倒发作，3 个月后发挥最大疗效。一旦达到最佳效应，不少患者可停用其他抗猝倒药。γ-羟丁酸可降低猝倒发作的效果与剂量有关，由于半衰期短、起效快，γ-羟丁酸需要夜间晚上睡前服用，并建议夜间加服 1 次。常见的不良反应包括恶心、头晕、夜间遗尿、头痛、胸部不适和睡眠障碍，SDB 也有报道。足量服用会引起快速镇静和记忆缺失，大剂量会引发呼吸抑制甚至死亡。γ-羟丁酸无论是治疗 EDS 还是猝倒发作，以及改善 NSD，均为欧美国家一线首选药物，中国目前尚无此药上市。

（5）马吲哚：属于一类精神药品，为非苯丙胺类中枢兴奋药，主要通过大脑中隔区产生拟交感神经作用。马吲哚最初用于治疗单纯性肥胖，1975 年首次用于治疗发作性睡病，可使 85% 患者的 EDS 症状得到改善，并减少 50% 的猝倒发作。一项针对难治性发作性睡病的研究发现，1～6mg/d 马吲哚对莫达非尼、哌甲酯和 γ-羟丁酸耐药患者过度思睡症状的改善率达 60%，亦可明显缓解猝倒发作。马吲哚常见不良反应包括口干、心悸、厌食、紧张和头痛等。

（6）索安非托：是一种具有双重作用的多巴胺去甲肾上腺素再摄取抑制剂（dopamine and norepinephrine reuptake inhibitor，DNRI），已被证实用于治疗成人与发作性睡病相关的 EDS，可改善觉醒，推荐每日服药 1 次，清醒状态下用药。因为有干扰睡眠的可能，应避免在入睡前 9h 内服药。起始应用剂量为 75mg，最大剂量为 150mg。根据疗效和耐受性，索林非托增加 1 倍剂量至少每隔 3 天。常见的不良事件包括头痛、食欲减退、失眠、恶心和胸部不适，大多数为轻度或中度严重程度。该药目前还没有在国内申请上市，尚未进行精神药品的判定。

大部分患者应用中枢兴奋药单药治疗 EDS 可达到较好效果，但有 15%～35% 的患者疗效欠佳，可通过联合用药来优化疗效。替洛利生联合莫达非尼或其他 EDS 治疗药物的长期疗效和安全性已得到临床研究验证，莫达非尼 200～300mg/d 可加用 5～10mg 的哌甲酯或马吲哚，联合用药必须在临床严密监测下使用，其安全性尚无临床研究证据。

2. 猝倒的药物治疗 目前推荐的抗猝倒药物主要为抗抑郁药、替洛利生、γ-羟丁酸和马吲哚。替洛利生、γ-羟丁酸和马吲哚可同时改善猝倒和 EDS，前面已讲述，在此不重复。临床上有显著抗猝倒的抗抑郁药类主要包括三环类抗抑郁药（tricyclic antidepressive agent，TCA）、选择性 5-羟色胺去甲肾上腺素再摄取抑制剂（serotonin-noradrenalin reuptake inhibitor，SNRI）和选择性去甲肾上腺素再摄取抑制剂。上述抗抑郁药在改善猝倒的同时也具有一定的促醒作用。

与抗抑郁药治疗抑郁症常需较高剂量和起效缓慢不同，该类药物在低剂量时即可发挥抗猝倒效应，而且起效时间短，提示它们治疗这两种疾病的机制可能不同。即便是长期服用缓释型抗抑郁药，也可能在中断治疗的次日发生猝倒症状反弹，甚至出现猝倒持续状态，症状反弹可持续 1～2 周。抗抑郁药类治疗猝倒时也可能出现药物耐受现象，此时增加剂量或更换药物可能有所帮助。如果一种抗猝倒药物疗效不佳，还可以联合使用非同类抗猝倒药物。

（1）TCA：包括氯米帕明和阿米替林。TCA 通过抑制单胺的再摄取而抑制异常 REM 睡眠的发生，用于治疗猝倒发作，对入睡幻觉和睡瘫均有效，但也可能会导致 RBD 的产生。这类药物由于具有抑制 5-羟色胺再摄取、拮抗胆碱能、拮抗组胺和阻断 α_1-肾上腺素能效应，因此存在诸多不良反应，如便秘、视物模糊、口干、心脏传导阻滞、镇静、直立性低血压及性功能障碍等。

（2）SNRI：主要包括文拉法辛、去甲基文拉法辛和度洛西汀。SNRI 能有效抑制 5-羟色胺和去甲肾上腺素的再摄取,对多巴胺再摄取也有一定的抑制作用。文拉法辛在临床上常用于治疗猝倒、入睡幻觉和睡瘫,因其半衰期为 5h,所以文拉法辛缓释片应用更为广泛,适用于治疗猝倒发作,对入睡幻觉和睡瘫均有效,同时可部分改善 EDS。在中国和美国的一些睡眠中心,文拉法辛已成为治疗发作性睡病的一线药物。该药起始剂量为 37.5mg,早饭后顿服,缓慢增加至有效剂量(75～225mg/d)。由于文拉法辛具有较强的去甲肾上腺素能作用,可导致血压升高和心率加快,对高血压和心动过速的患者应谨慎使用。常见不良反应还有恶心、头晕、食欲减退、易怒、失眠、体重增加、性功能障碍、多汗、便秘、腹泻等。

去甲基文拉法辛是文拉法辛经肝脏代谢后的产物,其抗猝倒效果可能优于文拉法辛及其他的抗抑郁药,不良反应与文拉法辛相近。

度洛西汀的药理机制与文拉法辛类似,研究报道度洛西汀治疗发作性睡病猝倒发作有效。该药半衰期较长(约 12 h),对肝脏损害小,有效治疗剂量为 20～40mg/d,最大剂量为 60mg/d。

(3)NaRI:包括瑞波西汀和托莫西汀。为选择性去甲肾上腺素再摄取抑制剂,可减少猝倒发作的频率及严重程度。小样本研究结果显示,经瑞波西汀(最高剂量 10mg/d)治疗后,患者的 ESS 评分下降 48%,MSLT 的睡眠潜伏期改善 54%,猝倒发作也显著减少。瑞波西汀常见不良反应为失眠、多汗、头晕、便秘、直立性低血压、性功能障碍和排尿困难等。

托莫西汀可选择性抑制去甲肾上腺素的突触前转运,增强去甲肾上腺素功能,半衰期较短(4～5h)。研究报道,托莫西汀治疗发作性睡病的猝倒和 EDS 均有效。托莫西汀的有效治疗剂量为 10～60mg/d,最大剂量为 80mg/d,常见不良反应为食欲减退、尿潴留、便秘等,需监测血压和心率等。

3. 睡瘫和入睡幻觉的治疗　鉴于睡瘫和入睡幻觉是与 REM 睡眠期相关的异常表现,推荐使用替洛利生、γ-羟丁酸,以及氯米帕明、文拉法辛等抗抑郁药。

4. 夜间过度觉醒的治疗　多项研究发现,γ-羟丁酸可以快速诱导入睡、显著增加慢波睡眠及REM 睡眠的比例、减少入睡后清醒时间,对于入睡幻觉和睡瘫也有显著改善,而且同时还能够显著缩短卧床时间,大幅度提高睡眠效率。大剂量 γ-羟丁酸可能会增加 SDB 的风险,必要时可先行气道正压辅助呼吸,在保障通气功能后再给予 γ-羟丁酸治疗。镇静催眠药物(唑吡坦、佐匹克隆、右佐匹克隆)以及褪黑素等用来治疗夜间过度觉醒的证据尚不充分。

5. REM 睡眠期行为障碍的治疗　缺乏高质量临床研究,不建议应用氯硝西泮,可尝试使用褪黑素或褪黑素受体激动药类。

6. 药物安全性的说明　目前尚无药物治疗妊娠期和哺乳期发作性睡病患者的研究。由美国FDA 最新颁布的妊娠药物分级中,γ-羟丁酸属于 B 级药物,对胎儿未见明显危害或不良反应,妊娠期可使用;哌甲酯、莫达非尼、氯米帕明、选择性 5-羟色胺再摄取抑制药(selective serotonin reuptake inhibitor, SSRI)、文拉法辛属于 C 级致畸性药物,对胎儿可能有危害(致畸或流产)。应注意妊娠期使用中枢兴奋药或 SNRI 所导致的血压变化。由于分娩过程中有发生猝倒持续状态的风险,故推荐孕妇生产时选择剖宫产术。

发作性睡病治疗过程中常遇到多种药物联用的情况。抑制中枢肾上腺素能神经递质传递的抗高血压药物,如哌唑嗪和可乐定可加重猝倒发作。单胺氧化酶抑制药(monoamine oxidase inhibitor, MAOI),包括司来吉兰、呋喃唑酮、异卡波肼、苯乙肼、吗氯贝胺、拉扎贝胺等西药,以及鹿茸、何首乌等中药,与 TCA 或 SNRI 合用时,可能会发生严重不良反应,如 5-HT 综合征(出现高热、强直、肌阵挛、心动过速、呼吸困难、精神错乱等),甚至发生高血压危象而危及生命。

九、预　后

发作性睡病虽然是终身性疾病,但随着病程的延长,本病症状有部分缓解的趋势。国内和国外的临床随访研究发现,无论是否用药,本病 EDS 和猝倒发作的频率及严重程度均有部分缓解。这些可能与大脑的代偿功能以及人的适应能力有关。

第三节 克莱恩-莱文综合征

克莱恩-莱文综合征（Kleine-Levin syndrome，KLS）又称复发性过度睡眠或复发性嗜睡症，是一种罕见的神经系统异常。本病多常见于男性青壮年，典型表现为周期性发作的过度睡眠、贪食和行为异常。

1786年，法国医师 Edmé 首次描述了一名26岁的女性患者，她在7～11岁期间经历了多次昏睡发作，伴有发热、消化问题、头痛和抽搐。14岁时她昏睡了好几天，自那时起，每隔一段时间就会昏睡发作，通常持续 8～15d。这个女孩的食欲既古怪又危险，睡眠发作时她吃石灰、灰泥、泥土和醋。Willi Kleine 在1925年描述了9例反复发作的过度睡眠患者。Max Levin 于1936年又报道了另外5个案例，并重点研究了过度睡眠和进食障碍之间的关系。1962年，Critchley 医师将这种疾病命名为 KLS。

一、流 行 病 学

该病罕见，缺乏流行病学资料，估计患病率为每百万人群中1～2例。迄今为止，文献报道的来自各个国家的病例仅数百例。2005年，一篇文献系统回顾了186例病例资料，80%的患者起病于10～20岁，大部分在青春期开始发作，成人和幼儿也可患病，男性多于女性，男女比大约为2：1。

二、病因及危险因素

KLS 病因不明。上呼吸道感染和流感样症状是不少病例首发和复发的重要诱因，其他少见诱发因素包括饮酒、颅脑外伤、劳累、寒冷等。在女性患者，仅与月经周期相关的思睡或过度睡眠反复发作属于 KLS 的另一种亚型。

三、发 病 机 制

KLS 的发病机制尚不明确，可能与遗传因素、出生缺陷、发育障碍等因素有关，感染、疲劳、外伤等可能是其诱因，但都没有确切证据。有报道犹太人的患病率增加，5%的患者存在家族性发病倾向，HLADQB1*02 及与双相情感障碍相关的 TRANK1 是可能的易感基因。

四、临 床 表 现

KLS 以反复发作的过度睡眠伴随认知、精神和行为异常为主要表现，发作间期功能状态正常。典型临床表现为睡眠过度、贪食（食欲异常）和性欲亢进，发作期患者每天睡眠时间可长达 16～20h 及以上，能自动醒来进食和上厕所，不伴大小便失禁。回顾性病例分析显示，贪食者占66%，而 33%的患者表现为厌食，在中国患者中表现厌食者更多见；性欲亢进者占53%，以男性为主。其他的精神行为异常可表现为低龄化表现（如对父母过分依赖、话语和音调幼儿化）、饮食习惯改变、喜独处和不愿见陌生人，还有一些患者表现为焦虑、幻觉和妄想等。在发作期当患者相对清醒时，大多数患者表现为疲惫、淡漠、意识模糊及讲话和应答迟钝、近记忆常减弱或缺失，并存在定位能力减弱、方向感缺失和对外界环境的梦幻般感知（非真实感）。如强制让其保持清醒，患者表现为易激惹，甚至有攻击行为。在发作间歇期，患者的睡眠、认知、情绪和进食均表现与正常人无异。同一患者每次的复发症状可能并不完全相同。

据报道，KLS 的发作期为2.5～80d，典型发作期持续时间的中位数约为10d，少数持续数周至数月。发作间歇期从数周到数月不等。发病早期间隔时间短、反复次数频繁。随病程延长，通常患者的发作持续时间、严重程度和频率均减少。

五、辅 助 检 查

KLS 发作期常规脑电图显示背景脑电活动频率总体减慢，经常出现阵发性（0.5～2s）双侧同步、弥散性、中高波幅 5～7Hz 的 θ 波。发作期 24h PSG 显示总睡眠时间延长，可达 16～20h，甚至更多。在发作期前半段的夜间慢波睡眠百分比减少，后半段的 REM 睡眠减少。PSG 结果取决于记录持续时间（是整夜还是 24h 监测）以及记录的时间点（是在发作期起始时还是结束时，是在疾病的早期还是病程后期）。MSLT 结果不仅取决于发作阶段，也取决于患者是否能够配合检查，常出现睡眠潜伏期缩短或多次 SOREMP。常规 CSF 检查细胞学、生化和蛋白质正常，Hcrt-1 水平可正常也可降低，发作期的水平低于发作间期。脑 CT 和 MRI 检查通常无异常发现，但脑功能成像可能发现存在脑血流灌注异常。

六、诊　　断

KLS（ICD-11 编码：7A22）的诊断标准参考 ICSD-3-TR，见表 11-3-1。KLS 诊断主要靠典型的临床表现及发作模式，辅助检查不能提供有诊断价值的证据。

表 11-3-1　KLS 的诊断标准

必须同时符合 A～E 项标准：

　A. 至少经历两次过度睡眠和睡眠期的反复发作，每次持续 2 天至数周

　B. 通常这种反复发作每年超过 1 次，或至少每 18 个月 1 次

　C. 在疾病最初几年，两次发作间期，患者的睡眠、警觉性、认知功能、行为和情绪正常或接近正常

　D. 发作期间患者必须至少出现下列症状中的一项

　　（1）认知功能障碍

　　（2）非真实感

　　（3）情感淡漠

　　（4）无节制行为（如性欲亢进或暴饮暴食）

　E. 这些症状和体征不能用长期的睡眠不足、昼夜节律相关睡眠-觉醒周期紊乱、其他当前存在的睡眠障碍、精神障碍，以及药物、物质滥用或戒断等更好地解释

七、鉴 别 诊 断

1. 精神疾病相关的反复过度睡眠发作双相情感障碍和季节性情感障碍中也有反复思睡发作的报道。这类疾病通常有逐渐加重的过程，很少如 KLS 那样突然出现并迅速达到高峰；这类疾病的症状改善也很少如 KLS 那样突然消失；在发作间歇期也会有抑郁、焦虑等情感障碍，通过量表可以帮助鉴别。

2. 其他疾病相关的反复过度睡眠发作脑炎、肝性脑病、多发性硬化、头颅损伤、卟啉病、神经莱姆病、基底部偏头痛和复杂部分性癫痫状态有时也可出现类似 KLS 的症状。颅脑肿瘤，特别是继发于第三脑室的肿瘤，因脑室 CSF 间断梗阻，可导致头痛、呕吐、意识模糊和阵发性警觉损害。其他应该鉴别诊断的疾病包括药物或物质引起的过度睡眠、OSA、发作性睡病、IH 和睡眠不足，但这些疾病每日均出现过度思睡，无反复、周期性发作的特点。

八、治　　疗

KLS 尚无特效治疗。

在发作期间，应当尽量避免打扰患者，创造舒适、安静的环境，确保患者的安全。文献报道碳酸锂对 50%的患者有效，其他促醒药物，如哌甲酯、莫达非尼虽然可以减少患者的睡眠时间，但并不能改善情绪和认知功能等。在发作间期，避免感冒、劳累等诱发因素，可减少部分患者的复发。

九、预　后

多数患者发病经数年后，发作间歇期逐渐延长、发作天数逐渐减少、严重程度逐渐减轻。一般病例进入成年后可逐渐停止发作，病程中位数是 14 年。

第四节　特发性嗜睡症

特发性嗜睡症（idiopathic hypersomnia，IH）是中枢神经系统功能障碍所致，由正常或延长的 NREM 睡眠构成的嗜睡。

一、流　行　病　学

IH 好发于青少年及成年早期，通常 25 岁之前发病，30 岁以后发病者罕见，平均起病年龄是 16.6～21.2 岁，人群患病率和发病率均不详。女性患病率高于男性。少数患者有阳性家族史。

二、病因及危险因素

IH 是一种原发性睡眠障碍，发病因素和遗传易感性均不明。

三、发　病　机　制

IH 发病机制不明，可能的机制包括唤醒系统缺陷、对睡眠诱导系统的不适当刺激以及长时间的生物性睡眠。嗜睡症状一开始通常是隐匿出现。第一次嗜睡发作通常发生在失眠、突然改变睡眠习惯、劳累、全身麻醉、病毒感染或轻度头部外伤之后。50%的患者有家族史，在少数一些家族中可能同时存在着 IH 和发作性睡病。该病可能为常染色体显性遗传，且女性更易发病。在一些患者常伴有糖尿病或肥胖。

因为 IH 和发作性睡病症状较为相似，所以学者也研究了 IH 可能的 HLA 标记。尽管一些研究报道了 HLADQ1、HLADR5、HLACW2、HLADQ3 的出现增加，而 HLACW3 的出现减少，但还没有得到大多数学者一致的认同。HLA 分型目前不能帮助诊断 IH。

对 IH 患者进行 CSF 检查，发现细胞计数、细胞学和蛋白质含量均正常。但 IH 与发作性睡病患者的 CSF 中多巴胺和吲哚乙酸减少。Faull 研究发现发作性睡病或 IH 的患者与正常人相比，有相同的单胺代谢产物平均浓度，但发作性睡病患者表现为多巴胺系统失调，而 IH 表现为去甲肾上腺素系统失调。

也有假说认为 IH 的患者存在觉醒系统缺陷。Petitjean 和 Jouvet 观察到肾上腺素能上行通路损害可导致 CSF 中单胺代谢产物改变和睡眠过多。

其他人则认为 IH 是由于昼夜睡眠稳态调节系统失调引起，因而提出了 NREM 睡眠稳态失调假说。因为他们发现在这些患者的整个睡眠期中，睡眠梭形波增加，而 NREM 睡眠 N1 期、NREM 睡眠 N2 期中慢波活动减少，同时 IH 患者褪黑素和皮质醇的分泌周期延迟。

最近 IH 的病理学研究主要在 Hcrt，它参与调节睡眠-觉醒。约 90%猝倒型发作性睡病的患者 Hcrt-1 减少。然而，在无猝倒的发作性睡病、继发性发作性睡病、家族性发作性睡病和双胞胎发作性睡病患者中，Hcrt-1 水平可能是正常的。同样，大多数研究表明 IH 患者 CSF 中 Hcrt-1 水平正常。由于还没有明确 Hcrt 的正常界值，我们必须谨慎看待 Hcrt-1 和 Hcrt-2 水平减少的病例报告。生物钟基因与家族性昼夜节律紊乱的发现，又让人思考 IH 患者中是否存在遗传因素，因为突变或异常的生物钟基因可能导致睡眠过多。

四、临　床　表　现

IH 是一种终身性疾病，主要以 EDS 但不伴猝倒发作为基本特征，以及早晨或小睡后觉醒困难

（睡眠宿醉）的临床表现。症状在数周或数月内逐渐进展，病情到达高峰后，症状常持久存在，只有 1/4 的患者可以自发性缓解。IH 的 ESS 评分较高，酒精、运动、过度饮食及温暖的环境都可以加重 EDS，但患者能耐受睡眠剥夺。

尽管部分患者存在睡瘫和入睡幻觉，但无猝倒和夜间睡眠紊乱。睡瘫和入睡幻觉在其他睡眠障碍患者，甚至在健康人群中也可以出现。伴随症状包括不易清醒而且耗时过长、反复再入睡、易激惹、无意识行为和意识模糊。患者通常主诉晨醒困难，难以被闹钟唤醒，只能频繁使用特殊手段来促醒。如果被唤醒处于朦胧状态时，往往具有攻击性，包括言语暴力和身体暴力。患者可能混沌不清，对外部刺激无法作出适当反应，一直到完全清醒。通常在早上，家人可能需要 2~3h 来唤醒患者。另外一些患者从小睡醒来时也有宿醉现象，表现为定向力障碍、精神错乱、运动不协调。自我报告的总睡眠时间很长，通常睡眠时间超过 10h，日间小睡的持续时间很长，常超过 60min，多数患者醒后无精神恢复感。头痛是 EDS 患者的一种常见症状，约 30%的 IH 患者有偏头痛和紧张性头痛。可出现自主神经系统功能障碍的各种症状，如直立性低血压、体温调节障碍和外周血管异常感觉（手足厥冷的雷诺现象）。

一小部分 IH 患者无小睡，这类患者容易出现昏昏沉沉和自动症行为，表现为呆呆地凝视通常是自动症发作。在这些发作中，患者的行为往往不合逻辑，如患者突然发现自己驱车离家数里外，或行为异常（如把酒加到咖啡里、把脏盘子放在洗衣机里洗、在课堂上写一些难以理解的句子，以及突然大声、不符场合的讲话）。患者自动症发作结束后，面对这些异常的行为结果，不能回忆行为过程，只感觉到昏昏欲睡。少数 IH 患者有不可抗拒的睡眠发作，但持续时间短，而且醒后让人精神振奋。同时，在同一个家族中存在类似 NT1 和 EDS 的患者，他们的小睡时间和夜间睡眠时间都延长，表明发作性睡病和 IH 存在相互重叠的特点。

自动症的行为、长时间的睡眠发作和睡眠宿醉，都是 IH 的典型症状，但要注意的是在其他条件下也可以出现，包括发作性睡病、睡眠过多和合并精神病或神经系统疾病的睡眠过多。

五、辅 助 检 查

PSG 是诊断 IH 的重要手段。EDS 的客观依据包括 MSLT 显示平均睡眠潜伏期≤8min。24h PSG 检查或腕式体动记录仪显示 24h 内睡眠时间超过 11h 有助于诊断 IH。除总睡眠时间延长外，夜间 PSG 显示睡眠效率高达 90%，NREM 睡眠和 REM 睡眠比例大致正常，REM 睡眠潜伏期正常。MSLT 中平均睡眠潜伏期通常短于对照组，但长于大部分发作性睡病患者，可以用来排除无猝倒的发作性睡病。两项病例研究报告本病平均睡眠潜伏期分别为 8.3min 和 7.8min，SOREMP 少于两次，或在整夜 PSG 记录中无 SOREMP。应注意排除睡眠不足。

若患者符合其他诊断标准，只是 MSLT 中平均睡眠潜伏期超过 8min，24h 内总睡眠少于 660min，应当在消除 MSLT 的影响因素，如纠正睡眠不足、排除其他睡眠疾病特别是呼吸努力相关性觉醒、停服镇静催眠药物后，进行长时间 PSG（24h）或腕式体动记录仪（7d 非限制睡眠）记录，前者的诊断价值已经得到证实，但后者的价值有待研究。如 MSLT 结果不支持，而临床仍然高度疑诊 IH，可重复进行 MSLT。由于 24h 生理睡眠时间的正常值范围在儿童、青少年和成人中有不同的标准，因此本病的诊断标准要考虑到年龄相关的生理睡眠时长而作相应调整。

磁共振成像（magnetic resonance imaging，MRI）、HLA 分型、CSF 中的 Hcrt-1 浓度在诊断 IH 中无帮助。在正常人、发作性睡病和 IH 患者之间，褪黑素水平、诱发电位的反应（包括觉醒 P300 的波）是有区别的，但这些结果对于临床实践中具体的患者来说，也是没有帮助的。

六、诊 　 断

当患者主诉长时间小睡后仍难以恢复精力、晨间或小睡后觉醒困难时，要考虑 IH 的诊断。详细的病史询问、系统的问卷评估、全面体格检查、夜间 PSG 和 MSLT 是必不可少的诊断依据。更重要的是要排除其他原因引起的 EDS。对诊断不明确的患者需要通过 PSG 或体动记录仪、精神心理测试、CSF 中 Hcrt-1 测定和脑部 MRI 检查来帮助诊断。

　　IH（ICD-11 编码：7A21）的诊断标准参考 ICSD-3-TR，见表 11-4-1。

表 11-4-1　IH 的诊断标准

必须同时符合 A～F 项的标准：

A. 每日出现难以抑制的思睡或日间发生非预期的入睡，至少持续 3 个月

B. 无猝倒

C. PSG 和 MSLT 的结果与 NT1 或者 NT2 型的诊断不一致

D. 至少有下列发现之一

　　（1）MSLT 显示平均睡眠潜伏期≤8min

　　（2）24h PSG（在纠正慢性睡眠剥夺后进行）或通过腕式体动记录仪结合睡眠日记（平均至少超过 7d 的自然睡眠）确认总睡眠时间≥660min（典型者睡 12～14h/d）

E. 应排除睡眠不足（如需要，可通过增加夜间卧床时间后观察思睡有无改善来测试，最好经过至少 1 周的腕式体动记录仪证实）

F. 这些症状和体征不能用昼夜节律相关睡眠-觉醒周期紊乱、其他当前存在的睡眠障碍、精神障碍，以及药物、物质滥用或戒断等更好地解释。

七、鉴 别 诊 断

1. 发作性睡病　IH 易与 NT2 相混淆，存在 EDS 与无猝倒发作，MSLT 有两个或以上以 REM 期开始的睡眠，CSF 中 Hcrt-1 正常或低水平，都是 NT2 的诊断标准。一方面，IH 患者觉醒后不能完全恢复精神，而发作性睡病患者在不可抑制的小睡后精神状态有明显改善，IH 患者对夜间睡眠的主观评价一般良好，不醒或少醒，而发作性睡病患者由于夜间睡眠紊乱、片段化，常主诉夜间睡眠质量不高。一些患者符合 IH 的现有国际诊断标准，如变异的 EDS、有不可抗拒的睡眠发作及小睡后精神振奋。另一方面，少数 NT2 患者也有非强制的 EDS、长时间小睡、夜间睡眠延长，PSG 或 MSLT 中出现以 REM 期开始的睡眠。HLADQB1*0602 可以帮助鉴别发作性睡病和 IH。但是，CSF 中 Hcrt-1 检测对 NT2 和 IH 的鉴别诊断存在局限性。

2. 睡眠呼吸障碍（SDB）　IH 可能与 OSA，特别是呼吸努力相关觉醒（respiratory effort related arousal，RERA）混淆，经无创通气治疗后 RERA 引起的 EDS 可明显改善。IH 应与 SDB 鉴别，尤其是上气道阻力综合征，这些患者的临床主诉常仅是单纯的 EDS 和打鼾，这些患者没有肥胖；查体常发现患者的颌骨变长，腭骨高拱，上切牙突出；颅骨 X 线检查发现舌根后空间狭小（后气道间隙）；一些无打鼾的妇女有颈椎融合的表现（颈 $C_{3\sim4}$、颈 $C_{5\sim6}$）；这些患者会出现一个持续 3～14s 的短暂脑电 α 觉醒波，伴呼吸运动加强；通过带有传感器的 PSG 可以发现反复、短暂的觉醒，觉醒前打鼾次数增加，吸气时间延长和呼气时间减少；未发现血氧饱和度下降和呼吸紊乱指数（respiratory disturbance index，RDI）升高（正常 RDI＜5 次/小时）。如果怀疑上气道阻力综合征，应进行食管压力监测或鼻腔插管压力检查。单纯打鼾和 IH 的患者，应给予持续气道正压通气（continuous positive airway pressure，CPAP）治疗。症状如果没有改善，则支持 IH 诊断。

3. 中枢神经系统疾病相关的嗜睡症　神经系统疾病引起的嗜睡和 EDS，其严重程度和临床表现差异很大。脑肿瘤、脑炎、交通性脑积水、卒中，以及丘脑、下丘脑（肿瘤、神经类肉瘤病、Whipple 病）或脑干的其他病变可引起嗜睡，其可能与 IH 的临床症状相似，但通常还包括睡眠连续性的改变和神经系统检查的明显异常，包括异常眼动、肢体无力、记忆和认知功能受损。卒中引起的嗜睡临床表现为睡眠潜伏期缩短、睡眠增加或者 EDS。卒中影响网状结构或者旁正中丘脑的患者，其周期性睡眠增多可能与周期性失眠交替发生。卒中后多眠伴或不伴日间睡眠过多常见于丘脑、中脑或脑桥上部的卒中。少数情况下，尾状核、脑桥下部、延髓内侧和大脑半球部位的卒中也可能出现多眠（在疾病初期）。深部白质和丘脑卒中时，多眠可能还伴有一些睡前行为，在这期间患者多有张嘴打哈欠、闭上眼睛、身体蜷曲、摆出正常准备睡眠的姿势、抱怨有持续的睡意。神经

退行性变性疾病，如阿尔茨海默病、帕金森病或多系统萎缩也与 EDS 和嗜睡有关。虽然在这些神经系统疾病中存在固有的嗜睡，但必须排除其他可能导致 EDS 的原因，如夜间睡眠片段化、SDB、药物、PLMD 等。中等程度的帕金森病患者常出现夜间呼吸障碍引起的 EDS，但非睡眠呼吸异常引起的帕金森病患者 EDS 也是众所周知的。近来的研究显示，由于睡眠发作（即突然发生的睡眠）使得车辆交通事故风险增加。这些事件主要归因于患者服用了非麦角类多巴胺受体激动药，多巴胺类药物可能会加重一小部分患者的困倦，但基本的病理过程则为日间困倦的最主要促进因素。促醒药物，如丁胺苯丙酮、莫达非尼、传统的中枢兴奋药物，可能对这些帕金森病患者有效。病史或 ESS 评分可能对评价帕金森病患者的睡眠没有帮助，只有通过 PSG 等客观检测才能解决问题。另外，还可以通过病史、临床表现和脑影像学来鉴别诊断 IH 和中枢性疾病相关嗜睡症。

4. 长期睡眠不足和长睡眠者　长期夜间睡眠不足的人常有嗜睡，通过详细的病史询问，可以与 IH 相鉴别。问卷调查显示患者通常情况下，工作日或周末睡眠时间相差 2～3h。PSG 和 MSLT 结果与 IH 相似。如果病史不明确，体动记录仪可能会有所帮助。要识别部分长睡眠者的（相对）睡眠不足是很困难的，因为除了长睡眠者，其他人在睡眠不足的情况下可能更容易发展为睡眠过多。与 IH 不同，绝对或相对睡眠不足的患者，给予增加睡眠时间或足够的睡眠，都能在主观和客观上改善 EDS。增加夜间卧床时间后嗜睡改善支持睡眠不足的诊断，而睡眠宿醉和（或）超过 60min 的小睡而不解乏则支持 IH 的诊断。病史、体格检查，包括头颅 CT 和 MRI 在内的辅助检查，有助于除外器质性疾病引起的嗜睡。长睡眠者按照自己所需时长睡眠，会感觉精神完全恢复，而且无日间困倦，IH 患者无论先前睡眠时间多长，都会持续感觉困倦。此外，创伤后嗜睡、RLS 患者经过充分治疗后的残余嗜睡，以及慢性疼痛所致的睡眠片段化，也可表现出类似 IH 的症状。

5. 精神疾病相关嗜睡症　IH 与药物或物质引起的嗜睡，可通过停服予以排除，必要时可通过尿检进行鉴别。精神疾病[非典型性抑郁症、双相障碍（抑郁发作）、恶劣心境或神经症性抑郁症、神经症睡眠过多]的嗜睡，与 IH 容易混淆，它们都有共同的表现：非强制性的 EDS、不能恢复精力的小睡发作、睡眠时间过长、睡眠惯性和抑郁情绪。此类患者的 EDS 和睡眠时间延长的主诉与 IH 相似，但前者经常伴随夜间睡眠质量差，而且 EDS 症状每日波动。严重抑郁症伴随这些症状，即为非典型抑郁症或植物性抑郁。IH 与较轻的抑郁症（恶劣心境、以前的神经质抑郁症）鉴别是很困难的。对于精神疾病相关嗜睡症患者，MSLT 的平均睡眠潜伏期通常正常，此外，这些患者可能大多数时间都在床上，并承认"休息"超过"睡觉"（赖床）。精神疾病相关嗜睡症患者的活动记录器监测的时间在 50%～60% 以上可能处于"睡眠状态"。非典型性抑郁症的其他典型表现还包括冬季里 EDS 恶化、肥胖，以及其他抗抑郁药治疗能改善 EDS。精神疾病相关嗜睡症可能会有 MSLT 异常的结果。IH 患者 MSLT 结果可能会正常。对于不明确的患者，常规的精神状况评估是必要的。在 EDS 患者精神疾病的因素未被排除的情况下，可以抗抑郁药治疗（SSRI、MAOI、NRI），但不能用兴奋药。

6. 慢性疲劳综合征　以足够睡眠或休息后不能缓解的持续或反复发作的疲劳症状为特征，患者的主诉是疲劳而非 EDS，MSLT 显示平均睡眠潜伏期正常。慢性疲劳综合征除了疲劳，患者还会抱怨认知障碍、情绪不佳、焦虑、发热、肌痛和其他症状。与 IH 不同，PSG 可能会显示睡眠效率下降和出现频繁的 α 觉醒波。MSLT 通常正常。在 PSG 检查中，少数的慢性疲劳综合征患者会被诊断为 OSA、RLS 和 PLMD。

7. 其他类型的嗜睡症　周期性嗜睡症和复发性嗜睡症，包括 KLS、与月经周期相关的周期性嗜睡症、与失眠症交替发作的嗜睡症，可以通过病史进行鉴别。在某些情况下病毒感染后也可能发生周期性睡眠过多。RLS 可以伴有 EDS。嗜睡也是儿童睡眠疾病的特点（Norrie 综合征）。垂体功能不全、甲状腺功能减退和肥胖（不伴睡眠呼吸紊乱）者，可出现淡漠、EDS 或睡眠过多。继发于肝功能不全、尿毒症、二氧化碳潴留的脑病会导致 EDS。药物包括 β 受体阻滞药、其他抗高血压药、多巴胺能药物、抗抑郁药可能导致疲劳和 EDS。有时，长期应用兴奋药也可能会导致 EDS 或睡眠过多。

八、治　　疗

IH 的病因不明，只能对症治疗。延长睡眠时间常无效，日间小睡也不能让患者更清醒。注意睡眠卫生、保持健康的生活方式、限制躺在床上的时间可能有帮助。

主要治疗是保持日间清醒。长期以来只有中枢兴奋药，如哌甲酯和苯丙胺能够部分或间断性缓解嗜睡症状，但不如治疗发作性睡病那样有效，特别是对睡眠宿醉的改善较为困难。IH 治疗药物与发作性睡病 EDS 的治疗类似，但遗憾的是，治疗效果不如在发作性睡病中那样明显。

莫达非尼已成为 IH 的一线治疗药物，对儿童患者也有效，剂量一般从 100mg 开始，逐步增加。最常见的不良反应是头痛，缓慢递增剂量有助于减轻不良反应。其他治疗方法（如左甲状腺素、褪黑素、氟马西尼和克拉霉素）显示出了良好的前景，但需要进一步研究。Fantini 和 Montplaisir 的一项随机对照试验研究数据显示，低钠制剂的羟丁酸钠改善了 ESS、患者整体印象变化量表（patient global impression of change，PGIC）和 IH 严重程度量表（idiopathic hypersomnia severity scale，IHSS）的评分。该药物于 2021 年 8 月被批准用于 IH 的适应证。羟丁酸钠的低钠制剂是美国 FDA 批准的第一种 III 药物。

克拉霉素是一种大环内酯类抗生素，可调节 $GABA_A$ 受体的功能。有研究表明，克拉霉素减少了 ESS 的主观嗜睡，并改善了生活质量指标，但未改善精神行为警觉测验（psychomotor vigilance test，PVT）。在某项已发表的临床系列研究中，克拉霉素用于其他促醒药物难治性睡眠障碍（包括 IH）患者，64%的患者报告有症状改善，38%的患者在权衡改善程度与已经历的潜在风险后选择继续慢性治疗。克拉霉素的常见副作用包括胃肠道不适和味觉异常，严重副作用包括抗生素耐药性、QT 间期延长，以及有心肌梗死或心绞痛病史患者的死亡率增加。氟马西尼是 $GABA_A$ 受体的负变构调节药，而且是苯二氮䓬类药物结合位点的竞争性拮抗药，有研究表明，它显著改善了嗜睡，并改善了 PVT 的反应时间，然而其对嗜睡症状的作用持续时间较短，需要每天多次给药，并需要复合成非静脉给药形式。氟马西尼静脉给药的严重副作用有明确特征，包括癫痫发作和心律失常。

怀疑有抑郁症的患者应首选抗抑郁药。褪黑素制剂对部分患者有效。

九、预　　后

IH 患者引起的社会心理障碍类似于发作性睡病，严重时，伤害会危及生命，如有 IH 患者在打开煤气炉时发生了自动症，导致烧伤等。IH 的症状相对持久，但是，有 1/4 日间过度思睡的患者能自发地缓解。这种疾病没有预防措施。

第五节　睡眠不足综合征

睡眠不足综合征（insufficient sleep syndrome）也称行为导致的睡眠不足综合征，是因急性或慢性睡眠剥夺所致持续未能获得维持正常清醒和觉醒水平所需睡眠量而出现的以白天难以克制的嗜睡为主要表现的睡眠疾病。

一、流　行　病　学

睡眠不足综合征可发生于任何年龄和性别，青春期可能更常见，此时睡眠需求高，而社会压力、学业负担和睡眠-觉醒时相延迟倾向经常导致长期睡眠剥夺。睡眠不足综合征经常发生，而且源于很多因素，包括医疗条件（如疼痛）睡眠障碍、工作需求（包括延长工作时间和工作更换）、社会和家庭责任。随着睡眠缺失量增加，机体自身的神经行为功能会累积出现不利效应，从而增加工作失误、意外伤害、交通事故、冲突、健康抱怨和药物使用的风险。

二、病因及危险因素

社会和心理因素均可以缩短夜间睡眠时间而导致日间困倦。生活习惯，如午睡可能降低夜间睡眠效率，增加夜间觉醒时间。倾向于晚睡者也易出现失眠和睡眠时间不足。症状的产生与睡眠不足的严重程度有关，在健康受试者中进行的研究显示，每晚睡眠 6h 的轻度睡眠剥夺即会导致操作能力降低和嗜睡程度增加，若限制在 4h（即清醒时间延长至 20h/d）将导致清醒期间睡眠压力明显增加，易发生严重的嗜睡，导致操作能力受损等。在现实生活中，某些职业的人群容易产生部分睡眠剥夺，如医师、士兵、倒班工作人员、长途汽车、司机等。

三、发病机制

睡眠不足综合征的发病是因为部分睡眠剥夺。部分睡眠剥夺是指特异性地减少整个睡眠期某段时间的睡眠量，这是实际生活中最常遇到的睡眠剥夺方式，包括急性和慢性部分睡眠剥夺两种。

（一）急性部分睡眠剥夺

一般只用 1 个或 2 个晚上的部分睡眠剥夺，测试对受试者作业和睡眠的影响。Rosonthal 等发现，如果 1 个晚上睡眠 4h，相对于每天需要 8h 睡眠的人而言，第 2 天白天完成警觉性作业成绩明显下降。有研究发现，如果 1 个晚上睡眠少于 3h 或连续 2 个晚上每晚睡眠少于 5h，白天完成警觉性作业的成绩亦显著变差。进一步的研究表明，在睡眠限制期间，除了慢波睡眠以外，其他睡眠时相都缩短。

（二）慢性部分睡眠剥夺

连续几个晚上睡眠剥夺，则睡眠剥夺产生的副作用会逐渐累积起来，这些副作用与每个晚上睡眠的时间长短有关。有研究报道，受试者每晚有效睡眠时间保持 6h，连续 42d，没有发现在日常生活中有明显异常。如果每晚有效睡眠时间减少为 5.5h，持续 60d，则最后 2 周白天出现瞌睡，完成警觉性任务的成绩明显下降。与急性部分睡眠剥夺一样，整个睡眠剥夺期间，慢波睡眠依然保留，并逐渐提前，而 REM 睡眠却减少了 25%，其潜伏期缩短了 10~30min，一般人的睡眠潜伏期只是在实验的最后一周才表现为明显的缩短。另有研究显示，受试者的有效睡眠时间从 8h 开始，每 2 周递减 30min，直到受试者不能忍受为止。在 4~6 个月，当受试者每晚睡眠时间减少到 6~6.5h 时，受试者开始出现不适现象（乏力、精力不足、上课时瞌睡、驾车时难以维持警觉状态），精神运动测试未发现有明显的功能下降。受试者自我感觉学习和工作效率明显下降、精神振奋不起来、做事力不从心、易疲劳，以及在困难面前气馁，容易泄气，感到沮丧，有时也可出现轻度抑郁情绪。

四、临床表现

睡眠不足综合征患者的入睡及持续睡眠的能力多在正常范围内或超过人群的平均水平，极少有或没有基础和心理疾病，病史和体格检查也没有可以解释患者嗜睡原因的基础疾病或用药史。仔细记录患者的睡眠状况，可以发现患者所需睡眠和实际获得的睡眠时间存在较大差异，但其本人通常并不自知。相关的伴随症状取决于睡眠不足的严重程度和持续时间的长短，除嗜睡外，患者可表现为易激惹、记忆力减退、警觉性降低、精神涣散、无进取心、缺乏活力、焦虑不安、疲劳乏力、烦躁多动、协调性差和全身不适等。另外，长期睡眠剥夺会增加视物模糊的出现率，眼睛干燥、瘙痒、痛和饥饿感增加，以及头痛的出现率增加。次要症状可能变为患者的关注点，从而掩盖主要问题。环境因素，如家庭或工作的原因使人难以获得充足的睡眠时间。

五、辅助检查

综合分析持续 2~3 周的体动记录仪记录和睡眠日记结果，有助于确定总卧床时间、睡眠潜伏期、总睡眠时间和睡眠效率。PSG 和 MSLT 对于确诊睡眠不足综合征并非必需。

如果进行 PSG，可显示睡眠潜伏期缩短，睡眠效率增高（超过 90%）。延长睡眠时间后，可见睡眠时间延长及慢波反跳。在家睡眠时间与在睡眠实验室观察到的总睡眠时间不一致有助于诊断。MSLT 显示嗜睡，睡眠潜伏期缩短，80%以上的小睡出现在 NREM 睡眠 2 期，甚至慢波睡眠，可见 SOREMP。

六、诊 断

睡眠不足综合征（ICD-11 编码：7A26）的诊断标准参考 ICSD-3-TR，见表 11-5-1。与平日相比，如周末或假期的睡眠时间显著延长，经延长睡眠时间的治疗性试验予以足够的睡眠时间后，相关不适症状即减轻或消失，提示存在睡眠不足。由于对生理睡眠时间的需求，对睡眠剥夺的敏感性存在较大的个体差异。个别人即使报告达到平均睡眠量（如 7 小时/夜），也有睡眠不足的可能；长睡眠者在睡眠时间长至 9h 或以上时，症状才会改善。对于睡眠需求量非常多者，要确诊睡眠不足综合征困难较大。

表 11-5-1 睡眠不足综合征的诊断标准

必须同时符合 A～F 项标准：

  A. 每日出现难以抑制的嗜睡或日间发生非预期的入睡，在青春期前儿童病例中，嗜睡可表现为行为异常

  B. 根据本人或他人叙述的病史、睡眠日记或体动记录仪确定的睡眠时间通常短于相应年龄的预计值

  C. 几乎每天出现睡眠减少并至少持续 3 个月

  D. 被闹钟或他人唤醒时，睡眠时间缩短；但在周末或假期不需要唤醒而自然睡醒时，睡眠时间延长

  E. 延长总睡眠时间后嗜睡症状消失

  F. 这些症状和体征不能用昼夜节律相关睡眠-觉醒周期紊乱、其他当前存在的睡眠障碍、精神障碍，以及药物、物质滥用或戒断等更好地解释

主观嗜睡评价、行为能力测试及 MSLT 测定的嗜睡程度之间相关性不强，如怀疑患者自诉病史或睡眠日记的准确性，最好进行至少 2 周的体动记录仪检查。

七、鉴 别 诊 断

睡眠不足综合征的鉴别诊断包括多种可以引起 EDS 或夜间睡眠时间缩短的情况，如中枢性嗜睡、慢性失眠障碍、昼夜节律相关睡眠-觉醒障碍等。

1. 中枢性嗜睡　中枢性嗜睡患者以 EDS 为主要特征。发作性睡病以难以抑制的嗜睡、猝倒、睡瘫、入睡幻觉及夜间睡眠紊乱为主要临床特点。PSG 显示睡眠效率不增高。IH 患者夜间睡眠效率通常更高，可出现睡眠宿醉，以及持续时间更长但不解乏的日间小睡。睡眠不足综合征患者日间小睡后精神状态好转。

2. 慢性失眠障碍　有些患者的 EDS、疲劳和夜间睡眠减少的原因在于其过度延长日间工作时间，或有意延迟睡眠以便从事娱乐或社交活动，当给其充足的时间睡眠时，他们容易启动并维持正常睡眠。慢性失眠障碍患者尽管有足够的时间睡眠，往往入睡后清醒时间延长和总睡眠时间缩短。此外，慢性失眠障碍通常不伴随客观的 EDS 和不经意的日间睡眠发作，但这经常见于强迫性睡眠不足综合征患者。另外因为心理应激事件所导致的包括睡眠在内的生理功能紊乱，应激也是一个重要的发病因素，特点是入睡困难、睡眠效率低、睡眠时间少，可根据 PSG 的表现，结合临床特点进行鉴别。

3. 昼夜节律相关睡眠-觉醒障碍　与倒班工作引起的睡眠障碍相鉴别。因为昼夜倒班工作改变了昼夜生物节律，具体的睡眠-觉醒节律失调，整个睡眠过程变得断断续续。

儿童 EDS 患者可表现为学习成绩不佳、注意力涣散、情绪不稳、多动等看似与思睡矛盾的症状。在青少年中，睡眠不足综合征十分普遍，应与睡眠时相延迟、药物的影响及逃学行为相鉴

别。急性或慢性睡眠不足时，MSLT 的结果也会出现异常，需要与发作性睡病或其他嗜睡疾病相鉴别。

八、治　疗

睡眠不足综合征不需要药物治疗。培养良好的睡眠卫生习惯、保证充足的睡眠时间是避免和改善睡眠不足综合征的主要措施。通常患者在白天应减少兴奋性物质（茶、咖啡等）的摄入，尤其要避免在下午或晚间的摄入；避免烟酒，尤其在临近就寝时；进行规律的锻炼，但尽量不在就寝前3h 之内进行；避免打盹，尤其在傍晚或睡前；保持规律的就寝和起床时间，安排充足的时间以保证睡眠；避免在床上进行阅读、工作、看电视、打电话、思考或使用手机与电脑等活动；避免就寝前饱餐，正餐应至少在就寝前 2h 完成；电脑、手机游戏、电视节目、新闻广播等可能会延迟或干扰睡眠。睡眠时应保持卧室环境整洁、明暗适当、无干扰性噪声、湿度适中或稍冷（温暖的房间往往会促进觉醒），保持枕头、被褥和床垫舒适，并且从睡眠中醒来时应不看钟表。

九、预　后

睡眠剥夺对人体的行为和生理功能会产生不同程度的影响。长时间睡眠剥夺时可出现指尖震颤、眼球震颤或上睑下垂等现象，也有的表现为腱反射亢进、咽反射活跃、角膜反射迟钝及对疼痛的敏感性增加，对缺氧和高碳酸血症的反应下降约 20%，长时间缺少睡眠会出现激越、烦躁不安等精神症状，即出现交感神经系统兴奋的表现。一旦恢复睡眠，这些症状立即消失。

第六节　其他相关嗜睡

一、疾病所致嗜睡症

疾病所致嗜睡症（hypersomnia due to a medical disorder）可以是其他疾病所继发的症状之一，其中以神经和精神疾病最为常见。文献报告的疾病包括代谢性脑病、头颅外伤、脑卒中、脑肿瘤、脑炎、感染、免疫病、遗传病、神经系统变性疾病和精神疾病等。与精神疾病相关的嗜睡症占嗜睡病例的 5%～7%，将在有关章节专门论述。

（一）病因及发病机制

疾病所致嗜睡症的发生、发展和转归取决于原发病。在儿童患者的病因中，应特别关注遗传病。

（二）临床表现

疾病所致嗜睡症严重程度轻重不一，既可类似于发作性睡病患者小睡后短暂精力恢复，也可以如 IH 一样长时间睡眠后仍不解乏，少数伴睡瘫、入睡幻觉和无意识行为。儿童患者的 EDS 常不以日间睡眠过多为突出表现，而是以注意力涣散、情绪不稳定和学习成绩下降为主要表现。根据原发病的不同，患者的嗜睡表现各有特点。

1. 继发于帕金森病的嗜睡　帕金森病患者伴随的严重嗜睡可经 MSLT 等客观检查证实，甚至少数患者 MSLT 检查符合发作性睡病的标准，其可能原因主要包括夜间睡眠质量下降和睡眠结构紊乱，以及治疗帕金森病的多巴胺类药物所致的不良反应。

2. 创伤后嗜睡　发生于颅脑损伤后，荟萃分析发现此类患者中有 28% 会出现嗜睡，可能因 Hcrt 或其他神经系统中促醒结构受损所致。此外，颅脑损伤患者 SDB 的患病率较高，也是引起嗜睡的原因之一。

3. 遗传病　C 型尼曼-皮克病（Niemann-Pick type C disease，NPD-C）、诺里病（Norrie disease，

ND）、普拉德-威利综合征（Prader-Willi syndrome，PWS）、强直性肌营养不良（myotonic dystrophy，DM）、默比乌斯综合征和脆性 X 染色体综合征（fragile X syndrome，FXS）均可表现为日间睡眠增多。史密斯-马盖尼斯综合征（Smith-Magenis syndrome，SMS）幼儿期起病，以精神发育迟滞、颌面结构异常和行为紊乱为特点，嗜睡及夜间觉醒的发生与褪黑素分泌时间颠倒，即与褪黑素浓度日间升高而夜间降低有关。值得注意的是，上述许多遗传病可累及神经肌肉系统，累及呼吸肌导致夜间睡眠呼吸紊乱，从而引起日间睡眠增多。因此只有 SDB 得到充分治疗后嗜睡仍持续存在的情况下，才可以作出疾病所致嗜睡症的诊断。

4. 继发于脑肿瘤、感染或其他中枢神经系统病变 脑部尤其是下丘脑或中脑喙部的脑卒中、感染、肿瘤、结节病或神经变性病可能出现嗜睡。肿瘤患者的嗜睡可能与肿瘤本身的直接侵犯或治疗的副作用有关。

5. 继发于内分泌疾病 典型的是甲状腺功能减退症，可以表现为嗜睡。

6. 继发于代谢性脑病 肝性脑病、慢性肾衰竭、肾上腺或胰腺功能不全、中毒和某些遗传性代谢性疾病均可能导致嗜睡。

7. 睡眠呼吸障碍患者的残余嗜睡 一些 SDB 患者尽管保证了充足的睡眠时间，睡眠呼吸紊乱以及其他合并的睡眠疾病也得到了最佳治疗，但仍存在残余的 EDS，其 ESS 评分中度增加，但 MSLT 显示平均睡眠潜伏期多大于 8min。患者常主诉疲劳、淡漠和抑郁等。动物实验提示这种残余嗜睡可能是由长期缺氧对觉醒相关单胺能系统的不可逆性损伤所致。

（三）辅助检查

夜间 PSG 显示睡眠结构正常或轻度紊乱，代谢性脑病患者可出现慢波睡眠增加。PSG 检查还可发现其他有临床意义的睡眠疾病，如睡眠呼吸紊乱、PLMD 等。MSLT 表现为 SOREMP 应少于 2 次，且平均睡眠潜伏期小于 8min。MSLT 检查有助于排除发作性睡病。

（四）诊断

疾病所致嗜睡症（ICD-11 编码：7A23）的诊断标准参考 ICSD-3-TR，见表 11-6-1。明确诊断的关键在于发现原发病。需要特别指出的是，SDB 治疗后残余嗜睡患者的平均睡眠潜伏期可＞8min；对于因原发病而不适合或不愿进行睡眠监测的患者，可根据临床表现来帮助诊断。

表 11-6-1　疾病所致嗜睡症的诊断标准

必须同时符合标准 A～B：

　A. 每日出现难以抑制的嗜睡或日间发生非预期的入睡，至少持续 3 个月

　B. 嗜睡继发于明确的神经系统或其他基础疾病

（五）鉴别诊断

参见前面章节中有关鉴别诊断的内容。诊断疾病所致嗜睡症的关键在于确定有关疾病是否为嗜睡的真正原因。精神疾病相关嗜睡症可表现为夜间睡眠过长、嗜睡或小睡次数多但患者经常感觉睡眠质量不好、睡觉不解乏，强烈地关注嗜睡症状，甚至工作缺勤、一周几天整日卧床或因需要睡眠而突然放弃工作，也可能回避社交、情感淡漠和缺乏活力，但夜间 PSG 常显示总卧床时间延长、睡眠片段化、睡眠潜伏期延长、入睡后清醒时间增加、觉醒频繁且持续时间延长和睡眠效率减低等。未治疗的抑郁患者，其 REM 睡眠潜伏期可能缩短，MSLT 的睡眠潜伏期通常在正常范围内，与嗜睡的主观症状及 ESS 评分增高相比有所不同。24h 持续睡眠监测通常显示日间和夜间的大部分时间均在床上，这种行为有时被称为恋床症。系统的精神病学检查和评估是诊断潜在精神疾病的关键。对于 SDB 患者的嗜睡，经充分治疗，睡眠呼吸紊乱彻底清除后，若嗜睡仍持续存在者，应考虑疾病所致嗜睡症的诊断。若临床和 MSLT 结果符合发作性睡病（1 型或 2 型）的诊断标准，应诊断为

与疾病相关的继发性发作性睡病。如存在具有临床意义的睡眠呼吸紊乱或 PLM 等其他睡眠疾病，只有彻底治疗这些疾病后才能确定是否能够诊断疾病引起的嗜睡。

（六）治疗

疾病所致嗜睡症治疗的关键在于治疗原发病。嗜睡的对症治疗见发作性睡病和 IH 的治疗。

二、药物或物质所致嗜睡症

药物或物质所致嗜睡症包括镇静催眠药物的不良反应或毒品等物质滥用引起的嗜睡以及兴奋性药物撤除或戒断引起的嗜睡，严重者可发生中毒性嗜睡和中毒性脑病。

（一）病因及发病机制

睡眠-觉醒的转换和调节中涉及复杂的神经递质系统，不少药物可作用于该系统而发挥镇静催眠作用。在发挥治疗作用的同时，药效持续时间过长、作用靶点特异性不强、骤然撤药等均会产生嗜睡反应。

（二）临床表现

患者可表现为夜间睡眠时间过长、嗜睡或小睡次数增多。患者有镇静催眠药物服用史、酒精成瘾或毒品滥用史，或药物、酒精、毒品和其他药物戒断史。因所用药物不同，其起病、病程和相应的伴随症状各异。任何年龄患者使用镇静药后都可出现嗜睡，但更常见于老年和病情复杂的患者；滥用兴奋药和撤药后嗜睡最常见于青少年和年轻人。

1. 镇静催眠药物引起的嗜睡　镇静催眠效应可见于苯二氮䓬类和非苯二氮䓬类药物、阿片类药物、巴比妥类药物、抗惊厥药、抗精神病药、抗胆碱药、抗组胺药和部分抗抑郁药。尤其是第一代抗抑郁药，如三环类和单胺氧化酶抑制药，因阻断组胺系统而发挥镇静作用，新型抗抑郁药则具有更强的受体特异性，只有曲唑酮和米氮平具有较强的镇静作用，这两种药经常被用来治疗失眠。多巴胺受体激动药（如普拉克索和罗匹尼罗）也可以引起嗜睡，该类药物常用来治疗 RLS 和帕金森病，在后者可能会引起嗜睡以及突发的"睡眠发作"。镇静作用是传统抗癫痫药物（如苯巴比妥和卡马西平）最常见的不良反应，而新一代的抗癫痫药（如加巴喷丁等）的此种不良反应较小。阿片类药物虽然有镇静作用，但最严重的不良反应是呼吸抑制，应用于有基础疾病或 OSA 的患者时应尤其注意。非处方药，如缬草类植物和褪黑素也能产生镇静作用。在少数情况下，嗜睡也可以在使用非甾体抗炎药、抗生素、解痉药、抗心律失常药和 β 受体阻滞药时出现。

2. 药物或物质滥用引起的嗜睡　酒精、苯二氮䓬类、巴比妥类、γ-羟丁酸、阿片类药物和大麻的滥用均可导致嗜睡。

3. 促醒药物撤除或戒断引起的嗜睡　突然中止应用具有促醒作用的药物后会出现 EDS，可见于因疾病而长期、小量使用，或滥用、成瘾等原因而大量服用该类药物者。撤药第 1 周嗜睡最严重并可持续长达 3 周，但也有既往服用兴奋药已停用多年偶尔仍残留嗜睡者。在嗜睡的同时常伴严重抑郁症状的患者，尽管总睡眠时间延长、日间小睡次数和时间增加，但睡眠仍呈片段化且不解乏。长期、规律饮咖啡或进食其他含咖啡因食物的人，如中断饮用可能产生嗜睡、疲乏和注意力涣散等症状，并持续数天。

（三）辅助检查

除非怀疑伴有其他睡眠疾病，一般不需要进行睡眠监测。PSG 和 MSLT 检查的结果变化不一，取决于使用的特定药物或物质类型以及服用和停用的时间。刚撤除兴奋性药物时，夜间 PSG 可能显示睡眠正常，而 MSLT 通常表现为平均睡眠潜伏期缩短，伴或不伴多次 SOREMP。尿液毒物学筛查会出现可疑物质阳性。

（四）诊断

药物或物质所致嗜睡症（ICD-11 编码：7A24）的诊断标准参考 ICSD-3-TR，见表 11-6-2。如嗜睡仅发生在相关药物和物质应用或戒断期间，特别是停用可疑药物或物质后症状消失，则可以确诊。在临床中，要系统询问用药史，包括种类，如酒精、咖啡因、尼古丁、镇静催眠药物、中枢兴奋药、大麻等其他毒品及相关物质，以及使用频率、数量和周期。应仔细分辨患者是否存在其他原发性睡眠障碍，药物和物质的应用是为医疗目的而小剂量应用，还是因滥用或依赖而大剂量使用，目前患者处于使用状态还是戒除状态。部分病例是在原有睡眠疾病的基础上，合并存在药物或物质相关的嗜睡，需要考虑两者同时诊断以及治疗的问题。对所有的睡眠疾病患者均应仔细甄别是否存在药物或物质滥用或依赖。

表 11-6-2　药物或物质所致嗜睡症的诊断标准

必须同时符合标准 A～C：

A. 每日出现难以抑制的思睡或日间发生非预期的入睡，至少持续 3 个月

B. 嗜睡是目前正在使用的药物或物质所致，或与促醒药物或物质撤除、戒断有关

C. 这些症状和体征不能用长期的睡眠不足、昼夜节律相关睡眠-觉醒周期紊乱、其他当前存在的睡眠障碍、精神障碍，以及药物、物质滥用或戒断等更好地解释

（五）鉴别诊断

参见前面章节中有关鉴别诊断的内容，必须明确是否合并存在与嗜睡相关的其他睡眠障碍。除认识到精神类药物可能导致 EDS 外，更要认识到许多精神疾病也与其他睡眠疾病的发病相关，镇静药也可能加重或诱发 SDB。若确定合并其他睡眠疾病时，可以作出相应疾病的诊断。正在使用或撤除药物或物质可能会影响 MSLT 的结果，进行 MSLT 检查前应常规进行尿液药物筛查。

（六）治疗

停用可疑药物或物质。对怀疑为药物或毒品成瘾者，需逐渐减量并进行替代治疗。对合并存在基础睡眠疾病者，需要考虑两者同时治疗。

三、孤立症状和正常变异

某些嗜睡症状尚无足够临床证据证明其确实属于某一类睡眠障碍，如长睡眠者可能是正常睡眠的生理变异，目前已被列入孤立性嗜睡的范围。长睡眠者（long sleeper）是指健康成年人持续性每天 24h 内总睡眠时间超过 10h，儿童或青少年 24h 内的睡眠时间较同年龄者增多超过 2h，而睡眠基本生理、睡眠结构和睡眠效率均无异常。

（一）病因及流行病学

长睡眠者可能是正常睡眠谱中的生理变异。睡眠时长受时钟基因和其他基因（DEC2、K^+ 通道调控蛋白基因）的影响，基因研究也支持睡眠持续时间多基因起源的学说。长睡眠时间（>9h）存在遗传基础，单卵双生者之间有一致性。如具有共同的生活环境，长睡眠的发生率更高。

不同的流行病学问卷调查发现长睡眠者在正常人群中占比差异较大。大约 2% 的男性和 1.5% 的女性报告每晚至少睡眠 10h。我国广东省对中年人群的问卷调查发现长睡眠者的发生率为 0.64%。

流行病学研究一致认为，与睡眠持续时间平均值相比，长睡眠与死亡率增加相关（有时合并体重指数增高、糖耐量降低、2 型糖尿病和冠心病患病率升高），但尚不清楚这些人中的大多数是天生长睡眠者，还是紊乱导致的睡眠时间过长。在超过 60 岁的老年人中，睡眠时间超过 9.5h 与性别（男性）、教育程度低、缺少锻炼和身体多病相关。

（二）临床表现

长睡眠模式始于童年，青春期前已固定形成并持续终身。通过睡眠日记或体动记录仪可以证实，长睡眠者对睡眠的需求每晚超过 10h，且这种睡眠模式维持 7d 以上，提示为长睡眠者。长睡眠者的睡眠生理、睡眠结构和睡眠效率基本正常，只要能满足其长时间的睡眠需要，长睡眠者并无关于睡眠质量和白天嗜睡的不适主诉。此类患者在清醒时的情绪、行为也无异常。倘若睡眠少于上述时间，在白天出现睡眠不足的症状时，长睡眠者才会寻求治疗。很多长睡眠者出于职业或教育的需要，在工作和上学阶段每晚睡眠 9h 即可维持正常功能，但在周末和假期需增至 12h 或更多时间。

长睡眠者常因睡眠时间过长导致家庭和社会关系紧张，容易产生躯体或心理疾病，如抑郁或焦虑症状。如果青春期以后发病，常提示继发于躯体或心理疾病。

（三）辅助检查

连续 1～2 周的体动记录仪检查，可清晰显示长睡眠者每日睡眠模式稳定，每晚睡眠时间超过 10h，甚至更长时间。PSG 检查可见长睡眠者睡眠效率正常。NREM 3 期睡眠绝对量正常，而 NREM 2 期和 REM 期睡眠的量增多。患者不存在其他类型的睡眠障碍。在满足其夜间所需睡眠的情况下，白天 MSLT 正常。对于长睡眠者应做头颅影像学检查以排除潜在的颅内病变。

（四）诊断

长睡眠者可以准确估计自己的睡眠时长，正确评估自己的睡眠质量好坏，详细记录的睡眠日记与经体动记录仪确定的每日睡眠模式长期保持一致。长睡眠者的诊断标准如下。

成人每晚睡眠时间超过 10h，儿童患者睡眠时间超过同龄正常人群 2h。如果不能获得足够睡眠时间，白天会出现困倦。

（1）长睡眠模式从儿童期开始。

（2）需排除其他类型睡眠障碍、神经系统疾病、精神疾病、内科疾病和服药或药物滥用。

（五）鉴别诊断

1. 特发性嗜睡症（IH）　一类以日间过度嗜睡为特征的睡眠障碍，伴有不能恢复精力的小睡发作，以及早晨或小睡后觉醒困难（宿醉睡眠）。长睡眠者如果获得足够的睡眠后，精力可完全恢复。

2. 发作性睡病　典型临床表现包括白天反复发作无法遏制的睡眠、猝倒发作、夜间睡眠障碍。猝倒发作是发作性睡病极为特征的临床表现，通常由大笑、高兴等积极情绪诱发，出现局部肌群无力，引起头下垂、上肢下垂、膝盖弯曲、身体前倾，甚至跌倒等。发作性睡病夜间的睡眠质量下降，觉醒次数增多、体动增多。这些临床特征与长睡眠者有明显差异。

3. 躯体或心理疾病所致睡眠增多　通常并非从儿童期出现睡眠增多，病史提示急性或亚急性起病，睡眠增多与躯体或心理疾病关系密切，且 PSG 检查可见睡眠结构异常等。

（六）治疗

长睡眠者一般不需要药物治疗，维持正常的长睡眠模式可保证正常生活。

第七节　展　　望

中枢性嗜睡以 EDS 为主要特征，包括Ⅰ型发作性睡病（NT1）、Ⅱ型发作性睡病（NT2）、特发性嗜睡症（IH）和克莱恩-莱文综合征（KLS）。发作性睡病发病可能与病毒感染有关，通过针对自身抗原的免疫反应造成 Hcrt 神经元的损害。病理生理学研究中发现了 T 细胞克隆在诱发发作性睡病中的重要性，如果 T 细胞受体识别了由 HLADQB1*0602 呈递的自身抗原，就可能导致食欲素细胞丢失。研究发现，只有少数 TCR 包含能和自身抗原结合的片段，这可能有助于从潜在发作性睡病相关受体中筛选出特异性强的自身抗原片段。发作性睡病新的治疗方法包括食欲素受体激动药、免疫治疗、SNRI、痕量胺相关受体 1（TAAR1）激动药和现有药物重组发挥协同增强效应。由于脑内食欲素的减少或缺乏是 NT1 的主要原因，因此开发小分子食欲素受体激动药有望成为 NT1 的替代治疗。TAK-925 是一种食欲素 2 受体激动药，在 NT1 小鼠模型中显著提高了觉醒能力，临床试验正在进行评估食欲素受体激动药的安全性、耐受性和药学。另一种新的发作性睡病治疗涉及痕量胺，因氨基酸的代谢物与经典的生物胺结构相似，所以针对 TAAR1 的新型激动药作为单胺能神经传递的负性调节制剂，在小鼠和大鼠中显示出剂量依赖性的觉醒增加和 REM 睡眠减少。另一种单胺能类是瑞波西汀（AXS-12），它可特异性地阻断去甲肾上腺素再摄取，在食欲素缺乏的 NT1 小鼠中，治疗猝倒的作用优于选择性 5-羟色胺再摄取抑制药，目前正在进行 NT1 患者猝倒和 EDS 的临床试验。NT1 可能是由自身免疫性损害引起的，探索免疫治疗 NT1 的方法正在进行，包括皮质类固醇、血浆置换和静脉注射免疫球蛋白，但是，临床应用还受到发病时间和疾病严重程度的限制，还需要进一步的研究来证实免疫调节药在嗜睡症治疗中的作用。免疫调节治疗和食欲素受体激动药的开发应用将补充对单胺能传递下游效应调节的治疗方法，也将提高对 NT2 和 IH 的理解和治疗。

多能干细胞移植产生食欲素神经元是根治 NT1 的理想治疗方法，但是移植的食欲素神经元存活率差以及对这些细胞的再次自身免疫攻击是目前面临的主要问题。针对 IH 的治疗，有研究发现除莫达非尼外，其他增加单胺信号的药物可能对 IH 有效。基于 IH 中 $GABA_A$ 受体活性异常的假设，研究人员发现苯二氮䓬类拮抗药氟马西尼能改善 IH 的嗜睡症状，但尚不清楚具体的作用机制。KLS 罕见，给临床试验带来了极大的挑战性。最近研究显示，静脉注射类固醇激素可以缩短长时间的 KLS 发作，这种治疗作用有待于更多的临床证据。

本章由刘春风教授（副主编）负责

编　委　吴惠涓　唐吉友

编　者　刘小民

思 考 题

1. 下丘脑分泌素在嗜睡发病机制中的作用是什么？
2. 发作性睡病的免疫学机制如何借助基础实验研究？
3. 特发性嗜睡症和多巴胺系统可能有哪些关系？
4. 克莱恩-莱文综合征出现精神症状如何在发病机制上解释？
5. 发作性睡病的新兴治疗方法有哪些？
6. 饮食异常症状和大脑杏仁核区域是否有联系？
7. 特发性嗜睡症的药物治疗可以从哪方面突破？
8. 唤醒机制欠缺和特发性嗜睡症可能有哪些关系？
9. 睡眠不足综合征患者补充睡眠后其机体生理改变能否恢复？
10. 长睡眠者儿童和正常睡眠儿童在脑部发育有何不同？

参 考 文 献

赵忠新, 叶京英. 2022. 睡眠医学. 2 版. 北京: 人民卫生出版社.

中华医学会神经病学分会睡眠障碍学组, 王玉平, 唐吉友, 等. 2022. 中国发作性睡病诊断与治疗指南(2022 版). 中华神经科杂志, 55(5): 406-420.

American Academy of Sleep Medicine. 2023. The International Classification of Sleep Disorders: third edition, text revision(ICSD-3-TR). Darien Illinois: American Academy of Sleep Medicine.

Arnulf I, Leu-Semenescu S, Dodet P. 2022. Precision medicine for idiopathic hypersomnia. Sleep Medicine Clinics, 17(3): 379-398.

Arnulf I, Rico TJ, Mignot E. 2012. Diagnosis, disease course, and management of patients with Kleine-Levin syndrome. The Lancet Neurology, 11(10): 918-928.

Bassetti CLA, Kallweit U, Vignatelli L, et al. 2021. European guideline and expert statements on the management of narcolepsy in adults and children. Eur J Neurol, 28(9): 2815-2830.

Evangelista E, Lopez R, Dauvilliers Y. 2018. Update on treatment for idiopathic hypersomnia. Expert OpinInvestig Drugs, 27(2): 187-192.

Goel N. 2017. Genetic markers of sleep and sleepiness. Sleep Med Clin, 12(3): 289-299.

Han F, Lin L, Warby SC, et al. 2011. Narcolepsy onset is seasonal and increased following the 2009 H1N1 pandemic in China. Ann Neurol, 70(3): 410-417.

Mahoney CE, Cogswell A, Koralnik IJ, et al. 2019. The neurobiological basis of narcolepsy. Nat Rev Neurosci, 20(2): 83-93.

Pintwala S, Peever J. 2017. Circuit mechanisms of sleepiness and cataplexy in narcolepsy. Curr Opin Neurobiol, 44: 50-58.

第十二章　昼夜节律性睡眠-觉醒障碍

第一节　概　述

昼夜节律又被称为生理时钟和日夜节律，是指在内源性生物钟的调节下，生物体呈现出以约24h为周期的生理、心理、行为和生物化学等层面的生命活动的振荡变化。人类昼夜节律系统的调控中枢（又称起搏点）是视交叉上核（suprachiasmatic nucleus，SCN），能够调控机体产生行为、进食、体温、激素水平等生理过程的昼夜节律性变化。有研究发现，人体的昼夜节律周期的时长往往不是24h整，周期时长的区间范围为23.5～24.5h。因此，为了使内源性昼夜节律与外界环境24h周期变化相适应，需要授时因子（又称时间给予者）来校正或者调整内源性昼夜节律。授时因子是指来自机体内环境和外界环境中能够作用于昼夜节律调节中枢，并使之与外界环境24h周期变化保持同步的因素。授时因子主要包括光照、工作、学习和社交等社会活动、就餐时间、环境温度、运动和褪黑素等。目前认为光照是最重要的授时因子之一。除了SCN这一昼夜节律调控中枢外，人体其他部位（如脑组织、心脏、肝脏、肌肉、卵巢、肾脏等外周器官和组织）几乎均有各自的昼夜节律，来自昼夜节律调控中枢SCN的传出信号可进一步调控这些器官和组织的昼夜节律。

在人体所有的昼夜节律活动中，以睡眠-觉醒周期最为明显。睡眠和觉醒周期的调节涉及了多系统协调整合的生理过程，正常过程包括觉醒状态和睡眠状态。睡眠-觉醒周期主要通过睡眠稳态过程（睡眠负荷）和昼夜节律信号两方面来调控。睡眠负荷在觉醒状态下逐渐增加，而在睡眠状态下逐渐减弱。当睡眠负荷增加至较高水平但昼夜节律觉醒信号较强时，则仍可以维持觉醒状态；而随着时间推移，昼夜节律觉醒信号逐渐减弱，则进入睡眠状态。睡眠状态初期睡眠负荷快速减小，但由于昼夜节律觉醒信号仍然较弱，因此，总体上仍然可以继续维持睡眠状态。之后，伴随昼夜节律觉醒信号增强，则再次进入觉醒状态，并继续逐步累积睡眠负荷，当睡眠负荷达到一定程度后，开始进入下一个睡眠-觉醒周期。

当人体内在的昼夜节律调控系统出现紊乱和（或）内在的昼夜节律与外界周期性环境变化不同步的时候，可能就会出现昼夜节律相关睡眠-觉醒障碍（circadian rhythm sleep-wake disorder，CRSWD）。根据病因性质的不同，可将CRSWD划分为内源性CRSWD和外源性CRSWD两大类。其中，内源性CRSWD的主要病因是人体内在昼夜节律调控系统出现失调。例如，患者内在昼夜节律的时相过早或过晚、昼夜节律的周期时长偏离24h过多、睡眠-觉醒过度片段化等原因均可引起内源性CRSWD。内源性CRSWD主要包括睡眠-觉醒时相延迟障碍（delayed sleep-wake phase disorder）、睡眠-觉醒时相提前障碍（advanced sleep-wake phase disorder）、无规律性昼夜节律相关睡眠-觉醒障碍（irregular sleep-wake rhythm disorder，ISWRD）和非24h昼夜节律相关睡眠-觉醒障碍（non-24-hour sleep-wake rhythm disorder，N24SWD）4个疾病。外源性CRSWD的主要病因是人体内在的昼夜节律与外界环境不匹配或不同步，倒班和跨时区飞行是常见致病因素，可分别导致倒班相关睡眠障碍和时差相关睡眠障碍。图12-1-1展示了5种CRSWD的睡眠时相特征。

CRSWD的核心特征是难以在所期望或者被要求的时间上维持睡眠或觉醒状态。因此，当入睡困难甚至是不可能入睡的时候，患者试图入睡，将会导致睡眠困扰，甚至产生功能损害。此外，不同类型的CRSWD有着各自典型的特征。睡眠-觉醒时相延迟障碍的核心特征是睡眠开始和结束时间均较期望的或者被要求的时间显著延迟；相反，睡眠-觉醒时相提前障碍的核心特征是睡眠开始和结束时间均较期望的或者被要求的时间显著提前；ISWRD的特征是睡眠-觉醒无规律和片段化，在24h的周期内无法识别主要的睡眠或觉醒时段；N24SWD的特征是睡眠-觉醒周期偏离24h，并

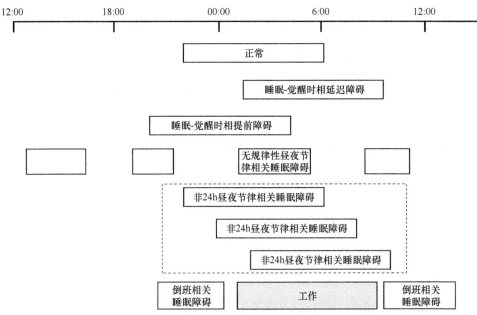

图 12-1-1 5 种昼夜节律相关睡眠-觉醒障碍示意图

白色长方形代表睡眠时段

因此产生睡眠时相每日逐步提前或延迟；倒班相关睡眠障碍和时差相关睡眠障碍的特征则主要是内在的睡眠-觉醒昼夜节律周期与外界环境不匹配或不同步。

各种类型睡眠障碍的患者常有日间过度思睡、疲劳、失眠等症状，而此类症状实际上也很常见于各种躯体和精神疾病患病人群。鉴于此，有学者提出了采集睡眠-觉醒病史的 7 个重要原则（表12-1-1）：①定义出特定的睡眠问题；②评估临床病程；③评估最近可能影响睡眠的因素或变化；④评估睡眠-觉醒模式；⑤评估睡眠卫生；⑥从患者或其床伴那里获取特定睡眠障碍的相关信息；⑦评估睡眠障碍对患者的影响。这些重要原则基本上适用于包括 CRSWD 在内所有睡眠问题的病史采集。表 12-1-1 中标记星号的问题是与 CRSWD 密切相关的，如"最近有无旅行（特别是快速跨越时区旅行等）？"和"上床时间和起床时间的规律性（包括对比工作日与休息日的情况）如何？"

表 12-1-1 睡眠-觉醒病史的组成部分和相关问题

病史组成	相关问题
定义出特定的睡眠问题	主诉是什么？
评估临床病程	睡眠问题何时开始？
评估最近可能影响睡眠的因素或变化	最近的躯体和精神疾病史、手术史？
	最近服用的药物有无变化？
	*最近有无旅行（特别是快速跨越时区旅行等）？
	*最近有无工作时间安排的变化？
评估睡眠-觉醒模式	*患者什么时候上床睡觉，入睡需要多长时间？
	*什么时候起床？
	患者晚上醒多少次？原因是什么？醒来后需要多长时间才能再入睡？
	*上床时间和起床时间的规律性（包括对比工作日与休息日的情况）如何？
评估睡眠卫生	睡眠环境（噪声、光、床伴等方面）如何？
	上床睡觉前的习惯是什么（包括药物使用等）？
	目前是否有使用可能会影响睡眠或日间过度思睡的药物（如咖啡因、酒精和镇静药等）？

病史组成	相关问题
从患者或其床伴那里获取特定睡眠障碍的相关信息	是否有打鼾、喘粗气、晨起头痛、肢体运动等？
评估睡眠障碍对患者的影响	患者的白天功能如何（日间过度思睡、小睡和工作表现等）？

*与昼夜节律相关睡眠-觉醒障碍密切相关的问题。

　　除了上述病史采集，还可以通过多种主、客观的睡眠评估方法来帮助诊断和鉴别诊断CRSWD。清晨型-夜晚型量表（morningness-eveningness questionnaire，MEQ）和睡眠日记是睡眠节律重要的主观评估方法，而暗光褪黑素释放试验、核心体温监测和体动监测则是重要的客观评估方法。MEQ 用于测量患者睡眠时相的偏好；7d 睡眠日记可以提供患者 7d 甚至更长时间的睡眠-觉醒相关信息，可用于辅助 CRSWD 的诊断；暗光褪黑素释放试验主要可以测量出暗光褪黑素初始释放时间，后者是测量昼夜节律时相的"金标准"；7d 甚至更长时间的体动监测也可提供重要的睡眠-觉醒的信息，辅助 CRSWD 的诊断；核心体温监测同样是重要的测量睡眠节律方法，但由于其测定方式具有侵入性，限制了其被广泛应用于临床实践。对于 CRSWD 的主要特征以及其他相关症状（如失眠和日间过度思睡等）的测量方式，可参见本教材第七章-睡眠医学评估方法。

　　昼夜节律相关睡眠-觉醒障碍的诊断（ICD-11 编码：L1-7A6）见表 12-1-2。

表 12-1-2　昼夜节律相关睡眠-觉醒障碍的诊断

必须满足标准 A～C：

A. 主要由于内源性昼夜节律计时系统或其参与机制的改变，或内源性昼夜节律与个人生活环境或社会/工作时间所需或要求的睡眠-觉醒时间安排不同步，而导致的慢性或反复发作的睡眠-觉醒节律紊乱

B. 上述睡眠-觉醒节律紊乱会导致失眠症状和（或）过度思睡

C. 上述睡眠-觉醒节律紊乱会在心理、躯体、社会、职业、教育或其他重要功能领域导致临床上显著的痛苦或损害

　　CRSWD 的治疗措施大致可被分为四大主要类别：①制订合适的睡眠-觉醒计划、运动锻炼和社会活动等；②光治疗和（或）避光措施；③具有时间生物效应的药物（如褪黑素等）和（或）促进睡眠或觉醒的药物；④改善其他睡眠-觉醒症状的干预措施。光治疗和褪黑素是非常重要的治疗措施，在应用光治疗和褪黑素调节昼夜节律时相时，要特别注意光时相反应曲线（phase response curve，PRC）和褪黑素时相反应曲线。在暗光褪黑素释放试验（dim-light melatonin onset，DLMO）之前褪黑素能够显著提前昼夜节律时相，在最低核心体温（minimum of core body temperature，CBTmin）之后的时段褪黑素能够显著延迟昼夜节律时相。同样地，光照对于时相的作用也取决于与 CBTmin 的毗邻关系。在 CBTmin 前数小时内光照显著延迟昼夜节律时相，而在 CBTmin 后数小时内光照则显著提前昼夜节律时相（图 12-1-2）。

　　有证据显示，如果未经治疗，CRSWD 会导致身体、心理和社会压力应激。睡眠-觉醒时相延迟障碍患者可能通过饮酒、使用镇静催眠药或兴奋药解决夜间入睡困难以及日间过度思睡等睡眠问题，同时可能引起物质滥用和物质依赖；睡眠-觉醒时相延迟障碍、N24SWD 和倒班相关睡眠障碍均与抑郁障碍发病风险增加有关；ISWRD 则可能是神经变性疾病、双相障碍发作和精神分裂症加重的重要标志之一；时差睡眠障碍引起的睡眠、胃肠道和情绪等症状通常具有自限性，但女性频繁跨时区旅行可能增加生殖系统健康问题的发生率；CRSWD 还可引起睡眠不足，后者被认为是导致肥胖、心血管疾病、代谢功能和免疫功能障碍等许多健康问题的原因。此外，CRSWD 患者由于日间过度思睡，或者试图在不恰当的生物学时间进行工作或学习活动时，发生工作和交通等方面的事故风险明显增加。

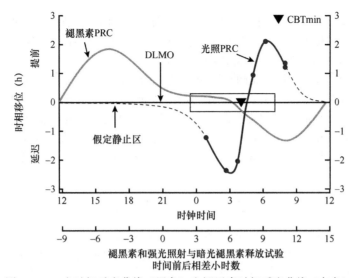

图 12-1-2　光时相反应曲线（黑色）和褪黑素时相反应曲线（灰色）

长方形代表睡眠时段，开始自 DLMO 后 2.5h，时长 7.5h；虚线代表由于无实际数据支撑，仅通过已知数据所推断出的部分光时相反应曲线；黑色三角代表最低核心体温（CBTmin）。PRC. 时相反应曲线；DLMO. 暗光褪黑素释放试验；假定静止区. 推断在此时间区段内，时相对于褪黑素的敏感性降低

目前，公众和医疗从业人员对 CRSWD 的认识明显不足，临床上对 CRSWD 的误诊率和误治率均较高。因此，本章将重点介绍各种类型 CRSWD 的病因、流行病学、临床表现、检查手段、诊断、鉴别诊断、治疗和预后，这对疾病的早期诊断和规范治疗具有重要意义。

第二节　睡眠-觉醒时相延迟障碍

睡眠-觉醒时相延迟障碍，又称睡眠时相延迟综合征（delayed sleep phase syndrome），是最常见的 CRSWD。该病患者的睡眠-觉醒时相持续地较期望的或被要求的睡眠-觉醒时相延迟至少 2h（通常长达 3~6h），从而引起自身困扰和学习、工作等方面的功能损害。典型的睡眠-觉醒时相延迟障碍患者很难在凌晨 2~6 时之前开始睡眠，如果该病患者能够自由选择作息时间，其睡眠开始和结束时间均显著延迟，通常更喜欢在上午 10 时到下午 1 时醒来，并且其睡眠时长通常是正常的。但是，为了参与工作、学习等社会活动，患者往往需要比自身渴望的觉醒时间更早醒来，因此会导致睡眠不足和日间过度思睡。

一、流行病学

流行病学调查显示，普通人群中睡眠-觉醒时相延迟障碍的患病率为 0.2%~1.5%，而青少年和年轻人群中的患病率则高达 1%~16%，中年人群中的患病率约为 0.7%。在以失眠为主诉的睡眠障碍门诊患者中，7%~16%最终被确诊为睡眠-觉醒时相延迟障碍。睡眠-觉醒时相延迟障碍可出现在任何年龄，起病年龄为 20 岁左右，在青少年和年轻人中较为常见。也有报道儿童期起病的睡眠-觉醒时相延迟障碍病例，而这类早发病例通常具有家族史。注意缺陷多动障碍（attention deficit hyperactive disorder，ADHD）和孤独症谱系障碍（autism spectrum disorder，ASD）患儿患睡眠-觉醒时相延迟障碍的风险可能更高。睡眠-觉醒时相延迟障碍的患病率没有明显的性别差异。

二、病因和发病机制

睡眠-觉醒时相延迟障碍的病因仍未完全清楚，但目前认为与遗传、生活方式和环境等因素相关。有研究发现，hPER3 和 CRY1 基因与睡眠-觉醒时相延迟障碍密切相关。另外，几乎 40%的睡眠-觉醒时相延迟障碍患者有阳性家族史,常表现为常染色体显性遗传。同时,睡眠-觉醒时相延迟障碍也受个体饮食习惯的影响,如摄入过多咖啡因可能推迟入睡时间。光照暴露、工作和社会活动等环境因素也与睡眠-觉醒时相延迟障碍的发病有关。

内源性昼夜节律和调节睡眠-觉醒的睡眠内稳态系统之间的异常相互作用,在睡眠-觉醒时相延迟障碍的发病中可能起到了至关重要的作用。睡眠-觉醒时相延迟障碍患者的睡眠启动、终止和昼夜节律生物标志物(如核心体温和褪黑素)时相延迟。个体自愿行为可能导致调节睡眠-觉醒的内源性昼夜节律与睡眠内稳态系统之间关系异常,如就寝和起床时间延迟可能导致夜间光暴露(使生物钟延迟的信号)增加和清晨光暴露(使生物钟提前的信号)减少,从而促进和维持了昼夜睡眠时相的延迟。

三、临床表现

睡眠-觉醒时相延迟障碍多于青春期发病,病程一般超过 3 个月,随着年龄增长睡眠-觉醒时相提前,病情可缓解。睡眠-觉醒时相延迟障碍患者常见的主诉包括失眠(以入睡困难为主)、晨醒困难、早晨或日间过度思睡。主要特征:①难以在期望的或被要求的时间入睡和觉醒,通常推迟≥2h。在年龄较小的儿童患者中,则可能主要表现为明显的睡前阻力。②每天入睡与觉醒的时间基本一致。③如让患者按自己的作息时间睡眠,睡眠与觉醒时间虽然推迟,但相对稳定,可保持 24h 睡眠-觉醒周期,睡眠时间及质量正常。④患者早醒的努力通常失败,晨醒困难。若被迫早醒,可能在早上表现出明显的睡眠惯性(又称睡眠宿醉)和日间过度思睡症状,这是由于睡眠时间减少和在较高睡眠惯性的时段被迫觉醒。

此外,睡眠-觉醒时相延迟障碍患者以及时型为夜晚型的正常睡眠者患精神障碍的风险增高。部分睡眠-觉醒时相延迟障碍患者可能重叠 N24SWD 的症状,或者在这两种睡眠障碍的症状之间交替。该病患者试图提前入睡,可能会导致失眠障碍的发生。部分患者可能会使用酒精、镇静药、催眠药或兴奋药等物质来缓解其失眠和日间过度思睡的症状。

四、辅助检查

(一)睡眠日记和体动记录仪

两者是重要的睡眠节律评估方法。应当持续记录至少 7d,最好是 14d 的数据,以显示延迟或提前的睡眠起始时间和偏移程度。一名 21 岁男性患者 7d 体动记录仪数据的可视化结果(图 12-2-1)显示,患者习惯性于凌晨 2:00~3:00 入睡,上午 11:00 左右醒来,睡眠时长约 8.5h,入睡后睡眠-觉醒次数和时间均很少,具有典型的睡眠-觉醒时相延迟障碍的睡眠节律特征。

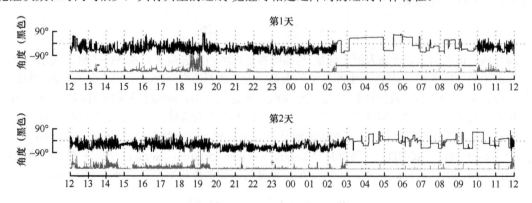

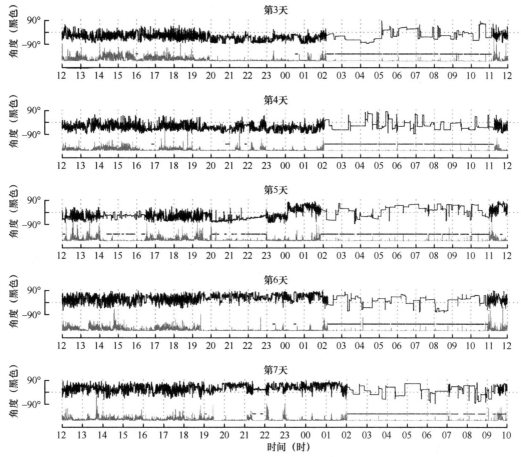

图 12-2-1 睡眠-觉醒时相延迟障碍患者 7d 体动记录仪数据的可视化结果

黑色线的高低程度代表了角度（即加速度计方向轴与重力方向的夹角），单位时间内角度变化越大表示活动程度越高，因此，图中快速上下振荡的黑色线表示患者当时的活动程度较高，而平直的黑色线表示患者当时的活动程度较低；灰色线条代表活动程度，灰色线越高，表示患者当时的活动程度越高

（二）昼夜节律标志物测定

睡眠-觉醒时相延迟障碍患者表现为暗光褪黑素初始释放时间和 CBTmin 均延迟。图 12-2-2 所示，睡眠-觉醒时相延迟障碍患者 23:30 时唾液褪黑素浓度为 3.5pg/ml，超过 3.0pg/ml 阈值浓度，并且接下来的 3 个唾液样本中褪黑素浓度均不低于此阈值浓度，因此，判定该患者的暗光褪黑素初始释放时间是 23:30（判定方法参见第七章第六节"睡眠节律的客观评估"）。同理，黑色线条和灰色线条分别代表正常人和一名睡眠-觉醒时相提前障碍患者的暗光褪黑素分泌浓度，其暗光褪黑素初始释放时间分别是 21:00 和 17:30。由此可以看出睡眠-觉醒时相延迟障碍患者的暗光褪黑素初始释放时间显著延迟。

（三）清晨型-夜晚型量表（MEQ）

通过该自评量表进行评估，睡眠-觉醒时相延迟障碍患者多为"夜晚型"，而睡眠-觉醒时相提前障碍患者则多为"清晨型"。

（四）多导睡眠监测（polysomnography，PSG）

PSG 目前不作为常规评估方法。在睡眠-觉醒时相延迟障碍患者或睡眠-觉醒时相提前障碍患者习惯的睡眠时间进行 PSG 时，其睡眠结构参数基本正常，但如果要求患者在社会认可的时间段睡

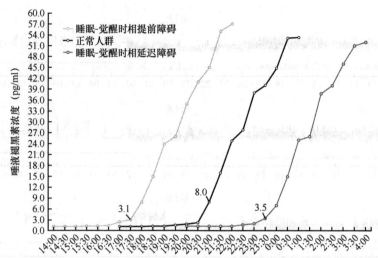

图 12-2-2　睡眠-觉醒时相延迟障碍患者、睡眠-觉醒时相提前障碍患者和正常人的暗光褪黑素分泌模式对比

绝对值法来判定暗光褪黑素释放试验，即当唾液中褪黑素浓度达到 3.0pg/ml 的阈值水平，并在接下来的 3 个样本中褪黑素浓度均不低于此阈值，则第 1 个达到阈值浓度水平的样本所对应采集时间即是暗光褪黑素释放试验

眠时，PSG 常提示其睡眠总时间减少和睡眠潜伏时间改变等。

五、诊断与鉴别诊断

（一）诊断标准

根据《国际睡眠障碍分类标准第三版》（修订版）（the International Classification of Sleep Disorders–Third Edition，Text Revision，ICSD-3-TR），睡眠-觉醒时相延迟障碍（ICD-11 编码：7A60）的诊断需要同时满足 A～E 5 个标准（表 12-2-1）。

表 12-2-1　睡眠-觉醒时相延迟障碍的诊断标准

必须同时符合标准 A～E：

A. 主睡眠时段（major sleep episode）相对于患者期望或需要的睡眠-觉醒时间而言出现显著延迟，举例如下
　1. 患者或照护者长期或反复抱怨不能在期望或需要的时间内入睡
　2. 在期望或需要的特定时间上清醒困难
B. 症状至少出现 3 个月
C. 当允许患者能够根据个人意愿安排作息时间时，其睡眠质量将得以改善，且呈现与年龄相应的睡眠时长，而其 24h 睡眠-觉醒模式呈现时相延迟
D. 至少需要 7d，最好 14d 的睡眠日记，尽可能同时进行体动记录仪监测，结果提示习惯性睡眠时相延迟。监测期间应包括工作/上学日和休息日
E. 睡眠障碍不能被其他现患睡眠障碍、内科疾病、精神障碍，或药物/物质使用等因素更好地解释

（二）鉴别诊断

1. 正常睡眠模式　特别是青少年和年轻人群可间歇性或规律性地出现作息时间推迟的情况，但无困扰和学习、工作等方面的功能受损，属于正常睡眠模式。

2. 失眠　特别是入睡困难型失眠患者常存在睡眠开始时间延迟情况，但通常合并睡眠维持困难和早醒，睡眠效率低。与失眠不同的是，若让睡眠-觉醒时相延迟障碍患者按其意愿去睡眠，则无入睡困难或睡眠维持困难。

3. 其他日间过度思睡　临床上有许多类型的睡眠障碍可引起日间睡眠增多，如睡眠呼吸紊乱、

失眠、睡眠相关运动障碍或内科与神经精神疾病患者，但一般无明显的睡眠-觉醒昼夜节律的异常，并且日间过度思睡情况通常不会随作息时间安排的改变而发生明显变化。

六、治　疗

如果患者的睡眠-觉醒模式与自身工作、学习等社会活动时间没有显著冲突，则不需要治疗；反之，则需要积极治疗。治疗总目标是重新调整其睡眠-觉醒时相至合适范围。治疗方法包括睡眠健康教育、规范睡眠作息时间、定时光照治疗和定时褪黑激素治疗，联合应用效果更好。

（一）健康教育与行为指导

建议患者根据一般社会作息重新调整自身日间、傍晚或夜间的社会、家庭活动及运动时间等，并重新设定新的上床及起床时间，保证与年龄相符的睡眠时间；同时注意疏导患者可能存在的焦虑情绪。

（二）逐步调整睡眠时间

临床上常采用传统的时间治疗来调整生物钟节律，以重建良好睡眠卫生习惯和睡眠-觉醒时间。具体策略是让患者每隔 2～5d 提前 3h 上床和起床，以此逐步提前入睡时间，直至睡眠和觉醒时间与社会一般作息时间一致。

（三）定时光治疗

建议睡眠-觉醒时相延迟障碍患者醒后暴露于太阳光或广谱白光（5000～10 000lux）超过30min，最长不超过 2h，目标是每日约提前 30min 的睡眠-觉醒时相；下午 4 时后限制光照；晚上避免暴露于强光。

（四）定时褪黑素治疗

通常建议睡眠-觉醒时相延迟障碍患者在习惯性入睡时间前 5～6h 口服褪黑素（儿童或青少年：0.05mg/kg；成人：0.5～5mg）。由于睡眠时相逐步提前，应将用药时间调整至习惯性入睡时间前 1～3h，以尽量减少下午和傍晚过度思睡。此外，由于目前缺乏长期的临床观察和研究，长期应用褪黑素仍需谨慎。

（五）其他

如合并其他睡眠障碍或精神心理问题等，应同时给予相应治疗和干预。

七、预　后

如果不进行治疗，睡眠-觉醒时相延迟障碍的病程可能比较漫长，可持续到晚年，睡眠-觉醒时相延迟障碍甚至可能增加抑郁障碍和自杀的风险。然而，随着年龄的增长，睡眠-觉醒昼夜节律时相可能会逐步提前，睡眠-觉醒时相延迟障碍患者的症状可能会减轻甚至消失。该病患者可能通过饮酒、使用镇静催眠药或兴奋药治疗其昼夜节律相关的入睡困难/早醒以及日间过度思睡等问题，可能因此造成物质滥用，进一步加重其睡眠障碍。通过光、行为和药物等治疗方法可以使患者的睡眠时相提前，但由于患者的睡眠时相延迟的惯性通常是持续性的，因此复发率较高。

第三节　睡眠-觉醒时相提前障碍

睡眠-觉醒时相提前障碍，又称睡眠时相提前综合征。该病患者的睡眠-觉醒时相持续地较期望的或被要求的睡眠-觉醒时相提前至少 2h，通常由于长期持续的早醒、醒后难以再入睡、傍晚思睡等症状，导致日常工作学习和社交活动功能损害。如果该病患者能够自由选择作息时间，其睡眠开始和结束时间通常显著提前，睡眠质量和数量也得到明显改善。

一、流 行 病 学

睡眠-觉醒时相提前障碍在普通人群中的患病率并不清楚，老年人多见，中年人群中患病率约为1%，并有随年龄而增长的趋势。目前认为，对于较早起病的睡眠-觉醒时相提前障碍病例，其有家族史的可能性更高。该病患病率没有明显的性别差异。

二、病因和发病机制

睡眠-觉醒时相提前障碍的病因也未明确，但可能与年龄、遗传和环境等因素有关。有研究发现，人类有随着年龄的增长而出现睡眠-觉醒时相提前的趋势。hPER2基因突变等遗传因素也可能与睡眠-觉醒时相提前障碍发病有关。此外，光照等环境因素也可能诱发、维持或加重睡眠-觉醒时相提前障碍。睡眠-觉醒时相提前障碍的病理生理机制可能涉及多方面的因素：①昼夜节律时相延迟能力减弱；②时相引导因素在光时相反应曲线的时相提前优势区的作用；③授时因子改变，如在早晨过早暴露于强光；④内源性昼夜节律调控周期缩短。

三、临 床 表 现

睡眠-觉醒时相提前障碍的典型病程为持续性、至少3个月、老年人多见。患者的主要睡眠时间段较期望或通常的睡眠时间提前至少2h。由于早睡早醒，患者主诉傍晚或晚上过早地困倦，清晨又无意识地过早醒来，常抱怨午后晚些时间或傍晚持续性不可抵抗的睡意和清晨失眠，严重影响其傍晚或晚上的活动安排，日间过多思睡。患者试图清晨留在床上继续睡眠的努力可能导致失眠。

四、辅 助 检 查

（一）睡眠日记和体动记录仪

两者是最重要的评估方法。应当持续记录至少7d，最好是14d的数据，以显示延迟或提前的睡眠起始时间和偏移程度。一名69岁男性患者7d体动记录仪数据的可视化结果（图12-3-1）显示，患者习惯性于20:00左右入睡，凌晨3:00~4:00醒来，睡眠时长约7.5h，入睡后睡眠-觉醒次数和时间均很少，具有典型的睡眠-觉醒时相提前障碍的睡眠节律特征。

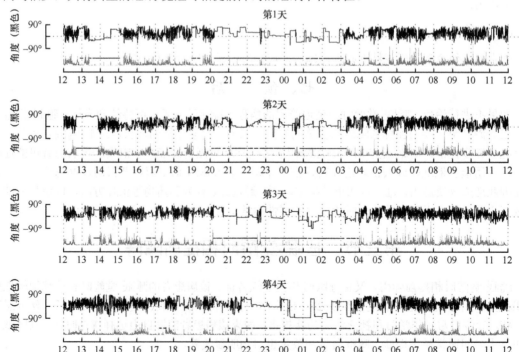

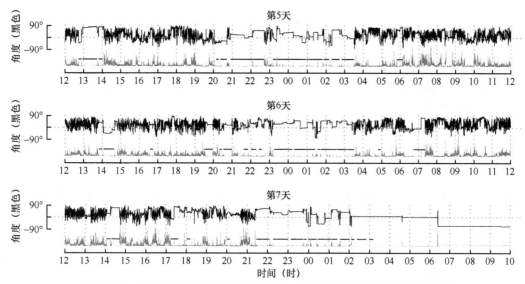

图 12-3-1　睡眠-觉醒时相提前障碍患者 7d 体动记录仪数据的可视化结果

黑色线的高低程度代表了角度（即加速度计方向轴与重力方向的夹角），单位时间内角度变化越大表示活动程度越高，因此，图中快速上下振荡的黑色线表示患者当时的活动程度较高，而平直的黑色线表示患者当时的活动程度较低；灰色线代表活动程度，灰色线越高，表示患者当时的活动程度越高

（二）昼夜节律标志物测定

睡眠-觉醒时相提前障碍患者表现为暗光褪黑素初始释放时间和 CBTmin 提前。暗光褪黑素分泌模式见图 12-2-2，睡眠-觉醒时相提前障碍患者的暗光褪黑素初始释放时间（17:30）显著早于正常人（21:00）和睡眠-觉醒时相延迟障碍患者（23:30）。虽然在家族性睡眠-觉醒时相提前障碍患者中，暗光褪黑素初始释放时间和 CBTmin 均明显提前，但是，在非家族性的患者人群中，上述昼夜节律时相指标变异性较大，部分患者的昼夜节律时相可能接近一般人群。

（三）清晨型-夜晚型量表（MEQ）

通过 MEQ 自评问卷进行评估，睡眠-觉醒时相延迟障碍患者多为"夜晚型"，而睡眠-觉醒时相提前障碍患者多为"清晨型"。

（四）多导睡眠监测（PSG）

目前不作为常规评估方法。在睡眠-觉醒时相提前障碍患者习惯的睡眠时间进行 PSG 时，其睡眠结构参数基本正常，但如果要求患者在社会认可的时间段睡眠时，PSG 常提示其睡眠总时间减少和睡眠潜伏时间改变等。

五、诊断与鉴别诊断

（一）诊断标准

根据 ICSD-3-TR，睡眠-觉醒时相提前障碍（ICD-11 编码：7A61）的诊断需要同时满足 A～E 5 个标准（表 12-3-1）。

表 12-3-1　睡眠-觉醒时相提前障碍的诊断标准

必须同时符合标准 A～E：

A. 主睡眠时段相对于患者期望或需要的睡眠开始时间和觉醒时间而言出现显著提前，举例如下：

1. 患者或照护者长期或反复抱怨难以在需要或期望的常规就寝时间之前保持清醒

2. 难以在需要或期望的清醒时间之前维持睡眠

B. 症状存在至少 3 个月

C. 当允许患者能够根据个人意愿安排作息时间时，其睡眠质量和睡眠时长均相应改善，而其 24h 睡眠-觉醒模式呈现时相提前

D. 至少需要 7d，最好是 14d 的睡眠日记，尽可能同时进行体动记录仪监测，结果提示习惯性睡眠时相提前。监测期间应包括工作/上学日和休息日

E. 睡眠障碍不能被其他现患睡眠障碍、内科疾病、精神障碍，或药物/物质使用等因素更好地解释

（二）鉴别诊断

1. 正常睡眠模式 许多正常老年人习惯早睡早起，表现为"清晨型"，没有日间功能受损或其他不适，属正常表现。对于青少年有"入睡过早"情况，需要特别注意其原因是否为长期睡眠不足或其他睡眠障碍引起的中枢性过度思睡。父母可能会抱怨儿童醒来"太早"并且使得父母的睡眠不足，影响家庭日常生活，但其原因常常是儿童被"过早"地安排上床，或者是父母对于儿童的觉醒时间有不恰当的预期。

2. 失眠 与失眠不同的是，睡眠-觉醒时相提前障碍患者按其意愿去睡眠，则同时有较早入睡和较早醒来。失眠患者可有明显的早醒情况，但却少有较早入睡者。

3. 其他造成早醒的情况 最常见于由行为因素导致的睡眠障碍，如不规则作息时间、较早的日光暴露和傍晚小睡等，常见于老年人。此外，约 1/3 的重型情感障碍患者有抑郁症典型的早醒症状，但常伴有其他睡眠障碍、躯体症状以及情绪改变。

六、治　疗

如果患者的睡眠-觉醒模式与自身工作、学习等社会活动时间没有显著冲突，则不需要治疗；反之，则需要积极治疗。治疗总目标是重新调整其睡眠-觉醒时相至合适范围。治疗方法包括睡眠健康教育、重置睡眠作息时间、定时光照治疗和定时褪黑素治疗，联合应用效果更好。

（一）健康教育与行为指导

建议患者根据一般社会作息重新调整自身日间、傍晚或夜间的社会、家庭活动及运动时间等，并重新设定新的上床及起床时间，保证与年龄相符的睡眠时间。教育睡眠-觉醒时相提前障碍患者避免晨间接受强光照射，可午间小睡，尽量推迟夜晚上床时间。同时改善患者可能存在的焦虑或抑郁。

（二）逐步调整睡眠时间

临床上常采用传统的时间治疗来调整生物钟节律，以重建良好睡眠卫生习惯和睡眠-觉醒时间。具体策略是让患者每隔 2～5d 推迟 3h 上床和起床，以此逐步推迟入睡时间，直至睡眠和觉醒时间与社会一般作息时间一致。

（三）定时光治疗

建议患者在 20:00～23:00 开始暴露于广谱白光（5000～10 000lux），持续 2h 左右，约在习惯上床入睡时间结束光照，持续治疗 12d 后，可见较明显的效果。

（四）定时褪黑素治疗

虽然早上服用褪黑素是睡眠-觉醒时相提前障碍潜在的治疗方法（时相延迟作用），但仍缺乏有力证据支持。

（五）其他

如合并其他睡眠障碍或精神心理问题等，应同时给予相应治疗和干预。

七、预　　后

睡眠-觉醒时相提前障碍患者，由于其醒后不断尝试再次入睡可能导致并发慢性失眠。部分患者可能会使用酒精、镇静药和兴奋药来缓解相关睡眠症状，但这样可能加重潜在的 CRSWD。

第四节　无规律性昼夜节律相关睡眠-觉醒障碍

无规律性昼夜节律相关睡眠-觉醒障碍（ISWRD）是一类在睡眠-觉醒周期中缺乏明显昼夜节律模式的睡眠障碍。患者典型的昼夜节律被严重破坏，睡眠模式常表现为碎片化，表现为睡眠模式缺乏规律，小睡次数多且周期不稳定，常有日间过度思睡和夜间失眠的主诉，在 24h 的昼夜节律内通常难以识别一个主要的睡眠期，给患者的日常生活和护理都带来了很大困扰。

一、流　行　病　学

ISWRD 常见于神经退行性变性疾病（如阿尔茨海默病和帕金森病）、神经发育障碍、精神分裂症和创伤性脑损伤中。该疾病在老年人群体中更为常见，可能与老年人的社会活动水平和身体功能下降等有关。

二、病因和发病机制

ISWRD 的发病机制尚未完全阐明，据推测可能与 SCN 的解剖及功能异常有关。下丘脑的 SCN 是昼夜节律的起搏器，具有多项重要的生理功能，包括褪黑素和皮质醇分泌的时间、核心体温的节律和睡眠周期等，也可能与光或光信号传递到 SCN 的通路受损以及相关激素分泌的减少有关。

ISWRD 可能包括以下几种影响因素。①神经系统疾病：神经退行性变性疾病（如阿尔茨海默病和帕金森病）、神经发育障碍和脑外伤等神经系统疾病是常见的影响因素，这些神经系统疾病损害了 SCN 的正常生理解剖结构，导致其生理功能受损。②缺乏授时因子的刺激：授时因子指有规律地以 24h 为间隔产生的刺激，一般是一些自身行为或环境干扰，如自然光照、社交活动和进食等，授时因子的存在使得生物钟能有规律地同步化。③缺乏良好的睡眠卫生习惯：患者自主地选择紊乱的睡眠模式。④遗传因素：神经退行性变性疾病、精神分裂症、神经发育障碍等疾病均具有一定的遗传风险。与昼夜节律相关的基因突变也可能是导致昼夜节律紊乱的原因。

三、临　床　表　现

常见的主诉为失眠和 EDS，在 24h 的睡眠-觉醒周期内观测不到明显的睡眠模式，日间睡眠通常由多次小睡构成，睡眠次数最少达到 3 次。最长的睡眠时间通常是凌晨 2～6 时，但患者每日总睡眠时间基本维持正常。ISWRD 常造成家庭、工作和社会问题，患者常难以维持正常的社会人际交往模式。

四、辅　助　检　查

睡眠史和睡眠日记是主要的评估方式，患者在 7～14d 的睡眠日记和体动记录仪监测中均呈现 24h 内多次不规则的睡眠-觉醒活动（图 12-4-1）。PSG 可发现患者缺乏正常睡眠-觉醒模式，但一般不作为常规检查推荐。

睡眠日志

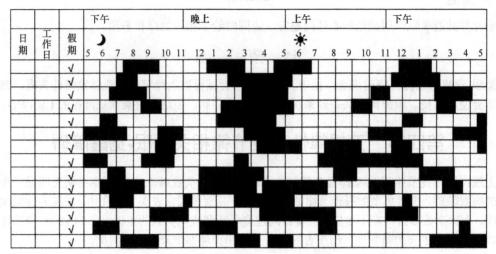

图 12-4-1 无规律性昼夜节律相关睡眠-觉醒障碍典型的睡眠模式

五、诊断与鉴别诊断

（一）诊断标准

根据 ICSD-3-TR，ISWRD（ICD-11 编码：7A62）的诊断需要同时满足 A～D 4 个标准（表 12-4-1）。

表 12-4-1 无规律性昼夜节律相关睡眠-觉醒障碍的诊断标准

必须同时符合标准 A～D：

A. 患者或照护者报告，长期或反复出现的 24h 内无规律的睡眠和清醒片段，主要表现为在预期睡眠时段（通常在晚上）的失眠症状和（或）EDS 症状

B. 症状存在至少 3 个月

C. 至少需要 7d（最好是 14d）的睡眠日志，尽可能同时进行体动记录仪监测，结果提示 24h 内主睡眠时段消失，并且出现至少 3 次无规律的睡眠片段

D. 睡眠障碍不能被其他现患睡眠障碍、内科疾病、精神障碍，或药物/物质使用等因素更好地解释

（二）鉴别诊断

1. ISWRD 的典型主诉包括失眠、EDS 和睡眠不稳等。应详细询问患者的日常睡眠卫生习惯，将 ISWRD 与睡眠卫生不良和自愿保持无规律睡眠作息进行区分。

2. 在一些特殊人群，如阿尔茨海默病、帕金森病、孤独症谱系障碍患者等人群中常出现类似症状。患有阿尔茨海默病的老年人可能会经历严重的睡眠碎片化；睡眠碎片化是帕金森病最常见的睡眠障碍主诉，帕金森病的睡眠障碍是由多种因素导致的，包括多巴胺能药物、夜间出现的运动症状、共存的精神障碍以及原发神经退行性变化的作用；孤独症谱系障碍的儿童每日总睡眠时间往往存在显著差异，总体上显著少于正常发育的儿童，常在日间小睡，夜间醒来后常有大量夜间活动。必要时可完善 PSG、脑电图等相关检查，将 ISWRD 与可疑的躯体疾病导致的、其他精神障碍或药物因素导致的睡眠障碍相鉴别。

3. 临床上也应注意 CRSWD 与精神心理类疾病之间可能的潜在联系，ISWRD 可能是双相障碍和精神分裂症发作或加重的重要标志之一。

六、治 疗

ISWRD 治疗的主要目的是形成并保持正常的昼夜节律模式，主要的干预措施包括定时服用褪

黑素、强光照射治疗、行为干预及改善睡眠卫生环境、多模式联合治疗。

（一）定时服用褪黑素

对于伴有神经发育障碍、褪黑素分泌降低的儿童患者，建议在睡前给予 2~10mg 的褪黑素口服，可以在显著增加夜间睡眠时间的同时减少 EDS。褪黑素不建议单独用于伴有痴呆的成人患者。

（二）强光照射治疗

对于伴或不伴痴呆的成人患者，建议在每天早晨给予明亮的强光照射（＞10 000lux），日间持续的强光照射（2500lux）有助于稳定日间活动和改善情绪。对于儿童患者，建议在每天早晨给予强光照射（4500lux）。在伴有痴呆的老年群体中，改善光照条件不仅能改善睡眠，还能改善认知和行为。

（三）行为干预及改善睡眠卫生环境

对患者及其照料者进行睡眠卫生教育，指导患者减少白天卧床时间并有计划地按时就寝、每天 30min 或更长时间的阳光照射、有计划地进行体育活动和增加社交活动等，可以有效地减少患者的日间睡眠，改善昼夜节律紊乱。还应改善患者的睡眠环境，降低夜间光和声污染可以减少患者的夜间觉醒。

（四）多模式联合治疗

对于单一治疗无效的患者，可以尝试进行多模式联合治疗，包括服用褪黑素、改善日间光照、行为干预等多模式联合治疗。

七、预　　后

系统性的干预治疗特别是多模式联合治疗可以在一定程度上改善不同群体的睡眠紊乱情况，但治疗的改善率是高度可变的，需要根据个体情况量身定制。由于这种疾病的罕见性以及患者共病疾病的异质性，ISWRD 发病的潜在机制仍然有待探索，因此目前可用的治疗方案仍然有限。

第五节　非 24h 昼夜节律相关睡眠-觉醒障碍

非 24h 昼夜节律相关睡眠-觉醒障碍（N24SWD），又称自由奔波障碍或非诱导型睡眠-觉醒综合征，表现为非 24h 的日常节律模式，每天的日常生活节律（如起床、进食、就寝）都较前一天提早或推迟，体温节律、激素分泌等生理节律也受其影响。N24SWD 在盲人中更为常见，由于盲人缺乏光信号刺激控制生物钟节律的 SCN，昼夜节律不能与外界同步。N24SWD 患者的昼夜节律周期更多地表现为延长而不是缩短，多数患者延长了 0.5~1h 以上，患者常难以维持正常的社会生活。

一、流　行　病　学

N24SWD 主要见于盲人，少数可出现在视力正常的个体中，超过半数全盲患者患有 N24SWD。不伴有视力障碍的患者多在青年时期起病，发病因素往往与不恰当的环境刺激有关，如对昼夜节律引导因子的暴露减少或暴露时间不当，尤以光照为主。此外，遗传因素、精神障碍或颅脑损伤等也会增加 N24SWD 的发生风险。

二、病因和发病机制

人体正常的昼夜周期略长于 24h，约为 24.2h，需要外源授时因子进行同步化，以维持与 24h 日节律的同步。光信号是昼夜循环最有力的环境授时因子，信号通过视网膜神经节细胞传递到

SCN，而 SCN 是昼夜节律的起搏器。全盲患者缺乏有效的光信号刺激，导致其昼夜节律不再以 24h 为周期。

N24SWD 可能的病因如下。

1. 视力障碍 昼夜节律起搏器缺乏光输入信号是造成全盲患者形成 N24SWD 的明确病因。视力障碍群体中，特别是全盲患者，缺乏光信号作为有效的授时因子刺激个体昼夜节律与外界同步化，导致昼夜节律延迟或提前。

2. 环境因素 长期处在完全隔绝日常光照的环境中或者长期有不恰当的光照刺激。

3. 精神疾病与神经系统疾病 颅脑损伤、脑肿瘤是 N24SWD 的高危因素，部分神经发育障碍疾病（如孤独症谱系障碍）也会促进疾病的发生。

4. 医源性因素 部分睡眠-觉醒时相延迟睡眠障碍患者在完成时间治疗后转为 N24SWD。

三、临 床 表 现

N24SWD 的典型主诉是与 24h 节律不相称的失眠和 EDS。患者的睡眠-觉醒周期与 24h 不同，可以较短，但更多时候通常长于 24h，导致入睡时间和起床时间逐渐推迟或提前，随着个体昼夜节律与外界 24h 环境昼夜的差异增大，患者周期性地出现 EDS、疲劳、夜间失眠等问题，睡眠-觉醒周期与外界差异越大、症状越严重，直到患者的睡眠-觉醒周期再次与外界同步则症状减轻，此后随着睡眠潜伏期再次逐渐增加，患者会再次出现入睡困难。

患者常强迫自己按照 24h 的昼夜节律生活以维持正常的社会活动，在日间活动中常出现嗜睡、头痛、食欲减退、情绪低落等身心症状，部分患者可在患病后出现较为严重的抑郁情绪。N24SWD 不仅影响睡眠周期，还会影响多种内分泌激素的功能及其节律（如甲状腺激素、皮质醇、睾酮等），还会伴有其他躯体症状，如严重疲劳、消化道症状、内分泌代谢紊乱。

四、辅 助 检 查

N24SWD 主要依靠睡眠日志和体动记录仪以明确诊断。

1. 睡眠日记与体动记录仪 二者是主要的评估方法。需要至少 14d 的睡眠日记和（或）体动记录仪监测以明确诊断（对于失明群体的记录时间最好更长一些），结果提示患者的睡眠周期与 24h 昼夜节律显著不符，多数表现为延迟。对于有社交和工作需求或者强迫自己按照 24h 节律生活的患者，结果可能没有那么显著。图 12-5-1 显示，患者睡眠-觉醒节律周期显著超过了 24h。

睡眠日志

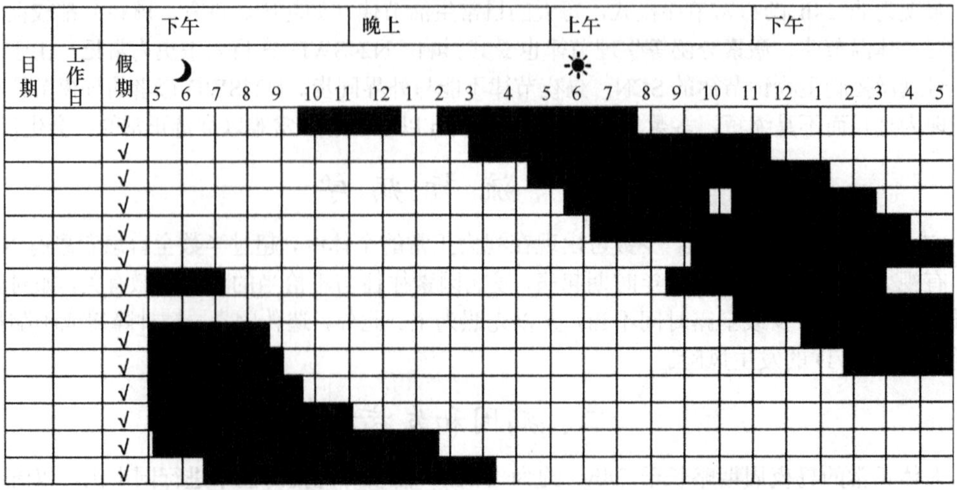

图 12-5-1 非 24h 昼夜节律相关睡眠-觉醒障碍的典型睡眠模式

2. 暗光褪黑素释放试验　进行至少 2 次且中间间隔 2～4 周的暗光褪黑素释放试验，能观察到褪黑素分泌节律的变化。

3. 清晨型-夜晚型量表（MEQ）　用于确定受试者与睡眠、觉醒以及首选睡眠和觉醒习惯的时间相关的倾向和偏好。

4. 多导睡眠监测（PSG）　不作为常规推荐检查。主要用于区分与其他导致 EDS 的疾病，如发作性睡病、睡眠呼吸暂停综合征等疾病。

五、诊断与鉴别诊断

（一）诊断标准

根据 ICSD-3-TR，N24SWD（ICD-11 编码：7A63）的诊断需要同时满足 A～D 4 个标准（表 12-5-1）。

表 12-5-1　N24SWD 的诊断标准

必须同时符合标准 A～D：

A. 由于异常的内源性昼夜节律所致的睡眠-觉醒习惯与外界 24h 明-暗循环周期不同步，患者出现失眠和（或）日间过度思睡，且与无症状期交替出现

B. 症状存在至少 3 个月

C. 至少需要 14d（对盲人患者的监测时间最好更长一些）的睡眠日志/日记，尽可能同时进行体动记录仪监测，结果提示睡眠和觉醒时间每天均逐渐延迟

D. 睡眠紊乱不能被其他现患睡眠障碍、内科疾病、精神障碍、药物/物质使用等因素更好地解释

（二）鉴别诊断

1. N24SWD 患者表现为 EDS、失眠，且大多数患者睡眠-觉醒周期表现为延迟，容易被误诊为睡眠-觉醒时相延迟障碍，在治疗期间也可能会出现后者的症状或二者症状交替出现。二者的鉴别之处在于 N24SWD 的睡眠周期是显著的较前一天提前或延迟的，症状随着个体睡眠-觉醒节律与外界昼夜节律的差异大小而变化，而在睡眠-觉醒时相延迟障碍患者中，虽然也有 EDS 和失眠的主诉，但其睡眠-觉醒周期没有表现出渐进的每日延迟。

2. 应格外注意睡眠-觉醒障碍与精神心理类疾病之间的联系，研究发现 N24SWD 与抑郁症存在显著关联，当患者的睡眠处在正常相位上时，其抑郁症状减轻。

六、治　　疗

N24SWD 的治疗中心放在调整并同步患者的睡眠-觉醒周期上。对于视力障碍和视力正常患者的治疗有所不同。

1. 对于有视力障碍的患者　应该每天在同一时间给予口服褪黑素治疗，一般在预定睡眠时间的前 1h 给予 0.5～10mg 褪黑素口服，在调整到预定的睡眠周期后，逐渐减量至 0.5mg 的剂量维持睡眠时相；同时强调规律日常生活节奏，在固定时间起床、进食、社交活动等。研究报道 MT1/MT2 受体激动药他司美琼能有效改善 N24SWD 全盲患者的节律紊乱。

2. 对于视力正常的患者　主要用强光暴露治疗和暗疗来缓解症状，可以联合使用褪黑素进行治疗。

3. 行为干预及改善睡眠卫生环境　对患者及其照料者进行睡眠卫生教育，指导患者减少白天卧床时间并有计划地按时就寝、在固定时间进行体育锻炼等。应注意维护患者的夜间睡眠环境，减少光、声的污染。

七、预　　后

大多数盲人患者能在系统治疗后有效地改善症状,显著增加了总睡眠时间,日间睡眠时间减少,相应的社会功能也能有效恢复。视力正常者的病因和共病往往更加复杂,其疗效和结果也尚不明确,有待进一步研究。

第六节　倒班相关睡眠障碍

倒班相关睡眠障碍(shift work disorder),又称倒班工作睡眠紊乱,是一种常见的CRSWD,指的是在正常的日间工作时间(7:00～18:00)以外的时间区段工作,从而导致以失眠和(或)日间过度思睡为特征的一类睡眠障碍,倒班相关睡眠障碍不仅增加了事故的发生率,还引发了一系列的躯体和心理疾病。

一、流　行　病　学

在全球范围内约有25%的人从事倒班工作,倒班相关睡眠障碍的发病率在倒班人群中为10%～38%。常见的倒班工作一般分为晚班、夜班、早班、轮班、间隔班、夜间听班及长时间夜间轮班工作,不同的班次之间可能会有不同的表现,长期持续的夜班相较于早班和轮转早班/夜班损失的总睡眠时间更长。不同个体之间表现差异较大,包括轮班频率、时间、家庭/社会经济负担、个体生理差异等都会影响个体对轮班工作的反应。倒班相关睡眠障碍在某些需要长期倒班工作的特殊职业中,如医护工作者、消防员、长途货车司机中的发病率和严重程度也更加显著。

二、病因和发病机制

倒班相关睡眠障碍产生的根本原因在于其工作时间占用常规睡眠时间(至少有一部分时间重叠),其发生与昼夜节律失调和睡眠缺失直接相关。在倒班时明亮的光线、进食、体力活动等授时因子的作用下,昼夜节律开始与外界环境产生差异。在白班人群中,皮质醇水平一般在深夜达到最低值,褪黑素水平在夜间睡眠中段达到峰值,在倒班人群中,皮质醇和褪黑素的节律出现了明显的混乱。

即使个体主观上想要调整昼夜节律,个体还要面临清晨下班路上的光线、倒班前后与家人朋友的互动、家庭责任与社会压力、白天睡眠环境的光声污染等因素造成的困扰,使主动调整昼夜节律变得困难。

三、临　床　表　现

倒班相关睡眠障碍的常见主诉为过度嗜睡和失眠,伴有睡眠不足、睡眠质量下降、头痛、疲劳等症状。过度嗜睡、疲劳等症状可导致患者在工作或通勤时相关社会能力减弱、警觉性下降,继而导致意外过失、危险驾驶事件等,还会影响患者的日间活动,妨碍患者的日常家庭生活以及社会交往。

长期的倒班工作还影响心血管、内分泌、免疫等多个系统的生理功能。研究表明,倒班工作增加了高血压、血脂异常、心肌梗死、乳腺癌等疾病的发病率,还会使免疫功能下降,增加患传染病的风险。倒班工作人群的肥胖率也相对于白班人群来说更高,这可能与倒班工作时不良的饮食习惯有关(图12-6-1)。应建议倒班工作的患者进行常规体检,避免潜在的健康风险。此外,有研究表明倒班工作能够增加精神疾病的罹患风险。

四、辅　助　检　查

应详细询问病史,仔细询问患者的工作时间和时长。应完成至少14d的睡眠日记(图12-6-1)或体动记录仪监测。

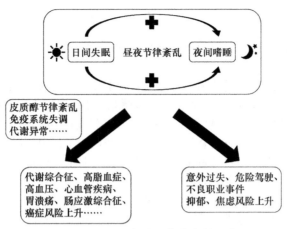

图 12-6-1　长期倒班工作带来的影响

1. 睡眠日记和体动记录仪监测　二者可以清晰、客观地显示倒班工作对患者睡眠紊乱的影响，还可以显示患者主动安排的睡眠时段、睡眠质量等问题。

2. 失眠严重程度指数量表和匹兹堡睡眠质量指数　可作为辅助工具评估其睡眠障碍的严重程度。

3. PSG　一般不用于常规检查，一般用于排除诊断，如睡眠呼吸暂停综合征、发作性睡病等及其他导致夜间失眠、EDS 的疾病。

4. 褪黑素释放节律检测　用于评估倒班相关睡眠障碍患者昼夜节律失调的程度。

五、诊断与鉴别诊断

（一）诊断标准

根据 ICSD-3-TR，倒班相关睡眠障碍（ICD-11 编码：7A64）的诊断需要同时满足 A～D 4 个标准（表 12-6-1）。

表 12-6-1　倒班相关睡眠障碍的诊断标准

必须同时符合标准 A～D：

A. 主诉失眠或过度嗜睡，多伴有总睡眠时长减少，且与反复在常规睡眠时间进行工作有关

B. 症状持续至少 3 个月，且与倒班工作日程有关

C. 至少需要 14d（包括工作日和休息日）的睡眠日志/日记，或尽可能同时进行体动记录仪监测（最好同时有光照测量），结果显示睡眠-觉醒周期紊乱

D. 睡眠障碍不能被其他现患睡眠障碍、内科疾病、精神障碍、睡眠卫生不良，或药物/物质使用等因素更好地解释

（二）鉴别诊断

患者的典型主诉为失眠和日间过度思睡，需要与其他类型的 CRSWD、药物滥用、精神疾病等相鉴别，需要仔细询问其睡眠习惯及工作轮转时间，睡眠障碍（如阻塞性睡眠呼吸暂停和发作性睡病等）也会导致 EDS，部分患者尝试利用药物或酒精来改善睡眠紊乱，这会导致部分患者出现药物和酒精的依赖或滥用现象。倒班后日间活动的增加或睡眠环境干扰也会导致睡眠不足，继而导致日间过度思睡。部分睡眠时相延迟障碍患者会更倾向于在夜间工作，需明确睡眠紊乱是否与被动的倒班工作有关。不断增加的挫折感、消极的期待和睡眠卫生不良可能会使倒班相关睡眠障碍的患者发展为慢性失眠障碍，这种情况将在倒班工作以外的时间仍然持续存在（即倒班工作可能是导致长期失眠的一个诱发因素）。

六、治　疗

对于倒班工作障碍患者，应首先建议患者停止或尽量减少倒班工作，再针对睡眠紊乱和昼夜节律失调进行治疗。

1. 针对过度嗜睡和失眠　建议患者有计划地安排小睡。在倒班工作前 30min 进行一次小睡，醒来后配合强光暴露可以有效缓解倒班期间的过度嗜睡。小睡时间不宜超过 30min（10～30min），小睡时间过长可能会产生睡眠惯性，醒来后容易没有精神恢复感。可以在小睡前摄入一定的咖啡因，可以在一定程度上减少小睡后带来的昏沉感。还可以在倒班工作中服用一定的促觉醒物质或者药物，如在倒班工作开始前摄入 200～300mg 的咖啡因，或者服用莫达非尼、阿莫达非尼等促醒药物，可提高倒班工作时的警觉性并减少嗜睡。

应改善睡眠卫生环境，增加睡眠时间：建议在白天睡觉时使用眼罩、耳塞等减少光、声的污染。建议有针对性地计划非工作日的睡眠时间，将非工作日的睡眠时间适量地提前，减少倒班工作产生的昼夜节律差异。

2. 针对昼夜节律紊乱　主要目的是调整患者的内源性昼夜节律与其倒班工作时间表一致。应有针对性地根据个体年龄、躯体状况、工作内容、倒班时间表等因素制订计划。例如，建议倒班工作者在倒班工作前一天有计划地提前/延后就寝时间；在夜班倒班工作的前半夜有规律地暴露在强光下；在夜班结束后的清晨通勤和日间活动中尽量减少日光暴露，可以通过佩戴墨镜、尽可能地待在室内、拉上窗帘等方式来避免日光暴露。在倒班工作结束后的日间睡眠前可以给予 0.5～3mg 的褪黑素，用于改善日间睡眠的时长和质量。

3. 改善工作和家庭环境　对于有倒班需求的企业应注意在倒班轮次、时长和时间、工作光线上进行调整，最大程度地减少因倒班工作而产生的危害。建议患者与家庭成员进行沟通，建立一个良好的睡眠环境，以延长日间睡眠时间。

七、预　后

停止和减少倒班工作对病情缓解是最有效的，大多数患者会在停止倒班工作后症状改善，但并不是所有患者会选择停止或减少倒班工作。倒班相关睡眠障碍的预后在很大程度上取决于患者的工作、社会环境、患者本人意愿及睡眠-觉醒习惯。有计划的小睡、强光暴露和应用促醒药物能有效改善倒班相关睡眠障碍带来的睡眠-觉醒节律紊乱。

第七节　时差相关睡眠障碍

时差相关睡眠障碍（jet lag disorder）是一种由快速跨越至少两个时区引起的 CRSWD，快速跨越多个时区后机体的内源性昼夜节律生物钟产生的睡眠和清醒周期时间与时区改变所需求的睡眠和清醒模式产生差异。时差相关睡眠障碍的严重程度和持续时间通常取决于跨越时区的数量、旅行方向（向东或向西）、旅行中的睡眠能力，主要表现为失眠、嗜睡、疲劳和日间功能受损等症状。

一、流　行　病　学

据研究推测，在亚洲，高峰时期每年约有 3.6 亿人进行跨国旅行，其中大部分人都要经历时区变动，其中有相当一部分人受到了时差失调的影响。飞行的方向也影响时差相关睡眠障碍的发生，向东飞行通常比向西飞行更容易导致睡眠障碍的发生。在不同人群中的表现也不同，短时间内反复进行跨时区改变的人群，如国际运动员、航空公司职员、国际商务人员等出现的症状更加严重，老年人受时差相关睡眠障碍的影响概率和症状相较于年轻人会更明显。

二、病因和发病机制

当个体跨越多个时区飞行时，个体的内源性昼夜节律与外界环境产生差异，引起昼夜节律紊乱,继而导致了时差相关睡眠障碍。其严重程度在很大程度上取决于跨越的时区数量以及旅行的方向,当向东行时,生物钟需要提前,向西则需要延后。一般来说,生物钟的时相提前比时相延迟更困难,因为人类生物钟的内在周期略长于24h,向东飞行的相位差更难抵消,时差症状可能会持续更长时间。

有很多因素能影响时差相关睡眠障碍的发生与否以及严重性,如跨越时区的数目、飞行方向、飞行中的环境,以及是否在飞行中充分地休息、出发前和到达后的睡眠情况、个体对于昼夜节律改变的耐受性、年龄、躯体状况等均可影响其严重性。跨时区旅行中长时间坐姿不舒适、空气质量和压力、应激及饮用过多的咖啡因和酒精都可能会引起睡眠紊乱以及注意力和功能受损。

三、临 床 表 现

典型的主诉是跨越时区旅行后出现的 EDS、失眠、早醒、睡眠不安等睡眠紊乱,常伴有疲劳、头痛等症状,大多呈自限性。患者的日间功能受损,工作能力下降,可伴有情绪问题,如易怒、激惹等。部分个体可出现厌食、恶心、便秘或腹泻等胃肠道功能紊乱症状。

四、辅 助 检 查

应仔细询问病史,明确睡眠障碍是由跨时区旅行后出现且是跨时区旅行导致的。还可以采用自评量表,如失眠严重程度指数量表和匹兹堡睡眠质量指数量表等评估症状。一般不需要进行客观的实验室检查,必要时可以进行 PSG 等检查,提示正常的睡眠-觉醒模式消失或实际睡眠-觉醒时间与当地所需的睡眠-觉醒模式不匹配,并同时排除其他类型的睡眠障碍。

五、诊断与鉴别诊断

(一)诊断标准

根据 ICSD-3-TR,时差相关睡眠障碍(ICD-11 编码:7A65)的诊断需要同时满足 A~C 3 个标准(表 12-7-1)。

表 12-7-1 时差相关睡眠障碍的诊断标准

必须同时符合标准 A~C:
A. 主诉失眠或日间过度思睡,多伴有总睡眠时长减少,且与快速跨越两个及以上时区的飞行有关
B. 飞行后 1~2d 出现相关的日间功能损害、全身不适或躯体症状(如胃肠功能紊乱)
C. 睡眠相关症状不能被其他现患睡眠障碍、内科疾病、精神障碍,或药物/物质使用等因素更好地解释

(二)鉴别诊断

时差障碍的主要表现为睡眠紊乱、疲劳和躯体不适等症状,应与其他类型的睡眠障碍、神经系统或精神疾病相鉴别。首先应明确睡眠紊乱及其他表现是在跨时区旅行后产生的症状。还应与旅行所带来的疲劳相鉴别,长时间处在狭窄逼仄、吵闹的空间,躯体的饥饿与脱水等原因也可能带来类似的症状,这些症状往往在良好的休息后消失,一些胃肠道的症状往往提示潜在的消化道疾病。部分旅行者可能在更换生活环境后出现情绪问题或者身体不适,其睡眠紊乱等症状并不是由睡眠时相差异所导致的,常规调整睡眠时相的治疗可能效果有限。如果时差相关睡眠障碍持续存在,个体可能逐渐发展为慢性失眠障碍。

六、治 疗

时差相关睡眠障碍的治疗方式主要集中在调整内源性昼夜节律与外界的差异,以及治疗失眠和过度嗜睡等睡眠紊乱的症状。由于不同的飞行方向导致的睡眠时相变化不同，治疗方案也不一样。

1. 向东飞行 应在飞行前至少提前 3d 调整睡眠时间，可通过提早就寝时间、在就寝前 5h 服用低剂量的褪黑素、晨起后进行 1h 的强光暴露等方式来提前使睡眠时相提前。在飞行途中应尽可能地保持良好的睡眠，可以使用眼罩、耳塞等方式改善睡眠。

2. 向西飞行 同向东飞行一样，应至少提前 3d 调整睡眠，可通过每晚推迟就寝时间、睡前强光、摄入咖啡因等方式推迟睡眠时相。

无论是向东还是向西飞行，都建议落地之后按目的地所在的昼夜节律生活，可在落地后继续通过服用褪黑素、有计划地安排日间小睡、摄入咖啡因等促觉醒物质来调整昼夜节律。

七、预　后

时差相关睡眠障碍为自限性疾病，大多数预后良好，多在 2 周内症状好转。如果睡眠紊乱、疲倦、嗜睡等症状超过 2 周，应警惕其他类型的睡眠障碍疾病或其他疾病导致的睡眠障碍，需进一步完善相关检查以明确诊断。

第八节　展　望

当前公众和医疗从业人员对 CRSWD 的认识不足，临床上对 CRSWD 的误诊率和误治率均较高。既往流行病学调查显示，成年人中 CRSWD 的患病率约为 3%，然而，CRSWD 的患病率可能被明显低估。有学者估计成年人和青少年中的 CRSWD 患病率分别高达 10% 和 16%。此外，考虑到近年来倒班工作、跨时区飞行和夜间光暴露（如城市夜晚光污染、睡前长时间使用手机等发光的电子产品等）等因素，CRSWD 的患病率可能进一步激增。因此，亟须通过更多具有代表性的人群样本明确各种类型 CRSWD 的流行病学特征。

昼夜节律评估的关键点和难点是需要多次重复采样或测量褪黑素、核心体温和体动等睡眠节律相关指标，同时也是 CRSWD 漏诊率和误诊率较高的重要原因。目前，对于暗光褪黑素释放试验，尚没有完全统一的样本采集和分析标准。有学者提出，除了采集习惯性睡眠开始时间前、后约 9h 区段内的暗光环境褪黑素分泌信息外，还应该考虑采集 24h 时段的唾液或血液褪黑素样本，以提供更多褪黑素分泌的参数，如全天分泌总量或曲线下面积、褪黑素分泌关闭时间等。传统 CBTmin 出现时间测量以直肠温度测量为准，具有一定的侵入性，因而尚未被广泛应用于临床实践。随着技术的发展，已有团队开发出核心体温监测胶囊，能够长时间、连续和无创地测量人体胃肠道的温度，有望解决目前核心体温监测面临的难题，有待进一步研究其科研和临床应用价值。

CRSWD 重点侧重于昼夜节律的时相特征，然而昼夜节律的特征参数还包括振幅（amplitude）、振荡中值（mesor）、周期（period）、日间稳定性（interdaily stability）和达峰时间等（图 12-8-1）。目前，可通过扩展余弦模型（extended cosinor model）、非参数模型（nonparametric model）获取体动记录仪测量的休息-活动昼夜节律（circadian rest-activity rhythm，CRAR）相关参数，如休息-活动的振荡中值、振幅和日间稳定性等指标。此外，还有研究应用上述两种分析模型来评估人光照暴露的昼夜节律特征。有研究还发现，上述昼夜节律的特征参数能够预测普通人群罹患多系统疾病和死亡的风险。鉴于此，有待进一步研究其他特征参数对于 CRSWD 病情判断、疗效评估和预后判断的意义。

此外，有关 CRSWD 的发病机制、危险因素、对其他躯体和精神健康结局的影响、社会经济负担，以及环境和行为因素对于其临床转归的影响等资料尚不充分，有待通过临床和基础研究进一步明确。

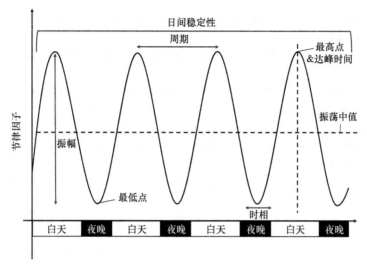

图 12-8-1　昼夜节律特征参数的示意图

本章由张继辉教授（副主编）负责

编　委　王　赞　潘集阳

编　者　封红亮　师　乐　阚建宇

思　考　题

1. 昼夜节律调控的分子机制是什么？
2. 睡眠-觉醒昼夜节律的核心特征参数有哪些，其异常对人体健康影响如何？
3. 前沿的昼夜节律评估技术手段有哪些？
4. CRSWD 对人体多系统生理功能有哪些影响？
5. CRSWD 是否有季节性特征？
6. 褪黑素和光照如何发挥对昼夜节律时相的调控作用？

参　考　文　献

李伟霞, 穆叶色·艾则孜, 谢植涛, 等. 2016. 清晨型与夜晚型量表-5 项测评技工学校学生的效度和信度. 中国心理卫生杂志, 30(6): 406-412.

美国睡眠医学会. 2017. 睡眠障碍国际分类. 3 版. 高和译. 北京: 人民卫生出版社.

张斌, 郝彦利, 荣润国. 2006. 清晨型与夜晚型评定量表的信度与效度. 中国行为医学科学, 15(9): 856-858.

American Academy of Sleep Medicine. 2023. The International Classification of Sleep Disorders: third edition, text revision(ICSD-3-TR). Darien Illinois: American Academy of Sleep Medicine.

Auger RR. 2020. Circadian rhythm sleep-wake disorders: An Evidence-Based Guide for Clinicians and Investigators. Cham: Springer Nature Switzerland AG.

Auger RR, Burgess HJ, Emens JS, et al. 2015. Clinical practice guideline for the treatment of intrinsic circadian rhythm sleep-wake disorders: advanced sleep-wake phase disorder(ASWPD), delayed sleep-wake phase disorder(DSWPD), non-24-hour sleep-wake rhythm disorder(N24SWD), and irregular sleep-wake rhythm disorder(ISWRD). An update for 2015: An American Academy of Sleep Medicine clinical practice guideline. J Clin Sleep Med, 11(10): 1199-1236.

Drake CL, Wright KP. 2017. Chapter 75 - Shift Work, Shift-Work Disorder, and Jet Lag//Kryger MH, Roth T, Dement WC, eds. Principles and Practice of Sleep Medicine(Sixth Edition). Elsevier, 714-725.

Feng H, Yang L, Ai S, et al. 2023. Association between accelerometer-measured amplitude of rest–activity rhythm and future health risk: a prospective cohort study of the UK Biobank. Lancet Healthy Longev, 4(5): e200-e210.

Feng H, Yang L, Liang YY, et al. 2023. Associations of timing of physical activity with all-cause and cause-specific mortality in a prospective cohort study. Nat Commun, 14(1): 930.

Malkani RG, Abbott SM, Reid KJ, et al. 2018. Diagnostic and treatment challenges of sighted non-24-hour sleep-wake disorder. J Clin Sleep Med, 14(4): 603-613.

Meyer N, Harvey AG, Lockley SW, et al. 2022. Circadian rhythms and disorders of the timing of sleep. Lancet, 400(10357): 1061-1078.

Oyegbile T, Videnovic A. 2019. Irregular sleep-wake rhythm disorder. Neurol Clin, 37(3): 553-561.

Reid KJ, Abbott SM. 2015. Jet lag and shift work disorder. Sleep Med Clin, 10(4): 523-535.

Steele TA, St Louis EK, Videnovic A, et al. 2021. Circadian rhythm sleep-wake disorders: a contemporary review of neurobiology, treatment, and dysregulation in neurodegenerative disease. Neurotherapeutics, 18(1): 53-74.

Wickwire EM, Geiger-Brown J, Scharf SM, et al. 2017. Shift work and shift work sleep disorder: clinical and organizational perspectives. Chest, 151(5): 1156-1172.

Wright KP Jr, Bogan RK, Wyatt JK. 2013. Shift work and the assessment and management of shift work disorder(SWD). Sleep Med Rev, 17(1): 41-54.

Yang L, Feng H, Ai S, et al. 2023. Association of accelerometer-derived circadian abnormalities and genetic risk with incidence of atrial fibrillation. N P J Digit Med, 6(1): 31.

第十三章 异态睡眠

第一节 概　　述

异态睡眠（parasomnia）是指发生在睡眠中的非自主性躯体行为或体验，在非快速眼动（non-rapid eye movement sleep，NREM）睡眠期、快速眼动（rapid eye movement，REM）睡眠期、清醒向睡眠转换或睡眠向觉醒转换期间可出现。异态睡眠表现为各种与睡眠相关的运动行为、情绪、感知、梦境和自主神经系统活动异常，可能导致睡眠扰乱、自伤或伤及床伴，以及身心健康和社会功能受损等不良后果。

人类的意识包括 3 个基本状态：清醒、NREM 睡眠、REM 睡眠。在内源性驱动和昼夜节律正常的生理情况下，清醒-睡眠状态在 24h 内可维持一个稳定、可预测的变化趋势。但是在睡眠-觉醒循环振荡时，这种正常清晰的意识状态可能转化成不完全清晰的状态，导致短暂而不稳定的交错状态（dissociation），异态睡眠是这种交错状态的结果。研究表明，当一种或多种意识状态共存时可导致不稳定的意识状态，从而表现为异态睡眠。依据异态睡眠发生时的睡眠状态分为 NREM 异态睡眠和 REM 异态睡眠。觉醒障碍，如睡行症、睡惊症和意识模糊性觉醒就是清醒和 NREM 睡眠的混合，此时大部分运动功能保持，但高级认知功能缺失或严重受损，归类为 NREM 异态睡眠。REM 睡眠行为障碍（rapid eye movement sleep behavior disorder，RBD）则是 REM 睡眠混合了清醒或 NREM 睡眠水平的紧张性肌电活动。当这三种状态（清醒、NREM 睡眠、REM 睡眠）同时出现在同一个体时就称为异态睡眠重叠障碍（parasomnia overlap disorder，POD），在《国际睡眠障碍分类标准第三版》（修订版）（ICSD-3-TR）中将 RBD 合并一种或多种 NREM 睡眠相关异态睡眠称为 POD，认为是 RBD 的一种亚型。

NREM 觉醒障碍常表现为"基本驱动状态"的去抑制，在夜间睡眠时出现进食、性行为和攻击行为，这些行为可见于异态睡眠，如睡眠相关饮食障碍（sleep related eating disorder，SRED）、睡眠相关异常性交行为（sleep related abnormal sexual behavior，sexsomnia）等。RBD 通常是神经系统严重病理改变的结果，这种神经病理改变影响到负责抑制 REM 睡眠期间肌张力的大脑区域，由此出现梦境演绎。RBD 症状出现数年后常发展为神经退行性变性疾病，尤其是帕金森病（Parkinson disease，PD）及其他突触核蛋白病。

在 ICSD-3-TR 中收录了 10 余类异态睡眠，如 NREM 异态睡眠包括意识模糊性觉醒、睡行症、睡惊症、睡眠相关饮食障碍，REM 异态睡眠包括 RBD、频发性单纯睡瘫、梦魇，其他异态睡眠包括头部爆炸感综合征、睡眠相关幻觉、睡眠遗尿症、其他疾病所致异态睡眠、药物或物质滥用所致异态睡眠等。在以上异态睡眠中只有 RBD 需要视频-多导睡眠监测作为其必要诊断标准之一，对于其他大部分异态睡眠而言，睡眠监测可作为临床诊断的支持性证据。

目前对 NREM 异态睡眠的临床认识和神经生理机制研究都有进步，尤其是与觉醒障碍相关的从慢波睡眠中异常觉醒的神经生理研究取得了一定进展。在 RBD 方面，目前研究的热点更多在 RBD 向神经退行性变性疾病的发展及其机制、神经变性转化的早期生物学标志物方面。

第二节　非快速眼动异态睡眠

一、非快速眼动异态睡眠概述

非快速眼动异态睡眠（non-rapid eye movement related parasomnia）是指由 NREM 睡眠向觉醒状态转换时，出现不完全的觉醒状态，并伴有意识水平受损、异常行为和自主神经系统兴奋等特征的一类睡眠障碍。常发生于从 NREM 期的深睡眠（N3 期睡眠）到清醒期的不完全转换阶段，因此多出现在睡眠时段的前 1/3 或前半夜，表现形式多种多样、症状严重程度轻重不一，可以只有轻微的症状（如短暂的意识模糊样表现），也可以出现激烈的动作，严重时可出现导致外伤的异常行为发作，醒后对此间发生的事情有部分或者完全性遗忘。临床上，根据疾病发作的典型表现、持续时间、动作复杂性、严重程度等分为意识模糊性觉醒、睡行症、睡惊症和睡眠相关饮食障碍等。

其中，意识模糊性觉醒、睡行症、睡惊症均是由从 NREM 期向觉醒转换过程中的不完全觉醒导致的，有类似的发病基础及病理机制，故统称为非快速眼动觉醒障碍（disorder of arousal from non-rapid eye movement sleep）。NREM 睡眠-觉醒障碍的共同特征：①有相似的遗传史及家族聚集性发病；②均是从深睡眠中不完全觉醒或异常觉醒时期出现；③疾病的诱发因素相似，尤其是睡眠剥夺、睡眠片段化等增加深睡眠及增加觉醒的因素均可能诱发发作；④发作时，均会出现意识水平下降、高级认知功能缺失，可呈现无目的自主活动；⑤事件之后，常伴有对发作期间发生的事件完全性或不完全性遗忘。觉醒障碍多见于儿童，随年龄增长逐渐好转或消失，少部分延续至青春期或成人，成人发病率明显下降。

根据 ICSD-3-TR，觉醒障碍的通用诊断标准（ICD-11 编码：7B00）见表 13-2-1。

表 13-2-1 觉醒障碍的诊断标准

要求必须同时符合以下 A~E：
A. 反复发作的睡眠中不完全觉醒
B. 在发作过程中对他人的干预缺乏反应或反应异常
C. 有限的（如简单的视觉情景）或者没有相关的认知或者梦境情景
D. 醒后对发作过程部分或者完全性遗忘
E. 不能由其他睡眠疾病、精神障碍、内科疾病、药物或者物质滥用解释

注：①发作时间通常在睡眠的前 1/3 阶段；②意识模糊或定向力障碍可持续至发作后的数分钟或更长时间；③有充分记录的病例报告提示，有些成年人可能会在发作期间反复出现复杂的梦境演绎行为。

与上述觉醒障碍不同，以夜间不自主进食为主要特征的睡眠相关饮食障碍则可见于 NREM 期的任何时段，有时也出现于 REM 期，且成人发病多见。NREM 期异态睡眠的鉴别要点见表 13-2-2。

表 13-2-2 NREM 期异态睡眠的比较及鉴别

鉴别要点	睡行症	意识模糊性觉醒	睡惊症	睡眠相关饮食障碍
起病年龄	儿童、青少年	儿童、青少年	儿童、青少年	成人多见
发作特点	忽然觉醒伴离床活动	忽然觉醒后的意识模糊、定向障碍及遗忘	忽然觉醒伴尖叫、恐惧及自主神经兴奋表现	忽然觉醒伴异常饮食
持续时间	1~20min	数秒到数分钟	数秒到数分钟	5~20min
睡眠时相	NREM 睡眠与觉醒转换期	NREM 睡眠与觉醒转换期	NREM 睡眠与觉醒转换期	NREM 睡眠期及任何时相
是否有离床活动	有	否	可能有	有
自主神经激活表现	无	无	有	无
是否有遗忘	是	是	是	部分遗忘
家族遗传倾向	有	有	有	不明显
性别差异	无	无	无	女性为主

同步视频多导睡眠监测（video-polysomnography，vPSG）是辅助诊断 NREM 异态睡眠的主要手段。但由于 NREM 异态睡眠为发作性疾病，vPSG 的检出率低，故检查阴性不能排除诊断。在临床上，对症状典型、诱发因素明确、发作时段符合的患者，PSG 检查并非是必需的；对于症状不典型、需排除其他合并症或其他睡眠障碍的患者，或疑有异态睡眠重叠综合征者，可使用 PSG 检查明确诊断。巴黎觉醒障碍严重程度评定量表（Paris arousal disorders severity scale，PADSS）可以

作为一种自评量表对有夜间异常行为或暴力行为的患者进行评估。

患者教育和行为管理是觉醒障碍患者的首要治疗方法。保证患者睡眠环境的安全、避免发作时的伤害、减轻患者及看护者的焦虑是重要的处理措施；去除可能的诱发因素也同样重要，如睡眠剥夺、发热、过度疲劳、焦虑情绪等，合并存在睡眠呼吸暂停、周期性肢体运动等导致觉醒增加的因素也会诱发发作，故需同时处理。儿童期出现的觉醒障碍，通常是良性的，药物处理并非必需。但如果通过上述非药物治疗，患者仍有发作或影响日间社会功能，可考虑药物治疗。最常用的药物是中、长效苯二氮䓬类药物及抗抑郁药物，部分病例报告认为褪黑素类药物有效，但缺乏大型随机对照试验的证据。

二、睡 行 症

睡行症（sleep walking）是指在慢波睡眠期间发生的，以在睡眠中下床行走或其他复杂行为为主要特征的一种异态睡眠。睡行症曾被称为梦游或梦游症，但后续的研究发现，睡行症实际发生在NREM 睡眠转觉醒时，并不是梦境居多的 REM 睡眠，故其标准名称应为睡行症而非梦游症。

（一）流行病学

流行病学调查显示，在儿童人群中，睡行症的患病率在 1%～17%，成人中为 1.7%～4%。在一项针对成人的回顾性调查中发现，睡行症的终身患病率为 6.9%～29.2%，而 3.6%的被调查者认为自己在近一年内经历了不止一次的夜间游走。对洛杉矶 1000 多名儿童的大型调查显示，睡行症的患病率为 2.5%。来自瑞典的学龄儿童调查显示，睡行症的患病率为 7%，在 4～8 岁之间高发。男女发病比例为 1∶1，常见有家族史。

（二）病因和发病机制

本病的发病机制尚不明确。有证据显示，遗传及发育因素在本病中发挥了重要作用。睡行症多有家族聚集倾向，如果某个体的一级亲属有睡行症，则其患睡行症的概率比常人高 10 倍，而同卵双胞胎患睡行症的概率比异卵双胞胎高 5.3 倍。如果父母一方有睡行症病史，有47%的患儿可能会有 NREM 异态睡眠，而如果双亲都有睡行症病史，其后代则有 61%的可能患 NREM 异态睡眠。最近有研究发现人类白细胞抗原基因（HLADQB1*05:01）增加了睡行症的易感性。儿童睡行症比成人睡行症更多见，且 80%的儿童病例在青春期逐渐缓解，提示发育因素也在发病中占一席之地。

急性睡眠剥夺、发热、应激、疲劳、使用镇静药等导致深睡眠增加的因素，或使用兴奋药、夜间膀胱过度充盈、出现外源性刺激（如噪声或突然的声响）、焦虑情绪等导致觉醒增加的因素，均是睡行症的诱发因素。未经治疗的阻塞性睡眠呼吸暂停（obstructive sleep apnea，OSA）、癫痫、不宁腿综合征（restless leg syndrome，RLS）等可导致 NREM 睡眠受到干扰的疾病，都可能增加睡行症的发作频率。因此，多种原因所导致的慢波睡眠压力增加、睡眠片段化、睡眠稳态及觉醒机制的破坏，均会导致慢波睡眠期间对睡眠剥夺出现异常反应，这可能是疾病发生的主要原因。使用表面电极的脑电图、脑深部定向脑电图以及功能影像学研究均发现，在发作期，患者大脑皮质及皮质下区域同时存在清醒和睡眠样脑电活动，部分皮质（主要是额叶背外侧和顶叶结合皮质）处于睡眠状态，而另一部分皮质（主要是运动皮质、岛叶、颞极和枕叶皮质）及皮质下区域（主要是丘脑、扣带回、杏仁核、小脑）则处于觉醒状态，这与临床上观察到患者的意识处于既没有完全觉醒（不能正确应答）也没有完全睡着（有时看似与旁人及外环境有简单互动）的状态类似。单光子发射计算机断层成像（single photon emission computed tomography，SPECT）研究也发现，在睡行症发作期间，后扣带回皮质和小脑前部激活而额叶（额叶中回和额叶内侧回）和顶叶（左侧中央后叶）、岛状回和颞上回区域脑血流灌注减少，这可能与发作时的意识水平下降及发作后的遗忘有关。

一些药物，如吩噻嗪类抗精神病药、抗胆碱药、情绪稳定药（如碳酸锂）、非典型抗精神病药物（如奥氮平、喹硫平）、三环类抗抑郁药物（如阿米替林）、选择性 5-羟色胺再摄取抑制药（SSRI）

（如帕罗西汀、氟西汀等）、安非他酮、米氮平、去甲肾上腺素再摄取抑制药、中枢神经系统抑制药（如羟丁酸钠）等，均有可能诱发睡行症。这些药物可能最终通过共同途径，如 5-羟色胺途径诱导睡行症，但其确切机制尚未明确。

（三）临床表现

睡行症可见于任何年龄，但首次发作多发生在儿童期（4～8 岁多见），青春期后逐渐减少或消失，成人阶段首发者少见。发病无明显性别差异。

睡行症发作常在最初入睡的 2～3h，见于第一个或第二个慢波睡眠周期结束的时段。表现为睡眠中从床上坐起，睁眼环顾四周，但表情及目光呆滞。患者会有一些刻板而无目的的行为，如自言自语、嘟哝、行走、使用手机发消息、拿起或寻找室内物件等，或者表现为一些日常习惯性的动作，如穿衣、进食、开门、出门行走、打扫卫生等。儿童患者的发作多较平静，表现为朝向亮光方向行走或向父母房间行走。患者看起来很像处于清醒状态，但对外界没有反应，通常对旁人的问话不作回答，偶尔发出简单的声音作为回应，但答非所问、言语含糊不清。有时也会喃喃自语、念念有词，还可执行旁人的简单指令，如听从家人劝导而返回卧室睡眠，行走中多可避开人或障碍物。有时也会做出一些危险或不恰当的动作，如随处大小便、移动家具、外出、驾驶、打开窗户跳出（常被误认为自杀）等行为，类似行为可能导致患者受伤。发作后患者可在不恰当的地方自行躺下继续睡眠，或无意识地自行回到床上继续睡眠。如发作被强行唤醒，患者常表现为意识模糊甚至精神错乱，如其行动受到阻拦或者限制，可出现冲动及攻击行为，其中又以成年人及男性儿童睡行症患者多见，可导致自身或看护者受伤。企图唤醒或者阻拦患者行为的人，常常会成为其暴力攻击的对象。

发作多持续数分钟，有些儿童可持续 30～40min，也有极少数持续数小时的报道。发作频率从一周数次到可仅在特殊诱发因素下出现一次，醒后多无法回忆发作时期的事件。

有报道显示，睡行症患者的痛阈较高，发作期间的碰撞、烧灼伤、刀割伤可能无法唤醒患者。如患者在第二天醒后发现自己身体受伤甚至骨折，常因此对睡眠感到焦虑和担忧。也可对床伴受伤产生愧疚，以致不愿在恰当的时间入睡而加重夜间睡眠剥夺及日间过度思睡（excessive daytime sleepiness，EDS），从而出现失眠、焦虑、心理应激及生活质量受损。有报道显示，约 1/2 的成年睡行症患者存在 EDS 及困倦。

（四）辅助检查

vPSG 可发现患者在慢波睡眠期间的频繁觉醒，在觉醒之前和期间出现阵发性超同步慢波脑电图，以及 δ 波活动的减弱，这些可能代表睡行症早期慢波睡眠的不稳定性。然而，PSG 的表现并不具有特异性，且睡行症并非每晚均有发作，故可能一次 PSG 不能发现异常，而且即便监测当晚有发作，也往往没有患者及家属之前描述的那么具有戏剧性及复杂性，降低了其在临床诊断或法医学中的价值。使用 vPSG 进行睡行症评估的主要目的是排除其他类似疾病，如夜间癫痫发作和 RBD，以及可能导致睡行症的其他睡眠障碍，如 OSA、周期性肢体运动障碍（periodic limb movement disorder，PLMD）等。监测前的睡眠剥夺及监测期的突发噪声或者强迫觉醒均可能诱发睡行症从而提高睡行症的检出率。

睡行症的严重程度可以通过 PADSS 进行评估。成人的睡行症发作与药物[苯二氮䓬类受体激动药和其他 γ-氨基丁酸调节药、三环类抗抑郁药和其他选择性 5-羟色胺再摄取抑制药、抗精神病药和 β 受体阻滞药、唑吡坦、中枢神经系统抑制剂（如羟丁酸钠）]和神经退行性变性疾病（如 PD）有关。有证据显示，成年时期起病的睡行症患者伴有神经系统疾病的概率是儿童时期起病患者的 2 倍。因此，对成年后首次出现睡行症的患者需进行详细的临床评估，排除药物因素所致并排查相关伴发疾病。

（五）诊断与鉴别诊断

1. 诊断 根据 ICSD-3-TR 中睡行症（sleep walking）的诊断标准（ICD-11 编码：7B00.1），必

须同时符合：

（1）符合 ICSD-3-TR 中 NREM 睡眠相关觉醒障碍的通用诊断标准。

（2）伴有离床行走或其他离床的复杂行为。

2. 鉴别诊断

（1）睡惊症：常以突然觉醒并伴有尖叫发病，伴有极度恐惧和焦虑的表现，如喊叫、摸索，也有明显的自主神经兴奋症状，如出汗、心动过速、呼吸急促、瞳孔扩大、面色潮红等，多不伴有离床行走及暴力行为。

（2）RBD：多见于中老年人群，以梦境演绎为主要表现形式，患者可出现梦境相关的动作及行为，如说话、吵架、咒骂、踢打等暴力性言语及动作，严重时也有下床行走等行为，但 RBD 患者的发作期始终处于 REM 睡眠期，因此多在后半夜发生，PSG 也可证实 RBD 发作处于 REM 睡眠期，且存在 REM 睡眠期肌张力失弛缓现象。如发作期间唤醒，患者常可描述在做梦，梦中与人争执或打斗，醒后警觉性和定向力可很快恢复正常，对发作期间发生的事件部分或完全性遗忘。RBD 常提示患者伴有 PD 等突触核蛋白病或未来可能进展为突触核蛋白病。睡行症则发生于 NREM 睡眠期，行为相对缓和，如无目的行走、穿衣、找寻物品，如发作时被强行唤醒会诱发或加重暴力行为，但无梦境演绎样表现。

（3）意识模糊性觉醒：是指从 NREM 睡眠期出现不完全性觉醒，意识尚未完全恢复，多伴有定向力障碍，可在数分钟内恢复，其中，罕见惊恐表现及下床行走的行为。

（4）睡眠相关癫痫：癫痫的复杂部分性发作也可能表现为无意识的活动及夜间下床行走，但癫痫发作动作一般较为重复及刻板，意识障碍程度较深，基本对外界无反应，可以一晚发作一次到数次，可发生于睡眠的任何阶段。部分患者在发作时伴有面色发绀、肢体抽搐，甚至有强直阵挛发作、眼球向一侧凝视等表现，如脑电图出现癫痫样放电等特点，有助于鉴别。

（5）阻塞性睡眠呼吸暂停：可诱发意识模糊性觉醒及睡行症发作，通过病史和 PSG 检查有助于鉴别。

（六）治疗

睡行症的治疗包括以下几个方面：①通过对患者及看护者的宣教、改变居住环境，最大程度地保障患者安全，避免发作时的意外伤害；②通过避免诱发因素，治疗可能加重发作的伴发疾病，从而减少睡行症的发作；③通过行为治疗或药物治疗减少发作。

首先需确保患者睡眠环境的安全，移除卧室和床上的尖锐家具以及任何危险物品，如玻璃杯、刀具以及其他一切易碎或尖锐物品；如有可能，卧室最好在一楼，尤其是外出旅行、出差时也应注意这一点；不能睡高低床的上层，避免坠床；睡眠时卧室的门及窗户应该上锁或安装报警器，避免发作时出门游荡或从窗户坠落；发作时，不要试图叫醒患者，做好保护措施即可，可轻声言语安慰并诱导患者回到床上继续入睡。如果强行唤醒或约束、限制患者行为，可能诱导患者的攻击倾向，导致发生意外伤害。

睡行症的发生与日间过度疲劳、精神压力、睡眠剥夺、发热等有关，应避免上述因素的影响。患者应维持规律的作息习惯，保证睡眠充足，尽量避免睡眠剥夺，睡前排空膀胱，避免饮酒。如考虑与某些有特殊药物的使用有关，应调整用药，避免该药物的摄入。

定时计划唤醒的行为干预在改善睡行症发作方面有效。这项技术要求父母在孩子惯常出现发作的时间点之前的 15～30min 轻轻唤醒患者，该项技术持续进行 4 周并记录发作频率。定时计划唤醒技术通过改变患者的睡眠模式，使得慢波睡眠中断，使患者在发作之前处于觉醒状态，从而避免睡行症发作，该项技术对儿童患者效果较好，但缺乏在成人中治疗的数据。

当患者使用上述处理措施后仍有频繁发作，或影响日间社会功能，或患者的动作或行为可能对自己或他人造成伤害时，可使用药物干预手段。

1. 中长效苯二氮䓬类药物 如氯硝西泮和地西泮，其可增加 NREM 睡眠 2 期、减少 NREM 睡眠 3 期，提高唤醒阈值、稳定睡眠质量，也有减少觉醒和抗焦虑作用，从而减少睡行症发作。如果患者的睡行症由 OSA 诱发，使用氯硝西泮可能会因其肌松作用，加重患者缺氧、增加微觉醒、诱发睡行症，因此，在睡眠呼吸暂停诱发的睡行症患者中慎用氯硝西泮。

2. 抗抑郁药物 如三环类抗抑郁药（阿米替林、丙米嗪、氯米帕明等睡前口服）、选择性 5-羟色胺再摄取抑制药类药物（如盐酸氟西汀）等均被报道有效，但上述药物如在服用期间突然停用或漏服，可能导致症状反跳。

如患者拒绝药物治疗、药物治疗无效或无法耐受药物副作用时，可考虑心理治疗，但心理治疗更适合于由压力、应激等精神心理因素诱发的睡行症患者。治疗方法包括认知行为治疗、催眠治疗、放松训练及正念治疗等，对部分患者有效，但缺乏系统性的、大型的随机对照试验的评价结果。

（七）预后

多数患儿在诱发因素得以控制后发作明显减少，成年后绝大部分患者自行好转，但也有部分延续至成年或成年后起病。如延续至成年，其发作时的行为往往更复杂、症状更严重、暴力及伤害性行为出现的概率更大。在发作过程中，部分或伴有复杂的行为及暴力行为，可能产生严重的医疗问题及法律问题。

三、意识模糊性觉醒

意识模糊性觉醒（confusional arousal）表现为从 NREM 睡眠期间不完全性觉醒，出现意识模糊、定向力障碍及反应迟钝，也称为睡眠宿醉（sleep drunkenness）或者过度睡眠惰性（excessive sleep inertia）。持续时间多在 3～5min，少部分可持续 0.5～1h。

（一）流行病学

意识模糊性觉醒常见于儿童，未见有性别差异。5 岁以下儿童比较常见，3～13 岁儿童患病率约为 17.3%。随年龄增长患病率下降、发作频率也减少，部分患者症状可持续至青春期。成人发病相对少见，发病率约为 5%。终身患病率为 18.5%（95%CI 为 16.1～20.9）。欧洲一项针对 15 岁及以上人群的流行病学调查发现，意识模糊性觉醒的患病率为 2.9%。最近，在美国的一项横断面研究中，对 19 136 名 18 岁以上的健康成年人进行了调查，其中 15.2% 的参与者报告了前一年发生过意识模糊性觉醒事件。

（二）病因和发病机制

意识模糊性觉醒的病理生理机制是从慢波睡眠中的不完全觉醒，导致睡眠惯性/惰性周期的增强和延长，从而表现为觉醒困难。

意识模糊性觉醒的诱发因素包括睡眠剥夺、睡眠剥夺后的恢复、昼夜节律性睡眠障碍（倒班工作障碍）、发热、睡眠呼吸紊乱、服用中枢神经系统抑制药（镇静催眠药和抗组胺药）和兴奋药暴露等。尤其是从慢波睡眠中强制性唤醒或在睡眠剥夺后的恢复过程中，容易发生意识模糊性觉醒，即任何加深睡眠和损害正常觉醒的因素都可能成为意识模糊性觉醒的诱发因素。对特发性嗜睡症的患者、发作性睡病或 OSA 患者，如在睡眠中被强制唤醒，常会发生意识模糊性觉醒。在睡行症和睡惊症患者中，在症状表现的初期也会出现意识模糊性觉醒，如果后续发展为下床行走，则归为睡行症。部分意识模糊性觉醒患者有家族史，但是该结论缺乏大型流行病学数据。

（三）临床表现

意识模糊性觉醒的临床表现是患者不能从深睡眠中迅速恢复清醒，当从慢波睡眠中自然醒来或者被唤醒后，会出现意识模糊状态，表现为对时间和地点的定向障碍，常不能回答旁人问题或者出现模糊而缓慢地回答，显得反应迟钝、答非所问、动作行为不协调。尤其是当患者的活动受到限制或者激惹时，偶尔会出现攻击性或暴力性行为。这种意识模糊性行为通常发生在夜间睡眠的前 1/3 阶段，可持续数分钟到数小时，后续可继续入睡或者完全觉醒，从而发作终止。睡眠相关异常性交行为被认为是意识模糊性觉醒的一个特殊亚型，表现为在夜间睡眠期间发作的不恰当的性行为，对外界环境变化无反应，且伴有对发作间期发生事件的遗忘。

意识模糊性觉醒和精神疾病共病的比率是显著的：51%的成年意识模糊性觉醒患者伴焦虑症状，60%伴有抑郁情绪，22%被诊断为双相情感障碍。一项流行病学研究发现，在 84%的病例中，意识模糊性觉醒与精神障碍（双相情感障碍和惊恐障碍）或精神药物（尤其是抗抑郁药）相关。

（四）辅助检查

意识模糊性觉醒常可通过临床表现确诊，但如需排除其他疾病或明确相关伴发疾病时，则需进行 vPSG 检查。发作时的典型表现为患者从 NREM 睡眠中觉醒，脑电出现 NREM 睡眠与觉醒的混合，表现为短暂的 δ 活动、N1-Ø 睡眠模式、反复出现的微睡眠模式或弥漫性和反应性差的 α 节律。发作时段多为睡眠的前 1/3 阶段，多在 N3 期睡眠与觉醒转换的过程中出现，少部分出现于 N1、N2 期睡眠，发作时长多持续 30s 到数分钟。与睡行症和睡惊症不同，意识模糊性觉醒中的运动事件不那么复杂，通常不包括多种形式的下床活动或自主神经激活的表现。

（五）诊断与鉴别诊断

1. 诊断 根据 ICSD-3-TR，意识模糊性觉醒（ICD 编码：7B00.0）的诊断标准必须符合：

（1）符合 NREM 相关觉醒障碍的通用诊断标准。

（2）发作特点为睡眠期间出现意识模糊或者行为紊乱。

（3）无恐怖感，无离床活动。

注：发作时无明显的自主神经系统激活表现，如瞳孔放大、心动过速、出汗、呼吸急促等。

2. 鉴别诊断

（1）睡行症：睡行症的发作时段、意识水平、行为特征与意识模糊性觉醒有较多相似之处，但睡行症最初多呈现意识模糊样表现，后续出现无意识、无目的的活动，可离床活动或看似清醒地完成一些复杂的行为，后续可自行回床继续入睡或在不恰当的地方入睡，醒后不能回忆，而意识模糊性觉醒常不伴有明显的下床行走等行为。

（2）睡惊症：也表现为 NREM 睡眠期的异常觉醒，但临床表现以极度恐惧、尖叫、出汗、瞳孔放大、呼吸急促、面色潮红等自主神经系统兴奋为特征表现。意识模糊性觉醒常不伴有明显的惊恐、喊叫、自主神经激活表现。

（3）睡眠相关性复杂部分性癫痫发作：多见于额叶、下丘脑及颞叶来源的癫痫，也表现为睡眠期出现的异常行为伴有意识模糊样表现，但多是短暂性、刻板性、重复性的动作，可间断出现或一晚发作数次，部分患者脑电图可发现癫痫样放电，使用抗癫痫药物治疗有效，可资鉴别。

（4）日落综合征（sundown syndrome）：多见于患有神经退行性变性疾病，如阿尔茨海默病等痴呆的老年患者中，主要出现在日落（黄昏或傍晚）时分而非睡眠过程中，表现为意识水平下降、胡言乱语、无故游走，或有喊叫、烦躁、摸索动作，部分伴有幻觉等精神症状。与患者独居于家中或者养老院中、长期卧床无法活动、缺少外界环境的光线刺激等因素导致的昼夜节律失调有关，也与感染、代谢紊乱、药物因素或者戒酒和暂停使用镇静催眠药等有关。

（5）复发性嗜睡症[克莱恩-莱文综合征（Kleine-Levin syndrome，KLS）]：是一种周期性发作的嗜睡障碍，在嗜睡的发作期，KLS 患者被唤醒或自行醒来时会出现反应迟钝、定向障碍及语无伦次等表现，有时很难与意识模糊性觉醒区分，但 KLS 还具有其他的显著特征，即持续数天或数月的睡眠时间显著延长以及在清醒时出现易怒、性欲亢进和食欲亢进等异常行为。

（6）阻塞性睡眠呼吸暂停（OSA）：部分 OSA 患者由于夜间低氧血症，会出现睡眠中的异常觉醒，诱发一些精神行为异常，也可表现为意识模糊、唤醒困难、定向力障碍等，需与意识模糊性觉醒相鉴别。流行病学数据显示，13.2%的意识模糊性觉醒患者伴有 OSA，而没有觉醒障碍的患者只有 2%的人患有 OSA。通过病史及 PSG 检查可助鉴别。

（六）治疗

本病行为干预和药物治疗的选择较少，但在大多数情况下，随着年龄增长，意识模糊性觉醒的发作会逐渐减少。治疗原则为尽可能干预诱发因素以预防或减少发作，如避免睡眠剥夺、规律作息、防止不规则的睡眠-觉醒周期、限制中枢神经系统抑制药摄入，以及处理共病的睡眠障碍等。由于意识模糊性觉醒的发作具有自限性，因此药物治疗并非必需。对反复发作或难治性病例，三环类抗抑郁药（如氯米帕明）可能对部分患者有效。

（七）预后

避免诱发因素，发作常可减少，且随年龄增长，发作也会减少，该病预后好。

四、睡惊症

睡惊症（sleep terror）也称夜惊症或睡眠惊恐，主要表现为患者从深睡眠中忽然觉醒，并伴有强烈的恐惧感和自主神经系统兴奋的表现，如尖叫、呼喊、哭泣、表情恐惧，并伴有瞳孔放大、心动过速、呼吸急促、多汗和面色潮红等。夜惊是最具戏剧性的一种觉醒障碍，发作时无法安慰，发作后常伴有遗忘及定向障碍，偶尔会出现下床活动而导致身体受伤。

（一）流行病学

睡惊症最常见于 4～12 岁的儿童，5～7 岁时发病率达高峰。流行病学调查显示，1～12 岁儿童中睡惊症的发病率在 1%～6.5%，也有报道发病率可高达 14%以上。成人患病率较儿童明显下降，大约为 1%，最常见的发病年龄是 20～30 岁。发病率的报道不一致可能与疾病的确诊方法、研究对象及研究人群有关。在青春期前期，男性比女性发病率稍高，而在成年期，男女发病率相当。发作频率往往在青春期早期降低或停止。

（二）病因和发病机制

睡惊症的确切病因仍不明确，发育、遗传、环境因素及精神心理因素等可能是睡惊症的潜在原因。生长发育因素在睡惊症中发挥主要作用，因为大部分睡惊症患者见于儿童，且随着年龄的增长而逐步好转或完全消失。睡惊症的家族遗传倾向也比较明显，有调查发现，约 50%的睡惊症患者存在阳性家族史，如一级亲属中有睡惊症，其睡惊症的发生率比常人高 10 倍。有研究显示，HLADQB1*04 和 HLA DQB1*05:01 等位基因也与睡惊症有关。在儿童中，睡惊症、睡行症及呓语症（梦语症）都有相关性，有 1/3 的儿童睡惊症可能在儿童后期发展为睡行症。

睡惊症是一种觉醒障碍，其发生机制与异常的觉醒有关。在易感人群中，患者从 N3 期睡眠（深睡眠）中突然觉醒或被强制唤醒则很可能诱发，这些诱发因素包括外界环境刺激（如突然的声响或光线、睡眠环境的嘈杂）和内在刺激（如胃痉挛、膀胱过度充盈、PLMD），以及任何导致深睡眠增加的因素（如日间过度疲劳、睡眠剥夺、发热、镇静催眠药的使用和 OSA 导致的呼吸事件及睡眠剥夺等）及导致觉醒增加的因素（如精神心理因素、情绪应激、遭遇霸凌、过度焦虑、过量咖啡因或酒精摄入等）。患有注意力缺陷多动障碍（attention deficit hyperactivity disorder，ADHD）、孤独症谱系障碍、癫痫、RLS、创伤后应激障碍（post-traumatic stress disorder，PTSD）、夜间哮喘发作和胃食管反流等，也会导致睡惊症的发作频率增加。部分药物，如抗精神病药、镇静催眠药、兴奋药、可乐定、可卡因、阿片类药物和抗组胺药物也可能通过增加深睡眠而导致睡惊症的发作。精神心理因素在儿童睡惊症中并不常见，但在青少年及成人睡惊症中，精神心理因素可起很大作用。极少数情况下，丘脑损伤导致的觉醒系统破坏，也可诱发睡惊症发作。

（三）临床表现

睡惊症多发生在入睡后的 3h 内，也就是睡眠的前半夜、入睡后 NREM 睡眠期的后期，后半夜由于深睡眠比率减少，发生的频率也明显下降。典型表现为患者在睡眠状态中忽然从床上坐起，出现语无伦次地发声、惊恐地尖叫或者哭闹、面部表情惊恐、焦虑感、双目凝视，同时伴有明显的自主神经兴奋表现，如心动过速、呼吸频率明显增快、出汗、面部潮红、瞳孔扩大、肌肉颤动和肌张力增加等。此时患者对外界刺激无反应，如果被强行唤醒，常表现为意识模糊及定向力障碍，如受到阻止或约束，可能会导致患者更加激越，发作更为严重，甚至诱发暴力行为。多数情况下，睡惊症不会导致身体受伤，但少数情况下，患者可能从床上跳下并奔跑，但很少离开房间，此时有可能导致身体受伤。总体发作时间多持续数秒到数分钟，少数可持续数十分钟，后续安静下来或继续进入睡眠。家属常描述患者看起来像是清醒状态，但对外界言语及安慰无反应，次日多不能回忆。夜间的睡惊发作，会导致睡眠破坏，引起日间过度思睡、疲劳、焦虑和抑郁问题。

（四）辅助检查

对睡惊症的评估最重要的就是病史采集，患者家属或看护人对患者发作的详细描述非常重要，详细的病史采集有利于区分发作是否与潜在的发育因素、环境因素、遗传因素、精神心理因素有关。起病年龄、发作频率、是否伴有日间症状、夜间睡眠情况、是否有睡惊症或者睡行症的家族史、有无伴发疾病、是否使用相关药物等，均是病史采集的重要部分。在儿童患者中，如果睡惊症发作频繁，完善的体格检查非常重要，尤其是综合性的神经发育评估。如果出现如下情况，则需要详细询问有无精神心理因素存在，如发病年龄大于 12 岁、长时间的频繁发作、无明显睡惊症及睡行症家族史、伴有明显的日间症状、发作前有重要的生活应激事件等。

睡惊症的诊断基本依靠临床特征，但带有全导脑电图的 vPSG 在睡惊症的诊断中具有重要价值，是重要的排他性检查手段。典型的 vPSG 表现为睡眠的前 1/3 阶段，在 NREM 睡眠期的 N3 期睡眠或 NREM 期的任何时段，发作前出现典型的高幅、对称、超同步的慢波活动，即发作时会出现忽然的觉醒或者不完全地从慢波睡眠中觉醒，伴有有节律的慢波活动模式，可伴有明显的肌张力增高、呼吸和心率变化以及自主神经过度兴奋等。如果视频监测发现患者在 N3 期中觉醒伴有明显的恐惧感、尖叫等表现，往往是睡惊症最独特的表现。vPSG 还能排除一些睡惊症的伴发疾病或潜在的诱发因素，如 OSA、PLMD 或其他睡眠障碍，但睡惊症为发作性疾病，一次睡眠监测正常时并不能排除本病的诊断。

（五）诊断与鉴别诊断

睡惊症的诊断主要依靠详细的病史询问，发作时的典型特征有助于诊断，一段典型发作期的视频录像可以提供非常有价值的参考信息。全面的体格检查可以排查神经发育方面的问题。常规的实验室检查并非必需，但如果发作不典型、起病年龄、持续时间不典型时，PSG 非常有价值。

1. 诊断 根据 ICSD-3-TR，睡惊症（ICD-11 编码：7B00.2）的诊断标准必须符合：

（1）疾病符合 ICSD-3-TR 关于 NREM 觉醒障碍/异态睡眠的通用诊断标准。

（2）以突发的惊恐发作为特征，典型表现是惊恐的发声，如恐惧的尖叫。

（3）发作时可见强烈的恐惧感和自主神经兴奋的表现，伴有瞳孔扩大、心动过速、呼吸急促和多汗。

2. 鉴别诊断

（1）梦魇：又称为梦境焦虑障碍（dream anxiety disorder），常发生于 REM 睡眠，故在睡眠的后 1/3 阶段容易出现，醒后常可回忆起生动的梦境。通常不出现明显的言语及肢体活动，临床表现不如睡惊症那么具有戏剧性，焦虑、惊恐、喊叫、发声的症状不明显，且没有明显的自主神经过度激活的表现。发作中容易被唤醒，且被唤醒时患者表现出良好的定向力。睡惊症多发生于睡眠前 1/3 的 NREM 睡眠阶段，发作中如被唤醒常出现意识模糊和定向障碍，不能回忆起梦境。

（2）夜间惊恐发作：焦虑障碍的惊恐发作也会出现类似于睡惊症的表现，表现为患者在夜间入睡前、睡眠中或醒后，突然出现惊恐不安、心悸、呼吸困难、四肢麻木、身体过电感等，也伴随一系列交感神经系统兴奋的表现，如血压升高、面色苍白、手足冰凉等，发作时患者意识多清醒，能够对答，发作时症状明显，患者求治欲望强烈，发作后常能回忆发作细节。除夜间发作外，多有日间症状，如坐立不安、注意力不集中、过度担忧等，日间也会有类似发作，而不仅限于夜间睡眠期间的发作，属于焦虑症的一种类型。

（3）意识模糊性觉醒：也是 NREM 异态睡眠的一种，典型表现是在 NREM 睡眠中出现觉醒，伴有意识模糊及定向力障碍，可能有嘟哝、呜咽、哭泣、呻吟、看起来很迷茫或者沮丧，但是下床走动、暴力性行为、尖叫、激越的行为很少见，也没有明显的惊恐及自主神经兴奋的症状。

（4）睡眠相关癫痫：癫痫的复杂部分性发作，也可能表现为夜间的惊恐、尖叫、心动过速、恐惧感，以及无目的的运动、发声、凝视等。尤其是夜间额叶癫痫发作，表现为发声、手足的重复性运动、踢腿，有时下床走动。发作通常持续 30s，很少超过 2min，可以一晚发作多次。有时仅凭病史和临床症状不足以区分睡惊症和癫痫发作，所以当发作频繁、形式刻板或对传统治疗不起作用或具有非典型特征时，全导脑电图的夜间 PSG 是非常必要的。睡眠相关癫痫可以发生于睡眠的任何阶段，部分发作时有面色发绀、肢体抽动或双眼凝视，如脑电图出现癫痫样放电等特点及抗癫痫药物治疗有效，则有助于与睡惊症相鉴别。

（5）其他：如胃食管反流也可以表现为夜间睡眠中忽然觉醒、易激惹、哭闹、角弓反张，但患者在白天也可有胃食管反流症状，疑似患者胃镜可确诊。其他容易出现睡眠中异常觉醒，或者容易产生焦虑的睡眠障碍，如 OSA 和睡眠相关性心肌缺血，也需与睡惊症相鉴别。

（六）治疗

如果发作不频繁，则无须特殊治疗，但对患儿家长的教育和沟通非常重要。由于大部分患儿在成年后发作明显减少，因此详细沟通病情并告知预后可以明显减轻患儿父母的焦虑情绪。也需告知患儿家属，在发作时做好保护措施即可，不要试图唤醒患儿，或对患儿进行约束、阻拦，因为可能导致发作时间延长或程度加重，甚至诱发更严重的暴力行为及伤害。所以，对患儿家属的健康教育是治疗的首要步骤。

如果发作频繁或密集，破坏患者睡眠质量时，治疗是必要的。与其他觉醒障碍一样，治疗的第一步，也是最基础的一步，是保持睡眠环境的安全，避免患者在发作时受到伤害，包括：①尽量将其卧室安排在一楼而非高层；②避免睡上铺；③尖锐的家具搬离床旁；④门窗均加防护或设置障碍，避免患者轻易打开；⑤门窗设置报警器，在患者睡眠中试图离开房间时报警。

由于睡眠呼吸暂停综合征、PLMD 等睡眠障碍可能诱发睡惊症，因此，应该同时处理伴发的疾病以减少睡惊症发作。由于睡惊症和睡行症有共同的发病基础，如过度疲劳、焦虑、担忧、压力过大、睡眠剥夺等均可能是发作的诱发因素，因此，维持相对规律的睡眠-觉醒节律、避免睡眠剥夺、减少或者完全避免咖啡因类饮料的摄入也是需要注意的日常生活事项。

在预期发作或觉醒的前几分钟唤醒患者有可能减少发作，尤其是总在固定时间段发作时。催眠治疗也可能有效，可以帮助减少不愉快感觉体验导致的夜间觉醒。有精神疾病病史的成人患者，则有可能从精神心理治疗中获益。睡前进行正念行为治疗等可缓解焦虑，也有助于减少睡惊症发作。

如果为发作严重、频繁或复发的睡惊症，可考虑药物治疗，主要包括：①苯二氮䓬类，尤其是氯硝西泮，可明显减少深睡眠而发挥治疗作用，需要在睡前提前 1～1.5h 服用以获得更好疗效，但氯硝西泮的剂量需逐步滴定，不能忽然停药，停药会导致深睡眠反跳反而引起症状复发。褪黑素也被报道有效。②三环类抗抑郁药，对伴有非典型抑郁的老年患者，三环类抗抑郁药（丙米嗪、阿米替林）可有一定的疗效，但作用可能来源于其抗抑郁作用。SSRI（帕罗西汀、氟西汀）、米氮平、褪黑素受体激动药等也有不同程度的效果，可能主要是作用于 5-羟色胺通路，通过控制焦虑来减少发作，但有报道显示该药物可能诱发睡行症。

（七）预后

睡惊症是儿童期常见的异态睡眠，大部分患儿在青春期后期症状好转或消失。如起病年龄较晚，如青春期起病，其症状可能延续至成年。

五、睡眠相关饮食障碍

睡眠相关饮食障碍（SRED）也简称为睡眠贪食症（sleep nervosa），是指在睡眠的觉醒期间反复发作的不自主进食，伴有意识水平下降及相关行为的遗忘，从而导致一系列临床后果的 NREM 异态睡眠。

（一）流行病学

由于诊断标准的问题及对 SRED 的认识不足，很难对 SRED 的流行病学数据作出精确估计，目前报道的患病率为 4%～5%。有一项使用自评式睡眠相关饮食障碍的量表调查研究显示，住院患者进食障碍患病率为 16.7%，门诊进食障碍患病率为 8.7%，学生人群患病率为 4.6%。此项研究中，包含部分抗抑郁药的受试者及减肥药物的受试者，存在一定的选择偏倚。一项针对睡眠中心就诊的 88 例 RLS 患者的调查发现，有 61% 的患者经常夜间进食而 36% 的患者诊断患有 SRED，提示 RLS 等睡眠疾病与 SRED 明显相关。SRED 可在童年或成年起病，平均起病年龄为 22～29 岁，女性偏多，占 60%～83%。家族遗传倾向不明显。

（二）病因和发病机制

SRED 的具体发病机制尚不清楚，可能与下列原因有关。

1. 超过 1/2 的 SRED 患者起病前存在其他类型的睡眠障碍，如睡行症、RLS、PLMD、OSA、发作性睡病、昼夜节律失调性睡眠障碍等，其中又以睡行症最为多见。有研究发现，儿童期睡行症患者是 SRED 的高危人群，48%～65% 的 SRED 患者合并睡行症。故有观点认为，SRED 是睡行症的变异，是以进食行为为主要表现的睡行症。SRED 与 RLS 的关系近来也受到重视，研究发现，RLS 人群中 SRED 发病率明显增高（33%～36%），如果 RLS 的患者被误诊为失眠而使用苯二氮䓬类药物，可能诱发 SRED 的发作，而使用多巴胺受体激动药治疗，可同时改善 RLS 及 SRED。

2. SRED 可能由一些药物诱发，如唑吡坦、右佐匹克隆、三唑仑、阿米替林、米氮平、奥氮平、利培酮、碳酸锂、抗胆碱药及其他抗精神病药等，其中唑吡坦具有代表性。唑吡坦为苯二氮䓬受体激动药，通过激活 γ-氨基丁酸（γ-aminobutyric acid，GABA）受体、增强 GABA 活性而发挥镇静作用。唑吡坦本身可能并不会导致 SRED，但由于其对执行功能的抑制从而触发了具有夜间清醒情况下进食风险的人群出现 SRED。

3. 有些患者的发作可能与急性应激、戒烟、戒酒和物质滥用、自身免疫性肝炎、脑炎或其他情况有关，但具体机制尚不清楚。SRED 的家族遗传倾向并不明显，只有不到 6% 的患者具有家族史，尚缺乏详细的遗传学研究报道。

（三）临床表现

SRED 可隐匿起病，也可突发式起病。发病形式不一，多表现为在睡眠中部分觉醒期间出现反复不自主的、无法控制的进食、饮水。发作频率为每晚一次或多次，可出现于夜间睡眠周期的任何时段。睡眠相关进食的发作，多伴有一些异常的进食特征，如食用特殊类型食物、非食物性物品或者特殊搭配的食物，甚至是有毒物质，如进食患者日常讨厌的食物或高热量的糖类及高脂肪类食物，对食物很少进行细致的处理，会食用未解冻的肉类、比萨，或食用香烟蘸奶油、猫粮制作的三明治，甚至肥皂、清洁剂等，但很少饮用酒精饮品。进食过程中，可能导致潜在的伤害，如厨房用具使用不当导致割伤、火灾，以及食用过热食品或饮料导致体内或体表烫伤、食用冷冻或坚硬食品导致牙齿损伤、食用有毒物质导致脏器损伤或中毒。有些患者的表现和睡行症类似，表现为难以从发作中唤醒，对进食完全无记忆，而有一些患者则貌似保持部分意识，晨起可大致回忆发作期间的事情。因此，夜间发作时的意识水平及是否能够回忆发作期间的事情，个体差异很大，也可因不同发作时段、病程进展而异。有部分患者可回忆起夜间的强迫进食，自述当时并不伴有明显的饥饿感，有时进食发作与梦境相关。如患者在夜间的进食发作受到干扰或劝阻，常出现易激惹和激越行为。上述夜间的进食过程，由于常倾向于进食高热量食物，可能造成身体的二次伤害，如体重增加、肥胖、糖尿病、高脂血症、睡眠片段化、醒后疲劳感、晨起腹胀腹泻、厌食等。由于反复发作的夜间进食无法自控，患者可有沮丧感及挫败感，可出现继发性抑郁情绪。

（四）辅助检查

PSG 检查不是常规评估 SRED 的检查手段，但 vPSG 监测常有重要的阳性发现，也可同时评估是否存在 OSA、PLMD 等伴发疾病，可在监测中发现，患者在夜间的慢波睡眠阶段出现不同程度的觉醒、伴或不伴进食，这种异常觉醒大部分发生于 NREM 睡眠期的任何阶段，偶尔也见于 REM 睡眠期。患者的意识水平可以从完全无意识到不同程度的意识模糊，而大多数时候脑电图呈现为觉醒状态，这表明在脑电图和意识水平之间存在不匹配或分离现象，这种不匹配现象也见于不伴有进食的成人睡行症中。如在检查当晚床边放置高热量食物有可能增加夜间进食的检出率，故可以允许患者带他们夜间习惯进食的食物到睡眠实验室进行检查。

（五）诊断与鉴别诊断

1. ICSD-3-TR 中关于 SRED（ICD-11 诊断编码：7B00.3）的诊断标准必须同时符合：
（1）反复发作的在主要睡眠时段觉醒后的异常进食。
（2）反复发生的不自主进食伴有下述一种或一种以上的情况：①进食特殊类型的食物或食物搭配，或不适合食用或有毒的物质；②在寻找食物或烹饪食物时出现睡眠相关的损伤或潜在的损伤行为；③反复发作的夜间进食产生对健康的不良后果。
（3）进食发作时意识部分或者完全缺失，并伴有后续的回忆障碍。
（4）不能用其他类型的睡眠障碍、精神障碍、相关疾病、药物或物质滥用解释。
2. SRED 需要与夜食症、KLS 等相鉴别。
（1）夜食症（night eating syndrome，NES）：主要表现为在晚餐和夜间卧床之前的时间段内以及从睡眠中完全觉醒之后的过度进食，此时段摄入的热量往往超过全天的 50%。此过程中患者对事情有认知及记忆，事后也能完全回忆，并且没有食用特殊食物或有毒物质的进食行为。NES 常伴有心境障碍、物质滥用，或存在进食节律的延迟。
（2）神经性贪食症：表现为反复发作的、不可控制的、冲动性的暴饮暴食，而为防止体重的过度增加以及对体型的过分关注，又会采取不恰当的补偿性行为，如禁食、自我催吐、过度运动、使用泻药、使用食欲抑制药、加速代谢的药物等以控制体重。此类行为与对自我的客观评价以及体重、体型的错误认知有关。
（3）KLS：表现为反复发作的周期性嗜睡，每次嗜睡时间为数天或数周，部分在发作期伴有不适当的夜间进食、烦躁及性欲亢进等。主要发生在青春期男性，以周期性嗜睡为主要特征，每天睡眠时间明显延长，清醒时间短，醒后可自主进食，但也可大量进食高糖食物，但不存在进食特殊食物或毒物的特征，睡眠期强行唤醒常表现为烦躁或攻击性行为，但发作间歇期完全正常，与 SRED 可以此鉴别。
（4）还应与伴有夜间进食的其他内科疾病和神经科疾病相鉴别，如低血糖状态、消化性溃疡、胃食管反流等，但上述疾病多为完全清醒或几乎完全清醒时发作。

（六）治疗

SRED 的治疗包括行为治疗及药物治疗。与其他有异常行为发作的异态睡眠一样，保护是首要也是最重要的干预措施,需将睡眠环境及家中的尖锐物品收起、将锋利的家具边角包角或搬离卧室、设置安全警铃。如患者有准备食材、烹饪食物的行为,则尖锐的厨具、器皿需锁入橱柜、抽屉,煤气、燃气灶需上锁或移除,以避免患者在夜间意识受损的情况下打开,造成不良后果。

此外,需消除可疑诱发因素及纠正共病的睡眠障碍,因为共病的睡眠障碍可能加重 SRED 的发作。与阻塞性睡眠呼吸暂停综合征相关的 SRED,则需首先治疗睡眠呼吸暂停,经正压通气治疗后,随着呼吸暂停的缓解,夜间进食通常也会消失。如共病 RLS,尤其是伴多巴胺功能失调型的夜间进食障碍患者,联合使用多巴胺受体激动药和阿片类药物或托吡酯常常有效。当 SRED 与某种镇静催眠药的使用相关时,应重新评估使用该药物的必要性,大多数药物诱发的 SRED 在停药后症状可改善。

减少上述诱发因素并积极治疗共病后,如仍有发作,可考虑药物治疗。药物治疗措施主要包括苯二氮䓬类受体激动药、三环类抗抑郁药、多巴胺受体激动药、SSRI、托吡酯等,但药物治疗效果尚缺乏大型临床试验证据。有报道,睡前使用左旋多巴和溴隐亭可改善夜间进食,如果联合使用苯二氮䓬类药物或阿片类药物,尤其是氯硝西泮,有效率可达到 87%。在一项小型双盲安慰药对照的临床研究中,多巴胺 D_3 受体激动药,如普拉克索 0.18~0.36mg,睡前 1~3h 服用,持续 2 周,经过体动记录仪及睡眠日记的评估,发现可以减少夜间活动、改善睡眠质量,且有良好的耐受性。也有报道托吡酯治疗有效,常用剂量为睡前 25mg,每周增加 25mg 并逐渐滴定至临床有效剂量,观察的剂量范围为 25~300mg,平均剂量为 135mg/d,发现 68% 的患者对治疗有应答,表现为夜间进食减少、体重减轻、28% 的患者体重减轻超过 10%,不良事件包括感觉异常、视觉症状、肾结石等。托吡酯减少 SRED 的机制尚不清楚,可能通过抑制潜在睡眠障碍导致的觉醒,或通过谷氨酸受体拮抗药或 5-羟色胺受体激动药产生食欲抑制作用,还可以刺激胰岛素释放,增加胰岛素的敏感性,从而有助于调节食欲和减轻体重。另有病例报道,发现 SSRI(氟西汀、帕罗西汀和氟伏沙明)、阿戈美拉汀或褪黑素缓释片在部分病例中有效。

(七)预后

SRED 由于在发作期的不当进食可能导致身体的异常伤害,也可由于进食过多高糖食物而导致肥胖、糖尿病、高脂血症等,患者可继发抑郁等不良情绪,严重影响其生活质量,故需保护患者免受伤害并积极预防及治疗二次伤害。但药物治疗措施多来源于病例报道或小样本的临床研究,需要进行更大样本的随机对照研究来证实药物治疗的有效性。

第三节 快速眼动异态睡眠

快速眼动异态睡眠是指发生在 REM 睡眠期的异常睡眠,常见的包括 RBD、频发性单纯睡瘫和梦魇。

一、快速眼动睡眠行为障碍

快速眼动睡眠行为障碍 RBD 是一种 REM 睡眠期出现的梦境相关运动行为,以 REM 睡眠期肌张力失弛缓为特征的异态睡眠,发病时的暴力行为可扰乱睡眠,甚至导致自伤或伤害同床者。

(一)流行病学

RBD 通常发生在 50 岁以上的人群,但也有年轻人发病的报道。由于各研究对 RBD 筛查和诊断工具不同,其发病率结果也不一致。国际上报道量表筛查的 RBD 发病率为 3%~10%,但其他异态睡眠(睡行症、睡惊症等)、夜间癫痫发作或睡眠运动障碍(如 PLMD)也可能混淆其中。通过 PSG 证实的 RBD 调查研究表明,韩国 60 岁以上的人群中 RBD 发病率为 1.15%,无症状的快速眼动睡眠期肌电失弛缓(rapid eye movement sleep without atonia,RSWA)现象的发生率为 5%。中国香港地区问卷调查 70 岁以上老年人群中 RBD 的发病率约为 0.38%，而中国内地人群中，采用 RBD 量表的大规模社区调查发现可疑 RBD 的发病率在 4%～5%。此外，研究发现 PD 患者中 30%～50% 罹患 RBD，路易体痴呆（dementia with Lewy body，DLB）或多系统萎缩（multiple system atrophy，MSA）患者 70%以上罹患 RBD，发作性睡病患者中高达 50%有诊断为 RBD 或存在 RSWA 现象。

（二）病因及发病机制

关于 REM 睡眠调节的特异性神经核团、生化及确切神经网络的认识尚不明确，相关研究进展缓慢。目前较多的学者认为，REM 睡眠是由脑干快速眼球运动睡眠期-开区（蓝斑前核、延髓背外侧核、下丘脑腹外侧视前核扩展部、蓝斑、被盖背外侧核、脑桥被盖核和脊束核）和关区（中脑导水管周围灰质腹外侧部和脑桥背外侧部）相关核团共同调节的。当蓝斑下核区的谷氨酸能神经元激活时，可启动 REM 睡眠，同时激活延髓腹内侧核和脊髓抑制性中间神经元的 GABA/甘氨酸神经元，通过超极化躯体运动神经元触发 REM 睡眠期肌肉失弛缓、抑制肌肉活动。由于此通路退行性变，RBD 患者常出现 REM 睡眠的异常运动行为。

需要注意的是，RBD 的发病机制远非"蓝斑下核-延髓腹内侧核环路"如此简单，上游脑区如下丘脑、丘脑、黑质、基底核、前核和额叶皮质，也参与了对上述环路的调控。神经病理研究也发现突触核蛋白聚集形成的路易体可能也参与 RBD 的发病。

（三）临床表现

RBD 作为一种具有独特表现的睡眠疾病，根据病因不同，可分为特发性 RBD（idiopathic RBD，iRBD）及继发性 RBD（secondary RBD，sRBD）。iRBD 是一种独立症状，无其他伴随症状或合并疾病，但前瞻性研究发现，iRBD 与 α 突触核蛋白病（包括 PD、DLB 及 MSA）密切相关。sRBD 主要包括以下原因，①药源性 RBD：抗精神病药、三环类抗抑郁药及 SSRI、苯二氮䓬类镇静催眠药、单胺氧化酶抑制药、苯乙肼、乙醇等都可能引起 RBD。②症状性 RBD：主要是因为与 REM 睡眠期肌张力缺失相关的脑干相应部位损害（如血管性、炎性、肿瘤、变性等）都可能导致 RBD 表现，如肌萎缩侧索硬化、癫痫、多发性硬化、吉兰-巴雷综合征等，发作性睡病也常出现 RBD 症状。③与神经系统变性疾病相关的 RBD：如 α 突触核蛋白病（PD、DLB、MSA 等）、淀粉样蛋白病（阿尔茨海默病）、Tau 蛋白病（皮质基底核变性等），RBD 可作为这类疾病的前驱/早期症状或伴随的临床症状。

RBD 患者的临床表现主要包括生动或暴力的梦境及其与梦境相关的行为或情感反应，可出现不同程度的行为动作，甚至是暴力行为，如殴打同床者，甚至掉下床，导致自伤或伤人，严重时可导致硬膜下血肿、骨折等。绝大多数患者可以回忆梦境，如被人/动物攻击、追逐等夜间不愉快的梦境，患者常感知自己参与其中并进行反击。夜间异常的动作可以从简单的肢体运动到有目的性的复杂运动，如大笑、呼喊、尖叫、肢体抽动、踢腿、奔跑、打斗等粗暴性的防御动作，这些运动或伤害性行为是 RBD 患者就诊的主要原因。RBD 少有下床行走和离开卧室的表现，患者在日间通常没有攻击性或暴力行为的病史，相比之下，iRBD 患者通常在白天性格更为淡漠或被动。如果患者的梦境演绎行为较轻，如只是梦话、吼叫或轻微的肢体动作，临床上往往需要从患者床伴获取病史。

（四）辅助检查

临床上可以选择一些经过验证的量表，用于 RBD 的初筛或严重程度的评估，在大规模流行病学筛查或诊断可疑 RBD 患者时较常使用。量表评估时需要注意的是，一些患者可能因认知功能受损、理解障碍或独居而无法完成问卷。此外，由于很多睡眠异常行为类似 RBD 症状，因此即使使用了具有高特异度的量表，筛查结果阳性的患者也可能不是真正的 RBD 患者。所以，RBD 的确诊需要同时进行临床评估和 PSG 检查。临床上可选择的 RBD 筛选量表包括 RBD 筛查量表

（RBD screening questionnaire，RBDSQ）、RBD 问卷-香港版（RBD questionnaire - Hong Kong，RBDQ-HK）、Mayo 睡眠问卷（Mayo sleep questionnaire）和 RBD 单问题筛查问卷（RBD single-question screen）。

RBDSQ 是过去十年中使用最广泛的量表，包括 13 个关于睡眠期间是否存在运动和做梦行为的"是"或"否"问题。总分 13 分，5 分为普通人群筛查 RBD 的界值，也有专家建议在 PD 人群中的界值为 6 分。RBDSQ 具有高灵敏度（91%）和可被接受的特异度（77%），但在 PD 患者中敏感度和特异度较低。需注意，有些合并 NREM 相关异态睡眠、癫痫患者可能会达到疑似 RBD 诊断的评分。

RBDQ-HK 可用于 RBD 的初筛并可评估 RBD 症状的严重程度、发作频率等，敏感度为 82%，特异度为 87%。RBDQ-HK 包括 13 个问题，可分为两项因子分，分别代表梦境相关特点-因子 1（Q1～Q5、Q13）和梦境演绎行为-因子 2，包括语言、行为表现及对自己或床伴造成的伤害（Q6-Q12）。

vPSG 可记录到发生于 REM 睡眠期的异常行为，夜间异常的动作可以从简单的肢体运动到有目的性的复杂运动，如大笑、呼喊、尖叫、肢体抽动、踢腿、打斗等行为。即使监测当夜无临床发作，也可以记录到 RSWA，研究发现 RSWA 具有较高的夜间稳定性，一晚的 vPSG 通常足以诊断 RBD。最初，REM 睡眠期间骨骼肌电失弛缓仅在下颏肌电中进行量化，因为下颏肌电通常是标准 PSG 导联一部分。随后，SINBAR 团队通过比较多部位肌电活动对 RBD 诊断的价值，发现四肢肌电活动尤其是指浅屈肌对 RBD 诊断的敏感度高，建议在 vPSG 检查时加用指浅屈肌相关肌电图提高诊断率。RSWA 可分为紧张性、时相性或任一肌电活动进行量化，但目前国内外报道的 RBD 患者 RSWA 的数值差异较大，需要大规模多中心对照研究来进一步验证。

此外，临床可见到部分孤立性 RSWA 患者，表现为 PSG 检查记录到 RSWA，但相关病史或 vPSG 中没有发现梦境演绎行为。研究认为，孤立性 RSWA 可能是 RBD 的早期阶段，也可能是神经变性疾病的危险因素。

头颅影像学检查尤其头颅 MRI 主要用于排查脑干病变，如梗死、出血、炎症、肿瘤等导致的继发 RBD 因素，而特发性 RBD 往往没有特异性的脑结构异常。

（五）诊断与鉴别诊断

1. 诊断　根据 ICSD-3-TR 的定义，RBD（ICD-11 编码：7B01.0）诊断标准如下：①反复出现的睡眠相关发声和（或）复杂动作行为；②异常行为经 PSG 记录发生于 REM 睡眠，或者基于梦境演绎临床病史推测发生在 REM 期；③PSG 证实的 RSWA；④不能用其他睡眠障碍、精神疾病、药物或物质使用所解释。

由此可见，RBD 的明确诊断需要 vPSG，RSWA 是诊断 RBD 的必备条件，但目前尚无诊断 RBD 的统一量化 RSWA 标准。

2. 鉴别诊断　整夜 vPSG 检查可排除有类似 RBD 症状的其他睡眠障碍，如睡眠呼吸障碍、PLMD、NREM 异态睡眠（如睡行症、睡惊症和意识模糊性觉醒）、梦魇和与睡眠相关癫痫发作。这些类似 RBD 的症状在临床上可能难以判断，但可通过 vPSG 检查完全鉴别。

睡眠呼吸障碍患者特别在 REM 睡眠期时，用力呼吸和（或）呼吸恢复时出现的运动事件和发声，易被误解为 RBD。因此对有睡眠呼吸障碍的患者，建议在针对睡眠呼吸障碍治疗后重新评估。

夜间异常行为也常见于 NREM 异态睡眠，如睡行症、睡惊症，与 RBD 相比，这些疾病的特点主要为儿童和少年，异常行为多出现在夜间睡眠前半段，在睡眠的第一个小时左右发生，通常表现为无目的的复杂动作行为，患者对发作无记忆，一般也不伴可回忆的生动梦境，PSG 证实多发生在慢波睡眠-觉醒时。与睡行症相比，RBD 患者在发作时很少下床或离开卧室。须注意复合性异态睡眠，即同一患者发生 RBD 和另一种异态睡眠（睡行、睡惊或意识模糊性觉醒）或节律性运动障碍，是 RBD 的一种临床亚型。复合性异态睡眠通常始于儿童期或青春期，可以是特发性的或继发于神经系统疾病（如发作性睡病、脑外伤、颅内肿瘤或多发性硬化）或药物滥用或戒断状态。复合性异态睡眠较少见，需根据临床病史和 vPSG 结果进行诊断。

RBD 还需与 PTSD 鉴别，PTSD 常出现生动的梦境，但多与创伤经历相关，在清醒时 PTSD 的其他表现，如持续警觉性增高、持续回避，并伴有社会功能损害等。

（六）治疗

大多数患者在 RBD 发病后数年才被确诊和接受治疗，甚至有些患者终身不会就诊。RBD 管理的主要目标是最大限度地减少不愉快梦境、梦境演绎行为及其导致的伤害行为，提高患者及床伴的生活质量。RBD 的治疗包括非药物治疗和药物治疗两部分。

1. 非药物治疗　首先，对伴有或潜在可能出现伤害性行为的 RBD 患者，提供安全的睡眠环境是非药物治疗的标准治疗手段。创造一个安全的睡眠环境，包括在床边设置围栏或放置柔软地毯、避免尖锐或易碎物品放置在床边，以及建议患者单独就寝或独立卧室，以避免对同床者造成伤害；对于可能会跌倒或跳下床的患者，将床垫放在靠近床的地板上和（或）使用带衬垫的床头栏杆是有用的。其次，患者需保持规律作息时间，避免有精神兴奋作用药物的使用和酒精的刺激。对于一些可能导致或加重 RBD 的药物，可减量、停用或替换，常见需要注意的药物包括选择性 5-羟色胺再摄取抑制药、选择性 5-羟色胺去甲肾上腺素再摄取抑制剂、三环类抗抑郁药、单胺氧化酶抑制药、胆碱酯酶抑制药、β 受体阻滞药、曲马多、咖啡因、乙醇、苯二氮䓬类、巴比妥类药物、甲氧基氨基甲酸盐、喷他佐辛等。有研究发现，低强度纯音听觉刺激也可作为非药物治疗的一种选择。

2. 药物治疗

（1）氯硝西泮：是治疗 RBD 的有效药物，大多数患者夜间服用低剂量氯硝西泮后 RBD 症状可得到有效控制。因氯硝西泮的副作用，如白天头晕、日间过度思睡、乏力、认知功能下降以及对呼吸功能的影响，建议推荐剂量为 0.25～2.0mg，最高不超过 4mg，在用药过程中应严格监控。

（2）褪黑素：临床研究发现褪黑素治疗 RBD 有效且不良反应少，在一项 RBD 患者接受褪黑素单药治疗研究中，32.9%明显获益，27.0%部分获益。然而最近一项随机双盲、安慰药对照试验发现，采用褪黑素缓释药 4mg 连续 8 周干预并未改善 RBD 症状。褪黑素不良反应相对较少，适合用于神经变性疾病，如 PD、DLB 或 MSA 合并 RBD 的患者。褪黑素剂量相关的不良反应主要包括晨间头痛、日间困倦、妄想和幻觉等，因此推荐剂量为 3～12mg，睡前服用。

（3）其他：病例报告或小样本研究中也报道了其他可改善 RBD 的药物，包括多巴胺制剂和多巴胺受体激动药（普拉克索和罗替戈汀）、胆碱酯酶抑制药（多奈哌齐和利斯的明）、镇静催眠药物（右佐匹克隆、佐匹克隆、三唑仑、阿普唑仑、替马西泮）、抗精神病药物（帕罗西汀、氯氮平、喹硫平、曲唑酮）、羟丁酸钠和褪黑素受体激动药（雷美替胺、阿戈美拉汀）。

（七）预后

RBD 最重要的临床意义是与神经系统疾病的密切关联，尤其是 α 突触核蛋白相关的神经系统变性疾病（如 PD、MSA 和 DLB）。随访研究发现，高达 90%的 RBD 患者最终可发展为神经变性疾病，被认为是神经变性疾病的早期阶段，因此 RBD 对 α 突触核蛋白病有较高的诊断、预测能力。早期识别具有较高风险转化为神经变性疾病的 RBD，可有利于发现需要神经保护治疗的患者，对其进行个体化指导规划患者生活或帮助临床医师预测即将出现的神经系统变性疾病征兆。

（八）RBD 与神经系统变性疾病的研究进展

RBD 可在神经变性疾病诊断前出现，也可与神经变性疾病共病，可与神经变性疾病具有共同的临床特征或病理改变。以下是当前对 RBD 与神经变性疾病的研究进展。

1. RBD 与 PD　运动障碍协会帕金森病前驱期标志物发现，RBD 是 PD 最重要的前驱标志物。

在对合并及不合并 RBD 症状的 PD 患者进行比较，发现 PD 合并 RBD 的患者病程相对更长，该类 PD 患者的 Hoehn-Yahr 分期（H-Y 分期）更高，更多的跌倒、症状波动、精神症状及使用左旋多巴剂量更高，提示 PD 合并 RBD 患者有更严重的运动及非运动症状，存在更严重和更广泛的神经变性。

2. RBD 与 DLB　RBD 可提高 DLB 诊断的敏感性及准确性。最新 DLB 诊断标准中，RBD 从"提示特征"上升至"核心临床特征"。此外，RBD 很少出现在 Tau 相关蛋白疾病，可作为鉴别 DLB 与阿尔茨海默病的特征之一。

3. RBD 与 MSA　RBD 在 MSA 患者中的患病率高达 90%～100%，且被认为是 MSA "红旗"（red flag）般的标志物。RBD 经常是 MSA 的首发症状，日本的一项研究比较了 RBD 在 PD 和 MSA 病程中的变化，发现 MSA 患者的 RBD 症状多出现在疾病发生前或发病初期，约 36.4% 患者的 RBD 症状在运动症状出现 3 年后减轻或消失；但 PD 患者的 RBD 研究中却发现随着疾病进展，RBD 发病率是增加的。推测可能是由于 MSA 迅速损害 RBD 发生有关脑干区域的神经结构，从而引起 RBD 症状消失并伴有其他神经症状加重，这需要大样本、前瞻性随访研究动态观察。

4. iRBD 与神经系统变性疾病共同的临床特征

（1）嗅觉：80%～90% 的 PD 患者在起病初期已存在嗅觉障碍，包括嗅觉识别能力下降及嗅觉辨别缺陷。在 iRBD 患者研究中也发现，97% 的患者出现嗅觉阈值的升高，40%～60% 的患者存在明显的嗅觉识别及嗅觉辨别力减退，但严重程度不及 PD 患者。对 62 例 iRBD 患者 5 年的前瞻性研究发现，基线水平存在嗅觉障碍的患者（65%）较正常嗅觉者（14%）发生神经系统变性疾病的风险明显增高。

（2）视觉：iRBD 伴有视觉缺损患者有更高的风险发展为神经系统变性疾病。研究发现，83% 由 iRBD 发展成为神经系统变性疾病的患者存在视觉障碍。

（3）自主神经功能：自主神经功能障碍在突触核蛋白病中常见，可出现在运动症状前，有早期诊断价值。自主神经功能症状包括流涎多汗、直立性低血压、胃肠道症状（如便秘）、泌尿生殖系统症状（如性功能障碍）、体温调节功能障碍等。研究发现，伴有 RBD 症状的 PD 患者较不伴 RBD 患者有更严重的自主神经功能损害，尤其表现在消化系统、心血管和泌尿系统方面。

（4）认知功能：有研究发现约 50% 的 iRBD 患者存在轻度认知功能障碍，且较不合并 RBD 的 PD 患者的认知功能更为严重。进一步的神经心理分析提示，iRBD 患者认知功能障碍主要集中在注意、执行功能、语言记忆、决策能力等，视空间学习能力随时间呈明显下降趋势，因此对 iRBD 患者需建立长期认知评估。在一项纵向队列研究中，转化为 DLB 的 iRBD 患者，在 DLB 诊断前 6 年的认知评估已表现出部分功能障碍。

（5）运动功能：国际 RBD 研究小组的一项多中心研究表明，定量运动测试是 RBD 向神经变性疾病发展最有力的预测性指标之一，风险比为 3.16。仪器定量评估也发现，通过评估姿势步态、语言、节奏感、眼球扫视运动和对指识别孤立 iRBD 的敏感度和特异度高达 80%。伴有 RBD 的 PD 患者较不合并 RBD 的 PD 患者更容易出现轴向症状，包括姿势步态异常。而存在冻结步态的 PD 患者的 REM 睡眠期失弛缓指数也明显增高，推测其 RBD 的发病率增加。

（6）神经电生理：RSWA 是 RBD 诊断必备的神经生理标志，RSWA 可随着时间的推移而增加，其严重程度与表型转化的速度有关。此外，iRBD 患者脑电图上较低的循环交替模式率与较高的临床现象转化率有关，静息清醒脑电图的时频结构也是如此。其他更多的电生理，如前庭诱发肌源性电位评估脑干功能，还需要进行更多的研究。

（7）功能影像：多巴胺功能影像对 PD 的诊断及鉴别诊断有着较高的敏感度及特异度。在 iRBD 患者中，PET 和 SPECT 成像都发现了黑质多巴胺能神经元损伤的证据，研究发现 iRBD 患者较正常对照多巴胺迅速下降，多巴胺功能影像异常可预测神经变性疾病的发生，为神经保护治疗提供了监测指标。

（8）组织活检：α 突触核蛋白在黑质沉积是 PD 的神经病理学特征；尸检显示，α 突触核蛋白也可存在于外周组织，如自主神经、肠黏膜和唾液腺。研究发现 iRBD 患者的结肠、颌下腺、唾液腺和皮肤组织也有 α 突触核蛋白的聚集。但目前尚不清楚 α 突触核蛋白沉积的严重程度是否会增加转化的风险，需要更大样本量的纵向研究评估其作为诊断和预后生物标志物的能力。

（9）基因：研究表明，iRBD 的遗传背景与 PD、DLB 和 MSA 的遗传背景并不完全重叠。与 PD 相关的 LRRK290 和 MAPT 基因突变与 iRBD 无关，然而葡萄糖脑苷脂酶（glucocerebrosidase，GBA）基因突变却与 iRBD 相关。约 10% 的 iRBD 患者中发现 GBA 变异，并与 PD 患者发生 RBD 相关。未来需要在大型队列研究中进行确认。

关于 RBD 与神经系统变性疾病的研究越来越被重视，然而，从诊断 iRBD 到确诊神经系统变性疾病的时间不确定，前驱期从几年持续到几十年不等，且单一的 iRBD 症状不能预测 α 突触核蛋白病的亚型。临床可关注一些有极大潜力的生物标志物，结合多种生物标志物对 iRBD 患者进行筛查，有助于神经系统变性疾病早期诊断以及发病机制研究、预后判断。但目前神经保护治疗的研究很有限，这些都还需要进一步深入研究。

二、频发性单纯睡瘫

频发性单纯睡瘫（recurrent isolated sleep paralysis），又称为频发孤立性睡瘫，是指从 REM 睡眠期唤醒时出现意识的觉醒和肌肉失张力持续存在的一种分离状态，表现为睡醒后发生的肌肉短暂地不能进行随意运动，但意识清醒的一种状态。

（一）流行病学

睡瘫症最常见于青少年或青年时期，但确切的患病率尚不明确。部分研究表明，15%～40% 的年轻人至少经历过一次睡眠瘫痪，但也有一些研究报告的患病率为 5% 或 6%。另有研究指出，普通人群终身患病率为 7.6%，学生为 28.3%，精神病患者为 31.9%。散发性睡瘫症无性别差异，但在家族性睡瘫症中，女性较男性更为多见。发作性睡病中有 15%～34% 的患者存在睡瘫症，是发作性睡病的典型症状之一。

（二）病因和发病机制

睡瘫症多发作于入睡期始发的 REM 睡眠（sleep-onset REM period，SOREMP）。因此，常见的引起 SOREMP 的因素，如昼夜节律相关睡眠-觉醒节律的中断或 REM-NREM 睡眠周期的中断可能诱发睡眠瘫痪发作。睡眠剥夺、不规律的睡眠-觉醒模式、OSA 等可能是睡瘫症发作的诱因。单次发作可发生于倒班工作期间或高速跨越时区时。对某些个体，高血压、日间过度思睡、酒精滥用、精神应激、过度疲劳和仰卧的睡姿亦可成为易患因素。大多数病例是散发型的，家族性睡瘫症呈 X 连锁显性遗传特征，频发性单纯睡瘫的家系报道很少。基因分析发现，昼夜节律基因（PER2）的变异会增加睡瘫症的发生率。

目前发病机制尚不清楚且尚无尸检报道，患者发作期间的神经系统检查是正常的。睡瘫症被认为是 REM 睡眠期肌张力弛缓的正常机制在不适当时间被激活，延续存在于清醒期所致。也有人认为，在正常情况下控制 REM 睡眠时运动抑制的机制中，发生了超微结构改变或神经生化与神经免疫功能的异常所致。

（三）临床表现

睡瘫症通常发生于入睡或觉醒的过程中。发作时人处于清醒状态，但不能说话、睁眼、发声和移动四肢、躯干和头，自觉全身处于麻痹状态。发作时呼吸通常不受影响（隔膜不受到影响，但辅助呼吸的肋间肌肉容易受到影响），因此发作时患者常常能感受到来自胸部或肋骨上的重压，常常伴有窘迫感或窒息感。发作过程中意识常不受影响，患者可充分意识到自己的处境，进而感到恐惧。当患者觉察到呼吸困难时，恐惧感可进一步加重。发作通常持续几秒到几分钟，之后可自行消失或在外界刺激下可消失（尤其是旁人对患者讲话、碰触或移动等刺激），或通过自己的努力挣扎活动也可中断睡瘫症过程。发作前后可能做梦，发作结束后能够回忆发作经过。

对于睡瘫症患者，尤其是首次发作时的患者，会产生极度的焦虑，甚至有濒临死亡的恐惧感。即使发作结束，回忆发作经过时亦十分害怕，担忧再次发作，进而恐惧睡眠。睡瘫症患者常可以伴随着强烈生动的幻觉体验，包括视幻觉、触幻觉及听幻觉等。若发作时伴有入睡时幻觉，可加重患者的不适。若患者反复发作，明确其发作过程短暂且无不良后果时，焦虑症状会逐步好转。有时可有梦境样经历，尤其当患者处于瞌睡或浅睡眠状态时出现的睡瘫发作。睡瘫症偶尔伴随日间过度思睡、失眠或睡眠-觉醒周期紊乱等。

睡瘫症的病程随发作形式不同而变化。散发性睡瘫患者可仅在有诱发因素情况下发作，家族性或发作性睡病相关睡瘫，则有向慢性病程发展的倾向。

（四）辅助检查

PSG 检查显示睡瘫症发生在 REM 睡眠期，此时脑电觉醒和肌肉失张力呈现分离状态，干扰 α 节律进入 REM 睡眠，或 REM 睡眠期肌肉松弛状态持续进入觉醒期，表现下颌、躯干或外周肌肉的肌电图显示肌肉松弛，这种现象与觉醒形式的脑电图、觉醒形式的眼动电图和睡眠时的眼动电图同时出现。睡瘫症发作期间，当患者瞌睡时，可出现脑电波频率减慢或眼球震颤。整夜 PSG 和多次小睡睡眠潜伏时间试验（multiple sleep latency test，MSLT）有助于排除发作性睡病，并能记录睡瘫症发作和 REM 睡眠的联系。

（五）诊断与鉴别诊断

1. 诊断 客观的医学检测（如 PSG）并不是频发性单纯睡瘫的必需诊断，临床上多采用访谈和（或）问卷。根据 ICSD-3-TR 的诊断标准，频发性单纯睡瘫诊断标准见表 13-3-1。

表 13-3-1 ICSD-3-TR 关于频发性单纯睡瘫（ICD-10-CM 编码：G47.51）的诊断标准

必须同时符合 A～D 项标准：

 A. 反复在睡眠开始或从睡眠中醒来时出现的无法活动躯干或者肢体

 B. 每次发作持续数秒至数分钟

 C. 每次发作导致显著痛苦，包括卧床时焦虑或对睡眠感到恐惧

 D. 不能用其他睡眠障碍（特别是发作性睡病）、精神障碍、疾病、药物或物质滥用更好地解释

在 ICSD-3-TR 中，频发性单纯睡瘫由多个孤立的睡瘫症发作组成，这些发作伴随临床明显的痛苦[如对卧室/睡眠相关的焦虑和（或）恐惧]。值得注意的是，ICSD-3-TR 中不包括发作频率值或临床相关损伤。

2. 鉴别诊断 频发性单纯睡瘫需要与发作性睡病的睡瘫症状、梦魇、睡惊症等睡眠障碍鉴别。此外，还需要与低钾性麻痹、失张力性癫痫发作，甚至卒中鉴别。

（1）发作性睡病：睡眠瘫痪是其主要的临床特征之一，但发作性睡病一定有日间过度思睡，以及猝倒或睡眠幻觉等症状，PSG 及 MSLT 有助于进一步鉴别。

（2）梦魇：二者都属于 REM 异态睡眠，都存在梦境相关的困扰，但梦魇发生时对周围环境可能存在认知的缺失，醒后不伴随无力。

（3）低钾性麻痹：可表现在休息或觉醒时突然出现难以活动。相较于睡眠瘫痪，低钾性麻痹通常持续数小时，发作时一般伴有血钾降低，补钾治疗有效。

（4）失张力性癫痫发作：通常发生在白天觉醒状态下，没有先兆，非情感诱发的短暂失张力发作，相较于睡眠瘫痪，其发作与睡眠-觉醒转换无关，动态脑电可见癫痫样放电，抗癫痫治疗有效。

（六）治疗

1. 一般治疗 反复发作的孤立性睡瘫症通常是自限性，对日间功能影响较小，不一定需要特殊治疗。临床医师应积极对患者进行宣教，避免患者因对睡瘫的认识不足造成心理困扰，甚至导致焦虑障碍。

对于长期睡眠剥夺或不规律睡眠-觉醒周期所致的睡瘫症，应建议患者保持健康的睡眠卫生习惯，保证充足睡眠（每晚 7～9h）。此外，由于睡眠瘫痪最常发生在仰卧位，因此对于跨越多个时区的人群可尝试侧卧位或俯卧位睡觉，避免睡瘫的出现。如果患者有床伴，可以建议在早晨醒来前轻轻触摸患者以减少睡瘫的发生。此外，催眠治疗、冥想和放松的心理治疗对部分患者有效。

2. 药物治疗 药物治疗睡眠瘫痪的疗效尚不明确，临床需根据疾病对患者生活和精神困扰的程度判断是否需药物治疗。

由于睡瘫症发作与 REM 睡眠有关，故现有治疗多考虑使用对 REM 睡眠有抑制作用的抗抑郁药进行治疗。最常用的药物是三环类抗抑郁药，如氯米帕明（25～50mg）、阿米替林（25～50mg）、丙米嗪（25～150mg）、普罗替林（10～40mg）均有报道可降低睡瘫症发作。SSRI 类抗抑郁药或 5-HT 和 NE 再摄取抑制药（serotonin and noradrenaline reuptake inhibitor，SNRI）类抗抑郁药，如氟西汀（40～80mg）、舍曲林（75～200mg）、文拉法辛（75～225mg）也在部分研究中证实有效。另有研究发现，羟丁酸钠（3～9g）可能会减少睡瘫症的发作次数。

（七）预后

睡瘫症多为散发性，发作频率较低，发作后常无明显的后遗效应，可完全恢复正常，不损害患者日间功能，也没有相关并发症。

三、梦　魇

梦魇（nightmare）是指发生在 REM 睡眠期的以恐怖不安或焦虑为主要特征的梦境体验，常常导致觉醒，事后患者能够详细回忆。梦魇亦称为梦魇发作或梦境焦虑障碍（dream anxiety disorder）。梦魇患者会因担心梦魇发生害怕入睡而导致失眠。

（一）流行病学

梦魇可发生于任何年龄，普通人群的发生率约为 6.6%，以 3～6 岁多见，大约 1/2 始发于 10 岁前。梦魇的发生率可每周 1～2 次或更多，甚至每晚发生 1 次以上，频繁梦魇（每周 1 次或 1 次以上）在成人中的发生率大概为 1%。梦魇在儿童中不仅患病率高而且发作频繁，10 岁以内患病率呈持续上升，而青春期到成年早期患病率则下降，部分人可能终身频发。女性患者可能随年龄增长而发病率下降，但是男性会随年龄而下降。

既往研究发现，梦魇发作较多见于精神疾病。一项系统综述结果显示，梦魇在精神障碍患者中的患病率为 38.9%，其中在 PTSD 中患病率为 66.7%，心境障碍中患病率为 37.3%，人格障碍中患病率为 31.1%，焦虑障碍中患病率为 15.6%。精神疾病中梦魇发作多频繁（每周数晚均有），常导致夜间多次醒来、难以再次入睡。既往脑外伤史和巨大心理压力常为梦魇发作的高危因素。

（二）病因及发病机制

有假说认为，长期慢性梦魇发作是由皮质高度觉醒和对恐惧消除能力受损的相互作用而导致的。上述两者可能由于创伤经历、童年不幸与易感性特质、躯体因素和认知因素等反复调节异常所致。有多个因素可以导致过度觉醒和恐惧消除能力受损，包括易感性特质和适应不良信念。其他假说认为，与梦调节区域的多巴胺缺失有关，如皮质及边缘系统的多巴胺缺失。Levin 和 Nielsen 的病理生理学模型认为梦魇反映了情绪调节紊乱，主要涉及杏仁核内侧、前额叶皮质、海马体和前扣带皮质等中枢区域。最近的一项研究表明，类似上述的中枢区域也参与做梦和日间梦魇发作，同时不良情绪在梦魇发作及自杀行为中也起到了一定的作用。

睡眠-觉醒昼夜节律紊乱，如倒班和倒时差等均可导致 REM 睡眠结构紊乱，增加梦魇发作。频繁发作与特定的人格特征有关，如分裂型人格障碍、边缘型人格障碍或精神分裂症。精神心理因素亦可能与梦魇有关，过度觉醒、长期惊恐情绪、参与情绪调节的大脑区域受损均会增加发病率。受到精神刺激或经历了非同寻常的生活事件后，容易出现梦魇，尤其是当这些生活事件带有恐怖色彩的时候。梦魇可成为患者对创伤性事件的一种反应方式，成年人在遭遇重大生活事件引起精神创伤后的相当一段时间，会经常发生噩梦和梦魇，这种创伤性梦魇可伴随终身。

一些疾病已被确定为梦魇的危险因素，包括慢性病，如偏头痛、支气管炎、哮喘和 OSA。此外，一些药物可导致或加剧梦魇，包括含有儿茶酚胺的药剂、左旋多巴、多巴胺受体激动药、胆碱酯酶抑制药、β 受体阻滞药、抗高血压药、某些抗精神病药物、苯二氮䓬类药物及 REM 睡眠抑制药的戒断等。酒精戒断也会出现失眠和梦魇，并且与戒酒相关的梦魇和失眠可能使患者为恢复睡眠而重新饮酒。

低社会经济地位与梦魇患病之间的关系尚不明确。此外，梦魇也可以作为其他睡眠障碍的一部分症状，如 RBD、发作性睡病、创伤后睡眠障碍或 PTSD。

（三）临床表现

梦魇通常发生在 REM 睡眠期，一般发生于后半夜睡眠中，也可发生在午睡时，表现为重复出现的、长时间的、极度焦虑的、记忆深刻的梦，这些梦通常会威胁生存安全或身体健康。患者从不同程度的焦虑状态中惊醒，醒后可清晰回忆梦境内容。恐怖或焦虑是梦魇的主要构成部分。醒后焦虑和再次入睡困难常见，长期梦魇将导致情绪紊乱和认知障碍。

创伤后梦魇应与特发性梦魇区分。与特发性梦魇相比，创伤后梦魇的内容和梦魇相关情绪与创伤密切相关，表现为更显著的觉醒、攻击性和清醒后的无助感。急性应激障碍或 PTSD 导致的梦魇，可发生在 NREM 睡眠期、REM 睡眠期，并可能是对创伤性事件全部或部分内容的再现。

梦魇发生频率存在个体差异。美国精神病学协会在其《精神障碍诊断与统计手册》（第 5 版）（DSM-V）中也规定了一个频率标准：梦魇应该至少每周发生 1 次，才能做出阳性诊断。梦魇发作频率与其所导致的不良后果程度并不平衡，即相关性一般，患者也许主诉梦魇发生率较低，但痛苦程度较高（如每个月 1 次）。梦魇痛苦的原因多与精神病理学有显著的相关性（而非频率原因），特别是焦虑与抑郁的程度。需要注意的是，不恰当的处理策略可能加剧梦魇的痛苦程度及其慢性过程。

（四）辅助检查

梦魇诊断前需要进行详细的睡眠史询问，包括既往精神障碍疾病史、药物和物质滥用史。由于梦魇的发现和报告率较低，因此应记录至少一个关于梦魇发生的描述性梦境或事件。需要重点鉴别睡眠异常是否伴随其他症状，如梦游、梦境相关行为或睡眠瘫痪。发作性睡病患者，除询问 EDS 和猝倒，也要排除梦魇。临床可选用一部分睡眠相关量表，如梦魇频率问卷、梦魇痛苦问卷等。

PSG 并不作为常规诊断手段，但常用于排除其他异态睡眠和睡眠呼吸障碍。梦魇发作时 PSG 可表现为 REM 期睡眠持续时间长达 10min，REM 睡眠密度可能增加。睡眠微结构特征的改变为脑电图 α 强度增加，NREM-REM 睡眠转换觉醒增加。同时 PSG 可观察到 REM 睡眠突发的心率增加和气促之后快速苏醒。需要注意的是，创伤后梦魇可发生于 REM 睡眠（有时在进入 REM 睡眠 1min 内出现）和 NREM 睡眠（包含入睡起始时）。患者常主诉有不安的梦境内容，与不显著的自主神经改变形成鲜明对比（如无哭泣、缺少从噩梦中醒来后的大喊大叫或想逃离床的行为），这与睡惊症有所区别。幻觉和睡眠瘫痪可能被描述为"梦魇"，但多发生在睡眠起始和快醒来时。重度 OSA 可能出现类似梦魇症状，呼吸暂停症状改善后类似的梦魇症状消失，可有助于诊断。

脑电功能频谱图中梦魇性睡眠最后 2min 的皮质活动可发生改变，但这些改变（集中于右侧大脑半球后部较高的绝对或相对脑电图 α 优势活动）主要在临觉醒前发生，并且可能反映觉醒过程的动态改变。较多证据显示，梦境回忆与脑电图 α 优势活动的减少相关，而与脑电图 α 优势活动的增加无关。

功能磁共振成像（functional magnetic resonance imaging，fMRI）中提示梦魇患者扣带回、右下顶叶、额叶脑回及其他与情绪、觉醒调节有关的区域发生了改变。一项 60min 的脑电图研究显示，反复发生梦魇的患者脑电图均是正常的，听觉诱发电位也与正常人无明显差异。

（五）诊断与鉴别诊断

1. 诊断　参考 ICSD-3-TR 关于梦魇（ICD-11 编码：7B01.2）的诊断标准，必须同时符合：

（1）反复出现的极度不安的梦境，内容可涉及生命安危和躯体伤害，可清晰回忆。

（2）一旦患者从焦虑的梦中醒来，患者的定向力和警觉性恢复正常。

（3）梦境体验或从梦中醒来造成的睡眠紊乱，两者导致患者明显的痛苦，或者导致以下至少一项社会、职业、或其他方面功能受损：①情绪紊乱（如持续梦魇相关的焦虑、烦躁等）；②抗拒睡觉（如卧床时焦虑、害怕睡觉/随后的梦魇）；③对照料者和家庭产生不良影响（如导致他人睡眠中断）；④行为问题（如逃避就寝、害怕黑夜）；⑤日间困倦；⑥疲劳或者精力下降；⑦工作或者学习功能受损；⑧人际交往或者社会功能受损。

患儿梦魇发作多与严重的心理压力/创伤有关，通常可以自发缓解，只有梦魇造成了患儿持续的痛苦或社会功能受损才考虑诊断梦魇。

2. 鉴别诊断　梦魇可以作为没有其他合并症的主诉，或是在其他睡眠障碍、精神障碍或全身性疾病的背景下出现。临床一些病例报道显示，在 RBD、发作性睡病和 OSA 患者中容易出现梦魇。梦魇也可发生在某些神经系统疾病，如一些类型的癫痫，或某些药物、物质引起的神经系统疾病。梦魇（症状）需要与睡惊症、伴/不伴睡瘫症的入睡幻觉及夜间惊恐发作相鉴别。

梦魇与其他异态睡眠的区别在于可以对梦境清晰回忆。在睡惊症中，梦境活动（如果存在）是不完整的。噩梦可能是发作期间发生事件的一个组成部分，需要视频脑电图进行鉴别。

（六）治疗

梦魇通常不必进行治疗，是否需要治疗取决于以下两个方面，即患者是否要求治疗，以及梦魇是否成为其他某些疾病的伴随症状（如精神障碍）。

1. 病因治疗　对于梦魇频繁发作的患者，应仔细查明病因，并给予相应的处理，如抗抑郁药和镇静催眠药的停用，应先逐渐减量（避免突然停药）、晚餐避免过饱，以及睡前不接触恐怖刺激性的影片、书籍和注意睡眠姿势等。由躯体或精神疾病引起者，应当积极治疗原发病。

2. 心理治疗　认知心理治疗有助于完善梦魇患者的人格，提高承受能力，帮助患者认识到现在的情况与童年时期的境遇有关。已经提出了多种针对成人梦魇心理治疗的方法，包括与噩梦内容的想象对抗、放松、意象重写和排练，或在做噩梦时醒来。对于慢性梦魇，已经报道了意象预演治疗（imagery rehearsal therapy，IRT）、暴露放松和处方治疗（exposure relaxation and rescription therapy，ERRT）、意象复述和暴露治疗、自我暴露、清醒梦治疗和眼动脱敏与再加工（eye movement desensitization reprocessing，EMDR）治疗。

（1）IRT：是一种将噩梦转变为积极场景的认知行为治疗，这项技术可以帮助患者在同样的梦境再次发生时替换先前的内容。建议患者每天重复此方法 10~20s。在筛查后 3 个月和 6 个月，IRT 通过改善睡眠质量和降低创伤后应激水平，对改善 168 名患有中度到重度 PTSD 的女性梦魇产生了积极影响。另一项研究使用 IRT 作为认知行为治疗慢性梦魇患者的研究发现，经过 3 个月和 30 个月的随访，IRT 组噩梦出现频率减少了 72%（每月减少 2.0%~7.2%），高于对照组减少的 42% 的频率（每月减少 5.0%~9.4%）。

（2）ERRT：主要关注噩梦相关的生理、情绪、行为和认知方面，如睡眠卫生训练、渐进式肌肉放松治疗、暴露和处方治疗。它与 IRT 的区别仅在于治疗的暴露部分。

（3）自我暴露治疗：是一种成功的认知行为治疗，目的在于帮助患者面对恐惧和压力事件。患者被要求创建一个与焦虑和压力有关的事件/梦的列表，该治疗包括逐渐将患者暴露在焦虑源（如日间事件或噩梦）中，但不会将患者暴露在危险中。

（4）暴露、清醒梦治疗：通过在白天训练，让梦魇患者在噩梦中变得清醒。此方法可有效降低慢性噩梦的发生率。Spoormaker 和 van den Bout 发现，在接受暴露、清醒梦治疗的 23 名噩梦患者中，随访 12 个月后，噩梦发作的频率显著降低。

（5）EMDR 治疗：主要为在创伤事件处理的同时交替进行双侧感觉刺激。Raboni 等的研究表明，在 13 名 PTSD 患者中，EMDR 治疗改善了抑郁症、焦虑和睡眠障碍，这些通常与噩梦的复发有关。

3. 药物治疗 梦魇患者一般不需要药物治疗。在有精神分裂症等相关疾病的情况下，可以选择应用抗精神病药物。短期减少发作可以使用减少 REM 睡眠的药物，如三环类抗抑郁药物（阿米替林）、SNRI（文拉法辛）等。对于 PTSD 相关的梦魇，睡前 1~3mg 的哌唑嗪已被证明是有益的，被认为是一线治疗。哌唑嗪长期以来一直被用于治疗 PTSD 和 PTSD 相关梦魇，Raskind 首先观察到它对 PTSD 相关梦魇的作用，然后被广泛使用，直到一项多中心试验研究发现与安慰药相比，哌唑嗪并没有任何效果。尽管美国睡眠医学会（American Academy of Sleep Medicine，AASM）降低了对哌唑嗪的治疗推荐建议，但仍然认为它是首选药物。最终治疗方案仍需个体化，也需要明确梦魇是孤立的还是继发于 PTSD 或精神疾病。

（七）预后

梦魇往往反复出现，导致患者睡眠紊乱、害怕入睡、情绪障碍，以及学习、职业、社会功能等受损。若因药物导致或加剧的梦魇，在逐渐减量至停药后，往往预后良好；由躯体或精神疾病引起的梦魇，应积极治疗原发病缓解梦魇症状；特定人格和精神因素导致的梦魇往往可能持续发作。

第四节　其他异态睡眠

一、头部爆炸感综合征

头部爆炸感综合征（exploding head syndrome，EHS）是在睡眠-觉醒/觉醒-睡眠转换过程中听到巨大响声的感觉，是一种良性的感觉异常。

（一）流行病学

EHS 的发病率尚不清楚，相对较多见于中老年女性，但所有年龄均可发病。在一项研究中，高达 16% 的大学生报告了 EHS 事件。EHS 常见于被诊断为频发性单纯睡瘫的患者中，一项研究发现约 37% 有睡瘫症病史的受试者报告至少经历过一次 EHS 症状。

（二）病因与发病机制

该病的诱因不明确，部分患者报告事件发生率增高与失眠症状、压力增加有关。

该病的具体发病机制尚不清楚。有学者认为，在清醒和睡眠之间的过渡期，网状结构活动延迟减少，导致感觉神经元的活动短暂性增加。也有其他学者认为该病的发病机制可能是与颞叶的复杂部分性癫痫发作、咽鼓管或骨膜等耳朵部位的病变、突然停用 SSRI 类药物或突然停用苯二氮䓬类药物等有关。此外，还有一些学者认为该病是偏头痛的前兆。

（三）临床表现

EHS 的特征是在睡眠时感觉到巨大的声音，从而导致突然醒来。这些事件发生在觉醒-睡眠/睡眠-觉醒的过渡时期，一般持续不到 1s。事件常常伴随着闪光和患者的痛苦感，但没有明显的相关疼痛。声音最常见的描述是爆炸、枪声或雷声，但也可以是其他响声。发作频率多变，少则间隔数周至数月发作一次，多则每晚数次。单晚频繁发作容易导致失眠。本病常合并原发性头痛，其中最常见的类型是偏头痛。

（四）辅助检查

目前，尚无诊断 EHS 的客观检查。该病患者的脑 MRI 显示正常。动态脑电图亦未见癫痫样活动。PSG 显示患者睡眠时间和睡眠结构是正常的，只有少数患者在 vPSG 中记录到该疾病。事件最容易发生在从清醒期到 N1 期和 N1 期到清醒期的过渡时期，但也有研究记录了从 N2 期醒来的事件。此外，还有一项研究发现，事件发生在以 α 节律为主导、散在出现 θ 活动的思睡期。

（五）诊断与鉴别诊断

1. 诊断　根据 ICSD-3-TR，EHS（ICD-11 编码：7B02.0）的诊断标准必须同时满足以下 3 项：①患者主诉在觉醒-睡眠的过渡期间或夜间觉醒时感觉突然听到巨大的响声或有爆炸感；②事件发生后立即醒来，伴恐惧感；③通常不伴与该经历相关的明显疼痛。

2. 鉴别诊断

（1）睡眠相关癫痫：癫痫的异常行为具有刻板性、重复性和短暂性的发作特点，脑电图可见癫痫性放电。EHS 的脑电图检查未见异常。

（2）霹雳样头痛（thunderclap headache）：是蛛网膜下腔出血或其他病因导致的突发剧烈头痛，偶尔可以视为良性症状，很少在入睡时出现。EHS 的脑部影像学检查通常无异常。

（3）睡眠头痛综合征（hypnic headache syndrome）：是睡眠中反复出现头痛，导致患者醒来。头痛每个月发生超过 10d，持续 3 个月以上。每次头痛发作为 15min 至 4h，伴有恶心感。EHS 几乎没有疼痛主诉。

（4）PTSD 和梦魇：梦境十分生动，通常涉及对生存、生命安全或自尊的威胁。EHS 的痛苦没有特定的梦境内容。

（六）治疗

目前尚无专门针对该病的治疗手段。应告知患者本病的良性预后，因此大多数患者不需要治疗，必要时进行心理疏导治疗或放松训练。部分患者提供安抚后，事件的发作会减少。对焦虑的治疗也可以减少事件发作的频率，尤其是对于安抚或放松后无效的患者，若还存在明显对本病的担心和恐惧导致失眠时，可适当使用苯二氮䓬类药物缓解焦虑。此外，在病例报告中，氯米帕明、阿米替林、托吡酯、硝苯地平的应用也可能会减少该病的发作频率和降低发作强度，但具体机制不明。

（七）预后

本病预后良好，某些患者数年后症状自行消失。

二、睡眠相关幻觉

睡眠相关幻觉（sleep related hallucination）是指夜间入睡时或在睡眠醒来时出现的幻觉体验。一般以幻视为主，但也会有听觉、触觉以及运动相关的幻觉。

（一）流行病学

一项欧洲大样本研究提示：睡前幻觉患病率为 25%～37%，醒后幻觉患病率为 7%～13%。常见于年轻人，女性多发。睡眠相关幻觉在发作性睡病患者中很常见。此外，在青少年、当前服用药物、有饮酒史、伴有焦虑情绪、入睡困难型失眠和睡眠不足人群中较为易发。

（二）病因与发病机制

有学者认为，睡眠相关幻觉是 REM 睡眠的做梦成分混入清醒期的表现，可能属于正常睡眠与觉醒的转换。其中，复杂的夜间幻视可能属于一种放松现象，存在视觉输入缺失或网状上行激活系统活动减弱，导致视觉皮质产生异常影像。

（三）临床表现

主要症状表现为夜间入睡前或清晨醒后出现的幻觉体验。幻觉内容以幻视居多，可能也有听觉、触觉或运动相关的幻觉。睡眠起始幻觉（入睡幻觉）与睡眠起始的梦境可能很难区分。清晨醒后幻觉可能发生于 REM 睡眠期，患者也很难确定幻觉是出现在睡眠时还是清醒时。睡眠相关幻觉的内容常表现复杂、生动、有相对固定的人或动物的影像，有时存在形状或大小的扭曲。幻视可持续数分钟，随周围光照增加而消失。当患者完全清醒后，由于最初常认为幻觉是极其真实的，因而常常能感受到幻觉的恐怖。

夜间复杂幻视可能是睡眠相关幻觉的另一种形式。通常在突然清醒后出现，且不能回忆之前的梦境，患者可能会因惊恐而从床上跳下，常因此导致受伤。

此外，睡眠相关幻觉可伴有睡眠瘫痪发作，两者在一个晚上可同时发作或在不同的晚上出现。部分患者可能还伴有其他的异态睡眠，如睡行症等。

（四）辅助检查

主要出现在起始 REM 睡眠期。少数发生于 NREM 睡眠期。头颅 MRI、PSG、脑电图和神经心理检查有助于鉴别诊断。

（五）诊断与鉴别诊断

1. 诊断 根据 ICSD-3-TR，睡眠相关幻觉（ICD-11 编码：7B02.1）的诊断标准必须同时满足以下 3 项：①以夜间睡前或清晨醒后幻觉为主诉，症状反复出现；②幻觉内容以幻视为主；③不能以其他睡眠障碍（尤其是发作性睡病）、精神障碍、内科疾病、药物或物质使用等更好地解释。

2. 鉴别诊断

（1）梦魇（nightmare）：主要因恐怖梦境从睡眠中醒来，患者能明确意识到自己是在做梦，且不会持续至清醒期。睡眠相关幻觉有时难以区分是做梦还是幻觉。

（2）头部爆炸感综合征：表现为头部突发爆炸感，常见于夜间入睡或清晨醒来时，有时伴响亮声音或闪光感，仅持续数秒，但无复杂的视觉影像。

（3）RBD：表现为在 REM 睡眠时出现梦境演绎行为，若患者不被叫醒或者从梦境醒来，通常对梦境无相关记忆。

（4）睡眠相关癫痫：有时可见幻视，但癫痫的异常行为具有刻板性、重复性和短暂性的发作特点，脑电图可见癫痫样放电。

（六）治疗

目前尚无专门针对该病的治疗措施。多采取病因以及对症治疗，可以结合认知行为的综合治疗。服用抑制 REM 睡眠作用的抗抑郁药物，如氯米帕明、文拉法辛等，对发作性睡病患者的入睡幻觉可能有效，但目前尚缺乏循证医学证据。

（七）预后

多数患者的发作频率随年龄增加而减少。夜间复杂幻视的病史与基础疾病有关。

三、睡眠遗尿症

睡眠遗尿症（sleep enuresis，SE）是指生理发育已经超过能够正常控制膀胱功能的年龄（5～6岁）后，睡眠期间反复发作的无意识排尿。至少每周发生 2 次，以未保持连续 6 个月的睡眠期间不尿床为特征。

（一）流行病学

SE 于学龄儿童常见，5 岁儿童的 SE 患病率为 15%～25%，男女比例为 3∶1。老年人患病率为 2.1%，女性常见。根据症状发生的特点，可以分为原发性和继发性。原发性 SE 是指在没有明显泌尿系统或神经系统器质性病变的情况下，始终未能建立起夜间正常排尿的能力；继发性是指曾经有过长期 6 个月或更长时间不尿床后再次出现的睡眠遗尿。其中，原发性占 SE 患者的 70%～80%。

（二）病因与发病机制

原发性 SE 主要与从睡眠中觉醒困难相关，患者常由于睡眠过深在膀胱充盈状态时不能觉醒而出现遗尿。一部分 SE 的患者，其睡眠时垂体后叶分泌的抗利尿激素不足，导致尿液浓缩功能障碍，进而导致尿液生成增多，其生成量超过了膀胱容量，导致夜间不自主排尿。此外，原发性 SE 还与中枢神经系统发育迟滞、膀胱尿道功能发育异常和遗传因素有关。

继发性 SE 则与多种器质性和功能性因素有关，主要包括：①尿液浓缩功能障碍，包括糖尿病、尿崩症（包括原发病和药物等继发的尿崩，如服用碳酸锂）、镰状细胞肾病；②摄入咖啡因、利尿药等导致尿液生成增多；③尿道病变，如尿路感染、泌尿生殖系统结构异常、膀胱刺激征等；④神经系统疾病，如癫痫、痴呆、隐性脊柱裂、神经源性膀胱等；⑤睡眠障碍，如 OSA 等；⑥心理社会因素，如父母离异、遭受躯体或精神虐待等；⑦镇静药或抗精神病类药物的过度镇静副作用也可导致出现遗尿现象。

（三）临床表现

SE 以发生在睡眠期间的无意识排尿为特征，症状反复发生，一般发生在凌晨 2～3 时。一部分患者在白天也会出现不自主排尿。对于原发性 SE 患儿，体格检查可见其生长发育迟滞。对于伴有 OSA 的继发性 SE 患者，可有腭扁桃体肥大等体征。

（四）辅助检查

1. 排尿日记 是重要的主观评估手段，排尿日记不仅可以根据患者功能性膀胱容量、夜间尿量、是否伴有下尿路症状等以决定是否需要进一步检查，还可以了解患者和家属对治疗的依从性。

2. 实验室检查 尿常规可以帮助排除糖尿病和无症状的尿路感染等。

3. PSG 当怀疑 SE 由其他睡眠障碍引起时，应采用 PSG 进行鉴别诊断和评估。

4. 影像学检查 超声检查可以发现泌尿系统结构异常，并帮助了解膀胱、尿道功能。对于长期治疗无效的 SE 患者，需要进行腰骶部脊柱 X 线检查或 MRI 检查，以了解有无隐性脊柱裂等。

5. 尿动力学检查 对于存在继发性 SE 或长期治疗无效时推荐进行微创尿动力学检查，以明确是否存在下尿道功能障碍。尿动力学检查能发现 SE 较为隐匿的病因，对患者的治疗具有指导意义，也是判断疗效和随访的重要手段。

（五）诊断和鉴别诊断

本病诊断参考 ICSD-3-TR 关于原发性和继发性 SE（ICD-11 编码：6C00.0）的诊断标准，诊断标准如下。

1. 原发性 SE 的诊断（必须同时符合以下 4 项标准） ①年龄在 5 岁以上；②睡眠时反复出现不能控制的排尿，出现频率至少 2 次/周；③症状存在至少 3 个月；④患者睡眠期间遗尿从未消失。

2. 继发性 SE 的诊断（必须同时符合以下 4 项标准）　①年龄在 5 岁以上；②睡眠时反复出现不能控制的排尿，出现频率至少 2 次/周；③症状存在至少 3 个月；④此前至少 6 个月无睡眠遗尿。

3. 鉴别诊断　遗尿可能由很多内科或神经系统疾病导致，糖尿病（diabetes mellitus）、尿崩症（diabetes insipidus）、镰状细胞肾病（sickle cell nephropathy）等可以通过血糖和尿常规检查予以排除；泌尿系统结构异常可以通过超声或尿动力学检查予以排除；对于怀疑伴有其他睡眠障碍的继发性 SE 患者，应当通过 PSG 进行鉴别。

（六）治疗

继发性 SE 患者首选病因治疗。原发性 SE 患者主要包括一般治疗、行为治疗、干预治疗、药物治疗。

1. 一般治疗　避免睡前过度饮水或摄入咖啡因，鼓励日间充足的液体摄入、管理便秘，掌握正确的排尿姿势。

2. 行为治疗　包括唤醒训练、憋尿训练、中断排尿等。唤醒训练是指在夜间患者发生不自主排尿之前将其唤醒，使其在清醒状态下排尿，由此建立起患儿膀胱扩张与大脑觉醒之间的联系。憋尿训练则是指白天延长排尿间隔以增加膀胱容量。中断排尿则是指教患者在排尿过程中锻炼中断排尿，以增加膀胱括约肌的收缩能力。

3. 干预治疗　包括警铃训练、生物反馈（电刺激）技术等。警铃训练为一线治疗方法，当患者尿床时，尿液触发警铃，渐渐地患者尿床时会越来越早醒来，遗尿量也会越来越少，最后膀胱充盈感能够使患者在发生遗尿之前醒来去排尿。

4. 药物治疗　主要目的是增加膀胱容量和功能，改善对排尿的控制。

（1）去氨加压素：是抗利尿激素的类似物，可作为短期治疗药物，辅助警铃治疗。

（2）抗胆碱药物：如托特罗定、奥昔布宁、丙哌维林和消旋山莨菪碱等，主要用于治疗症状性夜间遗尿或膀胱容量小的患者，对于去氨加压素无效的患者具有一定的疗效，与去氨加压素联合应用效果更优。

（3）三环类抗抑郁药：如丙米嗪等，可能通过改变睡眠和觉醒模式、增加膀胱容量以及改变抗利尿激素的分泌来改善症状，对于警铃训练、去氨加压素和抗胆碱药物均无效的大龄 SE 患儿有一定的疗效。

（七）预后

原发性 SE 可能会影响患儿的自尊，因此父母对患儿的鼓励与教育十分重要。随着年龄增长，遗尿症状会逐渐消失。继发性 SE 的预后与其原发疾病相关。

第五节　展　　望

一直以来，关于 NREM 异态睡眠的临床研究是非常稀缺的。然而，最近的研究发现为局部睡眠调节的理解增加了新的方向，并为解释异常行为状态的基础开辟了新的视角。额叶和边缘系统的局部睡眠样和觉醒样活动似乎是 NREM 异态睡眠的标志，但关于这个主题的文献仍然很有限。刺激性睡眠剥夺或睡眠片段化范式与新技术的结合，如高密度脑电图、高密度脑电图- MRI 的联合技术，可以提供精确的空间和时间分辨率，这也许会对 NREM 异态睡眠作出重大的科研贡献。此外，在成人和儿童中也应该进一步开展 NREM 异态睡眠相关的病例对照研究，以评估觉醒和睡眠期间的交感-副交感的活动。考虑到 NREM 异态睡眠还为意识层面的研究打开了独特的思路，因此在研究中患者的心理相关因素和发作期间的自我意识也需要同时进行评估。

对于 REM 异态睡眠的研究主要集中在 RBD，目前研究热点在于探明 iRBD 向 α 突触核蛋白病的发生、发展机制及寻找神经变性早期生物学标志物等。α 突触核蛋白病是一类常见的慢性进展性神经变性疾病，主要的疾病类型有3种：PD、DLB、MSA。α突触核蛋白病具有不可逆转的特点，可引起患者的运动功能受损、睡眠呼吸障碍、痴呆以及精神心理障碍等，对社会和患者及其家庭造成沉重的负担，并且目前尚无有效的治疗手段。研究证实，确诊iRBD 14年后向α突触核蛋白病的转化率超过90%，故iRBD也被认为是α突触核蛋白病最特异的前驱期表现。因此，积极开展iRBD相关机制的基础研究和临床队列研究，并结合各种可能的生物标志物对iRBD患者进行筛查，将有利于α突触核蛋白病的早期发现和早期诊断，并有助于阐明iRBD转化为α突触核蛋白病的发病机制，以及为开发新型干预措施或者药物提供指导线索。此外，目前关于RBD神经保护治疗的研究依旧非常有限，未来仍需要进一步大量深入的研究。

本章由张继辉教授（副主编）负责

编 委 王 涛 周俊英

编 者 黄金莎 熊康平

思 考 题

1. 目前异态睡眠的神经核团、神经环路等相关的发病机制有哪些？
2. 不同病因引起或诱发的异态睡眠预后有什么不同？
3. RBD与PD Braak分期的关联是什么？
4. 有无干预措施可延缓RBD患者的神经变性进展？
5. 各种异态睡眠共病的特征是什么？

参 考 文 献

赵忠新, 叶京英. 2022. 睡眠医学. 2版. 北京: 人民卫生出版社.

中华医学会神经病学分会睡眠障碍学组. 2017. 中国快速眼球运动睡眠行为障碍诊断与治疗专家共识. 中华神经科杂志, 50:567-571.

American Academy of Sleep Medicine. 2023. The International Classification of Sleep Disorders: third edition, text revision(ICSD-3-TR). Darien Illinois: American Academy of Sleep Medicine.

Augustine A. 2023. Nonrapid eye movement parasomnias. Journal of Clinical Neurophysiology, 40(3): 224-229.

Castelnovo A, Lopez R, Proserpio P, et al. 2018. NREM sleep parasomnias as disorders of sleep-state dissociation. Nat Rev Neurol, 14(8):470-481.

Dauvilliers Y, Schenck CH, Postuma RB, et al. 2018. REM sleep behaviour disorder. Nat Rev Dis Primers, 4(1):19.

Feng H, Chen L, Liu Y, et al. 2020. Rest-activity pattern alterations in idiopathic REM sleep behavior disorder. Ann Neurol, 88(4):817-829.

Galbiati A, Verga L, Giora E, et al. 2019. The risk of neurodegeneration in REM sleep behavior disorder: A systematic review and meta-analysis of longitudinal studies. Sleep Med Rev, 43:37-46.

Irfan M, Schenck CH, Howell MJ. 2021. NonREM disorders of arousal and related parasomnias: an updated review. Neurotherapeutics, 18: 124-139.

Mainieri G, Loddo G, ProviniFet, et al. 2023. Diagnosis and management of NREM sleep parasomnias in children and adults. Diagnostics, 13(7): 1261.

Meir H Kryger, Thomas Roth, William C Dement. 2010. 睡眠医学理论与实践. 4版. 张秀华, 韩芳, 张悦, 等译. 北京: 人民卫生出版社.

第十四章　睡眠相关运动障碍

第一节　概　　述

　　睡眠相关运动障碍多发生在夜间休息时，常扰乱正常睡眠。主诉多为相对简单的、无目的的和刻板性的行为。《国际睡眠障碍分类标准第三版》（修订版）（the International Classification of Sleep Disorders – Third Edition，Text Revision，ICSD-3-TR）中主要分为不宁腿综合征（restless leg syndrome，RLS）、周期性肢体运动障碍（periodic limb movement disorder，PLMD）、夜间肌肉痉挛（nocturnal muscle cramps，NMC）、睡眠磨牙症（sleep related bruxism，SRB）、睡眠相关节律性运动障碍（sleep related rhythmic movement disorder，SRRMD）、婴儿良性睡眠肌阵挛（benign sleep myoclonus of infancy，BSMI）、入睡期脊髓固有束肌阵挛（propriospinal myoclonus at sleep onset，PSM）、疾病所致的睡眠相关运动障碍（sleep related movement disorder due to a medical disorder）、药物或物质所致的睡眠相关运动障碍（sleep related movement disorder due to a medication or substance）和未定义的睡眠相关运动障碍（sleep related movement disorder，unspecified），上述睡眠相关运动障碍可导致失眠、睡眠质量下降、疲劳和日间过度思睡等不良后果。

　　RLS 是最常见的睡眠相关运动障碍，属于神经系统感觉运动障碍，主要表现为强烈的、几乎不可抗拒的肢体活动冲动，休息时加重，活动后缓解，多出现在傍晚或夜间，具有一定的昼夜节律性。尽管 RLS 的活动形式相对复杂和多样化，但仍被认为是睡眠相关运动障碍，其中高达 90% 的 RLS 患者患有 PLMD，主要表现为睡眠中出现周期性、反复性、高度刻板的肢体运动，多发生在下肢，典型表现为拇趾背屈，常伴有膝、踝关节的屈曲，偶累及髋关节。此外，一部分正常健康人群也被观察到在夜间存在睡眠周期性肢体运动事件，但无睡眠障碍的主诉，也没有睡眠异常的客观表现，这种情况只需要注明存在睡眠中周期性肢体运动即可。NMC 发作时可伴有疼痛，肌肉抽搐和僵硬持续数秒钟，多在卧床时发生，清醒期或睡眠期均可出现。SRB 是指反复咬肌活动，表现为牙齿咬紧或研磨，和（或）下颌骨向后推压，除睡眠期磨牙外，也有部分患者为清醒期磨牙。SRRMD 是指重复、刻板、有一定节奏性的运动，主要发生在困倦或睡眠期间，常累及大肌群，如头部和躯干等。BSMI 主要特征为新生儿和婴儿睡眠中出现的反复肌阵挛性抽搐，尽管少见但常与癫痫混淆，需注意鉴别。PSM 常发生在由清醒到睡眠过渡期的突然肌阵挛，抽搐主要累及轴向肌肉并沿脊髓固有束范围向头、尾侧传导，即最先累及腹部和躯干肌肉，并随后传导到四肢近端和颈部肌肉。另外，一些生理性运动（如交替性腿部肌肉活动、多发片段性肌阵挛）也会较为明显地影响睡眠质量。

　　在临床上，需要注意的是，某些异态睡眠，如快速眼动睡眠行为障碍（rapid eye movement sleep behavior disorder，RBD）和睡行症等，也存在躯体活动干扰睡眠的现象，但是与简单、刻板的睡眠相关运动障碍不同的是，这些异态睡眠的行为较为复杂。异态睡眠相关的运动可能会表现出一定的目的性，但无意识存在，每次发作持续时间相对较长。

　　在诊断上，疾病的临床症状十分重要，多导睡眠监测（polysomnography，PSG）常用来明确睡眠相关运动障碍的诊断，尤其是与异态睡眠相鉴别方面。整夜视频多导睡眠监测（video-polysomnography，vPSG）和值守技术员的情况记录（如行为特点、意识情况等）是疾病诊断的重要依据。部分运动障碍，在睡眠和清醒期均会出现，如果运动障碍在睡眠期与清醒期有显著不同，或者仅出现在睡眠状态下，此类运动障碍要考虑为睡眠相关运动障碍。

第二节 不宁腿综合征

一、流 行 病 学

RLS 可发生于任何年龄阶段，发病率随年龄增长而升高，其中 40 岁以上具有 RLS 症状的成人发病率随年龄增长逐渐升高，老年人群可高达 18%～23%。不同国家和地区成人 RLS 的患病率不同。RLS 在欧美发达国家较为常见，患病率为 5%～10%。然而，来自日本、韩国、新加坡和中国台湾的流行病学资料显示，亚洲人群的患病率较低，为 0.1%～3.0%。近期一项荟萃分析结果显示，一般人群中 RLS 的流行率为 5%～8%，且多数人为轻度 RLS。女性患病率约为男性的 2 倍，不除外其中可能是妊娠期 RLS 发病率增高所致。女性具有更为显著的 RLS 症状，即感觉障碍症状，而运动症状不明显[即睡眠周期性肢体运动指数（periodic limb movement of sleep index，PLMSI）较低]。

二、病 因

RLS 根据病因可分为原发性 RLS 和继发性 RLS 两种类型。原发性 RLS 病因尚不清楚，平均发病年龄在 40 岁之前，可能与遗传因素（遗传度达 50%～60%）及环境因素有关。继发性 RLS 起病年龄晚，病情进展快，主要影响 40 岁以上的人群。继发性 RLS 常见于缺铁性贫血、糖尿病、慢性肾衰竭、帕金森病、脊髓损伤、妊娠、代谢病、药源性（如三环类抗抑郁药、多巴胺受体拮抗药）等，其中，在缺铁性贫血患者中 RLS 的发病率高达 24%，妊娠期 RLS 患病率是普通人群的 2～3 倍，妊娠晚期是 RLS 的发病高峰，慢性肾衰竭患者中 RLS 的患病率是普通人群的 2～5 倍。

三、发 病 机 制

（一）基因

RLS 具有家族聚集性，高达 63% 的患者有至少一个一级亲属患病，尤其是早发型 RLS。阳性家族史支持疾病诊断。既往多种研究已探索关于基因在 RLS 发病机制中的作用，包括 MEIS1、BTBD9、PTPRD、MAP2K5/SKOR1、TOX3/BC034767 等基因。其中上述大部分基因均与睡眠周期性肢体运动（periodic limb movements of sleep，PLMS）有关，BTBD9 与血清铁蛋白有关，MEIS1 提示与神经退行性变性疾病继发的 RLS 有关。

（二）中枢铁缺乏

铁缺乏在 RLS 的病理生理机制中起着重要作用。研究表明，外周铁缺乏和缺铁性贫血与 RLS 有关，而且其他铁缺乏原因（如妊娠、肾衰竭）也是 RLS 的危险因素，给予补铁治疗可改善。然而，大多数 RLS 患者血清铁均为正常，实验室和临床证据均表明相比于外周铁，中枢铁缺乏对疾病发病更有意义，这提示可能存在不同的铁代谢机制和中枢神经系统铁储备不足，RLS 患者的病理学和 MRI 显示黑质、壳核、尾状核和丘脑的部分均可见到中枢铁缺乏表现。

（三）多巴胺功能受损

最早有学者认为，多巴胺能药物治疗有效提示多巴胺功能受损与 RLS 发病有关。随后的系列研究表明突触前高多巴胺能状态与突触间隙和释放的多巴胺一致。可能原因是继发于多巴胺能刺激增加导致的突触后受体的下调，从而出现傍晚和夜间多巴胺缺乏，出现 RLS 症状。除了中枢多巴胺能机制外，源于下丘脑背后区（A11 区）的脊髓下行多巴胺能系统也可能参与 RLS 的病理生理，因其失去了对脊髓的感觉输入抑制作用，从而引起 RLS 症状。

临床中，阿片类药物对 RLS 治疗有效可能与作用于 μ-阿片受体的多巴胺能效应有关，如激动药使 μ-阿片受体激活可刺激多巴胺释放。因为 μ-阿片受体位于多巴胺能腹侧被盖区和伏隔核，上述区域均介导阿片类药物的镇痛和成瘾机制。

此外，已有研究表明，除了多巴胺，腺苷以及其他谷氨酸盐等神经递质也参与了 RLS 的病理生理，这提示了新的治疗方向，如选择性的 α-氨基-3-羟基-5-甲基-4-异恶唑烯丙酸（AMPA）谷氨酸受体拮抗药对某些 RLS 患者有疗效。

四、临床表现

RLS 为中枢神经系统感觉运动障碍性疾病，主要表现为迫切地想移动腿的欲望或冲动，安静时加重，活动或按摩后缓解。患者对肢体深处不适感描述各异，如蚁爬感、蠕动感、灼烧感、触电感、憋胀感、酸困感、牵拉感、紧箍感、撕裂感，甚至疼痛。尽管腿部最常受累，但身体其他部位也有报道，如口、颈部、上肢、面部、腹部和生殖器等。有 60%～90% 的 RLS 患者主诉有入睡困难和睡眠维持困难，部分患者有日间疲劳和困倦，但尚达不到思睡的程度。研究显示，RLS 患者常伴有精神心理疾病，如焦虑抑郁、注意缺陷多动障碍（attention deficit hyperactive disorder，ADHD）等（高达 25% 的 RLS 患者罹患）。此外，也有其他躯体疾病与 RLS 发病有关，如发作性睡病、偏头痛、慢性阻塞性肺疾病、多发性硬化、帕金森病、周围神经病、阻塞性睡眠呼吸暂停、糖尿病、纤维肌痛综合征、类风湿关节炎、肥胖和甲状腺疾病等。

周期性肢体运动（periodic limb movement，PLM）是 RLS 的主要运动症状。睡眠中 PLM 可增加 10%～20% 的心率和血压升高（收缩压增加 25～30mmHg，舒张压 10～15mmHg）的风险，尤其是当 PLMSI≥30 次/小时或觉醒相关周期性肢体运动次数（number of periodic limb movements of sleep with arousal）≥15 次/小时。

五、辅助检查

（一）主观评估

主要是针对症状严重程度的主观问卷评估（表 14-2-1）和客观检查。

表 14-2-1 RLS 相关主观问卷

工具	严重程度	治疗反应	恶化情况
自评			
国际 RLS 研究组评估量表	是	可能	可能
RLS-6 量表	是	是	可能
John Hopkins RLS 严重程度评定量表	否	否	否
他评			
国际 RLS 研究组评估量表	是	是	可能
Hening 电话诊断访谈问卷	否	否	否
症状恶化严重程度评定量表（ASRS）	否	否	是

（二）客观检查

1. 多导睡眠监测（PSG） 尽管 PSG 不是 RLS 的常规评价手段，但 PSG 能客观显示 RLS 患者的睡眠紊乱，如睡眠潜伏期延长、觉醒指数增高、总睡眠时间缩短及睡眠效率下降等。70%～80% 的成年 RLS 患者单夜 PSG 显示 PLMSI≥5 次/小时，可作为支持 RLS 诊断的证据，尤其是诊断困难时可依据使用多巴胺能药物治疗前、后进行对比分析。多夜 PSG 显示 PLMSI 的阳性率可达 90% 以上。有研究报道用于诊断 RLS 的 PLMSI 临界值为 13～15 次/小时。PLMSI≥15 次/小时在诊断困难时尤为支持诊断。但并非所有的 RLS 患者均存在 PLMS。

2. 制动试验（suggested immobilization test，SIT） 可用于评估清醒期周期性肢体运动（periodic limb movements of wake，PLMW）和相关感觉症状。即在就寝前 1h，受试者在清醒状态下舒适地坐在床上，双下肢伸展，与身体成 135°角，使用无呼吸导联的 PSG，如监测期间清醒期周期性肢体运动指数（periodic limb movements of wake index，PLMWI）≥40 次/小时，则支持 RLS 的诊断。

3. 体动记录仪 可在足踝部应用能进行高频采样、体位监测的活动记录仪作为替代方法，记录每晚 PLM 的频率和变异性，一般连续记录 3～5 晚。

4. 其他客观检查 包括血常规、肾功能（肌酐等）、血清铁、铁蛋白、转铁蛋白饱和度、总铁结合率、维生素 B_{12}、维生素 D、甲状腺激素等生化检查，以及下肢神经电生理、下肢血管超声、黑质超声及神经影像学检查。

六、诊　断

根据 2023 年美国睡眠医学会（American Academy of Sleep Medicine，AASM）出版的 ICSD-3-TR 和国际不宁腿综合征研究小组（International Restless Leg Syndrome Study Group，IRLSSG）2012 年制订的不宁腿综合征（ICD-11 编码：7A80）诊断标准（表 14-2-2）。

表 14-2-2　不宁腿综合征诊断标准

诊断需同时满足 A～C：

 A. 有迫切需要活动腿部的欲望，通常伴腿部不适感或认为是腿部不适所致，同时符合以下症状：①症状在休息或不活动状态下出现或加重，如躺着或坐着；②运动可使症状部分或完全缓解，如行走或伸展腿部，至少活动时症状缓解；③症状全部或主要发生在傍晚或夜间

 B. 上述症状不能由其他疾病或行为问题解释（如腿抽筋、姿势不适、肌痛、静脉曲张、下肢水肿、关节炎或习惯性踮脚）

 C. 上述症状导致患者忧虑、苦恼、睡眠紊乱，或心理、躯体、社会、职业、教育、行为及其他重要功能障碍

注：①有时没有腿部不适感也存在活动腿的冲动。除腿部有时也会累及手臂及身体其他部位。②对于儿童，问诊时需要考虑到儿童的特殊表达用语，以及询问是否存在需要家人按摩肢体方可入睡的现象。③对于存在认知障碍的老年患者，需要考虑可能存在摩擦肢体的行为征象，如摩擦、按摩、揉捏腿部，以及过度的活动（如踱步、坐立不安、抖动腿部、踢腿、在床上辗转反侧）等），则有助于 RLS 的诊断可能。④当症状较严重时，活动可能不能明显缓解 RLS 症状，但问诊提示既往出现过通过活动可缓解的情况。⑤由于 RLS 症状严重、治疗干预引起症状恶化，此时在傍晚/夜间恶化可能并不明显，但问诊提示既往出现过傍晚/夜间加重的现象。⑥对于在某些遗传学或流行病学研究中，应用本诊断标准时去除 C 标准更为合适，但需作出明确说明。

支持诊断的证据：PSG 发现 PLMSI 增高、多巴胺制剂有效、RLS 阳性家族史、缺少显著的日间过度思睡。

七、鉴别诊断

许多疾病也会存在类 RLS 症状。最常需要鉴别的是腿痉挛、姿势性不适、关节痛/关节炎、肌痛、下肢水肿、周围神经病、神经根性疾病、习惯性踮脚等。不属于 RLS 特异性的症状包括肌肉痉挛"绳结感"，单纯姿势改变后可缓解（姿势不适），局限于关节处不适（关节炎）及其他查体异常。其他需要与 RLS 相鉴别的疾病包括 ADHD、抗精神病药引起的静坐不能、脊髓病变、静脉瓣功能不全、周围动脉性疾病、湿疹及焦虑所致的烦躁不安等。

八、治　疗

（一）一般治疗

在进行 RLS 的治疗前需首先评估可能加重 RLS 症状的潜在因素，尽可能消除或减少这些继发性因素的影响，如常见的药物使用所致的继发性 RLS，尤其是抗抑郁药（安非他酮除外）、抗精神病药（如奥氮平、喹硫平、氯氮平）、多巴胺阻滞药（如镇吐药甲氧氯普胺）及抗组胺类镇

静药（如苯海拉明）等。同时也应该注意评估是否存在其他睡眠紊乱，如睡眠片段化、睡眠不足和阻塞性睡眠呼吸暂停（obstructive sleep apnea，OSA），也可加重 RLS，必要时需进一步评估，此外 RLS 患者也可能存在由于抑郁、焦虑或行为因素（咖啡因摄入）等其他原因导致的失眠症状，建议同时治疗。

（二）非药物治疗

非药物治疗适用于间歇发作性或轻型 RLS 的主要治疗方案和中、重度 RLS 的辅助治疗，主要包括电刺激、经颅磁刺激、下肢加压治疗、近红外光谱治疗、生活方式改变（睡眠卫生状况改善、咖啡因或酒精摄入量减少或戒烟）、瑜伽、按摩、针灸、热水浴、凉水澡、有氧健身/低强度训练和认知行为治疗等。

（三）药物治疗

1. 铁剂　大量临床研究已表明，相比于正常人，RLS 患者在脑内某些区域存在显著的铁缺乏，因此即使没有缺铁性贫血或者外周血正常的 RLS 患者补铁可能也是有益的。临床上，首先应明确当前铁状态（血清铁蛋白、铁水平、总铁结合力和转铁蛋白饱和度）；所有 RLS 患者如果血清铁蛋白≤75μg/L 或转铁蛋白饱和度<45%，建议给予试验性铁剂治疗，如果上述两条同时满足则口服铁剂治疗，优先选择硫酸亚铁，每次 325mg（2 次/天，含有 65mg 元素铁），每次联合使用 100mg 维生素 C。注意炎症感染或恶性疾病时，血清铁蛋白可能过高，这时转铁蛋白饱和度<20%可能是衡量缺铁的更准确指标。以下情况考虑静脉使用铁剂：如果转铁蛋白饱和度<45%，并且：①当血清铁蛋白浓度<100μg/L 时，使用静脉补铁效果更好，尤其是在血清铁蛋白<300μg/L 且转铁蛋白饱和度<45%的患者中，1000mg 羧基麦芽糖铁可用于治疗中、重度 RLS，有效；②由于胃肠功能紊乱、减肥手术或慢性炎症等原因，口服铁不能充分吸收时；③口服铁剂不耐受；④尽管摄入足疗程铁剂（3 个月），RLS 症状仍没有改善。

2. 多巴胺受体激动药　普拉克索：是一种 D_1、D_2、D_3 受体激动药，对 D_3 受体的亲和力较高。普拉克索是迄今唯一在中国获批 RLS 适应证的药物，可降低 PLMSI，改善主观睡眠质量、生活质量及情绪障碍。常见的副作用主要为症状恶化（augmentation）、思睡、疲劳、头晕和失眠。除症状恶化外，其余副作用多发生在用药后 1 个月内。研究表明，普拉克索对于减轻 RLS 症状的严重程度，在起始 6 个月内较有效，1 年内可能有效。此外，在长达 10 年的随访中，10%～40%的患者仍然有较好疗效而没有恶化现象。国内指南推荐普拉克索作为中、重度 RLS 的首选治疗，以小剂量（0.125mg）起始，推荐有效剂量为 0.125～0.75mg/d。

罗匹尼罗：是一种 D_2、D_3 受体激动药，对 D_3 受体的亲和力较高。罗匹尼罗可减轻中、重度 RLS 患者的临床症状和睡眠质量。罗匹尼罗推荐起始剂量为 0.25mg/d，最大剂量为 4mg/d。多项研究表明，有效剂量范围为 0.25～4.00mg 的罗匹尼罗，可有效改善 RLS 患者的生活质量和客观睡眠质量，除了可有效改善中、重度 RLS，减轻 RLS 症状严重程度也可改善其他症状/指标（如 PLMS、PLM 伴觉醒、PLMW、睡眠潜伏期、PLMSI、生活质量及情绪障碍等）。该药常见的副作用包含头晕、头痛、疲劳、眩晕和呕吐，多在用药后 1 个月内出现。

罗替高汀：是一种 D_1～D_5 多巴胺受体激动药，也可激活 5-HT1a 和 α-肾上腺素受体。可改善 RLS 症状的严重程度、PLMS、主观睡眠质量及生活质量。推荐起始剂量为 1mg/d，最大剂量为 3mg/d。使用罗替高汀 5 年后随访，近 43%的患者可耐受治疗且未发生恶化。研究报道，使用罗替高汀 6 个月可有效减轻 RLS 症状的严重程度。常见的不良反应为头晕、头痛和疲劳，使用贴剂时可能造成局部皮肤反应。

吡贝地尔：目前尚无足够的证据表明吡贝地尔对 RLS 症状有效。

3. 多巴胺能制剂　复方左旋多巴制剂（左旋多巴-卡比多巴、多巴丝肼）：左旋多巴是最早用于 RLS 治疗的多巴胺能药物。100～200mg 可有效减轻 RLS 的症状、降低 PLMSI，但对健康相关生活质量的改善并不显著。症状恶化是左旋多巴长期治疗的主要副作用，持续用药 6 个月症状恶化的发生率高达 40%～60%。考虑到其潜在恶化的风险，不推荐左旋多巴作为慢性持续型 RLS 患者的首选治疗。

4. α2δ 钙通道配体 α2δ 钙通道配体，如加巴喷丁-恩那卡比、加巴喷丁、普瑞巴林均为多巴胺能治疗的替代治疗药物。与多巴胺能药物相比，其优势在于不存在与多巴胺受体激动药类似的不良反应且症状恶化风险相对低。但目前这些药物尚未在中国获批用于 RLS 的治疗。

加巴喷丁：是 γ-氨基丁酸（GABA）的衍生物，但并非 GABA 受体的激动药，临床上主要用于治疗癫痫和神经病理性疼痛，常见的不良反应为思睡。≥65 岁人群的推荐起始剂量为 100mg/d，<65 岁人群的推荐起始剂量 300mg/d，有效剂量为 300～2400mg/d。加巴喷丁也可以和其他药物联合治疗，作为 RLS 多巴胺能治疗有效的补充药物，可用于轻、中度 RLS 及伴有疼痛 RLS 患者的治疗。

加巴喷丁-恩那卡比：是加巴喷丁的缓释型前体药物，其在肠道内主动吸收转运并转化为加巴喷丁。加巴喷丁-恩那卡比可改善中、重度 RLS 及主观睡眠质量，但对于降低 PLMSI 的作用有限。建议加巴喷丁-恩那卡比用于以感觉症状为主的 RLS 患者，同时对于入睡困难和其他失眠症状也有疗效。需要说明的是，≥65 岁人群的推荐起始剂量为 300mg/d，<65 岁人群的推荐起始剂量为 600mg/d，有效剂量为 300～1200mg/d（目前已有的临床研究药物使用时间均小于 12 周）。

普瑞巴林：是 GABA 类似物，结构和作用与加巴喷丁相似。临床研究证据支持普瑞巴林对 RLS 有效，同时可能改善睡眠质量，降低 PLMSI，亦可以用于症状恶化时的替代治疗，但目前尚未被批准用于 RLS。普瑞巴林 150mg/d 可能改善 IRLS 评分，但目前尚无充分证据表明其疗效优于普拉克索。150～450mg/d 的普瑞巴林可有效改善中、重度原发性 RLS 患者的症状长达 1 年。目前尚无足够的证据支持普瑞巴林用于 RLS 患者情绪障碍的治疗。≥65 岁人群的推荐起始剂量为 75mg/d，<65 岁人群的推荐起始剂量为 150mg/d，有效剂量为 150～450mg/d。主要的不良反应为头晕、走路不稳、思睡、疲劳和头痛。

5. 阿片类受体激动药 长期以来，临床医师基于临床经验将阿片受体激动药用作 RLS 的替代治疗。当其他治疗方法无效时，建议使用阿片类药物，目前有长效羟考酮-纳洛酮缓释药、羟考酮可有效改善 RLS 症状的相关研究，但尚无足够的证据支持美沙酮、曲马多、鞘内注射吗啡等用于 RLS 的治疗。总体来讲，阿片类药物的耐受性好，出现恶化的可能性小。主要的不良反应为潜在的滥用风险，以及诱发或加重睡眠呼吸暂停、抑制心血管系统，不推荐合并 OSA 的 RLS 患者使用阿片类药物。

6. 其他药物 目前尚无足够的证据支持苯二氮䓬类或非苯二氮䓬类镇静催眠药、可乐定、二氧化硒、A 型肉毒毒素、奥卡西平、卡马西平、丙戊酸、左乙拉西坦和氯硝西泮等用于 RLS 的治疗，常见 RLS 治疗药物种类见表 14-2-3。

表 14-2-3 常见不宁腿综合征治疗药物种类

药物及剂型	最小起始剂量	有效推荐剂量范围	是否引起症状恶化	不良反应
普拉克索	0.125mg/d	0.125～0.75mg/d	是	恶心、思睡、疲劳、头痛、冲动控制障碍、低血压
罗匹尼罗	0.25mg/d	0.25～4mg/d	是	恶心、思睡、疲劳、头痛、冲动控制障碍、低血压
罗替高汀贴片	1mg/24h	1～3mg/24 h	是	恶心、思睡、疲劳、头痛、冲动控制障碍、低血压、用药部位局部反应

续表

药物及剂型	最小起始剂量	有效推荐剂量范围	是否引起症状恶化	不良反应
左旋多巴	25mg/100mg 片剂, 0.5~1 片	25mg/100mg 片剂, 1~3 片	是	恶心
加巴喷丁-恩那卡比	≥65 岁人群: 300mg/d; <65 岁人群: 600mg/d	300~1200mg/d	未知	思睡、头晕、水肿
加巴喷丁	≥65 岁人群: 100mg/d; <65 岁人群: 300mg/d	300~2400mg/d	未知	思睡、头晕、水肿
普瑞巴林	≥65 岁人群: 75mg/d; <65 岁人群: 150mg/d	75~450mg/d	否	头晕、思睡、自杀意念、药物滥用、体重增加
可待因	15~30mg/d	15~120mg/d	未知	便秘、恶心、思睡、疲劳、药物成瘾、头痛
羟考酮-纳洛酮缓释剂	5mg 羟考酮-2.5mg 纳洛酮, 3 次/天	10mg 羟考酮-5mg 纳洛酮至 20mg 羟考酮-10mg 纳洛酮, 3 次/天	未知	便秘、恶心、思睡、疲劳、药物成瘾、头痛
氢可酮	5~10mg/d	20~30mg/d	未知	便秘、恶心、思睡、疲劳、药物成瘾、头痛
美沙酮	5~10mg/d	10~40mg/d	未知	便秘、恶心、思睡、疲劳、头痛
硫酸亚铁	325mg/d+200mg 维生素 C	325mg/d, 2 次/天+200mg 维生素 C	未知	便秘、腹泻、腹胀
静脉羧基麦芽糖铁	500mg	每 5 天给予 500mg, 3 次/天	未知	过敏反应
蔗糖铁	200mg	400~1000mg, 分 4 或 5 次	未知	过敏反应

（四）药物治疗流程与方案选择

1. 选择起始治疗方案时需考虑的因素 RLS 治疗方案的选择需基于患者对每一治疗方式的获益和风险（表 14-2-4）、患者对既往 RLS 治疗方式的反应、与其他治疗药物潜在的相互作用、共患病及一般状况。此外，选择起始治疗药物时需充分考虑 RLS 症状的出现频率和时间。根据症状预计出现的时间适当提前给药，由于绝大多数药物的起效缓慢，因此必须在 RLS 症状出现前至少 1~2h 服用，具体治疗流程图见图 14-2-1。

表 14-2-4 不宁腿综合征药物干预措施的风险和获益

风险和获益	左旋多巴	非麦角类多巴胺受体激动药		麦角类多巴胺受体激动药	α2δ 钙通道配体	阿片类	氯硝西泮
		短效	长效				
药物可能引起的不良事件							
症状恶化	+++	++	+	++	0	未知	0
疗效丧失	+++	++	未知	++	+	+	未知
冲动控制障碍	0	+	0/+	未知	0	0	0
日间过度思睡	未知	++	+	++	+++	+	++
消极情绪	0	0	0	0	+	++	+++
体重增加	0	0	0	0	++	0	0
一般毒性	+	+	++	+++	+	++	+
药物可能对以下参数产生积极影响							
主观夜间睡眠质量	0	+	+	+	++	++	++
典型夜间 RLS 症状	+	++	++	++	++	++	0
生活质量	未知	++	++	++	++	未知	未知
疼痛减轻	+	+	+	+	++	+++	+

注: +++. 很可能影响; ++. 有一定影响; +. 轻微影响; 0. 没有影响。

[资料来源: 中国不宁腿综合征的诊断与治疗指南（2021 版）]

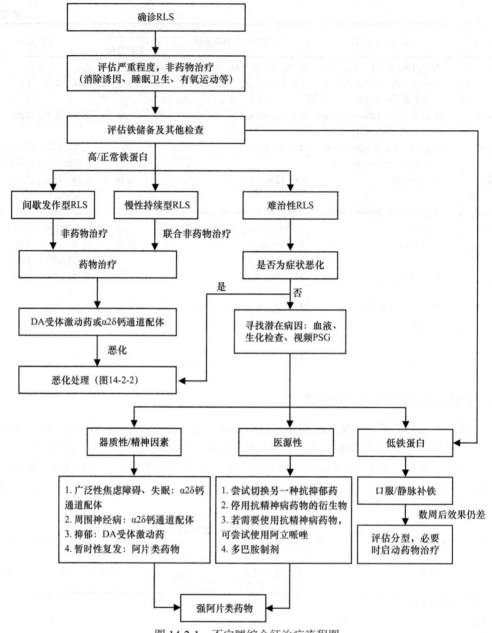

图 14-2-1　不宁腿综合征治疗流程图

[资料来源：中国不宁腿综合征的诊断与治疗指南（2021 版）]

2. 难治性不宁腿综合征的治疗　一般认为难治性 RLS 定义为：尽管使用 2 种不同类别明确有效的治疗方式单药或联合治疗后，患者的 RLS 症状仍较严重或非常严重（IRLS 评分 > 20 分），RLS 症状持续存在或复发 > 1 个月，且难治性 RLS 不符合症状恶化的诊断标准。

（五）症状恶化及治疗

症状恶化是 RLS 严重的并发症之一，可能发生在高达 70% 的每天服用左旋多巴人群中，在使用普拉克索和罗匹尼罗 10 年以上人群中，恶化率达 40%～70%，其主要特征是症状严重程度增加，可在一天中更早的时间出现。Max Planck 学会制定的症状恶化诊断标准见表 14-2-5。

症状恶化最常见的危险因素包括铁缺乏、高剂量多巴胺能制剂治疗，尤其是半衰期较短的药物

（症状恶化出现程度：左旋多巴＞速释多巴胺受体激动剂＞缓释多巴胺受体激动剂）、起病时症状的严重程度（即治疗前症状更为频繁和严重）、长期接受 RLS 药物治疗、高龄和较少咨询专业医师。症状恶化的治疗流程见图 14-2-2。

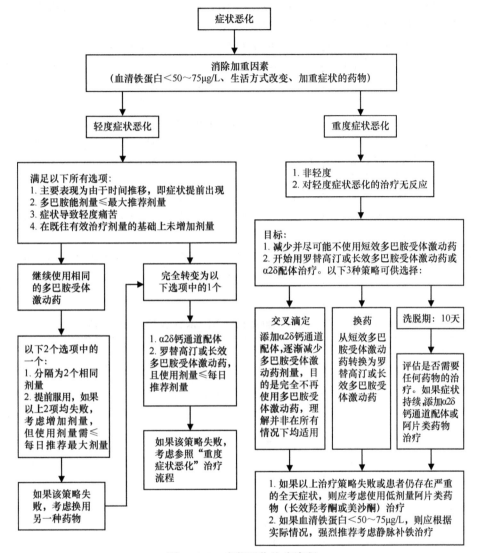

图 14-2-2　症状恶化治疗流程

[资料来源：中国不宁腿综合征的诊断与治疗指南（2021 版）]

表 14-2-5　Max Planck 学会制定的症状恶化诊断标准

需满足 A+B 或 A+C 或 A+B+C：
  A. 基本特征：①在过去的 1 周内，至少 5d 症状严重程度有所增加；②症状严重程度的增加不能由其他因素来解释，如躯体疾病、生活方式改变或疾病自然进展；③既往治疗有效
  B. 对药物治疗存在反常反应，即 RLS 症状在增加药物剂量时加重，在减少剂量时改善
  C. 症状出现较早，症状提前发作至少 4h，或与治疗前的症状相比，症状发作提前（2～4h），表现为下列一项以上：①休息时症状潜伏期缩短；②症状蔓延到其他身体部位（如上肢等）；③症状强度增加；④治疗后持续缓解的时间缩短

（六）特殊人群的治疗

1. 妊娠期及哺乳期　妊娠期 RLS 患病率升高，一项荟萃分析结果显示妊娠期 RLS 患病率达 21%，且因地域不同而患病率不同。妊娠是新发 RLS 和 RLS 加重的高危因素；在妊娠早期、中期

和晚期的患病率分别是 8%、16% 和 22%，多数在产后降低，产后 RLS 的流行率约为 4%。妊娠期 RLS 可能与铁缺乏、激素水平变化、种族有关。此外，可独立预测妊娠期 RLS 的因素为妊娠前已患有 RLS、家族史、既往妊娠时患有 RLS 及血红蛋白≤110g/L 等。在诊断妊娠期 RLS 时，需特别注意排除腿部痉挛、位置性不适、下肢静脉回流受阻、腿部水肿、遗传性压迫易感性周围神经病、韧带扭伤/肌腱拉伤、位置性缺血（麻木）、皮炎等。

总体的治疗原则为首选非药物治疗，可通过中等强度的体育锻炼和加强铁摄入（口服）改善 RLS 症状，必要时在妊娠中、晚期使用静脉铁剂。如必须要使用药物治疗的情况下，建议妊娠中、晚期使用，以降低胎儿先天性发育异常的可能性，医师应基于当前指南或共识充分告知药物治疗的风险及效益。治疗上，建议妊娠中、晚期可给予睡前氯硝西泮 0.25～0.5mg，但不建议联合抗组胺药或抗癫痫药治疗，也可以考虑选择 25mg/100mg 或 50mg/200mg 的左旋多巴/卡比多巴缓释药。但是由于存在胎儿致畸的风险，不建议选择多巴脱羧酶抑制药及卡比多巴。由于左旋多巴导致的恶化比较常见，使用时须注意监测。睡前羟考酮 5～10mg 多用于妊娠中、晚期的重度和难治性 RLS，但是可能出现新生儿阿片类药物戒断症状。

哺乳期可考虑睡前口服氯硝西泮 0.25～0.5mg 和加巴喷丁 300～900mg。对于重度和难治性 RLS，建议可选用 50～100mg 的曲马多。多巴胺可以抑制催乳素分泌，因此左旋多巴和多巴胺受体激动药哺乳期不建议使用。

常见治疗 RLS 药物在美国食品药品监督管理局（Food and Drug Administration，FDA）和澳大利亚治疗用品管理局（Australian Therapeutic Goods Administration，AusTGA）的妊娠安全等级见表 14-2-6。

表 14-2-6　常见治疗 RLS 药物在 FDA 和 AusTGA 的妊娠安全性分级

药物	FDA 分级	AusTGA 分级	药物	FDA 分级	AusTGA 分级
维生素和矿物质			替马西泮	X	C
叶酸	A	A	唑吡坦	C	B3
口服铁剂	可能安全	A	多巴胺类药物		
静脉注射铁剂			溴隐亭	B	A（口服）
羧甲基麦芽糖铁剂	尚未评级	B1	卡麦角林	B	B1
右旋糖酐铁剂	C	尚未评级	左旋多巴	C	B3
蔗糖铁剂	B	B3	卡比多巴	C	B3
镁剂			培高利特	VW	C
氢氧化镁剂	B	尚未评级	普拉克索	C	B3
水杨酸镁剂	C	尚未评级	罗匹尼罗	C	B3
硫酸镁剂	D	尚未评级	罗替戈汀	C	B3
维生素 C	C	尚未评级	阿片类药物		
维生素 D	C	尚未评级	可待因	C	A
维生素 E	A	尚未评级	氢可酮	C	A
抗惊厥药			美沙酮	C	C
卡马西平	D	D	羟考酮	B	C
加巴喷丁	C	B1	丙氧酚	VW	C
加巴喷丁	C	B3	曲马多	C	C
恩那卡比			其他药物		
普瑞巴林	C	B3	安非他酮	C	B2
苯二氮䓬类药物			可乐定	C	B3
氯硝西泮	D	C	曲唑酮	C	尚未评级
右佐匹克隆	C	尚未评级			

注：AusTGA. 澳大利亚治疗用品管理局；FDA. 美国食品药品监督管理局；VW. voluntarily withdrawn from the US market，自愿撤出美国市场。

[资料来源：中国不宁腿综合征的诊断与治疗指南（2021 版）]

2. 儿童青少年　儿童 RLS 患者占一般儿童人群的比例约为 2%，儿童青少年 RLS 较难诊断，需要鉴别的是患儿通常使用"自己的语言"来描述疾病症状。一级亲属阳性家族史和 PLMS 可支持诊断，但 ADHD 患儿也常有 PLMS。儿童青少年的主要治疗方案：①建议采取非药物方法，包括规律就寝时间、避免睡眠剥夺及避免咖啡因及选择性 5-羟色胺再摄取抑制药等抗抑郁药的使用；②补铁治疗应重视，监测血清铁蛋白含量，如果血清铁蛋白<50μg/L 则启动补铁治疗；③与成人治疗相同，建议将 α2δ 钙通道配体作为药物的一线治疗首选，其他药物如氯硝西泮、多巴胺能药物和可乐定也可选择，但要考虑其潜在副作用。

3. 慢性肾脏病　RLS 常见于慢性肾功能不全患者，尤其是血液透析人群多见，血液透析患者中 RLS 的流行率为 5.2%~55%，主要危险因素为钙通道阻滞药的摄入、低甲状旁腺水平、长时间透析、低血清转铁蛋白饱和度、2 型糖尿病等。需要密切监测铁水平，必要时给予静脉铁剂或促红细胞生成素。非药物治疗包括有氧锻炼，补充维生素 C 和维生素 E 可能有益。罗匹尼罗和罗替高汀因其从肝脏代谢，可考虑使用。加巴喷丁和普瑞巴林也有效，但其也少量经肾脏代谢，需注意不良反应（精神错乱和跌倒）。肾移植后 RLS 症状常缓解或消失。

九、预　防

一般人群建议避免使用可能诱发 RLS 的药物（前文已述），培养健康的睡眠习惯，避免睡眠剥夺，适当减少咖啡因、茶、尼古丁、酒精等摄入。

对于妊娠期/哺乳期人群，避免恶化因素（如长时间制动、5-羟色胺能抗抑郁药、具有镇静作用的抗组胺药物、多巴胺受体拮抗药、睡眠剥夺、睡眠呼吸暂停、酒精及烟草等），注意监测铁状态，避免由贫血所致的 RLS 症状，根据不同孕期可适当进行低、中等强度的体育锻炼、瑜伽等。对于儿童青少年，保证足够的睡眠时间、规律作息、避免睡前使用电子产品、卧室环境适宜、饮食管理（避免咖啡因）、体育锻炼（有氧训练）及避免加重 RLS 症状的药物（多巴胺受体拮抗药、抗抑郁药、抗组胺药等）等。对于慢性肾脏病人群，建议减少钙通道阻滞药的摄入，监测甲状旁腺激素水平、铁状态、血糖等。

第三节　周期性肢体运动障碍

周期性肢体运动（PLM）被定义为在睡眠或清醒中发生的重复且刻板的运动。下肢是最常见的涉及部位，典型表现为足趾和踝关节的背屈，类似于脊柱屈肌反射（巴宾斯基征），偶尔伴有髋关节和膝关节的屈曲；涉及上肢或身体其他部位的情况较少。因此，PLM 通常被称为周期性腿动。1953 年 Symonds 首先观察到患者在睡眠过程中持续出现周期性腿动；1965 年 Lugaresi 及其同事首先在 RLS 的患者中对 PLM 进行了 PSG 记录，首次将其与 RLS 相联系。进一步研究表明，这种运动既不是肌阵挛，也不只限于夜间发生，将其描述为 PLMS。Coleman 等进一步提出了 PSG 的诊断标准，然后由 AASM 进行不断完善。

除了 RLS，PLMS 也经常出现在其他睡眠疾病，如 OSA、发作性睡病（narcolepsy）、RBD 等。其他内科疾病（如充血性心力衰竭、糖尿病、偏头痛、酒精依赖、脊髓空洞症）也常合并 PLMS。某些药物和精神活性物质也可导致 PLMS，如抗抑郁药、碳酸锂、抗组胺药等。PLMS 指数（PLMSI）通常随着年龄的增长而增加。周期性肢体运动障碍（PLMD）是 PLMS 数量显著增加导致的一种睡眠障碍，它需要排除其他睡眠疾病及药物导致的 PLMS，并且它导致明显的日间症状，如白天嗜睡、疲倦。PLMD 属于睡眠相关运动障碍。

一、流行病学

PLMD 一度被认为是一种罕见的疾病，但现代睡眠医学研究表明其并不罕见。PLMD 的患病率似乎因人群而异。据估计，成人为 4%~11%，儿童为 5%~8%。一项欧洲研究估计普通人群的患病率为 3.9%，但这项研究中是基于电话筛查问卷，而不是基于 PSG 证据得出的，因此可能无法准确反映患病率。年龄较大、女性、轮班工作、压力和咖啡因摄入量是 PLMD 的一些风险因素。然而，无论种族如何，PLMSI>15 次/小时的个体失眠率明显高于 PLMSI≤15 次/小时的个体（45% vs. 25%）。

由于 PLMD 是一种排除性诊断，因此目前大多已发表的文献是基于社区人群中 PLMSI>15 次/小时的发病率，而不是 PLMD 本身的患病率。例如，美国的威斯康星州睡眠队列（WSC）、瑞士的 HypnoLaus 研究和德国的 SHIP-TREND/BiDirect 研究报道了所在地 PLMSI>15 次/小时的患病率分别为 28.8%、28.6% 和 33.3%。美国的男性骨质疏松性骨折（MrOS）研究仅包括年龄较大的男性（76.5 岁），结果提示 PLMSI>15 次/小时的患病率高达 61%，进一步提示年龄增加是 PLMD 的一个重要危险因素。一些生理状态也会导致 PLMSI 的升高，如一项研究专门调查了孕妇的发生率，RLS 和 PLMSI>15 次/小时的患病率峰值高达 25%，研究者推测这可能与缺铁有关。

目前还没有专门关于儿童 PLMD 患病率的数据。根据 ICSD-3-TR 的标准，儿童的 PLMD 定义与成人有所区别，其定义为 PLMSI>5 次/小时。一项基于社区的研究，儿童 PLMSI>5 次/小时的患病率在 5.6%～8%。一项更大规模的研究报道提示，25.6%的有生长痛的儿童表现出 PLMSI>5 次/小时，而没有生长痛的儿童为 10.2%，因此有观点认为生长痛可能是儿童 PLMD 表型谱的一部分。

二、病　　因

原发性 PLMD 的病因目前尚未完全清楚。公认的危险因素总结于表 14-3-1。一方面，在一些基于社区的研究中，年龄增长、女性和 RLS 均被认为是成人 PLMS 的独立危险因素（PLMSI>15 次/小时）。另一方面，生活方式相关因素对 PLMS 加重有一定的影响，尽管仍存在不少争议，缺乏体力活动与较高的 PLMSI 有关，反之亦然。两项针对 PLMD 患者的小规模研究报道称，在单次最大努力体力训练后，PLMSI 降低，β-内啡肽值增加，这表明了脑内阿片物系统参与 PLMD 的发病，但是，还需要大规模的流行病学和干预研究进一步证实。关于吸烟习惯和 PLMS 的数据仍然存在争议。

表 14-3-1　PLMS/PLMD 的危险因素

危险因素类别	举例
年龄	年龄增加
药物	多巴胺受体拮抗药；锂；抗抑郁药（SSRI、TCA、SNRI）；催眠药；抗癫痫药等
其他疾病或状态	不宁腿综合征；心脏病；骨骼肌疾病；发作性睡病；阻塞性睡眠呼吸暂停；慢性肾脏病；妊娠期；铁缺乏；镁缺乏；精神疾病和神经退行性变性疾病；糖尿病；精神压力增加等
生活习惯	大量咖啡因摄入（≥6 杯/天）；体力活动缺乏；肥胖；睡眠剧烈运动；做轮班或夜班工作

注：PLMS. 睡眠周期性肢体运动；PLMD. 周期性肢体运动障碍；SSRI. 选择性 5-羟色胺再摄取抑制药；TCA. 三环类抗抑郁药；SNRI. 5-羟色胺和去甲肾上腺素再摄取抑制药。

较多的研究提示，一些精神类药物与 PLMSI>15 次/小时显著相关。例如，多巴胺受体拮抗药、某些抗惊厥药和锂易诱发 PLMS 症状；大多数抗抑郁药，包括选择性 5-羟色胺再摄取抑制药（如舍曲林、氟西汀、西酞普兰等）、三环类抗抑郁药（如阿米替林）、5-羟色胺和去甲肾上腺素双重再摄取抑制药（如文拉法辛、度洛西汀等）和米氮平，都会显著增加 PLMSI。但是，另外一些抗抑郁药几乎不影响 PLMSI，包括曲唑酮、安非他酮、奈法唑酮和多塞平，临床上往往推荐这些药物用于 PLMD 易感患者。

血清铁蛋白一直是 RLS/PLMD 发病机制研究的焦点，可以肯定的是，缺铁是 RLS/PLMD 最重要的危险因素之一，补充铁剂可以显著缓解这些患者的症状。少量研究提示镁缺乏和 PLMS 相关，有一项基于社区的研究支持低水平的镁是患者 PLMSI>15 次/小时的独立危险因素；另一项小型治疗研究显示，补充镁剂可以使 RLS 或失眠患者的 PLMSI 降低。

慢性肾脏病和肾衰竭、糖尿病、帕金森病等与 RLS 和 PLMS 显著相关。虽然 PLMS 和 OSA 可能普遍共存，但基于社区的研究迄今未能发现 PLMSI 和 AHI 之间的任何明显关系。

三、发病机制

至今，PLMS 发生的病理生理学机制理论框架尚未搭建。本段主要通过神经网络、神经递质或电解质、遗传学 3 个方面探讨 PLMS 的发病机制。

（一）神经网络

有人认为 PLMS 是一种起源于脊髓的纯运动症状，该观点认为脊柱屈肌通路的过度兴奋性直接导致 PLMS，尤其是在非快速眼动（non-rapid eye movement，NREM）睡眠期间，而多巴胺缺乏会在一些易感个体中触发这些通路。另外一种观点则认为 PLMS 的发生更为复杂，涉及皮质、皮质下和脊髓复杂的网络系统。人们发现 PLMS 前后往往存在脑电图、自主神经和交感神经皮质的激活，尽管这种激活是 PLMS 的因还是果尚未定论。但是 PLMS 的表现非常多样化，表现在运动模式、肌肉激活的顺序、被累及肌肉的广泛性等，这提示有更多的神经机制参与了 PLMS 的发病。

（二）神经递质或电解质

铁缺乏在 RLS 病理生理过程中的作用已被确认。据统计，25%以上的 RLS 患者存在铁缺乏，43%的铁缺乏患者出现 RLS 症状。缺铁与 PLMS 的发病机制尚不明确，但已经证实，缺铁可引起 PLMS。也有人认为铁通过多巴胺系统导致 RLS/PLMD 的发病。此外，神经发育研究发现了与新生儿铁缺乏相关的短期和长期的改变，导致多巴胺通路的主要生物学改变。丘脑谷氨酸能过度活跃最近也与 RLS 和 PLMS 有关。这 3 个系统之间的联系已经被缺铁动物模型的发现所证实，该模型中谷氨酸活性在几个大脑区域均有所增加。

（三）遗传学

遗传因素在早发型 RLS 和 PLMS 中已早有报道，遗传力大于 60%。通过遗传连锁方法研究家族 RLS，已确定了几个染色体位点，即在法裔加拿大家庭中发现的染色体 12q 上的 RLS1 基因，在一个意大利家庭中发现的染色体 RLS2 基因（14q），以及 RLS3（9p）、RLS4（2q）和 RLS5（20p）。这些基因属于常染色体显性遗传，具有不完全外显率。

全基因组关联分析（GWAS）确定了 4 个易感候选基因和单核苷酸多态性与 PLMS 密切相关，即 MEIS1 的 rs12469063 和 rs2300478、BTBD9 的 rs9357279、rs6494696（80187）上的 TOX3/BC034767，每一种基因变异在 RLS 中携带的风险增加可高达 50%。这些基因在胚胎肢体发育和神经元发育中发挥着重要作用。例如，MEIS1 基因（2p14）参与运动神经元发育的关键调控网络，并在黑质中表达。BTBD9 的每个风险等位基因（6p21.2）都与铁蛋白水平下降 13%相关，而铁蛋白水平是 RLS 的已知危险因素。此外，SKOR1 基因，以前被称为 LBXCOR1，已经被认为在调节感觉通路背角的发育中发挥作用。在威斯康星州的睡眠队列中（WSC）中，TOX3/BC034767、MEIS1 和 BTBD9 与 RLS 和 PLMS 的遗传关联最为显著。此外，MEIS1 的 SNP 与没有 RLS 的 PLMS 关联最强。在 RLS 患者的尸检研究中，MEIS1 基因也被发现与丘脑中 H-铁蛋白、L-铁蛋白和二价金属转运体 1RNA 的表达增加有关，这表明 MEIS1 突变等位基因使患者易患缺铁症。

同样，另一项研究报道，阻止 MEIS1 mRNA 表达导致增加转铁蛋白-2 受体、铁蛋白 mRNA 和 BTBD9 基因的表达，hepcidin mRNA 表达下降 48h 后，推断 MEIS1 基因的作用为控制细胞内铁转移到线粒体、细胞外铁输出和潜在影响 BTBD9 基因表达及其功能的下调。MEIS1 可调节铁稳态，而 BTBD9 可显著降低大脑多巴胺水平，并导致突变果蝇的睡眠模式异常。BTBD9 基因调节离子电导、细胞骨架排列和蛋白质泛素化的转录，并增强大鼠纹状体的活性，纹状体是基底节的一部分，主要参与自主运动，通道由同时包含 D_1 和 D_2 受体的多巴胺能神经元组成。一项研究报道，该基因的表达会导致纹状体中钙门控多巴胺能神经元的过度活跃和过度兴奋（表 14-3-2）。

表 14-3-2　RLS 和 PLMS 的遗传基因

基因位点	功能
家族性	
RLS1（常染色体隐性）	
RLS2、RLS3、RLS4、RLS5（常染色体显性，不完全外显率）	—
散发性	
MEIS1	运动神经元发育
	铁代谢
	BTBD9 调节
BTBD9	对大脑多巴胺水平的调节
	多巴胺生物合成
	IRP2 的规定
	胚胎肢体发育和神经元发育
MAP2k5/skor1	感觉通路背角的发育是对多巴胺能神经元的神经保护
PTPRD	运动神经元的轴突引导和终止
TOX3/BC034767	介导神经元中钙依赖的转录

注：RLS. 不宁腿综合征；PLMS. 睡眠周期性肢体运动。

四、临床表现

PLMD 的确切起病年龄仍不明确，成人和儿童均可发病，甚至可以在婴儿期发病。PLMD 的自然病程尚不清楚，但有一些儿童患者可能逐渐发展成为 RLS。

PLMD 的特征是睡眠中出现周期性、重复、高度刻板的肢体运动（PLMS），与临床睡眠干扰或疲劳相关，不能由其他原发睡眠障碍或病因解释。PLMS 最常发生于下肢，典型发作包括拇趾外展，通常伴踝、膝关节的部分屈曲，有时屈曲累及髋关节，类似的动作可出现在上肢。PLMS 可在双腿同时发生或交替发生，也可发生在单腿。腿部运动的持续时间通常为 1.5～2.5s，强度和解剖分布各异，从足趾的轻微伸展到整个腿的明显三重屈曲均可出现。发作频率为平均每 20～40 秒发作 1 次。患者通常意识不到肢体运动或反复睡眠中断。觉醒可先于、同时或落后于肢体运动出现，表明可能存在中枢性起源机制导致 PLM 和相关睡眠受扰同时出现。PLMS 可能导致觉醒，但通常与失眠无关。

PLMD 导致白天出现不良症状，如非恢复性睡眠、可能的日间过度思睡（excessive daytime sleepiness，EDS），PLMD 患者在模拟驾驶时会出现不良的表现。此外，PLMD 患者睡眠中频繁觉醒可升高血压和心率，增加心血管疾病和卒中的风险，增加致死率，这可能与 PLMS 相关的交感神经系统兴奋性增高有关。

五、辅助检查

PSG 是诊断 PLMD 最重要的辅助检查，患者自述、同床者的观察和患儿家长的叙述，均不能可靠地取代 PSG。PSG 检查的目的主要是用于发现 PLMS 以及测量 PLMSI。PLMS 可紧随 N1 期睡眠起始出现，但更常见于 N2 期，N3 期出现频次减少，通常不出现在 R 期。典型 PLMS 通常间断发作，持续数分钟到 1 小时。应同时监测双下肢，如果有上肢活动主诉，可根据临床指征进行上肢监测。具体 PLMS 判读标准在《AASM 睡眠及其相关事件判读手册》中有详细描述。

尚未发现患者主诉、同寝者的观察或父母的描述具有足够的特异性或敏感性来取代 PLMS 的客观监测。判读 PSG 时，需注意鉴别 PLMS 与其他运动，如简单的姿势变换、伸展肢体或肌肉痉挛（muscle spasm）等。PLMS 比肌阵挛（myoclonus）持续时间长，根据定义肌阵挛通常持续 50～150ms。与呼吸事件相关的运动、入睡前足震颤或交替性腿动等不应该包含在 PLMS 指数中。PLMS 可能与脑电（皮质）觉醒或清醒相关联。由于一些 PLMD 患者存在主观 EDS，故 MSLT 不作为常规的辅助检查。PLMS 觉醒指数是每小时睡眠内 PLMS 伴相关性皮质觉醒的数量。其他描述 PLMS 的参数包括周期性指数（periodicity index）、间隔期和夜间分布时间，这些都有助于 PLMS 的鉴别诊断（如成年 RLS 和 PLMD 患者具有最高的周期性指数）。

身体活动记录仪监测在某些情况下能部分取代 PSG 的功能，适用于大样本研究，也为多个夜晚的变异性评价提供了一种适用的方法。

另外的辅助检查包括空腹血清蛋白、转铁蛋白饱和度、肾功能等。

六、诊　　断

（一）睡眠周期性肢体运动（PLMS）的判读规则

目前有两套类似更新的评分规则。第一个是由世界睡眠医学协会（World Association of Sleep Medicine，WASM）提出的，来自国际和欧洲不宁腿综合征研究小组（IRLSSG 和 EURLSSG）；第二个是由 AASM 发布的判读规则。下面主要介绍 AASM 规则。

PLMS 定义为在睡眠期间周期性发作的重复、高度刻板的肢体运动。PSG 上表现为持续 0.5～10s 的重复运动，通常间隔 20～40s（范围为 5～90s）。

1. 有意义的腿动事件（leg movement，LM）定义规则　LM 持续时间为 0.5～10s，LM 的肌电振幅较静息状态增加 8μV 以上；LM 起始时间点定义为肌电振幅较静息状态增加 8μV 处，结束时间点定义为 LM 起始 0.5s 后的肌电振幅少于 2μV 处。

2. PLMS 系列定义规则　LM 至少连续出现 4 次；LM 之间相隔（即连续相邻两次 LM 起始点之间所占的时间）在 5～90s；左右两腿的 LM，其起始点相隔若小于 5s，则计为 1 次 LM。

PLMS 可在双腿同时发生或交替发生，也可发生在单腿。在上述定义规则范围之内，腿部运动的持续时间通常为 1.5～2.5s；强度和解剖分布各异，从足趾的轻微伸展到整个腿的明显三重屈曲均可出现。发作频率为平均每 20～40 秒 1 次。AASM 和 WASM 规则都建议，任何类型的呼吸事件在 0.5s 内发生的任何 LM 都应被评为与呼吸事件相关的 LM，并被排除在 PLMSI 之外。与 PLMS 相关的觉醒次数是多导睡眠图报告的一个组成部分，它是睡眠破碎化的标志。

（二）PLMD 的诊断标准

根据 ICSD-3-TR 的标准，周期性肢体运动障碍（ICD-11 编码：7A81）的诊断应遵循表 14-3-3 所示的标准。

表 14-3-3　周期性肢体运动障碍诊断标准

必须满足标准 A～D：

A. PSG 证实存在 PLMS 事件，判读标准依据最新版《AASM 睡眠及其相关事件判读手册》

B. 儿童 PLMS 发作频率 >5 次/小时，成人 >15 次/小时

C. PLMS 导致睡眠明显受扰，或导致心理、躯体、社会、职业、教育、行为异常，或其他重要功能受损

D. PLMS 及其症状不能以其他睡眠障碍、内科或神经系统疾病以及精神障碍解释（如不应判读与呼吸暂停或低通气相关的 PLMS 事件）

注意事项：

1. PLMSI 仅在患者存在睡眠相关主诉时有意义。研究发现，在未排除呼吸事件相关觉醒（使

用敏感的呼吸监测方法）和其他导致 PLMS 的情况下，成人基础值大于 5 次/小时。数据表明，有症状和无症状个体间 PLMSI 存在部分重叠，因此相比一个绝对阈值，临床症状更加重要。

2. 如果存在 PLMS 事件，无伴发的临床睡眠受扰或白天功能异常，PLMS 可以标注为 PSG 发现，但不符合 PLMD 的诊断标准。

3. 仅凭伴发失眠或 EDS，不足以诊断 PLMD。研究表明，大多数情况下，失眠或 EDS 是 PLMS 以外的其他原因引起。如果要诊断 PLMD，必须建立 PLMS 与失眠/EDS 之间合理的因果关系。这需要排除其他引起失眠或 EDS 的情况，如焦虑可引起失眠、阻塞性睡眠呼吸暂停或发作性睡病可引起过度 EDS。PLMS 很常见，但成人 PLMD 罕见。

4. 对于已诊断 RLS、发作性睡病、RBD 或未治疗的 OSA 患者，不应再诊断 PLMD，这些疾病通常存在 PLMS，但睡眠主诉应归因于原发病。当具有潜在干扰睡眠的 PLMS 发生于 RLS 的背景下时，RLS 的诊断优先于 PLMD，这种情况下，诊断 RLS，并注明存在 PLMS。

5. 当确定 PLMS 由药物引起，并满足 PLMD 诊断标准时，建议使用更具特异性的 PLMD 诊断，而不用"药物或物质滥用引起的睡眠相关运动障碍"。

需要再次强调，为了建立 PLMD，需要排除与 PLMS 相关的其他睡眠障碍，即 RLS、发作性睡病、RBD 和与睡眠相关的呼吸障碍。此外，PLMS 应该与睡眠主诉和（或）白天的损伤有关。

七、鉴 别 诊 断

如前所述，PLMD 是一种排除性诊断，其伴有的 PLMS 必须与其他睡眠疾病合并的 PLMS 相鉴别，如阻塞性睡眠呼吸暂停、发作性睡病、RBD 和 RLS。另外，还需要与其他原因导致的腿部异常感觉运动症状相鉴别。

1. 意向性运动 一种半意向性运动，包括用足打拍子和弹跳、腿部摇摆以及腿部孤立性刻板运动。通常这些运动没有昼夜节律模式并且不会对患者造成困扰，不与任何"冲动"（urge）相关且容易被抑制。这些运动一般不被认为是病理性的，可能只是一种警示活动。

2. 静坐不能 通常并发于长期使用抗精神病药物，它是一种内在的不安感，伴有强烈的活动意愿，这种不安感通常很广泛但在腿部可能最为突出，静坐不能患者通常不会诉肢体感觉异常或其他不适的感觉。此外，静坐不能目前不能通过自主运动缓解，昼夜节律也不明显。

3. 夜间腿部痛性痉挛 是一种常见的多因素疾病，表现为无规律的阵发性痉挛性疼痛。夜间腿部痛性痉挛突然发作，持续时间长短不一，通常可触及肌肉收缩。用力伸展腿部时痛性痉挛可缓解。发病机制不明。

4. 姿势不适 这是一种长时间以同一姿势坐卧常会出现身体姿势性不适感，伴有肢体异常活动。

5. 入睡抽动 需要与 PLMS 相鉴别。入睡抽动发生在由清醒向睡眠期过渡的短暂阶段，发作持续时间（20～100ms）比 PLMS 短，并且缺乏 PLMS 的周期性特征。

八、治 疗

1. PLMS 可伴发于许多睡眠障碍和神经系统疾病，包括 RLS、OSA、RBD、发作性睡病以及帕金森病。对于这些情况，一般治疗以原发病为主，而不需要专门针对 PLMS 的治疗。

2. 轻度至中度 PLMD 可以通过改变生活方式来改善症状，包括：补充铁剂；减少咖啡因、酒精和茶的摄入量；尽量避免睡眠剥夺；使用压力管理技巧，如深呼吸练习、冥想或瑜伽；更好的睡眠习惯，如坚持规律的就寝和起床时间以及遵循就寝时间，也会有所帮助。

3. 针对 PLMD 治疗的药物数据很有限。根据有限的资料，以下药物可能有效。

（1）多巴胺受体激动药：如普拉克索、罗匹尼罗、罗替高汀。

（2）α2δ 钙通道阻滞药：如普瑞巴林、加巴喷丁、加巴喷丁-恩那卡比。

（3）其他药物，如巴氯芬、氯硝西泮、司来吉兰等。

第四节　其他睡眠相关运动障碍

一、夜间肌肉痉挛

夜间肌肉痉挛（NMC）又称夜间腿阵挛（nocturnal leg cramp，NLC），是一种主要在睡眠期间发生的下肢或足部肌肉骤然不自主收缩，并引起局部剧烈疼痛的疾病。夜间发生的腿痉挛作为一种症状，出现非常普遍，50 岁以上的成人几乎都有过发作经历。当腿痉挛发作过于频繁，影响个体夜间睡眠、日间的精神状态及功能表现时则成为疾病。

（一）流行病学

在成人中，NMC 的患病率和发作频率随着年龄的增长而增加。流行病学调查显示，50 岁及以上人群中，约 5% 有较频繁的发作（发作≥5 次/月）；60 岁及以上的人群约 33% 在过去 2 个月中有过发作，6% 几乎每晚发作；80 岁及以上人群发生率高达 50%。

两性 NMC 的患病率相当，但女性在妊娠期发生率增高。有报道 33%～50% 的妊娠期妇女有 NMC 的频繁发作，生产后症状自行缓解。

儿童和青少年中 NMC 的患病率约为 7%，患病率高峰年龄段为 16～18 岁，该群体患者病情多数呈现良性自限性。发作随着年龄增长而减轻或停止。7 岁以下的儿童罕有 NMC 发作的报道。

（二）临床及 PSG 表现

夜间突然发生的腿部肌肉强烈不自主收缩是 NMC 的主要临床特点。肌群受累概率由高到低依次为腓肠肌、足部小肌肉和大腿肌群。发作时肉眼可见肌肉收缩、肌腹变硬隆起形成肌球，患者因痉挛疼痛惊醒。症状持续数秒至数分钟自行缓解，或通过拉伸受累肌群而缓解。73% 的患者仅在夜间发作，有些患者在夜间清醒状态下发生，并体验到痉挛疼痛之前发生的肌肉收缩不适的前驱症状。20% 的患者可有日间发作，主要伴随于神经肌肉疾病发生。有 7% 的患者只在日间出现症状。痉挛性疼痛停止以后，局部不适感可以持续数小时之久。发生于大腿肌群的 NMC 较小腿和足部小肌肉的发作更容易遗留持续的肌肉酸胀不适。

不同个体发作频率差异大，从一年数次到一夜数次不等。病程呈现慢性间断性加重的特点，即可以连续数月无发作，但在某个阶段频繁发生。NMC 夏季好发，可能与夏季排汗多，容易引起水、电解质紊乱有关。发作频繁者睡眠连续性遭到破坏，甚至因担心发作而焦虑、失眠、日间疲乏、体力下降。临床上根据有无继发因素将 NMC 分为原发性和继发性。多数病例是原发性 NMC。继发性 NMC 指因伴随躯体疾病，以及水、电解质紊乱，或者使用某些药物而出现症状者。

在 PSG 上，NMC 的表现为受累肌肉表面肌电图活动呈现非周期性爆发。为了捕捉到目标肌群的异常放电，需要对下肢肌电采集位点作相应的调整。腿部肌肉痉挛在各种睡眠期时相均可发生，肌电爆发前没有任何特定的脑电、肌电异常。症状发生频繁者，PSG 结果体现反复醒转，入睡后清醒时间增加，睡眠效率下降。

（三）病理生理及危险因素

NMC 的发病机制不明。电生理学研究显示，痛性痉挛通常从前角细胞高幅自发放电开始，然后运动单位以远高于自主收缩的频率（高达 300Hz）发放冲动并形成肌肉收缩。推测可能的病理生理机制包括脊髓过度兴奋、脊髓去抑制、末端运动神经兴奋性异常以及相邻神经元交叉激活等，最终导致肌肉的收缩传播增强。

另有假说认为疼痛痉挛由局部代谢产物的堆积，或局部缺血所引起。NMC 好发于老年人群，发作频率随增龄而升高，因此有学者认为老龄化过程中下肢肌肉和肌腱因缺乏伸展运动，退化缩短，参与形成了肌肉疼痛和痉挛。相应地，通过规律拉伸相关肌群的训练可以减轻发作，支持了这一假说。

继发性 NMC 常发生在某些生理和病理状态下，或者在使用某些药物时，具体包括以下几方面。

1. 特定生理状态 妊娠期、突然剧烈运动、久站、脱水等。

2. 合并某些疾病 糖尿病（血糖过低时）、肾病[尤其接受透析治疗，发生透析失衡综合征（dialysis disequilibrium syndrome）者]、非酒精性肝硬化、代谢性疾病或者短期内代谢改变的患者（如减重术术后的患者）、贫血、周围血管疾病、神经系统疾病（常见于帕金森病、各种肌病、周围神经病、神经根病变和运动神经元病）、睡眠呼吸暂停综合征、痉挛肌束震颤综合征（cramp fasciculation syndrome）、低钾血症、低钙血症、低镁血症患者。

3. 使用某些药物 口服萘普生、共轭型雌激素、保钾型和噻嗪类利尿药、长效 β_2 受体激动药、具有内在拟交感活性的 β 受体阻滞药、他汀类调血脂药、血管紧张素 Ⅱ 受体拮抗药、苯二氮䓬类药物、吡嗪酰胺、雷洛昔芬、多奈哌齐、新斯的明、托卡朋、氯贝丁酯、顺铂、长春新碱等，以及静脉注射蔗糖铁、特立帕肽等。阿片类药物戒断期也易发生 NMC。长期饮酒，或者酒精中毒时也会出现 NMC 频繁发作。

（四）诊断及鉴别诊断

1. 诊断 NMC 的诊断主要依据临床症状。应详细询问症状特点、发生时间、频率和病程特点。表 14-4-1 是 ICSD-3-TR 中对夜间肌肉痉挛（ICD-11 编码：7A82）诊断标准的描述。

表 14-4-1 ICSD-3-TR 夜间肌肉痉挛的诊断标准

必须同时满足 A～C 所有条件：

 A. 伴随肌肉突然、强烈、不自主收缩而出现的疼痛感觉

 B. 这种疼痛性肌肉收缩主要发生于卧床期间，可以在睡眠中，或者清醒时

 C. 通过用力拉伸受累肌肉可以缓解症状

为排查继发因素，应该对患者进行详细的体格检查，包括神经系统检查及发作部位周围血管症状、体征的检查，以及询问内科疾病史和用药史，必要时进行肌电图和神经传导速度的检查。原发性 NMC 患者检查结果多无异常发现。PSG 监测可能捕捉到 NMC 发作时肌电异常的表现，但 PSG 不作为该病诊断的常规检查项目。发作频繁者，应常规进行血液生化和水、电解质的检查，排查有无低钙（钾/镁）血症等。

2. 鉴别诊断

（1）不宁腿综合征（RLS）：有时因夜间腿部不适具有疼痛性的特点，或者 RLS 症状位于足部，抑或患者描述通过伸展肢体缓解症状而容易与 NMC 相混淆。RLS 患者的症状更多见于入睡前精神放松时，症状缓慢发生而非骤然出现，疼痛常不如 NMC 剧烈，持续时间长达数小时，拉伸动作只能暂时缓解不适，安静后下肢不适反复出现，多数 RLS 患者 PSG 监测可见周期性肢体运动事件（PLMS），没有受累肌肉收缩僵硬等特点可加以鉴别。

（2）肌张力障碍（dystonia）：局部肌张力障碍，尤其是累及足部小肌肉的肌张力障碍可能与 NMC 混淆。鉴别要点在于，肌肉痉挛主要出现于清醒状态下，主动肌和拮抗肌的收缩交替而持久，可有肌肉紧张疼痛，但感觉症状不突出。

（3）周围血管疾病：外周血管疾病可能导致间歇性跛行，其间也会有腿部痉挛样疼痛，但这种疼痛主要发生于清醒活动期间，休息后可以缓解。体检可能发现局部脉搏减弱和动脉硬化性血管疾病的其他体征。

（4）其他：夜间局灶性癫痫发作也易被误诊为 NMC。鉴别点在于：NMC 累及的肌群范围局限、有强烈的疼痛，持续时长及缓解方式也是重要鉴别点。周围神经病也可以出现局部疼痛症状，但疼痛特点、发作时间和持续时长存在差异，神经系统检查可见周围神经病变的体征。

（五）治疗及预后

NMC 的治疗包括非药物治疗和药物治疗两个方面。

1. 非药物治疗

（1）发作期间的处理：发作中可以通过拉伸受累肌群快速缓解症状。如腓肠肌出现 NMC 时可以让患者用力背屈足背，或者由家人协助被动背屈足背和足趾以缓解疼痛。局部按摩和热敷有助于缓解发作后的肌肉紧张不适感。

（2）发作间歇期：根据 NMC 肌肉/肌腱老化退缩理论，可指导患者规律进行腓肠肌拉伸训练，如进行蹲位训练、扶墙拉伸下肢动作和足前掌踏阶训练（图 14-4-1）。

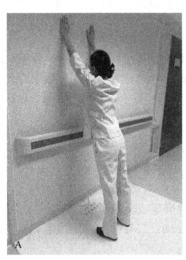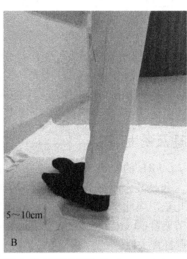

图 14-4-1　缓解夜间肌肉痉挛的运动治疗

A. 扶墙拉伸下肢动作：让训练者面墙而立，两足分开与肩同宽，足尖向前，两足平行。双足掌平贴地面，注意足跟着地，髋、膝绷直，使双足略呈背屈姿势拉伸双侧小腿后部肌肉和肌腱组织。保持此姿势 10～30s，重复 5 次一组，每日完成 2 组。B. 足前掌踏阶训练：让训练者双下肢平行分开与肩同宽，双足前掌踩踏于低矮台阶上（5～10cm），足跟着地，并保持髋、膝伸直。保持此姿势 10～30s，重复 5 次为一组，每日完成 2 组

（3）其他预防措施：对于长期从事久坐工作的中老年人群，建议退休前、后规律骑自行车出行，或者在书桌下安置合适踏具，使坐位时小腿后部肌群有拉伸的机会；在选择抗高血压、利尿和调血脂药时，避开敏感药物；减少咖啡因和酒精的摄入以减少 NMC 的发生。

2. 药物治疗　NMC 的治疗缺乏大样本临床对照试验资料。在各种经验用药中，使用最多的是奎宁，但考虑到它的副作用，不建议将其作为首选药物。可以按照以下次序选择治疗用药：维生素 B 复合剂、维生素 E、苯海拉明、地尔硫䓬、维拉帕米、加巴喷丁。奎宁可以在上述药物无效而症状严重时选择性使用。

（1）复合维生素和矿物质：可使用维生素补充剂，包括维生素复合维生素 B（含有维生素 B_6 30mg 的复合维生素 B，每次 1 片，每日 3 次），或维生素 E（睡前 800U）。铁剂对缺铁性贫血的 NMC 患者有帮助，补充镁可能对妊娠相关的病例有效。

（2）抗组胺药物：对于维生素和矿物质补充剂无效的患者，可以在睡前尝试苯海拉明（每晚 12.5～50mg）。

（3）钙通道阻滞药：上述处理无效的患者可以考虑选用地尔硫䓬（30mg）或维拉帕米（120～180mg）。

（4）α2δ 钙通道配体类药物：上述治疗失败的情况下，可以选择加巴喷丁 600～900mg 在晚餐后和睡前分次给药。对于神经系统疾病相关的 NMC，加巴喷丁效果好。肾功能损害的患者慎用加巴喷丁。

（5）其他治疗：如以上治疗均未能改善症状，可以考虑睡前使用肌肉松弛药物，如奎宁丁（每次 200mg，每日 2 次）、磷酸氯喹（250mg/d，连续 2～3 周，随后 250～500mg，每周 1 次）等。

3. 预后 继发性 NMC 的预后取决于基础疾病，原发性 NMC 的预后研究较少，一般认为病情随健康状况波动，体质改善时症状减轻或消失。

二、睡眠磨牙症

睡眠磨牙症（SRB）是一种睡眠期间咀嚼肌异常激活，以反复发作的牙列紧咬或牙齿研磨为特征的睡眠相关运动障碍。这些肌电紧张活动引起觉醒，或可能导致咬合创伤和咀嚼系统的功能障碍而具有临床意义。根据昼夜节律的差异，某些患者可出现清醒期磨牙，本节仅涉及睡眠期磨牙。

（一）流行病学

SRB 的患病率在两性间差异不大，随年龄增长而呈逐渐降低的趋势。各年龄段的患病率：儿童为 14%～17%，青壮年为 8%～12%，中老年人群为 3%～8%。SRB 患病率的数据可能存在一定偏倚，一方面因自我报告而出现假阳性，使患病率偏高；另一方面由于睡眠期自我感知低、缺少床伴，致使患病率被低估。

（二）病理生理及诱发因素

3 个因素参与了 SRB 的发病，即解剖因素、心理因素和中枢神经系统因素。

1. 解剖因素 包括咬合不协调和早接触，因激活中枢神经系统而引起过度的下颌肌收缩，SRB 多见于换牙期的儿童，因此支持该病因假说。调整磨牙或义齿的咬合高点可能减轻或缓解症状。SRB 与颞下颌关节紊乱病（temporomandibular disorder，TMD）的颅面形态有近似之处，但目前研究并不支持两者有直接关联。

2. 心理因素 SRB 常见于焦虑、神经质、好胜心强、攻击性强、适应能力不佳的个体。磨牙症状在精神压力大、情绪紧张的阶段发作频繁。

3. 中枢神经系统因素 目前倾向认为，睡眠期间磨牙是由中枢神经系统调控异常，影响自主神经系统所致，中枢神经因素是最重要的病因机制。在伴有心理性高觉醒的人群中，神经系统因素在解剖因素、环境因素的激发下参与发病。

4. 其他因素 SRB 的遗传易感性被一些家系病例和孪生子研究所支持，但缺乏基因学研究。至今并未发现明确的遗传模式和基因变异。生物标志物的研究也处于探索阶段。

SRB 的诱发因素包括当前生活事件和一些医疗干预，并由此划分出不同的亚型：原发性/特发性 SRB 和继发性 SRB。原发性或特发性 SRB 为无明确病因者。继发性 SRB 见于某些疾病患者，如脑瘫儿、残障儿童、面-下颌肌阵挛、胃肠道疾病，或者见于某些治疗之后，如某些精神类药物、兴奋性药物（选择性 5-羟色胺再摄取抑制药，多巴胺受体拮抗药等），又或见于睡眠前消遣物质，如苯丙胺、酒精、尼古丁、咖啡因暴露者。有学者认为儿茶酚胺（如去甲肾上腺素和多巴胺）等在磨牙的病理生理中起作用。牙齿治疗和睡眠磨牙的关系目前尚存在争议，没有足够证据表明咬合高点可能诱发 SRB。

（三）临床表现

SRB 的临床表现在不同个体有较大差异，从没有症状到各种类型牙齿磨损和头面部的疼痛。磨牙噪声会影响床伴的睡眠质量。发作频率的变异也很大，从每晚发作数次到数百次不等。发作频繁程度与可观察到的症状和体征常常不一致。

SRB 的常见症状包括晨起口面疼痛，常为颞肌、咬肌区域的肌筋膜疼痛，可伴有非局限性头痛；牙齿出现敏感的表现；张/闭口时的颞下颌关节弹响；因磨牙声音或者夜间疼痛睡眠连续性下降，并致日间的困倦疲惫。

体格检查可发现牙列咬合面过度磨耗、变平，这些是 SRB 的典型体征。症状严重者牙本质暴露或露髓、牙髓坏死、牙齿松动、形成创伤性溃疡、义齿破损等。患者舌体侧缘和颊黏膜出现齿痕，系角化增强的表现。颞下颌关节几个触诊点可有触痛，下颌运动受限。病程迁延的患者咬肌发达，出现特征性面容。

但上述症状和体征均为非特异性表现，不具备诊断意义。诊断 SRB 的直接证据是 PSG 中见到特征性的肌电活动伴磨牙声。

（四）多导睡眠监测（PSG）表现

PSG 的肌电导联可显示与磨牙同步的咬肌或颞肌电活动，后者又分为 3 种表现：时相型（phasic EMG）、持续型（紧张型，tonic EMG）和混合型（mixed EMG）肌电活动，各有相应的判读标准。PSG 诊断磨牙必须结合音频，在没有癫痫发作的情况下，整晚 PSG 中需至少出现 2 次清晰可辨的磨牙声才可进行 SRB 的 PSG 诊断。为捕捉到清晰的肌电异常，对 SRB 患者实施 PSG 监测时，要在标准下颌肌电通道外增加咬肌/颞肌表面肌电通道。判读时需要通过同步音频证实存在磨牙声。

（五）诊断标准和鉴别诊断

SRB 的诊断主要依据临床症状的描述，根据 ICSD-3-TR，睡眠磨牙症（ICD-11 编码：7A83）的诊断必须满足下表中 A 和 B 两条标准（表 14-4-2）。

表 14-4-2　ICSD-3-TR 睡眠磨牙症的诊断标准

必须同时满足 A 和 B 两条标准：

　A. 睡眠中反复出现下颌肌活动并表现为磨牙或者咬牙

　B. 存在与上述磨牙现象一致的一项或多项临床症状或体征：①牙齿异常磨耗；②晨起一过性的咀嚼肌疼痛疲劳，或颞区头痛

注：PSG 并非诊断 SRB 的必须检查，但是《AASM 睡眠及其相关事件判读手册》中指出，PSG 同步记录到咬肌/颞肌的电生理活动和磨牙音频信号，可提高诊断的可靠性。

（六）治疗

由于 SRB 病因机制复杂，针对病因治疗困难，临床主要采用对症治疗。口腔矫治器是最常用的方法，用以减少牙齿磨耗、消除声音，并减少口面疼痛。口腔矫治器有双颌式和单颌式两种。双颌式矫治器分别戴于上、下牙齿表面，防止牙釉质的磨损。双颌式类似于 OSA 的定位器阻鼾器，上下颌一体，限制颌间相互运动，在阻止磨牙运动的同时对 OSA 也有一定的治疗作用。单颌𬌗垫来源于颞下颌关节合板，颞下颌关节合板有一定的撑开关节间隙、阻断咀嚼循环冲动的作用。

在药物治疗方面，抗焦虑药物或能减轻症状。在随机对照试验中，将肉毒素注射到咬肌或者颞肌被证明能有效缓解症状，适用于症状严重的病例。

单一的对因治疗往往很难见效。运用心理放松的认知行为治疗，可能对缓解精神压力诱发的磨牙有一定辅助作用。对于明显的诱因，如睡前兴奋性饮食、寒冷刺激、血压波动等特定因素，可以通过行为认知的纠正加以规避。

三、睡眠相关节律性运动障碍

睡眠相关节律性运动障碍（SRRMD）包含一组运动症状，其特征是头部、肢体或者躯干出现重复、刻板和节律性的运动行为，发生在入睡期或者睡眠期间，可对患者本人、床伴或者家人的睡眠造成影响，严重者可能影响日间的功能状态。该组疾病主要发生在儿童早期，平均发病年龄为出生后 9 个月，可以迁延至成年期，也可以在青春期或者成年期出现。

（一）流行病学

SRRMD 主要出现在婴幼儿。在出生后 9 个月的婴儿中，出现一种或者多种 SRRMD 者约占

59%，到出生后 18 个月时降低为 33%，5 岁时降低为 5%。在整个学龄前期，睡眠中的节律性运动严重到足以影响睡眠质量或者日间功能状态，达到 SRRMD 诊断标准的儿童约占 5%。儿童 SRRMD 两性患病率无明显差异，成人患者男性略占优势。

（二）病理生理

SRRMD 的病理生理机制尚不清楚，有关病理机制的假说有以下几种。首先，由于 RMD 在婴幼儿中很常见，有学者因此假设其与自我安抚性的前庭刺激有关。其次，在 CAP 模式中，A 期代表神经元的同步化状态，与睡眠相关的多种运动事件（PLM、磨牙、梦游）易发生于 A 期。有学者发现 SRRMD 常发生于 A2、A3 期或者紧随 A 期发生，提示睡眠不稳定性与 SRRMD 发病有关。再次，有学者提出位于基底节的中枢运动发生器（central pattern generator，CPG）与 RMD 事件的出现有关。CPG 参与运动功能的控制，接受皮质的抑制性调控。在生命早期，由于皮质系统的不成熟，造成睡眠期 CPG 的活跃和 RMD 事件的发生。SRRMD 随着年龄增长呈现自愈趋势支持这一假说。

（三）临床及 PSG 表现

SRRMD 患者的主要临床表现为在床期间（主要是睡眠期间，也可见于安静清醒的困倦状态下）出现的，累及大肌群的重复、刻板、节律性的异常动作。临床上可以根据症状特点，将 SRRMD 分为头部前后摆动型（动作为头部反复敲击枕头或者床面）、左右摇动型（以颈部为纵轴，头部在枕上左右滚动）、身体摇动和滚动型、腿部摆动和滚动型及混合动作型。发作中患者对家人的安抚无反应，一旦被唤醒，马上停止动作，并即刻恢复意识和定向能力。患者对自己的行为常无自知，否认有梦境伴随。出现两种以上不同动作的患者，随着病程的延长有些部位的动作（或有些类型的动作）消失，但另一些部位的动作（或另一种动作）保留。儿童患者症状主要发生于入睡期，症状持续到成年期的患者随着病程的延长，RMD 可以持续到入睡后，并最终发展为整晚各期睡眠均有发作。患者因为夜间反复出现异常动作，影响睡眠质量，造成自伤或者伤及床伴，引起社交尴尬，甚至影响日间功能状态。

儿童患者通常呈现良性的病程转归，绝大多数患儿在 10 岁前后症状自行消失。也有报道认为，儿童患者 ADHD 的发生率增加。并且，在孤独症、发育迟滞等精神/神经疾病的患儿中 SRRMD 的患病率较高。成人 SRRMD 患者症状波动迁延，通常与情绪波动及精神压力相关。成年患者常与抑郁症和强迫症伴随发病，并容易合并 OSA 发生。在一组成人 SRRMD 病例研究中，81.4% 的运动事件由呼吸事件所触发。其他合并发生的睡眠障碍还有发作性睡病、RLS 和 RBD 等。

通过 vPSG 可以捕捉到患者因异常动作造成的节律性运动伪迹，整晚可以发作多次，刻板动作的频率在 0.5～2Hz（图 14-4-2）。46% 的患者 RMD 事件发生在 N1 期和 N2 期，30% 患者的症状同时发生于 NREM 和 REM 睡眠期，24% 仅发生于 REM 睡眠期。迄今为止，未见报道发生于 REM 睡眠期的 SRRMD 患者出现 REM 睡眠期肌电失弛缓现象。一阵 RMD 事件的持续时间为 5s～59min。

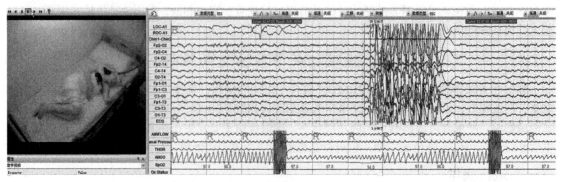

图 14-4-2　REM 睡眠期出现的 SRRMD

通常患者整夜睡眠中，各睡眠期的比例和时相分布正常。有些研究对 SRRMD 患者进行血生化、心电图、头颅 CT/MRI 影像学检查，结果均无异常发现。

该病例为起病于青春期（14～16 岁）的年轻女孩，节律性运动事件发生在入睡前、浅睡眠期和 REM 睡眠期。治疗前 PSG 监测提示整晚节律性运动事件发生十数次，每次持续 5～30s。动作包括躯干摇摆、左右摆动头部和足踝前后左、右摆动等动作。运动事件主要出现于 N1 期，部分累及 N2 期和 REM 睡眠期。图 14-4-2 为一次发生在 REM 睡眠期的发作，发作期间患者左右摇摆躯干，频率约为 1Hz，造成 PSG 记录帧上明显的运动伪迹。运动事件前、后无脑电图觉醒反应。

（四）诊断和鉴别诊断

睡眠相关节律性运动障碍（ICD-11 编码：7A84）的诊断主要依据临床病史描述，见表 14-4-3。需要通过 PSG 监测以明确，并排除可能引起睡眠中异常动作的其他疾病。成人 SRRMD 患者可以通过 PSG 检查明确诊断合并存在的其他睡眠障碍。

表 14-4-3　ICSD-3-TR 睡眠相关节律性运动障碍的诊断标准

必须同时满足 A～D 4 条标准：

A. 患者出现累及大肌群的重复、刻板和有节奏的运动行为

B. 这些运动主要与睡眠相关，发生在午睡中、其他就寝时间段，或者当个体昏昏欲睡或即将睡着时

C. 因为这些运动行为，患者出现以下至少一条主诉：①正常睡眠受到干扰；②日间功能明显受损；③如果不采取防范措施，很可能发生自伤或者他伤

D. 这种节律性的运动不能用另一种运动障碍或者癫痫来解释

根据《AASM 睡眠及其相关事件判读手册》中 RMD 事件的 PSG 特征，包括：节律性运动事件的频率范围在 0.5～2Hz 之间；构成节律运动簇所需的独立运动的次数至少为 4 次；一次节律性活动肌电信号发放的最小波幅应为背景活动的 2 倍。手册中并未对肌电信号采集部位作具体规定。因每例患者 RMD 动作累及的部位不同，甚至在同一个患者不同时间段、同一夜晚不同睡眠时期会出现不同动作。视频如能捕捉到明显髋关节大肌群活动，则所涉及肌群表面肌电幅度变化肯定超过背景幅度的 2 倍。

SRRMD 发作时行为动作刻板，主要出现于 NREM 睡眠期。与 RBD 的鉴别点在于，RBD 的异常动作主要在 REM 睡眠期出现，可以反映梦境情景。RMD 事件主要发生于 N1、N2 期，PSG 脑电导联上主要出现规律性运动伪迹，有别于 NREM 睡眠相关的异态睡眠主要发生于 N3 期，脑电导联上可以见到双侧高幅同步化放电。癫痫可以发生在日间清醒活动状态下或者夜间睡眠期间，睡眠中的癫痫发作罕见发生于 REM 睡眠期，而 SRRMD 只在就寝期间发生，有时可以发生于 REM 睡眠期（图 14-2-2 病例）；癫痫患者发作终止后有一段的意识模糊期，而 SRRMD 患者一旦醒来马上恢复意识和定向能力。

（五）治疗

轻症 SRRMD 通常不需要特别治疗，尤其是儿童患者，随着年龄增长，症状可自行减轻、消失。对于症状严重，影响睡眠质量并对自身及床伴造成伤害风险的患者需要积极干预。

非药物干预措施：①各种安全护具，保护患者头面部、眼睛、皮肤等免受伤害；②避免过强的精神、情绪压力；③睡眠限制，有学者在小样本研究中通过轻度限制睡眠时长改善了症状；④治疗合并睡眠障碍，OSA 患者通过气道正压通气（CPAP）减轻了运动症状。

药物治疗方面缺乏对照试验，文献报道的经验性用药有：①苯二氮䓬类药物。奥沙西泮 10～20mg 睡前服用对儿童 SRRMD 有效；氯硝西泮 0.5～2mg 睡前服用，对部分患者有效。②抗多巴胺能的精神病用药。个案报道可改善夜间症状，而多巴胺能药物可加重病情。③褪黑素。在一例

SRRMD 合并 ADHD 患者中使夜间运动事件发生减少。

四、婴儿良性睡眠肌阵挛

婴儿良性睡眠肌阵挛（benign sleep myoclonus of infancy，BSMI）是指发生于新生儿期和小于 6 月龄婴儿期的肌阵挛抽搐，症状主要累及肢体、躯干，极少累及面部，抽搐出现于睡眠期和睡眠-觉醒转换期，唤醒即刻终止发作。因临床上容易和癫痫发作混淆而受到重视。

（一）流行病学

BSMI 的患病率没有相关数据资料可循，估计发病率为每万例存活新生儿中有 0.8～3.7 例。男婴的发病率是女婴的 2 倍。

（二）病理生理

BSMI 的病理生理机制仍然未知，有假说认为与下行脊髓运动抑制系统的发育不成熟有关，婴儿早期中枢神经系统髓鞘发育尚未完全参与发病。

（三）临床及 PSG 表现

1. BSMI 的主要特征　于新生儿和婴儿睡眠期间反复发作的肌阵挛性抽搐，通常双侧对称，涉及大肌群，出现累及四肢或躯干的动作。除个别病例报道提到累及眼周肌群外，罕见累及面部其他肌肉。婴儿受到摇晃刺激或者反复声音刺激可以诱导发作，发作中受到温柔束缚会加重发作，而一旦唤醒患儿，发作马上停止。患儿清醒期间完全无发作。

2. 病程演变　多数患儿症状出现于出生后的第 2～28 天，且主要发生于出生后的最初 2 周内。症状最明显的时间段为出生后第 15～35 天。病程呈自限性，64% 的患儿到出生后 3 月龄时症状缓解，6 月龄时 BSMI 症状自发缓解率达到 95%，12 月龄时达到 97%。一项纵向随访研究提示，病程持续时间中位数为 2 个月，随着患儿发育成熟而逐渐消失。在患儿 5 岁和 10 岁时进行精神运动功能、认知和发育状况评估，各项指标均在正常范围内。没有证据表明 BSMI 患者罹患癫痫的风险高于常人。

3. 体检和实验室检查　多数患儿神经系统检查、影像学检查和生化指标检查正常。但在一组新生儿的病例中，作者报道 13% 的 BSMI 患儿存在躯干轴性肌张力轻微异常，29% 的患儿出现过度兴奋表现。

4. 多导睡眠监测（PSG）表现　如果对 BSMI 的患儿进行 vPSG，在肌阵挛时可见成簇发生的肌电伪迹，每簇由 4～5 个肌电活动组成，肌阵挛幅度较大时可在脑电和眼电导联上形成运动伪迹，单次肌电活动持续 40～300ms。阵发性抽搐可以重复发作，持续数秒至 20min 不等，很少持续超过 1h。临床上长持续时间的反复肌阵挛抽搐容易被误认为癫痫持续状态，此时 PSG 监测无脑电图癫痫波发放以资区别。BSMI 的肌阵挛既可以发生在安静睡眠期（相当于成人 NREM 睡眠期），也可以发生在活跃睡眠期（相当于 REM 睡眠期），有时同一个体可见多个睡眠期出现发作。在视频监测中可以观察到与肌电变化同步的双侧肢体或者躯干抽动。BSMI 发作前、后无脑电觉醒反应，也很少因发作出现睡眠分期的变化。发作期和发作间歇期，脑电图均无癫痫样活动。

（四）诊断和鉴别诊断

根据典型的起病年龄、发作严格局限于睡眠期、病程自限及神经系统体检和电生理、影像学检查无异常等特点，诊断 BSMI 并无太大困难，婴儿良性睡眠肌阵挛（ICD-11 编码：7A85）的详细诊断标准见表 14-4-4。

表 14-4-4　ICSD-3-TR 婴儿良性睡眠肌阵挛（BSMI）的诊断标准

必须同时满足 A～E 标准：

　　A. 婴儿被观察到累及四肢、躯干和全身的重复性肌阵挛样抽搐

　　B. 此种运动症状发生在婴儿早期，通常从出生到 6 月龄

　　C. 抽搐只发生在睡眠期间

　　D. 当婴儿被唤醒时，抽搐立刻停止且在清醒期间不发生

　　E. 这种运动事件不能用另一种睡眠障碍、躯体或者精神疾病，以及使用药物来更好地解释

BSMI 需要与发生于婴儿期的肌阵挛癫痫鉴别，错误诊断往往导致错误用药。详细鉴别要点见表 14-4-5。其他需要鉴别的疾病或状态还包括同样发生于婴儿早期阶段的婴儿痉挛症（即 West 综合征），后者发作中有特征性脑电图变化，并且表现为突然头部屈曲、手臂伸展和下肢弯曲的姿势；吡多醇依赖性癫痫发作；各种原因导致的新生儿脑病伴肌阵挛发作；遗传性惊跳症；因与母体分离所致的阿片类药物戒断引发的新生儿肌阵挛发作等。

表 14-4-5　婴儿良性睡眠肌阵挛（BSMI）的鉴别诊断

疾病	鉴别要点
肌阵挛癫痫发作	①BSMI 只在睡眠中发生，并且当婴儿醒来后可以立刻终止发作，而肌阵挛性癫痫发作在清醒期和睡眠期都有发生；②BSMI 肌阵挛为双侧对称性，肌阵挛癫痫可以仅累及单侧肢体；③BSMI 发作时脑电图上无痫样放电，而肌阵挛癫痫发作时，脑电图上可捕捉到癫痫波；④BSMI 见于发育正常的婴儿，而肌阵挛癫痫患儿常伴随各种新生儿期疾病发生，如缺血缺氧性脑病、感染、代谢障碍等
婴儿痉挛症	①见于出生 1 个月以后的婴儿，发作中患儿头部和下肢屈曲，上肢伸直；②脑电图上可见棘慢波发放的特征性改变
吡多醇依赖性癫痫发作	①此病的痉挛样抽搐可发生于清醒期和睡眠期；②脑电图呈现脑病样改变；③对维生素 B_6 治疗反应好
遗传性惊跳症	①核心症状是由意外感觉刺激引起的夸张受惊反应，躯干屈肌痉挛、颈部伸展和肢体僵硬，发作严重者可以影响呼吸而出现发绀；②主要在清醒期发作，睡眠中缓解；③每次发作持续时间较 BSMI 的肌阵挛时间长
周期性肢体运动障碍（PLMD）	①很少见于新生儿及低龄婴儿；②运动事件仅见于下肢，单侧或双侧，表面肌电活动持续 $0.5\sim10s$，间隔以规则的间歇期（通常为 $20\sim40s$）；③PLMD 的肌电运动事件可伴有脑电觉醒反应
神经紧张状态	只在清醒状态下由听觉性或者触觉性刺激所诱发，出现惊跳样反应

（五）治疗及预后

　　BSMI 是一种自限性疾病，随着婴儿神经系统的成熟而自行缓解。明确诊断后无须特殊治疗，对患儿父母行疾病宣教，给予一定安抚是该病管理的核心内容。

五、入睡期脊髓固有束肌阵挛

　　脊髓固有束肌阵挛（propriospinal myoclonus，PSM）是一种以过度运动为特点的罕见运动障碍性疾病。患者出现以躯干肌群为主的肌阵挛样抽搐，且所累及肌群按照脊髓对应的节段呈逐步募集的表现，造成胸、腹，或颈部骤然、短促、大幅度的屈曲。症状可以出现于日间安静清醒状态下或者夜间入睡时。本章主要讨论出现于入睡期的脊髓固有束肌阵挛。根据第 ICSD-3-TR 和《睡眠医学名词（2022）》，命名为入睡期脊髓固有束肌阵挛。

（一）流行病学

　　PSM 是一种罕见疾病，流行病学资料缺乏。从病例报告的回顾分析看，男性病例占比略高于

女性（男性占总病例的 55%），患者平均起病年龄为 43 岁（范围为 6~88 岁），绝大多数为成年发病，儿童期发病的案例非常少见。

（二）病理生理

PSM 的病理生理机制未明，存在以下几种假说。

1. 脊髓脱抑制假说　因 PSM 主要发生于入睡期，而此状态下皮质对脊髓的抑制作用减弱。在这种状态下，起源于脊髓的局灶性运动生发器脱离抑制，活动增强，冲动沿脊髓固有束向上、下传导的过程中，募集了邻近节段的肌群，形成大幅度的抽搐动作。

2. 脊髓损伤假说　该假说认为，PSM 的发生与脊髓显性或隐性的损伤有关，脊髓因结构或者功能的异常，产生异常冲动。支持这一观点的证据是有些 PSM 患者存在椎间盘突出、脊髓肿瘤、感染等病史，或有视神经脊髓炎所致的脊髓病灶。但近年病例荟萃分析显示，多数患者无明显脊髓损伤，发现脊髓病灶的病例又很难在病损和症状之间建立联系。因此有学者认为，PSM 更可能是一种心因性/功能性疾病。

3. 功能性运动障碍假说　提示 PSM 为功能性运动障碍（functional movement disorders，FMD）的证据包括：PSM 通常起病急骤，症状快速进展达峰，异常运动的模式与器质性运动障碍不吻合，且抽搐症状表现多变，分散注意力可减轻发作，有些 PSM 患者伴有其他情绪和精神障碍，或同时有其他躯体化症状的出现。此外通过准备电位的检测，研究者发现部分 PSM 患者在抽搐（肌电变化）前出现准备电位，进一步支持 PSM 有功能性及心因性机制参与的假说。

（三）临床及 PSG 表现

1. PSM 的临床表现　PSM 于成年期急性起病，主要表现为入睡期、睡眠中醒来时发生躯干纵轴肌群为主的短促、非周期性的、简单抽搐动作。声音等感觉刺激可以诱导发作，抽搐在仰卧位时尤其严重。患者因抽搐影响入睡，严重者产生焦虑、抑郁情绪，对睡眠形成恐惧心理。强烈的肌阵挛抽搐甚至可能对患者本身及床伴造成损伤。

2. 多导睡眠监测（PSG）表现　因为 PSM 主要累及躯干肌群，常规整夜 PSG 监测的导联组合方式很难捕捉到 PSM 肌阵挛样抽搐的肌电图表现，而只能记录到因大体活动而出现的运动伪迹。如果要捕捉到清晰的表面肌电图变化，并通过肌电活动出现的先后顺序观察运动冲动沿脊髓固有束向头/尾两端的传导，则需要根据患者个体症状的表现，预先确定核心受累脊髓节段及上、下节段对应的肌群，通过增加肌电图采集通道来判断传导并计算其速度。

所记录到的表面肌电图变化为：短促的肌电发放，通常持续 100~300ms，罕见超过 1000ms 者。连续发生的肌电活动无周期性，同时累及主动肌和拮抗肌。运动冲动在脊髓固有束中的传导速度在 5~15m/s 范围内。肌电发放前的脑电为 α 波，且可以观察到 α 波由枕区向前部脑区扩展。当脑电出现去同步化改变时（如出现 β 波），或者脑电出现典型的 K 复合波或睡眠梭形波（即进入 N2 期睡眠时），肌阵挛性肌电发放消失。

PSG 监测可观察肌电发放时是否存在脑电痫样放电，PSM 的肌电活动前、活动期间和肌电发放间歇期均无痫样放电，以资和肌阵挛癫痫相鉴别。

3. 影像学检查　多数 PSM 患者脊髓 MRI 平扫结果呈阴性。20% 的个体发现脊髓局灶性损伤，但在这些存在脊髓病损的患者中，很难在损伤节段和肌阵挛抽搐间建立因果联系。

（四）诊断和鉴别诊断

入睡期脊髓固有束肌阵挛（ICD-11 编码：7A86）的诊断主要依据患者及家人提供的发作史和症状描述，结合 PSG 捕捉到安静清醒状态下发作，无癫痫波出现，可以作出诊断（表 14-4-6）。ICSD-3-TR 的诊断标准中未将 PSG 检查列入诊断标准，但临床上常通过 PSG 监测排除其他疾病。

表 14-4-6　ICSD-3-TR 入睡期脊髓固有束肌阵挛（PSM）的诊断标准

必须同时满足 A~E 标准：

 A. 患者主诉出现骤然抽搐，主要累及腹部、躯干和颈部

 B. 此种抽搐出现于患者尝试入睡的安静清醒状态下或困倦状态下

 C. 当患者处于精神激活状态下，或者进入稳定的睡眠期后抽搐消失

 D. 抽搐导致患者入睡困难

 E. 这种疾病不能用另一种睡眠障碍、躯体或者精神疾病，以及药物或者物质的使用来更好地解释

在鉴别诊断方面，需要考虑各种发生于入睡前、睡眠期间的，可造成刻板运动和肌电异常的疾病，详见表 14-4-7。

表 14-4-7　入睡期脊髓固有束肌阵挛（PSM）的鉴别诊断

疾病/症状	鉴别要点
入睡期惊跳（sleep starts, SS）	过度强化的 SS 可在睡前反复发生而与 PSM 混淆，鉴别点包括：①SS 可出现于入睡前安静清醒状态，以及浅睡眠期（包括 N1 期和 N2 期）；②PSG 监测显示 SS 累及特定身体部位（如足部），范围较 PSM 小，且无沿脊髓节段向头/尾端发展的特点
肌阵挛癫痫	①可出现在清醒期或者睡眠期；②抽搐时脑电图上可捕捉到癫痫波发放
REM 的颤搐	是一种仅发生于快速眼动（REM）期的生理性现象，累及口角、鼻翼、指/趾末端，很少出现明显的髋关节动作，不会被感知，不影响睡眠连续性
周期性肢体运动（PLM）	①伴随于不宁腿综合征和周期性肢体运动障碍而发生于睡眠中的周期性下肢阵挛样动作，合并上述疾病的病史有助于鉴别；②PSG 监测到肌电活动主要发生在腿部，节律性、周期性发生。主要出现于非快速眼动（NREM）睡眠期
节段性肌阵挛（fragmentary myoclonus）	是一种电生理学现象，可出现于各种睡眠期，持续时间短暂，通常不会引起明显的肌肉动作

（五）治疗及预后

与多数睡眠相关运动障碍相似，部分 PSM 患者对氯硝西泮有效，但疗效反应在个体间差异大。文献报道氯硝西泮对 PSM 治疗的有效率约为 52%。经验性用药还有抗抑郁药（如 SSRI 类药物）、丙戊酸钠、卡马西平、巴氯芬等，但疗效有限。

针对 PSM 具体病例，建议进行全面的神经系统体检和脊髓影像学检查，以排除严重疾病。对患者进行疾病教育（如避免情绪压力、采取侧卧体位等），在一定程度上可减轻症状。

第五节　展　　望

在 RLS 方面，目前缺少国内大规模的流行病学研究，对疾病的病理机制仍不清楚，尤其是缺少中枢铁缺乏的生物学标志物。尽管目前已经有部分研究证实原发性 RLS 为高外显率的常染色体显性遗传病，但是更复杂的基因多态性与环境相互作用模式仍不清楚。同时，在诊断上缺少其他临床生物学标志物和 PSG 的特异性诊断标志物，如目前多巴胺能治疗有效、阳性家族史及周期性腿动仍然为支持诊断，具体指数界值及其他 PSG 参数是否能作为客观临床标志物仍不得而知。目前儿童在诊断过程中仍然依靠病史，但与成人的区别在于儿童往往不能用准确的语言描述症状，故探索儿童 RLS 诊断的筛查工具尤为重要。RLS 治疗目前首选多巴胺受体激动药和 α2δ 钙通道配体，但是存在多巴胺用药继发的恶化风险，需要探索恶化后的有效治疗方案。此外，目前仍缺少 RLS 的新型治疗方法及长期疗效，如谷氨酸能药物（如吡仑帕奈）、腺苷能药物（如双嘧达莫）、电刺激、磁刺激及肉毒毒素在 RLS 长期治疗中的疗效。

在 PLMD 方面，目前对于 PLMS 的临床意义、健康结局影响仍不明确，如有研究证实 RLS 伴

发 PLMS 和 PLMD 可增加心、脑血管疾病的风险，但是既往多项研究中 PLMS 的 PSG 判读标准和 PLMD 诊断标准不一致，也缺乏对 PSG 前药物使用及其他共病（如帕金森病、OSA 等）的综合考虑，因此导致疾病相关的不良结局结论不一。新兴的 PSG 技术、已更新的 PSG 判读标准以及新算法（如机器学习）将有助于疾病诊断和治疗评估。

在其他睡眠相关运动障碍方面，针对 NMC，目前机制仍不清楚，危险因素众多，缺少关于疾病可量化评估的仪器/设备，有效的治疗方案尚不清楚，且目前仍是以物理治疗为一线推荐，同时伸展运动对于疾病预防效果仍不明确，需要更多循证医学的证据支持。针对 SRB，应侧重评估 SRB 与其伴发疾病的相关性，如合并打鼾、睡眠呼吸障碍、RBD 及睡眠相关癫痫等之间的关系，目前缺少关于候选基因的筛查研究，同时也应该注意老年患者的 SRB 多与其他的运动障碍病（如帕金森病）、RBD 和阿尔茨海默病有关。针对 SRRMD 在正常儿童与神经发育障碍（如孤独症）儿童之间的异同机制，对持续到成年期的 SRRMD 的病理生理机制仍不明确，目前缺少疾病相关的病理学报告。BSMI 的患病率和病理生理学机制仍需进一步探讨，但在少数患者中需要留意是否存在轻度语言发育迟滞或轻度躯干肌肉肌张力异常表现。PSM 的神经结构起源尚不明确，由于疾病罕见，其流行病学情况不详，客观检查上除 PSG 辅助确诊外，仍需要完善头颅及脊髓的影像学检查，有助于除外继发因素。

本章由刘春风教授（副主编）负责

编　委　于　欢　宿长军

编　者　张力三　赵显超

思 考 题

1. 对于治疗 RLS，神经电刺激和磁刺激是作用于大脑皮质还是脊髓疗效更佳？

2. RLS 与中枢性铁缺乏有关，帕金森病是脑内铁沉积，如何解释 RLS 与 PD 两者不同的铁相关机制？

3. 欧美等其他国家与亚洲人群的 RLS 症状主诉差异主要在何处？

4. RLS 与远期并发症，如高血压、心血管疾病和脑卒中的相关性，除了通过 PLMS 的作用，还有哪些潜在影响因素？

5. 体动记录仪对 RLS 的诊断价值如何？

6. 周期性肢体运动可以出现在哪些睡眠疾病中？与哪些药物影响相关？

7. 简述遗传基因在 RLS 和 PLMS 的作用。

8. 夜间肌肉痉挛发作期最有效的治疗方案是什么？

9. 睡眠相关节律性运动障碍发作的常见部位有哪些？腿部的摆动如何与周期性肢体运动鉴别？

10. 婴儿良性睡眠肌阵挛如何与发生于婴儿期的肌阵挛癫痫相鉴别？

参 考 文 献

中国医师协会神经内科医师分会睡眠学组，中华医学会神经病学分会睡眠障碍学组. 2021. 中国不宁腿综合征的诊断与治疗指南（2021 版）. 中华医学杂志，101(13): 908-925.

Allen RP, Picchietti DL, Garcia-Borreguero D, et al. 2014. Restless legs syndrome/Willis-Ekbom disease diagnostic criteria: updated international restless legs syndrome study group(IRLSSG)consensus criteria-history, rationale, description, and significance. Sleep Medicine, 15(8): 860-873.

American Academy of Sleep Medicine. 2023. The International Classification of Sleep Disorders: third edition, text revision(ICSD-3-TR). Darien Illinois: American Academy of Sleep Medicine.

Anguelova GV, Vlak MHM, Kurvers AGY, et al. 2018. Pharmacologic and nonpharmacologic treatment of restless legs syndrome. Sleep

Medicine Clinics, 13(2): 219-230.

Berry RB, Quan SF, Abreu AR, et al. 2020. The AASM Manual for the Scoring of Sleep and Associated Events: Rules, Terminology and Technical Specifications. Darien, Illinois: American Academy of Sleep Medicine.

Gogo E, van Sluijs RM, Cheung T, et al. 2019. Objectively confirmed prevalence of sleep-related rhythmic movement disorder in pre-school children. Sleep Med, 53: 16-21.

Katzberg HD, Khan AH, So YT. 2010. Assessment: symptomatic treatment for muscle cramps(an evidence-based review): report of the therapeutics and technology assessment subcommittee of the American academy of neurology. Neurology, 74(8):691-696.

Lobbezoo F, Ahlberg J, Glaros AG, et al. 2013. Bruxism defined and graded: an international consensus. J Oral Rehabil, 40(1):2-4.

Rabbiĵ L, Mulkerrin EC, O'Keeffe ST. 2016. A review of nocturnal leg cramps in older people. Age Ageing, 45:776-782.

Silber MH, Buchfuhrer MJ, Earley CJ, et al. 2021. The management of restless legs syndrome: an updated algorithm. Mayo Clin Proc, 96(7):1921-1937.

第十五章　神经系统疾病相关睡眠障碍

第一节　概　　述

　　神经系统疾病与睡眠障碍密切相关，除了研究较早的神经系统变性疾病，如帕金森病、痴呆等外，近年来卒中、自身免疫性脑炎相关睡眠障碍也受到了关注。睡眠障碍可能会出现在神经系统变性疾病的前驱期，即疾病诊断的主要症状出现之前的数年，也可能随着疾病的进展出现甚至发生变化。神经系统疾病合并睡眠障碍的类型多种多样，其中以失眠、EDS 以及昼夜节律紊乱多见，而睡眠相关运动障碍较少见。神经系统疾病对睡眠的影响主要取决于病理损害的部位，而睡眠障碍对神经系统疾病也会产生不良影响。神经科医师对睡眠障碍的认识非常重要，正确的评估、管理和治疗可改善患者的生活质量。本章节主要介绍几类研究较为深入的神经系统疾病相关睡眠障碍。

第二节　卒中相关睡眠障碍

一、概　　述

　　脑卒中是一组以突然起病、迅速出现局限性或弥散性脑功能缺损为共同临床特征的脑血管疾病，它包括缺血性脑卒中和出血性脑卒中。目前仍然是世界第二大死亡原因。卒中相关睡眠障碍（stroke-related sleep disorder，SSD）是指在卒中后首次出现或卒中前已有的睡眠障碍在卒中后持续存在或加重，并达到睡眠障碍诊断标准的一组临床综合征。卒中相关睡眠障碍可分为卒中后睡眠障碍、卒中伴随睡眠障碍（即既往睡眠障碍在卒中后持续存在或加重），主要包括失眠、EDS、昼夜节律紊乱、睡眠呼吸障碍（sleep disordered breathing，SDB）、睡眠运动障碍及异态睡眠。SSD 的发病率可达 50%～80%，睡眠障碍是脑卒中发生的独立危险因素，且可能影响卒中后康复及生活质量，增加卒中复发的风险，引起认知功能障碍、焦虑、抑郁等躯体及心理问题。

　　SSD 的发生可能与卒中病灶解剖部位相关，如丘脑卒中易出现嗜睡及昼夜节律紊乱，而脑干卒中容易出现快速眼动睡眠行为障碍（rapid eye movement sleep behavior disorder，RBD）。此外，脑卒中后可引起多种正常睡眠维持相关的神经递质及神经内分泌失衡导致的睡眠障碍，其中包括 5-羟色胺（5-hydroxytryptamine，5-HT）、褪黑素、乙酰胆碱（acetylcholine，ACh）、多巴胺等。

　　SSD 在临床中较为常见，但易被忽视，需要临床医师进行详细的病史询问、体格检查、睡眠问卷调查及多导睡眠监测（polysomnography，PSG）进行规范化评估及管理 SSD。

二、卒中与失眠

（一）流行病学

　　脑卒中患者的失眠患病率约为 57%，其中 38% 的患者在卒中前即有失眠症状。女性多于男性，独居和高龄者发生失眠的风险增加。脑卒中后失眠对患者预后会产生显著的不利影响，加重残疾程度，增加脑卒中后抑郁的发生。

（二）病因及发病机制

　　失眠可由共患病（如心力衰竭、肺部疾病）、SDB、药物、感染、环境因素（病房的噪声、光线）、应激、抑郁等因素造成，还与卒中病灶累及的部位有关，脑干背侧或被盖部、丘脑旁正中和外侧、皮质下等部位的损伤可引起卒中后失眠。

（三）临床表现及诊断标准

诊断需同时满足卒中和失眠的诊断标准。根据 ICSD-3-TR，失眠症状持续 3 个月内为短期失眠，超过 3 个月则为慢性失眠。

（四）辅助检查

1. 神经心理评估　睡眠相关量表和问卷，如匹兹堡睡眠质量指数（Pittsburgh sleep quality index，PSQI）、艾普沃斯嗜睡量表（Epworth sleepiness scale，ESS）、阿森斯失眠量表（Athens insomnia scale，AIS）以及自我报告的失眠症状问卷。抑郁与焦虑是最常见的失眠共病，可使用汉密尔顿抑郁量表（Hamilton depression scale，HAMD）及汉密尔顿焦虑量表（Hamilton anxiety scale，HAMA）评估。

2. PSG、体动记录仪（actigraphy）　可辅助诊断卒中后失眠。

（五）治疗

1. 非药物治疗　①睡眠卫生、健康教育及认知行为治疗（cognitive behavioral therapy，CBT）在卒中患者的失眠治疗中有积极作用；②针灸治疗可以改善卒中相关失眠；③经颅磁刺激治疗可在一定程度上改善卒中后睡眠障碍。

2. 药物治疗　①苯二氮䓬类药物：如阿普唑仑、艾司唑仑、地西泮等，可增加总睡眠时间，减少夜间觉醒次数，但要注意这类药物中枢抑制及肌松作用带来的副作用；②非苯二氮䓬类药物：如唑吡坦、右佐匹克隆及扎来普隆，其半衰期较短，可以改善失眠患者的睡眠质量；③褪黑素受体激动药：包括阿戈美拉汀、雷美替胺，可以稳定睡眠-觉醒节律，缩短睡眠潜伏期，目前缺乏相关研究，疗效尚不明确。

三、卒中与日间过度思睡

（一）流行病学

1/3 的卒中患者会出现 EDS。EDS 不仅是卒中的危险因素，也是卒中后主要的并发症，对患者的生活质量及功能康复造成不利影响，延长住院时间。

（二）发病机制

卒中相关 EDS 的发病机制目前尚不清楚，可能与卒中部位（丘脑、脑干、皮质下及多发梗死）相关，推测卒中直接或间接损伤睡眠-觉醒相关的神经结构、影响相关神经递质的生成及传递，进而引起睡眠-觉醒障碍。卒中后 SDB 的患病率高，夜间的间歇低氧血症和睡眠片段化导致 EDS。

（三）临床表现及诊断标准

诊断应该同时符合卒中及 EDS 的诊断标准。

（四）治疗

1. 非药物治疗　①积极睡眠卫生管理，包括良好的睡眠环境、规律的作息时间、日间适量的运动、睡前行为指导等；②高压氧治疗、康复训练。

2. 药物治疗　①使用多巴胺类药物及莫达非尼等中枢兴奋药可能获益；②积极治疗与 EDS 相关的其他睡眠障碍，如睡眠呼吸暂停，可能改善 EDS 的临床症状。

四、卒中与昼夜节律紊乱

（一）流行病学

流行病学研究表明，脑卒中的发生时间存在昼夜节律特征，晨间及上午时段发病率较高，夜间时段发病率较低。目前关于脑卒中与昼夜节律紊乱的研究较少,尽管卒中与昼夜节律紊乱的因果关系暂时无法得出,但有研究指出昼夜节律可显著增加脑卒中的发病率。轮班工人脑卒中的风险增加,女性风险大于男性。少部分研究指出脑卒中可能会引起昼夜节律紊乱。

(二)发病机制

具体机制目前仍不清楚。脑卒中的发生时间存在昼夜节律特征,可能与外源性及内源性因素有关。外源性因素包括体位立卧位变化、身体活动及睡眠-觉醒周期;内源性因素包括自主神经系统、肾素-血管紧张素-醛固酮系统及儿茶酚胺、血压及血小板黏附性的昼夜改变。卒中患者昼夜节律的评估也仍处于研究初期,仅少数病例对照研究表明缺血性脑卒中患者的褪黑素显著减少及时钟基因改变。

(三)临床表现及诊断标准

昼夜节律紊乱主要包括睡眠-觉醒时相延迟、睡眠-觉醒时相提前、无规律性昼夜节律相关睡眠-觉醒障碍、非 24 小时昼夜节律相关睡眠-觉醒障碍、倒班相关睡眠障碍、时差相关睡眠障碍及昼夜节律相关睡眠-觉醒障碍。可表现为入睡困难、睡眠维持困难、睡眠片段化、EDS、注意力不集中等症状。

诊断应该同时符合卒中及昼夜节律紊乱的诊断标准。

(四)辅助检查

清晨型-夜晚型量表、睡眠日记、PSG 及多次小睡睡眠潜伏时间试验(multiple sleep latency test,MSLT)、体动记录仪、内源性褪黑素监测可在一定程度上帮助诊断。

(五)治疗

1. 非药物治疗 ①积极睡眠卫生管理,包括良好的睡眠环境、规律的作息时间、日间适量的运动、睡前行为指导等;②光疗、康复训练。

2. 药物治疗 ①外源性褪黑素补充制剂及褪黑素受体激动药可能有助于改善卒中相关昼夜节律紊乱,尚缺乏足够证据支持;②苯二氮草类及非苯二氮草类助眠药物可在一定程度上改善早期昼夜节律紊乱,常与 CBT 联合治疗;③与轮班工作相关的昼夜节律紊乱可应用莫达非尼治疗。

五、卒中与睡眠呼吸障碍

(一)流行病学

一项研究卒中后 SDB 的荟萃分析显示,卒中后人群中有 72% 的患者存在 SDB,其中以中枢性睡眠呼吸暂停(central sleep apnea,CSA)为主的患者仅占 7%,而卒中后阻塞性睡眠呼吸暂停(obstructive sleep apnea,OSA)的患病率则高达 70%。

(二)发病机制

1. 卒中与 OSA 目前认为卒中后 OSA 的高患病率更多来自既往存在的 OSA,而卒中后新发 OSA 的所占比例较小。OSA 对卒中预后有不利影响,研究发现 OSA 可诱发卒中复发,增加死亡风险,延迟功能恢复,具体病理生理机制尚不明确。在卒中急性期,OSA 患者中有 65% 为体位性 OSA (仰卧位 AHI 为侧卧位 AHI 的 2 倍以上),在卒中恢复期该比例则降低至 33%。

2. 卒中与 CSA CSA 主要为卒中后新发,一项小样本研究对比缺血性脑卒中患者入院 48~72h 和 3 个月后 SDB 情况后发现中枢性呼吸事件显著减少,可能的病理生理机制涉及脑干或间脑的特殊部位损伤,累及通气控制中枢。

（三）临床表现及诊断

卒中患者中 OSA 的患病率很高，针对高危患者应进行常规 OSA 评估。便携式睡眠呼吸监测装置、问卷及 PSG 可作为常规筛查及评估手段。诊断需同时满足卒中和 OSA 的诊断标准。成人 OSA 诊断根据 ICSD-3-TR 诊断标准。

（四）治疗

卒中患者一旦确诊为 OSA，应早期、个体化积极治疗。

1. 卒中急性期

（1）对于体位性 OSA 或轻、中度 OSA，或不耐受持续气道正压通气（continuous positive airway pressure，CPAP）治疗的患者，进行睡眠体位指导。

（2）中、重度 OSA 患者体位指导无效时，CPAP 是一线治疗方法。

（3）经无创正压治疗不能纠正缺氧和频繁呼吸暂停、意识障碍进行性加重、呼吸道感染、窒息及中枢性肺通气不足者，可考虑有创辅助通气治疗。

（4）在卒中单元的组织建设中，建议增加睡眠呼吸监测评估及睡眠呼吸学科专家的参与。

（5）多学科综合处理，包括呼吸科、神经科、耳鼻喉科医师等联合共同管理。

2. 卒中恢复期

（1）生活方式指导：包括减重、戒烟、戒酒，以及慎服镇静催眠药物和肌肉松弛药物等。

（2）体位性 OSA 患者尽量保持侧卧位睡眠。

（3）经 PSG 证实 OSA 持续存在且 AHI≥15 次/小时的患者，需长期随访和治疗。

六、卒中与相关运动障碍及异态睡眠

（一）流行病学

卒中患者不宁腿综合征（restless leg syndrome，RLS）的患病率为 12.4%～15%，明显高于普通人群的 3%，尤其是脑桥、基底节区、半卵圆中心等部位的卒中。有 RLS 家族史的患者中 80%～90%伴发睡眠中周期性肢体运动（periodic limb movements of sleep，PLMS）。研究显示急性卒中患者 RBD 的患病率为 10.9%。部分研究发现 RLS/PLMS 及 RBD 可能与卒中风险增高有关。

（二）发病机制

交感神经过度活跃和多巴胺能神经递质缺乏可能是其潜在机制。有研究表明，RBD 相关的睡眠片段化及自主神经功能障碍可导致淀粉样血管病及动脉粥样硬化，可能导致出血性及缺血性脑卒中的发生。然而，卒中与 RLS/PLMS 及 RBD 的关系尚需要足够证据支持。

（三）临床表现及诊断

根据 ICSD-3-TR，RBD 诊断主要依靠来自 PSG 记录的 REM 睡眠阶段的重复行为或发声事件，或生动梦境是由 REM 睡眠阶段引起的，以及 PSG 伴有骨骼肌失弛缓现象，有明确的梦境演绎，有临床发作或 PSG 视频记录到明确发作，同时排除其他病因。

RLS 主要表现为一种想要活动腿的冲动，有时会伴有不舒服的感觉，主要发生在休息或不活动时，运动部分或完全缓解，主要发生在傍晚或夜间。诊断主要依靠临床表现并排除其他疾病，PSG 可有助于诊断。PLMS 诊断主要依靠美国睡眠医学会（American Academy of Sleep Medicine，AASM）评分手册定义的肢体运动频率成人＞15 次/小时（儿童＞5 次/小时），其必须伴有睡眠障碍或其他功能障碍才能确诊。

（四）治疗

针对 RLS/PLMS 及 RBD 进行规范化治疗能否降低卒中风险、改善卒中预后仍待进一步研究，目前主要为对症治疗。

1. 非药物治疗 保证安全的睡眠环境，脑卒中患者常伴随肢体活动障碍，应注意防止坠床等二次伤害；规律作息时间，睡前洗澡或进行简单的活动，避免剧烈活动，养成良好的睡眠卫生习惯；避免精神兴奋药物使用及咖啡因或酒精刺激，避免使用多巴胺受体拮抗药、抗抑郁药、抗组胺药及钙通道阻滞药等可能诱发 RBD 及 RLS 的药物。

2. 药物治疗

（1）卒中合并 RBD 的药物治疗：氯硝西泮是治疗 RBD 的有效药物，可显著减少 RBD 行为及外伤发生，慎用于神经退行性变性疾病及睡眠呼吸暂停患者，需注意大剂量可加重意识障碍的风险，如脑卒中合并意识障碍或呼吸抑制时应避免使用。

褪黑素治疗 RBD 的优势明显且不良反应较少。睡前服用 3~12mg 褪黑素对于控制 RBD 症状效果显著，不良反应少而轻。

多巴胺及多巴胺受体激动药对 RBD 疗效不肯定，左旋多巴、普拉克索及罗替高汀可能有助于改善 RBD 患者的睡眠质量，但仍需大规模研究。

（2）卒中合并 RLS 的药物治疗：根据患者的主要症状及严重程度采取个体化方案。首选非麦角类多巴胺受体激动药，如普拉克索和罗匹尼罗治疗。

第三节 帕金森病相关睡眠障碍

一、概　述

帕金森病（Parkinson disease，PD）是一种常见于中老年的神经退行性变性疾病，临床表现包括以运动迟缓、静止性震颤、肌强直和姿势平衡障碍为主要特征的运动症状及多项非运动症状（如睡眠-觉醒障碍、感觉障碍、自主神经功能障碍、焦虑、抑郁、认知功能障碍等）组成。目前多巴胺替代治疗的使用，绝大多数 PD 患者的运动症状得到显著改善，但多巴胺能药物对非运动症状疗效较差甚至会加重某些症状。睡眠-觉醒障碍作为 PD 的一类常见非运动症状，发生率为 47.66%~89.10%，并随病程逐年增加。PD 睡眠-觉醒障碍的表现多种多样，常见的有失眠、EDS、RBD、RLS、SDB、PLMS 等。上述症状可能在 PD 发病以前就已发生，且在整个疾病过程中持续存在。

不同类型的睡眠-觉醒障碍机制也不尽相同。总体来说，与 PD 相关的广泛神经病理改变有关，主要病变部位主要为负责睡眠-觉醒调控的脑干以及下丘脑。褪黑素分泌异常及昼夜节律系统紊乱可能在 PD 睡眠-觉醒障碍中起着关键作用，还包括 PD 中 α 突触核蛋白在各个脑区的沉积、代谢活性失调、神经炎症和氧化应激等。PD 疾病本身与睡眠障碍之间在病理生理上存在着相互促进的联系。α 突触核蛋白在不同脑区的沉积可能会导致 EDS、睡眠障碍的发生，而 RBD 也是公认的包括 PD 在内的 α 突触核蛋白病的重要前驱期表现之一，PD 合并 RBD 也可加速疾病的进展，两者可能在特定脑区的神经环路以及神经递质上存在着恶性循环。

PD 睡眠-觉醒障碍的诊断需要结合病史、临床表现以及辅助检查结果进行综合诊断。鼓励患者和看护者使用睡眠日记详细记录睡眠相关的信息，以利医师快速、准确地评估患者的睡眠状况。临床上，目前一些评定量表对睡眠障碍和睡眠质量的初步评估可能有帮助，可以根据患者的睡眠障碍特征适当选用一些量表。客观辅助检查方面，PSG 是目前客观评估睡眠状况的"金标准"，整夜录像 PSG 能够提供极其重要的信息。对存在睡眠障碍主诉的 PD 患者，PSG 的适应证要尽可能宽松。PSG 检查有困难时，体动记录仪可以作为替代手段评估患者的夜间总睡眠时间和睡眠模式。

PD 睡眠-觉醒障碍的治疗应遵循针对可能的病因入手，包括调整可能影响睡眠-觉醒的药物、干预运动及其他非运动症状、治疗其他睡眠共患疾病等。治疗前，应进行全面的临床、神经心理学、神经影像学和电生理学评估，需要仔细评估睡眠障碍的原因和亚型。重要的是，在制订治疗计划时，需要考虑多巴胺能和其他抗 PD 药物对睡眠的影响。例如，多巴胺能药物，尤其是多巴胺受体激动药，会导致主观嗜睡，许多多巴胺能药可以有效治疗 PD 患者的 RLS。治疗方式上应遵循从非药物手段开始，药物及非药物方法结合的综合治疗方式。由于 PD 患者的睡眠障碍具有个体差异，因此，治疗计划必须个性化，建议对患者进行长期随访，观察治疗效果。

二、帕金森病失眠

失眠是 PD 较常见的睡眠障碍类型之一，发生率为 30.0%～86.8%。失眠可以是一种原发性睡眠障碍，早于 PD 的运动症状出现。PD 患者中，除了患者失眠的主诉外，睡眠宏观和微观结构的完整性通常也存在着明显的破坏。失眠同样可能是由 PD 的运动及非运动症状或其他睡眠障碍（如 RLS 和 OSA）引起的。在询问病史时应注意这一点。

（一）病因

PD 失眠的病因是多方面的，主要包括心理社会因素、性格特征、疾病严重程度、合并其他症状（抑郁、焦虑、运动、精神症状、疼痛、肌张力障碍），以及内源性昼夜节律紊乱、抗 PD 药物的使用等。

（二）临床表现

主要表现为入睡困难、睡眠维持障碍、早醒、睡眠质量下降和总睡眠时间减少（通常<6.5h），同时伴有日间功能障碍。PD 患者失眠主要以睡眠维持困难为主。慢性睡眠维持困难可导致 PD 患者认知障碍，尤其是执行功能受损。

（三）诊断

需要结合病史、临床表现以及辅助检查结果进行综合诊断。首先，详尽的病史询问对判断 PD 失眠的原因十分重要，应了解失眠与 PD 发生的前后关系、病程、是否入睡困难、夜间觉醒次数、有无早醒、日间精神和体力状态、治疗效果、PD 的运动症状及其他非运动症状控制情况、各种药物使用情况等；其次，针对 PD 失眠患者的身体状况和精神状态的检查是必要的，包括常规体格检查、神经系统检查，尤其是 PD 运动症状和神经心理状态的检查。

目前，临床上一些评定量表对失眠严重程度和睡眠质量的评估有帮助，失眠患者可使用 PSQI、帕金森病睡眠量表（Parkinson disease sleep scale，PDSS），同时使用 ESS 评估日间过度思睡情况。应用睡眠日记提供睡眠与觉醒期运动模式的客观数据，可间接反映睡眠与觉醒状态。

PSG 是目前客观评估 PD 失眠患者睡眠状况必不可少的手段，一般表现为睡眠潜伏期≥3min、睡眠总时长<6.5h、整夜觉醒次数≥2 次、每次觉醒时间>5min，或总觉醒时间>30min 等。PSG 监测有困难时，体动记录仪、睡眠日记可以作为替代手段评估患者的夜间总睡眠时间和睡眠模式。

（四）治疗

1. 非药物治疗

（1）睡眠卫生教育：非药物手段被认为是治疗 PD 患者睡眠-觉醒障碍的一线治疗。其中，睡眠卫生教育是进行睡眠调节的第一步，并已经被证明可以提高 PD 患者的睡眠质量。PD 失眠患者的睡眠卫生包括以下内容：①避免白天打盹和增加日间活动；②睡前 4h 内避免摄入酒精、咖啡因和茶，避免在床上玩手机；③避免使用可能破坏睡眠结构的药物；④在睡眠期间创造温度、光线和噪声适宜的周围环境，避免睡眠中频繁的睡眠中断；⑤建立定期工作和休息时间。

（2）强光治疗（bright light therapy，BLT）：光照作为昼夜节律的有力调节手段之一，在增强休息-活动节律，从而促进健康人群睡眠方面发挥着重要作用。最新研究发现，BLT 可纠正昼夜节律紊乱，从而改善 PD 患者的失眠。BLT 可能是改善神经退行性变性疾病患者睡眠的一种可行的治疗方法。尽管大多数研究推荐 BLT 作为一种替代的非药物方法，且几乎没有严重副作用，但这一结论仍需要在更大人群中得到更多的证实。

（3）体育锻炼：在 PD 患者中，运动，尤其是中、高强度的体育锻炼可以改善主、客观睡眠质量。我国传统运动包括太极、八段锦和气功，是治疗 PD 睡眠障碍（如失眠）的一种有效方法。和 BLT 相同，建议对每一位患者制订个体化的治疗方案。

（4）重复经颅磁刺激（repetitive transcranial magnetic stimulation，rTMS）和经颅直流电刺激（transcranial direct current stimulation，tDCS）：作为两种无创脑刺激技术，能够改善健康老年人群的睡眠质量。在 PD 患者中，rTMS 治疗可以显著改善睡眠碎片化和睡眠效率、改善失眠、缩短夜间觉醒的平均持续时间；tDCS 能对睡眠质量产生有益影响。需要关注 rTMS 刺激的准确位置以及 rTMS 和 tDCS 治疗对睡眠障碍的长期影响，同时确定最佳刺激参数。

2. 药物治疗 由于 PD 失眠与 PD 本身运动症状加重或夜间剂末现象有关，所以应首先调整多巴胺能治疗药物，同时，由于 PD 失眠常伴随抑郁、焦虑症状，这也能诱发和加重失眠，因此，如果夜间运动症状改善后，但失眠症状并未见好转，且存在抑郁或焦虑情绪，可以考虑使用具有改善睡眠作用的抗抑郁、抗焦虑药物，以期改善 PD 抑郁、焦虑共病的失眠。

在治疗原发性失眠的药物方面，目前仅有右佐匹克隆、褪黑素、阿戈美拉汀、多塞平在 PD 患者中进行了相关小样本临床研究。传统的苯二氮䓬类（艾司唑仑、三唑仑）和新一代的非苯二氮䓬类药物（如扎来普隆、右佐匹克隆），以及镇静类抗精神病药（如喹硫平）和镇静类抗抑郁药（如多塞平、米氮平、曲唑酮），已广泛用于治疗健康成人的失眠。但是必须指出的是，镇静催眠类药物的副作用包括记忆力恶化和 EDS 或睡眠相关呼吸障碍恶化，在老年人中尤为明显。因此使用这类药物之前，临床医师应充分评估风险与收益情况。

褪黑素具有调节昼夜节律和促进睡眠的作用，对 PD 患者合并失眠有积极作用。然而，不同个体的褪黑素昼夜节律分泌曲线可能不同，所以还会受其他因素，如食物、体育锻炼和光线的影响。

褪黑素受体激动药，如雷美替胺和阿戈美拉汀，已被证明对老年人原发性失眠有用。与褪黑素相比，褪黑素受体激动药具有更好的生物利用度和更长的持续时间，可能是治疗 PD 合并睡眠-觉醒障碍的一类新药。

三、帕金森病日间过度思睡

（一）病因

PD 的 EDS 相关因素包括患者的一般情况、PD 严重程度、其他共病睡眠障碍和使用多巴胺能药物等。多巴胺能药物与 EDS 和睡眠发作有关，其中多巴胺受体激动药普拉克索较为常见。针对失眠的苯二氮䓬类药物使用可能会导致 EDS 的发生。

（二）临床表现与诊断

EDS 会导致睡眠或困倦发作，严重时会导致突然的睡眠发作，在驾驶汽车或操作机器时显著增加风险。

诊断主要依据病史，应详细询问患者及家属睡眠相关情况，包括日间过度思睡的具体情况及夜间睡眠情况、用药史、合并症以及其他可能的影响因素。临床上可以选择相关量表进行评估，合并 EDS 患者可使用 EES、斯坦福嗜睡量表（Stanford sleepiness scale，SSS）、PSQI 和 PDSS。客观辅助检查方面，RLS、OSA 和 RBD 等共病睡眠障碍可能影响 EDS，因此应使用 PSG 进行检查。对有 EDS 的患者，MSLT 有助于与发作性睡病的鉴别。

（三）治疗

EDS 的管理需要针对可能的病因进行干预，包括减少或停止多巴胺受体激动药、苯二氮䓬类及其他具有镇静催眠药物，以及治疗 OSA、RLS 或 RBD 等其他睡眠共患病，均可以改善 EDS。

1. 非药物治疗　可用包括睡眠卫生教育在内的 CBT 以改善失眠继发的 EDS，BLS、rTMS 等均已经在临床研究中展现出了良好的治疗效果。

2. 药物治疗　除调整可能影响 EDS 的药物外，一些新型的治疗药物，如莫达非尼、哌甲酯、腺苷 A_2 受体拮抗药（如咖啡因、伊曲茶碱）、羟丁酸钠均有报道显示可改善 PD 患者的 EDS，但需要大样本随机双盲对照试验验证。

四、帕金森病昼夜节律紊乱

（一）病因

昼夜节律紊乱与 PD 之间存在着相互影响、相互调控的复杂关系。在接受稳定多巴胺能药物治疗的 PD 患者中，可能会出现运动和非运动症状的昼夜波动。随着疾病的发展，部分患者还可能经历症状的季节性波动。由于正常生物节律主要受下丘脑视交叉上核（suprachiasmatic nucleus，SCN）调控，所以 PD 相关神经退行性病理改变，如 PD 患者环境光暴露减少、视网膜多巴胺能细胞变性可能减少了明-暗周期排列所需的 SCN 信号传递，导致昼夜节律紊乱的发生。在细胞水平上，正常生物节律受时钟基因控制，PD 患者存在时钟基因异常表达，导致的神经元氧化应激损伤、小胶质细胞炎症反应、α 突触核蛋白异常聚集等都可能进一步造成或加重 PD 生物节律紊乱。不仅如此，昼夜节律紊乱作为加重 PD 疾病的潜在因素，也可能作为一种病因影响 PD 的发生、发展。

（二）临床表现与诊断

PD 患者节律异常可以表现在运动症状的波动、睡眠-觉醒障碍及抑郁、焦虑等情绪障碍，以及心血管系统功能、胃肠功能、泌尿系统功能、排汗功能等自主神经系统功能障碍，还有视觉异常、体温昼夜节律改变的非运动症状的波动。

在运动症状方面，PD 患者在清晨运动症状较轻，而在午后或傍晚加重；非运动症状方面，有研究观察到每天的上午、午后和傍晚 PD 患者易出现焦虑、疲劳、便秘、多汗、流涎、尿急和头晕发生，其他如自主神经、感觉功能、情绪和认知也存在节律改变；同时，PD 存在激素释放周期和时钟基因的节律紊乱，褪黑素释放减少，血清皮质醇分泌水平却持续较高。

PD 患者昼夜节律紊乱主要通过详细的病史询问、全身体格检查，以及进行必要的运动及非运动症状量表评估综合诊断。辅助检查方面，PSG、体动记录仪以及针对某些非运动症状的客观检查可能有所帮助。

（三）治疗

如前所述，昼夜节律异常参与了 PD 的发病机制，并可能是 PD 非运动症状的共同潜在因素。因此，基于调控昼夜节律的治疗，如适当的睡眠卫生习惯、外源性补充光照、体育锻炼和补充褪黑素，可以有效地巩固睡眠-觉醒周期，也对 PD 运动及非运动症状控制有所帮助。光照作为调控昼夜节律的主要因素，在 PD 患者中，BLS 可以改善日间过度思睡、睡眠碎片化、睡眠质量以及情绪，进而对 PD 的运动症状有积极治疗效果。

五、帕金森病睡眠呼吸障碍

（一）病因

PD 合并 OSA 的发生率为 20%～60%。高龄、男性、失眠、睡眠中断、多巴胺受体激动药的应用也是 OSA 的危险因素。PD 和 RBD 患者的 OSA 发病率也可能较低，这可能是 REM 睡眠期间肌张力增强的保护作用。PD 中 OSA 的发病机制目前尚未明确，可能与疾病本身的退行性改变累及脑干、导致呼吸中枢的功能损害有关。与普通人群的 OSA 不同，体重指数升高与 PD 患者 OSA 的严重程度无关，说明 PD 运动症状累及上呼吸道肌肉结构导致睡眠期上气道阻塞及通气量异常，可能是 PD 患者 OSA 的一个独特机制。

（二）临床表现与诊断

OSA 患者的主要症状为打鼾，并伴有呼吸暂停，鼾声不规律，可时高时低，有时可完全中断，严重者可憋醒，醒后出现心悸、气短等。在仔细询问睡眠史时，患者主诉常有睡眠障碍，如频繁夜间觉醒、睡眠片段化、窒息感、夜间排尿次数增多等，但多数患者没有入睡困难。多数患者伴有注意力不集中、记忆力减退、易怒、烦躁、性格改变、性功能减退等。PD 患者的 OSA 与日间过度思睡、认知功能障碍，甚至运动症状密切相关，可对 PD 患者长期预后产生不利影响。

PD 合并 OSA 同样需要结合病史（重点询问夜间睡眠呼吸暂停情况、晨间嗜睡）、体格检查（身高及体重、颈围、血压、心率及详细的上呼吸道检查）以及客观辅助检查进行诊断。PSG 仍然是诊断 PD 患者睡眠呼吸暂停的"金标准"。

（三）治疗

PD 合并 OSA 的治疗目的主要是增加咽部气道的张力、扩大气道容积、建立旁道通气、消除呼吸暂停和低通气，以改善缺氧和二氧化碳潴留，改善临床症状，提高生活质量。以非药物治疗为主，包括改变生活习惯、减肥、控制体重与饮食、适当锻炼、停止或减少饮酒与吸烟、慎用镇静药物以及其他会导致或加重 OSA 的药物、侧卧、抬高床头及避免日间过度劳累。CPAP 是治疗 PD 合并 OSA 最有效的方法，有利于改善 OSA 相关的 EDS。其他治疗方法还包括手术治疗，如腭垂腭咽成形术等。药物治疗方案较少，包括调整抗 PD 药物等。

六、帕金森病与异态睡眠

（一）病因

目前非快速眼动（non-rapid eye movement，NREM）睡眠障碍的发病机制仍有待进一步研究，RBD 可能与调节 REM 睡眠的脑干相应部位损害有关。蓝斑下核-蓝斑核复合体可能是 RBD 发病的关键脑区。遗传因素在部分睡眠-觉醒障碍中也起到了一定的致病作用，RBD 与 α 突触核蛋白的异常聚集、PD 相关基因（GBA、LRRK2、SNCA）多态性有关。

（二）临床表现

PD 异态睡眠种类繁多，目前主要的睡眠障碍是 RBD，22.2%～60.0%的 PD 患者合并 RBD，且相较于不合并 RBD 的 PD 患者，合并 RBD 的 PD 患者运动症状、疾病严重程度，以及各类非运动症状更为严重。PD 相关 NREM 睡眠障碍，如觉醒混淆、梦游、夜惊和睡眠相关饮食障碍在 PD 患者中也并非少见。

（三）诊断

对于 PD 异态睡眠的诊断，仔细询问患者及家属是至关重要的，通常患者的伴侣能够更加可靠地描述症状，包括夜间动作、发作时间、频率等，但对于睡眠障碍类型的确定，通常需要用到筛查量表及 PSG。筛查量表主要包括快速眼动睡眠行为障碍筛查量表（REM sleep behavior disorder screening questionnaire，RBDSQ）、快速眼动睡眠行为障碍量表-香港版（REM sleep behavior disorder questionnaire-Hong Kong，RBDQ-HK）和 PDSS 量表等。PSG 通过结合肌电图、脑电图、心电图、脉氧仪、眼动记录仪等可完整描述患者睡眠时间、睡眠效率以及各个阶段的运动及呼吸，能较好地评估患者的睡眠结构。

（四）治疗

临床上，早期发现异态睡眠有助于更好地制订疾病管理策略。目前，药物治疗以及非药物治疗均被证实对 PD 异态睡眠有效。非药物治疗主要为营造安全睡眠环境，可在床边安装护栏或者将床垫移至地板从而降低高度。此外，睡眠教育，即让患者了解导致睡眠恶化的生活、行为因素以及规律作息锻炼也有助于患者睡眠健康。对于一些可能导致或加重 RBD 的药物，如选择性 5-羟色胺再摄取抑制药、选择性 5-羟色胺去甲肾上腺素再摄取抑制剂、三环类抗抑郁药等可减量、停用或替换。

药物治疗对于异态睡眠严重患者也是必要的，氯硝西泮是 RBD 患者的首选用药，可给予小剂量睡前服用，但需要注意有增加跌倒的风险，其他治疗药物还包括褪黑素及褪黑素受体激动药、胆碱酯酶抑制药、多巴胺受体激动药、帕罗西汀、镇静催眠药等。夜惊可能与左旋多巴的使用关联，睡眠相关饮食障碍可能与一些精神药物，如奥氮平、利培酮等相关，因此，管理 PD 患者异态睡眠通常需要在调整 PD 药物剂量和使用辅助治疗之间进行权衡。

七、其他睡眠障碍

其他睡眠障碍中常见的还包括 RLS，为一种神经系统感觉运动障碍性疾病。PD 患者 RLS 的发病率为正常人群的 2～3 倍，尤其在已接受治疗的 PD 患者中其患病率较初诊未治者更高。RLS 在 PD 患者中的患病率随着 PD 病程和 PD 药物治疗时间的延长而增加。虽然 RLS 在 PD 中的发病率很高，但常常被忽视。我国 PD 患者的 RLS 患病率约为 33%，但由于多巴胺能药物对 PD 和 RLS 具有相同的治疗效果，可能部分掩盖 RLS 症状，因此实际患病率可能远高于预期。

（一）病因

目前发病机制尚不十分清楚，可能与中枢神经系统多巴胺能功能障碍、中枢铁缺乏、脊髓上位神经元抑制功能障碍、中枢阿片系统功能障碍、下肢局部血液循环障碍相关。糖尿病、贫血、精神紧张等也可导致不宁腿综合征的发生。

（二）临床表现

RLS 的主要表现通常被描述为在休息或不活动状态下无法控制地想要移动双腿的冲动，通常伴有不愉快的感觉，如蚁爬感、烧灼感，尤以小腿显著，通常对称出现，通过移动下肢可以部分或完全缓解不适。目前研究还发现与没有 RLS 的患者相比，患有 RLS 的 PD 患者焦虑、抑郁和疼痛的严重程度明显更高，这与严重残疾相关。

（三）诊断

根据 ICSD-3-TR 诊断标准诊断 RLS（详见第十四章）。

（四）治疗

对于 RLS 的治疗，临床上主要包括非药物治疗及药物治疗。症状轻者可通过腿部按摩、热水浴等缓解腿部不适感。药物治疗前需首先明确是否存在铁缺乏，应测定血清铁蛋白，必要时给予铁剂观察治疗效果。对于出现 RLS 的 PD 患者，药物首选非麦角类多巴胺受体激动药，如普拉克索、罗匹尼罗等，但需警惕撤药综合征、幻觉等不良反应。左旋多巴可用于暂时缓解 RLS 症状。α2δ 钙通道配体，如加巴喷丁-恩那卡比、加巴喷丁和普瑞巴林可改善 PD 合并 RLS 症状，但目前在 PD 患者中直接证据欠缺。以上药物都需要大样本随机双盲对照试验进一步验证。

八、帕金森叠加综合征相关睡眠障碍

帕金森叠加综合征主要包括多系统萎缩（multiple system atrophy，MSA）、路易体痴呆（dementia with Lewy body, DLB)、进行性核上性麻痹（progressive supranuclear palsy, PSP）、皮质基底节变性（corticobasal degeneration, CBD），均有不同程度的睡眠障碍，可严重影响患者的生活质量。下文将分别阐述每种疾病相关睡眠障碍的特征。

（一）MSA 相关睡眠障碍

MSA 是一组成年起病、散发的神经退行性变性疾病，其常见的睡眠障碍包括 RBD、SDB、睡眠减少及片段化、EDS。

1. RBD 在一组 172 例 RBD 患者的尸检结果中发现，几乎所有 RBD 患者共存神经退行性变性疾病，19 例确诊为 MSA。MSA-C 型与 MSA-P 型患者的睡眠效率、周期性腿动指数相似。

2. SDB OSA 是由于 MSA 患者上呼吸道（喉部）狭窄或阻塞，出现打鼾、夜间喘鸣等症状。喘鸣的发病率随着 MSA 病程进展而增加，但伴发喘鸣的患者并不少见。伴发喘鸣的患者吞咽困难、声音嘶哑，中位生存期较短。喘鸣症状的发生可能预示着 MSA 患者 SDB 的快速进展，且 OSA 可能转化为 CSA。MSA 患者夜间猝死不仅是呼吸中枢受损，还可能是痰栓或声带水肿引起阻塞所致。MSA 喉喘鸣的致病机制仍不清楚。机械辅助呼吸（气道正压通气）能有效控制喉痉挛及 OSA。

3. EDS MSA 患者 EDS 的患病率为 28%，与疾病的严重程度相关。多重回归分析显示，SDB 及睡眠效率可预测 EDS 的发生。夜间睡眠障碍是 EDS 的原因之一。

4. 其他睡眠障碍相关问题 临床上部分 MSA 患者出现难以入睡及睡眠维持困难，考虑可能原因为帕金森综合征及排尿功能障碍导致的夜间多次睡眠-觉醒。

（二）DLB 相关睡眠障碍

DLB 是第二位最常见的由神经系统变性所致的痴呆类型。睡眠障碍是 DLB 的常见症状，患病率为 44%～55%，RBD 是主要核心症状之一。

1. RBD 是转化为神经退行性变性疾病的临床前标志物，尤其是 PD、DLB。伴发 RBD 的患者往往有更严重的帕金森症状、自主神经功能障碍、认知功能障碍。RBD 的梦境演绎行为是 α 突触核蛋白病的第一个征象，70%～90%的患者在 15 年内进展为神经退行性变性疾病。RBD 及认知功能障碍可能先于帕金森综合征和视幻觉 1～6 年出现。

2. EDS 常发生在 DLB 病程的早期，DLB 的平均入睡潜伏期与波动性认知障碍、夜间睡眠效率、视幻觉、帕金森综合征及 RBD 均无明显关系，说明 EDS 是 DLB 的特殊症状，与睡眠障碍及其他核心症状无关。DLB 较阿尔茨海默病（Alzheimer disease, AD）患者的 EDS 患病率及程度更重。DLB 患者主观睡眠质量差、EDS 与抑郁症明显相关。在 DLB 早期阶段，胆碱能神经元耗竭已经很严重，EDS 是 DLB 胆碱能失调的一个重要预测指标，提示基底前脑胆碱能环路受损。

3. 其他睡眠相关问题 DLB 患者伴发明显的睡眠片段化、总睡眠时间及 REM 睡眠期缩短，但与 OSA、症状波动性及嗜睡无关。DLB 较 AD 患者的夜间周期性腿动指数更高，PLMS 的发病率更高。

（三）PSP 相关睡眠障碍

PSP 作为一种神经退行性变性疾病，受影响的典型神经解剖结构通常与睡眠-觉醒行为调节区域重叠。PSP 患者表现为睡眠-觉醒障碍，REM 睡眠期和慢波睡眠（slow wave sleep, SWS）中断、24h 周期内恒定睡眠驱力下降等。

1. RBD 虽然是突触核蛋白病的重要指标，但也可出现在 Tau 蛋白病中。PSP 患者 REM 睡眠期缩短包括 REM 期次数及平均持续时间减少。

2. 睡眠结构改变 MSA 伴发 OSA 的风险较高，RLS 较少发生，而 PSP 患者 RLS 的发病率为 57%，且与睡眠时间减少和睡眠效率降低有关。PSP 患者白天及夜间的入睡时间均延长，总睡眠及 REM 睡眠期时间短，夜间觉醒次数多，主观上更困倦。

（四）CBD 相关睡眠障碍

CBD 是一种罕见疾病，表现为不对称性肌强直、肌张力障碍等运动症状及失用、非流利性失语、认知障碍等高级皮质症状。关于 CBD 患者 PSG 检查结果的研究资料较少，其伴发的睡眠障碍无明显特征，RBD、RLS 相对较少。

第四节　痴呆相关睡眠障碍

一、概　　述

痴呆是一类由于不同病因和病理机制所引发的以认知功能减退为核心症状的获得性综合征。本节主要介绍痴呆中最常见的类型阿尔茨海默病（AD）相关睡眠障碍。

AD 以进行性认知功能减退为主要临床表现，常见于老年人，随着年龄的增长，发病率逐渐增高。睡眠障碍患者比正常人罹患 AD 的风险高 1.68 倍，超过 60% 的轻度认知功能障碍（mild cognitive impairment，MCI）和 AD 患者存在至少一种类型的睡眠障碍（如失眠、嗜睡、睡眠片段化、昼夜节律紊乱、OSA 等），并随着疾病的进展而变化和（或）加重。睡眠障碍不仅继发于 AD，甚至在患者认知功能减退症状之前就已出现，睡眠障碍或许也是 AD 的起因之一。

AD 睡眠障碍的病因和发病机制非常复杂，主要涉及以下几个方面。

（一）AD 相关神经病理性蛋白增加

AD 的神经病理学特征为神经细胞外 β 淀粉样蛋白（amyloid β-protein，Aβ）沉积形成的老年斑、细胞内 Tau 蛋白磷酸化（phosphory protein Tau，p-Tau）所致的神经原纤维缠结（neurofibrillary tangles，NFTs）。睡眠可有效清除脑脊液中的 Aβ42 和 Tau 蛋白，随着年龄增长这种清除功能会出现生理性衰退。老年人入睡困难、睡眠时间短、低质量睡眠等不仅会造成皮质神经元活动增多，还会导致 Aβ 释放增加，破坏与睡眠周期有关的神经环路，睡眠结构紊乱反过来又会进一步促进 Aβ 沉积，二者相互影响。

（二）昼夜节律紊乱

AD 患者昼夜节律紊乱主要与 SCN 的改变、节律相关神经递质的变化等有关。AD 临床前阶段，脑脊液中褪黑素水平就已经下降，随着疾病进展褪黑素分泌持续紊乱，如夜间分泌不足、日间分泌增加。

中枢和外周食欲素水平的改变与嗜睡症、神经性厌食症、年龄相关性认知衰退和 AD 等均有关。AD 源性 MCI 患者 REM 睡眠中断和睡眠片段化与脑脊液食欲素水平较高有关，即使在 AD 早期阶段食欲素也参与其中，导致睡眠潜伏期延长、睡眠效率降低和 REM 睡眠障碍。

（三）神经递质假说

睡眠是中枢神经系统内一个主动的神经调节过程，与神经递质关系密切，这些神经递质同时对记忆维持和巩固起着重要作用，如 ACh 通过促进神经可塑性参与记忆的形成，其丢失引起睡眠-觉醒障碍。

二、痴呆相关睡眠障碍

（一）失眠、EDS

对于 AD 患者，失眠是一个更加复杂的问题，患病率高，诊断相对困难（有时需根据照料者对患者的观察，而非患者的主诉）。AD 失眠患者主要表现为入睡困难，伴易醒、长时间觉醒、睡眠时间不充足及质量差等特点。失眠不仅会促使随着年龄增长伴随的认知功能减退更为显著，而且可能加速 AD 的疾病进展。

睡眠片段化与 AD 风险增加明显相关，觉醒次数越多的人群患有 AD 的风险越高。睡眠片段化可以促进 AD 相关神经病理性蛋白增加。

EDS 患者更易发生认知功能障碍，且会导致从 MCI 发展至 AD 的风险明显增加。尽管 EDS 会在某种程度上减轻照料者的照护负担，但对 AD 患者而言，嗜睡程度越重，认知功能受损越显著。

失眠和 EDS 患者均应建立良好的生活方式，给予睡眠限制、刺激控制治疗及渐进性放松训练等；CBT 通过纠正患者在睡眠认识上的偏差来消除对睡眠的焦虑与恐惧。苯二氮䓬类药物是作用于 GABA 受体的镇静助眠药物，可以缩短睡眠潜伏期、减少夜间觉醒次数。老年人宜选用半衰期中等的药物，避免日间宿醉，长期使用易产生药物依赖等问题。需注意该类药物对认知功能无益，甚至有加重认知功能障碍的可能。新型镇静助眠药因高度选择性作用于 GABA 受体，与苯二氮䓬类药物相比可进一步缩短入睡时间、半衰期较短、不良反应相对较少，但长期使用也会导致依赖等问题。具有镇静作用的抗抑郁药物，相比 GABA 受体调节药，不易产生药物依赖，具有改善情绪、调节睡眠的作用，对认知功能影响相对较小。此外，需要同时关注 AD 治疗药物本身对睡眠产生的影响，使用胆碱酯酶抑制药治疗的患者 PSG 中 REM 睡眠百分比增加、REM 睡眠潜伏期缩短，因此可选择早晨服用。

（二）昼夜失调性睡眠-觉醒障碍

主要表现为睡眠时相延迟、睡眠时相提前及日落综合征（sundown syndrome，SS）。睡眠时相延迟患者入睡与觉醒的时间比正常作息时间推迟数小时，难以在希望的时间入睡和觉醒，入睡后睡眠质量正常。睡眠时相提前患者入睡与觉醒的时间比正常作息时间提前几个小时，通常在傍晚时出现困倦、嗜睡，凌晨早醒后难以再入睡。SS 以日落时段出现行为问题的加重为特征，表现为坐立不安、胡言乱语、激越，甚至出现攻击性行为等。昼夜节律紊乱可能是 SS 的原因之一，会促进大脑中 Aβ 沉积、降低睡眠质量。研究发现相比无 SS 的患者，有 SS 的 AD 患者更有可能是载脂蛋白E（APOEε4）携带者，患有 RBD 风险更高、痴呆严重程度更重。

AD 患者昼夜失调性睡眠-觉醒障碍的一线治疗是非药物治疗，包括建立规律的睡眠-觉醒节律、光照治疗、体育锻炼等。不同的光照时间、强度对昼夜时相的调整均不相同：早上光照可将睡眠-觉醒时间提前，晚上光照可将睡眠-觉醒时间推迟。光照治疗常见不良反应为视疲劳、恶心、激动等，可自行缓解。药物治疗方面，患者睡前 1～2h 服用褪黑素 MT1/MT2 受体激动药除了改善睡眠外，对认知功能也有帮助。苯二氮䓬类药物能明显增加患者的意识混乱、加重顺行性遗忘，应避免使用。新型镇静助眠药虽半衰期短、不良反应少，但目前也不支持用于 AD 患者的睡眠节律紊乱。抗精神病药物因易导致跌倒、增加死亡等风险，须谨慎使用。

三、痴呆相关睡眠呼吸障碍

OSA 是 AD 相关 SDB 中最常见的一种类型，以睡眠中间断性上呼吸道部分或全部梗阻为特征，主要发生在 N1 期和 N2 期。AD 患者 OSA 风险是正常对照者的 5 倍，大约有 50% 的患者在最初诊断后的某个时间点发生过 OSA。睡眠质量和结构、脑血流及细胞氧化还原状态的变化等可能都是导致 OSA 患者认知功能下降的原因。CPAP 治疗可以延迟认知功能障碍的发生，对 AD 患者认知功能、抑郁情绪、睡眠质量和结构、EDS 等均起到有效的保护作用。

四、痴呆相关其他睡眠障碍

RBD 是突触核蛋白相关疾病的前驱期症状，但也发现 RBD 与痴呆或 AD 有关。RBD 患者认知功能障碍受损领域包括语言、记忆力、注意力、执行和视空间能力等，其中视空间能力受损常是 PD 和 DLB 的共有症状。虽然 AD 与 RBD 之间具体机制尚不明确，但现有研究提示与胆碱能递质失衡有关，如 ACh 可能参与诱导 REM 睡眠期肌张力弛缓、胆碱酯酶抑制药增加 REM 睡眠时间。

此外，AD 患者其他睡眠障碍还包括周期性肢体障碍等。

第五节　神经系统感染、免疫疾病相关睡眠障碍

一、概　　述

神经系统感染和免疫相关疾病（nuroimmune-related disease）患者的睡眠障碍，近年来也受到关注。不同类型病原体的感染可以直接影响睡眠-觉醒的中枢调节，也可以间接影响，从而出现各种类型的睡眠问题。免疫相关的疾病是一类由免疫介导的中枢神经系统炎症性疾病，针对中枢神经系统抗原的细胞和体液免疫反应引起的神经系统炎症和（或）脱髓鞘疾病，包括自身免疫性脑炎（autoimmune encephalitis，AE）、吉兰-巴雷综合征（Guillain-Barré syndrome，GBS）、多发性硬化（multiple sclerosis，MS）、视神经脊髓炎谱系疾病（neuromyelitis optic spectrum disease，NMOSD）等。睡眠与免疫系统之间关系密切，免疫系统激活时可影响睡眠，而睡眠又可影响机体的免疫功能。睡眠障碍可对免疫系统产生不利影响，免疫系统的成分会发生变化，增加炎症反应，诱发神经系统免疫性疾病的恶化。

二、神经系统感染相关睡眠障碍

（一）病因

病原微生物侵犯中枢神经系统的实质、被膜及血管等引起的急性或慢性炎症性（或非炎症性）疾病即为中枢神经系统感染性疾病。这些病原微生物包括病毒、细菌、真菌、螺旋体、寄生虫和朊蛋白等。

1. 细菌　虽然人类很早就意识到多种微生物感染带来的嗜睡和过度睡眠，但在过去 40 年中，微生物和睡眠之间的直接联系才得以确认。当细菌分裂、生长或死亡时，肽聚糖、脂多糖（lipopolysaccharide，LPS）和其他成分被细菌酶降解或改变。从革兰氏阳性或革兰氏阴性细菌中分离出来的肽聚糖可以诱导睡眠反应，如使 NREM 睡眠持续时间和强度增强了几个小时；同时，宿主吞噬细胞，如巨噬细胞和中性粒细胞也能消化肽聚糖，产生胞壁肽，一些特定生化结构的胞壁酰肽可以诱导睡眠反应。

2. 病毒　针对病毒感染与睡眠改变的动物研究多使用流感病毒。尽管流感病毒无法在兔子体内完全复制，但接种流感病毒可导致兔子睡眠时间大幅增加。流感病毒在小鼠中通过肺合成的病毒双链 RNA 和嗅球中合成的 RNA 可驱动睡眠反应。

睡眠研究最感兴趣的是两种模式。缺乏功能性生长激素释放激素（growth hormone releasing hormone，GHRH）受体的小鼠，对流感的睡眠反应较差，发病率和死亡率更高，而缺乏神经元特异性 IL-1 受体辅助蛋白的小鼠对流感也会出现类似的微弱睡眠反应。因此两种众所周知的睡眠调节物质 GHRH 和 IL-1 与病毒引起的睡眠变化有关。

3. 真菌　在真菌感染后，激活的免疫系统既会增加 SWS，又会颠覆 REM 睡眠的昼夜和体温调节。

4. 寄生虫　布氏锥虫是一种单细胞寄生虫，存在于外周组织和大脑的血液和间质空间中。在感染布氏锥虫后，小鼠的稳定昼夜节律阶段提前，在休息阶段发生异常活动。布氏锥虫由行为水平以及组织和细胞水平的昼夜节律期缩短引起晚期昼夜节律紊乱，导致睡眠时间的变化，似乎是第一种能够缩短宿主生物钟周期的感染。

5. 朊蛋白　目前已知的人类朊蛋白病主要有克-雅病（Creutzfeldt-Jakob disease，CJD）、格斯特曼综合征（Gerstmann syndrome，GSS）、致死性家族性失眠（fatal familial insomnia，FFI）。在散发性 CJD 中，在没有明显的丘脑神经元丢失的情况下，存在类似于致命性家族性失眠报告的睡眠-觉醒障碍。

6. 螺旋体 由蜱传播的伯氏疏螺旋体可引起莱姆病，一些潜在的机制（如疼痛和睡眠双向关系、中枢神经系统破坏和细胞因子失衡）可能有助于深入了解治疗后莱姆病综合征（post-treatment Lyme disease syndrome，PTLDS）患者睡眠不佳的原因。

（二）临床表现

1. 细菌 睡眠障碍是细菌性脑膜炎的长期后遗症，许多细菌性脑膜炎患者会出现神经或神经心理后遗症，主要是短期记忆、学习和注意力缺陷，同时也会出现睡眠障碍。患者对睡眠受损的感知主要由 PSQI 总分和主观睡眠质量明显降低体现，也有研究报道细菌性脑膜炎幸存者常有失眠。结核性脑膜炎与睡眠-觉醒昼夜节律周期的显著改变有关。患者在白天有更长的睡眠时间和更多的睡眠发作，而在夜间他们的睡眠时间更少，觉醒更频繁且更长，大多数患者的睡眠-觉醒周期逆转。

2. 病毒 睡眠障碍也是病毒性脑膜炎的长期后遗症，同时和细菌性脑膜炎对比，病毒性脑膜炎患者的睡眠持续时间和睡眠障碍量表得分更高（即受损程度更高）。感染人类免疫缺陷病毒（human immunodeficiency virus，HIV）和睡眠异常有关，HIV 感染者睡眠障碍的患病率约为 58%。HIV 感染者常见的睡眠障碍包括失眠、睡眠质量差和 OSA，可能表现为更频繁的夜间觉醒，以及REM 睡眠、睡眠梭形波和 K 复合波的减少。同时，睡眠障碍是抗反转录病毒治疗启动的显著不良反应，包括异常梦境、夜惊、失眠和 EDS。

3. 真菌 在中枢神经系统隐球菌病中，被报告受影响最大的领域是睡眠障碍和认知功能，其中有 55% 报告至少为轻度的睡眠障碍。隐球菌感染也可能导致 OSA。

4. 寄生虫病 布氏锥虫引起的昏睡病是致命性疾病，如果不及时治疗，会导致昏迷和死亡。昏睡病的标志是睡眠模式的破坏，患者白天嗜睡，晚上失眠，但睡眠总时间与健康人相似，这种睡眠-觉醒周期破坏可能是一种生物节律紊乱。

5. 朊蛋白病 CJD 病例中的睡眠障碍主要表现为睡眠被频繁的觉醒打断，导致睡眠效率降低、睡眠结构明显破坏，以及睡眠周期不明显。患者的生理睡眠特征（睡眠梭形波、K 复合波、δ 波）显著减少，因此难以识别睡眠阶段。

6. 螺旋体病 早期莱姆病患者出现以入睡困难、难以维持睡眠和（或）非恢复性睡眠为特征的睡眠问题。失眠则是 PLTDS 患者中最常见的症状之一。晚期莱姆病患者的睡眠碎片化和睡眠周期不规则性更大，可能导致晚期 LD 患者报告的入睡困难、夜间觉醒和 EDS。

（三）诊断

1. 神经系统感染性疾病诊断 包括以下 4 部分。

（1）临床诊断：根据炎症反应的部位可以比较容易地诊断脑膜炎或脑炎。

（2）脑脊液细胞学诊断：临床诊断完成后应进行脑脊液检查，通常可根据脑脊液细胞学和生化指标的变化大致判断感染类型，有时可在脑脊液中发现病原体从而确诊。

（3）病原学诊断：在脑脊液细胞学检查大致判断感染类型的前提下，应进行有针对性的病原学检查以明确诊断。目前，宏基因组学第二代测序（metagenomics next generation sequencing，mNGS）可以非靶向地监测临床标本中存在的细菌、真菌、病毒和寄生虫等病原体的核酸，脑脊液 mNGS 技术也已经逐步应用于临床中枢神经系统感染性疾病的病原学诊断。

（4）药物敏感性诊断：病原学诊断完成后还应进行药物敏感性诊断以指导临床用药。

2. 神经系统感染性疾病相关睡眠障碍的诊断 在神经系统感染性疾病诊断前提下出现的睡眠障碍，可根据睡眠障碍问卷筛查以及 PSG 诊断各种类型的睡眠障碍。

（四）治疗

1. 感染性疾病治疗 包括抗感染治疗、对症治疗（退热、抗癫痫等）、防治并发症。对细菌感染应及早使用抗生素，必要时考虑激素治疗，结核分枝杆菌感染则应用抗结核治疗。对病毒感染则选用抗病毒及对症支持治疗。隐球菌感染可用两性霉素 B、氟康唑、5-氟胞嘧啶等抗真菌治疗，但本病预后常不良。朊蛋白病目前无特殊治疗，以对症支持为主。对寄生虫病可选用抗寄生虫治疗。神经莱姆病可用头孢曲松、青霉素或头孢噻肟等抗生素治疗。

2. 感染性疾病相关睡眠障碍的治疗

（1）失眠：主要包括非药物治疗和药物治疗两大类。对神经系统感染伴失眠患者可进行 CBT 或短期使用镇静催眠药物，但要权衡药物的获益及潜在风险。

（2）觉醒障碍：最有效的治疗是采用多种方法尽快重置昼夜节律，包括睡眠健康教育、进行睡眠时间调整等，必要时服用褪黑素重置生物钟或按需服用催眠及促醒药物。

（3）SDB：可根据症状的严重程度采用体位调整、口腔矫治器或 CPAP 治疗等。

（4）EDS：疾病相关 EDS 治疗的关键在于治疗原发病。兴奋药或许能部分或间歇性缓解症状。

三、免疫疾病相关睡眠障碍

（一）AE

AE 是自身免疫介导的脑炎，多与抗体相关，这些抗体可以急性或亚急性地影响中枢或外周神经系统的任何部分，表现为急性或亚急性起病的局灶性神经功能缺损、精神症状、认知障碍、肌张力障碍或癫痫发作，其中最常见的是抗 *N*-甲基-*D*-天冬氨酸（*N*-methyl-*D*-aspartic acid，NMDA）受体抗体脑炎。睡眠障碍发生在许多不同类型的 AE 中，但之前并未受到足够的重视。

1. 病因 AE 的抗体可以靶向细胞内抗原或神经元表面/突触间隙的抗原。其中，针对细胞内抗原的抗体通常与副肿瘤综合征（paraneoplastic syndromes，PNS）相关，预后不良。针对细胞内抗原的抗体包括 1 型抗神经元细胞核抗体（ANNA-1，又称 Hu 抗体）、2 型抗神经元细胞核抗体（ANNA-2，又称 Ri 抗体）、抗 Ma2 蛋白抗体（又称抗 Ta 抗体）及抗塌陷反应调节蛋白-3、蛋白-4 和蛋白-5（CRMP3-5）抗体，以及抗两性蛋白抗体、1 型浦肯野细胞胞质抗体（PCA-1，又称抗 Yo 抗体）、抗腺苷酸激酶 5 抗体、抗 BR 丝氨酸/苏氨酸激酶（BRSK2）抗体。其中抗 NMDA 受体抗体脑炎和抗富含亮氨酸胶质瘤失活蛋白 1（LGI1）抗体脑炎占患者总数的 85%。

2. AE 相关睡眠障碍 睡眠障碍的频率、类型和强度因特定的 AE 而异，很可能是抗体或相关免疫反应对其特定靶标影响的表现。抗体作用靶点的不同会产生不同的致病机制：针对细胞表面抗原的 AE 相关抗体是直接致病的，而抗细胞内部抗原的 AE 相关抗体是由细胞毒性 T 细胞介导致病。这些致病机制会导致特定大脑区域的神经元缺失，产生不同的神经症状，进而可以帮助我们追踪不同睡眠功能障碍的病理生理机制，如抗 MA2 脑炎患者的下丘脑病变导致嗜睡症，或脑干损伤造成抗 Hu 脑炎患者的中枢性低通气综合征。目前细胞表面抗体导致睡眠障碍的确切机制仍不十分清楚，但很多抗体的致病性已在细胞及动物实验研究中得到证实。

（1）抗 NMDA 受体抗体脑炎：通常影响儿童和青壮年，主要是女性，其特征是急性神经和精神症状，包括躁动、癫痫、异常运动、意识水平下降和自主神经功能障碍等。发病时，高达 90% 的患者出现失眠，有时出现在其他症状之前（甚至几周后）。在疾病的高峰期，睡眠时间和睡眠需求在几天或几周内严重减少，但白天没有睡意。在恢复期，睡眠模式发生转变，患者过渡到睡眠过多时期，白天和夜间睡眠时间增加。相关的行为异常，如暴饮暴食症（有时伴有夜间进食）、性欲亢进、冷漠、易怒等。病程中从失眠到嗜睡的转变在活跃期（炎症变化最为明显的时期）的临床特征（主要是精神症状、运动障碍和自主神经功能障碍的阳性症状）与恢复期观察到的特征（主要是阴性症状和执行功能障碍）不一致。重要的是，在停用抗精神病药、抗癫痫药或苯二氮䓬类药物后，嗜睡仍然存在，这表明嗜睡是此病的一部分。

（2）抗 LGI1 抗体相关脑炎：大多数存在 LGI1 抗体的患者很少与肿瘤相关，并在年龄约为 60 岁时出现，多以癫痫发作和边缘性脑炎为主要表现，如面-臂肌张力障碍发作（30%～50%的患者）、局灶性非运动性癫痫和记忆形成受损，随后出现认知障碍、行为异常和强直阵挛性癫痫发作。

关于抗 LGI1 抗体边缘性脑炎患者的睡眠研究并不多，45%～65%的患者失眠，常在病程早期出现，经常伴有 EDS。RBD 常见于疾病的急性期。

免疫治疗通常可以解决 RBD，改善睡眠模式，尽管至少 20%的患者在此后的几个月内仍有轻度失眠和较差的睡眠质量，需要进一步的研究来评估抗 LGI1 抗体脑炎患者的睡眠问题。

（3）抗 Caspr2 抗体和 Morvan 综合征：抗 Caspr2 抗体可与有髓末梢神经旁节区及许多脑区的神经元发生反应，导致肌强直、边缘性脑炎、Morvan 综合征和小脑症状等。

失眠影响高达 90%的 Morvan 综合征患者，常在早期出现。部分失眠患者症状会在几周或几个月内演变为完全性失眠和睡眠维持障碍。发生严重急性发作性失眠、大量出汗、24h 运动过度激活并伴有模拟日常生活活动的做梦或幻觉样发作的患者，尤其是合并肌强直的患者，都应考虑 Morvan 综合征。这些患者应检查是否存在抗 Caspr2 的自身抗体，并进行肿瘤筛查，特别是胸腺瘤的筛查。

（4）抗 Ma2 抗体相关脑炎：抗 Ma2 脑炎以边缘系统、间脑和脑干功能障碍为特征，个别病例表现为小脑共济失调、脊髓病、神经根（或丛）病、舞蹈症、听力损失。年龄小于 45 岁的男性通常有潜在的与抗 Ma2 抗体有关的睾丸生殖细胞肿瘤，而所有年龄段的女性和年龄较大的男性多有与抗 Ma2 和 Ma1 抗体有关的肺癌或胃肠道癌。

下丘脑受累的患者可发生继发性发作性睡病。在抗 Ma2 脑炎和嗜睡症患者中，脑脊液下丘脑分泌素浓度（原发性嗜睡症的生物标志物）较低，与抗 Ma2 脑炎和嗜睡症患者的下丘脑外侧神经元丢失相关，这一发现与特发性发作性睡病患者的发现不同。

（5）抗 Hu 抗体相关脑炎：抗 Hu 抗体通常与副肿瘤性脑脊髓炎相关，影响边缘结构、脑干、小脑、脊髓或背根神经节。这种疾病通常与小细胞肺癌相关，并且对治疗的反应较差。抗 Hu 脑干脑炎患者常出现中枢性肺泡低通气伴其他脑干症状；同时延髓背侧和脑桥被盖受累，导致患者在困倦或睡眠时无法自主控制呼吸。在 1 例抗 Ri 抗体阳性的乳腺癌患者中也发现了中央型肺泡通气不足。在存在抗 Yo、CV2、SOX1 或 MAP1B 抗体的其他典型 PNS 中，没有特异性睡眠障碍的描述。在有谷氨酸脱羧酶抗体的患者中，尚无针对睡眠障碍的专门研究，但边缘性脑炎患者在发病时可能有失眠，发生耐药性癫痫的患者通常有夜间癫痫发作。

（二）其他神经免疫性疾病与睡眠障碍

1. GBS 是典型的急性炎症性疾病，为感染后免疫反应引起，是免疫介导的多发性神经病，以周围神经和神经根的脱髓鞘、轴索变性为病理特点。目前 GBS 的病因及发病机制尚未完全确切，现在公认的是该病是由细菌或病毒感染引起的一种免疫异常反应，感染触发了人体的细胞和体液免疫，从而导致全身周围神经脱髓鞘和轴索变性。睡眠模式破碎且不稳定，且常伴有精神状态异常。此外，GBS 伴精神状态异常的患者多存在 NRSM 睡眠异常，包括快速眼动睡眠时间缩短、睡眠延迟、无张力的 NRSM 睡眠，以及 NRSM 期间的异常眼动。

2. NMOSD NMOSD 患者可以出现睡眠质量下降并伴有睡眠结构紊乱，如总睡眠时间减少、入睡后清醒时间增多，以及 N1、N2 期睡眠增多及 N3 期睡眠减少、REM 睡眠增多等情况，可能与 NMOSD 幕下病灶有关。部分水通道蛋白 4（aquaporin 4，AQP4）抗体阳性、累及下丘脑的患者可出现过度嗜睡、发作性睡病等表现，可能与 AQP4 在下丘脑食欲素神经元表面高表达有关。

3. 重症肌无力（myasthenia gravis，MG） 是一类由抗体介导、细胞免疫依赖、补体参与的获得性自身免疫病。MG 患者常合并 SDB。有研究显示 40%～60%的 MG 患者存在 SDB，潮气量和呼吸频率下降，咽部扩张肌活动减少，临床容易忽视，与呼吸衰竭所致的 MG 病死率有关。MG 患者 SDB 可能与呼吸中枢化学敏感度下降，延髓上神经输入到延髓呼吸模式产生器冲动缺失有关。另外 MG 患者也会出现睡眠片段化、睡眠质量差等表现。

4. MS MS 患者睡眠障碍比较常见。70%的 MS 患者存在一种或多种类型的睡眠障碍。约 52%的患者入睡时间超过 1.5h，近 25%的患者有中度失眠。在发生急性恶化的 MS 患者中 87.5%有睡眠障碍。长期睡眠障碍加剧炎性紊乱，可能也是急性 MS 恶化的诱因，进而影响 MS 的疾病进展。

MS 中最常见的睡眠相关障碍包括失眠、SDB、RLS 和周期性肢体运动障碍（periodic limb movement disorder，PLMD）。也有一些病例出现继发性发作性睡病、RBD 和脊髓性肌阵挛。MS 患者的 SDB、RLS、发作性睡病、RBD 和脊髓肌阵挛可能与特定中枢神经系统区域损伤有关。脑桥被盖和延髓背侧的病变与 SDB 有关；脊髓病变或萎缩与 RLS 有关；下丘脑的双侧病变与发作性睡病样症状脑桥被盖的病变有关；伴脊髓性肌阵挛的 RBD 可能和脊髓内脱髓鞘斑块有关。

5. PNS 是免疫介导的疾病，与针对由肿瘤和神经系统表达神经抗原的肿瘤神经元抗体有关。小样本病例报告了 PNS 患者睡眠障碍，如失眠、EDS、RBD 和中枢呼吸异常等。PNS 患者的睡眠障碍轻度到重度不等。罕见病例中，睡眠障碍是首发症状及最严重的主诉。存在睡眠问题的 PNS 患者通常同时存在脑干、边缘系统和间脑结构（包括下丘脑）的损伤。

第六节 致死性家族性失眠

一、概　　述

致死性家族性失眠（FFI）是一种罕见且致命的遗传性神经退行性朊蛋白（prion protein，PrP）疾病，由 Lugaresi 等在 1986 年首先报道，我国在 2004 年报道了首例 FFI 患者。全世界目前为止已经报告数百例 FFI 家系，主要分布于欧洲和亚洲。

FFI 已经被确定是由位于 20 号染色体短臂一区三带（20p13）位置的朊蛋白基因（prion protein gene，PRNP）178 处密码子常染色体显性突变导致，致病突变包括从正常天冬氨酸（Asp，D）突变为天冬酰胺（Asn，N），即 D178N 突变。在家族性 CJD 中也发现了同样的基因突变，但是家族性 CJD 在 20p13 位置的朊蛋白基因 129 处密码子编码甲硫氨酸（Met，M），FFI 在相同位置编码缬氨酸（Val，V），故 PRNP129 处密码子的多态性会影响发生 FFI 的风险。因此，密码子 178 处的突变和密码子 129 处的多态性组合通过产生朊蛋白的两种构象来确定疾病表型，D178N/Met129 单倍型可引起 FFI，而 D178N/Val129 单倍型可引起 CJD。

在非亚裔人群 FFI 患者中，PRNP 基因第 129 位多态位点 MM 型占 73.8%，MV 型占 26.2%，亚裔人群 95.5% 为 MM 型，4.5% 为 MV 型，从中可以看出亚裔人群 129MM 基因型频率大大高于非亚裔人群的 129MM 基因型频率，这表明亚裔人群患 FFI 的可能性更高。PRNP 基因第 129 位密码子不同组合对 FFI 患者的疾病持续时间、临床表现等也有很大影响。纯合型 129MM 型 FFI 患者疾病持续时间短，平均持续时间为 11 个月，临床表现主要为失眠、睡眠相关不自主运动和呼吸困难、快速进展性痴呆、神经精神症状、高血压、出汗、心动过速；杂合型 129MV 的 FFI 患者疾病持续时间较长，平均持续时间为 27 个月，临床表现主要为失眠、共济失调和高热。甚至步态特征也受到了第 129 位密码子基因型的影响，纯合子更可能表现出谨慎的步态，难以转身，而杂合子在侧向运动以及后退时出现平衡障碍。

病理学研究表明，FFI 与脑组织神经元丢失有关，甚至有病例超过 80% 的神经元丢失，与神经元细胞凋亡以及显著小胶质细胞激活密切相关，具体影响机制仍有待确定。FFI 主要影响丘脑前腹侧和背内侧核，大脑的其他部分包括下橄榄核也有累及。与枕叶相比，顶叶、颞叶和额叶的受累程度更高。

FFI 也可以没有遗传突变，称其为散发性致死性失眠（sporadic fatal insomnia，SFI），患者自发表现出睡眠障碍、自主神经症状以及认知功能障碍，但其 PRNP 无 D178N 突变。目前所有 SFI 患者第 129 位密码子基因型都为 MM，神经病理学研究也发现致病型 PrP 异构体（PrP^{Sc}）的沉积。

二、临　床　表　现

FFI 呈急性或亚急性发作，男性和女性患病率无明显差别，发病年龄为 17~76 岁，平均发病年龄为 47 岁，病程为 2~38 个月，平均病程为 13 个月。患者有突出的表型异质性，症状与体征多种多样，疾病早期症状较为温和，但进展迅速，导致在疾病早期难以识别和致死率高。临床表现主要为器质性睡眠相关症状、神经精神症状和自主神经功能障碍。

患者的首发症状多为器质性睡眠障碍相关症状，早期多为警觉性障碍、无法进入以及维持睡眠、失眠和总的睡眠时间减少，这些症状通常被忽视，被认为是压力过大、精神疲劳以及焦虑的表现。病程中睡眠结构逐渐改变，睡眠梭形波和 SWS 丧失，最终脑电图变平。根据 PSG 结果，可将睡眠障碍分为 3 种形式：①表现兴奋性症状，清醒时有大量运动和喉喘鸣，频繁出现骨骼肌失弛缓以及呼吸噪声，睡眠效率低下，NREM 睡眠和 REM 睡眠持续时间大幅度降低，没有 CSA。这种兴奋性表现与患者生存期相对较短有关。②出现睡眠呼吸暂停症状，与兴奋性患者具有相似的存活率。③安静状态且无呼吸暂停，运动次数少，患者 NREM 睡眠和 REM 睡眠改变不明显，生存时间最长，这表明它可能处于疾病的更初始阶段。睡眠中出现的呼吸障碍可能与脑干核团和延髓呼吸中枢的神经病理学改变有关，睡眠障碍主要与丘脑细胞变性导致上行网状激活系统受累有关。

自主神经功能障碍在疾病早期就可以存在，是 FFI 的早期征象之一，表现为血压增高、流涎、心动过速、不规则呼吸、体重减轻、体温过高、便秘、尿潴留和瞳孔改变等，男性患者可以表现出阳痿等性功能障碍。濒死前出现尿失禁和大小便失禁。

病程中也可能出现神经精神症状，早期可能出现情感淡漠、心境低落或者兴趣减退，但患者的工作、社交或者生活不存在困难。随着疾病的进展，患者陆续出现抑郁、焦虑、恐惧、人格障碍等精神症状，疾病后期，出现日益增多的快速进展性痴呆、共济失调、锥体束征、帕金森症状、复视、肌阵挛、延髓综合征、构音障碍等神经系统异常，尤其是步态，甚至从起病初期即可出现。最终会出现意识障碍，发展为无法唤醒的状态（昏迷），常因呼吸系统感染而死亡，还有一些患者可在完全清醒状态下突然死亡。

三、诊　　断

由于 FFI 外显率不全、临床异质性高、辅助检查无特异性，以及与其他朊蛋白疾病（如 CJD 和 GSS）的临床特征相重叠，故早期诊断 FFI 常有困难。对于有顽固性失眠伴有其他神经功能损害的，或出现认知障碍、精神症状、共济失调、视觉障碍、肌阵挛、体重减轻和自主神经功能异常等以上多种症状的患者，应考虑本病的可能，并进一步完善检查以明确诊断。

基于中国 FFI 患者流行病学特征，发布了最新的《致死性家族性失眠症中国诊断标准共识2021》，该共识包括核心临床特征等，总结了更加精确和灵活的诊断层次结构。

1. 诊断标准

（1）可能的 FFI：满足 A 组核心临床特征+1 或 2 项其他核心临床特征（B/C 组）+无警示特征+病程一般<2 年+且通过全面的辅助检查排除其他病因。

（2）很可能的 FFI：满足可能的 FFI 标准+至少 1 项支持特征。

（3）确诊的 FFI：满足任意 2 项核心临床特征+确诊特征。

2. 诊断层次

（1）核心临床特征

A. 睡眠障碍：如药物治疗无效的失眠、睡眠相关不自主运动、睡眠呼吸障碍以及喉鸣。

B. 神经精神障碍：如快速进展性痴呆、精神症状（幻觉、妄想、人格改变/行为异常）。

C. 自主神经功能障碍：如与疾病伴发的高血压、心动过速、不规则呼吸、多汗、体重减轻、便秘等。

（2）支持特征

A. 药物治疗无效的失眠阳性家族史。

B. 由 PSG 证实的非快速眼动期睡眠相关不自主运动、睡眠相关呼吸障碍以及喉鸣。

C. SPECT 提示丘脑灌注减少或 ^{18}F-FDG-PET 提示丘脑葡萄糖摄取减低。

D. 心率变异性等检查提示自主神经功能障碍。

E. 脑脊液 PrP^{Sc}-RT-QuIC 阳性。

（3）确诊特征：PRNP 证实 D178N 突变，且第 129 位密码子为 MM 或 MV 基因型。

（4）警示特征

A. 脑电图提示周期性尖慢复合波。

B. 头颅磁共振成像提示超过 2 个皮质区（额、颞、顶、枕）和（或）基底节区（尾状核/壳核）出现 DWI/FLAIR 序列高信号。

四、鉴别诊断

由于 FFI 患者临床表现多样，故应与以下疾病相鉴别。

1. RBD　本病主要表现为反复发作的睡眠相关发声或复杂运动行为，病程较长，病情相对温和，且无自主神经功能障碍表现，常为 PD、DLB 等神经退行性变性疾病的早期标志物，与 FFI 临床鉴别通常不难。

2. CJD　是最常见的朊蛋白病，本病主要表现为迅速进展性痴呆、肌阵挛、视觉症状及无动性缄默症。脑电图可有典型的周期性三相波，头颅 MRI 示尾状核和壳核或至少两个皮质区域有高信号影，据此可鉴别。

3. GSS　是朊蛋白病之一，平均病程约在 5 年，特征为亚急性进行性小脑共济失调，早期常表现为走路不稳、腿部疼痛及感觉异常，晚期伴有严重的认知障碍，脑电图检查可有特征性的周期性尖锐复合波，结合 PRNP 分析结果可鉴别。

4. AD　本病常发生在 60 岁以上的老年人，起病隐匿，早期常表现为轻度记忆障碍，后逐渐进展为严重的认知障碍、失用、失认、性格及行为改变等，最终完全丧失生活自理能力，根据患者临床表现及头颅 MRI、PSG 等可基本鉴别。

5. MS　本病突出表现为严重的自主神经功能障碍，根据运动症状分为以帕金森为主要表现的 P 型或以小脑共济失调为主要表现的 C 型，可伴有 RBD。头颅 MRI 可见小脑和脑干萎缩，可出现特征性的"十字征"表现，据此可与 FFI 鉴别。

6. PNS 和 AE　常急性或亚急性起病，临床表现多样，可有精神行为异常表现，脑脊液检查通常显示红细胞、白细胞和蛋白质水平升高。根据基因检测、脑脊液抗体检测及临床表现可鉴别。

五、治　疗

FFI 是一类罕见而致命的神经退行性变性疾病，目前尚无有效的防治方法。

1. 传统药物治疗　早期的药物治疗主要针对患者器质性睡眠障碍问题，如镇静药和苯二氮䓬类药物，尽管有些患者使用后睡眠有所改善，但效果普遍较差，且不能改变病程和最终死亡的结局。

近年来，多糖类化合物、杂环类化合物和抗生素等药物被发现可以抑制 PrP^{Sc} 的增殖，也有一些研究报道了黄芩素、桦褐孔菌乙醇粗提物、白藜芦醇及一些中药提取物（如淫羊藿提取物、钩藤提取物）等有抑制 PrP^{Sc} 的作用。目前对 PrP^{Sc} 及致病机制的了解还不够充分，故大多药物仍停留在体外试验阶段。

2. 靶向治疗　针对朊蛋白病，靶向治疗药物主要有曲唑酮、二苯甲酰甲烷、胍那苄衍生物 sephin1、西罗莫司、阿司咪唑、伊马替尼、他克莫司、线粒体靶向抗氧化剂 MitoQ、积雪草酸及胰岛素样生长因子-1 等。研究发现，曲唑酮、二苯甲酰甲烷、胍那苄衍生物 sephin1 等通过抑制真核转录启始因子 2α 磷酸化来调控未折叠蛋白反应导致的促凋亡蛋白的表达，从而起到保护神经元的作用；西罗莫司、阿司咪唑、伊马替尼、他克莫司等药物通过诱导细胞自噬反应来提高机体对 PrP^{Sc} 的清除能力；MitoQ、积雪草酸及胰岛素样生长因子-1 等则起到保护线粒体的作用，通过减少活性氧的沉积、抑制线粒体功能障碍，从而阻止 PrP^{Sc} 诱导的神经元细胞死亡。但这些药物对于 FFI 患者的治疗效果尚未可知。

3. 基因治疗 主要目的是减少朊蛋白基因的表达，从而延缓患者的发病时间，延长患者病程，其方法主要是通过 RNA 干扰降低朊蛋白基因的表达量或通过反义寡核苷阻断朊蛋白基因的表达，目前这两种方法还处于动物模型实验阶段，但未来有望成为治疗 FFI 的主要方法之一。

4. 无创通气（noninvasive ventilation，NIV）治疗 2011 年，CASAS-MéNDEZ 等报道了一例在疾病早期阶段即出现比奥呼吸（Biot breathing）和继发性呼吸衰竭的案例。该患者被提供 NIV 治疗后，显著改善了动脉血气和提高了主观睡眠质量，然而，NIV 对 FFI 患者的预后和生活质量的影响还有待进一步研究。

第七节　其他神经疾病相关睡眠障碍

一、概　　述

神经系统疾病与睡眠障碍之间的关系密切，神经系统疾病对于睡眠的影响主要取决于病理损害的部位。除了神经系统变性疾病、脑卒中以外，作为神经系统常见疾病的癫痫、头痛也与睡眠存在着密切的联系。睡眠对癫痫发作的频率、类型和脑电图异常都有很大的影响，睡眠不足、睡眠剥夺可诱发癫痫发作。癫痫患者可能共存其他的睡眠障碍，如 OSA、PMLS 等。癫痫的患者存在睡眠片段化、入睡困难等。睡眠与头痛具有相同的生理学物质，睡眠障碍可诱发头痛，而头痛也经常影响到睡眠，两者相互影响。紧张性头痛、慢性偏头痛患者大部分存在睡眠障碍，有研究认为头痛和睡眠障碍为共病关系。有研究发现，75.9%的偏头痛患者睡眠障碍为诱发因素。睡眠障碍的患者大多伴随头痛，而且严重的头痛可增加睡眠障碍的患病率。失眠是慢性偏头痛、紧张性头痛患者的常见症状，压力或者应激被认为是导致睡眠障碍和头痛的共同基本因素。癫痫与头痛为神经系统常见疾病，与睡眠之间的关系研究相对深入，但是关于颅脑肿瘤及外伤与睡眠障碍的关系目前研究较少。本节主要介绍癫痫、头痛、喉痉挛、颅脑外伤及颅内肿瘤 5 类疾病相关的睡眠障碍。

二、睡眠相关癫痫

睡眠和癫痫之间存在着复杂的双向作用，其潜在机制尚不清楚。睡眠状态不仅影响癫痫发作，还影响发作间期癫痫样放电（interictal epileptiform discharge，IED）的分布和频率，而癫痫发作，尤其是夜间睡眠引起的癫痫发作，严重扰乱了睡眠结构。

（一）定义与分类

10%～15%的癫痫主要或仅在睡眠中发作，睡眠和（或）从睡眠中唤醒是癫痫发作的唯一诱因，此类癫痫又称为睡眠相关癫痫（sleep related epilepsy）。目前分为睡眠相关性癫痫（sleep related epilepsy）、睡眠加重性癫痫（sleep-accentuated epilepsy）和觉醒相关性癫痫（awakening-related epilepsy/ arousal epilepsy）3 类（见表 15-7-1）。

表 15-7-1　睡眠相关癫痫

睡眠相关性癫痫	睡眠加重性癫痫	觉醒相关性癫痫
儿童良性癫痫伴中央颞区棘波	伦诺克斯-加斯托综合征	青少年肌阵挛癫痫
早发型儿童枕叶癫痫	获得性癫痫性失语	仅有全面强直-阵挛性发作癫痫
睡眠相关过度运动性癫痫	非快速眼动睡眠持续棘慢波	
	West 综合征	

1. 睡眠相关性癫痫 以往也称作"纯粹"的睡眠性癫痫（pure sleep epilepsy），癫痫发作仅仅或主要发生在睡眠期间。大多数是儿童期起病的局灶性癫痫发作，主要类型如下。

（1）儿童良性癫痫伴中央颞区棘波（benign epilepsy of childhood with centrotemporal spike，BECT）：儿童自限性局灶性癫痫中最常见的一种综合征，占儿童癫痫的20%。主要的发作类型是局灶性运动性发作，常为单侧面部的运动感觉性发作，主要见于困倦和NREM睡眠期。脑电图特征为中央颞区高波幅双相棘慢波，睡眠期IED增多。多数预后良好，可以在青春期前或青春期缓解。

（2）早发型儿童枕叶癫痫：也叫Panayiotopoulos综合征，是儿童期起病，与年龄相关的良性局灶性癫痫，占儿童癫痫的13%。特征性的发作表现为长时间的眼睛偏斜和呕吐等自主神经症状。发作间期脑电图显示枕部棘波，发作时显示IED从枕部起始。睡眠是主要的诱发因素，大多数发作出现在睡眠开始后不久或凌晨。

（3）睡眠相关过度运动性癫痫（sleep related hypermotor epilepsy，SHE）：是一种以"过度运动"为主要特征，常伴随不对称性强直或肌张力障碍性姿势的局灶性癫痫，以往也称为夜间额叶癫痫（nocturnal frontal lobe epilepsy，NFLE）。主要发生在NREM睡眠期，很少发生在REM睡眠期，清醒时也可能发作。发作间期和发作期的脑电图都可能无明显异常，有时与睡惊症、梦魇或RBD等难以鉴别，造成诊断困难。

2. 睡眠加重性癫痫　清醒和睡眠时均可能出现发作，但IED和某些特定发作类型更倾向于发生在睡眠中。这一类多数是儿童期起病的癫痫性脑病，包括以下几种类型。

（1）伦诺克斯-加斯托综合征（Lennox-Gastaut syndrome，LGS）：经典的LGS三联征，为包括强直发作在内的多种癫痫发作类型、精神发育迟缓和发作间期脑电图的（1.5~2.5Hz）棘慢波。NREM睡眠期的强直性发作和（或）阵发性的棘波节律或快节律有助于确认LGS。

（2）获得性癫痫性失语（acquired epileptic aphasia）：患儿出现言语功能退化，听觉性失认。癫痫发作主要出现在睡眠中，清醒时脑电图背景正常，睡眠期可出现颞区IED。

（3）非快速眼动睡眠持续棘慢波（continuous spike waves during non-rapid eye movement sleep，CSWS）：特征性的脑电图表现为NREM睡眠期大量、弥漫的棘慢波持续发放（IED持续时间>85%NREM睡眠时程），这种特定的脑电图模式可持续数月至数年。患儿常伴有全面的认知功能倒退和行为障碍，即使脑电图恢复正常，仍可长时间遗留认知缺陷。

（4）West综合征：婴儿期起病，表现为成串的痉挛发作，发作间期脑电图为高度失律，患儿常有精神运动发育落后或倒退。痉挛发作通常在从睡眠中醒来后发生。

3. 觉醒相关性癫痫　这一类癫痫的发作是由睡眠剥夺和强迫早醒引起的，包括以下几种类型。

（1）青少年肌阵挛癫痫（juvenile myoclonic epilepsy，JME）：占癫痫患者的5%~10%，通常在醒后2h内发作，脑电图为频率快于3Hz的高幅棘慢波/多棘慢波与肌阵挛同步发放。90%的患者通过药物治疗，发作可以获得很好的控制。

（2）仅有全面强直-阵挛性发作癫痫：既往也称为觉醒期强直-阵挛性发作癫痫，属于特发性全面性癫痫。整个病程中只有全面强直-阵挛性发作这一种发作类型，多出现在醒后1~2h。

（二）诊断与鉴别诊断

睡眠中的癫痫发作需要与其他夜间发作性事件相鉴别，包括异态睡眠、睡眠相关的运动障碍和低血糖发作等。多数癫痫发作时有特定的脑电图背景改变和波形演变过程，IED也提供了诊断线索，但SHE是其中的特例。SHE发作为突发突止，可迅速恢复意识，每晚可出现数次，短暂发作过程中充斥着剧烈甚至暴力的动作，有时伴有惊恐、狂乱的感情色彩，与之不匹配的是SHE发作间期和发作期脑电图通常是正常的，这可能与放电部位较深、较局限有关。当依靠病史、临床表现和视频脑电图，无法得到充分的支持依据时，明确诊断会比较困难，需要和以下疾病进行鉴别（表15-7-2）。

表 15-7-2　SHE 的鉴别诊断

疾病名称	与 SHE 类似处	与 SHE 鉴别点
睡惊症（sleep terror）	发作通常伴随着哭泣或刺耳的尖叫，有自主神经系统症状和强烈恐惧的表现	出现在 N3 期 PSG 可见行为状态（觉醒行为）与脑电图（SWS）的分离
快速眼动睡眠行为障碍（RBD）	发作性暴力或伤害行为	出现在 REM 睡眠期 存在梦境演绎 PSG 在 REM 睡眠期显示下颌肌电失弛缓现象
梦魇（nightmare）	强烈的梦境所引发的恐惧与躁动	出现在 REM 睡眠期 可回忆梦境内容
心因性非癫痫性发作（psychogenic nonepileptic seizures，PNES）	发作性异常行为 脑电图未见癫痫性放电	发作持续时间较长，缺乏刻板性，发作形式多变

（三）睡眠与癫痫的双向作用

1. 睡眠对癫痫的影响　在不同的睡眠阶段，癫痫发作频率存在差异。癫痫发作多出现在 N1、N2 期，极少出现在 REM 睡眠期。目前尚不清楚睡眠生理学的哪些特征是导致这种不寻常现象的原因，推测 NREM 睡眠期丘脑皮质通路的超同步化活动激活了 IED，而 REM 睡眠期去同步化的脑电背景提示了不同于 NREM 睡眠期的神经元连接模式，并对癫痫发作起到了保护作用。尽管在 REM 睡眠期间很少出现 IED，但与 NREM 睡眠期间发生的放电相比，REM 睡眠期中出现的 IED 往往具有更好的定位特征。癫痫共患睡眠障碍非常普遍，尤其是失眠和 OSA，已知睡眠剥夺是诱发全身性和局灶性癫痫发作的危险因素，而多项研究发现针对 OSA 的 CPAP 治疗可以减少癫痫发作。

2. 癫痫对睡眠的影响　癫痫发作会扰乱睡眠-觉醒周期，破坏睡眠结构，造成睡眠碎片化、REM 睡眠减少和 N1 期增加，导致睡眠效率降低。而抗癫痫治疗本身也会影响睡眠，如某些药物不良反应造成的失眠和 EDS，针对难治性癫痫的迷走神经刺激术可能增加睡眠中的呼吸障碍。

（四）睡眠相关癫痫的治疗

在遵循癫痫治疗原则的基础上，尽量选择对睡眠影响较小的抗癫痫发作药物。积极治疗共患睡眠障碍：对伴有失眠的癫痫患者，倾向于选择具有抗发作和镇静作用的药物；对合并 OSA 的患者，积极使用 CPAP 治疗。个体化的治疗可以在控制癫痫发作的同时提高患者生活质量。

三、睡眠相关头痛

睡眠障碍和头痛都是临床上的常见疾病，人们很早就发现失眠可以引起头痛，而偏头痛发作可通过睡眠而终止，有些特殊的头痛类型仅出现在睡眠期。2018 年第 3 版《国际头痛分类》（the International Classification of Headache Disorders，3rd edition，ICHD-3）中与睡眠相关的头痛有原发性头痛中的睡眠相关头痛（hypnic headache，HH）和继发性头痛中缘于缺氧和（或）高碳酸血症的睡眠呼吸暂停性头痛（sleep apnoea headache），而且 ICSD-3-TR 的附录 A 中提出了睡眠相关头痛，体现了睡眠与头痛在临床上密切相关。

（一）机制

睡眠与头痛相关性的产生机制尚不明确，已发现二者具有共同的解剖生理学基础，即脑干和间脑，尤其是下丘脑腹外侧区和中脑导水管周围灰质。下丘脑腹外侧视前区（ventrolateral preoptic nucleus，VLPO）可能是睡眠的启动点，该区域神经元分泌 γ-氨基丁酸（γ-aminobutyric acid，GABA）和甘丙肽以促进困倦和睡眠；中脑导水管周围灰质是内源性痛觉调制系统的主要核团，在痛觉信号传递过程中起关键作用。其接收伤害感受性神经元的传入信息并将其投射至丘脑核团，进行上行痛觉处理，同时向延髓腹内侧核及三叉神经脊束核投射发挥下行痛觉调节作用。从神经化学的角度，腺苷、褪黑素、食欲素和 5-HT 等也参与睡眠和头痛的调节。

（二）主要类型

睡眠相关头痛包含多种类型，不同类型之间头痛部位、严重程度和持续时间各不相同，但这类头痛共同的基本特征是发生在睡眠中或从睡眠中醒来时。睡眠相关头痛中主要的原发性头痛包括偏头痛、丛集性头痛、慢性发作型偏头痛和 HH。前三种头痛清醒和睡眠时均可能出现，而 HH 仅在睡眠中发生。此外，还有些与药物、神经系统/精神系统疾病和睡眠障碍相关的继发性头痛与睡眠相关。

1. 偏头痛　一种常见的反复发作的中度至重度头痛，持续 4~72h。疼痛通常是单侧和搏动性的，常伴有恶心和（或）呕吐，以及畏光、畏声，日常活动会加重症状。有先兆的偏头痛常先有视觉（同侧视野缺损、闪光等）、感觉或语言障碍这些典型的先兆表现。

偏头痛可发生在白天或睡眠期，大约 50% 的偏头痛发生在 4~9 时。偏头痛与特定的睡眠阶段是否有固定的联系还没有定论，现有的研究多数认为偏头痛可能发生在 N3 或 REM 睡眠期。已知长时间的深度睡眠是引发睡惊症、睡行症和偏头痛发作的危险因素，有研究通过光照或药物（安非他命和丙米嗪）减少睡眠深度，可使偏头痛发作频率和程度得到改善。睡眠可缓解或终止偏头痛的机制与下丘脑水平的自主神经功能衰竭有关。

偏头痛患者常伴有各种睡眠障碍。失眠可诱发偏头痛，增加罹患偏头痛的风险，而偏头痛发作可导致睡眠质量下降。此外，偏头痛也可与发作性睡病、RLS、OSA、异态睡眠等共病。

2. 丛集性头痛　是出现在一侧眶周或颞区的严重头痛，在 10~15min 快速达到高峰，发作突发突止，一般持续 15min 至 3h（平均为 60min）。通常在 1~2 个月的时期内，头痛每天发作 1~3 次，往往在每天的同一时间发作。据报道，75% 的丛集发作发生在晚上 9 时到上午 10 时之间。丛集性头痛的发作总是伴随着一种或多种头面部自主神经症状（如同侧球结膜充血、流泪、鼻塞、流涕、前额和面部出汗、瞳孔缩小、上睑下垂或眼睑水肿）。通常认为头痛的发生与 REM 睡眠密切相关。

3. 慢性发作型偏头痛　临床表现与丛集性头痛非常相似，也是一侧眼眶、眶上或颞部严重疼痛伴有头面部自主神经症状。区别在于发作超过 1 年不缓解，或无痛缓解期小于 1 个月，以及头痛持续时间较短（2~30min）、发生频率更高（通常每天发作 5 次以上）、对吲哚美辛非常敏感。慢性阵发性偏头痛也与 REM 睡眠密切相关。

4. HH　是一种罕见的头痛类型，多于睡眠中某个固定时间发作，也被称为闹钟性头痛。患者从睡眠中痛醒，为全头或一侧的头痛，持续至少 15min，每夜可发生 1~3 次，每月至少发生 15 次。一般见于 50 岁以后的老年人。睡眠性头痛较丛集性头痛程度轻，通常不伴有自主神经症状。头痛往往发生在 REM 睡眠期间，也有报道发生在 N3 期。许多患者对锂、吲哚美辛和咖啡因有积极的治疗反应。

5. 睡眠呼吸暂停性头痛　这是最常见的与睡眠相关的继发性头痛。出现在早晨醒后，头痛一般位于双侧，持续时间不超过 4h。这种头痛可随着呼吸暂停症状加重而加重，同样也随着睡眠呼吸暂停治疗成功而缓解。

此外，高血压、抑郁症、脑肿瘤等也可引起与睡眠相关的继发性头痛，并干扰夜间睡眠。

（三）诊断与鉴别诊断

通过详细询问头痛的特征、发生时间及与睡眠的关系；有无睡眠障碍及内科、耳鼻喉科等基础病变；有无偏头痛家族史；相关问卷有助于了解睡眠和头痛的特点及程度；PSG 检查有助于判断头痛发生在睡眠中的时期，同时也有助于发现 OSA 和异态睡眠等共病；神经影像学检查可以发现可能导致头痛的结构性、血管性病变。综合各项临床信息，根据前述的 ICSD-3-TR 和 ICSD-3 中相应诊断标准进行诊断。

应注意和其他与睡眠无关的头痛相鉴别。

1. 紧张性头痛 是最常见的原发性头痛，以往也称为功能性头痛或神经性头痛，主要表现为双侧头痛，性质为压迫性或紧箍样（非搏动性），程度为轻、中度，日常活动不加重头痛。

2. 头部爆炸感综合征（exploding head syndrome） 诊断并不归属于头痛而是异态睡眠，因为主要发生在清醒到睡眠的转换期或夜间清醒时，也需要进行鉴别。患者主诉有一种犹如爆炸的巨大声响或头部爆裂的感觉，仅持续数秒，不伴有疼痛，患者可因此清醒，感到恐惧。多见于50岁以上的中老年人，一般预后良好，安抚或服用氯丙米嗪有效。

（四）治疗

预防性治疗包括建立与保持良好的睡眠卫生，避免诱发因素，如睡眠不足、过度睡眠、压力、创伤和摄入某些特殊食物或酒精；可指导患者记录头痛日记和睡眠日记，提供二者相互影响的线索，加强患者自身管理。

偏头痛的药物预防性治疗包括阿替洛尔、氟桂利嗪、丙戊酸、托吡酯、5-HT 受体拮抗药等。三环抗抑郁药、单胺氧化酶抑制药和选择性 5-羟色胺再摄取抑制药也具有预防作用。偏头痛发作时的特异性治疗为麦角类和曲普坦类药物，对症治疗包括非甾体抗炎药镇痛、异丙嗪镇吐等。

丛集性头痛的预防用药为钙通道阻滞药、糖皮质激素和碳酸锂等。急性发作时可吸氧和使用曲普坦类药物。慢性阵发性偏头痛对吲哚美辛有效。睡眠性头痛可在睡前服用咖啡、阿司匹林、阿替洛尔等预防。与睡眠呼吸暂停相关的晨间头痛通常会随着睡眠呼吸暂停症状的成功治疗而消失。

大多数与睡眠有关的头痛都呈良性病程，随着年龄的增长，头痛的频率会降低甚至消失。规范的预防和及时对症治疗有助于缓解症状，减少头痛与睡眠之间复杂的相互作用，有利于提高患者的生活质量。

四、睡眠相关性喉痉挛

睡眠相关性喉痉挛是指睡眠时期出现的气管肌肉功能失调或气管旁软组织肿胀引起的喉部肌肉痉挛收缩，声带内收，声门部分或完全关闭引起的喘鸣或气流中断，伴随睡眠中惊醒的一种疾病。患者常在睡眠中出现完全或接近完全的气流中断以及突然觉醒，呼吸道梗阻常持续数秒至数分钟，之后常伴随数分钟的喘鸣，然后逐渐恢复正常，发作时常伴随呼吸急促、惊恐及害怕窒息感。此类患者常出现间断性上呼吸道梗阻，因此可能合并有发绀。及时发现已存在或潜在的病因，及时治疗，预后良好。

（一）流行病学

睡眠相关性喉痉挛相关报道较少，有报道称其总发病率为 0.87%左右，但无睡眠相关性喉痉挛的统计学数据。中年男性较为多见。该疾病容易与其他夜间睡眠障碍疾病相混淆，如未及时发现及治疗，可严重影响患者的日常生活质量。

睡眠相关性喉痉挛存在多种危险因素，主要包括外科手术、患者本身基础疾病、麻醉及操作、感染、环境及其他因素等（表 15-7-3）。

表 15-7-3　睡眠相关性喉痉挛的危险因素

分类	危险因素
外科手术	扁桃体切除术、增殖腺切除术、阑尾切除术、宫颈扩张术、尿道下裂手术、儿童的皮肤移植术、甲状腺及胃食管手术
基础疾病	活动性哮喘、胃食管反流、电解质紊乱、腭垂过长、窒息病史
麻醉及操作	包括全身麻醉、胃镜检查、食管 pH 测定可诱发
感染	包括上呼吸道感染、幽门螺杆菌感染
环境及其他因素	长期吸烟人群、儿童暴露于二手烟、严重咳嗽、情绪激动或紧张可诱发

（二）病因及发病机制

目前该病的发病原因及发病机制尚不明确，可能与以下因素有关。

1. 胃食管反流　胃内容物经过咽喉反流至咽喉以上，反流物刺激咽喉声门和声带引起反射性阵发性闭合，咽喉括约肌出现快速及有力收缩可导致反流性喉痉挛发生。夜间睡眠时发生的胃食管反流病可出现睡眠相关性喉痉挛现象，部分患者在行胃镜和食管 pH 检测时也可诱发出喉痉挛。

2. 后鼻道滴漏　后鼻道滴漏物导致上呼吸道软组织受激惹而引起喉部肌肉刺激性痉挛，导致喉痉挛，如鼻窦炎及中耳炎分泌物的滴漏，也可见于自主神经功能紊乱腺体分泌物过多所致后鼻道滴漏。

3. 气道解剖结构异常、肌肉组织及神经功能失调　当出现气道解剖结构异常或占位性病变时可出现吸气性呼吸困难、喉痉挛及打鼾现象，如喉软骨软化、咽喉部肿瘤等。如喉内肌及喉外肌出现神经功能失调时也可出现咽喉肌痉挛性收缩，导致喉痉挛。

4. 电解质紊乱　夜间出现的低钙血症或低镁血症可引起局部肌肉痉挛性收缩，也可发生于上呼吸道咽喉部肌群中，出现喉痉挛。

5. 神经系统疾病　神经退行性变性疾病，如 MS、橄榄-脑桥-小脑萎缩、PD、肌萎缩侧索硬化等引起的声带麻痹可出现睡眠相关性喉痉挛。朊蛋白病可因肌阵挛或腺体分泌过多出现喉痉挛。部分癫痫患者症状表现为喉痉挛，睡眠相关的过度运动性癫痫及伴有中央颞区棘波的儿童良性癫痫患者可出现夜间阵发性肌张力障碍，可表现为喉间发音、不明话语及惊恐表情。FFI 也可能出现夜间喉痉挛现象。

6. 基因突变　严重的新生儿阵发性喉痉挛可能与编码骨骼肌钠通道 Nav1.4 的基因（即 SCN4A）突变相关，该基因突变可导致钠通道肌强直，可引起喉痉挛。钠通道阻滞药可有良好的治疗效果。

该病的发病机制主要是各种原因导致的声门闭合反射过度活跃，引起咽喉部肌肉出现痉挛性收缩，但其具体病理生理机制尚未完全阐明。大多数涉及喉肌的反射产生于通过喉上神经控制通气的髓质中心，喉返神经损伤后可引起声带异常运动。喉上神经是迷走神经的一个分支，对声带和会厌下部提供感觉神经支配，触发迷走神经反射时可引起心动过缓或喉痉挛，夜间睡眠时迷走神经兴奋性增高，可能会促使喉痉挛的发生。

（三）临床表现

喉痉挛常急性发作，持续时间短暂，多于数分钟内缓解。该疾病的临床表现主要有以下几点。

1. 发作期　患者夜间睡眠期间突然醒来，无法呼吸，这种状态常持续 5～45s，此时可合并血氧饱和度下降，可出现发绀。此期严重者可出现晕厥。当患者晕厥后因咽喉部肌肉放松，数分钟后可意识清醒。患者醒后数分钟仍感到呼吸困难，患者尝试努力呼吸，此时常伴随喘鸣音，喉部喘鸣音可持续数分钟，偶尔会出现暂时的声音嘶哑，自发咳嗽或饮用冷水在一定程度上可缓解这种不适症状。发作时常伴随极度的恐惧感，伴有窒息感，患者常试图下床，冲向窗户或浴室等空气流通的空间。如患者窒息发作时间过长，可导致缺氧、高碳酸血症、支气管痉挛、严重肺水肿、心律失常，甚至心力衰竭，最终可导致严重喉痉挛而死亡。

2. 发作后期　发作结束后患者存在精疲力竭，伴有大汗淋漓。部分患者可再次入睡，一部分患者常因惧怕再次发生上述症状而难以再次入睡。

（四）辅助检查

1. 血液学实验室及器械检查　主要用于排除其他器质性疾病，血常规、生化、电解质可用于排除是否存在低钙血症及低镁血症，动脉血气分析可用于评估患者缺氧的严重程度。血液学肿瘤标志物检查、喉镜、气管镜、胃镜、食管 pH 测定、^{14}C 呼气试验等，可明确上呼吸道占位性疾病或胃食管反流。心电图、超声心动图、肺功能检查可评估是否存在心、肺源性病因。

2. PSG　睡眠相关性喉痉挛多在 PSG 检查中深睡眠期（N3 期）发现，极少在 REM 睡眠期发现，发作前可记录到少数患者出现轻微血氧饱和度下降，但无睡眠呼吸暂停。可于视频或录音监测中发现患者出现窒息现象。因癫痫导致的喉痉挛可出现发作期及发作间期特征性脑电波。

3. 影像学检查　咽喉部、胸部、腹部 CT 检查可评估是否存在上气道占位性病变及肺部、胃肠道器质性疾病。颅脑磁共振检查可辅助诊断神经系统疾病导致的喉痉挛，如神经退行性变性疾病可出现独特影像学改变。

4. 基因检查　婴幼儿出现阵发性喉痉挛时可行基因检测，部分患者可发现 SCN4A 基因 G1306E 位点突变。

5. 心理评估　心理量表评估可评估患者生活压力、强迫性人格特征、焦虑、抑郁或心身共病史等。

（五）诊断

该疾病的诊断主要依靠仔细的病史询问，根据患者的临床表现，结合客观辅助检查并排除其他器质性疾病可予以诊断。诊断：①有或没有明显的诱因，如上呼吸道感染、情绪激动或紧张、胃食管反流病史；②典型的喉痉挛发作症状，如突然发生的呼吸困难、窒息、喉喘鸣、声音嘶哑，通常持续数秒至数分钟；③排除哮喘、OSA、癫痫、肿瘤、惊恐发作、神经系统疾病等。

（六）鉴别诊断

1. 上呼吸道占位性病变　起病慢，病程长；辅助检查咽喉部 CT、鼻咽喉镜及肿瘤标志物可出现异常；症状呈持续性，无论白天夜间均有症状。

2. 睡眠呼吸暂停综合征　主要症状为夜间憋醒伴窒息或喘息，患者常为肥胖体型或存在下颌畸形，通常伴白天嗜睡、口干或失眠。PSG 检查可予以鉴别。

3. 夜间哮喘　患者通常出现睡眠相关咳嗽、喘息及呼吸急促。一般青年起病，常合并变态反应性疾病，辅助检查肺功能及支气管激发试验可予以鉴别。

4. 睡眠相关胃食管反流　患者也可出现夜间咳嗽及哽咽，但大多数患者症状描述为胸痛或反酸、胃灼热感。胃镜及食管内 pH 测定可鉴别，^{14}C 呼气试验可诊断是否存在幽门螺杆菌感染。

5. 夜惊　可出现夜间呼吸急促、窒息及心跳加速，但通常儿童多见，症状多出现于上半夜，且主要症状通常并不会集中在上呼吸道梗阻感。

6. RBD　可出现睡眠中喉痉挛的症状，症状亦多出现在下半夜，但症状多与梦境相关，通常 PSG 监测提示 REM 期肌电活动增高或行为异常。

7. 惊恐发作　患者可出现突然惊醒伴呼吸窘迫、交感神经兴奋及濒死感，但通常发作时间不仅在夜间睡眠时，白天也时常发作。

（七）治疗

治疗的目的是去除已知或潜在的病因及诱因，同时需要呼吸科、耳鼻喉科、消化科、神经科、心理等多学科评估。主要有以下治疗方案。

1. 非药物治疗

（1）去除病因及诱因：①对麻醉或手术中出现喉痉挛的需首先识别和移除危险因素，通过口腔或鼻气道给予 100% 的正压通气，如果仍不能完全缓解，下一步则需要加深麻醉的深度或吸入麻醉药，如果没有吸入的麻醉药，可以给予丙泊酚，如果仍无效，则可以给予地塞米松，予以面罩通气和气管插管；②原发病的治疗，对于胃食管反流病患者应积极治疗原发病，根除幽门螺杆菌；③生活方式改变，包括戒烟戒酒、远离变应原、避免上呼吸道感染、抬高床头、减重、避免夜间进食，以及避免辛辣食物、酒精及咖啡因的摄入。

（2）心理暗示治疗：部分患者发生睡眠相关性喉痉挛后出现惊恐感，常合并焦虑及抑郁情绪障碍，言语治疗和行为治疗通常有一定的效果。

2. 药物治疗

（1）应用质子泵抑制药治疗喉痉挛，如奥美拉唑 40mg，每天 2 次，或兰索拉唑 30mg，每天 1 次，建议应用 3～6 个月，饭前 30min 服用。对于疗效不佳的患者，也可建议夜间使用组胺受体拮抗药，如雷尼替丁 300mg 或者法莫替丁 40mg。

（2）口服苯二氮䓬类药物可能会降低上呼吸道反射，可能在麻醉诱导期间减少喉痉挛。

（3）解痉平喘药物治疗，如氨茶碱类。

（4）改善患者焦虑及恐惧情绪，可给予镇静、抗焦虑药物治疗。

3. 其他治疗　中医针灸治疗对喉痉挛可能有效。有研究肉毒毒素局部注射可缓解喉痉挛症状。此外，外科手术可通过喉上神经阻滞治疗喉痉挛。

五、颅脑损伤相关睡眠障碍

颅脑损伤是一种常见疾病，仅次于四肢伤，主要因交通事故、坠落、跌倒、火器等所致，其死亡率和致残率高居全身各部位损伤之首。颅脑损伤可导致不同程度的运动、感觉、认知和情绪障碍。即使是轻度颅脑损伤也可能与头痛、头晕、恶心、呕吐、平衡和协调受损、视力变化、耳鸣、情绪和记忆变化、注意力困难，以及疲劳和（或）睡眠障碍有关。其中，颅脑损伤相关睡眠障碍是一种常见的临床现象，它可能诱导或加重颅脑损伤后的其他症状，严重影响了伤者的生活质量。

（一）病因

颅脑损伤相关睡眠障碍常与多种原因有关，包括与睡眠调节相关的大脑区域损伤、疼痛、社会心理因素、环境、性别及年龄等。

（二）发病机制

导致颅脑损伤后睡眠障碍的神经病理和神经生理变化尚不清楚。大多数轻度颅脑损伤的患者没有表现出异常的影像学表现，直接的病理学检查也很少有。在重度颅脑损伤的患者中，结构性脑损伤被认为是导致脑损伤后继发性睡眠障碍的原因，包括 SCN 和视交叉以及下丘脑、杏仁核和脑干。然而，绝大多数病例没有明显的结构异常所致睡眠障碍。

（三）临床表现

颅脑损伤相关睡眠障碍表现多种多样，常见的有 EDS、SDB、失眠、昼夜节律紊乱和睡眠相关运动障碍等。

1. EDS　颅脑损伤后 EDS 的患病率明显高于普通人群。一项回顾性研究利用 MSLT 评估颅脑损伤患者的嗜睡程度，发现 47%的患者存在客观嗜睡，并且伴有嗜睡的颅脑损伤患者和不伴嗜睡的颅脑损伤患者受伤的严重程度差异无统计学意义，可见颅脑损伤的严重程度并不是 EDS 的主要原因，颅脑损伤后 EDS 大都与神经递质改变有关。

2. SDB　OSA 的颅脑损伤患者在语言和视觉上反应时间延长，认知功能受损程度明显高于单纯的颅脑损伤患者。睡眠呼吸暂停同时也是导致 EDS 的原因之一。

3. 失眠　有 30%～65%的颅脑损伤患者受到失眠的困扰，且失眠能够持续到颅脑损伤后 3 年。睡眠起始和维持障碍是颅脑损伤患者最常见的失眠类型。失眠的症状通常在受伤后的几天内就开始出现，因此失眠可能是颅脑损伤患者的一种急性反应，并可持续较长时间。

4. 昼夜节律紊乱　在颅脑损伤中也很常见，最常见的特征是睡眠相延迟障碍和不规律睡眠-觉醒障碍。有研究表明，部分患者主诉入睡困难、保持入睡困难、在标准的醒来时间难以醒来，可能会被误解为失眠，而不是昼夜节律性睡眠障碍。这一区别很重要，因为治疗方法根据患者是否有失眠或昼夜节律性睡眠障碍而有所不同。

5. 睡眠相关运动障碍 睡眠期间的异常运动和行为也有报道，其中常见的有 PLMS 和 RBD。此外，在青少年颅脑外伤患者中睡眠遗尿症和睡眠相关性磨牙的发生率较高。

（四）诊断

详尽的病史询问对颅脑损伤相关睡眠障碍的诊断非常重要。相关量表的评估以及 PSG 也是必要的。

（五）治疗

颅脑损伤后睡眠障碍的治疗方案与单纯睡眠障碍治疗方案基本一致，如药物、行为措施或心理咨询，以便充分管理好颅脑外伤后的症状。CPAP 一直作为 SDB 的一线治疗方案。尽管治疗 SDB 不能有效改善 EDS，但能消除睡眠呼吸紊乱、改善生活质量和降低 SDB 对患者认知功能的损害，所以，建议对大多数伴有 SDB 的颅脑损伤患者行 CPAP 治疗。颅脑损伤后失眠的患者慎用常用的镇静催眠药，苯二氮䓬类药在停药后也可能干扰神经系统恢复，影响认知功能。颅脑损伤后失眠患者可以使用曲唑酮、褪黑素或褪黑素受体激动药及非苯二氮䓬类药物等进行治疗。存在昼夜节律紊乱的颅脑损伤患者，褪黑素、CBT 和光照治疗可能比常用的镇静催眠药更有效。对于颅脑损伤后嗜睡的患者可考虑使用莫达非尼以改善症状和提高生活质量。

六、颅内肿瘤相关睡眠障碍

睡眠障碍，如失眠、EDS、昼夜节律紊乱等在颅内肿瘤患者中十分普遍，是仅次于疲劳的一大临床表现，其可能发生在不同的肿瘤级别和疾病的整个发展过程中，并可归因于癌症和相关治疗。以睡眠为重点的研究仅限于良性颅内肿瘤，在恶性原发性颅内肿瘤和脑转移瘤患者的研究中，尚没有多结构、标准化的睡眠评估来衡量睡眠症状。本节将重点讲述成人良性颅内肿瘤相关睡眠障碍。

（一）病因

颅内肿瘤可导致睡眠障碍，而后者又与肿瘤的发生、发展有关。颅内肿瘤的异质性和部位、开颅手术、放化疗、皮质类固醇的使用等不同神经生理和治疗方式的差异和睡眠障碍的相互影响有待进一步研究。

（二）临床表现及诊断

失眠、EDS、昼夜节律紊乱常见于颅内肿瘤患者，其同时还可伴有疲劳、情绪低落、癫痫、认知障碍等其他症状。

1. 颅内肿瘤和失眠 诊断需同时满足颅内肿瘤和失眠的诊断标准。

2. 颅内肿瘤和日间过度思睡 颅内肿瘤与日间过度思睡（包括发作性睡病）的相关性是相当明确的，诊断需同时满足颅内肿瘤和 EDS 诊断标准。

（三）评估

1. 量表 专门为脑瘤患者群体开发的调查问卷包括癌症治疗功能评估-脑瘤（functional assessment of cancer therapy-brain，FACT-BR）、欧洲癌症研究与治疗组织生活质量测定量表 C30 和 BN20（European Organization for Reasearch and Treatment of Cancer quality of life questionnaire-core and quality of life questionnaire-brain neoplasm，EORTC QLQ-C30 and QLQ-BN20），以及安德森脑肿瘤症状评估量表（Anderson symptom inventory brain tumor module，MDASI-BT），所有这些工具都包括与睡眠和嗜睡的严重程度相关的问题。

2. 体动记录仪 是目前测量肿瘤生存者睡眠-觉醒节律的最有效工具，由于睡眠-觉醒阶段受到行为、社会工作的影响，因此体动记录仪至少应连续记录 7d。

3. PSG　可排除其他原因引起的睡眠障碍。

（四）治疗

1. 非药物治疗

（1）睡眠卫生教育：如固定睡觉和起床时间；白天避免超过 1h 的午睡；睡前 6h 避免咖啡因、酒精、尼古丁的摄入；保持卧室的舒适、安静、适宜的温度和黑暗环境；不可过度关注时间等。

（2）CBT：对于颅内肿瘤合并失眠的患者，常出现焦虑、抑郁及疲劳等症状，其对药物的耐受性很差，需要在改变认知行为的基础上进一步治疗。

2. 药物治疗　有研究表明在脑肿瘤失眠患者中，曲唑酮的治疗效果优于米氮平。

日间过度思睡时首选莫达非尼，作用机制可能与抑制多巴胺再摄取有关，不良反应较小，如头痛、恶心等。次选哌甲酯缓释片，哌甲酯是目前国内治疗该病处方量最大的药物，属于精神类药物，成瘾性不大，建议在早晨或中午服用，以免影响夜间睡眠。

有研究提出褪黑素作为放化疗的佐剂，可以增强对癌症组织的治疗效果，并可以减轻对正常组织的副作用。食欲素作为肿瘤治疗靶点、化疗的治疗也受到了越来越多的关注。

第八节　展　　望

睡眠-觉醒障碍在神经系统疾病患者中十分常见，且对患者的生活质量以及疾病进展有着不可忽视的影响。睡眠障碍和疾病本身进展之间有着双向促进的关系，这表明干预异常睡眠可能对疾病的预防和进展产生有益的影响。迄今为止，治疗睡眠障碍的药物及非药物方法在控制疾病进展方面已显示出了美好的前景。数项临床研究已经证明了光疗、褪黑素和 rTMS 在 AD、PD 中具有神经保护作用，进而延缓疾病的进展。未来需要更多的临床转化研究来证明这些干预措施在 AD、PD 人群中的疗效和潜在机制。此外，鉴于部分睡眠-觉醒障碍（如 RBD）通常出现在 PD 发病之前，针对这些睡眠障碍的综合管理及早期治疗以及在 PD 疾病前期就对 RBD 进行神经保护治疗可能是未来 PD 睡眠障碍研究的方向之一。

睡眠障碍作为卒中的危险因素，特别是睡眠呼吸暂停、RLS 等，已在多项研究中得到证实。更多需要关注的是睡眠剥夺、睡眠结构紊乱及节律紊乱是否会加剧小血管病发生、脑损伤，以及干预是否能带来益处。神经系统免疫性疾病急性期的睡眠-觉醒障碍已经受到关注，但确切的机制尚不清晰。睡眠障碍对疾病进程的影响也缺少研究，需要进一步加强。癫痫与睡眠障碍的关系更为复杂，睡眠剥夺会诱发癫痫发作，癫痫发作以及伴随的情绪障碍会对睡眠质量产生影响，但因果关系有待进一步研究。对于神经系统疾病相关睡眠障碍的治疗同样需要引起重视，现有的药物在治疗睡眠障碍的同时，对原发病或多或少会产生不利影响，理想的药物是在控制睡眠障碍的同时，对原发病有一定的缓解，在这方面褪黑素及其受体激动药或许能发挥重要作用。

本章由刘春风教授（副主编）负责

编　委　毛成洁　李　洁

编　者　胡　华　戴永萍

思　考　题

1. 神经递质和激素在神经系统相关疾病睡眠障碍中的作用是什么？
2. 神经系统相关疾病睡眠障碍常用的评估方法及问卷有哪些？
3. 阐述卒中与 OSA 之间的关系是什么？
4. 睡眠障碍对于神经系统变性疾病临床早期的意义有哪些？
5. 神经免疫性疾病睡眠障碍的治疗原则是什么？

6. 简述 FFI 的诊断标准。

7. 简述睡眠发作性事件如何与癫痫相鉴别。

8. 睡眠调节相关的大脑区域有哪些？如何从神经疾病定位对睡眠障碍发生进行解释。

参 考 文 献

北京神经内科学会睡眠障碍专业委员会, 北京神经内科学会神经精神医学与临床心理专业委员会, 中国老年学和老年医学学会睡眠科学分会. 2019. 卒中相关睡眠障碍评估与管理中国专家共识. 中华内科杂志, 1(58): 17-26.

中华医学会神经病学分会帕金森病及运动障碍学组, 中国医师协会神经内科医师分会帕金森病及运动障碍学组. 2022. 中国帕金森病睡眠障碍管理专家共识. 中华神经科杂志, 5(55): 441-451.

中华医学会神经病学分会神经感染性疾病与脑脊液细胞学学组, 中华医学会神经病学分会睡眠障碍学组. 2022. 致死性家族性失眠症中国诊断标准共识 2021. 中华神经科杂志, 55(11): 1236-1244.

American Academy of Sleep Medicine. 2023. International Classification of Sleep disorders. 3rd ed, test revision(ICSD-3-TR). Darien IL: American Academy of Sleep Medicine.

Baillieul S, Bassetti CLA, Brill AK, et al. 2022.Sleep apnoea and ischaemic stroke: current knowledge and future directions. Lancet Neurology, 21(1): 78-88.

Bassetti C, Berkovic S, Bisulli F, et al. 2016. Definition and diagnostic criteria of sleep-related hypermotor epilepsy. Neurology, 86(19): 1834-1842.

Brown DL, Chervin RD, McDermott M. 2018. Sleep disorders and the risk of stroke.Expert Review of Neurotherapeutics, 18(7): 523-531.

Gordon R, Mantovani S, O'Sullivan JD, et al. 2018.An overview of sleep and circadian dysfunction in Parkinson's disease. Journal of Sleep Research, 27(3): e12673.

Kang MJ, Kim S, Park YH, et al. 2019. APOE ε4 and REM sleep behavior disorder as risk factors for sundown syndrome in Alzheimer's disease. Journal of Alzheimers Disease, 69: 521-528.

Rose NR, Systrom DM, Zielinski MR. 2019.Fatigue, sleep, and autoimmune and related disorders. Frontiers in Immunology, 8(10): 1827.

第十六章　常见精神障碍相关睡眠障碍

第一节　概　　述

睡眠障碍是多种精神障碍最常见的症状之一，也是驱使精神障碍患者主动求医的重要原因。既往普遍认为，睡眠障碍是精神障碍的伴随症状，被列为多种精神障碍的诊断标准。近年来，随着睡眠医学的广泛发展，越来越多的学者认为精神障碍与睡眠障碍存在更为复杂的、以双向因果为特征的交互关系：一方面，睡眠障碍常导致患病个体出现心理困扰，增加精神障碍发病的风险及严重程度，改善患者的睡眠质量，可以缓解其精神障碍症状，对精神障碍的预后产生重要影响；另一方面，精神障碍亦是睡眠障碍患病的高风险因素，并使睡眠障碍的诊断和治疗更为复杂，同时，针对某些精神障碍的治疗也可能引发睡眠障碍。因此，精神障碍相关睡眠障碍需要引起足够的重视。

本章将对精神分裂症、双相情感障碍、抑郁障碍、焦虑障碍、创伤及应激障碍、进食障碍和物质滥用等多种精神障碍相关睡眠障碍的临床表现、辅助检查、诊断与鉴别诊断及治疗现状进行详细介绍。

第二节　精神分裂症相关睡眠障碍

一、概　　述

精神分裂症是一组病因未明的精神障碍，多在青壮年发病，起病往往较为缓慢，病程呈慢性化，终身患病率约为1%。临床上可表现为思维、情感、行为等多方面的障碍以及精神活动的不协调。既往临床医师普遍认为睡眠障碍仅作为精神分裂症的非特异临床表现或核心精神病性症状的继发后果。长此以往，精神分裂症的诊断、治疗及临床研究都主要强调围绕思维、感知觉和行为方面的障碍，而忽视了睡眠障碍的识别和处理。越来越多的研究提示需要重新审视睡眠在精神分裂症中的角色。除阳性症状、阴性症状和行为紊乱等临床特征外，精神分裂症患者还常表现出以失眠、嗜睡和昼夜节律紊乱为主的睡眠障碍。睡眠障碍程度与精神症状和认知损害的严重程度，以及自杀风险等级呈正相关，且影响日间社会功能，损害生活质量。整体而言，高达50%~80%的患者存在不同形式的睡眠障碍，且与精神病性症状相关。严重失眠可能是精神病发病和复发的前驱表现，能在一定程度上预测幻觉妄想的发生。

二、流行病学与病因

精神分裂症相关睡眠障碍的病因未明。流行病学研究提示精神分裂症的睡眠障碍与以下因素高度相关：年龄较大、发病较晚、未用抗精神病药治疗、存在严重精神病性症状、有锥体外系不良反应、合并焦虑或抑郁症状、较少使用非典型抗精神病药和较高频率使用苯二氮䓬类药。

精神病性症状是精神分裂症较特异的一组症状，现有研究提示睡眠障碍和其常常共存，两者之间存在可能的因果关联。一项超过26万人参加的世界卫生组织的全球健康调查提示睡眠障碍与精神病性症状存在强相关性，在调整一般人口学因素、酒精和烟草使用及慢性病等混杂因素后，睡眠障碍支持至少一个精神病性症状风险增加的比值比（odds ratio，OR）为2.41，进一步调整焦虑和抑郁因素后，OR值为1.59。有被害妄想症状的非情感性精神病患者的睡眠紊乱频繁，经过失眠认知行为治疗（cognitive behavioral therapy for insomnia，CBTI）改善睡眠在一定程度上可以减少妄想。不同维度的精神症状与睡眠紊乱的相关有所不同。失眠与妄想、幻觉和认知紊乱存在中度相关，与阴性症状的相关性较低，与夸大症状无关；同时发现基因和环境对失眠及上述中度相关精神症状的影响有重叠效应。长期随访研究发现，睡眠较差可以预测随后出现的妄想和幻觉，且在被害妄想出现前患者就表现出一定程度的睡眠紊乱。在精神病性症状出现之前的早期病程中睡眠紊乱非常普遍，睡眠结构和睡眠纺锤波异常在早期病程中也很常见，可能与症状严重程度有关。焦虑、抑郁等负性情绪在睡眠障碍与精神病性症状的相关中起到了部分中介作用，两者之间复杂关系的可能解释：当前处于幻觉和妄想症状背景下的精神病患者常报告不同形式的睡眠障碍，如入睡困难、睡眠过多、噩梦和不稳定睡眠模式等，这些睡眠障碍会导致情绪低落和焦虑、疲劳感和日间活动减退。焦虑情绪和精神病性症状扰乱了睡眠，随之而来的疲劳感也可能导致患者应对幻听和被害恐惧的能力下降。

三、临床表现

精神分裂症以幻觉、妄想、言语紊乱、攻击暴力行为或紧张症行为及阴性症状等为主要表现。幻觉中以幻听最为常见，意识清醒状态下的言语性幻听具有一定的特异性。妄想属于思维内容障碍，表现形式多样，以被害妄想、关系妄想和物理影响妄想等多见。

精神分裂症睡眠障碍以失眠和噩梦为主，可有令人惊恐的入睡幻觉。失眠也能在一定程度上预测未来精神病性症状的发生或恶化，有学者报道严重失眠是急性精神病发作的前驱症状。昼夜节律紊乱在精神分裂症患者中也不少见。因抗精神病药的使用，日间过度思睡（excessire daytime sleepiness，EDS）也很常见。多导睡眠监测（polysomnography，PSG）显示睡眠连续性受损，慢波睡眠（slow wave sleep，SWS）和睡眠纺锤波减少。

四、诊断及治疗

（一）诊断

睡眠障碍症状是精神分裂症常见但非特异性症状，对于精神分裂症的诊断价值有限。精神分裂症相关睡眠障碍需要在精神分裂症诊断的基础上进行，其最低诊断标准至少应包括前两条：①符合精神分裂症的诊断标准；②有失眠或过度睡眠的主诉；③睡眠主诉与精神分裂症的诊断有关；④夜间 PSG 显示睡眠潜伏期（sleep latency，SL）延长，睡眠效率（sleep efficiency）降低，睡眠之中醒来的次数和时间增加；⑤睡眠紊乱与其他精神障碍无关（如痴呆）；⑥睡眠紊乱不符合其他睡眠障碍的临床诊断标准。

值得注意的是，精神分裂症相关睡眠障碍本身不是一个疾病诊断，在 ICSD-3 中仅有"精神障碍相关的过度睡眠"等诊断表述。临床实践中，若患者符合精神分裂症的诊断，同时存在失眠、嗜睡或其他睡眠障碍相关的主诉，且与精神分裂症的诊断有关，存在病程上的联系，可以考虑患者存在精神分裂症相关睡眠障碍；若患者的睡眠障碍与精神分裂症无明显的关联，或者精神分裂症不能解释睡眠障碍的发生、发展，可以考虑精神分裂症和睡眠障碍的共患病诊断。

（二）鉴别诊断

1. 情感障碍相关睡眠障碍 这类睡眠障碍患者有情感障碍的病史，而且精神症状以情绪障碍为主，主要表现为情绪高涨或低落。抑郁障碍相关睡眠障碍的突出表现是早醒。双相情感障碍躁狂发作或轻躁狂发作时睡眠需求减少，在抑郁发作时可以出现睡眠过多或早醒。PSG 可见快速眼动（rapid eye movement，REM）睡眠期中 SL 缩短、夜间提前出现密集的 REM 睡眠、SWS 时间缩短等。

2. 抗精神病药不良反应 一些抗精神病药可使患者过度镇静，其表现与过度睡眠相似。过度镇静与药物的种类（氯丙嗪、氯氮平）、剂量、个体反应有关，可以通过调整药物剂量，同时观察其过度镇静是否得到改善来加以鉴别。有报道认为，能够通过用药之前的脑电图表现来预测，如果治疗前脑电图慢波较多者较易发生过度镇静，也可以通过脑电图的变化来加以判断，如服用氯氮平的患者脑电图出现弥漫性异常。抗精神病药另一常见的副作用是静坐不能，表现为不可控制的烦躁不安，不能坐定，反复走动或原地踏步，这也与药物种类、剂量和个体反应有关，可以通过调整药物剂量或服用抗胆碱药物，观察患者症状是否缓解来鉴别。

3. 发作性睡病　发作性睡病的入睡幻觉容易与精神分裂症的幻觉相混淆，部分发作性睡病与伴发精神病样症状表现相似，应注意鉴别。与发作性睡病入睡幻觉多为视觉或多感官的幻觉不同，精神分裂症的幻觉多为意识清晰背景下的听幻觉，且常合并出现与幻听相关的被害妄想、物理影响妄想等。发作性睡病的猝倒发作与精神分裂症的紧张症不同，精神分裂症急性期可能表现为违拗或缄默，严重的精神运动性迟滞或兴奋，有些患者还可表现为蜡样屈曲。发作性睡病患者几乎都有日间过度思睡，多次小睡睡眠潜伏时间试验可以帮助鉴别诊断。

（三）治疗

对精神分裂症相关睡眠障碍的治疗主要是治疗精神分裂症原发病，抗精神病药是主要治疗手段，而多数抗精神病药本身也有镇静催眠作用，对于失眠有一定的疗效。具有镇静作用的抗精神病药和镇静催眠类药物带来助眠疗效时需警惕药物治疗带来的潜在 EDS 风险。目前治疗手段仍以药物为主，心理治疗的疗效仍待验证。

1. 药物治疗

（1）抗精神病药：用于精神分裂症治疗的药物，包括典型抗精神病药（如氯丙嗪和氟哌啶醇）和非典型抗精神病药（如氯氮平、利培酮、帕利哌酮和奥氮平等），已经产生了一系列广泛的药理学作用。所有上市抗精神病药的主要药理作用都涉及对多巴胺 D_2 受体（dopamine D_2 receptor，D_2R）的抑制，是控制幻觉妄想等精神病性症状的重要靶点。非典型抗精神病药还存在另一个明确的药理学特征，即包括 $5-HT_2$ 受体的有效抑制与 D_2R 阻断。胆碱能受体、组胺受体的拮抗则是抗精神病药常见镇静作用的药理机制之一，因此抗精神病药还表现出一定程度的助眠疗效，增加睡眠倾向。具有镇静作用的抗精神病药在治疗睡眠紊乱的同时，还应注意其潜在的嗜睡风险，对于症状控制稳定的患者社会功能存在一定程度的干扰。另外，在精神分裂症全病程治疗过程中，应注意患者监测睡眠的纵向变化情况。患者家属和临床医务人员应注意了解患者睡眠困难的原因是抗精神病药的副作用还是病情变化或其他原因，以作出相应的药物调整。

抗精神病药对睡眠的影响还体现在 PSG 的睡眠结构上。典型抗精神病药对精神分裂症患者睡眠参数的改变主要有总睡眠时间（total sleep time，TST）和睡眠效率增加、SL 和入睡后清醒时间（wake after sleep onset，WASO）减少，提示睡眠连续性有所改善。典型抗精神病药未引起 SWS 的改变，但部分研究提示其引起 REM 潜伏期（REM latency，REML）延长。非典型抗精神病药对睡眠参数的影响主要也有 TST 和睡眠效率的增加、SL 和 WASO 的减少，有利于改善睡眠连续性。奥氮平和齐拉西酮等非典型抗精神病药还有增加 SWS 的作用，可能的机制主要是 $5-HT_2$ 受体亚型的阻断增强 SWS 活性。部分非典型抗精神病药对睡眠的影响总结见表 16-2-1。

表 16-2-1　非典型抗精神病药对睡眠的影响

药物	常用剂量（mg/d）	不良反应	睡眠方面的影响
奥氮平	5～20	体重增加 血糖、血脂异常	镇静
喹硫平	200～800	高血糖 糖尿病	缩短睡眠潜伏期
齐拉西酮	80～160	低血压 晕厥	增强睡眠连续性
利培酮	1～6	锥体外系相关不良反应	不详
阿立哌唑	15～30	锥体外系相关不良反应	不详

（2）其他药物：除了抗精神病药，褪黑素（melatonin，MT）和右佐匹克隆可以有效治疗精神分裂症的残留失眠。Shamir 等研究人员采用交叉试验设计，将 2mg MT 缓释药或安慰药给予 19 名精神分裂症患者，与安慰药相比，MT 能显著提高睡眠效率。在早期失眠持续至少 2 周的稳定型精神分裂症门诊者中，MT（每晚 3～12mg）同样显示出助眠效果，显著改善了夜间睡眠的质量和深度。对于临床稳定的精神分裂症或分裂情感性障碍共患失眠的门诊患者，相比于安慰药对照组，3mg 右佐匹克隆干预后失眠严重程度指数（insomnia severity index，ISI）总分下降更明显。

2. 心理治疗　CBTI 因疗效好和安全性高等优势在睡眠紊乱的治疗中逐渐成为主流，各大国际指南均推荐 CBTI 为失眠的一线治疗，在治疗不伴有精神病性症状的失眠方面具有强有力的证据基础。经典的 CBTI 为结构化心理治疗方式，由多元素组成：睡眠卫生教育、行为治疗（刺激控制、睡眠限制、放松训练）和认知疗法（认知重构）。近年来，有几项随机对照试验在精神分裂症相关失眠的患者群中观察 CBTI 的疗效。研究表明，CBTI 对具有精神病超高风险患者、精神科住院患者以及存在持续幻觉妄想症状患者的失眠均有一定的改善作用。临床试验提示使用意象预演治疗对被害妄想患者的噩梦进行干预亦有效。

第三节　双相情感障碍相关睡眠障碍

一、概　　述

双相情感障碍（bipolar disorder，BD）是一类既有躁狂或轻躁狂发作，又有抑郁发作的心境障碍。在全球范围内，双相情感障碍可影响超过 1%的人口，是年轻人致残的主要原因之一，常导致认知和社会功能损害，还会增加死亡的风险，尤其是自杀死亡，给社会和家庭带来沉重的经济负担。双相情感障碍患者普遍存在睡眠障碍，如失眠障碍、嗜睡障碍和睡眠-觉醒障碍。Harvey 等发现，在双相情感障碍患者中，睡眠问题非常普遍，70%～99%的患者曾在疾病发生的某个时间段出现过入睡困难、TST 缩短、睡眠维持困难等睡眠问题。

双相情感障碍患者常在抑郁发作时出现失眠或过度睡眠，双相情感障碍患者过度睡眠时，尽管 TST 延长，但患者仍抱怨精力无法恢复，白天可能过度思睡或频繁打盹。研究表明，双相情感障碍患者处于抑郁发作时在 52%的时间内表现为失眠，在 56%的时间内感到困倦、思睡（两者其一或同时存在），在躁狂发作时表现为入睡困难，睡眠需求减少（如每天晚上只需睡 2～3h），但患者仍感到精力充沛。双相情感障碍在抑郁和躁狂交替发作时，失眠和白天睡眠增多也可交替出现，其中伴有精神病性症状抑郁发作患者的睡眠障碍最严重。青少年双相情感障碍患者常表现为入睡困难，老年患者则较多表现为睡眠增多。

睡眠障碍还会影响双相情感障碍的预后，是双相情感障碍复发的预测因素；同时，睡眠障碍还会增加双相情感障碍的患病风险，并增加疾病的严重程度。因此，对双相情感障碍患者及其高危人群中的睡眠障碍应进行定期评估和干预，有助于尽早识别出双相情感障碍高危人群、延缓疾病复发以及改善患者的预后。

二、病因与发病机制

现有的研究表明，双相情感障碍中的睡眠障碍可能与生物节律、免疫因素等有关。

（一）生物节律

生物节律负责调控机体日常生理活动和能量代谢，包括睡眠、进食、情绪、核心体温、血压、血糖水平、激素分泌和氧化应激等生命活动，生物节律一旦出现紊乱会严重影响身心健康。生物节律紊乱是双相情感障碍常见和重要的临床表现，特别是在睡眠-觉醒周期中昼夜节律的变化。由于正常的睡眠-觉醒周期对稳定情绪至关重要，当周期被破坏时，常引发抑郁或躁狂的发作，或者导致情绪的不稳定。

1. 时钟基因　生物节律受分子时钟的调节，该分子时钟由在全身表达的几个核心时钟基因（如 CLOCK、NPAS2、BMAL1、CRY1/2、PER）组成，这些基因通过一系列转录和翻译反馈循环相互影响，直接或间接地接收输出环境信号等，以调节分子时钟控制的基因表达和节律的各个方面（如振幅、周期和相位）。大量证据表明对时钟基因遗传变异的研究有助于了解双相情感障碍的病因学和症状学，如 ARNTL 基因的 PER3、CLOCK 及单核苷酸多态性（single nucleotide polymorphism，SNP）都与双相情感障碍病因显著相关。时钟基因的遗传变异不仅在双相情感障碍易感性中起作用，对患者的情绪及行为也产生重要的影响。生物钟的改变同样会影响双相情感障碍患者睡眠稳态调节的效果等临床表型。例如，PER3 可能是通过参与调节 5-羟色胺（5-hydroxytryptamine，5-HT）、多巴胺（dopamine，DA）、γ-氨基丁酸（γ-aminobutyric acid，GABA）等神经递质的合成及释放，以此来影响双相情感障碍的昼夜偏好、睡眠结构等。PER2 与睡眠障碍有关，包括家族性睡眠状态提前综合征（familial advanced sleep-phase syndrome，FASPS）、节律周期延长、昼夜偏好及睡眠效率等。研究发现与工作压力等环境因素相比，PER2 对双相情感障碍失眠倾向的影响更强，这表明在解决患者睡眠问题时还可以考虑个体的遗传易感性。

2. 内分泌系统　下丘脑-垂体-肾上腺（hypothalamic-pituitary-adrenal，HPA）轴是应激反应系统的关键组成部分，肾上腺皮质分泌的皮质醇在应对环境刺激时，可影响生物节律的振荡。MT 和皮质醇在调节睡眠时间和维持睡眠-觉醒周期方面起重要作用。高水平的皮质醇与清醒状态有关，而高水平 MT 与睡眠状态有关。与抑郁障碍患者相比，双相情感障碍患者夜间 MT 的分泌量显著减少且分泌时间延迟。

（二）免疫因素

睡眠障碍与免疫功能障碍密切相关，且两者之间互为因果关系。睡眠障碍可以激活人体免疫系统发生炎症反应，从而使得大脑中参与睡眠和昼夜节律调节的小胶质细胞和星形胶质细胞分泌促炎性细胞因子，如在双相情感障碍情绪发作期会导致白细胞介素-6（interleukin 6，IL-6）、肿瘤坏死因子 α（tumor necrosis factor-α，TNF-α）、C 反应蛋白（C-reactive protein，CRP）等升高，而在情绪稳定期会导致白细胞介素-1β（interleukin-1β，IL-1β）水平升高，这些促炎性细胞因子通过依赖于 p38/MAPK 和钙离子传递信息，进而抑制 BMAL1/CLOCK 的转录或者通过 NF-κB 信号通路的激活来影响生物钟基因（如 CLOCK、PER 等）的表达，且这些促炎性细胞因子还会诱导下游基因转录异常，从而破坏睡眠结构和睡眠内稳态；氧化应激和亚硝化应激也可以导致双相情感障碍生物钟表达失调，从而导致患者出现睡眠障碍，其机制可能是氧化应激和亚硝化应激使得在细胞代谢中起关键调节作用的分子表达和信号转导过程失控，如磷酸腺苷活化蛋白激酶（AMP-activated protein kinase，AMPK），并且还通过半胱氨酸残基的过度氧化来促进非转录振荡器（如过氧化物酶系统）的氧化失活。

三、临床表现

（一）双相情感障碍前驱期的睡眠紊乱

患者在抑郁和躁狂发作前的几周常主诉存在睡眠障碍，躁狂发作的前驱失眠症状比抑郁发作更常见。很多患者由失眠阶段缓慢或突然进入躁狂发作期。另外，睡眠模式紊乱被认为是双相情感障碍躁狂复发的最好预测因子。大量研究发现，与正常对照组相比，双相情感障碍患者在发病前 8 周所经历的生物节律紊乱事件更多，并且至少经历一种生物节律紊乱事件的比例远高于对照组（55% vs. 10%），研究提示 8 周时间窗内的生物节律紊乱事件可能促发躁狂发作，而对抑郁发作没有诱发作用。此外，多项研究表明，睡眠剥夺可减轻双相情感障碍患者的抑郁症状而加剧躁狂症状。

（二）双相情感障碍急性期睡眠紊乱表现

双相情感障碍患者的睡眠障碍通常在急性期会加重，在疾病临床缓解期可能持续存在。双相情感障碍急性期睡眠紊乱十分突出，睡眠模式紊乱，睡眠节律呈片段化，并且日间稳定性更差。躁狂发作急性期睡眠障碍主要表现为睡眠需求减少和 TST 减少。有关双相情感障碍发作期睡眠紊乱的荟萃分析发现，在躁狂或轻躁狂发作期，大部分患者（69%～99%）体验过睡眠需求减少，而在抑郁发作期有 23%～78% 存在过度思睡。

（三）双相情感障碍缓解期睡眠紊乱表现

研究发现，在双相情感障碍缓解期也存在生物节律紊乱。双相情感障碍缓解期患者活动量明显少于正常人群，昼夜变异性较正常人群有显著差异，提示缓解期患者仍然存在生物节律紊乱。

四、诊断及治疗

（一）诊断

双相情感障碍的诊断需要至少有一次躁狂发作或轻躁狂发作或混合性发作以及一次抑郁发作。DSM-V 关于躁狂发作的主要特征为心境高涨或易激惹。其他症状包括睡眠减少（通常为睡眠需要量减少）夸大、思维和语速增快、精神运动性激越、随境转移、放纵享乐的行为（如购物狂、狂欢和轻率行为）。混合发作是指几乎每天的症状都符合躁狂发作和抑郁发作标准，且持续 1 周以上。轻躁狂发作时，也有心境紊乱和其他伴随症状，但尚达不到完全躁狂发作的严重程度。有 1 次或 1 次以上躁狂发作或混合性发作者归为双相 I 型；反之，至少有 1 次重性抑郁发作（诊断见前）和轻躁狂发作者归为双相 II 型。

双相情感障碍患者的睡眠情况可通过自我报告的睡眠日记、腕戴式体动记录仪测量评估。体动记录仪已逐渐被用于客观地评估双相情感障碍患者数周或数月的睡眠和觉醒，可提供 24h 内的体动数据，有助于表征昼夜节律紊乱。另外，双相情感障碍相关睡眠障碍的诊断标准，至少应包括以下前 3 条。

1. 符合 DSM-V 双相情感障碍的诊断标准。
2. 难以入睡或保持睡眠状态，睡眠时相延迟，或休息不充分、质量不满意的睡眠主诉。
3. 睡眠主诉与双相情感障碍的诊断有关。
4. PSG 结果常显示睡眠连续性障碍、REM 睡眠异常及 SWS 缺陷。躁狂发作期间的夜间 PSG 显示为 REM 睡眠期 SL 缩短、REM 睡眠密度增加、TST 减少。抑郁发作期间会出现异常睡眠结构，如 REM 睡眠减少。
5. 睡眠紊乱与其他精神障碍无关（如精神分裂症）。
6. 睡眠紊乱不符合其他睡眠障碍的临床诊断标准。

（二）治疗

1. 双相情感障碍的治疗　双相情感障碍的治疗主要参照精神疾病中的治疗方案。其中心境稳定药是治疗双相情感障碍的主要药物（常见药物见表 16-3-1），锂盐是经典的心境稳定药。另外抗惊厥药，如丙戊酸钠、拉莫三嗪、卡马西平、奥卡西平，也是治疗双相情感障碍的有效药物，可单独使用或与锂盐联合使用。对于伴有精神病性症状的躁狂或抑郁发作，可使用抗精神病药物治疗，一些抗精神病药也批准用于双相情感障碍的单药维持治疗和预防复发（表 16-3-1）。锂盐能够增加躁狂患者的 SWS，并可能抑制 REM 睡眠和延长 REML，但也有诱发周期性肢体运动障碍（periodic limb movement disorder，PLMD）的可能。在治疗急性躁狂发作时，苯二氮䓬类药因其镇静和抗焦虑作用可在早期联合使用。在治疗精神病性症状时，可使用抗精神病药物，其镇静作用也可能有益于治疗。

表 16-3-1　心境稳定药对睡眠的影响

药物	常用剂量	不良反应	睡眠方面影响
碳酸锂	600～1800mg/d	白细胞增多	镇静
		多尿症	增加总睡眠时间
		烦渴	增加慢波睡眠
		尿崩症	减少 REM 睡眠
		甲状腺功能减退	
		体重增加	
		胃肠不适	
		震颤	
卡马西平	800～1200mg/d	骨髓抑制（罕见）	镇静
		肝毒性	
		皮疹	
奥卡西平	1200～2400mg/d	骨髓抑制（罕见）	镇静
		肝毒性	
		皮疹	
丙戊酸钠	30～60mg/（kg·d）	胃肠不适	轻度镇静
		肝毒性	无睡眠方面影响
		震颤	
		皮疹	
		体重增加	
拉莫三嗪*	100～400mg/d	皮疹	轻度镇静
		Stevens-Johnson 综合征	少有对睡眠结构的影响

* 没有直接的抗躁狂作用，更多用于双相抑郁，且可阻止躁狂复发。

2. 睡眠障碍的治疗　对双相情感障碍相关睡眠障碍，在原发病尚未得到有效控制之前可给予镇静催眠药以尽快改善患者睡眠，稳定患者情绪。常用的有苯二氮䓬类药（如阿普唑仑、氯硝西泮片等），MT 和 MT 受体激动药（如阿戈美拉汀、雷美替胺）也可用于双相情感障碍睡眠障碍的治疗。外源性 MT 具有治疗失眠障碍、睡眠-觉醒时相延迟障碍以及改善睡眠质量的作用，且 MT 耐受性良好，几乎没有依赖性。MT 受体激动药通过提高 MT 受体敏感性，间接提高 MT 效用。阿戈美拉汀不仅是 MT 受体激动药，而且还是 5-HT$_{2C}$ 受体拮抗药，具有调节睡眠和抗抑郁作用，但14.28%的患者因出现躁狂/轻躁狂发作而退出治疗。雷美替胺可维持双相情感障碍情绪稳定，但对患者睡眠质量没有明显的改善效果。对部分存在嗜睡的双相抑郁患者，可酌情考虑使用兴奋药，鉴于莫达非尼可增加自杀发生率，双相情感障碍患者需慎用。如前所述，双相情感障碍患者往往存在生物节律紊乱，因此应注重调节患者的睡眠节律，加强睡眠卫生指导。人际和社会节律治疗（interpersonal and social rhythm therapy，IPSRT）通过稳定双相情感障碍患者的社会节律和人际关系来调整睡眠和觉醒节律，从而可有效改善双相情感障碍患者的情绪症状和社会功能。CBT 等心理治疗在双相情感障碍缓解期或维持治疗期有一定的疗效。

随着互联网、智能手机和可穿戴设备的普及，越来越多的学者开始研究如何使用这项技术来加强对双相情感障碍等慢性病的管理。智能手机中的心理教育应用程序有助于改善双相情感障碍患者的睡眠问题，但目前网络上应用程序的内容大都不符合实践指南。未来可以依托互联网的互联互通、智能手机独立运算平台和可穿戴设备人体生理信息的监控信息，来实现对患者睡眠、情感状态的实时监控，进而开发出面向个体的改善睡眠的治疗方案。

第四节 抑郁障碍相关睡眠障碍

一、概　述

根据 DSM-V，广义上的抑郁障碍指的是一大类抑郁性情绪障碍，包括破坏性心境失调、重性抑郁障碍（major depressive disorder，MDD）、持续抑郁障碍（包括心境恶劣）、经前期心境恶劣障碍、物质和（或）药物导致的抑郁障碍等共 8 种亚型，均以显著而持久的心境低落为主要临床特征。狭义的抑郁障碍通常是指 MDD，也就是常言的抑郁症，是抑郁障碍中主要经典的亚型。本节主要讨论 MDD 相关睡眠障碍。

MDD 相关睡眠障碍是指由 MDD 引起的睡眠紊乱，多慢性起病，并且与疾病严重程度有关。MDD 患者常共患失眠等睡眠障碍，失眠也是新发抑郁障碍的危险因素之一。失眠作为最常见的残留症状之一，可增加抑郁复发的风险。MDD 相关睡眠障碍另一种常见表现形式为过度睡眠或嗜睡，提示非典型抑郁特征。有些人在一次发作中可表现出失眠和过度睡眠的交替发作。流行病学资料显示，在普通成年人中，14%～20%为明显失眠患者和约 10%为睡眠过多的患者。美国一项调查显示，在 3573 名 MDD 患者中，92%报告至少一种睡眠紊乱主诉，85%报告失眠，48%报告嗜睡，30%同时报告失眠和嗜睡。另一关于青壮年人群中睡眠障碍和心境障碍终身患病率的研究发现，有睡眠紊乱主诉的患者其抑郁障碍患病率明显偏高，其中失眠者抑郁障碍患病率为 31.1%，睡眠过多者为 25.3%，两者兼有者占 54.3%，而没有睡眠紊乱主诉的抑郁障碍患病率仅为 2.7%。在对非临床个体的小型试验研究中，睡眠剥夺或限制会导致抑郁情绪的增加。一项对 34 项涉及超过 15 万参与者的队列研究的荟萃分析发现，失眠使患抑郁障碍的相对风险增加 1 倍。长期慢性失眠可能通过神经免疫的异常来增加未来 MDD 的发病风险。这些研究结果均提示抑郁障碍和失眠存在着某些双向关系。

二、病因与发病机制

抑郁障碍相关睡眠障碍的发生受到了遗传和环境的影响。抑郁障碍和失眠常同时发生。经典的双胞胎研究表明，失眠和抑郁障碍在遗传和环境的因果影响上有重叠。逆境和压力似乎与失眠和抑郁障碍的同时发生有关。其他被认为与睡眠中断和抑郁障碍有关的共同机制有神经递质失衡（如胆碱能增强或单胺能神经传递减弱）、大脑激活异常（如情绪调节区域）、HPA 轴调节异常和炎症等。

研究表明，睡眠障碍和抑郁障碍之间还存在着一定程度的分离。一项对 5481 名住院 MDD 患者的研究发现，在 3108 名缓解期患者中，超过 50%在出院时仍然存在严重的睡眠障碍，这些睡眠障碍增加了抑郁复发的风险。这可能表明失眠不仅是 MDD 的一种症状，然而具体的机制不明。

三、临床表现

抑郁障碍以显著和持久的抑郁症状群为主要表现，具体表现为心境低落、兴趣减退、快感缺失、思维迟缓、精力体力下降、自罪自责观念和自伤自杀观念或行为，在此基础上常有焦虑或激越。

睡眠障碍是 MDD 的一个常见躯体症状，其表现与一般性失眠或过度睡眠患者的临床症状基本相同，但也有其自身的特点，如患者的主观失眠障碍更严重，负性情绪更明显，这可能与抑郁障碍导致的认知功能下降有关。抑郁障碍患者的睡眠障碍表现形式多样，包括入睡困难、睡眠轻浅、多梦和早醒。入睡困难最多见，一般 SL 超过 30min，而以早醒最具特征性，一般比平时早醒 2～3h，醒后难以再次入睡。此类患者还常表现出与抑郁障碍相关的症状，如心境低落、愉快感缺乏或对大部分活动兴趣丧失，伴有其他躯体症状，如头晕、头痛、四肢麻木、胸闷和胃肠道症状等，多伴有不同程度的认知功能下降，如记忆力减退、注意力分散、思维缓慢等。患者的精神活动效率下降，并严重影响到社会生活功能。非典型抑郁障碍患者的睡眠障碍可表现为睡眠过多或嗜睡，这类患者还常有食欲增加或体重增加、明显焦虑、肢体沉重等，对于正性事件可有愉快体验。非典型抑郁障碍与双相情感障碍之间可能存在着同源的精神病理学，因此，对于伴有非典型特征的 MDD 患者应重点鉴别双相情感障碍。部分睡眠障碍可能持续存在，缓解期 MDD 患者仍然有上述睡眠障碍症状，可增加复发的风险。

通过 PSG 已经发现抑郁障碍患者的睡眠结构存在异常，包括睡眠连续性中断（SL 延长、入睡后觉醒次数增加、早醒、睡眠效率下降）、REM 睡眠脱抑制（REML 明显缩短、首次 REM 睡眠延长、REM 密度增加）和 NREM 睡眠改变（SWS、慢波活性和 2 期睡眠减少；在年轻患者中，SWS和慢波活性自首个 NREM 睡眠漂移至第二个 NREM 睡眠）。亦有研究发现，伴失眠的 MDD 患者PSG 的表现与原发性失眠相似。此外，还有 SWS 数量减少的报道，然而研究结果并不一致。

四、诊断及治疗

（一）诊断

睡眠障碍症状是各种抑郁障碍的临床症状之一。当抑郁障碍的发生成为睡眠障碍产生的明确病因时，则考虑抑郁相关睡眠障碍的诊断。抑郁相关睡眠障碍大体分为失眠和睡眠增多两种，其诊断标准如下：

1. 突出主诉失眠症状（入睡困难、睡眠维持困难、早醒或睡眠未恢复精神，伴白天疲乏或功能损害，至少每周≥3 晚），或主诉睡眠增多（几乎每天睡眠时间超过 9h，或尽管夜间睡眠超过 7h，但白天仍反复睡眠发作），且病程至少为 3 个月。

2. 失眠或睡眠增多（或所致后果）引起明显痛苦或社交、职业或其他重要功能损害。

3. 可以判断失眠或睡眠增多与抑郁障碍有关，而且严重到可给予独立的临床诊断。

4. 不能用另一种睡眠障碍更好地解释失眠[不宁腿综合征（restless leg syndrome，RLS）、异态睡眠、呼吸相关睡眠障碍等]或睡眠增多（发作性睡病、呼吸相关睡眠障碍等）。

5. 失眠或睡眠增多不是某种物质（如滥用毒品、药物）或躯体疾病的直接生理效应所致。

6. 符合相关抑郁障碍的诊断标准。

目前认为，抑郁障碍的核心症状包括情绪低落、兴趣缺乏和快感缺失，可伴有躯体症状、自杀观念和行为等，并且不同程度地损害社会功能，或给患者造成了痛苦或不良后果。MDD 的诊断标准要求至少有 5 个症状，同时持续 2 周以上，且其中一个症状必须是抑郁心境或是兴趣或愉快感的丧失。

（二）鉴别诊断

1. 慢性失眠障碍　抑郁障碍相关睡眠障碍应与慢性失眠障碍进行鉴别。与失眠障碍常见入睡困难不同的是，抑郁障碍的失眠症状多以早醒为特征性表现，且抑郁障碍患者有明确的情绪低落、思维迟缓及意志活动减退等抑郁综合征体验，此时多以抑郁障碍诊断为主，失眠为附加症状。当失眠症状的存在及发展与抑郁障碍的其他症状具有互相独立的特点，且抑郁障碍经合理治疗后其他症状显著好转而失眠症状仍然存在时，才考虑慢性失眠障碍的诊断。若抑郁首次发作前较长时间内存在失眠病史，且符合慢性失眠障碍诊断者，可作出共患病的诊断。慢性失眠障碍诊断需 3 个月以上的持续病程，抑郁障碍是发作性病程。

2. 双相情感障碍相关睡眠障碍　双相情感障碍患者在抑郁和躁狂发作前的几周常主诉存在睡眠障碍，躁狂发作的前驱失眠症状比抑郁发作更常见。躁狂发作急性期睡眠障碍主要表现为睡眠需要减少和 TST 减少，在抑郁发作期主要为睡眠增多或嗜睡。若患者明确诊断双相情感障碍，应考虑该诊断。抑郁障碍患者的睡眠障碍表现主要是入睡困难、睡眠轻浅、多梦和早醒。入睡困难最为多见，早醒最具特征性。伴有非典型特征（嗜睡或睡眠增多）的抑郁障碍患者应重点鉴别患者是否存在轻躁狂或躁狂发作表现或发作史，若证据不足，也应纵向观察疾病的发生、发展，并警惕抗抑郁药的转躁风险。

（三）治疗

抑郁障碍患者应系统评估其睡眠情况，睡眠日记、睡眠相关量表等应作为常规评估项目，必要时行 PSG。治疗抑郁障碍相关睡眠障碍的基本原则：积极治疗抑郁障碍，通常是当抑郁症状获得缓解，睡眠障碍也会逐渐改善。但当睡眠障碍成为抑郁障碍部分缓解的残留症状时，应继续积极治疗抑郁障碍。

1. 药物治疗 在治疗抑郁障碍相关睡眠障碍前要排除其他睡眠障碍，如 RLS、PLMD 和阻塞性睡眠呼吸暂停（obstructive sleep apnea，OSA），若有相应表现应积极处理。一方面是因为后两者都能引起抑郁症状，另一方面有些抗抑郁药特别是选择性 5-羟色胺再摄取抑制药（selective serotonin reuptake inhibitor，SSRI）抗抑郁药能引起腿动事件和影响睡眠结构，对伴有明显 PLMD 的患者应慎用 SSRI 抗抑郁药，一些镇静催眠药物（如苯二氮䓬类药）能加重 OSA。

（1）抑郁相关失眠的治疗：对这类患者通常考虑选择：①具有镇静作用强的抗抑郁药，如米氮平、曲唑酮等单药治疗；②SSRI 或 5-羟色胺去甲肾上腺素再摄取抑制剂（serotonin-noradrenalin reuptake inhibitor，SNRI）短期加镇静催眠药；③SSRI 或 SNRI 短期加小剂量具有镇静作用的抗抑郁药。三环类抗抑郁药（tricyclic antidepressant，TCA）和某些新型抗抑郁药具有一定的镇静作用，可考虑作为伴有失眠的抑郁障碍患者的治疗选择。TCA 使用时应密切监测其抗胆碱能和心血管相关不良反应。曲唑酮和米氮平等新型抗抑郁药抗抑郁疗效明确，同时具有助眠作用，小剂量还单独用于失眠障碍的治疗。在治疗抑郁障碍方面，当前临床一线使用最广泛的抗抑郁药是 SSRI 或 SNRI。联用苯二氮䓬类药能加强 SSRI 和其他新型抗抑郁药对中枢的作用，特别是对伴有焦虑和失眠症状的患者有明显改善。但苯二氮䓬类药并不能增加深睡眠，长期应用有产生药物依赖的风险。应注意苯二氮䓬类药和 SSRI 合用，会导致苯二氮䓬类药血药浓度的提高，所以可以通过降低苯二氮䓬类药剂量加以解决。半衰期比较长的药物一般不适合老年人应用，以免发生蓄积和宿醉现象。苯二氮䓬类药还可以加重 OSA 的症状。此外，值得注意的是，单用具有镇静作用的抗抑郁药治疗 MDD 伴随失眠时也可能因睡眠过多而影响抗抑郁疗效，临床上需要注意药物种类和剂量的选择。

（2）抑郁相关睡眠增多的治疗：对于这类患者要尽可能选择镇静作用小的抗抑郁药，如氟西汀、舍曲林、艾司西酞普兰、文拉法辛、度洛西汀、安非他酮。安非他酮属于氨基酮类非典型抗抑郁药，能改善睡眠效率，有减少 SWS 的作用。因此，目前认为安非他酮可能是治疗伴睡眠过多抑郁障碍的抗抑郁用药。也有研究提示，对于存在非典型特征，如睡眠增多和食欲增加的患者，单胺氧化酶抑制药的抗抑郁疗效更佳，但应注意其与交感活性药物联用时高血压危象的风险。

2. 心理治疗 心理治疗或干预，如 CBT、松弛治疗、睡眠限制治疗和刺激治疗对抑郁和失眠症状都有明显效果，特别是对病情轻者、老年患者、物质依赖易患人群和药物治疗依从性差的患者。但是对于 MDD 的治疗，尤其是对中、重度患者仍首选药物治疗。因不同抗抑郁药对睡眠的影响完全不同，故应根据患者睡眠障碍的类型仔细选择药物。

抑郁障碍的心理治疗手段主要有支持性心理治疗和 CBTI 等。研究提示，抑郁障碍心理治疗成功与否与失眠严重程度存在相关。

近年来，CBTI 在抑郁障碍患者中的研究逐渐开展起来。一项荟萃分析检验了心理干预（主要是 CBTI）改善睡眠对抑郁症的影响，该分析纳入了 49 项研究，覆盖了约 6000 名参与者，采用随机对照设计和抑郁症结局测量。睡眠心理干预可导致抑郁症状的中度减轻（效应值为 0.45）。治疗失眠还可以减少至少在未来一年发生抑郁症的可能性。然而，对确诊为 MDD 的患者治疗失眠的相关临床试验数量太少，规模太小，无法确定这种效应。

3. 物理治疗 改良电休克治疗能有效缓解 MDD 患者的症状，对伴有自杀观念或行为、抑郁性木僵、严重冲动攻击的患者有较好的疗效。研究表明，接受改良电休克治疗的抑郁障碍患者的失眠明显改善。重复经颅磁刺激（repetitive transcranial magnetic stimulation，rTMS）、经颅交流电刺激、经颅直流电刺激等物理治疗也常用于抑郁障碍相关失眠的治疗。然而，针对抑郁障碍患者睡眠障碍物理治疗的相关临床试验较少，在这一人群中的研究仍有待拓展。

第五节 焦虑障碍相关睡眠障碍

一、概 述

焦虑障碍是最常见的精神障碍之一，包括广泛性焦虑障碍（generalized anxiety disorder，GAD）、惊恐障碍（panic disorder）、社交焦虑障碍（social anxiety disorder，SAD）、场所恐惧障碍、特殊恐惧障碍、分离性焦虑障碍。一项大型跨国流行病学调查发现约 28.8% 的成年人在其一生中某个时刻会被诊断出患有焦虑障碍。

睡眠紊乱是焦虑障碍最常见的临床症状之一，焦虑的发作通常预示着睡眠障碍的发生，同时，相当一部分患者的失眠可以归因于焦虑障碍。因此，焦虑障碍相关睡眠障碍是指由焦虑障碍引起的睡眠紊乱。有证据表明焦虑障碍与睡眠障碍之间存在着神经生物学联系。睡眠障碍患者存在皮质和外周觉醒水平升高。焦虑发作时，杏仁核和海马体等边缘结构被激活，刺激包括外侧下丘脑的食欲素神经元、蓝斑的去甲肾上腺素（norepinephrine，NE）能神经元和中缝核的 5-HT 能神经元在内的觉醒调节系统，进而提高患者觉醒水平，诱发睡眠障碍。

本章中主要介绍 GAD、惊恐障碍及 SAD 相关睡眠障碍。

二、广泛性焦虑障碍相关睡眠障碍

GAD 是一种以焦虑为主要临床表现的精神障碍，终身患病率约为 6%，女性患病率高于男性，大约为 2∶1。GAD 一般表现为慢性病程，患者常有不明原因的提心吊胆、紧张不安，以及显著的自主神经功能紊乱、肌肉紧张及运动性不安。患者通常能识别到自己过度及不恰当的担忧和紧张，但难以控制，因此感到痛苦。此外，患者还常以躯体不适（如头痛、背部或肩部疼痛、慢性胃肠道不适等）就诊于综合医院，很少能够完全缓解，严重时可合并抑郁障碍。

（一）临床表现

GAD 相关睡眠障碍的特征症状为入睡困难、睡眠维持困难及睡眠质量下降。GAD 的核心认知特征，过度担心（忧虑期望），可能是睡眠障碍的发病和维持因素。例如，患者经常抱怨在睡前难以控制的过度担忧，导致其入睡困难。DSM-V 甚至将睡眠障碍（入睡困难或维持睡眠困难，或辗转不安、对睡眠不满意）作为 GAD 的诊断标准之一，更将易疲劳、易激惹和思想难以集中或头脑一阵空白等症状归因于睡眠障碍。

与健康对照受试者相比，GAD 相关睡眠障碍患者的 PSG 特征主要表现为 TST 降低、SL 延长、WASO 增加及睡眠效率降低。然而，这些改变缺乏特异性，仅供诊断时参考。

（二）诊断

GAD 相关睡眠障碍患者首先需要符合 GAD 的诊断标准。DSM-V 中 GAD 的诊断标准详见表16-5-1。

表 16-5-1 DSM-V 关于广泛性焦虑障碍的诊断标准

同时符合以下几项：
  A. 每天多数时间里有过度焦虑和担忧，持续时间≥6 个月
  B. 感到对焦虑和担忧情绪难以控制
  C. 焦虑和担忧至少伴随下列 3 个症状（儿童只需要 1 个）：①坐立不安或者感觉紧张或烦躁；②易疲劳；③思想难以集中或头脑一阵空白；④易激惹；⑤肌肉紧张；⑥睡眠障碍（入睡难或维持睡着难，或辗转不安、无满意睡眠）

D. 焦虑、担忧或躯体症状导致痛苦，或社交、职业等重要功能损害

E. 上述不适不能归因于某种精神活性物质（如酒精、阿片类药物等）的生理效应，或内科疾病（如甲状腺功能亢进）

F. 上述不适不能归因于其他精神障碍（如精神分裂症等）

（三）鉴别诊断

GAD 相关睡眠障碍和原发性失眠之间的区别主要是引起夜间焦虑的原因：原发性失眠患者担心的焦点通常是失眠本身；而 GAD 相关睡眠障碍患者则集中在不同的领域，如职业、财务、社会关系等，且这些担心在白天也可以发生。

GAD 相关睡眠障碍与 MDD 相关睡眠障碍的鉴别要点在于：经典内源性抑郁障碍患者可见 REM 睡眠期 SL 缩短，GAD 患者不会。然而，由于 GAD 与抑郁障碍共患病率高，抑郁障碍相关睡眠问题及特征（如早醒）也可在 GAD 患者中看到。如何更好地鉴别 GAD 相关睡眠障碍与抑郁障碍相关睡眠障碍需要进一步研究。

GAD 相关睡眠障碍还需与其他焦虑障碍所致睡眠障碍相鉴别，如躯体疾病引起的焦虑障碍、精神活性物质诱发的焦虑障碍。这些疾病一般存在明确的躯体疾病或精神活性物质史，可用于鉴别。

（四）治疗

GAD 相关睡眠障碍的治疗通常要持续数年，包括原发病治疗和睡眠障碍治疗两个方面。

1. 原发病治疗 GAD 相关睡眠障碍治疗的关键在于去除病因，即针对 GAD 的治疗。药物治疗和心理治疗的综合应用是获得抗焦虑最佳疗效的方法。

（1）药物治疗：急性期以缓解或消除焦虑症状及伴随症状，提高临床治愈率，恢复社会功能，提高生活质量为目标。治疗原则：诊断确切；根据不同亚型和临床特点选择用药；个体化用药；应特别关注妊娠和哺乳期间的用药治疗；使用 BZD 时注意避免导致依赖；尽量单一用药；需密切观察病情变化和积极处理不良反应；应将药物的性质、作用、不良反应及对策告知患者和家人；使用非典型抗精神病药时最好和一线抗抑郁药联合使用，同时权衡不良反应及早期治疗效果。

1）BZD：是最常用的抗焦虑药物之一，可选择性地作用于边缘系统，具有良好的抗焦虑作用；同时，BZD 具有镇静、催眠作用，能缩短 SL、延长睡眠时间。使用 BZD 时需要注意：①避免滥用或依赖。一定严格要把握使用指征、控制用量和疗程，一般不超过 2～4 周。若要长期使用，也应在用药 3～4 周后更换药物，以有效预防药物依赖。②出现记忆减退时及时减量或停药。③注意肠肝循环引起的次日过度镇静作用。④对呼吸抑制，OSA 患者应禁用或谨慎使用。⑤避免突然停药，否则可能诱发癫痫发作。⑥小剂量 BZD 即可抑制脑干网状结构下行激活系统对脊髓运动神经元的激活，从而产生骨骼肌松弛作用。故老年人使用 BZD 还应注意安全性，防止跌倒。

2）抗抑郁药：来自双盲的安慰药对照研究表明，某些类别的抗抑郁药，如选择性 SSRI 和 SNRI 可有效改善 GAD 患者的焦虑及睡眠症状。与 BZD 相比，抗抑郁药还可同时改善患者的抑郁症状。

3）阿扎哌隆类药：阿扎哌隆类药是 5-HT 受体部分激动药（包括丁螺环酮和坦度螺酮），可通过激活突触后 5-HT 受体与之相结合产生抗焦虑作用。此类药还可能兼有抗抑郁作用，但无 GABA 能活性，故无抗痉挛和肌肉松弛作用，警觉、记忆和精神运动速度无抑制作用，不损害驾驶技能，长期使用无反跳和撤药反应，不良反应较 BZD 小。阿扎哌隆类药的起效时间较长，一般需要 4 周左右，故建议治疗初始时同时联用 BZD，4 周后再单用，这有利于提高患者的依从性，从而达到更好的治疗效果。

4）其他：有证据表明，抗组胺药可能有助于改善 GAD 的核心症状，但是迄今为止这方面的研究很少。普瑞巴林也被证实对 GAD 有疗效，且能缓解 GAD 相关睡眠障碍，但目前未被临床用于治疗 GAD 相关睡眠障碍。

（2）心理治疗：主要包括健康教育及 CBT。GAD 患者容易出现两类认知错误：第一是过高地估计负性事件出现的可能性，尤其是与自己有关的事件；第二是过分戏剧化或灾难化地想象事件的结果。患者总是对事情有歪曲的认知，并坚信自己的看法，这是造成疾病迁延不愈的重要原因之一。因此，治疗师需要选择合适的方法帮助患者改变不良的认知并重建良好认知。

2. 睡眠障碍治疗　GAD 相关睡眠障碍主要是入睡困难和睡眠维持困难，以药物治疗为主。

（1）药物治疗：能够快速诱导入睡、延长 TST 或深睡眠的药物，均有助于治疗 GAD 相关睡眠障碍。临床上应根据不同的临床症状选择镇静催眠药物。入睡困难可选用快速诱导入睡且半衰期短的药物，如唑吡坦等；夜间浅睡、易醒和早醒可选择中、长效药物以延长睡眠时间，如艾司唑仑、右佐匹克隆等。

BZD 兼具抗焦虑和镇静催眠作用，临床上常用于急性期，但因其不良反应和并发症明显，不建议长期使用。非 BZD（常用的有唑吡坦和右佐匹克隆）可选择性地作用于 $GABA_A$ 受体复合体的 α 亚单位，在增加睡眠时间的同时不影响，甚至可改善正常睡眠结构，同时几乎没有肌肉松弛和抗惊厥作用。因此，此类药物的安全性和有效性明显优于 BZD，是睡眠障碍的首选治疗药物。

（2）心理治疗：既往研究显示，CBTI 不仅可显著改善焦虑障碍患者的失眠严重程度，降低 SL，延长 TST，还可降低患者的焦虑评分，改善焦虑严重程度，但目前循证医学证据不足，值得进一步探索。

（3）物理治疗：针对失眠的物理治疗是指使用物理因子（包括但不局限于磁、光、电、热）等对患者进行治疗，包括 rTMS、光疗、小脑顶核电刺激、生物反馈治疗等。既往有研究发现，物理治疗，尤其是 rTMS 可有效改善患者的 SL 及 TST。作为一种对失眠的补充治疗技术，已广泛应用于临床。但目前对物理治疗失眠的实验研究较少且停留时间较早。物理治疗针对失眠的机制、作用、疗效等还需要进一步的发现与研究。

三、惊恐障碍相关睡眠障碍

惊恐障碍又称急性焦虑障碍，其主要特点是突然发作的、不可预测的、反复出现的强烈惊恐体验，一般历时 5～20min，伴濒死感或失控感，患者常体验到濒临灾难性结局的害怕和恐惧，并伴有自主神经功能失调及躯体症状，如胸痛、心动过速、呼吸急促、头晕目眩等。有证据表明，惊恐体验可以在睡眠期间发生。

惊恐障碍的终身患病率在 1%～4%，女性比男性多见，典型的发病年龄在青年期，在老年人中少见，但可能出现在儿童期。部分患者即使经历多年罕见的惊恐发作，健康状况却没有明显变化。更多时候，患者的发作性预期焦虑（对未来发作的恐惧）和对可能的潜在躯体疾病的担忧可持续 1 个月或更长时间。

值得注意的是，当所恐惧的对象是特定场所或处境时，则被称为场所恐惧障碍，可以独立于惊恐障碍单独诊断。

（一）临床表现

至少 2/3 的惊恐障碍患者报告有中度至重度的睡眠困难，包括难以入睡和睡眠维持困难、非恢复性睡眠和夜间惊恐发作。此外，惊恐障碍患者还可出现孤立性睡眠麻痹，即在 REM 睡眠中不自主静止状态侵入清醒状态时出现的短暂性大肌肉运动麻痹，这可能与蓝斑区的脑干 NE 神经元在 REM 睡眠时处于静止状态，而清醒时未能快速恢复到自发起搏器样放电活动有关，而后者可导致皮质觉醒。孤立性睡眠麻痹期间除了无法活动，部分患者还报告焦虑、胸闷等躯体不适。一项调查孤立性睡眠麻痹患病率的研究发现，孤立性睡眠麻痹的患病率在惊恐障碍中高达 20.8%。

睡眠中出现的惊恐发作同样是惊恐障碍常见的睡眠紊乱之一，患者通常描述为从睡眠中突然惊醒，并伴有呼吸急促等躯体症状。睡眠惊恐发作一般发生在 2 期和 3 期睡眠之间，与梦境无关。大约 1/2 的惊恐障碍患者报告有睡眠惊恐发作，一些研究甚至估计多达 1/3 的患者会反复经历夜间惊恐。研究表明，睡眠惊恐发作与血液中二氧化碳水平变化的敏感性高，SWS 时呼吸不规律与自主神经活动的异常（即蓝斑异常激活）等生理因素相关，同时还与不良认知有关。做好了心理准备迎接睡眠期间剧烈生理变化（如听觉信号）的人与未做准备的人相比，夜间觉醒次数明显减少。夜间恐慌患者的生理异常水平甚至通过 CBT 逐步正常化。

PSG 相关研究表明，睡眠惊恐发作多见于 NREM 睡眠期，特别是在由 2 期向 3 期睡眠转换期间。同时，惊恐障碍患者存在睡眠效率降低、SL 延长、REM 睡眠期 SL 缩短等异常，但结果缺乏一致性，尚无定论。

（二）诊断

惊恐障碍相关睡眠障碍同样需首先符合惊恐障碍诊断。DSM-Ⅴ提出的惊恐障碍诊断标准见表16-5-2。

表 16-5-2　DSM-Ⅴ关于惊恐障碍的诊断标准

同时符合以下几项：

A. 反复出现惊恐发作（可以发生于平静或焦虑状态）：突然汹涌强烈的恐惧或不适，数分钟达高峰，伴随≥4 个下列症状：①心悸，或心率加快；②出汗；③震颤或颤抖；④气短或透不过气来；⑤窒息感；⑥胸痛或不适；⑦恶心或腹部不适；⑧感到头晕、不稳、头昏眼花或虚弱；⑨寒战或潮热；⑩麻木或刺痛感；⑪现实解体（非现实感）或人格解体（自体分离）；⑫恐惧失去控制或"发疯"；⑬濒死感

B. 以下至少 1 个症状持续了至少 1 个月：①持续关注或担心再次发作或发作后果（如失去控制、心肌梗死、"发疯"）；②有意义的与发作相关的适应不良性行为改变，如回避惊恐发作的行为（回避锻炼或不熟悉场所）

C. 症状不能归因于某物质（如药物或滥用的药物）的生理效应或其他医学情况，如甲状腺功能亢进及心肺疾病

D. 另一种精神障碍不能更好地解释症状，如惊恐发作不同于社交焦虑障碍在社交场合中出现的恐惧反应；特殊恐惧症对特定事物或者场合的恐惧反应；强迫障碍的强迫反应；创伤后应激障碍对创伤事件的回忆反应；分离性焦虑障碍与依恋对象分离产生的反应

注：可有文化特异性症状（耳鸣、颈痛、头痛、不能控制的尖叫或哭喊），但不进入诊断标准。

（三）鉴别诊断

1. 躯体疾病所致的睡眠障碍　许多躯体疾病，如冠心病、糖尿病等躯体疾病都可以引起焦虑障碍，甚至引起惊恐发作，从而引起睡眠障碍。继发于心肺疾病的阵发性夜间呼吸困难可引起持续的呼吸困难，并伴有焦虑或惊恐。胃食管反流（特别是当伴有喉痉挛时）可引起伴有呼吸不畅和惊恐的突然觉醒。

2. OSA 相关的突然觉醒　夜间惊恐发作必须与 OSA 相关的突然觉醒相鉴别，后者一般持续时间很短（几秒），不伴有持续的惊恐发作症状。

3. 睡惊症　发生于 SWS 的觉醒过程中，发作常是以高声尖叫开始，发作时处于半睡状态，通常不能辨认旁人，也不易唤醒，对周围环境的应答较差，可以自己回到床上睡觉，次日不能回忆发作过程。睡惊症患者在白天无惊恐发作表现。

4. 梦魇障碍　梦魇障碍患者可反复出现极度焦虑不安的梦境，涉及生命安危或躯体危害。主要在 REM 睡眠期出现，通常导致患者从睡眠中醒来，并造成精神困扰及负性倾向，如恐惧、气愤、厌恶等。可通过睡眠日记进行评估，并需注意排除患者存在创伤后应激的可能。但该类患者很少出现白天的惊恐发作。

（四）治疗

惊恐障碍相关睡眠障碍的治疗也包括原发病治疗和睡眠障碍治疗两个方面。

1. 原发病治疗　惊恐障碍的治疗目标是减少或消除惊恐发作，改善预期焦虑和回避行为；提高生活质量，改善社会功能。在治疗初始阶段应告知患者惊恐发作是生理和心理障碍的结果，通常

不会导致生命危险，药物治疗和心理治疗是有效的。

（1）药物治疗：BZD 治疗惊恐发作起效快，可选用劳拉西泮、阿普唑仑等，但长期使用易导致依赖。SSRI 和 SNRI 治疗惊恐障碍有效，特别是当惊恐障碍与抑郁症、SAD、GAD、创伤后应激障碍（post-traumatic stress disorder, PTSD）或物质滥用共病时。通常 2～3 周起效，无滥用和依赖倾向。长期服用 SSRI 能明显降低患者的复发率。TCA，如氯米帕明，治疗惊恐障碍有效，但由于其有较多的不良反应，需小剂量开始，过量则易中毒。

临床上常采用 BZD 联合抗抑郁药治疗，患者症状最初改善比单用抗抑郁药快，且可以缓解抗抑郁药物早期的不良反应，但到第 4～6 周时无更多优势，并可能出现耐受，在此之前可渐停用 BZD，可避免 BZD 的长期使用和抗抑郁药早期效果不佳的缺点。经过 8～12 周的急性期治疗，可转入巩固和维持期治疗，时间至少 1 年。病程长、反复发作、治疗效果不满意、伴有抑郁或其他焦虑障碍者持续治疗时间常为数年。

（2）心理治疗：CBT 是治疗惊恐障碍的有效方法之一。通常分三步：第一步是让患者了解惊恐发作、发作的间歇性及回避过程。第二步是内受性暴露，患者暴露于自己的害怕感受和外界的害怕境遇，通过有计划地暴露，使患者注意这些感受，从而耐受并控制这些感受，不再出现惊恐发作。第三步是认知重构，让其发现惊恐发作所导致的结果与既往的认识有很大差距，这样达到认知重组而缓解症状。

2. 睡眠障碍治疗　惊恐障碍相关睡眠障碍治疗与 GAD 相关睡眠障碍治疗相似。

四、社交焦虑障碍相关睡眠障碍

SAD 又称社交恐惧症，是以在社交场合持续紧张或恐惧，回避社交行为为主要临床表现的一类焦虑障碍。SAD 患者在社交场合中的焦虑可能会以惊恐发作的形式出现，表现为心理极度不适和躯体症状，如心跳加速、颤抖、出汗、脸红等。在其他场合下，症状可能不那么严重，但持续时间更长，尤其是在预期或即将到来社交场合之前。SAD 和相关的回避可显著干扰患者的日常生活并降低生活质量。大约 1/2 的患者于幼儿期发病（即"一直存在"），女性略多于男性，但男性更常到相关治疗机构就诊。

（一）临床表现

SAD 患者很少有睡眠障碍的主诉。但是，经历预期焦虑时，SAD 患者更容易出现睡眠障碍，尤其是入睡困难。

（二）辅助检查

SAD 患者中 PSG 的参数基本正常，SL、睡眠效率、REM 睡眠期 SL、REM 睡眠分布和睡眠密度与健康对照受试者相似，因此 PSG 的参考意义不大。

（三）诊断

DSM-V 所提出的 SAD 的诊断见表 16-5-3。

表 16-5-3　DSM-V 关于社交焦虑障碍的诊断标准

同时符合以下几项：

 A. 明显恐惧或焦虑一种或多种社交场合。在这些场合中患者对可能遭他人审视、观察、在他人面前演示等行为感到预期焦虑及不适

 B. 患者害怕自己会不自觉地表现出焦虑症状从而遭到消极评价（如羞耻或尴尬；导致拒绝或冒犯其他人）

 C. 社交场合几乎总是引起患者的恐惧和焦虑（在儿童，恐惧或焦虑可能表现为啼哭、耍脾气、僵直、缠人、尖叫或在社交场合不能说话）

 D. 患者设法回避所害怕的社交场合，否则便要忍受极度的恐惧或焦虑

续表

E. 恐惧或焦虑与社交场合造成的实际威胁或社会文化背景不成比例

F. 恐惧、焦虑或回避行为为持续性，典型≥6个月

G. 恐惧、焦虑或回避行为引发了具有临床意义的痛苦或有社交、职业或其他重要的功能损害

H. 恐惧、焦虑或回避不是由某物质的生理效应（如滥用的药物、物质）或其他医学情况所致

I. 恐惧、焦虑或回避不能由其他精神障碍更好地解释，如惊恐障碍、躯体变形障碍或者孤独症谱系障碍

J. 若有一种医学情况存在（如帕金森病、肥胖、由于烧伤或创伤导致的外形缺损），则要求患者产生的恐惧、焦虑或回避明显与其无关或者过度

注：在儿童，焦虑必须产生在年龄相当的熟悉的人们交往或在同伴环境下，不包括与成人交往期间。

（四）鉴别诊断

SAD 患者需要与正常羞怯、其他焦虑障碍所鉴别。与正常羞怯相比，SAD 的程度更加严重，明显影响了患者正常的社会生活。与其他焦虑障碍相比，SAD 所担心的焦点比较单一，集中在社交这一层面上。

（五）治疗

SAD 相关睡眠障碍也包括原发病治疗和睡眠障碍治疗。

1. 原发病治疗

（1）药物治疗：①抗抑郁药。SSRI 一般作为治疗 SAD 的一线药物，SNRI 也有效。②其他。BZD 可显著控制焦虑，但不宜长期服用。β 受体阻滞药对心理因素所致的震颤有效。

（2）心理治疗：人和团体 CBT 可有效缓解社交焦虑，且作用持续时间长于药物治疗，可以考虑将社会心理治疗和药物治疗相结合，以达到最佳效果。基本原则：一是消除恐惧对象与焦虑恐惧反应的条件性联系；二是对抗回避反应。

2. 睡眠障碍治疗 SAD 相关睡眠障碍与 GAD 相关睡眠障碍治疗相似。

第六节 创伤及应激相关睡眠障碍

在 DSM-V中，创伤后应激障碍（PTSD）与急性应激障碍（acute stress disorder，ASD）一起被归类为创伤及应激相关障碍，是常见的致残性疾病。与之相关的睡眠障碍则是指一组主要由社会-心理-环境等因素引起的异常心理反射所致的睡眠紊乱。

一、创伤后应激障碍相关睡眠障碍

（一）概述

PTSD 是个体在接触一个或多个创伤性事件[生命受到威胁（暴力攻击、性侵害、严重的机动车碰撞等）]或突然的生活状态改变（由于意外或非预期的亲人离世等）之后所发展出的一系列特征性症状，包括强烈的害怕及无助感，以及长期反复、不自主出现的对创伤事件的痛苦回忆等。上述症状通常出现在创伤事件后的 3 个月内，也可能延迟数月，甚至数年出现。PTSD 在普通人群中的年患病率为 2%～3%，终身患病率高达 1%～14%。在特殊执业人群中，如退伍军人、警察、消防人员等可能接触创伤风险较高的执业患病率更高。既往研究发现，1/3 罹患 PTSD 的患者终身不愈，1/2 以上的患者常共患物质依赖、抑郁障碍和焦虑障碍等疾病。

PTSD 患者对关于睡眠异常的抱怨普遍存在，且往往较为严重。有些患者甚至称自己已经数十年没有睡好，这种情况通常还会得到同床伴侣的证实。PTSD 的诊断标准同样明确提及噩梦（被看作是反复体验的现象）和失眠（入睡困难和睡眠维持困难）两个显著的睡眠异常。同时，患者大多

伴有多年的处方药物服用史，且疗效较差。极度的高警觉可能是重要的原因之一。既往调查显示，罹患 PTSD 的退伍军人可能会在清晨花数个小时来巡视周围的环境以确保自身的安全。

（二）睡眠障碍特征

1. 睡眠障碍发生率高 PTSD 患者梦魇的发生率为 50%～70%，失眠的发生率为 40%～50%，OSA 的发生率约为 50%，而 PLMD 的发生率为 33%～76%。

2. 睡眠障碍发生时间早，且对 PTSD 发病及预后有预测意义 在经历创伤性事件后，持续受损的睡眠紊乱通常是首发症状。一项调查显示，在车祸中受伤的个体，如果在受伤 1 个月内出现明显的睡眠问题，不仅其在 12 个月内发展为 PTSD 的风险显著增加，合并物质滥用以及其他躯体和精神症状的危险也明显增加。

3. REM 异常 PTSD 患者的噩梦多出现在 REM 睡眠期间，最突出的特点是患者的梦境常有明显的焦虑色彩。PTSD 患者 REM 睡眠时间和数量的异常并不是固定不变的。既往研究发现，PTSD 患者在 REM 睡眠期间眼动频率及肌肉运动增加。与其他睡眠阶段相比，伴有或不伴有对梦境回忆的觉醒更多出现在 REM 睡眠期，提示 PTSD 患者 REM 睡眠期觉醒水平更高，REM 睡眠期睡眠片段化严重。

4. 睡眠障碍持续时间长 研究显示，在 PTSD 患者接受治疗并取得显著治疗效果后，睡眠障碍的改善程度较差，可以各种形式的睡眠紊乱继续残留，并在疾病后期发展成为独立于 PTSD 的睡眠障碍。

5. 客观睡眠检查异常 针对 PTSD 患者客观睡眠参数的研究目前尚无统一结论。同样利用实验室标准睡眠评估工具，一些调查发现，PTSD 患者与健康对照组受试者相比，在客观睡眠参数上没有显著差异；另一些研究则发现两者之间存在客观睡眠参数的差异。过多的混杂因素（包括性别、年龄、是否合并其他精神障碍等）进一步降低了研究的一致性。总体而言，目前已知的 PTSD 患者睡眠质量和睡眠结构的改变包括 SL 延长、TST 减少、夜间清醒时间增加、睡眠效率下降、REM 睡眠期增多等情况。

（三）诊断

PTSD 相关睡眠障碍的诊断首先需符合 DSM-V 中关于 PTSD 的诊断标准，同时伴有明显睡眠障碍，并严重影响患者的社会生活、工作及学习。要达到 PTSD 的诊断，其特征性症状必须满足以下 4 个方面：①侵入性症状群（与创伤事件明确相关联的噩梦、白天闯入性的思维或想象等）；创伤性体验的反复侵入是 PTSD 最常见的特征性症状；②回避症状（主动回避与创伤有关的提示线索）；③认知和心境的负性改变，患者可表现出遗忘创伤性事件的某个方面，或对与创伤事件相关的原因及结果出现认知的歪曲，责备自己或他人，继而出现持续的负面情绪、兴趣丧失、意志力下降等情况；④警觉性增高及觉醒过度。

（四）鉴别诊断

PTSD 相关睡眠障碍主要与夜间惊恐发作相互鉴别。PTSD 相关睡眠障碍可再现与创伤有关的梦境，夜间觉醒后警觉度较高；而夜间惊恐发作不伴有与创伤相关的梦境，警觉度较低。同时，还需要与 REM 睡眠期行为障碍相关发声互相鉴别，两者都可能有恐怖梦境和相关情绪反应，但 REM 睡眠期行为障碍特发于 REM 睡眠期，存在下颌肌张力失弛缓及梦境相关的行为异常，可通过多导睡眠监测相鉴别。

（五）治疗

全面的睡眠评估与 PTSD 的治疗管理密切相关。对于高度怀疑存在相关问题的患者，应该积极介绍到睡眠专科医师那里进行评估。此外，PTSD 患者通常还会与其他精神障碍共病，如抑郁障碍和焦虑障碍，同时伴有酒精或其他物质滥用等情况。因此，针对 PTSD 相关睡眠障碍的治疗应采用个体化治疗方法，主要包括药物治疗和心理治疗两方面。

1. 药物治疗 是目前 PTSD 相关睡眠障碍的主要治疗方式，包括 BZD、非苯二氮䓬类（non-benzodiazepine，NBZD）、SSRI、SNRI、非典型抗精神病药及中枢 α_1-肾上腺素受体拮抗药等。BZD 中，氯硝西泮等对 PTSD 患者的睡眠障碍有效。BZD 中，唑吡坦等对 PTSD 的失眠及梦魇均有改善效果。SSRI 药物中，帕罗西汀在改善患者 PTSD 症状的同时，也可以改善患者的睡眠质量；氟西汀可以显著减少患者的 SL，帮助患者快速入睡，但对梦魇效果不显著；氟伏沙明也可以减少 PTSD 患者的 SL，同时还可以有效改善患者夜间睡眠维持困难，对减少焦虑性梦境有较好的效果；曲唑酮则可显著改善女性及青少年、儿童患者的梦魇等睡眠问题和其他应激症状，增加 TST，提高睡眠效率，增加睡眠深度；米氮平对 PTSD 患者的梦魇治疗效果显著，可有效减少患者梦魇发生的频率及强度。不典型抗精神病药物（如奥氮平、喹硫平等）可以增加 SSRI 的治疗效果，进一步缓解 PTSD 患者的睡眠障碍。同时，有研究发现中枢 α_1-肾上腺素受体拮抗药（哌唑嗪）能有效减少 PTSD 患者的睡眠障碍和梦魇等相关症状，增加 TST 和 REM 睡眠时间。

2. 心理治疗 研究显示 CBT、睡眠卫生教育、放松训练、压力控制、心理动力学及支持、想象暴露治疗等治疗方法对 PTSD 相关睡眠障碍的治疗均有一定的效果。进一步荟萃分析显示，CBT 效果持续且可靠，优于单纯的放松训练、压力控制，以及心理动力学及支持等心理治疗方式。睡眠卫生教育对伴有 PTSD 的战争后老兵的治疗显示，该方法可以改善他们的睡眠质量，具体的教育内容包括避免睡前摄取兴奋性物质或进行活动、保持规律睡眠习惯及觉醒习惯等。想象暴露治疗是一种通过愉悦情景的想象和习得性认知应对痛苦表象，可以帮助饱受反复梦魇和慢性失眠折磨的性侵害者降低梦魇发生率，提高睡眠质量和缓解 PTSD 相关症状。但该方法不适合儿童。

二、急性应激障碍相关睡眠障碍

（一）概述

ASD，又称为急性应激反应，是指患者在遭受急剧、严重的精神打击下，数分钟或数小时内（通常 1h 以内）所产生的一过性的应激反应，表现为强烈恐惧体验所致精神运动性兴奋，有一定的盲目性。在脱离相关时间的影响后，患者一般可在数小时或数天内症状有所缓解。ASD 的发生与缓解均与个体的性格特征、既往经历、应激处理能力及家庭支持等有关。ASD 的发病率存在性别差异，女性的发病率比男性的发病率高，这可能与她们更可能接触 ASD 相关的高危创伤事件有关。现有的流行病学调查显示，不同应激事件后 ASD 的发生率有所差异：严重的交通事故后 ASD 的发生率为 13%～21%；暴力伤害后约为 19%；严重烧伤后为 10%；集体性大屠杀后幸存者的 ASD 发生率为 33%。

（二）睡眠障碍特征

目前对 ASD 相关睡眠障碍系统的研究较少，但失眠是其常见的临床症状之一，表现为入睡困难或睡眠维持困难。此外，与创伤相关的梦魇也是患者的常见主诉之一。

总体来看，ASD 患者存在睡眠质量和睡眠结构的改变，包括 SL 延长、TST 减少、夜间清醒时间增加、睡眠效率下降等情况。

（三）发展与病程

一般情况下 ASD 不能在创伤事件发生后 3d 内诊断。ASD 多是一种暂时的应激反应，会在接触创伤事件后的一个月内缓解，并不导致 PTSD 的产生。约有 50% 的 ASD 患者可能在创伤事件的一个月后进一步发展为 PTSD。

（四）治疗

ASD 反应发生后，最主要的处理方法包括危机干预及心理治疗、药物治疗及支持治疗：

1. 危机干预及心理治疗　本病是由强烈的应激事件引起的强烈心理危机，因此危机干预和心理治疗是创伤事件发生后快速恢复正常状态的有效方法之一。建议在创伤事件发生后就立即开展危机干预和心理治疗。危机干预和心理治疗的方式多样，包括一般性心理治疗、认知疗法、环境调整和生活指导等。需要遵从以下治疗原则：①快速摆脱造成精神创伤行为的环境；②加强社会支持，提供情感宣泄出口；③减少患者对超出个人控制能力事件的个人责任感。

2. 药物治疗　是急性治疗期采用的必要措施之一。适当采用抗精神药物（氯丙嗪、氟哌啶醇等）可较快缓解患者的症状，但具体药物需根据患者的具体情况而定，在患者病情恢复后不宜长期维持。药物治疗可以快速缓解患者的激越兴奋症状，改善患者认知状态，以便后期开展心理治疗。对伴有明显睡眠障碍的患者，可中小剂量、短期使用 BZD 或 NBZD 镇静药物（如劳拉西泮、佐匹克隆等），缓解患者的焦虑、不安症状，保证患者的睡眠质量。

3. 支持治疗　部分患者可能出现精神运动抑制状态等情况，导致患者无法自主进食及完成常规生活，因此要为上述患者适当补液、补充能量及维持水、电解质平衡等。

第七节　进食障碍相关睡眠障碍

一、概　　述

进食障碍（eating disorder，ED）是一种以进食行为异常为显著特征的精神障碍，主要包括神经性厌食（anorexia nervosa，AN）、神经性贪食（bulimia nervosa，BN）、暴食障碍（binge eating disorder，BED）及非典型 ED，其共同特征是害怕发胖和对体型、体重的歪曲认识与期望。

人类的生存依赖于饮食与睡眠，这些行为的失调可导致消极的心理后果。失眠可升高罹患 ED 的风险，ED 患者的睡眠问题也更为高发，失眠也与 ED 治疗结局较差相关。过去数十年，有关睡眠与 ED 的研究多基于调查，缺乏客观评估 ED 患者睡眠状况的研究。睡眠不足似乎是 ED 的主要临床特征，约 57% 的 ED 患者会出现睡眠问题，ED 的患者更容易出现睡眠异常（包括入睡困难、异态睡眠、嗜睡、早醒），而且饥饿和过度进食均能影响睡眠结构。ED 的患病率存在性别差异，女性更易对体重不满意，经常进行节食和催吐；男性则更多表现为过度锻炼和暴饮暴食。相较其他精神障碍，ED 的死亡率更高，为 5%～6%。值得注意的是，ED 共患病睡眠障碍的严重程度可能较抑郁障碍患者更严重。

AN 患者更容易患失眠，PSG 发现该类患者睡眠效率减低，TST 减少。虽然 BN 患者可能报告暴饮暴食后的过度思睡发作，但该类患者并不持续出现客观睡眠异常。一种特定的睡眠和进食异睡症已被描述成睡眠相关饮食障碍（sleep related eating disorder，SRED），表现为从睡眠中不完全觉醒期间出现的冲动进食发作。

二、神经性厌食

AN 是以患者故意限制进食或采取过度运动、催吐、导泻等方法减轻体重，使体重下降至明显低于正常标准或严重营养不良，此时患者仍然恐惧发胖或拒绝正常进食为特征的一种 ED，严重者出现多器官功能衰竭而死亡。"厌食"一词是指食欲减退，"神经性"则表明这种食欲减退与心理因素相关。但厌食症患者大多仍保持有正常的食欲，只是为了保持偏低的体重而过分地节制饮食。AN 的发病率为 0.2%～1.5%，发病高峰为 14～19 岁，女性的患病率高于男性 10 倍。1874 年英国医师威廉·古尔（William Gull）首次使用"神经性厌食症"这一术语，并将其作为一种心理障碍。AN 分为两种亚型：限制型和暴食/清除型。节食、禁食和过度运动是限制性 AN 的指示，后者的特征是暴食和（或）清除行为（如呕吐、滥用泻药、滥用利尿药）。抑郁障碍通常同时或在 ED 发作后发展，75%～85% 的 ED 患者罹患抑郁障碍。鉴于失眠或嗜睡是抑郁障碍的核心诊断特征，在评估饮食和睡眠障碍之间关系的模型中也应考虑情绪症状。

AN 患者存在显著的睡眠障碍可能与营养不良有关。神经、内分泌功能以及各个器官的活动均受到营养不良的影响。食欲素是一种由下丘脑释放的参与调节睡眠-觉醒和食欲的神经肽，一种假说认为，饥饿状态下食欲肽水平升高可促进觉醒及觅食行为。Sauchelli 等的研究表明，食欲素水平与睡眠不良之间的这种关系可能有多种途径，包括在营养不良状态下食欲素受体的表达受损和(或)其他食欲调节因子[如瘦素（leptin，LP）和葡萄糖]的信号转导受损。因此，AN 患者可能会出现继发于营养不良引起的食欲素受体失调的睡眠障碍。然而，并非所有患者都表现出这种失调，这表明食欲素的参与仅代表了 AN 患者控制睡眠生物学作用机制的一个方面。

（一）临床表现

1. 精神症状 恐惧发胖和对体型的过度关注是 AN 的临床核心症状。多数患者存在体像障碍，已经十分消瘦但仍认为自己胖或某些部位胖、过大，常采取过度运动，以及进食后诱吐、导泻或服用减肥药等方式来避免体重增加，少数患者有偷窃、储藏食物、强迫他人进食、暴食等行为。抑郁情绪在临床上很常见，以情绪低落、情绪不稳、易怒冲动为主要特征，尤其在进食问题上情绪难以平静。患者常共患病恶劣心境、抑郁障碍、焦虑障碍、物质滥用。

2. 躯体症状 患者的面容一般较实际年龄要小一些，但慢性者却能显得较实际年龄稍长。通常消瘦、皮肤干燥发黄（伴高胡萝卜素血症）、缺乏弹性、水肿，以及脱发、毛发和指甲变脆、体毛细柔（呈胎毛样）、腋毛及阴毛稀疏、乳房萎缩，严重时衰弱无力，极度营养不良时呈全身无力状态。有暴食/清除症状的患者还可出现龋齿、指间关节处皮肤硬化。尽管营养不良却活动增加，若出现昏睡则提示可能出现了水、电解质紊乱及脱水、心血管损害或严重的抑郁。AN 常伴有畏寒、头晕、便秘、腹部不适等症状。

3. 睡眠障碍 AN 可导致患者出现睡眠紊乱，当体重低于正常时常出现入睡困难与 TST 的减少。然而患者即使曾经出现失眠也很少向医师提及。PSG 显示患者的睡眠效率、TST 或 SWS 显著减少。与健康对照受试者及抑郁障碍患者相比，AN 患者觉醒时间显著更长、睡眠效率降低、SWS 减少、REM 睡眠减少。可采用匹兹堡睡眠质量指数（Pittsburgh sleep quality index，PSQI）、阿森斯失眠量表、ISI 等评估患者睡眠情况。

（二）治疗

大部分患者因长期节食而导致营养不良、躯体状态欠佳等许多问题，应帮助其尽快恢复。必要时需住院治疗。

1. 一般原则 多数患者以门诊治疗为主，当患者的体重降到危险水平、体重下降迅速、存在严重抑郁障碍、门诊治疗失败时，必须采用住院的方式进行综合治疗；综合治疗效果更好。

2. 治疗措施

（1）营养治疗：包括制订合理的体重恢复目标、合理的营养重建方案及方案的实施计划。

（2）躯体治疗：包括 AN 带来的各种躯体并发症的治疗，以及在喂养阶段出现的躯体并发症的预防和治疗。AN 带来的躯体并发症，如贫血、低钾或低磷血症、感染、水肿、饥饿性酮症、消化不良、便秘、营养不良性肝功能异常、甲状腺功能减退等，可通过营养重建和体重恢复获得改善。

（3）药物治疗：抗抑郁药物可改善患者的情绪，促进治疗的依从性。SSRI 如氟伏沙明（尤其对食物有强迫观念的患者）和 SNRI（如文拉法辛）对 AN 治疗有效。抗抑郁药物虽不能直接改善患者怕胖的观念，但对恐惧、易激惹、沮丧情绪等均有明显的疗效，可间接促进行为改善。去甲肾上腺素能和特异性血清素能抗抑郁剂（NaSSA，如米氮平）对 AN 具有独特的疗效，可迅速提高食欲、增加体重，缓解抑郁、焦虑、失眠等精神异常，恢复正常生理功能，无明显不良反应，依从性高。临床有证据显示低剂量的非典型抗精神病药物有一定的疗效，但尚没有充足证据证明此类药物治疗 ED 的利弊。

（4）心理治疗：是 AN 的常用治疗方法之一，可选用 CBT、家庭治疗、人际关系治疗、心理动力性治疗等。

三、神经性贪食

神经性贪食（BN），"bulimia"一词来源于希望，意思为"如牛般饥渴"，主要表现为反复发作、不可控制的冲动性暴食，继之采用自我诱吐、使用泻药或利尿药、禁食、过度锻炼等方法避免体重增加的一组 ED。20 世纪初由法国医师 Pierre Jan 首次报道本病，20 世纪 80 年代末正式确定为该疾病名称。BN 的发病率为 1%～3%，发病高峰为 15～21 岁，体重多正常或轻微超重。根据患者的补偿行为，可分为泄出型和非泄出型。泄出型会在贪食后规律性地进行自我诱导呕吐或不当使用泻药；非泄出型会使用其他的不当补偿行为，如禁食或过度运动。BN 患者的睡眠障碍较 AN 患者的睡眠障碍轻微或不受影响，可能是由于 BN 患者没有营养不良，食欲素水平影响较小。

（一）临床表现

1. 精神症状 BN 患者的精神症状包括频繁的暴食发作、暴食后的抵消行为、对体重和体型的先占观念，以及情绪波动大、易产生不良情绪等情绪症状。患者常把减少的睡眠需求获得的时间用于活动锻炼。患者时常到夜晚或整个夜晚都在暴饮暴食，以致常在午夜之后睡觉，并且常常整个上午都在睡觉。患者暴饮暴食后可能出现睡眠量增加。BN 患者可能存在一些异常行为表现，包括睡行症和暴饮、暴食行为，他们对这些行为只有部分记忆，有时这些行为唯一的证据是次日早晨在家里发现的商店购物收据或吃过食物的残存部分。BN 中有患者曾经体验过睡眠相关的进食行为，该行为可能与其他的异态睡眠行为相似，即在夜间睡眠中进食时常无法被完全唤醒，次日清晨也不能回忆自己的行为。大部分受试者都报告在童年期出现过睡行症行为，而发作梦呓和反复夜间磨牙的较少。与年龄匹配的对照组相比，BN 患者 PSG 检查未见明确睡眠结构或睡眠质量异常。

2. 躯体症状 BN 患者伴随的躯体症状与 AN 有很多相似之处，尤其体重偏低的患者会有营养不良的表现。BN 患者更容易出现胃肠道损害及电解质紊乱，包括急性胃扩张、反流性食管炎、食管贲门黏膜撕裂综合征和胰腺炎等。

（二）治疗

一般可采用门诊治疗，若患者存在低血钾及水、电解质紊乱，或有强烈的自杀观念和行为，则需住院治疗。营养治疗的着眼点在于帮助患者建立规范的饮食计划，减少节食的发作频率及由节食引发的暴食和清除。必要的躯体治疗，参见 AN 躯体治疗。药物治疗对 BN 的疗效优于 AN。氟西汀是第一个报道用于 BN 的 SSRI 抗抑郁药物，现已获得美国 FDA 批准，《中国进食障碍防治指南》也推荐氟西汀作为 BN 的治疗首选。抗抑郁药物治疗 BN 的剂量一般需高于治疗抑郁障碍。有研究认为各种抗抑郁药物疗效并无差别。除抗抑郁药物外，其他药物不推荐用于 BN 的治疗。药物治疗疗程应超过 1 年。由于患者经常使用暴饮、暴食方式作为一种助眠形式，当该方式被移除时，患者将无法进行放松并快速入睡，将失眠障碍的 CBT 纳入治疗方案可能会使此类患者受益。其他心理治疗，如家庭治疗、人际关系治疗、心理动力性治疗和自助小组治疗也可能有效。

四、其他进食障碍

（一）暴食障碍

BED 是最普遍的 ED，其特点是反复发作和客观上过度离散地进食，伴随着失去控制的经历（主观和行为）。不存在如 BN 所示的极端补偿行为。患有 BED 的人往往会达到超重或肥胖的体型。在 DSM-Ⅴ中，被定义为一种反复发作的暴食行为（即在固定的时间段内所摄入的食量高于大多数人在相同时间内的进食量，并对进食失去控制），平均每周至少发生 1 次，持续 3 个月并伴有明显的不适感。发作时常表现出这些症状：如快速进食直至出现不舒服的饱腹感，没有身体饥饿时进食大量食物，因进食过多感到尴尬而单独进食，进食后出现自我厌恶、抑郁或内疚。相比于男性，BED 在女性群体中更为常见，尤其是严重肥胖和寻求肥胖治疗的人。研究发现，BED 患者中约 56% 达到肥胖标准、23% 超重、20% 体重正常。与 BN 和 AN 相比，BED 的发病年龄一般较晚，发作时间也更长，通常出现在青春期或成年早期，并持续到中年以后。

睡眠与肥胖的关系在青少年和成人中已经确立，然而睡眠与 BED 的关系仍未得到充分研究。根据主观睡眠数据（即 PSQI 和 ISI），与单独肥胖的个体相比，BED 共病肥胖个体的 SL 延长，睡眠质量较差。证据表明，BED 的药物治疗可对睡眠产生不良影响。一项 RCT 研究显示，接受氟伏沙明治疗的 BED 患者睡眠障碍（失眠、嗜睡、噩梦）发生率升高。目前，中枢神经系统兴奋药二甲磺酸赖右苯丙胺（lisdexamfetamine，LDX）是美国食品药品监督管理局（FDA）批准的针对 BED 治疗的唯一药物，专门用于治疗成人中、重度 BED，该药物也可能会引发失眠，使用时应注意给药时间，尽量在白天服药。BED 与睡眠之间关联的生理机制很复杂，仍需进一步研究。Coutinho 等的研究表明，夜间唾液皮质醇水平升高可能介导睡眠障碍与 BED。其他研究者指出，不稳定的饮食模式（如跳过早、午餐，晚间暴食发作）及昼夜节律失调与注意缺陷多动障碍（attention deficit hyperactivity disorder，ADHD）、肥胖相关。

由于 BED 的影响因素较多、病因复杂，涉及家庭环境、认知情绪、人格特质、神经生物学异常等，目前研究未能明确 BED 与它们之间的因果关系。未来需要采用多种技术手段，深入研究 BED 的心理行为、神经生物及遗传学机制。在治疗方面，多种心理治疗都被证明有效，但不足之处是研究时间较短、样本量较小，因此有待更长时间和更大样本的研究进一步证实。我国基于 BED 本土化的研究较为匮乏，未来需要加强我国社会文化背景下的本土化 BED 研究，以提前应对这一越发突显的公共卫生挑战。

（二）睡眠相关饮食障碍

SRED、夜食症（night-eating syndrome，NES）均与夜间进食有关，差异在于进食时的觉醒水平。睡眠相关 ED 属于睡眠相关障碍，发作时患者处于深睡眠状态，入睡后经历夜间进食，觉醒水平很低，可能进食奇怪或有毒的物品，且缺乏进食记忆。有些患者不能从进食行为的发作中完全清醒，类似于典型的睡行症，对于夜晚曾经发生的进食行为完全不能回忆；有些患者看起来在发作中有足够的清醒度，在次日清晨也能回忆关键的内容。NES 属于 ED，患者每日至少 25% 的摄食量在晚餐之后进食，每周至少 2 次半夜醒来进食，发作时意识清醒，对摄食行为有记忆。正常体重的 NES 患者与健康对照受试者相比，睡眠障碍发生率更高、助眠药物使用更多、日间功能较差。神经内分泌研究表明，夜间进食者血浆 MT 和 LP 夜间升高的水平明显降低，血浆皮质醇水平明显升高。PSG 研究发现 NES 患者睡眠效率水平较低，觉醒次数增多，夜间进食时段与 NREM 睡眠相关。进食潜伏期即觉醒与咀嚼开始之间的间隔短于 30s。NES 患者的 PLMD 和 RLS 发生率也显著高于一般人群。睡眠相关 ED、NES 仍有大量的重叠临床特点，它们可能存在一系列共同的病理生理学病因。治疗中将焦点放在控制强迫性进食行为上可能是有效的，睡前服用托吡酯（25～150mg）、唑尼沙胺（100～400mg）可以帮助控制进食行为。睡前加用小剂量的氯硝西泮可以帮助患者减少夜间觉醒次数。

睡眠障碍可能增加 ED 的患病风险，ED 患者相比于健康对照受试者，睡眠障碍发生率更高，甚至高于抑郁障碍患者。然而，睡眠与 ED 的研究可能无法获得关于不同生理参数对人类睡眠相关效应的重要线索。AN 患者能有助于了解慢性饥饿、极端的低体重或营养不良对睡眠的影响。此外，在既往饥饿研究中高热量的摄入对睡眠的影响除扰乱睡眠模式和 BN 患者的睡眠相关行为外，还需进一步深入研究。目前基础研究也已展开，饥饿和体重的恢复有益于研究其对睡眠的脑神经环路的影响。原发性 ED 和睡眠相关 ED 更有效的治疗需建立在新药理作用机制的基础上，只有对调整食欲和睡眠所涉及的神经机制获得更好的认识，新型药理作用的药物才可能得到开发。

第八节　物质滥用相关睡眠障碍

一、概　　述

所有的精神活性物质基本上均对夜间睡眠和日间警觉产生一定的影响。睡眠障碍和物质使用障碍（substance use disorder，SUD）具有双向关系。睡眠障碍可能会增加 SUD 发生、发展和复发的风险。反复接触成瘾物质会扰乱睡眠的时间和连续性，戒断成瘾物质会导致睡眠紊乱、失眠和负性影响，这往往会诱发对成瘾物质的渴望和冲动，从而导致复发。此外，这些成瘾物质通常会改变和破坏负责调节睡眠-觉醒的神经生理学系统。睡眠障碍通常会增加 SUD 的诱发因素，如压力增加、情绪不稳定和疼痛敏感性增加等。

许多精神活性物质对睡眠的影响均需参考物质使用的具体应用情况。例如，精神活性物质的使用是低剂量的社交性使用，还是在滥用或依赖背景下的高剂量使用，或是继发于医疗情形（如治疗疼痛）的应用；目前患者是正在使用，还是处于戒断期。随着社会工业化进程的发展，咖啡因和酒精成为人类最常用的影响睡眠的精神活性物质。尽管咖啡因的半衰期为 3～7h，但使用它引起的失眠和浅睡眠会持续 10h。酒导致 TST、睡眠效率、SWS 的减少，特别是在后半夜。另外，中枢神经兴奋药可用于治疗睡眠障碍所继发的日间过度思睡。除直接干扰睡眠外，精神活性物质可能还会加重睡眠障碍，如 OSA 和 PLMD。

许多精神活性物质（如酒精、兴奋药和阿片类药物）会抑制 REM 睡眠，耐受性增加也会增加 REM 睡眠的抑制作用。停药期间会发生 REM 睡眠反弹，表现为 REML 减少、REM 百分比增加、REM 睡眠期的眼球运动以及觉醒对 REM 睡眠的干扰。在成瘾行为中发生的特定 REM 睡眠相关改变的性质目前尚不完全清楚。这些改变对于成瘾的维持和复发阶段可能特别重要。相对较新的食欲素与 SUD 的双向关系很重要，如在海洛因成瘾者尸检大脑样本中证实食欲素受体数量增加。

按照 DSM-V 的规定，如果睡眠障碍仅发生在精神活性物质中毒或戒断期间，则诊断为精神活性物质相关睡眠障碍，而在医药处方的情况下出现耐受性增加和戒断症状，不应列为 SUD 的诊断。因此，在作出物质使用相关睡眠障碍的诊断前，临床医师应仔细分辨患者是否存在原发性睡眠障碍。DSM-V 未保留 DSM-Ⅳ 的内容，不再区分滥用和依赖，而是根据出现的症状数量对疾病的严重程度进行评级：轻度 2～3、中度 4～5、严重≥6。一般而言，是诊断治疗物质滥用，还是睡眠障碍取决于疾病是原发还是继发，然而在一些病例中两者同时治疗可能有益，目前尚无充分研究支持上述建议。

二、酒精和酒精中毒

酒精能够影响脑功能，酒精中毒引起的脑功能障碍已经成为全球共同关注的社会和医学问题。

酒精对中枢神经系统先兴奋后抑制的双向作用和酒精依赖者神经递质的改变与睡眠障碍的发生关系十分密切。长期反复饮酒可导致 GABA 受体功能下调，5-HT 水平明显降低，5-HT 递质传递功能减弱，导致停饮后出现戒断反应。目前已知 GABA 和 5-HT 等是维持正常觉醒、睡眠节律的重要神经递质。酒精依赖患者的失眠还可能与酒精介导的广泛性脑皮质损害以及酒精相关神经元损伤有关。慢性酒精消耗产生的神经适应性导致异常的神经递质兴奋，在戒断期可增加中枢神经系统觉醒，阻断睡眠，引起失眠症或其他睡眠障碍。酒精依赖和睡眠障碍的其他神经生物学机制还包括生长激素释放激素（growth hormone releasing hormone，GHRH）和环磷腺苷作为睡眠因子可以调节与酒精依赖相关睡眠障碍；人体免疫系统会影响酒精依赖患者的睡眠，细胞因子水平异常也可使酒精依赖患者出现睡眠障碍。

（一）临床表现

1. 酒精依赖性失眠 失眠症状可出现在酒精依赖期、急性戒断期、戒酒后早期及延迟期。酒精依赖患者的失眠症状主要表现为入睡困难、TST 减少，以及睡眠中断、易醒等。酒精依赖的严重程度与睡眠异常相关。酒精依赖患者的年龄越大，深睡眠越少；病程越长，睡眠效率越低。酒精依赖患者经戒断治疗后，仍可存在 TST 减少、易受睡眠干扰因素（环境和心理因素等）的影响、梦魇及其他焦虑样梦境增多、SL 延长、睡眠效率下降等睡眠结构的异常。大部分失眠出现在戒酒初期，严重酒精中毒还会继发遗忘综合征、酒精性肝病和脑病等，这些都可以严重影响睡眠的连续性，并且入睡困难。失眠也是酒精依赖者戒断症状的主要表现之一，严重失眠可能会发生震颤、谵妄，同时失眠会促使酒精依赖患者出现复饮。

2. 其他睡眠相关障碍 其他睡眠相关问题主要包括昼夜节律相关睡眠-觉醒障碍及 OSA。酒精依赖患者褪黑素分泌延迟或水平下降，导致出现入睡困难、昼夜节律紊乱。酒精会使个体对气道阻塞的正常觉醒反应能力下降，从而损害呼吸功能，酒精对上呼吸道肌肉有松弛作用，导致既有的打鼾、睡眠紊乱呼吸和睡眠中断的情况出现或加剧，但酒精与 OSA 的相关性有待进一步评价。

（二）诊断

酒精依赖性失眠指符合精神活性物质所致的精神和行为障碍中酒精依赖综合征的诊断标准者，在具备充分的睡眠机会和环境的前提下，发生与酒精依赖有关的以失眠为主的睡眠质量不满意状况，包括难以入睡、睡眠不深、多梦、醒后不易入睡、早醒或自觉睡眠明显不足等。失眠及酒精依赖的其他伴发症状可导致精神活动效率下降，妨碍社会功能。

除躯体疾病、精神病史和体格检查外，某些问卷（如酒精使用障碍筛查量表、密西根酒精依赖筛查量表）可能增加对酒精滥用者的识别。实验室检查也有助于识别酒精滥用者，可测定血浆和呼气中的酒精浓度。肝脏酶类（如 γ-谷氨酰转移酶、谷草转氨酶、谷丙转氨酶）、高密度脂蛋白、磷脂、载脂蛋白、血管紧张素 I 和 II 以及平均红细胞体积等指标均有助于识别酒精滥用。由于遗传因素可预测人们易患何种类型的酗酒，需特别询问患者家族的酒精使用和滥用问题。

（三）治疗

酒精依赖性睡眠障碍的治疗包括药物和非药物治疗。治疗目的是改善睡眠质量和白天社会功能，减少复发。尽管睡眠障碍是酒精依赖复发的标志，但针对睡眠障碍的治疗并不一定能减少复饮的发生。事实上，针对酒精依赖性睡眠障碍的治疗可能对饮酒没有任何影响，甚至可能增加饮酒行为。酒精依赖和睡眠障碍可能是同时存在的两种障碍，治疗需要兼顾这两个方面。此外，睡眠障碍会随着戒酒时间的延长而得到很大程度的缓解，因此戒酒仍是治疗睡眠障碍的必要的一线治疗方法。

1. 药物治疗 治疗药物很多，一般起效快，但药物通常只在服用时起作用。由于各种药物有其各自的益处与潜在不良反应，在选择药物时需进行权衡和监测，以优化治疗。常用药物有镇静催眠药、抗惊厥药以及抗抑郁药等。镇静催眠药主要是 BZD 和 BZD 受体激动药，经常用于治疗非酒精依赖性患者的短暂失眠。由于存在潜在的药物滥用风险、药物戒断反应、失眠反跳，以及与酒精同服可能过量等，因此，大多不推荐酒精依赖患者使用镇静催眠药（急性酒精戒断时应用 BZD 除外）。

2. 非药物治疗 CBT 是首选的非药物治疗方法。CBT 对酒精依赖性睡眠障碍有长期的干预效果，同时通过鼓励患者进行情绪管理，可防止复发，不会使饮酒结果恶化。

三、咖 啡 因

咖啡因是一种黄嘌呤生物碱化合物，广泛存在于各种食品和饮料中，如巧克力、咖啡、茶等，它也是社会上被使用最广泛的中枢神经兴奋药，通常不被视为滥用药物，即使在医学界，其滥用的可能性也未得到充分认识。公元 6 世纪，咖啡由东非经阿拉伯和土耳其传到欧洲，从山羊兴奋剂逐渐发展成为世界上备受欢迎的饮料之一。

从睡眠与觉醒的调节生理学可知，咖啡因通过阻断大脑腺苷受体提高了觉醒程度（腺苷是内源性催眠物质）。腺苷在调控睡眠和觉醒中的作用已通过人类和动物研究证实。腺苷受体激动药通常会促进睡眠。咖啡因在肝脏中几乎完全由细胞色素 P450 同工酶 1A2（CYP1A2）代谢。

（一）临床表现

个体对咖啡因的反应不同。一些人在饮用 250mg 咖啡因时就显得过度兴奋，其他个体则较少受影响，特别是长期使用者，对咖啡因的兴奋作用已产生了部分耐受性。咖啡因中毒表现为坐立不安、神经过敏、兴奋、失眠、面部潮红、胃肠道功能紊乱和其他症状。摄入 500mg 咖啡因引起的效应和约 5mg 苯丙胺的效应相当，超过 1g 剂量的咖啡因可引起失眠、呼吸困难、谵妄和心律失常。咖啡因剂量超过 5g 时会导致死亡。虽然咖啡因的半衰期为 3～7h，但其效应维持时间可长达 8～14h。因此，即使在下午或夜间的早些时候摄入咖啡因，它仍可以对夜间睡眠产生显著的影响。即便不是在上床前使用咖啡，一天中饮用咖啡达到 6 杯或更多，就有可能导致夜间的失眠。咖啡因对婴儿和孕妇造成的影响持续时间更久，类似于对老年人和甲状腺功能减退患者的作用，较低的剂量即可能引起中毒。另外，咖啡因可能会诱发惊恐障碍患者出现惊恐发作。

共同使用酒精和咖啡因在几小时后能协同产生失眠。两种物质时常被同时应用，如在进餐时。当两种物质一起使用时，首先它们表现出相反的效应：酒精是镇静性的，且抵消了咖啡因的兴奋性作用。然而，酒精的半衰期短于咖啡因。在酒精摄入 4～6h 后，酒精的血浓度已经接近零。因此，在咖啡因的血浓度保持相对较高的时候，患者也经受着酒精激起的戒断效应。类似的协同性效果也可能发生于咖啡饮用者睡眠时，如在上床时服用过短效催眠药。

许多患者及其医师都没能意识到咖啡因可促发焦虑、失眠等症状或其他障碍。每日饮 3 杯咖啡或更多（400～500mg 咖啡因）的患者有上述症状，逐渐减少所有咖啡因类物质的使用是有益的。然而，应该避免骤然不喝咖啡，因为易激惹、心境恶劣、疲劳、思睡、头痛和流行性感冒样症状可能在末次饮用后 18～24h 接踵而至，这些撤药症状提示大量使用咖啡因的人可能出现依赖，而且会通过每天喝咖啡和增加喝咖啡的量来避免这些不适症状。与咖啡因有关的睡眠相关问题被 DSM-Ⅴ 诊断标准归类于物质所致睡眠障碍（咖啡因亚型）。

（二）治疗

咖啡因成瘾一般无替代药物。患者出现戒断症状时应注意进行对症和支持治疗。如患者出现惊厥时，可缓慢静脉注射地西泮 10～20mg，必要时每 15min 重复给药 1 次。如静脉注射地西泮导致喉痉挛或呼吸抑制需施行气管插管术。患者的舒张压超过 120mmHg 时，应缓慢静脉注射酚妥拉明 2～5mg，以防止严重高血压导致颅内出血。患者有兴奋激越、行为紊乱时可肌内注射氟哌啶醇 2.5～10mg。及时处理心律失常，维持水、电解质平衡，纠正酸中毒。合并消化道出血者，给予血凝酶、H 受体拮抗药（法莫替丁）、质子泵抑制药（奥美拉唑）等治疗。重症患者可采用血液透析等方法加速咖啡因的清除。

四、烟　　草

烟草中的尼古丁是一种众所周知的成瘾物质。据估计，20%～50% 的吸烟者满足尼古丁依赖的诊断标准。共病其他精神障碍的患者，其尼古丁依赖的发生率较普通人群高出 2～3 倍。接近 1/2 的吸烟者经历过尼古丁戒断反应。有一个大致而简单的尼古丁依赖的测定方法，问吸烟者在早晨起床后距离该日首次吸烟的时间，30min 或者更短则提示吸烟者有尼古丁的严重依赖。

（一）临床表现

尼古丁对于未吸烟者睡眠的直接影响尚无明显的特征。一些证据表明在低剂量时尼古丁有镇静效应，高剂量时表现为警觉效应。另外，尼古丁会减少健康对照者的 TST 和 REM 睡眠时间。在尼古丁急性戒断期间（开始戒断后的几天），吸烟者的睡眠趋向恶化，夜间觉醒增多，并伴有第 2 日多次小睡睡眠潜伏时间试验（multiple sleep latency test，MSLT）所显示的思睡。但尽管尼古丁戒断会扰乱单独一晚或是几晚的睡眠质量，少量尼古丁使用可被用作烟草戒断的替代治疗。少量尼古丁对睡眠的影响可能具有复杂效应。临床上，少量的尼古丁可以改善其他症状，如心境不良。

（二）治疗

1. 药物治疗

（1）尼古丁替代治疗（nicotine replacement therapy，NRT）：尼古丁替代药物通过向人体提供尼古丁以代替或部分代替从烟草中获得的尼古丁，从而减轻尼古丁戒断症状，如注意力不集中、焦虑、烦躁易怒、情绪低落等。心肌梗死后近期（2 周内）、严重心律失常、不稳定型心绞痛患者慎用。

（2）安非他酮：是一种抗抑郁药，作用机制可能包括抑制 DA 及 NE 的重摄取以及阻断尼古丁乙酰胆碱受体。癫痫患者、厌食症或不正常食欲旺盛者、现服用含安非他酮成分药物者或近 14d 内服用过单胺氧化酶抑制药者禁用。

（3）伐尼克兰：是一种新型非尼古丁戒烟药物，对神经元中 $\alpha_4\beta_2$ 尼古丁乙酰胆碱受体具有高度亲和力及选择性，它是尼古丁乙酰胆碱受体的部分激动药，同时具有激动及拮抗的双重调节作用。伐尼克兰与其受体以高度亲和力结合发挥激动药的作用，刺激 DA 释放，有助于缓解戒烟时对烟草的渴求和各种戒断症状；同时，它的拮抗特性还可阻止尼古丁与受体的结合，减少吸烟的快感，降低对吸烟的期待，从而减少复吸的可能性。

2. 非药物治疗 可以通过认知行为矫正方法，如心理健康教育、认知行为干预、行为技巧训练等减少烟草的使用。心理健康教育的主要内容包括对吸烟与健康的认识、了解吸烟对健康的危害、寻找戒烟的动机；认知行为干预包括改变对于吸烟的错误认知、改变对于吸烟有关的生理状态和情绪体验的认知；行为技巧训练包括学会在吸烟场所的自我监控、学习和交流拒绝吸烟的方法和技巧、了解戒烟策略、探讨保持操守过程中可能遇到的问题及应对方法。

第九节　具有镇静作用的药物对睡眠的影响

一、概　述

关于睡眠-觉醒调节神经机制的研究表明，睡眠-觉醒状态受下丘脑和脑干中促觉醒和促睡眠的核团相互作用调节。促觉醒神经元包括下丘脑的食欲能和组胺能核、脑干的胆碱能核、蓝斑核的肾上腺素能核、中缝核的血清素能核和中脑腹侧被盖区的 DA 能神经核。基底前脑、腹外侧视前区和下丘脑前部的核团则通过抑制性神经递质 GABA 和甘丙肽促进睡眠。此外，腺苷也可通过基底前脑和脑干的抗胆碱能活动促进睡眠，参与睡眠稳态调节。所有对睡眠-觉醒调节受体具有药理作用的物质都可能对个体睡眠-觉醒行为造成影响，这些影响可能是治疗性的（如改善睡眠或增强清醒），也可能是损害性的（如引起睡眠障碍或过度镇静）。

药物导致镇静有多种机制，包括增加 GABA；拮抗唤醒系统中枢组胺-1（central histamine-1，H_1）受体、$NE\alpha_1$ 受体、毒蕈碱型胆碱能受体、$5\text{-}HT_2$ 受体或 DA 受体等，可通过影响体内生理平衡和昼夜节律过程参与睡眠-觉醒调节，还可通过阻断胆碱能受体、结合 5-HT 受体或 $5\text{-}HT_{1A}$ 受体及阻断 $5\text{-}HT_2$ 受体，产生 SWS 和抑制 REM 睡眠，从而影响睡眠结构。此外，药物可因损害睡眠或觉醒，进而引起或加重 RLS 和 PLMD，这一情况的机制尚不清楚，可能与 5-HT 的增加和 DA 受体的阻断有关。另外，由于药物通常可作用于睡眠-觉醒调节的多个神经位点，药物的预期疗效可能由特定受体位点产生，而非预期的副作用则可能由其他受体位点的伴随作用产生。当药物作用发生在"错误"时段时，如清醒时（作用时间延长或在清醒时给药），即使是"预期疗效"也可能损害个体社会功能。

二、抗 抑 郁 药

抗抑郁药可用于治疗多种疾病，如抑郁障碍、强迫障碍、焦虑障碍、神经病理性疼痛等。抗抑郁药对睡眠和觉醒的影响是复杂多样的，可以改善或干扰睡眠，也可影响个体清醒时的社会功能。事实上，很多抑郁症患者都存在抗抑郁药相关的睡眠受损以及日间功能损害，如疲劳、困倦、躯体不适，以及认知功能和精神运动能力下降。

（一）三环类抗抑郁药（TCA）

TCA 可用于治疗抑郁症，这些药物对阻断 5-HT 再摄取程度，以及对毒蕈碱型胆碱能受体和 H_1 受体的拮抗程度各有不同。具有较强镇静作用的 TCA 往往同时具有较强的抗胆碱能作用（如阿米替林）和较强的抗组胺能作用（如多塞平、三甲咪嗪），而且对 5-HT 再摄取的抑制程度也高于对 NE 再摄取的抑制程度。一般而言，这些药物可缩短 SL，增加 TST，减少 REM 睡眠，同时增加 REM 睡眠期间的相位性眼球运动。但肾上腺素能较强的 TCA（如地昔帕明、去甲替林）可能会减少 TST，增加觉醒，诱发或加重 PLMD 和 RLS 症状。

（二）选择性 5-羟色胺再摄取抑制药（SSRI）

SSRI 的主要作用机制是选择性抑制细胞体前膜和突触前膜对 5-HT 的再摄取，对 NE 影响很小，几乎不影响 DA 的再摄取。西酞普兰具有温和的抗组胺特性；氟西汀可阻断 $5\text{-}HT_{2C}$ 受体，增强 NE 和 DA 的释放；舍曲林可轻微抑制多巴胺转运体（dopamine transporter，DAT）；舍曲林和氟伏沙明对 σ_1 受体有活性，这可能是其有抗焦虑作用的原因。这些差异解释了不同 SSRI 药物与失眠和日间镇静之间关联的差异性。总体而言，利用 PSG 的既往研究发现，SSRI 可增加觉醒和睡眠片段化，还与 PLMD、RLS 和无肌张力减退的 REM 睡眠频率增加相关。

氟西汀是研究最广泛的一种药物，有研究发现其可降低 TST，增加觉醒时间，与 NREM 睡眠中出现的慢眼球运动相关；帕罗西汀可降低正常人的 TST，增加觉醒；艾司西酞普兰可降低 TST，增加觉醒时间，减少 REM 睡眠，增加 PLMD；舍曲林可延长抑郁症患者的 SL 和 REM 睡眠期 SL，减少 REM 睡眠，但对睡眠效率和觉醒无影响。

（三）5-羟色胺去甲肾上腺素再摄取抑制剂（SNRI）

SNRI 药物具有 5-HT 再摄取抑制与不同程度的 NE 再摄取抑制作用，可以改善认知功能和躯体疼痛。这类药物增加 5-HT 和大脑中 NE 的同时也可增加前额叶皮质中的 DA。文拉法辛对 NE 再摄取抑制表现出剂量依赖性，如 5-HT 再摄取抑制在低剂量时占优势，NE 再摄取抑制随剂量增加而逐渐增强。度洛西汀除了对 5-HT 和 NE 再摄取具有抑制作用，对 DA 再摄取也有轻微的抑制作用，因此已被批准用于治疗神经病理性疼痛、纤维肌痛、GAD 和其他疾病慢性肌肉骨骼疼痛。

文拉法辛常诱发失眠或嗜睡。有研究表明文拉法辛可增加觉醒和 1 期睡眠，抑制 REM 睡眠；度洛西汀可增加 3 期睡眠，抑制 REM 睡眠，降低睡眠效率，对睡眠连续性无影响。

（四）5-HT 阻滞和再摄取抑制药

曲唑酮在抗抑郁剂量下可轻微抑制 5-HT 再摄取和阻断 $5\text{-}HT_{2A}$ 受体。然而，在用于治疗失眠低剂量作用下，却不会拮抗 $5\text{-}HT_{2A}$ 受体，反而表现出中度的 H_1、$5\text{-}HT_{1A}$ 和 $5\text{-}HT_{1C}$ 受体拮抗作用，以及轻微的 α_1 和 α_2 拮抗作用，因此，曲唑酮目前更多被用作催眠药而非抗抑郁药。嗜睡是最常见的副作用之一。有研究表明，曲唑酮可缩短 SL，增加 TST 及 SWS，不影响 REM 睡眠，但对睡眠连续性的影响尚不明确。在一项安慰药对照研究中，原发性失眠症患者睡前服用低剂量曲唑酮（50mg/d）1 周后，日间记忆、平衡和肌耐力受损，但 MSLT 潜伏期没有减少。

（五）NE 和 DA 再摄取抑制药

安非他酮对 NE 和 DA 再摄取有轻微抑制作用，被批准用于治疗抑郁症、戒烟和季节性情感障碍。有研究表明安非他酮不会影响 SL 或 TST，但可减少 REML，增加 REM 睡眠比例。

（六）NE 能和特异性 5-HT 能抗抑郁药

米氮平对 5-HT 和 NE 均无抑制作用，其可通过阻断 α_2 受体增加 NE 和 5-HT 的传递，对 $5-HT_{2A}$ 和 H_1 具有阻断作用，因此具有高度镇静活性，可超说明书治疗睡眠障碍。既往研究表明，米氮平可缩短 SL、提高睡眠连续性，但高达 28% 的患者可出现或加剧 RLS 症状。米氮平还可损害驾驶表现、注意力、反应时间和言语记忆，但其损害多是一过性的。

三、抗精神病药

抗精神病药最初是为治疗精神分裂症而研发的，目前多种药物已经获得临床批准可用于治疗睡眠及其他精神障碍，如双相情感障碍、孤独症、强迫症、重性抑郁症、痴呆、边缘型人格障碍、PTSD、药物滥用、进食障碍、焦虑和失眠等。

抗精神病药有复杂的药理学特征，目前认为其抗精神病作用主要是通过拮抗中脑边缘 DA 通路中的 D_2R 介导。当阻断其他神经通路中的 DA 受体时，便导致副作用出现，如快感缺失、锥体外系症状和高泌乳素血症等。然而，这些不良反应常见于第一代或典型抗精神病药（如氯丙嗪、氟哌啶醇、硫利达嗪），第二代或非典型抗精神病药上述不良反应已明显减少。第二代或"非典型"抗精神病药除了阻断 DA 受体外，还拮抗 5-HT 受体（特别是 $5-HT_{2A}$），可能对 D_2 受体有部分激动活性，或者可能对 $5-HT_{1A}$ 受体有部分激动作用，且对 D_2 和 D_1 受体的特异性不同。典型的抗精神病药也具有一定程度的 5-HT 拮抗作用。与拮抗 DA 受体相比，拮抗组胺、α-肾上腺素受体或 $5-HT_2$ 受体相对较强的药物，镇静作用更强。

精神分裂症患者通常合并失眠及昼夜节律紊乱，对其镇静是一种最常见的治疗方法之一。抗精神病药既有嗜睡的副作用，也可能导致失眠出现。在第一代药物中，氯丙嗪和硫利达嗪的嗜睡率高达 33%～57%，氟哌啶醇高达 23%。在非典型抗精神病药物中，氯氮平的镇静作用极强（短暂镇静 54%，持续镇静 46%，需要停药的镇静 24%），利培酮镇静率为 30%，奥氮平为 29%，喹硫平和齐拉西酮为 12%，均能起到镇静作用。阿立哌唑的镇静效果最差。典型抗精神病药中，氟哌啶醇和硫利达嗪可诱发失眠。在非典型药物中，阿立哌唑的失眠发生率最高，利培酮和奥氮平次之，喹硫平和齐拉西酮最低。

对健康正常人和精神分裂症患者进行的双盲安慰药对照研究表明，奥氮平/氟哌啶醇、利培酮均可增加 SWS，奥氮平还能增加 REM 睡眠。喹硫平和利培酮则会减少 REM 睡眠，氟哌啶醇和齐拉西酮对 REM 睡眠的影响尚不明确。氯氮平、氟哌啶醇、奥氮平、喹硫平和齐拉西酮均可增加睡眠连续性。氯丙嗪和硫利达嗪相对较高的胆碱能拮抗作用可能导致 REM 抑制，但目前缺乏足够的 PSG 数据支持。

抗精神病药对白天嗜睡影响的客观指标较少。氯氮平和奥氮平均可降低精神分裂症患者的日间 MSLT。一项安慰药对照研究表明，急性精神分裂症患者在使用喹硫平治疗时，Epworth 嗜睡量表评分增加，而使用鲁拉西酮时则无此作用。

四、抗 惊 厥 药

抗惊厥药具有降低神经元兴奋性的药理学特性，虽然这些药物主要用来治疗癫痫，但是其中一部分也可用于治疗神经和精神障碍，包括神经性疼痛、过度运动障碍、偏头痛、RLS、双相情感障碍和精神分裂症等。加巴喷丁常用于带状疱疹后神经痛和 RLS；普瑞巴林常用于治疗神经病理性疼痛和纤维肌痛；丙戊酸钠、拉莫三嗪、卡马西平用于治疗双相情感障碍。

抗惊厥药的主要作用机制包括阻断电压依赖性钠通道、结合 $GABA_A$ 结合位点、抑制 GABA

代谢或减少神经元对 GABA 的摄取、阻断电压门控钙通道。嗜睡是抗惊厥药最常见的不良反应之一。一般来说，作用于 GABA 能神经传递的药物（BZD、巴比妥类、噻加滨、氨己烯酸）引起嗜睡或疲劳的发生率最高（15%～30%或更高）。通过钠通道阻滞发挥作用的药物（如卡马西平、苯妥英钠、艾司利卡西平）镇静发生率较低，约为5%。通过钙通道阻滞发挥作用或具有多种作用机制的药物镇静发生率差异很大，加巴喷丁、拉莫三嗪、吡仑帕奈、普瑞巴林、唑尼沙胺的镇静发生率为5%～15%，而唑尼沙胺的镇静发生率为15%～15%，左乙拉西坦和托吡酯为27%。

抗惊厥药物的 PSG 研究显示，这些药物一般可缩短 SL 并增加 TST。加巴喷丁、普瑞巴林和替加滨可增加 SWS，而拉莫三嗪可降低 SWS。

第十节　展　　望

长久以来，包括抑郁障碍、焦虑障碍、精神分裂症在内的绝大多数精神疾病多依靠临床症状进行诊疗，其诊疗方案与诊疗医师个人的经验密切相关。因不同医师的临床认知差异，导致存在大量精神疾病的漏诊、误诊或治疗方案缺漏，延误患者治疗，甚至影响其预后，因此寻找不同精神疾病诊疗相关的神经生物学标志物是精神病卫生领域的研究热点及难点。

越来越多的研究证实精神障碍患者普遍存在主观及客观睡眠数量及质量下降。多导睡眠图所示多种睡眠参数，如 SL、睡眠效率等，均被发现与精神障碍患者疾病严重程度等相关，可间接反映精神障碍的病程进展及预后；同时，我们既往的研究对 27 种不同精神障碍的睡眠特征进行分析后，发现不同精神障碍有其特有的 PSG 睡眠电生理特征，提示 PSG 所示睡眠电生理特征有独特的病理生理学意义，可成为有效鉴别不同精神疾病的生物学指标，指导疾病诊疗过程。精神障碍相关睡眠障碍，尤其是多种客观睡眠参数的变化，可能是精神障碍发生、发展的重要病理生理机制之一。

另外，既往研究表明，通过 CBT、药物治疗等方式对精神障碍相关睡眠障碍进行有效干预，能改善患者主观及客观睡眠情况，亦可进一步改善多种精神障碍患者的精神症状，提高患者治疗的依从性，甚至降低包括抑郁障碍、焦虑障碍在内的多种精神障碍再发风险，提高患者的预后及生活质量，提示睡眠障碍与精神障碍有共同的异常生物学机制，存在协同关系。对睡眠障碍的病理学机制进行探索将有益于进一步明确精神障碍的病理学机制，为个体化对因治疗提供新的思路。

综上，可以预测，基于上述精神障碍与睡眠障碍复杂的双向交互关系，精神障碍相关睡眠障碍的病理机制、临床意义与诊疗探索将会是精神卫生领域今后的研究重点，最终利于探索精神障碍的神经生物学机制。

本章由张斌教授（主编）负责

编　委　唐向东　孙洪强

编　者　王育梅　任　蓉

思　考　题

1. 精神障碍和睡眠障碍存在什么关联？请举例说明。
2. 精神分裂症相关睡眠障碍存在哪些临床表现？
3. 双相情感障碍相关睡眠障碍的诊断标准是什么？
4. 抑郁障碍相关睡眠障碍的治疗原则是什么？
5. 常见精神药物对于睡眠的影响有哪些？
6. 精神障碍相关睡眠障碍的机制可能有哪些？

参　考　文　献

陈云, 胡思帆, 孙洪强. 2021. 睡眠障碍与常见精神障碍的鉴别诊断思路. 中华全科医师杂志, 20(6): 639-644.

冯飞, 梁炜, 张斌. 2018. 双相情感障碍的睡眠研究进展. 汕头大学医学院学报, 31(4): 245-247.

郝伟, 陆林. 2018. 精神病学. 北京: 人民卫生出版社.

孔庆梅. 2018. 中国 ED 防治指南解读. 中华精神科杂志, 51(6): 355-358.

陆林. 2018. 沈渔邨精神病学. 6 版. 北京: 人民卫生出版社.

美国精神医学学会. 2016. 精神障碍诊断与统计手册(DSM-5). 张道龙, 等译. 北京: 北京大学医学出版社.

赵忠新, 叶京英. 2022. 睡眠医学. 2 版. 北京: 人民卫生出版社.

Bengesser SA, Mörkl S, Painold A, et al. 2019. Epigenetics of the molecular clock and bacterial diversity in bipolar disorder. Psychoneuroendocrinology, 101: 160-166.

Cooper AR, Loeb KL, McGlinchey EL. 2020. Sleep and eating disorders: current research and future directions. Curr Opin Psychol, 34: 89-94.

Dubovsky SL, MarshallL D. 2022. Benzodiazepines remain important therapeutic options in psychiatric practice. Psychother Psychosom, 91(5): 307-334.

Freeman D, Sheaves B, Waite F, et al. 2020. Sleep disturbance and psychiatric disorders. Lancet Psychiatry, 7(7): 628-637.

Gee B, Orchard F, Clarke E, et al. 2019. The effect of non-pharmacological sleep interventions on depression symptoms: a meta-analysis of randomised controlled trials. Sleep Med Rev, 43: 118-128.

Geoffroy PA. 2018. Clock genes and light signaling alterations in bipolar disorder: when the biological clock is off. Biol Psychiatry, 84(11): 775-777.

Gottlieb DJ, Punjani NM. 2020. Diagnosis and management of obstructive sleep apnea: a review. JAMA, 323(14): 1389-400.

Hasler BP, Pedersen SL. 2020. Sleep and circadian risk factors for alcohol problems: a brief overview and proposed mechanisms. Current Opinion in Psychology, 34.

Hertenstein E, Trinca E, Wunderlin M, et al. 2022. Cognitive behavioral therapy for insomnia in patients with mental disorders and comorbid insomnia: a systematic review and meta-analysis. Sleep Med Rev, 62: 101597.

Kryger MH, Roth T, Dement WC. 2010. 睡眠医学理论与实践. 张秀华, 韩芳, 张悦, 等译. 北京：人民卫生出版社.

Lipinska G, Thomas K G F, et al. 2019. Rapid eye movement fragmentation, not slow-wave sleep, predicts neutral declarative memory consolidation in posttraumatic stress disorder. J Sleep Res, e12846.

McCarthy MJ, Wei H, Nievergelt CM, et al. 2019. Chronotype and cellular circadian rhythms predict the clinical response to lithium maintenance treatment in patients with bipolar disorder. Neuropsychopharmacology, 44(3): 620-628.

Mendoza J, Vanotti G. 2019. Circadian neurogenetics of mood disorders. Cell Tissue Res, 377(1): 81-94.

Mishra HK, Ying NM, Luis A, et al. 2021. Circadian rhythms in bipolar disorder patient-derived neurons predict lithium response: preliminary studies. Mol Psychiatry, 26(7): 3383-3394.

Nagata JM, Thurston IB, Karazsia BT, et al. 2021. Self-reported eating disorders and sleep disturbances in young adults: a prospective cohort study. Eat Weight Disord, 26(2): 695-702.

Oliveira P, Coroa M, Madeira N. 2019. Treatment options for insomnia in schizophrenia: a systematic review. Pharmacopsychiatry, 52(4): 165-169.

Oliveira T, Marinho V, Carvalho V, et al. 2018. Genetic polymorphisms associated with circadian rhythm dysregulation provide new perspectives on bipolar disorder. Bipolar Disord, 20(6): 515-522.

Reist C, Streja E, Tang C C, et al. 2021. Prazosin for treatment of post-traumatic stress disorder: a systematic review and meta-analysis. CNS Spectr, 26(4): 338-344.

Solmi M, Fornaro M, Ostinelli EG, et al. 2020. Safety of 80 antidepressants, antipsychotics, anti-attention-deficit/hyperactivity medications and mood stabilizers in children and adolescents with psychiatric disorders: a large scale systematic meta-review of 78 adverse effects. World Psychiatry, 19(2): 214-232.

Zhang Y, Ren R, Xiangdong Tang, et al. 2019. Sleep in posttraumatic stress disorder: A systematic review and meta-analysis of polysomnographic findings. Sleep Med Rev, 48: 101210.

Zhang Y, Ren R, Xiangdong Tang, et al. 2022. Efficacy and acceptability of psychotherapeutic and pharmacological interventions for trauma-related nightmares: a systematic review and network meta-analysis. NeurosciBiobehav Rev, 139: 104717.

第十七章　其他系统疾病相关睡眠障碍

第一节　概　　述

　　睡眠是维持机体新陈代谢和内环境稳定的重要生理阶段，适当的睡眠与各脏器功能密切相关。成年人每天需 7～8h 的睡眠以维持机体处于正常状态。多种生理功能在睡眠过程中会发生一定的变化，包括呼吸、血压、心率、潮气量、激素水平、免疫功能、细胞修复、记忆力恢复和认知调节等。睡眠障碍与全身各系统疾病相互影响，后者可以导致不同程度的睡眠障碍，而睡眠障碍又与多种系统性疾病的发生、发展密切相关。因此，睡眠医学是一门交叉性学科，涉及呼吸、心血管、消化、血液、内分泌代谢、肾脏、重症医学等领域。

　　衰老和神经系统疾病常与睡眠障碍相关。睡眠结构和睡眠质量发生变化是衰老的特征，当睡眠发生实质性变化时，可引起或加速认知能力减退。睡眠障碍是阿尔茨海默病和轻度认知功能减退最早期的症状之一，包括 REM 睡眠减少、睡眠效率降低、睡眠潜伏期延长和睡眠持续时间缩短等，睡眠障碍的严重程度随着认知障碍的进展而变化。神经肌肉疾病患者常存在睡眠呼吸障碍，这与仰卧位睡眠时肺容积下降及疾病促进咽气道塌陷和心、肺功能衰竭有关。

　　多种慢性呼吸系统疾病与睡眠障碍密切相关。睡眠时间不足可影响哮喘患者的病情和预后。与非哮喘人群相比，哮喘患者的睡眠时间更短，中心性肥胖指数更高。无论是短睡眠者（每夜≤6h）还是长睡眠者（每夜≥9h），哮喘的患病率明显高于最佳睡眠时间者（每夜 7～8h）。短睡眠时间可增加哮喘发生、急性发作以及重症化的风险，并增加全因病死率。合并 OSA 的慢性阻塞性肺疾病患者，夜间低氧血症及高碳酸血症更明显，更易发生心律失常和肺动脉高压，预后更差。OSA 常见于特发性肺纤维化患者，二者存在复杂的生物力学、神经反射和气道炎症偶联以及交互作用，前者对后者的预后可产生不良影响，已有指南推荐应当对特发性肺纤维化患者合并的 OSA 进行治疗。

　　多种心血管疾病与睡眠障碍（特别是 OSA 与失眠）相互影响。OSA 的系统性损害已得到广泛认可，由于在睡眠中发生慢性间歇低氧可对机体多个器官和系统造成损害，尤其是对心、脑血管系统，可导致高血压、冠心病、心房颤动、卒中等，并促进血栓栓塞性疾病的发生与发展，严重者可在睡眠中死亡。诸多研究证实 OSA 是心、脑血管疾病的独立危险因素，针对 OSA 的治疗成为防治心脑血管疾病的新方向。另外，失眠、睡眠时间过短或睡眠剥夺同样对心血管系统产生不利影响，通过增强交感神经系统兴奋性，继而促进高血压、心律失常、卒中等心脑血管疾病的发生与发展，并引起记忆力减退等认知功能障碍。

　　多种肝病和消化系统疾病存在睡眠障碍。睡眠障碍是慢性肝病患者的常见临床表现，60%～80%患者的主观睡眠质量差，并影响健康相关生活质量。非酒精性脂肪肝、慢性病毒性肝炎以及原发性胆汁性胆管炎患者存在不同类型的睡眠障碍，如不易入睡（睡眠潜伏期延长）、失眠、睡眠效率降低、REM 睡眠时间减少、不宁腿综合征、日间过度思睡以及 OSA 等，后者是导致胃食管反流、反流性食管炎及 Barrett 食管的重要危险因素。建议对于 OSA 患者应进行内镜检查，对存在反流症状的 OSA 患者进行抗反流治疗，以改善睡眠相关症状，提高睡眠质量。

　　由于液体负荷增加及高氮质血症等因素，晚期慢性肾脏病患者睡眠障碍的患病率增高，包括OSA、CSA、陈-施呼吸等睡眠呼吸障碍性疾病，失眠、焦虑、抑郁、睡眠结构紊乱、日间过度思睡、认知功能障碍等患病风险也明显增加。

　　血液系统疾病与睡眠障碍相关。OSA 是最常见的睡眠障碍性疾病，由于夜间反复发生间断性低氧，可刺激促红细胞生成素分泌增多和红细胞生成增多，严重者可伴继发性红细胞增多症、血红蛋白和血细胞比容升高、血液黏稠度增加、血流速度缓慢、血小板活化等，增加发生血栓栓塞性疾病和肺动脉高压的易感性。

睡眠是保持皮质醇正常节律的必要条件，睡眠剥夺可影响代谢及内分泌系统，皮质醇水平升高与睡眠剥夺相关。睡眠不足与食物摄入过量和体重增加有关，可增加肥胖的风险；睡眠剥夺也是肥胖和胰岛素抵抗的触发因素，而且可引起褪黑素代谢障碍，影响机体稳态平衡，继而影响机体正常的昼夜节律和对免疫系统的调节。多种内分泌疾病与代谢性疾病常合并睡眠呼吸障碍性疾病，以糖尿病、肥胖症、高脂血症、代谢综合征、甲状腺功能减退症及肢端肥大症等最为常见。多囊卵巢综合征是一种发生于女性的内分泌紊乱性疾病，以月经失调和高雄激素血症为特征，不仅常与胰岛素抵抗和代谢综合征共存，而且睡眠障碍尤其是 OSA 发生率高，肥胖、高雄激素血症、胰岛素抵抗等因素是多囊卵巢综合征女性高发睡眠呼吸障碍的原因。

系统性红斑狼疮、类风湿关节炎、干燥综合征、皮肌炎/多发性肌炎等风湿免疫性疾病患者也常存在睡眠障碍性疾病，表现为睡眠质量差、失眠、焦虑与抑郁等，心理因素和治疗性糖皮质激素可能是影响睡眠质量的重要因素。

疼痛导致睡眠障碍。外伤、手术、癌症等原因所致的疼痛患者，尤其是癌症患者因存在骨转移、接受手术等治疗、输液、药物本身等因素，均可导致睡眠障碍；其他原因包括经济、心理（如担心预后不佳等）、周围环境（病友病情发生变化）等，均可对睡眠产生不良影响。

睡眠与机体免疫系统和防御系统相互关联，睡眠不足可影响机体的固有免疫和适应性免疫。睡眠剥夺可通过影响自然杀伤细胞、淋巴细胞、细胞因子、免疫球蛋白以及补体的产生而影响机体的免疫功能。研究发现，睡眠剥夺时，机体炎症反应标志物，如 CRP、IL-6、TNF-α 等炎症因子水平升高，成熟中性粒细胞水平降低，机体免疫功能下降，从而增加了对细菌、病毒等的易感性；慢性睡眠剥夺可触发氧化应激，增加 DNA 损伤并阻碍其修复，抗氧化能力下降，而活性氧簇和细胞凋亡增加。睡眠剥夺对危重症患者的免疫功能影响更大。

长期以来，临床医师对入住 ICU 患者的睡眠问题关注较少。但在临床实践中，入住 ICU 患者常存在多种睡眠障碍，病情严重患者的睡眠质量更差，睡眠障碍对预后可能产生不良影响，减缓早期康复，并延续成为 ICU 后睡眠障碍。对重症患者的睡眠障碍进行适当干预不仅可以改善患者的睡眠质量和生活质量，而且可以改善患者的预后。如何提高患者的睡眠质量已成为危重症管理和早期康复的一个重要方向。

总之，要充分重视系统性疾病所致的睡眠障碍，认真分析其原因，积极评估其对机体的影响，并采取综合措施进行干预。

第二节　呼吸系统疾病相关睡眠障碍

一、概　　述

呼吸系统疾病常伴有睡眠障碍，其原因和发病机制是多方面的。睡眠期的生理变化可诱发或加重呼吸系统疾病的症状，睡眠可影响呼吸中枢调控和肌肉张力，虽然对健康人无影响，但对于慢性阻塞性肺疾病（chronic obstructive pulmonary disease，COPD）、哮喘、间质性肺疾病（interstitial lung disease，ILD）和肺动脉高压等患者，上述变化可能会加重通气和（或）换气障碍并诱发低氧血症和高碳酸血症，尤其在 REM 睡眠期；同时，呼吸系统疾病也可引起睡眠障碍或以睡眠障碍为主的临床表现。呼吸系统疾病最常伴发睡眠呼吸障碍（SDB），二者共存使预后更差，因此，应对慢性呼吸系统疾病患者 SDB 共病进行筛查和诊断，积极治疗。

二、睡眠相关性喉痉挛

（一）流行病学

睡眠相关性喉痉挛（sleep related laryngospasm，SRL）又称喘鸣（stridor）、喉功能失调（laryngeal dysfunction），是一种气管肌肉功能失调或气管旁软组织肿胀引起喘鸣或气流中断的疾病，可导致患者睡眠中的突然觉醒，尚无患病率资料。本病可由多系统萎缩及神经退行性变性疾病等导致，主要为老年人。易感因素包括使用镇静催眠药或其他中枢神经系统抑制药等，强直性肌阵挛发作是引起儿童睡眠相关性喉痉挛的罕见原因。

（二）病理生理机制

SRL 可以有频繁的喉鸣，并伴有呼吸急促和间断性上气道阻塞，可能与多系统萎缩、神经生理性疾病、喉部肿瘤有关；气管肌肉功能失调、鼻后滴漏或胃食管反流等状态也可刺激上气道软组织，引起 SRL。在无神经退行性变性疾病等基础的情况下，其病理生理机制尚不明确。

（三）诊断与治疗

通过联合音频的 PSG 可作出诊断。SRL 可见于多个睡眠期，但在 REM 睡眠最严重，在 PSG 鼾声导联音频记录为喉痉挛的高调吸气声。部分患者可合并 OSA。该病需要与 OSA、睡眠相关性胃食管反流、睡惊症、惊恐障碍（panic disorder）、夜间哮喘、快速眼动睡眠行为障碍（rapid eye movement sleep behavior disorder，RBD）相鉴别。目前主要采取对症处理，基于其发病特点，需加强对该病患者的夜间护理。

三、慢性阻塞性肺疾病与睡眠呼吸障碍

（一）流行病学

COPD 与 SDB 共存使预后更差，最常见的是与 OSA 共病，即 COPD-OSA 重叠综合征（overlap syndrome，OVS）。同时，COPD 是发生睡眠相关肺泡低通气的主要内科疾病。COPD 患者中 OSA 的患病率高达 11%～50%，无症状 COPD 和 OSA 共病率可能更高。

（二）病理生理机制

肥胖、吸烟等是 COPD 和 OSA 的共同危险因素，肥胖可降低睡眠期功能残气量，超重/肥胖 OVS 患者在睡眠呼吸暂停和低通气期间易出现肺泡容积进一步减少且气体交换异常更为严重。此外，在睡眠期间，特别是在 REM 睡眠期，呼吸控制中枢输出减少，OSA 患者为克服上气道阻力并保持足够的气流进入肺部，需增加呼吸努力，这对于 COPD 患者来说尤其困难。存在清醒低氧血症的 OVS 患者更易发生夜间氧饱和度下降。

（三）诊断与治疗

COPD-OSA 重叠综合征的诊断需行 PSG 和肺功能测定。当 COPD 患者出现 OSA 相关症状或低氧血症的并发症（如肺源性心脏病、红细胞增多症）时，应考虑行 PSG 检查，并行呼气末二氧化碳或者经皮二氧化碳监测，以尽早明确 OSA 及疾病所致睡眠相关肺泡低通气。OSA 为主的患者可应用 CPAP 治疗，但对临床结局的影响目前尚无定论；伴有睡眠通气不足者需应用 BPAP 治疗，特别是日间即存在 CO_2 潴留的重度 COPD 患者，可减少 COPD 急性加重及住院的风险。

四、支气管哮喘与睡眠呼吸障碍

（一）流行病学

支气管哮喘和 OSA 之间存在着密切联系，哮喘患者中 OSA 的发病率比非哮喘患者高 2～3 倍；同样，OSA 也增加哮喘的负担，且与哮喘控制不佳有关。

（二）病理生理学

部分哮喘患者存在鼻炎相关鼻塞、鼻息肉等，导致气道横截面积减小，气流阻力增加，胸内和咽内负压升高，促进上气道塌陷。哮喘患者持续性黏膜炎症导致咽腔横截面积减小，增加了上气道的可塌陷性，进而加重 OSA。口服皮质类固醇对上气道带来不利影响，包括导致咽部肌肉肌病、咽壁脂肪浸润和颈部积液等。

OSA 使哮喘恶化的潜在机制涉及多因素，包括与 OSA 相关的睡眠期频繁觉醒、自主神经功能障碍和慢性间歇性低氧等。OSA 发作期间迷走神经张力增加，可通过刺激气道上的胆碱能受体导致夜间哮喘。阻塞性呼吸事件期间胸膜腔内负压变化导致食管下段括约肌张力间歇性丧失，引发胃食管反流，造成支气管微量胃酸误吸，促进夜间哮喘。慢性间歇性低氧刺激颈动脉体，并通过迷走神经途径增强支气管反应性，同时慢性间歇性低氧尚可诱发全身炎症，上气道局部炎症改变并增加气道高反应性。OSA 还可能通过独立于肥胖和其他混杂因素的非嗜酸性粒细胞炎症途径加重哮喘。因此，OSA 可能是中性粒细胞性哮喘的一个促成因素，对于存在这种表型的哮喘患者应考虑 PSG 检查。全球哮喘防治倡议推荐对所有哮喘患者筛查是否存在 OSA，尤其是重度哮喘、难治性哮喘和伴有肥胖的哮喘患者。

（三）治疗

CPAP 治疗对合并 OSA 的哮喘患者具有多方面益处，包括减少胃食管反流、减轻气道和全身炎症及气道平滑肌收缩。此外，CPAP 治疗还可改善共病患者的哮喘症状，减少急救药物的使用，改善生活质量。对 OSA 合并病态肥胖患者进行减重代谢手术不仅对治疗 OSA 有效，而且也有利于改善哮喘。在优化 OSA 治疗的同时需规范哮喘治疗。

五、限制性肺疾病与睡眠呼吸障碍

（一）病理生理学

限制性肺疾病的特征是肺容积缩小，可由肺实质改变，或胸膜、胸壁或神经肌肉组织疾病引起。除合并 OSA 外，ILD 患者还存在睡眠质量较差的问题，主要是因为咳嗽和呼吸困难破坏正常的睡眠结构，导致日间疲乏。食管运动障碍和反流以及肺纤维化本身是导致夜间咳嗽的主要机制。

对于正常个体，通气量在 NREM 睡眠期下降，在 REM 睡眠期则是多变的，这与 REM 睡眠期间肌张力下降和膈神经发出的冲动减少有关，且上气道肌张力减弱，使通气量进一步下降并导致 $PaCO_2$ 升高。REM 睡眠期相关的肌张力下降也包括辅助呼吸肌和肋间肌，而胸廓异常和神经肌肉疾病患者即使在清醒期间内也需要依赖辅助呼吸肌，因此，REM 睡眠期相关的肌张力下降在一定程度上增加了这类患者进展为低通气的风险，但最初可能仅在夜间监测血氧饱和度或进行整夜 PSG，记录中发现在 REM 睡眠出现周期性或持续性 SpO_2 下降。

（二）治疗

ILD 患者的睡眠质量更差，N1 期时间更多，REM 睡眠时间更少，睡眠更加碎片化，清醒期低氧血症者（$SaO_2 < 90\%$）的睡眠结构异常比无低氧血症患者更严重。在治疗原发病的基础上，需要同时解决睡眠障碍。因其病因的多样性及个体睡眠问题的差异性，应采取个体化的治疗方案。当合并 OSA 时，可选择 CPAP 治疗或其他治疗；合并睡眠相关肺泡低通气时，选择 BPAP 模式。

六、特发性肺纤维化与睡眠呼吸障碍

（一）流行病学

大多数特发性肺纤维化（idiopathic pulmonary fibrosis，IPF）患者存在夜间睡眠质量差、日间困倦嗜睡、乏力等症状，这些睡眠呼吸障碍影响了患者的睡眠质量及日常活动，还可引起肺动脉高压，增加心脑血管疾病的风险，并可能加剧 IPF 进展，增加 IPF 的发病率和病死率。IPF 患者的 OSA 患病率可达 62%～82%，OSA 导致间歇性低氧，IPF 引起相对持续的低氧，2011 年 IPF 指南首次将 OSA 纳入了 IPF 相关合并症。

（二）病理生理机制

有研究表明，IPF 患者比其他类型的 ILD 更易合并 OSA，具体机制尚不明确。IPF 患者肺容积缩小、肺组织顺应性降低、上气道稳定性下降及对上气道的牵引力均下降，使其更易塌陷，以致在睡眠过程中更易发生呼吸暂停和低通气。IPF 患者常伴有浅快呼吸，易发生呼吸肌疲劳，长期低氧刺激可使呼吸中枢对缺氧的敏感性降低，导致呼吸驱动力下降。

（三）诊断与治疗

IPF 是一种病程快速进展的疾病，大部分临床医师可能更加关注呼吸困难及日间功能受限等症状，而忽略可能存在的睡眠呼吸紊乱，OSA 筛查问卷（如柏林问卷等）可协助发现高危患者，建议对 IPF 患者常规行睡眠评估及 PSG。

CPAP 是 OSA 的一线治疗，可降低 AHI，改善睡眠质量，减少心血管等并发症。目前尚缺乏针对 IPF 的有效治疗方法，但对于合并 OSA 的 IPF 患者，CPAP 治疗可提高患者的睡眠和生活质量，改善预后。

七、肺动脉高压与睡眠呼吸障碍

（一）流行病学

OSA 不仅影响主动脉系统疾病的发生，而且也与肺血管疾病密切相关，特别是肺动脉高压（pulmonary hypertension，PH），但目前评估 OSA 和 PH 之间关联的数据有限。从已有研究来看，PH 患者的 SDB 发病率高于一般人群。

（二）病理生理学

OSA 发生 PH 的发病机制包括低氧性血管收缩、伴随的血管重塑、全身炎症反应与高凝状态、交感神经兴奋、氧化应激导致血管内皮受损等。有研究表明，PH 与 OSA 共存可能导致 PH 恶化。OSA 患者睡眠期每一次呼吸暂停气道正压通气（positive airway pressure，PAP）都会出现波动，随着呼吸暂停时间延长与低氧血症加重，波动幅度也会增大，因此，OSA 患者睡眠中伴随呼吸暂停的发生可反复出现一过性 PAP 升高，随着夜间 PAP 的逐渐升高，最终导致日间 PH，乃至持续性 PH。

（三）诊断与治疗

根据 Epworth 嗜睡量表评估，PH 合并 OSA 的患者缺乏主观 EDS，PH 患者 OSA 的预测指标与普通人群并无差异。尽管 OSA 导致的 PH 不常见，但 PH 患者合并 OSA 较多见，因而对 PH 患者进行 OSA 筛查具有一定的意义。存在共病症状时，应通过 PSG 或 OCST 评估。

应针对 OSA 和其他睡眠呼吸障碍进行无创正压通气（non-invasive positive pressure ventilation，NPPV）治疗。关于 CPAP 治疗对 PH 合并 OSA 患者肺血流动力学影响的研究较少，小样本量研究表明 CPAP 可降低 PH-OSA 共病患者的肺动脉压力。尚无旨在评估 NPPV 治疗对 PH 与 SDB 共病结局影响的研究。

第三节　睡眠与心血管系统

一、概　　述

睡眠健康直接关系到心脏健康。2022 年，美国心脏协会在促进心血管健康七要素基础上增加了睡眠健康这一关键要素。与睡眠质与量相关的各种睡眠障碍，均可影响心血管系统的正常运行。

在一项汇总了 37 项有关睡眠时长与心血管疾病（cardiovascular diseases，CVD）发生之间的相关性研究中，睡眠时长与 CVD 发生之间呈"U"状线性相关。以 7h 睡眠时长为节点（CVD 患病率最低），过长或过短睡眠时长都可致 CVD 的发生率增加。长时间睡眠剥夺、睡眠时长不足或失眠患者心肌梗死的发病率较正常人群明显增加。睡眠时长增加的最常见疾病是睡眠呼吸障碍（SDB），SDB 与 CVD 之间的相关性研究已得到了广泛关注，已证实 OSA 是 CVD 发生和进展的预测因子，高血压、心律失常和动脉粥样硬化性心脏病的发生、发展均与 OSA 相关。

二、睡眠相关心肌缺血

（一）概念

从严格意义上来说心肌缺血并非疾病，而是一种病理生理状态，其病理过程包括冠状动脉供血不足和心肌耗氧量增多两个环节，其中前者是最主要的致病环节。心肌缺血最常见的表现是心肌梗死（myocardial infarction，MI）和缺血性心肌病（ischemic heart disease，IHD），睡眠相关心肌缺血是指上述病理过程及疾病均发生在睡眠阶段。

（二）病因与流行病学

90%以上的睡眠障碍人群会因心肌供血不足造成心肌缺血损伤和冠心病发生，严重者可出现 MI 及心源性猝死等。在一项包括 44 080 名≥20 岁的人群队列研究中，随访 10 年发现失眠与急性心肌梗死（acute myocardial infarction，AMI）相关，失眠组较不失眠组的 AMI 发生率明显增高，可达 68%，且失眠组人群未来发生 AMI 的风险也显著增加，二者呈独立相关性。此外，现有研究已证实 SDB 与睡眠相关心肌缺血密切相关，AMI 中 OSA 的检出率可以高达 67%，发生 AMI 后未经治疗的 OSA 患者再发 AMI 的风险亦增高，其预后较非 OSA 患者差。OSA 患者心源性猝死的风险显著升高，且多发生于夜间，最多发生在凌晨 2:00～3:00 和 6:00～7:00 两个时段，AHI 越高，猝死风险越高。

（三）病理生理机制

1. 在 NREM 睡眠期，机体会完成生长激素和其他与新陈代谢相关激素的释放，自主神经调控以副交感神经兴奋为主，交感神经活动被抑制，此时从清醒到 NREM 睡眠，因为代谢需求减少，机体的血压、心率及心输出量明显降低。这种冠状动脉低灌注状态可使血流减慢，血容量减少，对于伴有基础心脏疾病的患者易诱发和加重心肌缺血，严重时可诱发心绞痛和心肌梗死。REM 睡眠期心血管系统调控与 NREM 睡眠期不同，机体代谢和内脏功能活动增加，以交感神经兴奋为主，以保持睡眠期间的血压、心率在总体上不低于清醒状态的 80%～90%，同时，由于 REM 睡眠的特殊生理活动可使心血管系统的调节处于一个活跃、不稳定状态。睡眠期心血管疾病的发生与昼夜节律具有一定的相关性。

2. SDB 患者因发生反复呼吸暂停事件，通过激活交感神经系统使血压升高，左心室后负荷增大，心输出量减少，冠状动脉供血量减少而诱发心肌缺血；在呼吸暂停终止时，因动脉血氧含量明显降低，可引发暂时性心肌缺血；另外，反复发生呼吸暂停所致的低氧、氧化应激及炎症反应等过程，可加速血管内皮损伤及血管斑块的形成和发展；另外，SDB 患者血液黏滞度增高、胸膜腔内压改变、内分泌代谢异常等病理过程，也参与心肌缺血性损伤的发生。在发生严重呼吸暂停事件的过程中，血压升高、低氧血症和肾上腺素能激活等病理生理过程都可能成为心脏缺血或动脉斑块破裂的触发因素。

（四）临床表现

患者于熟睡或平卧时突感胸痛、心悸、呼吸困难，需立即坐起或站立方能缓解者，或夜间突发心动过缓、血压降低或晕厥者，需注意有无心肌缺血损伤的可能。部分患者心前区有烧灼感，易与反流性食管炎混淆。若伴有恶心、呕吐、腹胀等症状，易与胃肠系统疾病相混淆。

（五）诊断

对于 40 岁以上伴有睡眠障碍的患者建议定期进行相关危险因素评估，以明确是否具有如下高危因素，如高龄、肥胖、高血压、高血脂、糖尿病、吸烟及饮酒等。对于确定的高危人群，可进行整夜、分夜 PSG 及主客观睡眠评估，以明确睡眠障碍的分型和程度。询问具有高危因素人群是否具备典型的心肌缺血损伤症状，从而决定是否对其进行负荷试验、超声心动图以及冠状动脉多排 CT 等无创检查，并最终确定是否行冠状动脉造影以明确冠状动脉病变的程度及范围。

（六）治疗

1. 一般治疗　对于心血管 Ⅰ、Ⅱ 级预防的普通人群，推荐养成健康的睡眠习惯、适当的睡眠时长。对于高危人群在积极改善睡眠质量、解决睡眠障碍的前提下，提倡良好的生活习惯，保持情绪稳定，并积极防治相关并发症。

2. 药物治疗

（1）遵循常规的心肌缺血的药物治疗原则：抗血小板药物、β-受体阻滞药、他汀类药物、RAS 系统阻断药及硝酸酯类药物等。

（2）睡眠障碍的药物治疗：治疗失眠。根据患者入睡困难、睡眠维持障碍或早醒等不同程度选择达峰时间及半衰期不同的催眠药。苯二氮䓬类药物具有明显的肌松作用，可增加老年人跌倒的风险，因此，老年患者慎用。非苯二氮䓬类受体激动药次日残余效应较苯二氮䓬类药物小，一般不产生日间困倦。建议睡眠相关的心肌缺血患者首选非苯二氮䓬类药，效果不佳者可换用中长效非苯二氮䓬类药或褪黑素受体激动药，伴焦虑、抑郁障碍的患者需加用抗焦虑和抗抑郁药物，合并不宁腿综合征及周期性腿动的患者应使用加巴喷丁、普拉克索等药物，铁代谢异常的患者进行补铁治疗。

（3）SDB 的药物治疗：睡眠相关性心肌缺血合并 SDB 患者目前尚缺乏指南推荐的药物治疗。

3. 物理治疗　心肌缺血伴睡眠障碍患者可通过光疗及经颅电、磁刺激，以及声学刺激、音乐放松等物理治疗方法改善睡眠质量。SDB 合并缺血性心脏病患者经 NPPV 治疗可改善呼吸暂停和夜间低氧血症，且进一步改善心肌缺血缺氧状态，改善心脏功能，并在一定程度上缓解引发心脏重构多个危险因素，可能使重构的心室有一定的逆转。研究表明，未接受 NPPV 治疗的重度 OSA 男性患者（AHI≥30 次/小时），其致死性和非致死性心血管事件显著增多，而接受 NPPV 治疗后上述事件发生水平与正常对照组接近。

4. 手术治疗　睡眠相关的心肌缺血患者症状发作典型或不稳定、药物治疗不理想、无创检查提示心肌缺血者建议行冠状动脉造影检查，必要时行支架置入术。对于复杂多支血管病变、无保护左主干的心肌缺血病变者可选择外科冠状动脉旁路移植术。对于有明确手术指征且不能耐受 NPPV 治疗的 OSA 患者可考虑行手术治疗。

三、高血压与睡眠障碍

（一）概念

高血压（hypertension，HTN）是以体循环动脉压升高为主要特点的临床综合征，是最常见的心血管疾病。2022 年 11 月 13 日由国家心血管病中心、中国医师协会、中国医师协会高血压专业委员会共同颁布的《中国高血压临床实践指南》推荐将我国成人高血压的诊断界值下调至收缩压（systolic pressure，SBP）≥130mmHg 和（或）舒张压（diastolic pressure，DBP）≥80mmHg。根据血压水平高血压分为 1、2、3 级。睡眠性高血压是指在睡眠时或睡醒后血压升高。目前的研究已证实，睡眠过程中血压升高与心血管疾病的发病风险和严重程度密切相关，多种睡眠障碍都可致睡眠高血压，改善睡眠障碍可降低高血压并改善预后。

（二）流行病学

高血压影响着全球 26.4% 的人群，被认为是死亡的主要危险因素。高血压主要见于具有客观睡眠时间短的失眠表型患者。对 23 项前瞻性研究进行荟萃分析，发现高血压和失眠之间存在双向关联。高血压患者需要及早识别和预防失眠；反之亦然，慢性失眠应成为血压升高患者常规评估的一部分，并应成为转诊、诊断评估和治疗的来源，而不是被视为潜在疾病的症状。

在睡眠与高血压的相关研究中，OSA 与高血压之间的相关性是目前研究聚焦之处，大量研究结果证实 OSA 可以导致和加重高血压，OSA 是高血压的独立危险因素，甚至是因果关系。我国 OSA 人群的高血压患病率为 49.3%，是非 OSA 对照组人群的 2.2 倍，OSA 是独立于年龄、性别、肥胖和高血压家族史的独立危险因素。2008 年美国心脏协会/美国心脏病学会基金会（AHA/ACCF）等共同发表《睡眠呼吸暂停与心血管疾病科学声明》，确定 OSA 与高血压之间的双向关联。2009 年睡眠呼吸暂停与心血管疾病专家共识组就 OSA 与高血压的临床识别与诊断、病情分度及治疗方面达成共识；2013 年中国医师协会高血压专业委员会与中华医学会呼吸病学分会睡眠呼吸障碍学组针对 OSA 相关高血压的临床特点、检查、诊断、病情分度、治疗及随访等问题达成专家共识。

此外，睡眠中的周期性腿动及不宁腿综合征与高血压之间也相互关联。周期性腿动指数大于 30 的患者，高血压的患病率是正常对照组的 2 倍。1/3 以上的 3 级高血压患者存在周期性腿动，二者之间存在双向关联。

（三）病理生理机制

1. 睡眠与血压调控机制

（1）昼夜节律：正常人血压在睡眠期间下降 10%~20%，在醒前升高，并在醒后不久达到峰值。睡眠期间的血压下降被称为"杓形降低"，而醒时血压升高被称为"早晨激增"。血压的这种昼夜节律变化机制归因于昼夜节律时钟基因。

（2）神经自主调控：睡眠过程中血压的正常调控与睡眠分期及自主神经活动密切相关。①在 NREM 睡眠 N3 期，又称慢波睡眠期，自主神经调控以副交感神经兴奋为主，交感神经活动被抑制，心血管的减压反射增强，机体的血压、心率及心输出量明显降低，体循环血管阻力减少，血管处于舒张状态。因而，慢波睡眠减少或者缺失可导致血管收缩反应增强、阻力增加、血压升高等一系列病理生理过程。②REM 睡眠期机体对心血管系统的调控与 NREM 睡眠期不同，以交感神经兴奋为主导，尤其在时相性 REM 睡眠期，因间断出现"爆发性"的交感激活，导致机体减压反射减弱，副交感处于抑制状态，致使血压、心率短时间快速升高，而在紧张性 REM 睡眠期，间歇性交感激活现象被抑制，血压、心率会出现"突然回落"，REM 睡眠期这种交感神经活性"突增""陡降"的调节方式易于使心血管调控系统，尤其是血压调控发生紊乱，增加高血压及相关并发症发生的风险。

2. 失眠与高血压的发病机制

（1）心理途径：失眠患者精神情绪发生变化，主要表现为焦虑、抑郁等，这种心理变化可以导致交感神经系统过度活跃，致外周血管收缩和血压升高。

（2）神经源途径：失眠患者通过昼夜节律变化，增加皮质醇的波动幅度，导致压力平衡调节系统失调，增加下丘脑-垂体-肾上腺（HPA）轴高反应性，同时肾素-血管紧张素-醛固酮系统（RAAS）也与 HPA 轴一起激活，但确切的发病机制尚需进一步阐明。

3. OSA 与高血压的发病机制

OSA 与高血压之间的相关性已得到普遍验证，从动物实验到临床研究，OSA 已被证实可引发高血压，当消除 OSA 后血压在一定时间内可回落至正常水平。OSA 所致间断低氧及交感神经系统活性增加是 OSA 致高血压发病机制中的关键环节，同时 OSA 患者睡眠结构紊乱、胸膜腔内负压增高所致的机械效应联合氧化应激所致炎症反应等也可加速上述变化的进程。总之，长期反复的 OSA 事件可使患者夜间及日间血压持续升高，而且 OSA 严重程度与高血压程度呈正相关，二者之间具有明确的因果关系。

（四）临床表现

正常人睡眠时血压下降 10%～20%，呈昼夜节律性改变，血压变化曲线呈"杓形"。睡眠障碍患者昼夜血压节律呈"非杓形"或"反杓形"，表现为夜间及晨起血压升高，易于发展为难治性高血压。OSA 患者日间及睡眠期收缩压、舒张压均明显升高，以舒张期血压升高更为明显，且由于血压昼夜节律呈"非杓形"或"反杓形"，OSA 伴高血压患者易发生诸如心搏骤停等严重心血管事件。此外，高血压还可伴发多种睡眠障碍，如睡眠时间不足、频繁觉醒、睡眠增多及睡眠相关运动障碍和昼夜节律颠倒等。

（五）诊断

目前对高血压的诊断标准仍然按照世界卫生组织建议标准，睡眠障碍需行 PSG 予以明确。睡眠障碍伴高血压患者建议行 24h 动态血压监测以了解血压昼夜节律是否呈"非杓形"或"反杓形"。与 SDB 相关的高血压经 NPPV 治疗后血压降低可以明确诊断。

（六）治疗

主要目的是在解决睡眠障碍基础上，将血压调整在适宜水平，最大限度地防止和减少心血管并发症所致的病死率和病残率。主要治疗方式包括一般行为治疗、药物治疗及物理治疗。

1. 一般行为治疗 控制导致高血压的危险因素，调整生活方式和睡眠习惯，如戒烟酒、良好饮食习惯（控盐、控糖等）、适度运动、规律作息、避免熬夜等。

2. 药物治疗

（1）根据病情分级及进展情况采取个体化、联合用药原则。病情分级为一级（收缩压 140～159mmHg；舒张压 90～99mmHg）者可选用钙通道阻滞药、血管紧张素转化酶抑制药、利尿药、β 受体阻滞药等任一种药物，无效时再改用另一种。由于利尿药、β 受体阻滞药对睡眠具有一定的影响作用，严重睡眠障碍者慎用。分级为二级（收缩压 160～179mmHg；舒张压 100～109mmHg）者：建议采取联合用药，上述两种药物可并用，自低剂量开始；三级（收缩压≥180mmHg；舒张压≥110mmHg）者联合上述 3 种药物使用，效果不佳者可换用抑制交感神经系统活性的药物，如胍乙啶或可乐定。

（2）高血压合并失眠的治疗可应用 NBZD、褪黑素受体激动药，慎用 BZD，合并焦虑抑郁的患者应同时给予相关治疗，合并不宁腿综合征的患者应加用加巴喷丁、普拉克索等药物，铁代谢异常者进行补铁治疗。

3. 物理治疗

（1）NPPV：被认为是目前 SDB 患者最有效的治疗方法，对于 SDB 伴有高血压者可根据病情状况在一般行为及药物治疗的基础上，使用 NPPV，包括持续气道正压通气（CPAP）、智能型持续气道正压通气（AutoCPAP）以及双水平气道正压通气（BPAP），以 CPAP 最为常用，伴 CO_2 潴留明显者建议使用 BPAP 模式。目前研究显示，NPPV 对于 SDB 伴有高血压者的降压效果不尽一致，依从性好的患者 NPPV 治疗后血压下降更明显，因而在 NPPV 治疗过程中需密切观察患者的血压变化，对血压达到治疗标准的患者应及时减少或停用抗高血压药物，并鼓励患者坚持 NPPV 治疗，提高依从性。

（2）口腔矫治器：OSA 患者使用口腔矫正器也可以起到降压作用，但降压效果甚微。由于样本数及实验设计的局限性，有关口腔矫治器治疗对高血压的确切作用及疗效尚需要大型、设计更严密的多中心临床研究来进一步验证。

4. 其他 OSA 伴有高血压患者若需手术治疗，应严格掌握适应证。

四、心律失常与睡眠障碍

（一）概念

睡眠相关性心律失常是指睡眠期间发生的心律失常，最常表现为心动过速、心动过缓、心律失常和心搏骤停等涉及心脏节律、频率和传导的异常。夜间心源性猝死是其严重的并发症。

（二）流行病学

有关失眠与心房颤动（atrial fibrillation，AF）之间相关性的横断面调查研究结果显示，失眠者患 AF 的可能性增加，两者在低于 40 岁的人群中呈显著正相关，在按性别分层后，男性也存在类似趋势。另一项横断面研究对居住在我国北方四大城市之一、年龄在 60 岁以上的社区人群进行了调查，结果发现失眠人群中心律失常的比例明显高于无失眠人群，患心律失常老年人失眠的比例也明显升高，在对年龄、性别和抑郁因素进行调整后，服用睡眠药物的失眠老年人的心律失常患病率仍明显增加。

OSA 是导致夜间心律失常的最重要因素之一，心率快、慢交替是 OSA 患者睡眠时最典型的心电图改变。严重 OSA 患者发生夜间复杂性心律失常的风险是非 OSA 患者的 2～4 倍。使用 CPAP 治疗无基础心脏病史的 OSA 患者后，心律失常即可部分或全部消失。中枢性睡眠呼吸暂停（central sleep apnea，CSA）与 AF 之间存在潜在的因果关系，CSA 能降低抗心律失常治疗的效果，治疗 CSA 可使心律失常的发病率降低。

（三）病理生理机制

1. 自主神经调节障碍　交感神经系统活动是心血管维持稳态的关键因素，在心律失常的发病机制中起重要作用。睡眠中交感神经系统活性的改变首先与 REM 和 NREM 睡眠期的生理状态密切相关。REM 睡眠尤其在 REM 睡眠期，随着眼球快速运动，交感神经系统活性呈阶段性突增与陡降，此时心率也随之快速变化。因此，与 REM 相关的心率突然波动之后可能导致恶性心律失常事件的发生；临床上 REM 睡眠期出现的高度房室传导阻滞，可增加发生阿-斯综合征的风险，尤其在伴有基础心脏病的患者中。此外，交感神经系统活性与睡眠障碍也直接相关，目前的研究结果表明，与睡眠时长正常者相比，短睡者和失眠者的交感神经系统活性增加，血浆和尿液中去甲肾上腺素水平升高，心律变异性增加，变异储备能力减弱，更易于发生心律失常。

SDB 患者因夜间反复发生间歇低氧血症和觉醒反应，导致交感神经系统活性失衡，交感神经活性明显增强，且呈簇状爆发式模式发生，可持续 48～72h，此期间 SDB 患者处于交感易化，心律失常发生率明显增加。因而自主性神经调节障碍在睡眠障碍患者心律失常的发病机制中具有重要作用。

2. 神经内分泌调节反馈异常　睡眠中交感神经系统活性增加及异常觉醒事件的发生可以导致激素（如皮质醇）分泌异常，并导致神经内分泌调节反馈异常。有证据表明，睡眠障碍尤其是短睡眠时间者的促肾上腺皮质激素释放激素及皮质醇分泌增加，HPA 轴活性增加，易于导致心律失常发生。

3. 炎性应激反应增加　研究表明，睡眠时间缩减和睡眠中断均可以导致促炎性细胞因子水平增加，如 C 反应蛋白（C-reactive protein，CRP）、TNF-α 和 IL-6 等。目前已知炎症介质水平升高直接参与动脉粥样硬化及冠心病的发生，二者与心律失常的发生直接相关。SDB 患者慢性间歇性低氧可致氧化应激及促炎性细胞因子增多，损伤血管内皮系统，增加凝血功能异常，导致心室后负荷增加及室壁应力变化而致心律失常发生。

（四）临床表现

睡眠相关的心律失常可引起冠状动脉血流量降低，严重时可以诱发或加重夜间心肌缺血，主要表现为突发心前区不适、气短、急性心力衰竭或急性心肌梗死等发生。若睡眠相关的心律失常导致脑供血不足，则表现为晨起时头晕、乏力、视物模糊、暂时性全盲，严重者可于严重的心律失常发生后出现失语、瘫痪、抽搐，甚至昏迷等一过性或永久性的脑损害。快速心律失常发生时，由于全身血流量降低，肠系膜动脉痉挛，可产生胃肠道缺血的临床表现，如腹胀、腹痛、腹泻，甚至发生溃疡出血或肠麻痹。严重心律失常可以导致心功能不全的临床表现，主要表现为咳嗽、呼吸困难、倦怠、乏力等症状。

（五）诊断

通过心电图或动态心电图检查及心电监护、PSG、心脏电生理检查及心电图频谱分析、心室率变异分析等予以明确诊断。OSA 患者 CRP 升高是心房颤动的独立预测因子。此外，尚可通过超声心动图、心脏 CT、ECT 和 MRI 等对于器质性和非器质性心律失常予以鉴别诊断。

（六）治疗

1. 睡眠障碍治疗 睡眠相关的心律失常与睡眠障碍的发生有因果关系，因而治疗睡眠障碍是去除病因的治疗。可以通过一般行为治疗、物理治疗、中医治疗及药物治疗等措施改善失眠、睡眠节律异常等睡眠障碍。SDB 伴有心律失常患者可以通过药物控制血压、改善心功能去除诱发加重因素、积极控烟控酒、减肥、侧卧及 NPPV 治疗，以有效改善心律失常的发生。研究证实，OSA 伴有窦房结功能异常，尤其是伴有快慢综合征的患者可以通过 CPAP 有效治疗消除相关的心律失常事件，此部分患者在临床常被误诊或非必要植入心脏起搏器。

2. 药物治疗

（1）缓慢心律失常：一般选用增强心肌自律性和（或）加速传导的药物，如拟肾上腺素类药物（异丙肾上腺素等）、迷走神经抑制药（阿托品）或碱化剂（碳酸氢钠等）。

（2）快速心律失常：可以选用减慢传导和延长不应期的药物，如迷走神经兴奋药（新斯的明、洋地黄制剂）、拟交感神经药间接兴奋迷走神经（甲氧明、去氧肾上腺素）或抗心律失常药物。

3. 其他治疗 包括机械方法兴奋迷走神经、植入心脏起搏器、电复律、电除颤、电消融、射频消融、冷冻或激光消融，以及手术治疗等。

五、心功能不全与睡眠障碍

（一）概念

心功能不全又称为心力衰竭（heart failure，HF），是心脏泵血功能不全的综合征，是由于多种神经体液因子参与所致心脏收缩、舒张能力下降，心功能不全持续发展的临床综合征。主要特征为左心室和（或）右心室功能障碍造成血液淤滞在体循环或肺循环并产生相应的临床症状，是各种心脏疾病进展至严重阶段而引起的复杂症候群。目前认为，心功能不全可分为无症状和有症状两个阶段，前者有心室功能障碍的客观证据，如左室射血分数（left ventricular ejection fraction，LVEF）降低，但无典型充血性心力衰竭症状，心功能尚属纽约心脏病学会（NY-HA）分级的 I 级，属有症状心力衰竭的前期，如不进行有效治疗最终会发展成有症状的心力衰竭。另外，根据起病缓急心力衰竭可以分为急性和慢性心功能不全，慢性心功能不全常因各种慢性心肌病损和长期心室负荷过重所致，急性心功能不全系急性、严重性心肌损害或突然加重而引起的负荷损伤，使功能正常或尚处于代偿期的心脏在短时间内发生衰竭或使慢性心力衰竭急剧恶化。临床上以急性左心衰竭常见，表现为急性肺水肿或心源性休克。2008 年欧洲心血管病学会在《急慢性心力衰竭诊断与治疗指南》中首次确定 SDB 与心力衰竭的相关性，指南强调 SDB 是心力衰竭发生、发展的独立诱发因素，急、慢性心力衰竭患者的诊治需要明确 SDB 的患病情况。2010 年美国心血管病协会将 OSA 纳入心力衰竭患者的诊治常规，有关二者之间的相关性研究被纳入 A 级证据。目前的研究证实 SDB 与心力衰竭互为因果，相互促进，并形成恶性循环。

（二）流行病学

心力衰竭患者的失眠患病率为 23%～73%，发生失眠相关的因素包括疾病相关的焦虑和抑郁、药物的不良反应及合并其他睡眠障碍等。有关失眠与心力衰竭的一项最大规模前瞻性研究，对 54 279 名基线时无心力衰竭的患者，经过平均 11.3 年随访，发现心力衰竭的发生与失眠症状密切相关，在调整抑郁、焦虑及其他共病混杂因素后，心力衰竭的发生风险与失眠症状数量累积增加之间呈剂量依赖性相关，具有三项失眠症状者较一项失眠症状的人群发生心力衰竭的风险增加近 5 倍，其中入睡困难与心力衰竭相关性更强。

心力衰竭与 SDB 是相互重叠的两种常见疾病，心力衰竭中 SDB 的患病率为 47%～81%。在急性失代偿期心力衰竭患者中，SDB 的患病率为 44%～97%。CSA 在心力衰竭射血分数降低（HF with reduced ejection fraction，HFrEF）及心力衰竭射血分数正常的（HF with preserved ejection fraction，HFpEF）患者中的发生率为 20%～50%。CSA 的严重程度与心力衰竭严重程度及其预后密切相关。CSA 的患病率随心功能不全症状严重程度的增加而增加，且 CSA 严重程度反映了患者潜在的心脏功能障碍程度，因而 CSA 可作为 HFpEF 患者病情预测的评估因子。OSA 在心力衰竭中的患病率高达 27%～60%，并被认为是促进、诱发、加重心力衰竭的高危因素，未经 CPAP 治疗的 OSA 是心力衰竭患者病死率增加的独立危险因素。年龄、男性、BMI 以及习惯性打鼾是 HFrEF 患者罹患 OSA 的主要危险因素。目前已针对心力衰竭伴有 OSA 患者制定了系统的风险评估及诊治指南。

综合目前研究结果，心力衰竭患者中老龄、NYHA 分级、肥胖及血浆脑钠肽（BNP）水平均与 SDB（包括 CSA 和 OSA）的发生密切相关。

（三）病理生理机制

1. 失眠与心力衰竭 发病机制并未完全清楚，可能涉及多种机制的共同作用，包括 HPA 轴紊乱、自主神经系统调节异常、交感神经系统活性增强以及全身炎症反应增强等。失眠，尤其慢性失眠是机体的一种过度兴奋状态表达，与交感神经系统活性增强和激素释放增加密切相关。有研究表明，促肾上腺皮质激素及皮质醇分泌增加可导致失眠或睡眠时间缩短，并增加 HPA 轴活性，HPA 轴的慢性激活或失调不仅可能导致 CVD 的风险增加，还能导致胰岛素抵抗、糖尿病和精神健康障碍（如焦虑和抑郁）等，这些因素共同作用可促进心力衰竭的发生及发展。

2. OSA 与心力衰竭 OSA 可通过机械、化学、神经体液和炎症机制促进心力衰竭的发生、发展。

（1）OSA 患者呼吸暂停期间胸膜腔内负压可以增加左心室跨壁压力，使左心室后负荷增加，同时，显著的胸膜腔内负压又增加静脉回流，使右心室扩张和室间隔向左移位，导致左心室充盈减少。左心室充盈减少和后负荷增加的双重叠加效应导致每搏量降低。另外，OSA 患者反复发生的缺氧、睡眠-觉醒也可致血压反复升高，交感神经系统活性间歇性增强。因而，在左心室后负荷增加、心输出量降低及交感神经系统活动性增强等因素共同作用下，心肌供氧/需求不匹配，易于导致心肌缺血、心律失常、左心室肥大和心力衰竭发生。

（2）OSA 患者发生胸膜腔内负压时，由于心房壁较薄，容易受负压拉伸影响，刺激其中的机械感受器，激活离子通道，促使房性心律失常的发生，尤其易于产生房颤律。心房扩张还导致 BNP 分泌。二者均是诱发心力衰竭的重要因素。

（3）OSA 低氧所致氧化应激反应，通过 NF-κB 等介导途径致全身炎症反应，并使纤溶系统异常和血管内皮损伤。在这些因素的共同作用下，OSA 促进心力衰竭发生、发展并进一步恶化。

3. CSA 与心力衰竭 CSA 被认为是心力衰竭患者心功能失代偿状态下的一种呼吸调控模式。HFrEF、HFpEF 或心力衰竭射血分数轻度降低（HFmrEF）患者，因其肺部充血所致肺泡毛细血管旁 J 感受器刺激性反应增加、心输出量降低而引发循环时间延长及中枢和外周化学感受器兴奋性增强等因素，导致心力衰竭患者呼吸调控环路增益反应增强，使呼吸系统稳态失衡，反复发生高通气与呼吸暂停，并因此导致 $PaCO_2$ 水平在呼吸暂停阈值上下波动，形成振荡性呼吸模式。同时，频繁呼吸调控使患者易于醒觉，而增加的觉醒反应又进一步促使环路增益和呼吸不稳定，并最终形成 CSA 性陈-施呼吸（CSA-CSR）呼吸模式。因而，CSA-CSR 的发生过程可涉及心血管、肺及自主神经系统等多因素环节。病理生理学过程涉及心力衰竭相关的低心输出量、交感神经系统兴奋性增强和肺淤血，并因此导致过度换气、呼吸停止和周期性呼吸等多个方面。CSR-CSA 引起的化学、神经及血流动力学改变与 OSA 有许多相似之处。同时，心力衰竭伴有 CSR-CSA 的患者，又可因日间液体潴留和夜间平卧位，潴留的液体自双下肢转移至头侧口咽部，从而导致颈部液体积聚，诱发上气道塌陷而使 CSA 转换为 OSA，或 CSA 与 OSA 并存。这种液体自腿部向头侧转移也可加重心力衰竭患者的肺淤血，使肺毛细血管楔压升高，致 $PaCO_2$ 水平发生改变，触发 CSA。因而，CSA 与 OSA 之间因心功能状态的转归存在一定的连续性，并可形成一个 SDB 与心力衰竭之间相互促进的恶性循环。

（四）临床表现

1. 睡眠障碍的临床表现 失眠伴心力衰竭患者可以表现为入睡困难、早醒、维持睡眠困难等多种表现形式，以入睡困难为主要表现型的失眠患者，睡眠潜伏期明显延长。睡眠常呈片段化，睡眠结构以浅睡眠为主，深度睡眠明显减少或缺如。因而日间易出现疲乏及嗜睡等临床表现。

SDB 伴心力衰竭患者具有客观嗜睡的表现，但主观嗜睡症状不如普通 SDB 患者明显，且无明显打鼾史。临床上心力衰竭伴有 SDB 患者的主、客观嗜睡度呈矛盾分离状态，客观嗜睡度增加而主观嗜睡度降低，可能涉及一个复杂的病理生理调控过程，与炎症介质对神经内分泌轴或睡眠调控神经通路或者二者共同通路的调控相关。此外，部分心力衰竭患者诉夜间常有阵发性呼吸困难，原因可能是呼吸暂停之后的高通气阶段觉醒，并因此造成维持睡眠困难，因而会有失眠症状。不过，大部分心力衰竭伴 SDB 患者除日间疲乏感外无其他不适，常缺乏特征性的临床表现。

2. 心功能不全的临床表现

（1）左心功能不全：伴有 SDB 的典型表现为阵发性夜间呼吸困难，轻者坐起数分钟后即缓解，重者则可发展为肺水肿。此外，因肺泡和支气管黏膜淤血，可致咳嗽、咳痰和咯血，痰常呈白色泡沫样浆液性，或呈粉红色泡沫样痰。心排血量降低者可出现发绀、倦怠、乏力等表现。

（2）右心功能不全：主要是脏器淤血所引起的功能改变，如尿量减少、夜尿增多，系因肾脏淤血、钠与水潴留所致。肝脏淤血可致肝区胀痛甚或出现黄疸；胃肠道淤血可致食欲减退、消化不良、恶心、呕吐和腹泻。

（五）诊断

通过 PSG 及心功能状态评估，如左、右或全心功能状态的代偿或失代偿期评估，可明确相关诊断。

（六）治疗

1. 心力衰竭的治疗 治疗目标是改善临床症状、改善心功能和生活质量、降低患者住院率和死亡率。需要积极去除诱因，给予病因治疗，同时给予强心、利尿、扩血管等治疗措施。血管紧张素转换酶抑制药（ACEI）和 β 受体阻滞药以及盐皮质激素受体拮抗药可明显改善 HFrEF 患者的生存率。适当使用利尿药不仅能改善 HFrEF 的病情，还能减少夜间因体液转移可能引发的 OSA 或 CSA-CSR，从而进一步改善心力衰竭预后。

2. OSA 的治疗

（1）一般行为治疗：戒烟酒、侧位、减重、控重及合理饮食。

（2）CPAP：急性和慢性心力衰竭患者伴 OSA 的首选治疗措施为 CPAP，短期应用能显著改善心功能状况。重度 OSA 伴心力衰竭患者使用 CPAP 治疗可明显降低交感神经系统活性，改善心肌的收缩功能，降低心力衰竭患者的死亡率。CPAP 连续使用 3 个月可明显改善心力衰竭伴有 OSA

患者的 LVEF、提高 6min 步行距离、改善生活质量、降低再住院率。CPAP 可逆转 HFpEF 伴 OSA 患者的舒张功能障碍。

（3）其他：对于不能耐受 CPAP 的患者，氧疗可作为替代方法。心力衰竭伴有轻度 OSA 患者可行口腔矫治器治疗。

3. CSA 的治疗

（1）药物治疗：以针对抗心力衰竭、改善心功能状态的药物治疗为主，如利尿药、肾素-血管紧张素-醛固酮系统抑制药、β 受体阻滞药、正性肌力药等，主要目的在于减轻心脏负荷、降低交感活性、强心、延缓心肌重构等。其他药物，如乙酰唑胺，可通过降低化学感受器的敏感性减少环路增益，减轻 CSA 的严重性。催眠和镇静类药物（如苯二氮䓬类）可通过限制睡眠期间的自发觉醒次数，以及提高 $PaCO_2$ 的暂停阈值改善 CSA，但因其副作用及药物成瘾依赖性等因素，至今尚未被广泛推广使用。茶碱作为一种磷酸二酯酶抑制药，理论上可与呼吸抑制药腺苷相互竞争，降低 $PaCO_2$ 基础值及暂停阈值，增加呼吸系统稳定性而减少 CSA 的发生，但研究发现心力衰竭患者的血、肾茶碱药物浓度高，不良反应较为明显，因此限制了其在临床上的广泛应用。

（2）氧疗：吸氧治疗可消除 CSA 患者的低氧血症、降低交感神经系统活动性、减轻 CSA 的严重性和提高心力衰竭患者 LVEF 及生活质量。远期预后还需要多中心的临床研究予以证实。

（3）二氧化碳治疗：CO_2 吸入及生理无效腔通气治疗能降低 CSR-CSA 的发生率。研究报道吸入 $PaCO_2$ 含量丰富的混合气体（1%～2%或 3%）可消除 CSR-CSA，但由于直接吸入 CO_2 可能刺激心交感神经的兴奋性，加重心脏负荷，使衰弱的心脏功能进一步恶化，因此这一治疗目前仅适用于实验研究，尚未正式运用于临床。另外，研究表明，生理无效腔增加 400～600ml 可以消除心力衰竭患者的 CSA，并且对心血管功能状态无不良影响，然而由于生理无效腔的增加可能造成呼吸肌工作负荷加重，使上气道更易于塌陷，加重 OSA，因而该项治疗还有待进一步验证后才能应用于临床。

（4）NPPV：CPAP 可有效减少 CSR-CSA 的发生，提高夜间血氧含量、降低 BNP 水平、提高 LVEF 和显著改善运动耐量，但远期预后并无明显改善。与 CPAP 相比，BPAP 在控制 CSR-CSA 上并没有明显优势，易于发生低碳酸血症。对于 LVEF＜30%的 HFrEF 患者，需要严格评估患者的心功能状态，NPPV 治疗期间需要密切观察血流动力学改变，及时调整治疗参数设置。目前较多应用的 NPPV 模式为适应性支持通气（adaptive support ventilation，ASV）。目前认为，ASV 不适合用于 LEVF＜45%的 HFrEF 患者。

（5）其他：心力衰竭伴 CSA-CSR 的有效治疗仍是目前一个亟待解决的复杂问题，优化策略选择至关重要。针对心力衰竭和相关共病的治疗是首要策略，常用方案如氧疗、CPAP 和 ASV 均有一定的局限性。ASV 仅适用于 LVEF＞45%的 CSA-CSR 患者，目前正在积极探索的膈神经刺激治疗似乎是一项值得期待的治疗措施，此外，对于心力衰竭伴心动过缓者心脏起搏器可减轻或消除 CSA，其疗效有待进一步证实。

第四节　消化系统疾病相关睡眠障碍

一、概　　述

消化系统具有独特的昼夜节律，当这种节律被破坏或与中枢昼夜节律分离时，将对消化系统疾病的发病产生重要影响。睡眠障碍会影响胃肠道功能，相反，消化系统疾病会对睡眠质量产生负面影响。

胃肠道微生态与昼夜节律及疾病发生关系密切。微生物昼夜节律变化的适应性会受到食物类型的影响，肠道微生物群的组成与能量的吸收储存密切相关，与异常睡眠相关的肠道细菌组成的波动与病理性的能量代谢状态直接相关，包括代谢综合征和脂肪肝。此外，与睡眠相关的肠道微生态失调还破坏了肠道菌群与固有免疫系统之间相互作用的平衡，细菌产物与宿主免疫受体相互作用，受体的激活导致下游促炎性细胞因子的上调和表达。

二、睡眠相关胃食管反流

（一）概述

胃食管反流病（gastroesophageal reflux disease，GERD）是以胃灼热、反流、胸骨后疼痛等症状为主的多因素动力障碍性疾病。在美国，每周报告烧心的人群中，79%报告在睡眠期出现症状，大样本人群研究中，54%±22%存在睡眠烧心；而在 OSA 患者中，高达 62%的患者出现睡眠相关的反流症状。

（二）发病机制

睡眠期间唾液碳酸氢盐分泌和流量降低、吞咽频率降低，使睡眠期间食管中和反流胃酸的能力下降；食管上括约肌压力随着睡眠阶段的加深而逐渐下降，导致反流到达喉、咽和肺系统的风险增加；食管下括约肌是最基本的抗反流屏障，无吞咽时发生食管下括约肌松弛称为移行性食管下括约肌松弛，移行性食管下括约肌松弛只发生在清醒与微觉醒时，GERD 事件主要发生在微觉醒时；食管酸清除和气道保护依赖于继发性食管蠕动和食管-食管上括约肌收缩反射，而继发性食管蠕动的发生率随着睡眠阶段的加深而逐渐降低，在慢波睡眠中则完全消失；熟睡时内脏感知能力下降，继发的食管酸清除能力降低，食管酸接触时间延长；睡眠期间胃酸增加、胃排空延迟也导致睡眠期间反流增加。

引起 GERD 患者发生睡眠障碍的主要机制是与反流、胃灼热症状相关的有意识觉醒和短暂的导致睡眠碎片化的遗忘性觉醒。

睡眠质量对 GERD 的症状及疗效有一定的影响。睡眠障碍可能通过两种机制加重 GERD，一是睡眠障碍引起自主神经功能失调，使迷走神经活性下降，交感神经活性增加，引起脑-肠轴功能异常，增加了食管的敏感性；二是睡眠障碍改变了饥饿素和瘦素之间的关系，导致饥饿感增加，进而导致进食及食管酸暴露程度的增加。合并 OSA 的患者则因呼吸事件所致的胸膜腔内负压增加和频繁觉醒，导致更容易发生反流。

（三）治疗

睡眠相关胃食管反流的治疗首先需改变生活方式，如在睡前至少 3h 内不进食、抬高床头、避免右侧卧位、改善睡眠卫生、减少对正常睡眠的干扰。质子泵抑制药（PPI）可有效减少夜间症状对睡眠的干扰，每天应用一次 PPI 仍有胃食管反流的患者，推荐在早餐和晚餐前均应用质子泵抑制药，或在睡前增加组胺 H_2 受体拮抗药。另外，在 GERD 患者中使用唑吡坦可减少 50%以上与反流事件相关的觉醒，但可能导致食管酸清除时间显著延长。褪黑素受体激动药雷米替胺能改善非糜烂性反流病患者的睡眠效率和睡眠潜伏期，并减轻白天和夜间 GERD 的症状。合并 OSA 者应积极应用气道正压通气治疗才能更好地控制夜间 GERD 相关症状。

三、炎性肠病与睡眠障碍

（一）概述

炎性肠病（inflammatory bowel disease，IBD）患者的相关症状会导致睡眠质量差，睡眠障碍的患病率高，其中失眠占 50%，不宁腿综合征占 21.9%，而在睡眠质量差的 IBD 患者中，约 31.3%可能患有两种以上的睡眠障碍。

（二）发病机制

睡眠障碍引起白细胞、自然杀伤细胞分泌大量的促炎性细胞因子，从而影响 IBD 的病程；而反过来一些细胞因子又参与睡眠-觉醒周期的调节，从而改变睡眠模式，睡眠障碍和免疫系统相互作用形成恶性循环。IBD 的发病和复发与炎症标志物的存在密切相关，包括 TNF-α 和白细胞介素，而睡眠剥夺和节律障碍均可导致 IL-6 和随后 TNF-α 的过表达。

多种激素参与炎性肠病与睡眠的进程。褪黑素可抑制巨噬细胞活性从而调节免疫反应，并作为抗氧化剂和自由基清除剂，减少前列腺素还原酶，降低前列腺素的降解，抑制胃组织损伤和胃酸分泌，还可对抗 5-羟色胺的促溃疡形成作用。肾上腺类固醇激素皮质醇与应激反应有关，并受睡眠深度和睡眠时间的调节，低水平皮质醇与 IL-6 和 TNF-α 的产生增加相关，而高水平则与抑制炎症基因表达相关。

昼夜节律紊乱与 IBD 的表现直接相关，活动性 IBD 可能导致昼夜节律 CLOCK 基因的失调，肠道昼夜节律功能还可通过调节胃饥饿素和瘦素来影响细胞因子的表达。

（三）治疗

用于 IBD 的药物，如 TNF-α 抑制药，不仅可以促进有效的临床缓解、内镜下黏膜愈合、减少手术和住院需求，还可改善睡眠质量、治疗 IBD 相关失眠、不宁腿综合征，可改善睡眠质量和生活质量，但对 IBD 有何影响尚需进一步研究。

四、慢性肝病与睡眠障碍

（一）概述

睡眠障碍在慢性肝病患者中很常见。60%～80%的肝硬化患者主观睡眠质量较差，其中肝性脑病患者的主观睡眠质量更差。客观睡眠监测肝硬化患者存在睡眠时间短（每晚<6h）、睡眠效率低、睡眠潜伏期长、REM 睡眠减少、频繁夜间觉醒及白天过多嗜睡；部分患者存在睡眠中周期性肢体运动过多。酒精性肝病患者会出现总睡眠时间缩短、睡眠潜伏期延长、觉醒增加、睡眠片段化、浅睡眠增多且深睡眠减少、REM 睡眠时间增加等。不论是肥胖还是非肥胖的非酒精性肝病患者，合并 OSA 的比例均较普通人群升高。

（二）发病机制

慢性肝病合并睡眠障碍可能与多种因素有关。慢性肝病睡眠障碍的一个共同特点是入睡延迟，褪黑素代谢障碍是其主要原因。IL-6 和血糖波动也与慢性肝病睡眠障碍有关。此外，酒精性肝病患者由于酒精摄入影响睡眠周期和进食时间，导致周期节律障碍；长期、反复饮酒会导致 GABA 受体功能下调，5-HT 水平显著降低，进而导致睡眠-觉醒失衡；非酒精性肝病与肥胖及代谢综合征相关，OSA、慢性间歇性低氧诱导胰岛素抵抗和血脂异常，参与非酒精性肝病的发病，而且是其加速恶化的确定因素。

（三）治疗

酒精性肝病患者需戒酒，肥胖的非酒精性肝病患者应给予减重的饮食干预或减重代谢手术，合并 OSA 者需联合 CPAP 治疗。乳果糖和唑吡坦可改善肝硬化患者的主观睡眠评分及 PSG 所示的客观睡眠质量；利福昔明可改善患者的 REM 睡眠时间，但不改善白天的过多嗜睡，主观睡眠质量无变化；短期使用羟嗪可改善肝硬化患者的睡眠效率和主观睡眠质量；褪黑素和光照治疗也可能改善慢性肝病患者的睡眠障碍。

五、胃肠道肿瘤与睡眠障碍

（一）概述

昼夜节律改变可能使机体更易发生胃肠道恶性肿瘤，这种联系主要见于结直肠癌和胰腺癌，结直肠癌尤其受昼夜节律障碍的影响，夜班工作者患病的风险增加，夜班工作每 5 年直接增加约 3.2%的风险。OSA 患者中结直肠癌的发病率[14.95 例/（万人·年）]明显高于非 OSA 者[8.5 例/（万人·年）]。

（二）发病机制

1. 昼夜周期节律紊乱会导致肠道菌群失调和全身炎症，与结直肠癌的发病相关；在肿瘤组织中发现昼夜节律 CLOCK 基因表达减少，且可见于肿瘤的各个分期，也会影响转移的组织。许多细胞包括癌细胞都具有昼夜节律性，其增殖调节直接受中枢昼夜节律基因的影响。中枢昼夜节律基因或下游产物（如周期基因）的抑制或突变与癌症发生有关。

2. 肠道菌群失调与胃肠道恶性肿瘤的发病密切相关，特别是结直肠癌。

3. OSA 患者长期间歇低氧和氧化应激等均参与结直肠癌的发生，慢性间歇低氧已被证明在肿瘤形成和发展中起关键作用。研究发现，间歇低氧-复氧期间活性氧水平的升高可以通过调节转录因子的活性和参与致癌的信号通路来改变基因表达。此外，慢性间歇低氧和活性氧都可以激活转录因子，如缺氧诱导因子-1，从而促进血管生成和肿瘤进展。

（三）预防和治疗

在 OSA 患者中应注意筛查结直肠癌，反之结直肠癌患者也应积极筛查和治疗 OSA。改善睡眠卫生和优化夜班工作者的工作时间也是预防结直肠癌可能的靶点。强光治疗和褪黑素可以改善癌症患者的睡眠质量。

第五节　肾脏疾病相关睡眠障碍

一、概　　述

随着糖尿病、高血压等疾病的患病率逐渐上升，慢性肾脏病（chronic kidney disease，CKD）越来越常见，并严重影响患者的生活质量，加重医疗负担。与普通人群相比，CKD 患者睡眠疾病的患病率更高。CKD 本身就可以干扰睡眠；CKD 相关的贫血可导致不宁腿综合征和周期性腿动；CKD 导致的容量超负荷可引起睡眠呼吸障碍。反之，睡眠问题也对 CKD 造成影响，如长期存在的 OSA 可导致高血压，并加剧 CKD 的进展。因此，对 CKD 患者存在的睡眠疾病特别是 OSA 进行相应的诊治，可以显著改善生活质量，降低相关的死亡风险。

二、慢性肾脏病与失眠

（一）流行病学

与一般人群相比，失眠症状在 CKD 患者中更常见。约 60%血液透析患者有失眠，常规血液透析患者睡眠不足（<5 小时/晚）的发生率更高，且睡眠效率下降。生理和心理因素可同时导致 CKD 患者的失眠症状。

（二）发病机制

1. 白天睡眠增多导致夜间睡眠不足和睡眠效率下降　血液透析引起水、电解质和酸碱平衡的快速变化，导致嗜睡、乏力等症状；透析中使用的生物相容性设备可能导致细胞因子增加，从而促进白天睡眠。

2. 周期节律改变　血液透析造成褪黑素水平和褪黑素分泌模式的变化，影响了昼夜周期节律。

（三）治疗

目前关于 CKD 患者失眠的治疗缺少循证证据。治疗目标主要是改善睡眠质量、减轻日间乏力和嗜睡。可选择药物、非药物或两者结合的治疗方法。对于失眠的具体治疗方法可参阅相应章节，然而，关于针对 CKD 患者其治疗有效性、安全性等方面的研究非常有限。

1. 非药物治疗 睡眠卫生、刺激控制和认知行为治疗（CBTI）在一般失眠人群中的应用已得到充分研究，但应用于 CKD 患者的数据十分有限。研究显示，认知行为治疗可改善疲劳并减少促炎性细胞因子，改善 PSQI、GFSC 和贝克抑郁/焦虑自评量表评分，降低炎症标志物和氧化应激水平。在透析前 2h 内进行中等强度的有氧运动可以改善睡眠质量（PSQI 评分）。此外，血液透析可引起热负荷，患者体温通常会升高 $0.5 \sim 1.0 ℃$，可能导致透析后出现夜间失眠，而使用冷透析液可通过减少交感神经激活而改善夜间睡眠。

2. 药物治疗 由于失眠在 CKD 患者中非常常见，高达 25.8% 的 CKD 患者会规律地使用促眠药物。扎来普隆可缩短血液透析患者的睡眠潜伏期，提高睡眠效率和睡眠质量，且无明显副作用。氯硝西泮和唑吡坦均可改善血液透析患者的 PSQI 评分，氯硝西泮更有效，而唑吡坦的耐受性更好，但可能与 CKD 患者的其他药物发生不良相互作用，或导致 EDS、跌倒的风险增加，这些副作用在CKD 患者中可能更常见，尤其是经肾脏代谢的药物，因此使用时需谨慎，某些药物可能还需要根据血液透析时间调整剂量。

总之，非药物治疗和药物治疗均可用于治疗 CKD 患者的失眠，但仍需进一步研究评估其长期治疗 CKD 患者慢性失眠的有效性和安全性。

三、慢性肾脏病与不宁腿综合征

（一）流行病学

CKD 是继发性不宁腿综合征的病因之一，患病率可达 26%，且女性更常见，而普通人群为 $3\% \sim 15\%$。儿童 CKD 患者不宁腿综合征的发生率也高于一般儿童，并常出现漏诊。在需要血液透析的终末期肾病（end stage renal disease，ESRD）患者中，$20\% \sim 30\%$ 患有不宁腿综合征，患病率随肾小球滤过率（GFR）的恶化而增加。

（二）发病机制

CKD 引起不宁腿综合征的确切机制尚不完全清楚，可能与尿毒症和全甲状旁腺激素（iPTH）减少有关，而血清铁蛋白减少的影响并不显著。单核苷酸多态性的基因效应可能影响 CKD 患者不宁腿综合征的发生。

（三）临床特点

有关血液透析患者发生的不宁腿综合征与性别、年龄、血清铁、血红蛋白和铁蛋白关联性的研究结果并不一致。与特发性不宁腿综合征相比，患不宁腿综合征的 ESRD 患者的周期性腿动指数更高、制动试验指数更高。

不宁腿综合征与睡眠相关主诉、生活质量下降和死亡率增加独立相关。在 CKD 和 ESRD 患者中，不宁腿综合征可增加其他睡眠障碍的风险，如 OSA、失眠，并增加抑郁症的风险，进而导致生活质量更差。不宁腿综合征增加 ESRD 患者心脏疾病的发病率，存在不宁腿综合征的 CKD 患者新发心血管事件发生率是无不宁腿综合征者的近 2 倍。与无不宁腿综合征者相比，患不宁腿综合征的 ESRD 患者调整后病死率风险比可增加 1.39 倍。

（四）治疗

对 CKD 患者不宁腿综合征的总体治疗方法与非 CKD 患者无明显差异。需注意的是，目前大部分用于治疗不宁腿综合征的药物都是通过肾脏排泄。因此，治疗时建议尽可能从低剂量开始，之后小幅度递增剂量。对于接受透析的患者，建议在透析后给药。治疗药物可参阅相关章节中的介绍。

肾移植可以改善不宁腿综合征的症状。据报道，不宁腿综合征症状在接受肾移植后 $1 \sim 38d$ 消失，而移植失败患者，症状可在 $10 \sim 60d$ 复发，提示纠正肾功能不全可改善不宁腿综合征症状。

四、慢性肾脏病与睡眠呼吸障碍

（一）流行病学

CKD 与睡眠呼吸暂停存在强相关性，以 OSA 最常见，CKD 和血液透析患者 OSA 的患病率为 30%～73%。睡眠呼吸暂停导致的低氧血症可增加晚期 CKD 和 ESRD 患者的死亡风险。

OSA 患病率的增加与肾功能恶化有关。以 RDI≥15 为标准，38% 的 CKD 和 51% 的 ESRD 患者存在 OSA。未治疗睡眠呼吸障碍可导致高血压，继而加重 CKD。

CKD 患者 CSA 事件是肾功能正常者的 6 倍，且氧减程度更重。血液透析患者的睡眠呼吸暂停常以 CSA 为主。血液透析后当晚的 CSA 指数较低，提示容量超负荷可能促进了 CSA 发生。

（二）发病机制

CKD 可能通过容量超负荷、液体再分布和化学感受器敏感性发生改变等机制促进睡眠呼吸暂停。血液透析患者的 AHI 与颈内静脉容积、上呼吸道黏膜含水量相关。卧位时 0.5L 液体流向头侧，即可导致颈围和上气道阻力显著增加，夜间血液透析可降低 AHI，停止透析后 AHI 可回升至基线，支持体液转移理论。化学感受器敏感性不稳定可导致呼吸控制不稳定，并加重 OSA。患有 OSA 的 ESRD 患者对动脉血二氧化碳分压的敏感性更高。

CKD 患者合并 OSA 可能加重微量白蛋白尿和恶化 GFR。机制上，间歇性低氧血症、交感神经激活和全身炎症反应等，均可能导致肾小球毛细血管内皮功能障碍和损伤肾小管。

（三）临床特点

合并 OSA 的 CKD 患者睡眠相关症状并不典型，打鼾、呼吸暂停等症状更少，睡眠不佳和晨起头痛更少。同时，ESRD 患者 BMI 和颈围常低于相同 AHI 的普通人群，ESS 评分更低，仪器所记录的平均最大鼾声强度偏低。

合并中、重度 OSA 的 CKD 患者比无 OSA 者更常出现 EDS，在言语记忆、工作记忆、注意力和反应速度等方面均更差，生活质量下降。

（四）治疗

由于 OSA 和 CKD 均可独立增加心血管疾病的发病率和病死率，因此对 OSA 进行治疗十分重要。CPAP 对 OSA 的益处已有充分研究，但针对 CKD 患者的研究有限。对合并中、重度睡眠呼吸暂停及心力衰竭的 CKD 患者进行适应性支持通气（ASV）可改善 GFR、NYHA 心功能分级、肌酐等指标。

除 PAP 治疗外，调整透析时间也可改善睡眠呼吸暂停事件。夜间血液透析可降低 AHI、降低睡眠中血氧饱和度低于 90% 的时间占比、降低心率、增加迷走神经张力。与连续非卧床腹膜透析相比，夜间腹膜透析也可改善 OSA，可能与滤除液体的效率更高有关。肾移植对 OSA 的改善作用尚无定论，一些 OSA 患者在肾移植后得到显著改善。

总之，CPAP 是 CKD 患者合并 OSA 的首选治疗，其他可考虑的治疗包括调整透析时间等。此外，肾移植可能改善 OSA，但其效果可能会因部分抗排斥药物引起的体重增加等副作用而有所抵消。

第六节 血液系统疾病相关睡眠障碍

一、概　　述

近年来，随着血液病理生理学的进展，发现睡眠疾病可能在血液系统疾病中起重要作用，识别和治疗睡眠疾病可能改善血液病患者的生活质量及预后。睡眠障碍可通过各种不同的方式影响血液系统疾病的发生、发展，同时在血液系统疾病的诊治过程中，患者也会出现不同程度和不同形式的睡眠障碍。本章主要介绍红细胞增多症、贫血和血液系统肿瘤与睡眠障碍的关系。

二、红细胞增多症与 OSA

（一）流行病学

约 50%的红细胞增多症为继发性红细胞增多，OSA 患者红细胞增多症的患病率为 0.3%～8%，轻、中度 OSA 为 2%，重度 OSA 为 6%。

（二）发病机制

OSA 导致的睡眠相关慢性间歇性低氧可促使红细胞生成素（EPO）分泌增加，引起继发性红细胞增多症。平均血氧饱和度越低，继发高血红蛋白血症的程度越严重，平均血氧饱和度是 OSA 继发性红细胞增多症的独立危险因素。同时，OSA 促进心房利钠肽释放，通过排尿增加和血管通透性增加，导致血浆容量减少，引起血液浓缩，造成血红蛋白和血细胞比容升高。

（三）治疗

主要治疗方法为病因治疗。CPAP 为治疗中、重度 OSA 的首选策略，应用 CPAP 治疗后可迅速改善血液浓缩状态，降低晨起血红蛋白和血细胞比容，但 EPO 分泌增加导致的红细胞增多则需 CPAP 充分治疗以改善患者夜间低氧，一般而言，减少 EPO 分泌及其对红细胞增生的刺激，进而使红细胞下降至正常至少需要 3 个月。

三、贫血与不宁腿综合征

（一）流行病学

贫血是继发性不宁腿综合征的重要病因之一。当血清铁蛋白<45μg/L 或 50μg/L 时，不宁腿综合征的患病率显著增加。诊断明确的缺铁性贫血患者，不宁腿综合征的患病率高达 25%～35%。

（二）发病机制

铁是多巴胺合成所需的酪氨酸羟化酶和多巴胺 D_2 受体的辅助因子，参与脑内多巴胺合成、髓磷脂合成与能量生成、增加突触密度。铁缺乏或代谢障碍，可使脑黑质神经元受损，也可影响多巴胺系统功能。目前公认的是多巴胺能功能障碍在 RLS 的发病机制中发挥了重要作用。

（三）治疗

1. 补充铁剂 缺铁性贫血患者须特别注意铁的摄入，以改善贫血程度。随着缺铁和贫血的纠正，可以减轻或消除不宁腿综合征的症状，包括减少夜间腿动次数、减轻腿动幅度、缩短夜间清醒时间、改善日间功能、提高睡眠质量和生活质量。

2. 生活方式干预和其他药物治疗 治疗原则同原发性不宁腿综合征。

四、血液系统肿瘤与睡眠障碍

（一）流行病学

血液系统肿瘤，包括白血病、淋巴瘤、多发性骨髓瘤等是常见的恶性肿瘤之一，而在青少年中则是最常见的肿瘤。研究证实，75%的血液系统肿瘤患者存在睡眠障碍，包括入睡困难，睡眠片段化等。

（二）发病机制

1. 睡眠障碍促进白血病 骨髓微环境（bone marrow microenvironment，BMM）是特殊的骨髓区域，可调控造血干细胞的数量、自我更新和增殖分化等过程。OSA 造成缺氧时骨髓微环境可促进白血病干细胞逃避化疗药物的杀伤，并产生耐药。缺氧诱导因子-1a 是机体应对缺氧骨髓微环境的主要调控因子，在常氧条件下被 26S 蛋白酶体降解，而在缺氧条件下可被缺氧诱导因子-1b 稳定并激活，从而导致白血病干细胞的增殖、分化和存活。此外，OSA 可直接影响免疫反应，淋巴系比髓系更易受到 OSA 的影响，所以淋巴细胞白血病在 OSA 患者中更常见。

2. 白血病引起睡眠障碍　白血病患者可因为焦虑、恐惧、不适或疼痛，以及住院导致睡眠环境改变及化疗开始后恶心、呕吐等因素而出现入睡困难、睡眠碎片化、EDS 等症状；化疗药物的使用对睡眠也产生一定的影响；皮质醇对大脑中的盐皮质激素受体具有很高的亲和力，可增加慢波睡眠，抑制快速眼动睡眠；白血病头颅放射治疗可能会影响松果体褪黑素的分泌，导致患者睡眠障碍；此外，白血病患者治疗期间，还易出现异态睡眠，包括尿床、磨牙、做噩梦、梦游、说梦话、与睡眠有关的癫痫、觉醒障碍等。

（三）治疗

1. 生活方式调整　改善睡眠呼吸暂停的措施详见 OSA 患者。定时小睡、注意饮食、热水浴、与朋友和家人交谈，以及参加愉快的活动、白天增加适度的娱乐活动（如玩电子游戏、看电视等），或可改善 EDS 等。

2. 药物治疗　白血病基础治疗至关重要，化疗期间可采取镇痛药、质子泵抑制药、镇吐药减轻化疗不良反应对睡眠的影响，可短期应用镇静催眠药、褪黑素等改善入睡困难及睡眠片段化症状，而兴奋性药物、生长激素可改善患者的日间过度思睡。

3. 无创正压通气　适用于合并中、重度 OSA 的患者，首选 CPAP。对于不能耐受 CPAP 者可选择 BPAP，可有效扩张上气道，防止睡眠时气道塌陷和阻塞，改善骨髓微环境缺氧状态，降低 OSA 患者白血病的发病率及化疗药物的耐药发生率。

第七节　内分泌和代谢疾病相关睡眠障碍

一、概　　述

睡眠在维持人体内环境稳定中起着重要作用。睡眠和内分泌系统密切相关，许多激素的分泌受到了睡眠的影响。一些激素的分泌受机体内"昼夜节律器"的控制，而另一些激素则受睡眠-觉醒节律影响。主要的昼夜节律调节激素包括由下丘脑-垂体轴产生的激素，如促肾上腺皮质激素（ACTH）和皮质醇、促甲状腺激素和褪黑素。生长激素、催乳素和肾素的分泌与睡眠密切相关，如 70%的生长激素分泌发生在慢波睡眠时间。下丘脑视交叉上核存在脉冲分泌发生器，这些信号成为觉醒-睡眠周期的定时机制，也决定了激素分泌的模式。上述节律破坏导致激素作用异常。因此，睡眠障碍可导致内分泌异常，影响激素功能；反之，内分泌功能失调也会明显影响睡眠。本文将讨论睡眠和睡眠障碍对内分泌功能的相互影响。

二、下丘脑疾病与睡眠障碍

下丘脑在睡眠-觉醒调节中发挥着重要的作用。下丘脑外侧的视交叉上核主昼夜节律控制，肽能细胞群包含促进觉醒的食欲素神经元和促进睡眠的黑素浓集激素神经元，从而影响睡眠-觉醒周期。下丘脑损伤与多种睡眠异常有关，包括嗜睡、疲劳、睡眠-觉醒调节系统异常或昼夜节律紊乱。下丘脑外侧病变可导致睡眠过多或发作性睡病，而下丘脑前部浸润性、炎症性或肿瘤性病变可能会扰乱患者的生物钟，导致严重失眠。

三、垂体疾病与睡眠障碍

垂体前叶激素参与以下内分泌轴：下丘脑-垂体-肾上腺（hypothalamic-pituitary-adrenal，HPA）轴、下丘脑-垂体-甲状腺（hypothalamic-pituitary-thyroid，HPT）轴和下丘脑-垂体-性腺（hypothalamic-pituitary-gonadal，HPG）轴以及生长激素轴（下丘脑-垂体-生长激素）和泌乳系统（下丘脑-垂体-催乳素），其中与睡眠障碍相关的常见内分泌异常为生长激素、促肾上腺皮质激素，神经内分泌异常会引起睡眠结构异常、睡眠呼吸障碍、神经系统感觉障碍等疾病。

（一）生长激素-分泌性垂体瘤与睡眠障碍

生长激素分泌过量会导致成人肢端肥大症和儿童巨人症。成人主要表现为肢端增大、面部特征粗糙，以及滑膜组织和关节软骨过度增生（多达 75%的病例伴有肢端肥大症骨关节病）。睡眠呼吸障碍，特别是 OSA 在肢端肥大症中很常见，高达 70%的肢端肥大症患者有睡眠呼吸暂停。

肢端肥大症患者的睡眠呼吸障碍主要表现为阻塞性睡眠呼吸暂停，病理生理机制为：①由于巨舌、颌下唾液腺肥大、软腭和腭垂增厚、上气道骨性结构的变化，导致咽腔横截面积缩小且易塌陷；②由于神经肌肉改变引起上气道扩张肌功能障碍；③肢端肥大症患者还会出现中枢性睡眠呼吸暂停，生长激素和 IGF-1 分泌过多导致左心室肥大，从而导致左心功能不全，影响中枢性呼吸调控，导致机体对高碳酸血症、缺氧的驱动反应异常增加；④生长激素也可能直接或间接影响呼吸调控，呼吸调控的紊乱促使 CSA 的发生。

肢端肥大症患者除易合并睡眠呼吸障碍外，约 21%的肢端肥大症患者伴有不宁腿综合征，严重影响患者的生活质量，国际不宁腿综合征症状严重程度评分更高，以及存在睡眠结构异常，其患病率与血清生长激素和胰岛素样生长因子（IGF）-1 水平无关。

（二）生长激素缺乏与睡眠障碍

生长激素缺乏症（growth hormone deficiency，GHD）的睡眠障碍因病因而异，垂体型 GHD 会引起下丘脑生长激素释放激素神经元过度活跃，而下丘脑型则会减少生长激素释放激素活性。原发性垂体 GHD，因为生长激素的负反馈回路导致下丘脑生长激素释放激素神经元过度活跃，反过来可能会增加睡眠压力并导致白天过度疲劳，整体生活质量评分下降。垂体型 GHD 的老年患者睡眠更加片段化，整体 REM 睡眠更少，而 REM 睡眠不足可能引起记忆认知障碍。部分 OSA 患者也存在相对生长激素缺乏，这可能与间歇低氧和睡眠结构紊乱有关。对于 GHD 合并 OSA 患者，使用持续气道正压通气治疗 12 周，血清 IGF-1 水平可增加，治疗 24 周后 IGF-1 进一步增加。

四、甲状腺疾病与睡眠障碍

（一）甲状腺疾病与不宁腿综合征

甲状腺功能亢进症和过量服用甲状腺素片都会出现失眠，甲状腺功能亢进症通常与入睡困难有关，而非睡眠维持困难，尤其在不宁腿综合征患者中的发病率更高。反过来不宁腿综合征本身又会加重失眠。目前，有学者提出，不宁腿综合征病理生理学的核心是甲状腺激素和多巴胺能系统之间的不平衡；其次，多巴胺通过增强细胞膜表面细胞色素 P450（CYP450）酶的活性直接抑制垂体 TSH 分泌，从而调控甲状腺激素水平。此外，缺铁导致能够降解甲状腺激素的 CYP450 的可用催化单位减少，使其无法发挥催化作用，亦会加重不宁腿综合征症状。尽管如此，不宁腿综合征在甲状腺功能亢进症患者中的总患病率仅为 0.2%。

不宁腿综合征在甲状腺功能减退症患者中的流行病学资料尚不足。女性不宁腿综合征患者中，很多甲状腺功能减退诊断先于不宁腿综合征（在进行 PSG 前 5 年），而且在随访评估时，接受甲状腺激素替代治疗的女性是男性的 2 倍。另一项小样本临床研究认为甲状腺功能减退是 RLS 的危险因素，即使经过充分的甲状腺替代治疗，仍有 67%（8/12）的甲状腺功能减退症患者罹患 RLS，其机制可能与多巴胺能通路受损相关。

（二）甲状腺功能减退症与 OSA

甲状腺功能减退症与 OSA 都是常见的慢性病，有着共同的临床表现和主要合并症，在症状上两种疾病有重叠。例如，OSA 的特点是打鼾、EDS、疲劳、冷漠、头痛和记忆障碍，并常与肥胖或抑郁症有关；这些非特异性表现也常见于甲状腺功能减退症。严重甲状腺功能减退症发展为黏液性水肿，患者可出现嗜睡、昏迷，这类患者基础代谢率极低，可出现严重低氧和（或）高碳酸血症。甲状腺功能减退症可能导致/加剧 OSA 的机制：体重增加过多、通气驱动减少、甲状腺肌病和上气道组织黏多糖含量异常；此外，巨大的甲状腺肿也会导致上呼吸道压迫和气道阻塞。甲状腺功能减退症能进一步钝化呼吸中枢对缺氧和高碳酸血症的反应，而呼吸驱动降低对 OSA 发生的影响因生理表型而有所不同。

甲状腺激素替代治疗可以改善部分患者的睡眠呼吸障碍，但部分患者需要持续气道正压通气治疗。短期外源性补充甲状腺激素而不应用 CPAP 纠正 OSA 可能会带来额外的心血管事件的风险。

五、肾上腺疾病-库欣综合征和肾上腺激素缺乏与睡眠障碍

OSA 和机体下丘脑-垂体-肾上腺轴活性之间的关系尚不清楚。库欣综合征患者大多有向心性肥胖和睡眠紊乱，其中睡眠呼吸障碍在库欣综合征患者中很常见。库欣病、非 ACTH 依赖性库欣综合征、重性抑郁症三组患者均表现出睡眠连续性差、REM 睡眠潜伏期较短以及 REM 睡眠期提前出现。

原发性慢性肾上腺功能减退症（Addison 病）的特点是盐皮质激素和糖皮质激素分泌不足和 ACTH 增加。41%~50% 未经治疗的 Addison 病患者，最多的睡眠困扰是日间疲劳、嗜睡和睡眠质量低下，而且疲劳程度与皮质醇水平相关，短期外源性补充糖皮质激素可以显著改善这些患者的日间疲劳。

六、肥胖与睡眠呼吸障碍

肥胖是 OSA 最重要的可逆性危险因素，二者存在显著正相关，体重指数（body mass index，BMI）越高，OSA 越严重，且随着 BMI 的降低，OSA 的严重程度也随之降低。肥胖伴颈围增大，过多的脂肪在上气道壁后堆积，使上气道变窄，而且胸、腹壁脂肪增多，引起肺容量下降，以上因素共同导致睡眠呼吸暂停发生。反之，睡眠呼吸障碍也促进肥胖的发生。睡眠呼吸障碍的长期间歇性缺氧和睡眠片段化使得新陈代谢的中枢控制出现异常（如通过瘦素、胰岛素抵抗或高胰岛素血症改变下丘脑的 5-羟色胺能活性），并且增加食欲和进食。

OSA 患者的有效治疗方法之一是减重，体重下降可以有效降低呼吸紊乱指数，而减重本身可以有效改善脂质代谢。研究发现，OSA 经 CPAP 治疗 6 个月，尽管 BMI 于治疗前、后变化不明显，但血清瘦素水平、血清甘油三酯水平明显降低。减重治疗对 OSA 的改善率可达 55%，当体重减轻超过 30%，部分 OSA 可以得到消除。

七、葡萄糖耐量与睡眠呼吸障碍

两者相互影响、相互促进。首先，糖尿病患者中 OSA 的患病率明显增高。主要原因：①2 型糖尿病患者大多肥胖，颈围增大，过多的脂肪堆积在上气道周围，使上气道变窄而导致 OSA；②2 型糖尿病患者多存在微小血管病变与末梢神经病变，引起上气道、咽部肌肉运动不协调，肌肉松弛导致 OSA；③老年 2 型糖尿病患者多伴有脑动脉硬化症，脑细胞缺氧，损伤呼吸中枢并进一步影响呼吸功能，尤其是存在与咽喉活动有关的脑干损害时。

其次，OSA 促进 2 型糖尿病的发生，可能机制包括：①OSA 患者多合并肥胖，肥胖可使胰岛素敏感性下降，合成代谢激素分泌下降，胰岛素受体数量减少，与受体的亲和力下降，引起胰岛素抵抗，导致糖尿病；②OSA 患者处于低氧状态时糖有氧代谢减少，无氧酵解增加，使部分丙酮酸未经氧化而还原成乳酸，后入肝脏转化成糖；③反复低氧血症与高碳酸血症激活交感神经，刺激内分泌器官分泌儿茶酚胺，从而使肝糖原释放增加，血糖升高，发生糖尿病。

无论 OSA 的病程长短，均与糖尿病的发生相关。糖尿病患者的睡眠片段化和睡眠质量是糖化血红蛋白（HbA1c）的重要预测指标。CPAP 可改善胰岛素敏感性，有助于控制血糖和降低 HbA1c。

国际糖尿病联盟建议对糖尿病患者合并的 OSA 进行治疗，除降血糖外，还应包括控制体重、减少酒精摄入及应用 CPAP 和（或）口腔矫正器。

第八节　风湿系统疾病相关睡眠障碍

一、概　　述

风湿系统疾病的主要发病机制包括自身免疫耐受受损、B 细胞异常激活和 T 细胞异常反应等。70% 的风湿性疾病患者报告睡眠障碍，睡眠剥夺可导致 IL-6 和 TNF-α 水平升高。目前认为睡眠障碍会改变宿主的防御机制和免疫功能，已有报道睡眠障碍可增加自身免疫性风湿性疾病的发病率。因此，需重视风湿性疾病患者的睡眠障碍特征及其影响因素。

二、系统性红斑狼疮与睡眠障碍

（一）流行病学

系统性红斑狼疮（systemic lupus erythematosus，SLE）的发病率在逐年增加，发病高峰年龄在 15~45 岁，其中，41%~80% 的 SLE 患者存在睡眠疾病。与健康人群相比，SLE 患者匹兹堡睡眠质量指数（Pittsburgh sleep quality index，PSQI）主观睡眠评估显示白天嗜睡增加及主观睡眠质量下降，采用 PSG 显示 SLE 患者睡眠效率明显降低，表现为更频繁的觉醒、1 期睡眠增加，以及慢波睡眠减少。尽管睡眠障碍在 SLE 中很常见，但二者之间的因果关系尚待进一步研究。

（二）睡眠障碍的临床特点

1. 疾病活动度　发热、脱发、蛋白尿、皮疹等可影响睡眠质量，且受累器官越多，不适感越明显，与睡眠效率减少、1 期睡眠增加、睡眠碎片化增加等相关。

2. 糖皮质激素使用　泼尼松是 SLE 患者长期维持治疗的药物，会导致失眠及睡眠障碍，与糖皮质激素兴奋交感神经的不良反应相关。

3. 抑郁和焦虑　SLE 患者中抑郁和焦虑的患病率相对较高，为 SLE 患者睡眠障碍的独立危险因素。

4. 年龄　随年龄增长，脏器功能衰退，如前列腺增生易导致夜尿增多、肺功能下降导致呼吸不畅等，均会影响睡眠质量，大于 60 岁的 SLE 患者睡眠情况更差。

5. 病程　病程较短者睡眠质量较差，可能与患者对疾病认知程度较低、初次住院对病房感到陌生等有关。

6. 共存睡眠疾病　46% 的 SLE 患者至少有 1 种原发性睡眠疾病，PSG 证实，其中睡眠呼吸障碍患病率为 21%~27%，周期性腿动为 23%~50%。

三、类风湿关节炎与睡眠障碍

（一）流行病学

类风湿关节炎（rheumatoid arthritis，RA）主要表现为关节疼痛/肿胀、晨僵等，严重者可出现关节畸形、活动受限，甚至致残。52%~72% 的 RA 患者存在睡眠疾病，主要表现为入睡困难、早醒和白天嗜睡等。PSG 及体动记录仪提示，RA 患者出现睡眠片段化、觉醒次数增加、入睡后清醒时间增加，以及睡眠效率下降等。同时发现，睡眠障碍患者罹患 RA 的风险增高了 1.49 倍，这是由于睡眠障碍导致调节性 T 细胞受损，Toll 样受体 4 和 NF-κB 激活，有助于促炎性细胞因子（TNF-α 和 IL-6）上调，影响 RA 的发生。

（二）睡眠障碍的临床特点

1. 疾病活动度　是 RA 患者睡眠障碍的独立危险因素。RA 患者的晨僵、关节疼痛、滑膜炎、继发性纤维肌痛与慢波睡眠呈负相关。RA 活动期患者 PSG 显示更多的睡眠片段化、频繁觉醒和睡眠效率降低，控制病情对改善睡眠质量有积极作用。

2. 疼痛　可直接干扰睡眠，影响睡眠的质量或数量，包括早醒、睡眠片段化和睡眠效率降低；疼痛可引发抑郁情绪，间接导致睡眠障碍。另外，RA 患者夜间疼痛增加与睡眠运动障碍相关，如不宁腿综合征、周期性肢体运动等，适当控制疼痛不仅有助于改善睡眠，也可促进疾病恢复。

3. 抑郁和焦虑　23.3%的 RA 患者可出现严重抑郁症状，16.2%出现严重焦虑，与睡眠剥夺独立相关。抑郁还影响 RA 患者治疗的信心，导致疾病控制不佳，加重睡眠障碍。

4. 促炎性细胞因子　RA 相关细胞因子（如 TNF-α、IL-1 和 IL-6）对睡眠具有多重效应，一方面可导致时钟基因功能改变，干扰睡眠稳态；另一方面，虽然 TNF-α 和 IL-1 可增加非快速眼动（NREM）睡眠的持续时间，但当它们剂量过高，也能干扰睡眠质量。研究发现，RA 患者 IL-6 水平异常增高与睡眠质量下降相关。阿巴西普（选择性 T 细胞共刺激调节药）通过结合抗原呈递细胞上的 CD80 和 CD86，抑制 T 细胞激活，可明显提高 RA 患者的睡眠质量。此外，英夫利西单抗（TNF-α 单克隆抗体）和阿那白滞素（IL-1 受体拮抗药）也被认为可改善睡眠质量。

5. 共存睡眠疾病　8%～30%的 RA 患者存在睡眠呼吸暂停，可能与 RA 损伤颞颌关节等头颈部关节相关，其中寰枢椎脱位相关的 RA 患者 OSA 患病率高达 53%～79%，这类患者睡眠质量普遍较差，容易出现夜间憋醒。治疗 OSA 被证明与降低 RA 的总体风险相关。同时，RA 患者周期性肢体运动增加，其中 80%与觉醒相关。

四、系统性硬化症与睡眠障碍

（一）流行病学

系统性硬化症（systemic sclerosis，SSc），也称硬皮病，主要以局限性或弥漫性皮肤增厚和纤维化为特征，除皮肤受累外，也可影响内脏（心、肺和消化道等器官），发病率呈逐年增长。器官纤维化和血管病变程度越大，对睡眠质量的影响就越大。SSc 患者睡眠障碍的患病率为 40%～90%，高于 RA 和 SLE 患者，以入睡困难、疼痛、疲劳等为主要表现。PSG 显示，SSc 患者睡眠持续时间、睡眠效率和快速眼动（REM）睡眠期占比降低，睡眠潜伏期、觉醒次数和入睡后清醒时间增加。

（二）睡眠障碍的临床特点

1. 胃肠道受累　很常见，消化道的任何部位均可受累。90%的 SSc 患者存在食管受累，食管下部括约肌功能受损可导致胃食管反流，引起胸骨后灼痛，长期可导致糜烂性食管炎，尤其夜间卧位可加剧反流疼痛，增加睡眠中断并加重白天嗜睡症状。小肠受累常可引起轻度腹痛和腹泻，干扰睡眠。此外，SSc 还可引起十二指肠溃疡，导致严重腹痛，尤其是夜间疼痛，也会影响睡眠。

2. 疼痛　54%的 SSc 患者可发生夜间疼痛，而 RA 为 37%，夜间疼痛与睡眠质量呈负相关，是 SSc 患者睡眠障碍的独立预测因素，减轻疼痛和促使消化性溃疡的早期愈合，可相应改善睡眠质量。

3. 抑郁　是 SSc 患者睡眠质量差的重要因素，32%的 SSc 患者临床抑郁得分高于健康对照组。

4. 共存睡眠疾病　SSc 患者 OSA 的患病率为 53.8%，可能与口腔开口受限、胃食管反流、呼吸肌无力，以及糖皮质激素使用后导致的肥胖相关。CPAP 治疗可能有助于改善夜间酸反流和白天嗜睡的症状，SSc 患者对 CPAP 治疗的反应尚不清楚，有待进一步明确。

第九节　肿瘤相关睡眠障碍

一、概　　述

睡眠与恶性肿瘤之间存在双向关系，准确评估恶性肿瘤患者的睡眠障碍至关重要。大多数恶性肿瘤患者的睡眠障碍与炎症反应的激活有关,肿瘤细胞大量产生 IL-1β、IL-6、TNF-α,会减少 REM 睡眠,增加 NREM 睡眠,尤其是慢波睡眠,并影响多种与睡眠有关的神经递质,如腺苷、前列腺素、一氧化氮、GABA 等。各类激素也参与睡眠与肿瘤之间的密切联系,胃饥饿素(ghrelin)与肿瘤进展和生存率降低相关;瘦素参与肿瘤细胞增殖,诱导 IL-6 和 TNF-α 产生,并激活下丘脑神经元,激活食欲素,参与觉醒发生。同时,肿瘤诱导儿茶酚胺激活、血管生成、肿瘤体积和侵袭性增加均会改变唤醒机制,导致睡眠障碍。睡眠与恶性肿瘤之间的作用对于肿瘤治疗也至关重要,因为机体对化疗和免疫治疗反应需完备的免疫功能,而免疫系统功能受睡眠的影响显著。

二、头颈部肿瘤与睡眠障碍

(一)流行病学

头颈部肿瘤(喉癌、咽癌、鼻窦癌、口腔癌、甲状腺癌等)的失眠患病率在治疗前为 29%,在治疗期间为 45%,在治疗后为 40%,而过度嗜睡在治疗前、后的发生率分别为 16% 和 32%。此外,治疗前头颈部肿瘤患者睡眠相关呼吸障碍的患病率为 66%,治疗后为 51%,其中,68% 为鳞状细胞癌。

(二)头颈部鳞状细胞癌

对头颈部鳞状细胞癌患者控制昼夜节律的基因表达情况进行研究,结果显示,PER1、PER2、PER3、CRY1、CRY2、CLOCK 和 BMAL1 表达下调和 TIM 表达上调,部分口腔鳞癌患者 PER2 下调,舌鳞癌患者 BMAL1 下调。

(三)甲状腺癌

各种时钟基因(PER1、PER2、PER3、CRY1、CRY2、REV-ERB 和 ROR 基因)也与甲状腺癌相关,即使分化良好的甲状腺癌(占甲状腺癌的 90%),时钟基因的表达也发生变化,而良性甲状腺结节或健康甲状腺中则没有。低分化甲状腺癌表现出昼夜节律振荡改变,BMAL1 上调和 CRY2 下调与低分化甲状腺癌的发病相关,DEC1 表达升高与甲状腺癌侵袭性增加相关。昼夜节律紊乱可改变 HPA 轴的功能,HPA 轴反过来调节包括甲状腺等内分泌器官的功能,可能是血清促甲状腺激素水平升高所致。因此,甲状腺癌时钟基因的表征值得关注,慢性昼夜节律紊乱可提示致癌性。

三、胸部肿瘤与睡眠障碍

(一)肺癌

肺癌是呼吸系统最常见的肿瘤,也是全球发病率和死亡率居于首位的恶性肿瘤。肺癌患者的睡眠障碍发生率达 56%,以失眠最常见。肺癌患者失眠的原因是多方面的,包括患病后的焦虑和抑郁,以及疾病本身引起的疼痛、乏力、咳嗽、呼吸困难,还有对死亡的恐惧等。治疗也影响肺癌患者的睡眠,如化疗药物导致频繁呕吐等。此外,肺癌患者唾液中褪黑素水平较低、皮质醇水平较高,也与睡眠质量不佳相关。新诊断的肺癌患者合并 OSA 高达 49%,OSA 诱发和加重肺癌的因素主要与间歇低氧有关。OSA 患者存在全身和局部炎症反应,氧化和抗氧化失衡以及活性氧生成增多,导致炎症因子如 TNF-α、IL-6、IL-8 等增加,这些炎症因子可活化 NF-κB,促进肿瘤的发生、发展。睡眠片段化作为一种睡眠剥夺现象,与肿瘤发生密切相关的睡眠节律紊乱有关,成为促进肺癌生长的原因。同时,OSA 相关慢性间歇低氧可促进肺癌中肿瘤相关巨噬细胞(TAM)向促肿瘤 M2 表型的转变,增加肺癌细胞增殖和侵袭,并通过激活 HIF-1α,上调血管内皮生长因子和肿瘤生长因子 β 的基因表达,刺激血管生成,改变肿瘤微环境,导致肺癌免疫逃逸,促进肿瘤生长。

（二）乳腺癌

乳腺癌是女性最常见的恶性肿瘤，全球每年以 3.1% 的速度稳步上升。失眠是乳腺癌的危险因素，一项平均随访时间为 14.7 年的大样本研究结果表明，难以入睡且睡眠无法恢复的女性患乳腺癌的风险显著增加，而治疗失眠可提高乳腺癌患者对化疗的反应性。OSA 也是乳腺癌的危险因素，荟萃分析结果提示，OSA 与乳腺癌发病率之间存在因果关系，OSA 患者患乳腺癌的风险可增加 2 倍。OSA 与乳腺癌之间的确切生物学机制尚待发现，目前认为 OSA 相关间歇低氧导致 HIF 表达增加，刺激促血管生成因子上调，并使肿瘤细胞增殖。此外，睡眠时间较长（≥9h）的女性患乳腺癌风险亦增加，尤其是雌激素受体阳性的女性，长睡眠可能会影响褪黑素、皮质醇、生长激素、催乳素及炎症因子水平，从而导致乳腺癌的发生。褪黑素是雌激素受体转录活性的强抑制剂，褪黑素水平降低与乳腺癌有关，因此昼夜节律紊乱增加罹患乳腺癌的风险。研究还证实夜间暴露于光线的女性，雌激素受体阳性乳腺癌的风险增加。乳腺癌患者体内皮质醇变化与昼夜节律紊乱有关，可能会导致肿瘤的发展更快，并通过改变 BRCA1 基因表达而促进乳腺癌发展。

四、消化系统肿瘤与睡眠障碍

（一）消化道肿瘤与昼夜节律紊乱

昼夜节律对消化功能具有重要作用，可影响细胞增殖、免疫稳态、肠道通透性、肠道微生物群和新陈代谢。消化系统肿瘤的昼夜节律基因改变与肿瘤演变相关。在肝癌、结肠癌和胰腺癌中观察到 PER1 和 PER3 低表达，PER3 的表达水平与生存率呈正相关；在肝癌中 CRY2 和 RORA 过表达与生存期呈正相关，而 NPAS2 和 TIMELESS 过表达则与生存期呈负相关；在胃癌中观察到 PER2 过表达；TIMELESS 基因过表达与结肠癌发病和进展相关，而 CLOCK 高表达与结肠癌预后良好相关；CRY2 高表达和 DEC1 低表达与胰腺癌预后良好相关，CRY1 在晚期消化系统肿瘤中存在过表达。昼夜节律紊乱相关基因功能改变，可诱发肠道通透性障碍及线粒体功能障碍，从而激活慢性炎症状态而致癌，并具有抵抗化疗的作用。因此，国外已提出时间治疗，认为可提高消化系统肿瘤化疗的有效性并降低其毒性。

（二）消化道肿瘤与 OSA

OSA 可增加结直肠癌的风险，OSA 患者结直肠癌的患病率比非 OSA 患者高 70%，而 OSA 与肝癌和胰腺癌缺乏相关性。结直肠癌是全球发病率排第三的恶性肿瘤，病死率居第四位。OSA 相关慢性间歇性缺氧和氧化应激是致癌基础，HIF-1 可促进新生血管形成，导致结直肠癌进展，因此，建议 OSA 患者需常规行结肠镜检查。然而，HIF 在不同消化道肿瘤中的作用不一，在肝细胞癌中，HIF 起抑癌作用，而 HIF 在胰腺癌细胞的肿瘤微环境中，具有潜在致癌作用。因此，OSA、低氧和肿瘤微环境之间的关系复杂。

（三）消化道肿瘤与其他睡眠疾病

绝经后肥胖女性患肝癌的风险增加，这可能与睡眠时间过长（≥9h）有关，在校正肥胖和糖尿病后，这种相关性减弱。另有关于晚期胃癌患者出现 RBD 症状且得到 PSG 证实的病例报道。

五、泌尿生殖系统肿瘤与睡眠障碍

目前大多数研究认为失眠与前列腺癌发病之间无相关性，而睡眠片段化与前列腺癌相关。10 年随访研究显示，OSA 患者患前列腺癌的风险非常高，而膀胱癌的风险较小。参与前列腺癌发生的昼夜节律基因有 NPAS2、ARNTL、CRY1、CRY2、PER1、PER2、PER3、CSNK1、TIMELESS、MTNR1A 和 MTNR1B，但尚无夜间光线暴露增加前列腺癌风险的报告。昼夜节律和褪黑素通路紊乱在前列腺癌发生中具有潜在作用，尤其是 NPAS2 基因，可导致睡眠时间缩短和褪黑素产生减少。

此外，还发现 PER1、PER2、PER3、CRY2、CLOCK、NR1D2 和 RORA 过表达与肾细胞癌相关，而 TIMELESS 和 NPAS2 低表达与肾细胞癌的预后良好有关。

六、中枢神经系统肿瘤与睡眠障碍

（一）成人中枢神经系统肿瘤

OSA 患者原发性中枢神经系统肿瘤的风险显著增加，而脊髓肿瘤风险性不增加，这可能与低氧在胶质瘤发生，以及在低级星形细胞瘤向多形性胶质母细胞瘤进展中发挥作用有关。OSA 外科治疗可降低中枢神经系统肿瘤的发生风险。较少有研究评价中枢神经系统肿瘤患者的昼夜节律紊乱，一项颅咽管瘤患者的研究提示，肿瘤、手术或放疗所致水肿的局部压迫，可损伤下丘脑并影响视交叉上核，褪黑素减少常被用以评估视交叉上核的功能。

（二）儿童中枢神经系统肿瘤

儿童中枢神经系统肿瘤与嗜睡显著相关。25 例嗜睡儿童（40%患发作性睡病 1 型，28%患发作性睡病 2 型）中，38%与颅咽管瘤相关，24%与神经腺瘤相关，18%与胶质瘤相关，其中 44%的患者在确诊时已有症状，52%的患者在手术后出现嗜睡症状，尤其是颅咽管瘤切除术后。颅咽管瘤是位于鞍区或鞍旁区的生长缓慢的中枢神经系统良性肿瘤，影响睡眠-觉醒调节系统，手术可改善患者过度嗜睡，但手术损伤可能加重嗜睡症状，其中 60%的患者可通过相关药物治疗改善。

七、软组织肿瘤与睡眠障碍

OSA 与黑色素瘤生长速度及其侵袭标志物（如溃疡的存在、有丝分裂指数和 Breslow 指数）独立相关，尤其是重度 OSA。OSA 相关慢性间歇性低氧有利于黑色素瘤的生长和侵袭，OSA 氧化应激导致血清细胞黏附蛋白 1 水平增加，可促进黑色素瘤生长、血管新生而形成转移，因此预后不佳。

八、妇科肿瘤与睡眠障碍

卵巢癌是妇科肿瘤死亡的主要原因，也是全球发病率排第七的女性恶性肿瘤。失眠与女性罹患卵巢癌（侵袭性浆液性亚型）的发病风险增高相关，而对 161 004 名女性随访 28 年的结果，尚未发现昼夜节律紊乱与卵巢癌的相关性。因此，睡眠障碍与卵巢癌发病率之间的关系，有待进一步研究。

第十节　疼痛相关睡眠障碍

一、概　　述

疼痛是一种与实际或潜在的组织损伤有关的不愉快感觉和情感体验，其强度通常与组织损伤程度有关。急性疼痛可采取相应的措施缓解，反复疼痛持续超过 3 个月，称慢性疼痛。疼痛的生物-心理-社会模型将生理症状表现为生物、心理和社会因素之间动态互动的结果。疼痛与睡眠的关系是双向的：疼痛会导致心理困扰而扰乱睡眠，而短暂或紊乱的睡眠又会降低疼痛阈值，增加自发疼痛的症状（如肌痛、头痛）。睡眠质量差和睡眠时间不足是慢性疼痛发生、发展的危险因素，并在慢性疼痛人群中出现恶性循环，使睡眠不足和痛苦长期存在并加剧。目前对这种交互关系背后的机制认识有限。适当镇痛治疗可促进疾病愈合并减少疼痛慢性化，通常推荐个性化、多模式、多学科的治疗方法。

二、慢性疼痛与睡眠障碍

（一）流行病学

慢性疼痛被认为是一种疾病，影响着全球 30%以上的人群，与失眠和其他睡眠障碍共存率高。

据估计，17%~25%的普通人群存在慢性疼痛，而慢性疼痛患者合并失眠是无疼痛者的 18 倍。广义的"睡眠障碍"被用来描述一系列低质量的睡眠问题，通过自我报告、PSG、放射影像等措施，以及评估睡眠开始时间、入睡后清醒时间、睡眠质量、睡眠效率及其他变量后发现，慢性疼痛患者的睡眠障碍患病率为 40%~80%。

（二）临床特点

与普通人群相比，慢性疼痛群体的抑郁、焦虑和疲劳的发生率更高，且与失眠和睡眠不足呈正相关。慢性疼痛合并睡眠障碍患者出现抑郁和焦虑的相对风险分别为 3.47 和 3.75。24%的慢性疼痛患者报告在过去 12 年中有过自杀意念，而睡眠质量差是自杀意念的独立预测因子。慢性疼痛合并睡眠障碍患者会出现多种重叠症状，称为 SPADE 集群，包括睡眠障碍、疼痛、焦虑、抑郁、疲劳等，只有约 10%的患者是单一症状。与单纯慢性疼痛患者相比，慢性疼痛合并睡眠障碍患者具有更强疼痛程度、更长疼痛持续时间和更多相关共病，如抑郁症和焦虑症。慢性疼痛和睡眠障碍相互影响、相互促进。睡眠障碍被认为是慢性疼痛的直接结果，治疗慢性疼痛有望解决或改善失眠相关症状；睡眠不足是更严重疼痛的驱动因素，夜间睡眠质量是次日身体疼痛的重要预测因素，而晨间疼痛评分并不能影响当晚的睡眠。睡眠障碍得到解决，有可能在 3~6 个月后恢复并改善疼痛程度。迄今为止，对疼痛和睡眠之间关系的生物学基础认识有限，可能的通路包括多巴胺、5-羟色胺或内源性阿片类物质，以及下丘脑-垂体-肾上腺轴及腺苷和一氧化氮信号转导等。

（三）治疗

最常见的治疗药物是普瑞巴林，服用普瑞巴林的纤维肌痛综合征患者在疼痛和睡眠症状方面都有显著改善，但普瑞巴林仅对某些神经性疼痛和纤维肌痛有益。褪黑素是唯一能改善慢性疼痛和睡眠的药物助眠剂。佐匹克隆和萘普生联用也可改善疼痛和睡眠。对慢性疼痛最常见的非药物治疗是认知行为治疗（CBT），包括失眠 CBT（CBTI）、疼痛 CBT（CBTP）和疼痛/失眠 CBT 混合治疗（CBT-PI）3 种不同类型。CBT 单独或与其他治疗相结合，可用来治疗各类疼痛合并睡眠障碍。CBTI 是目前失眠合并慢性疼痛患者的首选治疗方法，治疗效果好且持续时间更长，比药物治疗更安全，副作用更少，药物治疗通常在停药后作用消失。CBTI 以小组或个人形式进行，可改善患者的睡眠潜伏期、入睡后清醒时间、总睡眠时间和睡眠效率。

三、癌痛与睡眠障碍

（一）流行病学

恶性肿瘤的 5 年生存率约为 45%，在疼痛中心就诊的慢性疼痛患者中，高达 40%是恶性肿瘤患者，恶性肿瘤患者经历着与治疗（手术、化疗、放疗）、肿瘤浸润及心理创伤相关的伤害性和非神经性疼痛。

（二）临床特点

多个疼痛管理指南都主张将癌痛与其他慢性疼痛分开考虑。然而，癌痛和非癌症疼痛的病理生理机制和分子通路相同，将两者区别对待的原因，是癌痛的诊治需围绕恶性肿瘤不确定性的预后等生存问题。尽管癌痛和非癌症疼痛的感官辨别（即躯体感觉，包括疼痛强度和位置）方面可能相似，但癌痛可能与焦虑、抑郁等情绪状态，以及对疾病的认知更为密切相关。

（三）治疗

对癌痛的患者，治疗与其他慢性疼痛患者相似，但需根据恶性肿瘤的情况进行调整。

第十一节　躯体感染相关睡眠障碍

一、概　　述

　　睡眠被认为是免疫反应的重要调节剂。一方面，睡眠不足会削弱免疫，增加机体对病毒、细菌等病原体感染的易感性。睡眠减少后更易感染的机制，可能与淋巴细胞有丝分裂增殖受损、HLA-DR表达降低、$CD14^+$上调、$CD4^+$和$CD8^+$ T细胞变化等因素有关，这些变化均可见于处于部分睡眠剥夺期间的机体。另一方面，当机体持续暴露于感染的免疫反应中，也会引发睡眠模式及相关生理参数发生变化。因此，睡眠和感染免疫调控具有交互作用。

二、呼吸系统感染与睡眠障碍

（一）临床特点

　　呼吸系统感染是引起死亡的主要原因之一，如近年发生的新型冠状病毒（SARS-CoV-2）感染，最常见的症状是呼吸短促（78%）、乏力（78%）和认知功能障碍（74%），其他症状还包括记忆障碍（65%）、肌肉疼痛或痉挛（64%）和睡眠障碍（62%）等。需入院治疗的严重新型冠状病毒感染患者中，75%的患者睡眠质量较差，8%~21%存在 OSA，且这些患者恢复期仍存在睡眠片段化和频繁觉醒，失眠的患病率高达60%，可能与创伤后应激障碍（PTSD）风险增加有关。在新型冠状病毒感染流行期间，患者家属、医护人员及其家属、隔离人员和检疫人员的睡眠均受到影响，60%患有失眠，41%夜间多次觉醒，36%因呼吸困难而醒来，18%患有不宁腿综合征，10%患有睡眠呼吸暂停。此外，睡眠不足是流行性感冒等呼吸道感染的危险因素，且加重呼吸道感染的严重程度。

（二）相关机制

　　1. 持续病毒感染　新型冠状病毒在体内广泛分布，可在大脑各个区域进行复制，且持续存在于急性感染症状发生后7个月以上。由于该病毒还影响下丘脑和脑干，可能会扰乱睡眠-觉醒周期，导致失眠或睡眠质量不佳。

　　2. 持续炎症　感染后持续升高的促炎性细胞因子（如 IL-1、IL-6 和 TNF-α）可增加 NREM 睡眠和减少 REM 睡眠，从而改变睡眠结构，而睡眠障碍也可通过改变循环细胞因子来改变炎症过程。

　　3. 自身免疫　体液免疫和细胞免疫介导反应都可针对调节睡眠的神经结构（如脑干、下丘脑）以及神经递质系统（如下丘脑）。

　　4. 线粒体功能障碍　新型冠状病毒可对线粒体基因产生不良影响，导致线粒体功能障碍，且发生代谢重编程。受损的线粒体释放大量与损伤相关的分子模式，是炎症反应有效的激活剂，可损害大脑睡眠调节区的神经元，从而影响昼夜节律，导致睡眠呼吸障碍。

　　5. 昼夜节律失调　免疫系统受睡眠昼夜节律控制，昼夜节律是反馈回路，如果睡眠疾病不能控制，则会干扰免疫系统，影响睡眠-觉醒周期，形成恶性循环。

三、消化系统感染与睡眠障碍

（一）临床特点

　　睡眠不足会削弱消化系统对病原体的防御，增加消化系统感染的易感性。感染性腹泻是最常见的消化系统感染，也是高发病率和高病死率的疾病。产肠毒素大肠杆菌（ETEC）是感染性腹泻的主要病原体，在食物和水中都很常见。较短的睡眠时间可预测 ETEC 感染性腹泻的严重程度，研究发现感染 ETEC 前一晚的总睡眠时间，与患者 24h 最大腹泻量和总腹泻量均呈负相关。因此，改善睡眠时长和睡眠质量，可增强对疾病的抵抗力，对预防或减轻消化系统感染至关重要。

（二）相关机制

1. 睡眠时间不足 睡眠时间不足会影响许多免疫过程，增加血液循环中的白细胞数量，而各类白细胞从血液至器官的运动减少，包括影响先天免疫和免疫调节的自然杀伤细胞（NK 细胞），还有适应性免疫细胞，如 B 细胞和 T 细胞。睡眠不足也会降低上述细胞的功能，睡眠剥夺后 NK 细胞的活性和淋巴细胞增殖都低于正常睡眠后。此外，全身促炎性细胞因子，如 IL-6 和 CRP，睡眠不足时也会异常增高。因此，睡眠不足导致的广泛免疫变化会削弱机体对病原体的防御，增加感染易感性。

2. 昼夜节律失调 睡眠不足会影响 ETEC 相关的感染抵抗力，而昼夜节律失调导致的免疫效应会加剧这种影响；同时，昼夜节律失调对睡眠时间和睡眠质量可产生负面影响，如旅行导致的昼夜节律失调可能导致睡眠不足，影响睡眠时间/质量的免疫力。未来研究需评估昼夜节律失调对睡眠和肠道感染之间关系的交互或相加效应。

四、中枢神经系统感染与睡眠障碍

（一）临床特点

患病时感到困倦是一种常见经历，病原体可能会影响不同器官和系统（如胃肠道、泌尿系统和呼吸系统），通常会出现多种疾病综合征，表现为发热、精神萎靡、食欲减退和嗜睡。嗜睡被认为可节省体温增加（发热）所需的能量，进而增加白细胞活性并抑制病毒生长，有助于免疫系统对抗感染。在受试者和静脉注射脂多糖后的小鼠均观察到 REM 睡眠减少、慢波睡眠增加，以及总睡眠时间增加。相反，中枢神经系统感染主要导致神经系统疾病，由于睡眠由大脑控制，因此不同大脑区域的炎症可能导致不同的睡眠疾病，重症患者会出现嗜睡，甚至导致昏迷和死亡。

（二）相关机制

睡眠-觉醒调节网络中的细胞群与神经感染相关，可被神经炎症过程和信号所影响。多种炎症细胞因子在视交叉上核中表达，包括 IL-1β、IL-6、TNF-α 和 IFN-γ 及其受体。IFN-γ、TNF-α 及其受体在视交叉上核中呈现节律性表达，趋化因子受体在大脑中广泛表达，包括在睡眠-觉醒调节中发挥关键作用的细胞核，如基底前脑、蓝斑、中缝核、结节乳头核、下丘脑外侧及视交叉上核等。下丘脑中的黑素浓集激素（MCH）神经元对 CCL2 趋化因子介导的信号尤其敏感，在脑内注射 LPS 可驱动 CCL2 合成，且黑素浓集激素神经元对 CCL2 反应中肽释放和神经元活性降低，与疾病行为中食物摄入改变有关，这也可解释睡眠变化。

第十二节 重症监护患者相关睡眠障碍

一、概　　述

昼夜节律在代谢、激素和免疫功能维持中至关重要，可影响 ICU 患者的损伤修复和疾病恢复。在重症监护病房患者中，14%～50%存在睡眠障碍，可影响患者预后，并增加各种不良事件风险，如心血管疾病、抑郁症、认知障碍、癫痫发作，甚至总病死率。ICU 患者常见的睡眠问题包括睡眠剥夺（总睡眠时间减少）、睡眠结构异常（N3 期和 REM 睡眠减少或缺失）及睡眠节律紊乱。即使 ICU 患者 24h 内的总睡眠时间与非住院患者相似，但频繁觉醒会导致睡眠片段化。此外，昼夜节律紊乱可能与 ICU 环境中缺乏昼夜变化的时间感知相关，同时，全身炎症也可会使昼夜节律基因表达紊乱。

二、重症监护患者的昼夜节律异常

（一）发生原因

1. 原发病和合并症 ICU 患者的昼夜节律异常，30%由疾病因素引起，严重脓毒症患者炎症反应明显，合并严重感染，昼夜节律受损的具体机制，仍需进一步研究。

2. 手术创伤 手术引起的应激反应和疼痛刺激，可影响患者术后的睡眠质量，大手术更为显著。术后患者慢波睡眠缩短、睡眠片段化，以及睡眠节律异常可能与患者褪黑素水平变化及核心体温改变有关。

3. 机械通气 机械通气患者的睡眠周期中无明显昼夜节律，会发生频繁觉醒，REM 睡眠减少或消失，这与人机不同步、呼吸机报警设置与模式调节不当等有关。

4. 药物 镇静药物，如苯二氮䓬类或阿片类药物可改变睡眠-觉醒模式，持续镇静会影响昼夜节律。与持续镇静相比，间断镇静有助于改善 ICU 患者的昼夜节律和睡眠质量，从而有助于治疗后恢复，相关作用机制有待进一步阐明。此外，ICU 中较多使用的皮质类固醇药物，会抑制体内皮质醇正常释放，干扰内源性昼夜节律，升压药物（去甲肾上腺素和多巴胺）及 β 受体阻滞药等也能改变正常的睡眠结构。

5. 光照 自然光照强度在 32 000～60 000lx，夏季阳光直射，最高光照强度可达 100 000lx，但 ICU 光照强度不够，白天为 100～550lx，夜间为 2.4～145lx，且可出现完全颠倒的明-暗模式，可引起褪黑素分泌节律异常，是 ICU 患者昼夜节律异常的主要原因。

6. 噪声 可增加 ICU 患者的睡眠中断和夜间觉醒，发生率为 10%～40%。噪声源包括对话、各种设备警报、设备移动及医疗干预等。虽然世界卫生组织规定，医院噪声水平白天应小于 45dB，夜间应小于 35dB，但研究报告 ICU 的平均噪声为 53～59dB，峰值噪声为 67～86dB，且昼夜差异小。夜间大噪声及白天出现的类似水平的噪声会扰乱患者的睡眠和昼夜节律。

7. 营养 进食需与视交叉上核驱动的营养输入的代谢过程相协调，因为摄食在代谢活跃的外周组织和器官中建立了节律，并与生物钟保持同步。许多 ICU 患者维持肠内营养，以不同的时间间隔推注给予营养液，甚至可在白天和晚上连续给予。与昼夜节律不一致的进食可导致昼夜节律紊乱。

8. 约束 身体的约束剥夺了患者与环境的正常感官互动。健康志愿者的短期手臂固定可减少感觉运动区域的局部突触活动，皮质可塑性与大脑局部睡眠调节有关，因此身体约束可影响睡眠数量和质量。

9. 医患互动 ICU 用药、检查血压、静脉切开术、伤口护理和清洁身体等，需要频繁的医患互动。夜间护理影响 ICU 患者睡眠，导致患者昼夜节律紊乱。

（二）治疗

1. 非药物治疗 调节 ICU 的光暴露来恢复昼夜节律很有意义，暴露于可见阳光的 ICU 患者，谵妄发生率降低。降噪策略对 ICU 睡眠的影响仍有争议，使用隔音耳塞降噪的有益效果可能仅限于 ICU 入院早期。降低夜间亮度、增强患者对于昼夜节律感知、集中时间进行医疗活动、尽量减少不必要的夜间护理、放松治疗、芳香治疗和音乐治疗等，对于改善 ICU 患者昼夜节律紊乱非常重要。

2. 药物治疗 目前尚无公认能有效改善 ICU 患者睡眠的药物。镇静催眠药物、α-肾上腺素受体激动药、褪黑素和褪黑素受体激动药等，改善睡眠的机制是通过缩短睡眠潜伏期实现的，但对改善睡眠节律和睡眠结构无明显作用。近年来，应用中药和针灸等传统医学手段改善患者睡眠质量成为热点。口服中药改善睡眠仍需进一步研究，针灸及中药外敷可显著缓解患者的疼痛、减少阿片类药物剂量，有利于改善患者情绪，提高睡眠质量。

三、重症监护患者的失眠与镇静治疗

（一）流行病学

高达 50%的因急症入院患者会出现睡眠障碍，包括入睡困难、非恢复性睡眠和睡眠片段化，尤其 ICU 患者处于强烈应激环境中，无论躯体或精神都经历着疼痛和焦虑，进而导致失眠。ICU

的老年患者中，21%报告有新发失眠，38%中度或重度失眠，镇静催眠药物使用率很高。因此，ICU患者的失眠，需与其他人群的失眠相区分。此外，某些疾病患者的失眠率可能高于平均水平，如阿尔茨海默病或其他类型痴呆患者，若感知受损或难以沟通需求，在院失眠风险增加；39%～69%冠状动脉旁路移植术（CABG）患者出院有失眠问题，并可能持续数周甚至数月，直至康复。失眠可能是潜在精神障碍标志，重性抑郁症发作与失眠显著相关。

（二）药物治疗的选择

1. 苯二氮䓬类药物 为目前 ICU 镇静治疗的基本药物。苯二氮䓬类药物虽增加睡眠时间，但导致睡眠结构异常、深睡眠和 REM 睡眠减少，可延长机械通气时间及住院时间。其作用于 γ-氨基丁酸受体产生镇静，而 γ-氨基丁酸通路是生理睡眠后期通路，因此导致睡眠周期改变。小剂量苯二氮䓬类药物可缩短睡眠潜伏期、延长 N2 期睡眠、减少慢波和 REM 睡眠，减少夜间觉醒；大剂量苯二氮䓬类药物会使脑电波突发抑制，甚至出现昏迷 δ 波；还常引起药物依赖、停药反跳及谵妄，加剧睡眠节律紊乱。

2. 丙泊酚 ICU 镇静的常用药，通过激活或抑制不同脑区，可逆转 ICU 患者的睡眠剥夺状态，通过改变睡眠结构而非增加睡眠时间来改善睡眠。机械通气超过 48h 的 ICU 患者，丙泊酚可抑制 REM 睡眠而降低睡眠质量，相关影响仍需更多研究佐证。

3. 右美托咪定 为高选择性 α_2-肾上腺素受体激动药，通过激动脑干蓝斑 α_2 受体产生镇静和催眠作用，而蓝斑核是负责调节睡眠-觉醒的关键部位。右美托咪定通过诱导自然睡眠模式，产生与镇静协同的睡眠过程，易唤醒，且对远期认知功能损害较低。右美托咪定兼具轻度镇静和镇痛效果，可以减少机械通气时间和住院时间，也可改善睡眠质量，减少谵妄发生。

4. 唑吡坦 咪唑吡啶类短效非苯二氮䓬类化合物，通过与苯二氮䓬类药物相同位置的神经递质 γ-氨基丁酸 α 受体结合，具有镇静和催眠作用，起效时间约为 15min，半衰期是 2～3h，能够诱导睡眠，但对维持睡眠没有作用。小样本研究发现，术前一晚和术后第一晚服用唑吡坦，可改善睡眠质量和疲劳感，但不能改善睡眠结构。

5. 褪黑素 在模拟 ICU 环境下，口服 1mg 褪黑素可延长患者总睡眠时间、增加 REM、缩短睡眠潜伏期、减少夜间觉醒，改善 ICU 患者的主观睡眠质量。ICU 患者常伴褪黑素分泌异常、昼夜节律紊乱，对于严重睡眠障碍的 ICU 患者可使用褪黑素，提高夜间睡眠效率。

四、睡眠呼吸暂停对危重症的影响

（一）流行病学

ICU 患者中 OSA 的患病率高达 7.8%～10.3%，男性居多且年龄相对较小。充血性心力衰竭患者中，75%合并睡眠呼吸障碍，其中 50%表现出 CSA，61%伴有夜间 SpO_2 降低（≤90%），这种低氧血症会进一步加重已有的心血管疾病。静脉血栓栓塞症的重症患者中，OSA 患病率、中重度 OSA 和重度 OSA 占比为 70%、41% 及 19%。肥胖低通气综合征（OHS）也是常见的睡眠呼吸障碍，OHS 患病率约占 ICU 患者的 8%。

（二）发病原因

1. 合并症 OSA 易合并冠心病、脑血管疾病、心力衰竭、糖尿病等，这也是 ICU 患者的常见合并症。

2. 高碳酸血症 OSA 合并日间高碳酸血症患者的呼吸中枢对低氧和高碳酸血症刺激反应减弱甚至消失，呼吸调节能力下降，使其更易发生呼吸衰竭。

3. 麻醉药使用 OSA 患者对阿片类药物更为敏感，此类患者在 ICU 期间使用麻醉药物会使原有呼吸系统症状加重，易导致拔管后 CSA；拔管后的气道炎症、组织创伤及复苏期的液体超负荷，可导致上气道狭窄或分泌物阻塞气道，加重原有的睡眠呼吸障碍。

4. 体位 ICU 期间，患者绝大部分时间保持仰卧位状态，而仰卧位时 AHI 至少是侧卧位的 2 倍，导致 ICU 患者 OSA 加重。

5. 高凝状态 睡眠期上呼吸道塌陷所致的氧化应激、系统性炎症及血流动力学改变，最终引起内皮功能障碍、血小板活性异常和纤溶能力降低，导致 OSA 患者出现急性血栓栓塞入住 ICU。

（三）治疗

1. 行为治疗 接受定期运动和减重干预的中重度 OSA 可转变为轻中度 OSA；避免仰卧位睡眠亦可改善轻度 OSA。饮酒可增加睡眠呼吸暂停的风险，但缺乏戒酒对 OSA 影响的研究。

2. PAP 治疗 长期规范 CPAP 治疗的 OSA 患者发生严重并发症和计划外 ICU 转科率较低，并缩短住院时间。CPAP 疗效不佳的 OSA 患者，推荐 BPAP 治疗，并可逆转 OSA 患者急性期的呼吸失代偿。

3. 外科手术 行为治疗和 PAP 治疗不佳的 OSA 患者，可使用腭垂腭咽成形术、上下颌前移和舌下神经刺激等手术治疗。

4. 并发症治疗 OSA 可增加心血管并发症发生的风险，尤其是重度 OSA 患者，需关注治疗。OSA 可增加 ICU 患者新型冠状病毒感染的死亡风险，因此对这类患者需及时给予干预治疗。

五、危重症恢复期患者的睡眠问题

（一）流行病学

危重症恢复期患者的睡眠障碍患病率很高。ICU 期间改变的睡眠模式需要一段时间才能恢复正常，50% 的患者转出 ICU 1 周后仍存在中、重度睡眠障碍；ICU 转出后 2 周、2 个月和 4 个月患者自我报告的睡眠障碍分别占 66.7%、64.3% 和 46.2%。然而，睡眠障碍的严重程度并未随时间推移而改变，研究显示 ICU 转出后 1 年仍有 28% 的患者存在睡眠障碍。

（二）危险因素

1. 不可改变的因素 女性和年龄可增加危重症患者恢复期的睡眠障碍，但种族间没有差异。

2. 住院前因素 住院前自我报告患有多种慢性病是导致恢复期睡眠障碍的重要因素。慢性疾病数量（至少 3～4 种）是预测 ICU 患者脱机后睡眠质量不佳的独立危险因素。住院前睡眠障碍和心理因素（抑郁、焦虑、压力等）亦为恢复期睡眠障碍与生活质量受损的独立预测因素。

3. 住院期间因素 包括疾病严重程度、病房睡眠质量、ICU 应激症状和阿片类药物使用天数。ICU 住院时长和机械通气使用天数，与恢复期睡眠障碍无显著关联，仅两项研究提示急性生理与慢性健康评估（APACHE）Ⅱ评分可预测恢复期睡眠障碍。

4. 出院后因素 恢复期睡眠障碍与出院后生活质量相关性高，包括身心健康、疲劳、行动能力和生活自理等。考虑到上述因素间存在复杂的交互作用，心理共病、生活质量和睡眠障碍对 ICU 转出后恢复期的影响，需进一步研究。

第十三节 展 望

睡眠障碍与呼吸系统疾病关系密切，如 COPD、支气管哮喘、ILD 和 PH 均与 OSA 相关，共病会导致急性加重及不良临床结局的风险增加，失眠与呼吸系统疾病的关联也已逐渐受到关注。不过，仍需大规模、长期随访的研究提供循证医学证据，相关机制和靶向治疗探索亦为主要研究方向。临床上应有效识别相关共病并制订个性化治疗方案。

睡眠障碍与 CVD、高血压的研究应关注基于病理生理机制的分型、生物标志物、精准靶向治疗及新药研发。例如，基于液体潴留参与 OSA 发病机制探讨利尿药能否应用于 OSA 治疗等问题需多中心的前瞻性临床对照研究；失眠与高血压发生的生物标志物研究亦为未来方向。近年来，越来越多的研究开始探索 OSA 致冠心病发病的相关基因，为基因治疗奠定了基础。例如，有学者提出胃促生长素可能在一定程度上代表克服 OSA 促炎效应的一种补偿机制。此外，从基因层面证明NPPV 对 SDB 合并 CVD 的治疗有效性将具有更大的挑战性和临床价值。

睡眠及昼夜节律变化通过基因表达的周期性变化可调节代谢和健康生理状态，其改变或中枢与肠道昼夜节律的分离会诱发或加重多种胃肠道疾病，而这些病理状态可能使昼夜节律障碍持续存在，进一步影响疾病的进程。恢复或维持正常昼夜节律同步是胃肠道疾病有意义的治疗靶点。IBD的睡眠障碍表现包括失眠和不宁腿综合征，但其治疗尚无相关临床研究。OSA 参与 GERD、非酒精性脂肪肝（NAFLD）及结直肠癌的发生、发展应引起关注。此外，关于褪黑素用于治疗睡眠相关的炎症性疾病尚存争议，有待进一步研究。

慢性肾功能不全常存在多种合并症，睡眠障碍的症状可能不典型或被归因于其他疾病，因此需专门询问睡眠相关问题，如失眠、不宁腿综合征和 OSA 等。应用睡眠障碍相关药物治疗时，应考虑其是否经肾脏代谢，并调整药物的剂量或服用时间。从常规血液透析改为夜间血液透析可改善心血管功能并改善 SDB。关于 CKD 患者睡眠障碍药物或非药物治疗的针对性研究仍较少，缺乏充分循证医学证据。此外，对于合并不宁腿综合征、OSA 及睡眠障碍促进 CKD 本身进展的基本机制应深入探索，有助于了解该人群睡眠障碍的独特性，寻找新的治疗靶点，改善生活质量和预后。

睡眠障碍（如 OSA）可增加血液系统疾病的患病率，同时血液系统疾病本身或其治疗措施也可能导致睡眠异常，临床上对共病应制订相应的诊疗计划，延缓疾病进展，改善生活质量，延长生存期。迄今相关机制尚不清楚，需开展全方位的临床和基础研究。

睡眠受神经-体液的双重控制。睡眠和内分泌代谢之间联系密切，维持内分泌稳定对保证睡眠时间和质量非常重要。内分泌异常可导致睡眠障碍，如肢端肥大症导致 OSA、甲状腺激素分泌过多可致失眠。针对性病因治疗可改善睡眠。在与肥胖相关代谢紊乱的发病机制中，睡眠剥夺和睡眠片段化起主要作用，其影响胰岛素敏感性、葡萄糖代谢及食欲调节。恢复睡眠时间、改善睡眠质量有助于稳定激素水平，增强胰岛素的敏感性。对 OSA 与内分泌疾病共病，应及时治疗原发病，同时辅以 OSA 治疗。未来应就睡眠障碍与代谢疾病的双向影响机制进行深入的研究。

RA、SLE、SSc 均存在较严重的睡眠障碍，抑郁和疼痛是三者共同的独立危险因素，因此干预潜在的抑郁和疼痛管理尤为重要。但三者各具特点：RA 患者以关节疼痛为主，而 SLE、SSc 更多见于肌肉或内脏疼痛，定位模糊；糖皮质激素是 SLE 患者睡眠障碍的影响因素，RA 和 SSc 中未有类似结论，可能与糖皮质激素在 SLE 中更广泛应用及剂量更大相关。应行睡眠评估，包括问卷和量表及 PSG、积极治疗原发病同时控制疼痛和潜在抑郁、相关机制和系列临床问题仍需大量研究来揭示。

睡眠障碍对肿瘤的影响越来越受到重视，长期 CPAP 治疗肿瘤患者的睡眠呼吸障碍有助于改善免疫应答，减少全身炎症反应及血管内皮生长因子的血清水平，从而抑制肿瘤进展和转移。其他治疗进展还包括使用食欲素受体抑制药、时间治疗调控昼夜节律等。睡眠疾病和肿瘤都具有异质性，因此文献中报道存在相互矛盾和不确定的数据，值得进一步研究。

认识睡眠和疼痛之间的双向关系对慢性疼痛患者的临床管理及预防具有重要意义。探讨改善睡眠对疼痛机制的影响有助于优化慢性疼痛综合干预措施、研究二者双向影响相关的神经生物学机制、探索调节睡眠和疼痛的共同通路，有助于新药研发。

睡眠障碍和昼夜节律紊乱会导致免疫系统的调节失衡，增加感染易感性及相关炎症过程；相反，感染相关免疫反应亦会影响睡眠模式的改变。细胞调节因子和固有免疫可能参与睡眠模式变化的机制。基于上述相互作用，睡眠和感染免疫之间的关系对于维持体内平衡和抵御病原体至关重要。目前对于感染是如何改变睡眠模式及引起睡眠障碍等的研究还处于起步阶段，有待进一步探索。

睡眠是人类的基本需求，是重症患者康复的重要影响因素。ICU 并非理想的睡眠环境，睡眠障碍尤为明显。入住 ICU 患者依靠先进的技术从复杂的健康状况中恢复，可能经历严重的睡眠中断。

危重症的潜在病理生理学也是睡眠质量降低的重要决定因素。更为关键的是，睡眠不足会导致 ICU 患者谵妄、呼吸功能不良、免疫系统异常激活和死亡率增加等不良后果。因此，危重患者睡眠正常化，应成为 ICU 医疗和护理的关键环节。如何优化 ICU 患者的睡眠及出院后睡眠障碍的防治策略均需深入探讨。

本章由李庆云教授（副主编）负责

编　委　胡　克　王菡侨

编　者　董霄松　李　宁

思　考　题

1. 从呼吸生理的角度，阐述肺气肿型 COPD 患者合并 OSA 的机制。
2. 睡眠障碍导致心血管疾病的核心病理生理机制是什么？
3. 肠道微生态对睡眠节律及睡眠障碍有哪些影响？
4. 阐述 CKD 合并睡眠呼吸暂停的发病机制及研究思路。
5. 结合血液系统疾病的发病机制，简述缺氧诱导因子在 OSA 导致相关并发症中的作用。
6. 阐述睡眠呼吸暂停与胰岛素抵抗及 2 型糖尿病的交互关系及其机制。
7. 睡眠障碍与风湿系统疾病相互影响的病理生理机制是什么？
8. 睡眠障碍与恶性肿瘤间双向关系的分子机制是什么？
9. 睡眠不足和慢性疼痛双向关系的潜在机制有哪些？
10. 中枢神经系统感染对睡眠的影响及临床表现是什么？
11. 重症监护患者昼夜节律异常的发生机制及对策如何？

参　考　文　献

国家心血管病中心, 中国医师协会, 中国医师协会高血压专业委员会, 等. 2022. 中国高血压临床实践指南. 中华心血管病杂志, 50(11): 1050-1095.

李慧敏, 董明林, 胡克. 2018. 神经肌肉疾病患者的睡眠呼吸障碍. 中华全科医师杂志, 17(12): 1030-1033.

刘培俊, 赵东, 胡克. 2022. 阻塞性睡眠呼吸暂停低通气综合征与 Barrett 食管相关性. 国际呼吸杂志, 42(9): 656-659.

刘威, 胡克. 2021. 睡眠剥夺与多系统相关疾病关系的研究进展. 医学综述, 27(23): 4696-4701.

宋岩, 何鑫, 胡克. 2021. 多囊卵巢综合征合并阻塞性睡眠呼吸暂停及对机体的影响研究进展. 中华全科医师杂志, 20(5): 608-611.

汤思, 胡克. 2016. 阻塞性睡眠呼吸暂停综合征与心脑血管疾病. 中华全科医师杂志, 15(1): 5-9.

袁伟, 何鑫, 胡克. 2022. 慢性肝病患者睡眠障碍的研究进展. 临床内科杂志, 39(5): 357-360.

岳芳, 杨海珍, 胡克. 2022. 阻塞性睡眠呼吸暂停与静脉血栓栓塞症相关性研究现状. 国际呼吸杂志, 42(03): 161-167.

中国医师协会高血压专业委员会, 中华医学会呼吸病学分会睡眠呼吸障碍学组. 2013. 阻塞性睡眠呼吸暂停相关性高血压临床诊断和治疗专家共识. 中国呼吸与危重监护杂志, (5): 435-441.

Akset M, Poppe KG, KleynenP, et al. 2023. Endocrine disorders in obstructive sleep apnoea syndrome: a bidirectional relationship. Clin Endocrinol(Oxf), 98(1): 3-13.

Boeselt T, Koczulla R, Nell C, et al. 2019. Sleep and rheumatic diseases. Best Pract Res Clin Rheumatol, 33(3): 101434.

Casagrande M, Forte G, Favieri F, et al. 2022. Sleep quality and aging: a systematic review on healthy older people, mild cognitive impairment and alzheimer's disease. Int J Environ Res Public Health, 19(14): 8457.

Hu Z, Zhang H, Hu K, et al. 2021. Associations between sleep duration, lung function, FeNO and blood eosinophils among current asthmatics(NHANES 2007-12). J Breath Res, 15(2): 026008.

Javaheri S, Redline S. 2017. Insomnia and risk of cardiovascular disease. Chest, 152(2): 435-444.

Jhamb M, Ran X, Abdalla H, et al. 2020. Association of sleep apnea with mortality in patients with advanced kidney disease. Clin J Am Soc Nephrol, 15(2): 182-190.

Lévy P, Naughton MT, TamisierR, et al. 2022. Sleep apnoea and heart failure. Eur Respir J, 59(5): 2101640.

Li X, Sotres-Alvarez D, Gallo LC, et al. 2021. Associations of sleep-disordered breathing and insomnia with incident hypertension and diabetes. The Hispanic Community Health Study/Study of Latinos. Am J Respir Crit Care Med, 203(3): 356-365.

Lin CH, Lurie RC, Lyons OD. 2019. Sleep apnea and chronic kidney disease: a state-of-the-art review. Chest, 157(3): 673-685.

Lin YN, Liu ZR, Li SQ, et al. 2021. Burden of sleep disturbance during COVID-19 pandemic: a systematic review. Nat Sci Sleep, 13: 933-966.

Liu D, Yu C, Huang K, et al. 2022. The association between hypertension and insomnia: a bidirectional meta-analysis of prospective cohort studies. Int J Hypertens, 2022: 4476905.

Orr WC, Fass R, Sundaram SS, et al. 2020. The effect of sleep on gastrointestinal functioning in common digestive diseases. Lancet Gastroenterol Hepatol, 5(6): 616-624.

O'Shea R, Gaffney M, Kaare M, et al. 2023. Laryngopharyngeal reflux induced sleep-related laryngospasm. Ir J Med Sci, 192(1): 335-340.

Paul M. 2021. The impact of obstructive sleep apnea on the sleep of critically ill patients. Crit Care Nurs Clin North Am, 33(2): 173-192.

Sun Y, Laksono I, Selvanathan J, et al. 2021. Prevalence of sleep disturbances in patients with chronic non-cancer pain: a systematic review and meta-analysis. Sleep Med Rev, 57: 101467.

Tan BKJ, Teo YH, Tan NKW, et al. 2022. Association of obstructive sleep apnea and nocturnal hypoxemia with all-cancer incidence and mortality: a systematic review and meta-analysis. J Clin Sleep Med, 18(5): 1427-1440.

Tesoriero C, Del Gallo F, Bentivoglio M. 2019. Sleep and brain infections. Brain Res Bull, 145: 59-74.

Tonna JE, Dalton A, Presson AP, et al. 2021. The effect of a quality improvement intervention on sleep and delirium in critically ill patients in a surgical ICU. Chest, 160(3): 899-908.

Valecchi D, Bargagli E, Pieroni MG, et al. 2023. Prognostic significance of obstructive sleep apnea in a population of subjects with interstitial lung diseases. Pulm Ther, 9(2): 223-236.

Vasquez P, Escalante J, Raghubar KP, et al. 2022. Association between fatigue and sleep disturbances during treatment for pediatric acute lymphoblastic leukemia and posttreatment neurocognitive performance. Pediatr Blood Cancer, 69(5): e29507.

第十八章 特定人群的睡眠障碍

第一节 概 述

随着医学研究的不断深入，我们逐渐认识到了睡眠障碍在不同人群中的多样性及其与特定环境和生理阶段的关联。首先，儿童和青少年处于特殊的生理和心理发育阶段，其睡眠模式和睡眠障碍呈现出明显的发育特点。儿童和青少年的睡眠障碍在诊断、类型、临床表现和病因上均有所不同，与年龄增长相关的许多生理变化中，睡眠的改变尤为明显。老年人由于其特有的生理特点，更多地表现出总睡眠时间、睡眠效率和深度睡眠减少，以及夜间觉醒次数和夜间觉醒时间增加。对于女性，其生命历程中的特定时期，如月经、妊娠、绝经等，都可能导致其睡眠质量受到影响。最后，高原环境也为我们提供了一个独特的视角来研究睡眠障碍。高原的特殊气候和地理环境对居住在那里人们的睡眠模式产生了明显的影响，而这些影响也可能随着适应的增加而发生变化。本章旨在探讨特定人群的睡眠障碍，提供更加精确和个体化的视角。

第二节 儿童和青少年睡眠障碍

儿童和青少年睡眠表现出典型的发育特征，而在 0～18 岁不同年龄段睡眠障碍的诊断、类型、临床表现和病因等方面也有较大差异。睡眠障碍不仅是儿科门诊中家长最常见的主诉之一，还往往与很多躯体和精神疾病共患出现，需要多学科联合进行规范诊治。

一、儿童和青少年睡眠特点

（一）睡眠结构的发育变化

睡眠结构在胎儿期开始形成，目前认为 30 周龄的胎儿已经建立了较为规律的睡眠-觉醒周期，并出现睡眠有关的眼球运动。快速眼动（rapid eye movement，REM）睡眠在妊娠 6 或 7 个月开始出现，而非快速眼动（non-rapid eye movement，NREM）睡眠在其后约 1 个月出现。

最显著的睡眠发育变化在出生后的前 2 年出现。新生儿还不具备稳定的睡眠-觉醒周期，其昼夜节律一般在出生后 2～3 个月才逐渐形成。婴儿在出生后 6 个月前睡眠结构包括 3 种状态：活跃睡眠（active sleep，AS）、安静睡眠（quiet sleep，QS）和不确定睡眠（indeterminate sleep，IS）。其中，AS 相当于 REM 睡眠，QS 相当于 NREM 睡眠，而 IS 是睡眠发育不成熟的标志，后续会演变成明确的 REM 睡眠或 NREM 睡眠。在婴儿期，一个睡眠周期约为 60min，2 岁时增加到 75min 左右，而到 6 岁时增加到 90min 左右，接近成人水平。与成人不同，新生儿入睡后首先进入 REM 睡眠，再进入 NREM 睡眠。

新生儿的 REM 睡眠所占比例为 50%～80%，持续到青春期逐渐减少，出生后 6 个月时减少到约 1/3，2 岁时减少到约 1/4。从儿童到青春期，慢波睡眠（slow wave sleep，SWS）时间减少了 40% 左右。相对于儿童中期的睡眠-觉醒周期，青少年大约会出现 2h 的昼夜节律延迟。此外，青少年在觉醒期间"积累"睡眠驱动的速度减慢，而主动延迟睡眠的能力增强，导致在较早的就寝时间难以入睡。

（二）睡眠模式的发育变化

睡眠模式主要是指就寝时间、起床时间及睡眠时间等方面的特征。在出生后的 5 年内，儿童睡眠模式的主要特征是日间睡眠时间减少，而此后直到青春期晚期主要表现为夜间睡眠时间减少。睡眠-觉醒模式通常从儿童中期开始变得不规律，到青春期达到高峰，这体现为上学日与休息日的就寝和起床时间的差异（社会时差）越来越大，以及周末补偿睡眠越来越长。美国国家睡眠基金会对0～18岁儿童和青少年每天的睡眠时间进行了推荐（表18-2-1）；我国发布的《0～5岁儿童睡眠卫生指南》也对相应年龄段儿童的睡眠时间进行了推荐（表18-2-2）。

表 18-2-1　美国国家睡眠基金会推荐睡眠时间

年（月）龄	睡眠时间（h）
出生后 0～3 个月	14～17
出生后 4～11 个月	12～15
幼儿（1～2 岁）	11～14
学龄前儿童（3～5 岁）	10～13
学龄儿童（6～13 岁）	9～11
青少年（14～17 岁）	8～10

表 18-2-2　中国 0～5 岁儿童推荐睡眠时间

年（月）龄	推荐睡眠时间（h）
出生后 0～3 个月	13～18
出生后 4～11 个月	12～16
1～2 岁	11～14
3～5 岁	10～13

出生后 0～3 个月：每天有 70%的时间在睡眠中度过，为 13～18h，而早产儿睡眠时间所占比例大约为 90%。

出生后 4～11 个月：每天睡眠时间为 12～16h，通常夜间睡眠 9～10h，日间睡眠 3～4h，存在较大的个体差异性。婴儿白天睡眠时间随着年龄增长而逐渐减少，每次持续 30min 至 2h，大多数在出生后 6 个月时过渡到上午和（或）下午小睡，但是仍有很多婴儿直到出生后 10 个月时还有多次 30～45min 的短时小睡。婴儿在出生后 6 周至 3 个月期间睡眠巩固的能力开始发展，有 50%～80%的婴儿在出生后 9 个月时开始能在夜间保持连续睡眠。

幼儿（1～2 岁）：每天睡眠时间为 11～14h，白天小睡次数减少，1 岁以后的幼儿通常在白天仍有 1～2 次小睡。

学龄前儿童（3～5 岁）：每天睡眠时间为 10～13h，部分学龄前儿童在夜间睡眠充足的情况下不再需要小睡，但到 3 岁时约有 2/3 的儿童仍保持 1 次小睡，到 5 岁时这一比例下降到 1/5。

学龄儿童（6～13 岁）：每天睡眠时间为 9～11h，通常已不再需要小睡，并开始表现出昼夜节律偏好（"早睡早起型"或"晚睡晚起型"）。

青少年（14～17 岁）：每天睡眠时间为 8～10h，但大多数青少年睡眠不足，在上学日的晚上平均睡眠时间约为 7h。昼夜节律的延迟、学业压力、社交和课外活动、屏幕暴露及上学时间过早等是造成青少年上学日睡眠不足以及周末过度睡眠的主要因素。

二、儿童和青少年常见的睡眠障碍

（一）失眠

儿童和青少年失眠是指在睡眠时间安排符合该年龄需求且睡眠环境条件适合的情况下，儿童和青少年持续存在睡眠起始、睡眠维持或睡眠质量等问题，并导致患儿和（或）家庭的日间功能受损。

儿童失眠是儿童保健科、发育行为儿科、精神心理科及神经科等最常见的睡眠问题,发生率为20%～30%。青少年的研究表明,失眠患病率为3%～12%,并随年龄增长而增加。

1. 病因 儿童和青少年失眠主要表现为就寝问题和夜醒,与睡眠调节能力和睡眠连续性发育较慢或不稳定有关,受内在因素(如气质)和外在因素(如睡眠环境、父母养育行为)的交互作用影响。就寝问题主要与家长对儿童就寝行为的约束力不足有关,表现为就寝抗拒和拖延;而夜醒通常与不恰当的入睡条件依赖(如拍睡、抱睡、奶睡等)有关,主要表现为频繁的、长时间的夜间醒来,并且入睡需要家长干预或满足依赖条件。胃食管反流、疼痛和中耳炎等疾病以及原发性的睡眠障碍[如阻塞性睡眠呼吸暂停(obstructive sleep apnea,OSA)、不宁腿综合征(restless leg syndrome,RLS)]等也可能使儿童有失眠的临床表现。青少年失眠与成人相似,成因复杂,可能为多种易感因素、诱发因素和维持因素共同导致,包括生理性的昼夜节律延迟、躯体疾病、心理或情绪障碍、不良的睡眠卫生习惯、消极的睡眠认知以及家庭社会因素等。

2. 症状 不同年龄儿童和青少年失眠的症状表现不同。在年幼儿童中更多属于行为性失眠。其中,就寝问题主要表现为儿童不配合就寝安排、拒绝就寝,或熄灯后反复提出各种要求拖延就寝,但一旦入睡后睡眠质量通常不受影响。夜醒主要表现为儿童在就寝时或(和)夜醒后依赖特定的外界条件或家长干预才能入睡,一旦不能满足,则出现入睡延迟、长时间的频繁夜醒。年幼儿童可能同时存在就寝问题和夜醒,使其日间功能受损,并增加家长的养育压力和心理健康问题。青少年失眠患者的基本主诉是睡眠起始困难、睡眠维持困难或兼而有之。睡眠维持困难包括夜间醒来难以再次入睡以及早晨醒来时间远早于期望时间。青少年睡眠起始困难发生的比例较高,而早醒比例相对较少。青少年可能对睡眠或睡眠问题有不合理的认知,如因过度担心失眠及其影响,造成精神和躯体紧张而入睡困难。此外,青少年失眠患者通常伴有不同程度的日间功能受损,包括疲劳、白天嗜睡、注意力和记忆力下降、易激惹或情绪低落等。

3. 临床评估与诊断

(1)病史采集:可采用"BEARS"睡眠筛查工具在临床门诊工作中系统询问睡眠相关病史:就寝问题(bedtime issues,B)、日间过度思睡(excessive daytime sleepiness,E)、夜醒(a wakenings daring the night,A)、睡眠时间和规律(regularity and duration of sleep,R)以及睡眠呼吸障碍(sleep related breathing disorder,S)。

(2)神经心理发育史和学业表现:失眠儿童的神经心理发育史和学业表现通常无特异性。值得注意的是,失眠患儿虽常伴有焦虑和抑郁等消极情绪,但学业表现可能优异。儿童有时可能因过于关注失眠对学业成绩的影响而使症状加重。

(3)其他:家族史、情绪行为问题、体格检查、辅助检查、睡眠评估。

(4)标准化睡眠问卷/量表:适用于儿童和青少年的国内标准化问卷/量表为儿童睡眠习惯问卷(children's sleep habits questionnaire,CSHQ)和儿童睡眠紊乱量表(sleep disturbance scale for children,SDSC)。CSHQ适用于4～10岁儿童,SDSC适用于6～14岁儿童。婴幼儿阶段国内尚无标准化问卷,仅有的简明婴儿睡眠问卷(brief infant sleep questionnaire,BISQ)可用于了解0～3岁婴幼儿的睡眠状况。

儿童和青少年失眠首先要满足《国际睡眠障碍分类标准第三版》(修订版)(the International Classification of Sleep Disorders-Third Edition,Text Revision,ICSD-3-TR)的总体诊断标准。与成人不同的是,儿童和青少年失眠的症状通常由家长报告,反映了家长的主观认识。此外,对于儿童和青少年而言,一般认为入睡潜伏期>20min提示睡眠启动困难或就寝问题,总夜醒时间>20min提示睡眠维持困难或夜醒问题,而成人的标准为30min。儿童和青少年失眠相关日间功能受损也有发育性特点,包括过度困倦、注意力不集中、多动、情绪行为问题、学业影响,以及家长养育压力和身心健康问题等。

4. 治疗

(1)行为治疗:对儿童失眠的干预效果显著,被推荐作为一线治疗方案,但需要根据儿童睡眠问题特征、气质类型、家长意愿及可接受度等综合考虑，从而选择不同类型的行为治疗技术。①标准消退法：从安置儿童就寝到早上起床，除了安全和健康方面的考虑，忽视儿童的不当行为（如哭闹、叫喊）。目标是通过撤去对不当行为的强化而使其减少或消失。②渐进消退法：在预设的一段时间内先忽视儿童的睡前不当行为（哭闹、发脾气或反复要求），然后再简短查看儿童的状况，可使用渐变时间（如先 5min，再 10min）或固定时间（每隔 5min）。与标准消退法一样，目标是培养儿童的自我安抚能力，使儿童能够不依赖外界的特定条件而学会独立入睡。③良好睡前程序：帮助儿童建立一套固定顺序及愉快、安静的睡前程序，为睡眠做好准备；可以暂时推迟儿童的就寝时间，以便能在希望的时间内睡着，随后按照一定的时间表（如 15min）逐渐将就寝时间提前；如果儿童不能在希望的时间内睡着，就让儿童起床，处于安静、平和的环境下，待儿童想睡了再上床。④定时提前唤醒：对儿童夜醒规律进行详细记录，然后在常规夜醒前 15～30min，轻拍唤醒儿童，再让其重新入睡，从而使常规夜醒不再出现。⑤父母教育/预防：通过对家长进行儿童睡眠健康宣教，预防睡眠问题的发生，通常与其他行为治疗技术结合使用。⑥其他：如睡眠卫生习惯、认知重建、放松训练、睡眠限制、刺激控制等，可参考成人部分。

（2）药物治疗：根据现有指南和共识，药物治疗不作为儿童和青少年失眠的一线治疗方案，仅在行为治疗无效或睡眠问题持续、严重时才考虑联合使用，并且用药时间不宜过长，并须严密监测。目前国内外均未批准任何一种专门治疗 16 岁以下儿童和青少年失眠的药物，且治疗成人失眠的多数药物不推荐用于儿童和青少年。儿童和青少年失眠药物治疗的有效性、安全性和耐受性方面尚缺乏足够的循证支持，更多的是基于临床经验。超适应证使用药物时，建议考虑：①药物应当针对主要症状；②使用催眠药物前应先治疗其他睡眠障碍（如阻塞性睡眠呼吸暂停、不宁腿综合征和周期性肢体运动障碍等）；③选择药物需权衡利弊，与儿童和青少年的年龄、神经发育水平相适应。儿童和青少年失眠可选用的治疗药物包括抗组胺类、α 受体激动药、褪黑素、铁剂、苯二氮䓬受体激动药等。褪黑素在治疗儿童和青少年失眠，尤其是在共患孤独症谱系障碍和其他神经发育障碍的情况下，使用较为广泛，其疗效虽然得到了一些研究证据的支持，但使用的最佳剂量、疗程及长期使用的安全性和不良反应均有待研究。西班牙睡眠医学会等专家共识推荐，在婴儿期和幼儿期，褪黑素初始使用剂量一般为 1～3mg，大年龄儿童为 2.5～5mg，而青少年为 1～5mg，在通常就寝时间前 30～60min 使用。综述性研究表明，褪黑素用于治疗儿童和青少年失眠的剂量为 0.3～12mg，疗程绝大多数在 12 周之内。

（二）睡眠-觉醒时相延迟

睡眠-觉醒时相延迟是生物节律性睡眠-觉醒障碍的一种，通常在青春期起病，是青少年中较为常见的一类睡眠障碍，容易与失眠混淆。该障碍的特征是昼夜节律紊乱，表现为个体倾向的睡眠-觉醒时间显著而持久的延迟，同周围环境的要求相冲突，从而引起入睡困难、白天嗜睡以及学习和行为问题。

1. 病因　睡眠-觉醒时相延迟可开始于儿童期，但通常在青春期比较明显，发生率约为 7%。尽管引起这一障碍的原因尚不清楚，但被认为与青春期开始的生物钟发育变化有一定的关系。通常在青春期开始后，人体的生物钟会逐渐延后 2h，但睡眠-觉醒时相延迟的青少年将会延后更多时间，即就寝时间更晚。

2. 症状

（1）日间过度思睡（excessive daytime sleepiness，EDS）。因为晚上睡得晚，早上又要早起上学，所以患儿会因为睡眠不足而白天嗜睡。

（2）难以在期待的就寝时间入睡，但推迟就寝时间后，可以正常入睡。

（3）难以在期待的醒来时间起床。由于就寝时间晚，睡眠不足，可能早晨无法按时起床上学。

（4）没有其他睡眠问题主诉。一旦入睡，通常睡眠质量良好，无夜醒或其他睡眠症状。如果周末或假日有条件获得充足睡眠，患儿通常都没有白天嗜睡的情况。

（5）其他日间症状：患儿因为 EDS 或上学迟到等而出现抑郁、厌学及其他行为问题等。

3. 评估和诊断 青少年睡眠-觉醒时相延迟可采用睡眠日记、睡眠量表（如清晨型-夜晚型量表）以及体动记录仪进行评估。此外，暗光褪黑素释放试验是睡眠-觉醒时相延迟的实验室评估方法。睡眠-觉醒时相延迟（ICD-11 编码：7A60）的 ICSD-3-TR 诊断标准：①入睡和觉醒时间显著地晚于期望或者被要求的时间，患者或者其监护人长期反复抱怨入睡和觉醒困难；②症状持续至少 3 个月；③一旦患者有条件以自己的睡眠规律入睡，与其年龄相当的睡眠质量和睡眠时长都将改善，并且可以长期维持这种时相延迟的 24h 睡眠-觉醒模式；④监测睡眠日志和体动记录仪至少 7d，最好 14d（包括学习日和休息日），这些监测结果提示习惯性入睡延迟；⑤睡眠障碍不能被其他相关睡眠疾病、药物相关或神经性疾病、精神疾病、药物及物质滥用更好地解释。

4. 治疗 睡眠-觉醒时相延迟的治疗比较困难，需要患者的充分配合和支持。治疗目标是将患者的生物节律调整至正常的作息时间上来。治疗过程中面临的最大困难是维持已经调节好的节律。治疗方法：①建立良好的睡眠习惯，包括每天规律的上床就寝及起床时间，避免喝咖啡、吸烟等；卧室的环境应该是安静、舒适、黑暗，并且室温稍低些；入睡前的活动应该是比较平和，有助于睡眠的，不应该在睡觉前玩电脑游戏或看电视等。②调整生物钟，即持续几天提前或推迟上床就寝时间。③光照治疗，在早上让孩子有 20～30min 的强光暴露，而在晚上尽量把光线调暗。④褪黑素的治疗效果不一且停用后容易复发，但就寝前 1.5～7h 按生理剂量（0.3～0.5mg）口服褪黑素对提前睡眠-觉醒时相的效果较好。

（三）睡眠呼吸障碍

1. 阻塞性睡眠呼吸暂停 OSA（ICD-11 编码：7A41）是儿童期最常见的睡眠呼吸疾病，多导睡眠监测（polysomnography，PSG）是 OSA 诊断、严重程度判断和临床随访的重要检查方式。腺样体扁桃体肥大是造成儿童 OSA 最主要的原因。临床根据 PSG 结果对 OSA 进行严重程度的划分，然后行进一步治疗。

（1）病因：儿童 OSA 存在多种危险因素。一般来说，OSA 是由上气道解剖或功能性狭窄造成的，通常与上气道阻塞[如腺样体扁桃体肥大或腔内脂肪沉积和（或）上气道直径减小]、上气道坍塌（咽肌张力降低）以及上气道阻塞导致的呼吸驱动减低有关。其他导致 OSA 的高危因素有颅面部骨骼狭窄、有腭裂的病史以及 21-三体综合征等。另外，患有过敏、哮喘、胃食管反流以及反复鼻窦炎的儿童也易发生阻塞性呼吸暂停。

（2）症状：OSA 儿童最常见的主诉是夜间症状，包括频繁响亮的鼾声、呼吸暂停、睡眠不安以及鼻塞引起的长期张口呼吸。OSA 儿童白天的症状常为行为和学习问题、注意力不集中、多动、冲动和易怒。父母常意识不到这些异常表现与 OSA 的关联，因此临床医师应保持高度警惕，对伴有行为、情绪、注意力或学习问题的儿童进行系统的 OSA 症状和危险因素的筛查。

（3）评估和诊断：目前关于儿童 OSA 的 PSG 诊断标准尚不统一，其中我国《儿童阻塞性睡眠呼吸暂停低通气综合征诊疗指南草案（乌鲁木齐）》中，建议采用的标准是，每夜睡眠过程中呼吸暂停低通气指数（apnea hypopnea index，AHI）＞5 次/小时或阻塞性呼吸暂停指数（obstructive apnea index，OAI）＞1 次/小时，且同时满足最低动脉血氧饱和度（lowest oxygen saturation，$LSaO_2$）低于 92%。ICSD-3 指出，儿童 OSA 的 PSG 诊断标准为阻塞性睡眠呼吸暂停低通气指数（obstructive apnea hypopnea index，OAHI）≥1 次/小时。《中国儿童阻塞性睡眠呼吸暂停诊断与治疗指南》推荐将 OAHI＞1 次/小时作为儿童 OSA 的诊断界值。

（4）治疗：儿童 OSA 治疗的总体原则是早诊断、早治疗，解除上气道梗阻因素，预防和治疗并发症。治疗方法分为手术治疗和非手术治疗。对于腺样体扁桃体肥大造成的中重度 OSA，腺样体扁桃体切除术是一线治疗方案；对于轻度 OSA 的患儿，如果同时有合并症，如颅面部畸形、神经肌肉疾病和 21-三体综合征等也需要积极的干预。腺样体扁桃体肥大造成的轻度 OSA，可以尝试使用白三烯受体调节药和（或）鼻部激素缓解症状，同时需要密切随访，症状加重需要再次评估，必要时进行手术治疗。对于中重度 OSA 儿童，当有外科手术禁忌证及腺样体扁桃体切除后仍然存在 OSA、外科手术围手术期，以及选择非手术治疗或其他治疗无效的患儿，可以选择持续气道正压通气（continuous positive airway pressure，CPAP）治疗。不能耐受 CPAP 压力者，可试用双水平正压通气治疗。对于可能合并口腔及颌面发育问题的 OSA 儿童，尤其是不伴有腺样体和扁桃体肥大、术后 OSA 持续存在、不能手术或不能耐受无创正压通气治疗的 OSA 患儿，建议进行口腔评估，必要时进行口腔矫治器治疗。对由于变应性鼻炎、鼻窦炎等鼻部疾病导致上气道阻塞者，应系统、规范地对症治疗。此外还可采用体位治疗、肥胖患者减肥、吸氧治疗等。

2. 中枢性呼吸暂停　婴儿及早产儿中枢性呼吸暂停主要是由于其呼吸中枢发育不成熟导致的一系列呼吸事件调控紊乱，诱因包括胃食管反流、颅内病变、药物、麻醉、代谢性疾病、缺氧以及各种感染。治疗主要应对原发病进行治疗，并加强监护，适当给予物理刺激；也可选择一些兴奋呼吸中枢的药物，如茶碱类、咖啡因类等；若呼吸暂停出现频繁或持续时间较长，应选择无创通气治疗。

3. 睡眠低通气疾病　睡眠低通气在儿童呼吸系统疾病中一般不单独存在，往往是一些疾病的合并症或远期并发症，本病所造成的病理生理变化可能是导致患者最终死亡的主要原因，及时干预可以减缓患儿呼吸、心血管系统并发症的进展并减少最终病死率。主要的治疗方法包括吸氧、辅助通气治疗、植入膈肌起搏器及呼吸肌训练。吸氧能防止某些缺氧所致并发症的发生，但不能纠正基础疾病。而在某些疾病，如神经肌肉疾病、胸廓畸形，吸氧会加重已存在的高碳酸血症，因此，对这类患者，应慎重给予吸氧治疗。辅助通气治疗主要为双水平正压通气，吸气相正压可以帮助患儿克服呼吸阻力、增大通气量、减少呼吸做功，呼气末正压可以增加功能残气量、改善氧合。膈肌起搏器对于高位脊髓损伤的患儿较为适宜，但费用昂贵，需要进行手术治疗，且有可能突然出现故障，还可能导致膈肌疲劳。呼吸肌训练可用于某些呼吸肌无力的患儿。

（四）发作性睡病

发作性睡病（narcolepsy）是以白天无法控制的嗜睡为主要临床症状的神经系统疾病，患儿往往有明显的功能受损，影响日常生活。发作性睡病的发病率据报道在每万人中有 3～16 人，最近估计猝倒型发作性睡病的年发病率为每 10 万人中有 0.74 例，非猝倒型发作性睡病的年发病率为每 10 万人中有 1.37 例。发作性睡病的发病率无明显性别差异，典型发病过程为青春期起病。

1. 病因　发作性睡病的病因目前尚不明确，考虑是环境因素与遗传因素相互作用的结果。研究表明，发作性睡病与食欲素（orexin）水平的降低有关。继发性发作性睡病由其他疾病引起，如 Prader-Willi 综合征和 I 型强直性肌营养不良；中枢神经系统损伤（如闭合性颅脑损伤后）；脑肿瘤，如星形细胞瘤和颅咽管瘤（特别是在第三脑室、丘脑后部和脑干区域）以及其他恶性肿瘤（如神经母细胞瘤）；下丘脑的各种血管和感染性疾病。

2. 症状　嗜睡症状的特点是白天反复出现小睡发作，睡眠时间持续 10～20min，小睡后患儿可感到暂时觉醒。白天嗜睡发作时患儿无法抗拒，且与前夜睡眠状态无关。临床典型的发作性睡病为四联征，即 EDS、猝倒、幻觉及睡眠瘫痪症状，可严重影响儿童日常生活、学习及精神心理各方面，但是大部分患儿并非同时存在上述 4 项症状。4 岁以前的儿童极少有伴猝倒的发作性睡病。儿童发作性睡病的临床表现也不同于成人。幼儿可表现为夜间睡眠时间过长或先前已消失的小睡重新出现。此外，儿童可能出现注意力不集中、情绪不稳定、行为多动或学习成绩下降等。一般来说，儿童比成年人的睡眠发作持续时间更长，在学校课间困倦感明显，课后回家可能睡眠发作持续 2～3h，且醒后精力恢复不完全，故患儿及家长常以"疲劳""提不起精神"为主诉。部分患儿会表现出多动和过激行为，这可能会掩盖困倦疲乏感，还会出现注意力不集中、记忆力减退及学习成绩下降等问题。儿童发作性睡病伴猝倒发作的比例为 60%～75%。

3. 评估和诊断　评估应当包括完整的病史、发育和学习史、家族史、行为评估及体格检查等。辅助检查的工具包括睡眠日记和标准化睡眠问卷，如儿童日间嗜睡量表（pediatric daytime sleepiness scale，PDSS）、儿童改良的 Epworth 嗜睡量表（adapted Epworth sleepiness score，AESS）、克利夫兰青少年嗜睡量表（Cleveland adolescent sleepiness questionnaire，CASQ）、猝倒严重程度评估量表（cataplexy severity rating score，CSRS）等。与成人一致，儿童和青少年发作性睡病（ICD-11 编码：7A20）的诊断需结合实验室检查，主要包括夜间 PSG 和多次小睡睡眠潜伏时间试验（multiple sleep latency test，MSLT）。需要注意的是，在进行夜间 PSG 检查前 1 周应保持规律的睡眠作息时间，成人为每晚 6h 以上，而儿童需要的睡眠时间更长。尽管 6 岁以下儿童的诊断标准不确定，但 MSLT 仍然是儿童发作性睡病诊断的金标准。其他实验室检查还包括觉醒维持试验（maintenance of wakefulness test，MWT）、脑脊液中 Hcrt1 水平测定及神经影像学检查等。

4. 治疗　儿童发作性睡病最主要的治疗方式是行为治疗，包括建立良好的睡眠卫生习惯、保持规律的睡眠安排以及计划日间小睡，帮助降低 EDS 程度。此外，适当体力活动可促进儿童日间保持觉醒，但应避免有风险的活动，如游泳。当行为治疗效果不佳时，建议转诊至儿童睡眠专科门诊，由专科医师决定后续治疗的选择和随访。到目前为止，国内外尚无药物批准应用于 16 岁以下的发作性睡病患儿，而超适应证治疗的使用药物包括莫达非尼、哌甲酯和羟丁酸钠等。

（五）异态睡眠

儿童期常见的异态睡眠包括睡惊症、睡行症、梦魇和错乱觉醒等。任何破坏儿童正常睡眠节律的情况包括疾病、离家或者小睡缺乏等都有可能触发上述睡眠问题。异态睡眠症状出现的时候，应避免唤醒患儿，如果被强迫唤醒会影响患儿的情绪及再次入睡。确保发作的时候周围环境安全（如过道清洁，防止磕绊跌倒；锁好房门，以免走出居所），保持良好的睡眠习惯，避免睡眠不足至关重要。家长需要了解上述问题是良性的睡眠障碍和自限性的临床过程。计划唤醒被证明是一种有效的行为技术，可以指导父母根据既往发作规律，在晚上第 1 次典型发作前 15～30min 完全唤醒孩子，但是也有部分文献报道上述治疗的效果有限。在频繁或严重发作、受伤风险、暴力行为或严重扰乱家庭正常生活的情况下，可能需要药物治疗，最常用的药物是氯硝西泮。

1. 睡行症　又称梦游症，是一种觉醒性异态睡眠。一般发生于 NREM 睡眠时期的 SWS 阶段，表现形式不一，可以是简单地走来走去，也可以是强烈地试图"逃脱"环境的行为。很多儿童（15%～40%）至少出现过一次梦游，大约 17% 的儿童会出现规律的梦游，而 3%～4% 会频繁发作。

（1）病因：遗传和发育因素是决定觉醒性异态睡眠最重要的体质因素，梦游者有明显的家族倾向，即阳性家族史的儿童发病率明显高于普通人群。此外，年幼儿童由于睡眠结构中慢波睡眠占比高且持续时间较长，因此在年幼儿童中普遍存在觉醒性异态睡眠，随年龄增长可逐渐减少和消退。通常情况下，睡眠不足、睡眠没有规律、睡觉时膀胱充盈、陌生环境睡觉、睡眠环境嘈杂、近期周围有意外或令人紧张的事情发生均可诱发睡行症。发热、阻塞性呼吸暂停、胃食管反流、癫痫、焦虑抑郁等情绪问题，以及使用镇静类药物也会诱发睡行症。

（2）症状：睡行症的发作通常开始于部分觉醒，意识混乱不清，也可以开始于孩子突然从床上起来。在睡行症发作期间，患儿看起来是困惑和茫然的，眼睛通常是睁开的，并且可能嘟囔发声或答非所问。偶尔的情况下，睡行症的患儿表现为行为激动。睡行症患儿的典型表现是笨拙的、奇怪的行为，如往衣柜上撒尿。睡行症患儿的表现多种多样，如淡定地走到父母的卧室、走下楼梯、离开房子爬上阳台或者屋顶，可发生跌落、受伤等意外。睡行症患儿可伴发睡惊症，发作时难以唤醒，醒后儿童表现意识朦胧。发作可能在不适当的地方自行中止，或儿童继续回床睡觉，次日不能回忆。

（3）评估和诊断：ICSD-3-TR 中列出睡行症（ICD-11 编码：7B00.1）的诊断标准：A.需要符合 NREM 觉醒紊乱的一般标准；B.觉醒紊乱伴有离床活动和其他床以外的复杂行为。标准 A 和 B 必须均满足。

（4）治疗：发作时保证患儿安全，发作时不宜唤醒儿童，以免影响儿童情绪；家长不宜过度惊恐、焦虑；要保证儿童充足的睡眠、规律的作息习惯，避免睡眠剥夺、憋尿、感冒发热等。对于每夜均会发生症状的患儿，应用唤醒治疗是最可能有效的。症状发作频繁时可用小剂量苯二氮䓬类药物（如地西泮、氯硝西泮等）和三环类抗抑郁药物（如丙米嗪）。

2. 睡惊症　属觉醒性异态睡眠，病因与睡行症类似。常发生在 NREM 睡眠 3 期，即 SWS 阶段，入睡后的 0.5～2h 出现。夜惊在儿童中的发病率为 1%～6.5%，主要见于学龄前儿童以及学龄儿童。起病年龄通常在 4～12 岁。发作频率通常在发病初期最高，而且发病年龄越小，发作越频繁。

（1）病因：夜惊有一定的遗传倾向，但是通常夜惊到青春期会自愈。另外，睡眠不足、睡眠不规律、发热以及疾病、药物、在吵闹以及不熟悉环境睡觉、家庭压力或应激等因素，都可能诱发夜惊。

（2）症状：发作时儿童突然哭叫、惊起、手足舞动、表情惊恐、气急颤抖，并伴自主神经功能亢进症状，如心动过速、呼吸急促、皮肤潮红、多汗、瞳孔散大、肌张力增加；对呼唤无反应、意识朦胧、缺乏定向力。严重者一夜发作多次，发作持续 1～10min 后又复入睡，次日不能回忆发作经历。发作时可伴有不连贯的发声、排尿现象。不应将小婴儿惊跳反射与儿童期的睡惊症同样处理。

（3）评估和诊断：ICSD-3-TR 中列出睡惊症（ICD-11 编码：7B00.2）的诊断标准：A.需要符合 NREM 觉醒紊乱的一般标准；B.以突然的惊吓发作为特征，典型者以惊人的发声（如可怕的尖叫声）开始；C.发作期间有极度的恐惧及自主神经兴奋症状（瞳孔放大、心率加快、呼吸加快及出汗）。标准 A～C 必须均满足。

（4）治疗：同睡行症，注意安全，养育者避免惊恐；儿童保持安静，培养良好睡眠规律和习惯。频繁发作者可睡前使用小剂量镇静药物。心理治疗可缓解儿童的紧张情绪，建立安全感。

3. 梦魇　是指儿童睡眠时从梦境中惊醒，使其处于恐惧和焦虑中，并需要父母安抚。发生在 REM 睡眠阶段。75%的儿童至少经历过一次梦魇，10%～50%的年幼儿童自 2.5 岁起，因梦魇惊醒后需要父母安抚。6～10 岁是梦魇的高发期。尽管梦魇很常见，但多为偶发，频繁发作的梦魇少见。

（1）病因：既往梦魇史、精神紧张和创伤事件、焦虑和焦虑障碍、睡眠不足、失眠、父母梦魇史、用药史（服用增加 REM 睡眠的药物，或者停用某些抑制 REM 睡眠的药物后）。频繁发作且持续至成人阶段的梦魇儿童容易伴有精神类疾病。

（2）症状：常发生于后半夜 REM 睡眠占比较高的睡眠阶段。梦魇主要表现为儿童、青少年通常能清晰回忆起梦境中的恐怖内容，并仍处于惊恐之中，常因害怕继续入睡而寻求父母的安抚。噩梦内容多为恐怖情景，突然吓醒，醒后情绪紧张焦虑、无法转动身体，并且呼吸、心跳加快，面色苍白或出冷汗，全身肌肉松软等。其他表现有恐惧症状、拒绝上床睡觉、行为问题等。

（3）评估和诊断：ICSD-3-TR 中梦魇（ICD-11 编码：7B01.2）的诊断标准如下：A.反复出现的广泛性、极度恐惧并记忆清晰的梦境，这些梦境中常出现危及生命、安全、身体完整性的状况。B.从恐怖的梦境中醒来，患者迅速变得警觉和定向力完整。C.梦境经历，或从梦境唤醒所致的睡眠障碍，会引起以下一种或多种社交、职业或其他重要功能的损害：①情绪障碍（如噩梦的持续影响、焦虑、恐惧）；②抗拒睡眠（如睡前焦虑、对睡眠/随后梦魇发生的恐惧）；③对照养者或家庭功能的负面影响（如夜间干扰）；④行为问题（如拒绝上床、怕黑）；⑤白天嗜睡；⑥疲劳或缺乏精力；⑦职业或教育功能受损；⑧人际或社交功能受损。标准 A～C 必须均满足。

（4）治疗：年幼儿童梦魇的治疗以父母的安抚为主，年长儿童应通过教育及正性强化学会独立应对梦魇的技能。对长期存在或严重的梦魇，在给予行为干预无效后，或者梦境极具破坏性的儿童、青少年应转诊到专业的精神卫生机构，进行评估和治疗。

第三节　老年睡眠障碍

人口老龄化已成为全球普遍问题，且我国目前已进入老龄化的快速发展阶段，老龄化水平不容乐观。国家统计局 2022 年 1 月 17 日发布统计数据显示,我国 60 岁及以上人口为 26 736 万人,占全国人口的 18.9%,其中 65 岁及以上人口突破 2 亿,占全国人口的 14.2%,中国人口老龄化日益呈现出规模大、程度深、速度快、高龄化的趋势。据 2022 年我国政府工作报告,应对人口老龄化已上升为国家战略。

老年人睡眠质量整体较差,且睡眠障碍患病率随着年龄的增加而增长。在流行病学调查中,超过 50% 的老年人报告有睡眠问题,然而该情况通常不被临床医师所重视,而是将睡眠障碍相关症状归因于同时存在的躯体或心理疾病。睡眠是一个重要的生理过程,且睡眠的质量和数量在不同的生命周期会发生显著的变化,但是通常很难将正常的衰老与伴随疾病和药物的影响区分开来。因此,全面了解老年群体睡眠的特点,找到睡眠障碍的病因,对老年人群睡眠障碍的预防和治疗至关重要。

一、老年人睡眠特点

老年人在睡眠、昼夜节律和睡眠稳态方面均不同于年轻人群,具有其自身的特点。越来越多的证据表明,老年人睡眠不足会导致许多不利的健康后果,如老年人睡眠不足会导致葡萄糖和脂肪酸代谢紊乱,引起肥胖、胰岛素抵抗和糖尿病等疾病。同时睡眠不足还会增加老年人患高血压、心血管疾病、卒中的风险,导致死亡率增加,此外还会导致其认知功能下降、焦虑抑郁等情绪障碍。与正常衰老中的许多其他生理变化一样,睡眠模式也会随着年龄的增长而改变。对睡眠的主观和客观测量都表明,睡眠随着年龄的增长而变化,且许多睡眠指标显示出明显的年龄相关趋势和性别差异,总的来说,客观睡眠指标比主观睡眠指标显示出更大的人口统计学相关性。老年人睡眠的变化主要体现在主客观睡眠状态的改变。主观方面表现为自我报告的睡眠不足增加,客观方面表现为总睡眠时间、睡眠效率降低和睡眠潜伏期增加、入睡后觉醒时间增加等。下面详细介绍老年人的睡眠特点。

(一)主观睡眠改变

老年人通常比年轻人更多地报告自己的睡眠问题。众多对睡眠参数客观测量的研究显示,睡眠质量会随着年龄的增长而下降。通过客观测量方法测量睡眠参数表明,睡眠结构的大多数年龄依赖性变化发生在 60 岁之前,60 岁后主要表现为睡眠时间减少、睡眠维持困难和 SWS 活动减少。然而,客观睡眠不足和主观报告睡眠不足往往存在较大差异,流行病学研究发现,50% 以上的老年人自我报告睡眠不好,但其中很大一部分是由于老年人不良的健康状况和疾病负担。主观睡眠质量的评估,主要靠睡眠评估量表来实现,大量研究表明老年人主观睡眠质量差主要表现为入睡困难、睡眠维持困难、早醒、夜间频繁觉醒、睡眠时长过短、日间困倦等。

老年人的睡眠质量要低于其他年龄段人群。研究发现,老年人对睡眠的需求并没有比年轻人减少,只是随着年龄的增长,与睡眠有关的生理节律发生了改变,导致睡眠能力下降。老年人主观睡眠不足的原因:首先,在正常的衰老过程中,由于老年人机体功能的下降、躯体疾病的困扰,以及睡眠结构和昼夜节律的变化都会影响睡眠时间、质量,从而导致睡眠不足。其次,衰老本身也会引起机体细胞变化,使老年人睡眠方式发生变化,这可能与疾病和死亡风险的增加有关。随着衰老的进展,昼夜节律系统和睡眠稳态变得不那么强健,睡眠相关激素分泌的数量和模式在正常衰老过程中发生变化。即使睡眠时间、睡眠量和睡眠结构会随着年龄的增长而改变,睡眠质量差和睡眠障碍也不一定是因为衰老造成的,伴随衰老过程的多种因素,包括医疗和精神状况,以及环境、社会和生活方式的变化,都可能导致老年人的睡眠问题。因此,在考虑睡眠不足时,我们需要意识到由衰老本身导致的睡眠生理正常变化的影响,这是健康和不健康的老年人共有的特点,以及与年龄相关的睡眠变化的影响,这是由与健康相关的和典型衰老的社会心理/行为因素造成的。

（二）客观睡眠改变

1. 总睡眠时间减少　衰老与夜间睡眠时间减少、睡眠效率降低、白天小睡频率增加、夜间觉醒次数增加有关。睡眠模式的改变是正常衰老过程的一部分，由于频繁的觉醒，老年人很难入睡和保持睡眠状态。事实上，整个成年期所需的总睡眠时间几乎保持不变。老年人总睡眠时间的缩短并非睡眠需要减少，而是睡眠能力降低。总睡眠时间每 10 年减少约 8min。年龄与总睡眠时间下降呈线性相关，在成年人群中，每增长 10 岁，总睡眠时间减少 10～12min，与年轻人相比，中老年人的这种关联更强，但这种关联却在 60 岁及以上的老年受试者中消失了，总睡眠时间在 60 岁以后趋于稳定。此外，这种关联在女性中比男性更强。

由于睡眠结构的正常变化，在老年人中建议的睡眠时间并没有减少，美国国家睡眠基金会建议 65 岁及以上的成年人每天睡 7～8h。基于大规模流行病学的研究结果提示，有益健康的睡眠时间是 7～8h，进一步的研究表明，较短（6h 或更短）的睡眠时间与不良的健康后果（包括心血管、代谢、免疫和认知后果以及死亡率）之间存在显著关联。与睡眠时间不足的老年人相比，睡眠时间在 6～9h 的老年人具有更好的认知能力、心理和身体健康以及生活质量。

2. 睡眠潜伏期增加　睡眠潜伏期随着年龄的增加而增长。60 岁时这种影响会趋于稳定，在 60 岁之前，睡眠潜伏期随着年龄的增长而增加，然而超过这个年龄就没有明显的年龄影响了，变化的幅度比较小。儿童到青少年的睡眠潜伏期保持不变，我们只在年轻的成年人和老年人之间发现与年龄相关的睡眠潜伏期显著增加。此外，无论年龄大小，女性的睡眠潜伏期都比男性长，这意味着女性比男性更难入睡。

3. 睡眠效率降低　从童年到青春期，睡眠效率基本没有变化，成年后随着年龄的增长，睡眠效率显著下降，其中女性睡眠效率下降与衰老之间存在更大的关联，老年女性的睡眠效率较男性更低。大多数与年龄相关的睡眠参数变化发生在 60 岁之前，除了睡眠效率之外。睡眠效率在 90 岁以后显示出年龄依赖性下降。大多数研究表明，这些与年龄有关的睡眠变化不仅与昼夜节律和体内平衡过程的变化有关，还与衰老过程中一些正常的生理和心理社会变化有关。各种因素综合作用，导致老年人睡眠效率降低，影响其身心健康。此外，睡眠效率降低还与老年人跌倒、虚弱和死亡风险增加有关。

4. 入睡后清醒时间增加　从出生到成年，年龄的增长与维持睡眠能力的下降有关，表现为觉醒次数增加和入睡后清醒时间延长，但在 60 岁之后趋于稳定。即在 30～60 岁的人群中，每增长 10 岁，入睡后清醒时间会稳定增加 10min，60 岁后入睡后清醒时间基本保持不变。

5. 睡眠结构紊乱　睡眠结构是指根据脑电波模式、眼球运动和肌肉张力将睡眠分为不同阶段。睡眠包括 3 个非快速眼动阶段和 1 个快速眼动阶段，即 N1、N2、N3 和 REM 睡眠。在整个生命周期中，睡眠结构会发生一些变化：①随着年龄的增长，随着夜间觉醒时间的增加，N1 期和 N2 期睡眠的比例增加，而 REM 睡眠和 SWS 的比例降低，这些变化在 60 岁及以上的健康老年人中不显著。研究表明老年人在 N1 和 N2 期的时间更多，而在 SWS 和 REM 睡眠的时间更少，SWS 减少是从成年到中年及以后重要的睡眠结构变化之一。②睡眠心脏健康研究显示，随着年龄的增长，男性 SWS 时间会下降，但女性没有，男性和女性的 REM 睡眠时间都会减少。年龄相关的睡眠阶段变化可能存在性别差异，年龄对 N1 期睡眠比例的影响在女性中更强。此外，与同龄的男性相比，女性 N2 期睡眠的比例更少，而慢波睡眠的比例更高，相比之下，男性的 SWS 时间没有随年龄增长而变化，男性每增长 10 岁 SWS 时间减少 1.7%。③随着年龄的增长，睡眠微观结构也会出现相应改变，包括睡眠梭形波和 K 复合波密度的减少以及梭形波持续时间和振幅的减少。研究表明，与传统的睡眠阶段变量相比，衰老对睡眠微观结构有更明显的影响，尤其是在 REM 期梭形波密度、K 复合波密度和 N3 睡眠期间的 δ 功率方面。睡眠梭形波是 N2 的一个关键性特征，与神经元的可塑性和记忆巩固有关。此外，睡眠梭形波可能不仅影响由于睡眠引起的记忆和学习，而且似乎对睡眠者保持睡眠的能力也有影响。当外部听觉刺激发生在睡眠梭形波时，次要的睡眠唤醒会显著减少。通过这种方式，梭形波可以保护睡眠的连续性。睡眠梭形波的昼夜节律调节受到年龄的影响，在老年人中，梭形波发生率和频率的这种昼夜节律变化幅度显著降低。

6.早睡早醒 衰老与睡眠时间提前有关。与年轻人相比，老年人更倾向于睡得早，起得早。睡眠时间的变化是由位于下丘脑视交叉上核（suprachiasmatic nucleus，SCN）的起搏器产生昼夜节律引起的。衰老与 SCN 对环境信号的敏感性下降有关，该信号能将昼夜节律调整到自然的 24h 昼夜循环。随着年龄的增长，睡眠结构发生了重要的变化，可能最具特点的是正常昼夜节律周期的阶段提前。在老年人中，体温、褪黑素和皮质醇的昼夜节律会提前，昼夜节律的变化导致老年人晚上更早开始犯困，早晨更早醒来。昼夜节律的振幅，包括体温和激素（包括皮质醇）的振幅，在老年人中降低。与年龄相关的昼夜节律振幅的降低可能与老年人的睡眠中断有关，而老年人的生物钟（如体温）也可能调节他们的觉醒时间，这可能导致老年人更早醒来。睡眠内稳态也会随着年龄的增长而下降，随着年龄的增长而降低的稳态睡眠压力，可能是导致老年人总睡眠时间和睡眠效率下降的部分原因。此外，褪黑素水平也会随着年龄的增长而减少，并达到与白天浓度相似的水平，褪黑素产生的内源性变化减少，导致睡眠效率降低，连续性睡眠进一步中断，这可能是随着年龄增长而睡眠相关疾病增加的原因之一。

7. 睡眠片段化 在睡眠过程中，老年人由于各种原因导致睡眠中断和夜间睡眠-觉醒次数增加，使得老年人睡眠完整性受到破坏，睡眠效率大大降低，从而加重了睡眠片段化。老年人睡眠片段化的原因，除了与昼夜节律系统控制的生理节律的时间变化有关外，也与睡眠-觉醒时间相关的节律的变化有关。下丘脑包含睡眠-觉醒中枢，负责调节睡眠。边缘系统、网状激活系统和丘脑都由下丘脑控制，下丘脑也影响睡眠和觉醒。下丘脑由几个核团组成，与神经系统相连，位于丘脑的远端，构成第三脑室壁的一部分，这些下丘脑神经细胞簇被称为 SCN，负责控制睡眠-觉醒周期。昼夜节律系统对睡眠的时间、结构和巩固有很强的影响，并与睡眠-觉醒稳态过程相互作用，以延长睡眠和觉醒时间。睡眠-觉醒的昼夜节律与体内平衡的睡眠-觉醒过程相互作用，从而使人类的睡眠（和觉醒）得到巩固。随着年龄增长，与睡眠-觉醒相关的昼夜节律发生相应的改变，导致昼夜节律系统与睡眠-觉醒稳态受到破坏，从而使老年人在不利的昼夜节律时间内入睡更困难，而且巩固夜间长时间睡眠也更加困难。

二、老年人常见的睡眠障碍

老年人常见的主要睡眠障碍包括失眠、REM 睡眠行为障碍、睡眠呼吸紊乱、昼夜节律相关睡眠-觉醒障碍、睡眠中的周期性肢体运动和不宁腿综合征。流行病学研究发现，老年人中原发性睡眠障碍的患病率明显高于年轻人。老年人的躯体和心理疾病可能会加重失眠症状。老年人阻塞性睡眠呼吸障碍发病率的增加可能部分归因于与年龄相关的咽肌功能降低和老年人合并症的增加。

（一）失眠

失眠定义为对睡眠时间和（或）质量的不满。这通常与以下一种或多种情况有关：①睡眠开始困难；②睡眠中频繁醒来或醒来后难以再次恢复睡眠；③清晨醒来，无法入睡，且伴有日间功能受损的一种主观体验，每周至少 3 晚，并且持续时间达 3 个月。近年来，随着经济的快速发展，各种身体及精神方面的压力增加，失眠障碍在国内的发病率呈逐渐上升的趋势。流行病学研究显示，失眠患病率伴随年龄增长而增加，有研究发现在老年人群中失眠障碍的患病率可达 40%，同时也发现女性失眠的发病率明显高于男性，大于 45 岁的女性中，其失眠的发病率是男性的 1.7 倍。

1. 老年人失眠的常见原因

（1）环境因素：由于老年人睡眠较浅，当周围环境中噪声过大以及环境温度过高或过低，都会对其睡眠产生不利的影响。

（2）生活习惯的改变：在退休后，许多老年人觉得不用遵循规律的睡眠-觉醒时间表，而且平时的日常活动也明显减少，白天在家中时间过长，容易出现白天睡眠过多，导致夜晚难以入睡。

（3）合并其他疾病：躯体疾病因素，如骨关节炎、胃食管反流、糖尿病、心血管疾病、肺部疾病和癌症，这些疾病可能伴随着疼痛和活动受限，在床时间相对较长，逐渐引起睡眠-觉醒障碍。

（4）精神疾病因素：一些老年人患有焦虑障碍、抑郁障碍以及其他精神疾病，这也会对睡眠的质量和时间产生不利影响。

（5）医源性因素：许多处方类药物，如支气管扩张药、β受体阻滞药、抗胆碱药、抗高血压药、抗抑郁药和激素类药物等也会导致或加剧失眠。

（6）家庭及社会因素：家庭不和、社会隔绝、社会角色或地位的转变等，也会导致失眠。

老年人失眠的临床表现以入睡或维持睡眠困难，或难以有恢复性睡眠的主观抱怨为特征，伴有严重的日间功能损害，包括认知损害和跌倒、日间打盹增加，以及注意力难以集中和情绪障碍。

对于老年失眠患者的治疗，首先针对病因治疗往往能取得较好的效果。但失眠又是多因素共同作用的结果，在治疗时需要采用多种方法。随着年龄的增长，体内总水分和血浆蛋白减少，身体脂肪增加，从而增加了药物消除半衰期和潜在的副作用风险。因此，老年人应在药物治疗之前先进行非药物治疗。

2. 老年人群失眠的治疗

（1）原发病治疗：有些患者的失眠是由其他疾病导致的，如抑郁症和阿尔茨海默病患者早期可能出现失眠症状，我们先要对相关的原发病进行治疗，所以医师在应对所有因睡眠问题前来就诊的老年患者时，应对其做详细的体格检查和精神检查，避免漏诊原发病。

（2）睡眠卫生教育：随着年龄的增长，人体生物节律的老龄化会对个体的睡眠模式产生影响，因此培养良好的睡眠习惯和进行适当的睡眠卫生教育，可以很好地改善与老龄化相关的平稳睡眠紊乱以及避免睡眠-觉醒障碍的产生。

（3）心理治疗：很多情况下，失眠和心理因素有关。随着年龄增长，老年人患有多种躯体疾病，并且容易遭受各种负性生活事件困扰，产生悲观的负面情绪，导致交感神经激活水平升高，从而导致失眠。如果未能及时消除这些刺激因素，失眠会持续下去。①支持性心理治疗：首先向失眠患者解释什么是失眠及其产生的原因，并讲解睡眠卫生知识，当患者存在情绪不稳定，以及有些顾虑或担忧时，可以倾听并适当地安慰和关心。②刺激控制治疗：避免在床上做与睡眠无关的事情（如在床上看电视或看书、担心入睡、利用卧室进行不同的活动），并加强睡眠与床和卧室之间的联系，感觉有困意时再上床，如果躺在床上后 15min 仍未睡着，就起床活动一下，可以做一些简单的事情，等有睡意了再上床。这样虽然可能会减少睡眠时间，但可以提高睡眠效率，适用于入睡困难的患者。③睡眠限制治疗：根据睡眠限制治疗开始前 2 周的睡眠日志的数据设置睡眠限制时间，限制卧床时间在实际睡眠的小时数内，以巩固实际睡眠时间，直到睡眠效率提高。④放松训练：常见的放松训练方法有渐进的肌肉紧张和放松、意象训练、自我训练、有节奏的膈肌呼吸或冥想，选择最适合患者的放松训练方法。近些年，有研究发现失眠认知行为治疗（cognitive behavioral therapy for insomnia，CBTI）能对老年人睡眠时间和质量有所改善，包括晚睡、早睡、睡眠后觉醒减少和睡眠效率提高，同时也有发现 CBTI 可以显著改善抑郁症和生活质量。根据 CBTI 疗效及最小副作用，强烈建议老年人群使用 CBTI 治疗失眠。

（4）药物治疗：老年失眠患者常用的治疗药物主要为苯二氮䓬类镇静药、非苯二氮䓬类镇静药、褪黑素受体激动药、食欲素受体拮抗药和抗抑郁药。建议小剂量使用、短期应用，否则会增加运动不协调、认知障碍和跌倒的风险。

（二）阻塞性睡眠呼吸暂停（OSA）

OSA 是一种呼吸系统疾病，同时也与睡眠有关，是仅次于失眠的第二大睡眠障碍疾病，其常表现为睡眠时打鼾、白天嗜睡和睡眠窒息感，患者常抱怨早上休息不好、白天嗜睡、夜尿频繁、睡眠质量差。随着年龄增长，OSA 的发病率不断增加，在老年人群中，OSA 在男性中的患病率可达

70%，在女性中达 56%，而这在一般成年人口中男性和女性的患病率估计分别为 15% 和 5%。流行病学调查显示，OSA 可增加高血压、脑卒中和心血管疾病的发病率。OSA 不仅对老年人的睡眠造成影响，还对其健康产生危害。

随着年龄的增长、人体组织弹性的丧失以及肌肉萎缩，上气道结构发生变化，包括过多的脂肪沉积在颈部和上气道、软腭变长，上气道功能也会受到影响，导致颏舌肌对负压的反应降低，睡眠开始时颏舌肌和腭帆张肌的活动程度降低，这些与年龄有关的变化增加了口咽塌陷的趋势。老年人对通气控制不稳定也可能使其更容易发生呼吸暂停事件。

OSA 最显著的不良后果是心血管系统并发症（动脉高血压、心力衰竭和卒中）。OSA 可引起间歇性缺氧、交感神经激活、炎症和睡眠碎片化，进而导致血管内皮细胞功能障碍、血管收缩、高凝性和动脉粥样硬化。OSA 与代谢综合征之间也有关联，代谢综合征也可能增加心血管死亡率。OSA 可能导致认知和情感方面的神经精神症状，因此在老年患者群体中筛查睡眠相关的症状很重要。总而言之，老年人 OSA 的负面后果包括 EDS、神经认知障碍、生活质量下降、夜尿症和心血管疾病恶化，尤其是高血压、卒中和心力衰竭。

OSA 的治疗主要包括：①一般治疗措施，如减重、睡前避免饮酒和镇静药、戒烟、避免仰卧位等适用于单纯打鼾者及轻症 OSA。②CPAP 适用于中、重度 OSA。CPAP 通过可以维持持续的压力，可以防止气道塌陷，有效地避免睡眠呼吸暂停和低通气。CPAP 治疗可能会受到以下因素的影响，如医疗、认知障碍、情绪障碍、手灵活性受损、夜尿症和缺乏性伴侣的支持。CPAP 治疗的益处在老年人中是显而易见的，经过治疗后患者的记忆、认知、执行功能、睡眠质量和心血管功能都会有所改善。③口腔矫正器适用于不能使用 CPAP 的患者，其主要通过下颌位置前移，使舌根部和舌骨向前移，从而扩大上气道，但对于无牙的老年患者来说可能并不适合。常见的副作用包括口干、牙齿酸痛、流涎增加以及颞下颌关节不适。在开始使用口腔矫治器治疗之前，必须确定 OSA 的存在和严重程度，以确定患者最多的受益。

（三）睡眠相关运动障碍

不宁腿综合征（RLS）是一种以不愉快的腿部感觉为特征的睡眠相关的疾病，在老年人群中较为常见，其表现可受到环境和基因相互作用的影响。特征：患者会抱怨腿部有不愉快的感觉，如小腿内有蠕动的不愉快感觉，并伴有无法抗拒地移动腿部的冲动，并且在腿部运动后这种感觉可以部分或完全缓解，腿部运动停止后这种感觉再次出现。因此，患者常常出现睡眠抱怨，失眠也是其主要的就诊原因。

RLS 的一个重要的危险因素就是衰老，流行病学调查发现随着年龄增长，RLS 发病率也随之增加，65 岁及以上人群 RLS 的患病率为 10%～35%。RLS 根据病因可分为原发性或者继发性于妊娠或各种系统性疾病，特别是缺铁性贫血和尿毒症。选择性 5-羟色胺再摄取抑制药、三环类抗抑郁药、锂盐以及摄入过量的咖啡因和吸烟也会加重 RLS 患者的症状。RLS 典型症状常具有昼夜规律，即清晨和上午症状最轻，黄昏后直至上床之前症状最重。患者通常感觉下肢有麻木感、蚁爬感、刺痛感、肿胀感等不适，迫使其不断活动下肢，随着病情进展，症状往往从腿扩散到手臂或身体其他部位。进而患者可能出现睡眠突然中断，夜间觉醒频繁、睡眠质量受到影响。对于RLS 患者来说，睡眠过程中可能会出现周期性肢体运动（periodic limb movement，PLM），主要表现为拇趾和足踝的重复、定型运动，偶尔还会出现膝盖和臀部的运动，这些动作可能与部分觉醒或觉醒有关；患者通常不知道肢体运动或睡眠中断。多导睡眠图能够通过检测下肢频繁活动来明确 RLS 的诊断。

RLS 的治疗主要根据患者症状的严重程度和发作频率，包括非药物（如改变生活方式）和药物干预（如多巴胺能药物、α2δ 钙通道配体、阿片类药物）。对于轻度和间歇性患者，通常采用非药物治疗，主要包括行为治疗、睡眠卫生和生活方式干预（限制酒精、烟草以及含咖啡因饮料）。对于非药物治疗无效且严重影响睡眠和生活质量的患者，建议间歇性地添加药物治疗。报告频繁和严重 RLS 的患者应接受药物治疗。药物干预治疗：一线治疗方案包括铁替代治疗，对那些有检查表明体内铁储备减少的患者，建议左旋多巴作为间歇性 RLS 的按需治疗，而多巴胺受体激动药，如普拉克索、罗替戈汀和罗匹尼罗可作为 RLS 的一线治疗；二线治疗包括对口服铁剂不耐受者和（或）有强烈、严重 RLS 症状的增强者，静脉滴注铁剂，以及曲马多、羟考酮和美沙酮等阿片类药物。

（四）快速眼动睡眠行为障碍

快速眼动睡眠行为障碍（rapid eye movement sleep behavior disorder，RBD）是一种发生在 REM 阶段的睡眠异常，在这种情况下，REM 睡眠的正常肌肉张力丧失，出现异常行为，如发声和做梦，有时会对患者本人或其床上伴侣造成伤害。

RBD 可能是特发性的或与神经系统疾病相关，最常见的是突触核蛋白病。RBD 常表现为患者在进入睡眠之后，尤其进入快速眼动睡眠期的时候，不会出现全身的失张力，而且患者会出现肢体肌张力增高以及出现异常的行为，表现为睡眠中会手足乱动，大声喊叫，好像在梦里与人搏斗，有时会自伤或打伤同睡的人，甚至掉落到床下。如果在 RBD 发作期间能被唤醒，患者通常会迅速恢复意识，能够完全回忆起自己的梦。但是，倘若在发作过程中没有被唤醒，患者通常不能回忆起梦境的内容。有研究发现在以老年人群为基础的样本中，RBD 的患病率为 1.06%，RBD 的发病率在男性和女性中没有明显差异，而与在临床就诊中观察到的男性占比例较高的现象有所不同，可能原因是存在相关的选择偏倚，由于男性在患有 RBD 时更具攻击性和暴力性，因此与女性相比，在临床上造成的后果更为严重。

RBD 的治疗包括健康教育、非药物治疗和药物治疗。首先，最重要的是保证睡眠环境的安全，包括从卧室中取出潜在危险物品，并将床垫放在地板上，以防止从床上跌落，这对于防止睡眠相关伤害至关重要。RBD 患者在生活中不要有过激情绪反应，调整好自己的情绪状态，保持规律作息时间，避免酒精及兴奋精神的药物。当患者进入 RBD 发作时，建议床伴可以尝试唤醒患者，避免全面发作。当采取的安全措施和非药物治疗不够有效时，可以采用药物治疗。目前常见的药物包括氯硝西泮和褪黑素，鉴于褪黑素的副作用很少，其安全性优于氯硝西泮，有些临床医师对于存在认知障碍、帕金森病或未经处理的 OSA 患者，将其用作一线治疗。当褪黑素无效，则可加入氯硝西泮或停用褪黑素并开始服用氯硝西泮。事实上，在一些患者中，两种药物联合使用比单独使用这两种药物更有效。氯硝西泮常见的副作用包括 EDS、跌倒、头晕和夜间意识混乱。如果药物引起严重的副作用，或者 RBD 症状没有改善，建议患者在医师指导下根据症状个体化用药。

（五）昼夜节律相关睡眠-觉醒障碍

昼夜节律相关睡眠-觉醒障碍（circadian rhythm sleep-wake disorder，CRSWD）是内部昼夜节律系统相对于外部环境的失调，导致昼夜节律计时系统产生变化的一类特殊类型的睡眠障碍，常表现为患者在需要或期望睡眠时无法入睡。因此，患者主要表现为失眠或 EDS。这些症状通常会导致患者出现不同的功能损害。SCN 通过脑室旁区和下丘脑背内侧区投射到睡眠调节脑部区域调节昼夜节律，影响睡眠时间，以及在维持生理功能方面发挥着重要作用。同时 SCN 是控制内部昼夜节律的起搏器，它通过外部线索和内部线索与一天的时间同步。其中光是最重要的外部线索，而核心体温和褪黑素是内部线索。但随着年龄的增长，昼夜节律变得越来越弱，对外界刺激的反应也越来越弱，老年人更容易出现 CRSWD。

睡眠-觉醒时相提前（advanced sleep-wake phase，ASWP）在昼夜节律相关睡眠-觉醒障碍中相对少见，但有研究发现 ASWP 患病率在 1%～7%，在老年人和男性中发病率较高。患有这种类型睡眠障碍的人发现他们在晚上很早就感到疲倦，并且在早上很早就醒来，醒来后难以入睡。另外早起也可能会导致白天频繁小睡，这进一步加剧了夜间失眠的问题。同时，许多人感到来自社会的各种压力，尽管他们很困，尽管他们早上仍然很早就起床了，但他们晚上还是要熬夜。这可能导致睡眠不足，因而白天出现困倦感。ASWP 很容易被误诊为失眠，区分这两种诊断很重要，因为治疗方法不同。

对于老年人 ASWP 的治疗方法主要有以下几种。

1. 进行健康教育与行为指导　建议患者在早晨尽量避免强烈的光照，可以选择在中午的时候进行小睡，晚上可以选择在光照下进行活动，尽量推迟上床休息时间。

2. 时间治疗　合理安排休息时间，将入睡与起床时间向后推迟。

3. 光疗　可以重置昼夜节律时相，并可能影响褪黑素的产生，这有助于同步人体的昼夜节律。通过每晚暴露在强光下治疗，延迟褪黑素的分泌，从而延迟入睡时间，延迟昼夜节律时相。

4. 药物治疗　褪黑素可以延迟昼夜节律，但是缺乏关于其安全性和有效性的临床数据。对于睡眠维持困难的患者，也可使用少量镇静催眠药来改善 ASWP。

第四节　女性睡眠障碍

从月经初潮起，睡眠模式及睡眠疾病谱（包括失眠、SDB、RLS 等）就呈现出了明显的性别差异。然而，关注睡眠或睡眠障碍性别差异的研究较少，女性睡眠障碍经常得不到及时诊断与治疗。贯穿女性整个生命周期，影响其睡眠的因素很多，包括内源性（激素变化及血管舒缩症状等）和外源性（经济状况、婚姻及育儿等因素）。本节将阐述不同生命阶段女性睡眠和睡眠障碍的特点及治疗原则。

一、女性睡眠特点

在女性的不同生命阶段，睡眠特点及睡眠障碍存在差异，这与其激素分泌的周期性、生活方式特点等有关。

幼儿、少年期：此期男女睡眠特点基本一致，睡眠障碍发生的原因或表现形式也无显著性别差异。

青春期：睡眠性别差异从此期开始，且与激素水平变化相关。此期女性逐渐进入性成熟，激素发生周期性变化，更多的睡眠事件可能与月经相关，月经不调相关的客观因素可能影响女性睡眠。13～17 岁，女性睡眠起始时间较晚，17 岁以后，睡眠起始时间随年龄增加而提前。月经期和卵泡期，体内雌激素水平较低，睡眠的主观变异性低，睡眠较黄体期好；黄体期，体内雌激素和孕激素水平较高，REM 睡眠期缩短降低，N2 期和睡眠梭形波的频率增加。

妊娠期：此阶段体内雌激素和孕激素水平升高，不同妊娠时期睡眠存在差异。妊娠早期（妊娠前 3 个月），总睡眠时间、日间睡眠时间、失眠和夜间觉醒增加，总的睡眠质量下降；妊娠中期（妊娠中 3 个月），睡眠恢复至正常，日间总睡眠时间减少，SWS 的比例比早期显著增加；妊娠后期（妊娠后 3 个月），睡眠中断和夜间觉醒次数明显增多，每日小睡更多，梦境更混乱，更容易出现严重失眠和日间警觉性降低（多数受胎儿的活动影响）。

围绝经期：此阶段体内雌激素水平下降，卵泡刺激素和黄体生成素上升。此期女性出现睡眠质量下降，表现为睡眠潜伏期延长、睡眠片段化、夜间觉醒次数增多、深睡眠减少、REM 睡眠紊乱及晨起疲倦增多等。

绝经后期：在 65 岁及以上的女性中，总睡眠时间的下降与衰老之间有更大的关联。与年龄匹配的男性相比，女性 N2 期比例更低，SWS 比例更高。绝经后期女性体内激素水平和生活习惯趋于稳态，来自自身的感觉（诸如其他疾病导致的不适，或来自子女、社会、自身健康的压力等）成为影响睡眠的常见因素。

二、女性常见的睡眠障碍

（一）育龄期女性常见的睡眠障碍

健康育龄女性月经周期中雌二醇、孕酮、黄体生成素、卵泡刺激素、催乳素和生长激素等水平发生周期性变化。不同生理期，血液中激素水平的生理性波动可以显著影响睡眠。从月经初潮开始，女性睡眠模式和睡眠障碍易患性出现显著的性别差异。青春期后女性失眠、SDB 和 RLS 发病率都比较高。

1. 失眠　女性失眠发病率在月经初潮前与男性无显著性差异，但月经初潮后任何年龄失眠的发病率均高于同龄男性，为男性的 1.5～2 倍，40 岁以后性别差异更加显著，且患病率随着年龄增长而增加。导致此期失眠性别差异的主要因素有性激素水平（主要是雌激素和孕酮）的不同和周期性波动、生理上的性别差异及女性情绪相关症状发生率更高。

失眠治疗中也存在性别差异，相较男性，女性更多需要使用助眠手段，且有更多失眠相关性抑郁的发生。药物治疗中需考虑到药物代谢的性别差异，如女性对唑吡坦代谢可能比男性较慢，唑吡坦推荐剂量为睡前男性 10mg，女性 5mg。

2. 睡眠呼吸障碍（SDB）　是一组以睡眠期呼吸节律异常和（或）通气异常为主要特征的疾病，可伴或不伴觉醒期呼吸异常，包括 OSA、中枢性睡眠呼吸暂停（central sleep apnea，CSA）、睡眠相关肺泡低通气综合征、睡眠相关低氧血症、原发性鼾症及夜间呻吟等，其中 OSA 最为常见且危害性最大。育龄期女性 OSA 的患病率低于同龄男性，可能的原因如下：①与同期女性相比，男性脂肪增加更倾向于向心性分布，更容易对肺容积造成影响。育龄期女性脂肪分布则更倾向于外周，但其脂肪分布随着年龄增加而发生改变，绝经后女性脂肪也呈向心性分布趋势，这种优势逐渐消失。②此期女性体内高水平的雌激素、孕激素可降低 OSA 发病率。女性性激素对上呼吸道保持通畅和通气驱动等具有保护作用。孕酮可缩短 NREM 的潜伏期，孕酮也是呼吸兴奋剂，可增加化学感受器对高碳酸血症和缺氧的反应性，阻止气道阻塞发生，对扩张上气道肌群活性有重要作用。雌激素具有调控呼吸中枢稳定性、降低上气道肌肉塌陷性、提高颏舌肌活动度等作用。雌孕激素还与体脂分布关系密切，可激活脂蛋白脂肪酶，降低体脂蓄积。③男性气道比女性更长，即使在体重指数（body mass index，BMI）类似的情况下，男性气道更不稳定。④女性 OSA 相当部分症状不明显或不典型，通常主诉为白天疲劳、噩梦、早晨头痛和情绪障碍，适用于 SDB 或 OSA 的筛查工具对其敏感性较低，因此存在诊断不足及治疗不足的问题。

除肥胖、雌激素或孕激素水平和月经周期外，多囊卵巢综合征（polycystic ovary syndrome，PCOS）和甲状腺功能减退症（简称"甲减"）也是育龄期女性 OSA 发生的独立危险因素。有研究发现，PCOS 患者 SDB 的患病率及 AHI 均高于非 PCOS 患者。肥胖是 OSA 与 PCOS 的共同病理生理学特征，也是育龄妇女中两者共存的重要危险因素。甲减导致或加重 OSA 的机制可能包括：①机体基础代谢减慢导致肥胖；②全身黏液性水肿，导致口咽部狭窄及咽壁塌陷；③上气道周围组织神经病变，使其对维持上气道开放的咽部扩张肌的控制功能发生异常；④甲减本身会对呼吸中枢产生抑制作用。因此，对于患有 PCOS 或甲减女性，需筛检有无合并 OSA，疑诊者行整夜 PSG 以确诊。

由于解剖和生理上的性别差异，SDB 患者的 PSG 参数也存在性别差异。在 BMI 相似的情况下，男性 AHI 多数要高于女性，并且男性 AHI 与氧饱和度降低相关性更高，但这种差距随着年龄的增加而变小。另外，女性 REM 相关的 SDB 发病率高于男性，这与代谢综合征等发生风险增加密切相关。

女性 OSA 的治疗方案选择需根据患者症状/体征及 PSG 结果综合考虑，主要措施包括行为治疗（如减肥、侧睡、睡前避免饮酒等）、鼻部症状控制、CPAP、口腔矫治器等，同时要兼顾女性不同生理阶段特点调整治疗策略。

3. 不宁腿综合征（RLS）　是一种影响睡眠的感觉运动障碍性疾病，临床表现为单侧或双侧肢体不可抑制地活动，常伴有感觉异常，其发病率具有种族、性别和年龄差异。多数人群研究显示女性更为常见，且症状更为明显，这与多种因素有关（如尿毒症、贫血、铁缺乏、糖尿病、妊娠、纤维性肌痛和围绝经期）。性激素在 RLS 的发病与病理生理过程中发挥着重要作用。

对于非妊娠期、哺乳期及非备孕期女性，RLS 的常规治疗方法均可采用。

（二）妊娠期和产后常见的睡眠障碍

妊娠期发生睡眠障碍的因素主要包括：①内分泌因素。妊娠期雌激素、孕酮、泌乳素和血浆皮质醇的增多等，直接会影响到孕妇正常的睡眠形态和睡眠时间。②生理因素。孕妇的睡眠障碍与自身生理状况密切相关，如子宫增大压迫膀胱、体重增加、妊娠相关胃肠不适和腰背痛、胎动等。③心理社会因素。对分娩过程的恐惧、对孩子性别或健康状况的期待、家庭经济条件、妊娠对事业和生活的影响等是引起女性睡眠障碍的常见心理社会因素。

1. 失眠 是妊娠期和产后相关睡眠障碍的常见主诉，高龄孕妇更为常见。妊娠最后 8 周失眠患病率高达 52%～61%。产后女性较妊娠期失眠发生率更高且病情更严重。

除了上述导致妊娠期发生睡眠障碍的因素可引起失眠外，妊娠期其他类型睡眠障碍也可以影响睡眠，如妊娠期 RLS、OSA。此外，初产、吸烟、高龄妊娠和高血压等。导致产后失眠的主要因素来自产妇和婴儿双方：产褥期不适、剖宫产或会阴侧切后的伤口疼痛；婴儿的睡眠-觉醒节律尚未完全建立，婴儿夜间多次觉醒、寻求哺乳、排泄、哭闹等；围生期出现的精神疾病（包括围生期相关的抑郁障碍、双相情感障碍、精神分裂症样障碍等）。

失眠会导致母体和胎儿的潜在不良后果，如妊娠期高血压和糖尿病风险增加、产程延长、剖宫产发生率增加、早产增多等。此外，失眠也是造成产后情绪障碍和精神障碍的危险因素。

目前缺乏妊娠和哺乳期女性使用镇静催眠药物的安全性资料，此期失眠以非药物治疗为首选，包括 CBTI。对于失眠难以控制的患者，在医师权衡利弊后，可以参考 FDA 妊娠期和哺乳期安全等级标准短期使用药物治疗，以控制症状、单药治疗为主，避免联合用药。

2. 睡眠呼吸障碍（SDB） 妊娠期会出现多种 SDB，其中最常见的是 OSA，其 OSA 患病率明显高于非妊娠期，且随着妊娠月份增加呈递增趋势。妊娠早期、妊娠晚期 OSA 的患病率分别为 10.5% 和 26.7%。高危孕妇（包括慢性高血压、子痫前期、妊娠糖尿病、妊娠前肥胖等）OSA 的患病率显著增加。妊娠期 BMI 和打鼾与 OSA 的发病显著相关。妊娠可增加 OSA 易患性，也可加重 OSA 病情。

妊娠期间性激素和生理变化可以影响上气道功能和呼吸功能。不利因素：体重增加；子宫增大所致膈肌抬高导致功能残气量减低；较高的雌激素和孕酮水平引起呼吸生理变化；雌激素水平升高导致鼻黏膜充血和水肿加重打鼾、气道阻塞；先兆子痫可促进和加重睡眠呼吸暂停的发生。保护性因素：孕酮水平升高可增加呼吸驱动；雌孕激素水平增高导致 REM 睡眠期缩短（此期上气道肌肉紧张性下降，故 OSA 发病率较高）；此期女性多偏好侧卧位睡眠，可减少体位性 OSA 等。

妊娠期 OSA 的不良后果体现在对母体和胎儿双方面。对母体的影响：妊娠血压、妊娠糖尿病、心理障碍、剖宫产等发生率增加。对胎儿产生的不利影响：早产、胎儿宫内生长发育迟缓及新生儿窒息、死胎等发生率增加。

产检时医师需根据孕妇的症状、体征、线索疾病、艾普沃斯嗜睡量表（Epworth sleepiness scale，ESS）或 STOP-BANG 量表进行 OSA 的筛查，评估其患 OSA 的风险。具备以下一条线索即为 OSA 的高危个体。

（1）症状：打鼾、睡眠呼吸暂停、呼吸困难、憋醒等夜间症状及晨起头晕、头痛、口干、嗜睡、疲劳等日间症状。

（2）体征：①肥胖、颈部粗短；②上气道解剖异常，包括鼻腔阻塞、扁桃体肥大、软腭松弛、腭垂过长等。

（3）内科疾病：难治性高血压、不明原因的心律失常、慢性充血性心力衰竭、难治性糖尿病和胰岛素抵抗、夜间癫痫、长期胃食管反流等。

（4）产科相关疾病：妊娠高血压、妊娠糖尿病、无法用其他因素解释的胎儿宫内生长受限、除外其他原因的胸闷憋气、既往妊娠期 OSA 史或 OSA 家族史等。常规成人 OSA 的诊断和筛查工具也可用于妊娠期 OSA 的辅助检查。

妊娠女性确诊 OSA 后，应制订个性化、综合性的治疗方案，兼顾并发症管理，必要时需麻醉科、心血管内科、内分泌与代谢科、儿科、重症医学科多学科协同合作。要适当控制体重，每日摄入总能量根据妊娠前体重和妊娠期体重的增长速度而定。体位性 OSA 建议侧卧睡眠。注意避免使用酒精和镇静药。CPAP 是目前治疗妊娠 OSA 最有效和使用最广泛的方法。以下情况需考虑 CPAP 治疗：①AHI 5～30 次/小时，偶伴 SpO_2 低于 90%，并有临床症状；②AHI>30 次/小时；③经常性 SpO_2<90%。CPAP 治疗的主要目标是 AHI<5 次/小时，维持 SpO_2>90%，显著减轻临床症状。CPAP 使用的相对禁忌证与其他人群类似，包括肺大疱、气胸/纵隔气肿、血压明显降低（低于 90/60mmHg）/休克、急性心肌梗死出现血流动力学指标不稳定、脑脊液漏、颅脑外伤或颅内积气、急性中耳炎、鼻炎、鼻窦炎、感染未控制时、青光眼等。

妊娠期合并 OSA 者通常不考虑各种外科手术治疗。

3. 妊娠期 RLS　发病率存在明显种族差异，亚洲为 18.5%，欧洲为 25.5%。随孕程进展，妊娠期 RLS 发病率呈上升趋势。妊娠期 RLS 症状通常在妊娠中期开始，在妊娠晚期达到高峰，在妊娠的最后 1 个月趋于稳定，在产后 1 个月症状呈迅速下降趋势。妊娠状态可加剧 RLS 易患性，也可导致妊娠前有 RLS 症状者在妊娠期症状更为严重。

与妊娠期 RLS 发生相关的因素可能包括遗传史、既往妊娠期 RLS 史、高龄产妇、妊娠前体重增加、低血红蛋白及低平均红细胞体积、铁缺乏、激素和代谢变化、咖啡因摄入、尼古丁使用和酒精摄入以及妊娠期神经的拉伸等。妊娠期间缺铁常有发生，随着铁储存的减少（铁蛋白减少及总铁结合力增加），妊娠期 RLS 的风险逐渐增加。补铁能缓解妊娠期 RLS 的症状。此外，妊娠期抑郁、焦虑、压力、失眠和疲劳的高患病率也是导致妊娠期 RLS 的因素。部分患者产后仍有 RLS 症状，可能与铁蛋白降低、多胎次和妊娠中期症状发作相关。

妊娠期 RLS 诊断需要排除妊娠以外的继发因素，包括糖尿病、甲状腺功能减退症、肾功能不全和神经病变等，同时应评估贫血、血清铁蛋白及铁蛋白结合力。

由于药物潜在的致畸效应和通过母乳分泌影响婴儿的风险，妊娠和哺乳期 RLS 治疗用药选择受到严重限制，非药物方法（包括睡前伸展运动、按摩和热水浴；傍晚进行轻度或中度运动；戒烟戒酒；养成健康的睡眠卫生习惯等）是妊娠和哺乳期 RLS 的主要推荐治疗方式。存在妊娠期 RLS 风险的妊娠女性可以预防性地补充铁剂和叶酸。妊娠期或哺乳期女性有明显 RLS 症状，血清铁蛋白低于 75μg/L，可建议口服补铁。每片 325mg（65mg 元素铁）的硫酸亚铁是首选的治疗形式（每次 1 片，每日 3 次），同时补充维生素 C 有助于铁的吸收。对于严重 RLS 患者，如果口服铁剂治疗失败，铁蛋白持续低于 30μg/L，通常给予静脉注射铁制剂。妊娠期的难治性 RLS 可考虑使用低剂量氯硝西泮或卡比多巴/左旋多巴。哺乳期间 RLS 症状非常严重者，权衡利弊后，可考虑使用加巴喷丁、低剂量氯硝西泮或曲马多。此外需避免使用加重 RLS 症状的药物，如咖啡因、镇吐药、抗组胺药、抗精神病药、选择性 5-羟色胺再摄取抑制药、酒精和尼古丁等。

（三）围绝经期和绝经后常见的睡眠障碍

绝经是女性生命周期的一个特殊时期，40%～60%的围绝经期或绝经后的女性会出现睡眠障碍，严重影响女性健康。

1. 失眠　在女性围绝经期和绝经后发生率明显增加，是此期女性最常见的睡眠障碍。45 岁以上女性失眠患病率明显高于同龄男性，31%～42%的围绝经期女性可能出现慢性失眠，50～55 岁女性中重度睡眠障碍的患病率明显增加。

引起此阶段女性失眠的因素主要包括：①性激素的影响。性激素水平的改变（如雌激素水平下降，卵泡刺激素升高）可以直接影响睡眠状态，也可以通过影响体温（潮热）、昼夜节律或应激反应间接发挥作用。②围绝经期血管舒缩症状的影响（如潮热、盗汗等）。③其间出现的情感障碍（焦虑和抑郁等）。④遗传、基础慢性病（肥胖、心脏病、慢性疼痛、关节炎等）及某些药物（支气管扩张药、抗惊厥药物等）影响。⑤衰老导致的睡眠节律异常及褪黑素水平下降。⑥继发于其他睡眠障碍疾病。

良好的睡眠卫生习惯是治疗此期失眠的前提和必需条件，此外需要根据不同病因采取不同治疗方案。①绝经期失眠：通常与血管舒缩症状相关，一线选择激素替代治疗（hormone replacement therapy，HRT），包括雌激素治疗、孕激素治疗、雌孕激素合用治疗。雌激素通过去甲肾上腺素和组胺途径，对睡眠和体温具有直接调节及抗抑郁作用。孕酮可刺激苯二氮䓬类受体，增加 γ-氨基丁酸受体产生，具有直接的镇静作用。HRT 疗效存在局限性，停药后易复发，且有增加乳腺癌、子宫内膜癌、肺栓塞、脑卒中等疾病患病率的风险，因此不能长期使用。HRT 是对<60 岁、绝经<10 年女性改善血管舒缩症状和睡眠障碍最有效的方法，但对 60 岁及以上患者，由于这种治疗可能弊大于利，不作推荐。对于不选择 HRT 或存在 HRT 禁忌证的，可尝试影响体温调节中枢的药物治疗（如作用于肾上腺素能、5-羟色胺能及多巴胺能系统的药物）。此外，放松治疗、CBTI、抗压力治疗等可用于此期失眠的治疗。②原发性失眠（心理性、生理性）：CBTI 和其他干预治疗（刺激控制、放松训练、矛盾意向和睡眠限制等）均可改善睡眠质量，且疗效持续。③继发性失眠：原因包括原发性睡眠疾病（如 SDB、RLS）、内科疾病、精神障碍、药物不良反应及增龄等，主要进行病因治疗。④行为、环境或社会心理因素所引起的失眠：需要确定并调整干扰睡眠的因素从而改善睡眠。

催眠药和镇静药，如加巴喷丁、唑吡坦和右佐匹克隆已被证明在绝经妇女的急性初始失眠治疗中有效，然而，当药物使用时间超过 2 周时，可能会出现耐受性、戒断、依赖性和反弹抑郁。原则是尽量不使用镇静催眠类药物，失眠症状较重者应在医师指导下，短期、适量地应用镇静催眠药物作为辅助治疗手段，应避免药物依赖的形成，选择半衰期短、不良反应轻和依赖性小的抗焦虑药和镇静催眠药。此外，外源性补充缓释褪黑素或褪黑素激动药可改善绝经后女性的情绪和睡眠质量，然而超过生理剂量或长期连续服用，会抑制体内内源性褪黑素的分泌，产生抑郁、疲劳、头晕等不良反应。

中医中药治疗（主要包括中药汤剂、针灸治疗、耳穴贴压、穴位按摩等）效果显著，不良反应较少，实施方便快捷，因此在围绝经期和绝经后女性失眠的治疗中也发挥着重要作用。

2. 睡眠呼吸障碍（SDB）　随着性激素水平的下降，绝经后女性 OSA 的发病率明显高于绝经前，且随着绝经时间延长，OSA 的发病率有增加的趋势，与年龄相匹配的男性差异亦明显减小。绝经是 OSA 的独立危险因素，手术绝经女性（如子宫切除术和卵巢切除术）比自然绝经女性 OSA 的发病率更高。

绝经导致 OSA 发生及加重的可能机制包括绝经后雌孕激素在上呼吸道通畅和（或）通气驱动等保护作用不复存在；性激素的改变促使绝经后脂肪的分布发生改变，躯干和腹部的脂肪质量增加，颈围也增加；绝经后女性觉醒期间颏舌肌活动度较妊娠期女性弱。

与绝经前女性相比，绝经后女性发生睡眠呼吸事件的频率更高，持续时间更长，且与血氧饱和度下降至 90%以下相关，REM 睡眠期 AHI 显著增高，但其呼吸暂停或氧减事件的频率与同龄男性差异不显著。

HRT 可以降低绝经后 OSA 的患病风险，雌激素单药与雌孕激素联合治疗无显著差异，但这种保护作用需要长期维持治疗才能得以体现。其他推荐用于治疗 OSA 患者的治疗措施包括行为治疗、鼻部症状局部治疗、无创正压通气治疗、口腔矫治器治疗及上呼吸道刺激或舌下神经刺激等同样适用于此期女性，但需考虑患者年龄偏大，应充分评估风险和临床受益，予以合适的治疗方式。

3. 不宁腿综合征（RLS）　在 40 岁以上人群中，女性发生 RLS 的发病率是男性的 2 倍。围绝经期女性及有血管舒缩症状的绝经期女性 RLS 的患病率更是显著增加。绝经后雌激素水平下降使得多巴胺受体数目减少或儿茶酚-O-甲基转移酶对多巴胺降解增多，导致 RLS 症状严重程度增加。RLS 与经济状况、绝经年龄、受教育程度、吸烟史、高血压、贫血和糖尿病等因素相关。此外，老年人的一些常用药物使用，包括利尿药、雷洛昔芬和他汀类药物等，可能会导致睡眠相关腿痉挛并可能表现为 RLS。

　　RLS 已被证明与缺铁性贫血有关，如果铁含量≤75μg/L 或转铁蛋白饱和度低于 20%，建议补充铁。非药物治疗包括定期锻炼、减少咖啡因和其他兴奋剂的摄入、适当的睡眠卫生、避免睡眠剥夺、冷水按摩或腿部擦浴、振动刺激装置、瑜伽或针灸。如果对非药物治疗反应欠佳，可考虑 RLS 初始对症治疗中常用的一些药物，包括多巴胺能激动药（如普拉克索和罗匹尼罗）和 γ-氨基丁酸（GABA）类似物（如加巴喷丁或普瑞巴林），但需要注意药物副作用的发生。关于 HRT 对 RLS 影响的研究结果存在较多的争议，现有数据不足以支持其作为绝经后 RLS 的可行方法。

第五节　高原环境相关睡眠障碍

一、高原的定义和概述

　　高原是指海拔高度在 1000m 以上，相对高度在 500m 以上，地势相对平坦或有一定起伏的广阔地区。高原地区海拔高，气压低，氧气含量减少，同时高原地区空气稀薄、接受太阳辐射多、日照时间长、昼夜温差大、气候寒冷干燥等环境因素，均会对短期或长期居住于高原地区人群的睡眠质量和呼吸调节功能造成影响，带来相应的睡眠或呼吸功能障碍。

　　引起高原睡眠相关问题的最核心因素是海拔的升高，海拔越高，从低海拔向高海拔迁移的速度越快，高原相关睡眠和呼吸问题的发生就越明显。按照国际通行的海拔划分标准，1500～3500m 为高海拔，3500～5500m 为超高海拔，5500m 以上为极高海拔。由于存在个体差异，相同海拔高度对不同个体睡眠和呼吸调节功能的影响程度可以不同，但在极高海拔以上人体机能会严重下降，重要器官受损，且部分损伤不可逆，因此人类无法在该高度长期滞留。

（一）高原居住人群的睡眠特点

　　处在高海拔地区的个体由于缺氧环境的影响，会出现睡眠质量和睡眠结构的改变。根据转移到高海拔地区的时间长短，分为高原急性期反应和高原适应期反应。高原急性期反应一般发生在转移至高海拔地区的数小时至前 5d 之内，急性期睡眠的特征是睡眠质量下降，睡眠结构紊乱，主要表现为 N1 期、N2 期睡眠比例增加，以及 N3 期睡眠比例减少、睡眠中觉醒次数增加、总睡眠时间和 REM 睡眠的量不变或者缩短。初到高原地区的睡眠改变主要与高海拔低氧导致的睡眠中周期性呼吸有关。在中高海拔地区，睡眠结构紊乱可随时间推移逐渐改善，但在极高海拔地区可能会持续存在。

　　随着在高海拔地区时间延长，机体进入高原适应期，对缺氧环境逐渐耐受。高原适应性研究表明，在高原适应期睡眠较急性期改善，表现为周期性呼吸减少、呼吸暂停减少、夜间血氧饱和度和 N3 期睡眠的比例增加，但适应阶段的高原居住人群睡眠仍比低海拔地区人群的睡眠差，表现为 SWS 比例低、夜间血氧饱和度较低、AHI 和觉醒指数相对更高。

（二）高原居住人群的呼吸特点

　　海拔升高对呼吸的影响主要是引起高海拔周期性呼吸所致中枢性睡眠呼吸暂停，这是一种特殊类型的 CSA，属于低碳酸血症型 CSA。其特征为个体近期到达高原地区后，出现中枢性呼吸暂停和过度通气交替发生的周期性呼吸紊乱，其呼吸模式的循环长度一般小于 40s（通常在 12～20s）。

　　海拔升高对 OSA 的发生也会造成影响，对于已经诊断为 OSA 的患者，当到达高原地区后，呼吸暂停事件总数会增加（AHI 增高），但 OSA 事件的比例减少而 CSA 事件比例增大，呼吸暂停事件持续时间缩短，睡眠中平均血氧饱和度与最低血氧饱和度更低。

二、高原相关睡眠障碍

初到高原时个体容易出现高原相关睡眠障碍，主要表现为入睡困难、频繁觉醒、深睡眠减少、睡眠质量下降，睡眠中有时伴胸闷、窒息感，白天感觉思睡、疲乏。高原相关睡眠障碍的发生和严重程度与海拔转移的高度差及转移时间有关，存在个体差异，越短时间内上升的海拔越高，睡眠障碍越严重。随着高原适应，睡眠障碍的程度可逐步减轻，但睡眠质量仍低于低海拔地区的人群。

三、高原相关呼吸障碍

高原相关呼吸障碍主要是高海拔周期性呼吸，这是一种特殊类型的CSA。

（一）流行病学

高海拔周期性呼吸的发生率随海拔升高而增加，最低可在海拔1500m即出现，到达2500m海拔高度时发生率为25%，到达海拔4000m时则几乎为100%。除了新近到达高海拔地区会发生周期性呼吸外，长期处于海拔2500m以上环境时也可引起周期性呼吸。由于周期性呼吸是个体对海拔升高的一种生理反应，只有在发生周期性呼吸同时出现频繁觉醒、睡眠质量差、胸闷或窒息感、白天疲倦、思睡等症状时才可以诊断为高海拔周期性呼吸所致CSA。

高海拔周期性呼吸所致CSA人群的患病率尚不清楚，也缺乏相关的人口统计学资料，其易感人群是对低氧和高碳酸血症的通气反应性增强的个体，即通气功能的化学反应性增高的人群，其中对低氧的化学通气反应性增高是发生高海拔周期性呼吸的首要原因，可能存在家族遗传模式。由于男性的化学通气反应性高于女性，因此高海拔周期性呼吸更多见于男性。儿童发生高海拔周期性呼吸的情况与成人接近，但儿童的呼吸形式更稳定，可能与儿童的CO_2呼吸暂停阈值比成人更低有关。

（二）病因和发病机制

高海拔周期性呼吸发生的危险因素是呼吸中枢的化学通气反应性增加，尤其是低氧通气反应性增加，当到达高海拔地区后环境低气压低氧引起过度通气反应。在海拔2500m时大气压约为570mmHg，肺泡氧分压（PaO_2）约为55mmHg，在睡眠中当动脉$PaO_2<55$mmHg时，机体处于缺氧状态，低氧通气反应加剧导致过度通气，使动脉$PaCO_2$下降。由于$PaCO_2$是驱动呼吸中枢产生呼吸运动的主要刺激因素，当$PaCO_2$低于呼吸暂停阈值时即可发生CSA。在呼吸暂停发生的过程中，$PaCO_2$逐渐积累上升，超过呼吸暂停阈值后刺激通气恢复并再次发生过度通气，几次大口呼吸后$PaCO_2$再次低于呼吸暂停阈值，启动另一个呼吸暂停。这样的循环整夜重复发生，最终形成高海拔周期性呼吸暂停。

除了低氧通气反应性增加外，高海拔环境所致的呼吸中枢调控（化学反馈环路调节）失衡也是发生高海拔周期性呼吸的重要发病机制。呼吸中枢调控稳定性可以用环路增益法（loop gain，LG）来测定，LG=通气反应/通气紊乱。当LG>1时，呼吸中枢调控不稳定；当LG<1时，则呼吸中枢对刺激的反应较为稳定。LG受呼吸中枢对$PaCO_2$刺激的反应能力（控制器增益，Gc）、通气活动降低的$PaCO_2$能力（效应增益，Gp），以及血液$PaCO_2$的变化传达到呼吸中枢的能力（反馈增益，Gm）3个方面的综合影响，可表述为LG=Gc的综合影响。高海拔低氧环境下，呼吸中枢对低氧刺激的反应性会增强，表现为静息状态下呼吸即增快增强。对低氧通气反应敏锐的个体或家族，其Gc增大，LG>1的可能性更大，而对低氧的通气反应性越高，$PaCO_2$下降越明显，更易发生高海拔周期性呼吸暂停。健康人在海平面时通气的峰值与动脉血氧饱和度的峰值之间存在6.8～9.4s的滞后，而在高海拔时这种滞后时间可延长至12s，这是局部气体混合及弥散速度下降导致的，这意味着血液化学信号转导到呼吸中枢的时间延长（即Gm增加），LG也随之变大，呼吸中枢调控的稳定性变差，更易发生高海拔周期性呼吸暂停。

（三）病理生理

与所有低碳酸血症型 CSA 一样，高海拔周期性呼吸在 NREM 睡眠比 REM 睡眠更严重，这可能是由于在 REM 睡眠时，呼吸中枢对低氧和 $PaCO_2$ 的通气反应减低以及 REM 睡眠期呼吸相对不规则，不易出现过度通气反应，所以周期性呼吸的严重程度减低。高海拔周期性呼吸是机体对低氧刺激的一种生理性保护机制，在一定的海拔范围内（如 3000～3500m），周期性呼吸时的间歇性过度通气可以使平均动脉血氧饱和度维持在相对较高的水平，同时不会出现明显的睡眠结构紊乱。但是，这种保护作用是有限的，随着海拔的进一步升高，睡眠结构紊乱开始出现并逐步加重，反复发生的周期性呼吸暂停引起频繁觉醒，进一步加重睡眠片段化，从而影响到患者的日间功能。

随着在高海拔地区停留时间延长，机体可逐步适应高海拔环境，周期性呼吸暂停的发生次数逐渐减少。其机制主要包括肾脏代偿、对低氧耐受以及呼吸暂停阈值下调。在海拔升高的过程中，由于呼吸中枢低氧感受器的控制器增益增加，低氧通气反应持续上升长达 7d，导致 PaO_2 升高而 $PaCO_2$ 降低，于是在初到高原前 2 周内出现氧饱和度改善的同时周期性呼吸的数量反而持续增加的现象。当机体逐步代偿适应后，外周化学感受器敏感性降低，呼吸调控趋于稳定，低氧过度通气反应减轻，同时呼吸暂停的阈值下调，高海拔周期性呼吸逐渐减少。但在极高海拔地区周期性呼吸暂停可能会持续存在。

（四）临床表现

高海拔周期性呼吸所致 CSA 的临床症状主要是初到高原时的睡眠紊乱症状，包括频繁的觉醒、经常出现气短和窒息感，可能会导致次日出现疲劳或困倦。高海拔周期性呼吸和其他高原综合征（如高原性肺水肿、急性高原病、高原性脑水肿等）之间没有明显的相关性。

（五）辅助检查

PSG 显示：睡眠中反复出现中枢型呼吸暂停/低通气事件，儿童的中枢性呼吸暂停事件持续时间约为 8s（7～9s），成人约为 12s（10～14s），一个循环周期时间小于 40s（一般为 20s），呼吸暂停事件伴或不伴动脉血氧饱和度下降。高海拔周期性呼吸一般只发生在 NREM 睡眠期，在 REM 睡眠期呼吸节律基本趋于稳定。

（六）诊断

高海拔周期性呼吸所致中枢性睡眠呼吸暂停（ICD-11 编码：7A40.5）的诊断需要满足以下 4 项（ICSD-3-TR）。

1. 上述呼吸暂停发生在高海拔地区。

2. 至少出现其中一项　①困倦；②入睡困难或睡眠维持困难，频繁觉醒，或非恢复性睡眠；③觉醒后有气短或晨起头痛。

3. 上述症状是由高海拔周期性呼吸引起，或在高海拔处 PSG 证实反复出现中枢性呼吸暂停或低通气，中枢性呼吸暂停低通气指数≥5 次/小时。

4. 不能被其他现有的睡眠疾病、躯体性或神经性疾病、药物使用（如麻醉、镇静药物）或物质滥用所致疾病等来解释。

（七）治疗

1. 脱离高海拔环境　高原相关睡眠和呼吸问题的核心致病因素是海拔升高带来的低氧和低氧通气反应增高，因此脱离高海拔环境或者给予吸氧是最有效的处置。

2. 药物治疗　目前疗效尚不确切，茶碱及乙酰唑胺均能有效改善高海拔周期性呼吸，其中乙酰唑胺还能显著提高基线的动脉血氧饱和度水平，但约 50%的患者服用乙酰唑胺后出现手足感觉异常和味觉异常，服用茶碱后易出现心悸。伴有睡眠紊乱者可予苯二氮䓬类药物治疗，如替马西泮在不影响次日执行功能的情况下可显著降低高海拔周期性呼吸所占的时间比，但同时也有可能会轻度降低动脉血氧饱和度水平。值得注意的是，高海拔环境适应后，由于肾脏代偿作用以及呼吸中枢化学感受器敏感性逐渐恢复，高海拔周期性呼吸可逐步缓解，因此药物治疗应在高海拔适应的初期阶段予以短期应用。

第六节 展　　望

在整个生命周期中，正常的睡眠模式和睡眠结构及睡眠障碍呈现出显著的发育阶段性和年龄变化特征。例如，随着年龄的增加，睡眠的内稳态驱动力逐渐下降；而昼夜节律驱动在青春期往后移，而在成年期（20 岁左右）开始前移。因此，从睡眠生理角度而言，青少年往往倾向于晚睡晚起，相反，老年人倾向于早睡早起。

随着社会的不断发展，当前儿童和青少年睡眠不足和各类睡眠问题也日益增多，原因包括生理性的昼夜节律延迟、心理或情绪障碍、不良的睡眠卫生习惯以及家庭社会因素（如屏幕暴露增加、上课时间过早）等，不仅对其身心健康、日常生活及学业表现等均可造成广泛而显著的损害，还会引起家长的养育压力和精神健康问题。因此，应当加大科普宣传力度，医-教-家结合，倡导儿童和青少年建立规律的作息安排，养成良好的睡眠卫生习惯。同时，考虑我国儿童睡眠医学发展相对薄弱，临床上应积极推进儿童睡眠专科建设，加大专业人员的培养力度，开发和引进标准化的评估技术，提供具有循证依据的治疗，以促进儿童和青少年睡眠障碍的规范化诊治。在研究层面，着重探索睡眠和睡眠问题对不同年龄儿童和青少年身心健康，尤其是脑智发育的影响，揭示关键的生理-心理-社会因素影响及其机制，转化为促进儿童和青少年睡眠健康的公共卫生政策和临床指南。

睡眠障碍在老年人中更为常见，因为衰老与多病、多药、影响睡眠的心理社会因素和某些原发性睡眠障碍的患病率增加有关。因此，对于临床医师和科学家来说，了解随着年龄增长的睡眠生理学和结构变化是至关重要的。此外，女性相比于男性而言，失眠发病率更高，如青春期后、妊娠期和围绝经期。主要因素可能有性激素水平、生理上的性别差异及女性情绪相关症状发生率更高、孕妇的生理状况、围绝经期血管舒缩症状的影响（如潮热、盗汗）等。临床医师可以通过主客观的评估方法来找到儿童、青少年、女性以及老年人睡眠质量降低的原因，从相关病因入手，开展综合性诊疗服务，解决各类人群的睡眠问题。

老年人睡眠障碍的研究对正处于人口结构老龄化的当代具有重要的现实意义。越来越多的证据表明睡眠与健康之间存在重要关系，因此加强对老年人群睡眠障碍的管理，对于提高老年人的生活质量和健康至关重要。同时老年人睡眠障碍病因往往复杂多样，基础疾病及共病率高，其中睡眠障碍所引起的病理生理变化，以及与其他疾病之间的关系仍需要进一步研究。

随着社会经济发展，高原地区生产建设、旅游开发、国防军事等活动日益频繁，越来越多的人群需要旅居高原地区。高原地区海拔高，气压低，氧气含量减少，同时高原地区空气稀薄、接受太阳辐射多、日照时间长、昼夜温差大、气候寒冷干燥等环境因素，均会对短期或长期居住于高原地区人群的睡眠质量和呼吸调节功能造成影响，带来相应的睡眠或呼吸功能障碍。因此，对旅居高原这一特定人群的睡眠和呼吸相关问题也需要得到更多的关注和研究。

本章由张继辉教授（副主编）负责

编　委　江　帆　欧　琼

编　者　王广海　梁　丽　吕云辉　艾思志

思 考 题

1. 睡眠-觉醒时相延迟高发于青少年的生理学机制是什么?
2. 青少年睡眠障碍与情绪障碍有哪些密切联系?
3. 老年人常见睡眠障碍产生的原因有哪些?
4. 女性出现睡眠障碍与性激素水平之间有什么关系?
5. 围绝经期睡眠障碍对女性身心健康有什么影响?
6. 高原相关睡眠障碍患者的脑血流会有怎样的变化?

参 考 文 献

何权瀛, 陈宝元, 韩芳. 2022. 睡眠呼吸病学. 2版. 北京: 人民卫生出版社.

赵忠新, 叶京英. 2022. 睡眠医学. 2版. 北京: 人民卫生出版社.

中国医师协会神经内科医师分会睡眠学组, 中华医学会神经病学分会睡眠障碍学组. 2021. 中国不宁腿综合征的诊断与治疗指南 (2021版). 中华医学杂志, 101(13): 908-925.

Ai SZ, Zhang JH, Zhao GA, et al. 2021. Causal associations of short and long sleep durations with 12 cardiovascular diseases: linear and nonlinear Mendelianrandomization analyses in UK Biobank. Eur Heart J, 42(34): 3349-3357.

American Academy of Sleep Medicine. 2014. International Classification of Sleep Disorders. 3rd ed. Darien, IL: American Academy of Sleep Medicine.

American Academy of Sleep Medicine. 2023. The International Classification of Sleep Disorders: third edition, text revision(ICSD-3-TR). Darien Illinois: American Academy of Sleep Medicine.

Attarian HP, Viola-Saltzman M. 2016. 女性睡眠障碍——管理实践指南. 李庆云译. 上海: 上海交通大学出版社.

Barclay NL, Gregory AM. 2014. Sleep in childhood and adolescence: age-specific sleep characteristics, common sleep disturbances and associated difficulties. Curr Top BehavNeurosci, 16: 337-365.

Bliwise DL. 2016. Normal aging//Kryger MH, Roth T, Dement WC, et al. Principles and practice of sleep medicine. 6th ed. Philadelphia: Elsevier, 25-38.

Budhiraja R, Budhiraja P, Quan SF. 2010. Sleep-disordered breathing and cardiovascular disorders. Respir Care, 55(10): 1322-1332.

Dauvilliers Y, Schenck CH, Postuma RB, et al. 2018. REM sleep behaviour disorder. Nat Rev Dis Primers, 4(1): 19.

Dew MA, Hoch CC, Buysse DJ, et al. 2003. Healthy older adults' sleep predicts all-cause mortality at 4 to 19 years of follow-up. Psychosom Med, 65(1): 63-73.

Djonlagic I, Mariani S, Fitzpatrick AL, et al. 2021. Macro and micro sleep architecture and cognitive performance in older adults. Nat Hum Behav, 5(1): 123-145.

Duffy JF, Zitting KM, Chinoy ED, et al. 2015. Aging and circadian rhythms. Sleep Med Clin, 10(4): 423-434.

Hirshkowitz M, Whiton K, Albert SM, et al. 2015. National Sleep Foundation's sleep time duration recommendations: methodology and results summary. Sleep Health, 1(1): 40-43.

Javaheri S, Barbe F, Campos-Rodriguez F, et al. 2017. Sleep apnea: types, mechanisms, and clinical cardiovascular consequences. J Am Coll Cardiol, 69: 841-858.

Kim JH, Elkhadem AR, Duffy JF. 2022. Circadian Rhythm Sleep-Wake Disorders in Older Adults. Sleep Med Clin, 17(2): 241-252.

Li L, Zhao K, Hua J, et al. 2018. Association between sleep-disordered breathing during pregnancy and maternal and fetal outcomes: an updated systematic review and meta-analysis. Front Neurol, 9: 91.

Liang YY, Chen J, Peng M, et al. Association between sleep duration and metabolic syndrome: linear and nonlinear Mendelian randomization analyses. J Transl Med, 21(1): 90.

Lovato N, Lack L, Wright H, et al. 2014. Evaluation of a brief treatment program of cognitive behavior therapy for insomnia in older adults. Sleep, 37(1): 117-126.

McCarter SJ, Boswell CL, St Louis EK, et al. 2013. Treatment outcomes in REM sleep behavior disorder. Sleep Med, 14, 237-242.

Meers JM, Nowakowski S. 2022. Sleep during pregnancy. CurrPsychiat Rep, 24(8): 353-357.

Miglis MG, Adler CH, Antelmi E, et al. 2021. Biomarkers of conversion to α-synucleinopathy in isolated rapid-eye-movement sleep behaviour disorder. Lancet Neurol, 20(8): 671-684.

Schwarz JFA, Akersted T, Lindberg E, et al. 2017. Age affects sleep microstructure more than sleep macrostructure. J Sleep Res, 26: 277-287.

Wang X, Zhao C, Feng HA, et al. 2023. Associations of insomnia with insulin resistance traits: a cross-sectional and Mendelian Randomization study. J Clin Endocrinol Metab, 108(8): e574-e582.

Yeghiazarians Y, Jneid H, Tietjens JR, et al. 2021. Obstructive sleep apnea and cardiovascular disease: a scientific statement from the American heart association. Circulation, 144(3): e56-e67.

Zee PC. 2008. Melantonin for the treatment of advanced sleep phase disorder. Sleep, 31(7): 923.

Zolfaghari S, Yao C, Thompson C, et al. 2020. Effects of menopause on sleep quality and sleep disorders: Canadian Longitudinal Study on Aging. Menopause, 27(3): 295-304.